内科护理学

高级护师进阶

（副主任护师/主任护师）

（第2版）

主　编　丁淑贞　　陈正女

副主编　宫　颖　张　丽　金　嵩

　　　　潘　洁

编　者　（按姓氏笔画排序）

丁淑贞	王　霞	王月虹	王月珠	王丽丽
王丽莹	王建荣	冯　红	孙晗萧	李世博
李艳艳	李桂侠	李雪岩	李淑元	吴雅楠
张　丽	张　彤	陈正女	金　嵩	郑　英
宫　颖	秦秀宝	徐曼珊	高筱琪	桑　甜
梁　艳	寇艳艳	潘　洁		

中国协和医科大学出版社

北　京

图书在版编目（CIP）数据

内科护理学：高级护师进阶／丁淑贞，陈正女主编 . —2 版 . —北京：中国协和医科大学出版社，2022. 8

（高级卫生专业技术资格考试用书）

ISBN 978 – 7 – 5679 – 1995 – 2

Ⅰ. ①内…　Ⅱ. ①丁… ②陈…　Ⅲ. ①内科学 – 护理学 – 资格考试 – 自学参考资料

Ⅳ. ①R473. 5

中国版本图书馆 CIP 数据核字（2022）第 111780 号

高级卫生专业技术资格考试用书

内科护理学·高级护师进阶（第 2 版）

主　　编：丁淑贞　陈正女
责任编辑：魏亚萌
封面设计：许晓晨
责任校对：张　麓
责任印制：张　岱

出版发行：**中国协和医科大学出版社**
　　　　　（北京市东城区东单三条 9 号　邮编 100730　电话 010 – 65260431）
网　　址：www. pumcp. com
经　　销：新华书店总店北京发行所
印　　刷：三河市龙大印装有限公司

开　　本：787mm×1092mm　　1/16
印　　张：35.75
字　　数：840 千字
版　　次：2022 年 8 月第 2 版
印　　次：2022 年 8 月第 1 次印刷
定　　价：128.00 元

ISBN 978 – 7 – 5679 – 1995 – 2

前　　言

护理学是将自然科学与社会科学紧密联系起来的为人类健康服务的综合性应用学科。随着医学科学的迅速发展和医学模式的不断转变，以及医学理论和诊疗技术的不断更新，护理学科领域发生了很大的变化。本书是对临床护理实践及技能给予指导的专业参考书，旨在为临床护理人员提供最新的专业理论和专业指导，帮助护理人员熟练掌握基本理论知识和临床护理技能，提高护理质量。

本书第 1 版上市后，受到广大读者的一致好评，也帮助众多考生顺利通过高级卫生专业技术资格考试。为了更好地服务读者，提升图书品质，现出版第 2 版图书。本书内容紧扣最新版高级卫生专业技术资格考试大纲，将专业知识分为"熟悉""掌握""熟练掌握"的不同层次要求，重点突出，详略得当。同时，针对上一版中存在的不足与疏漏进行了修订与补充。本书共分 10 章，包括内科专业常见疾病和多发病的概述、病因或发病机制、病理生理、临床表现、辅助检查、护理评估、护理诊断、护理措施及健康指导等内容。语言简洁，内容丰富，侧重实用性和可操作性，力求详尽准确。

本书是拟晋升护理专业副高级和正高级职称考试人员的复习指导用书，也可供内科医师、全科医师、急诊科医师及医学院校师生在临床护理、教学中查阅参考，具有很强的临床实用性和指导意义。

尽管力臻完善，但书中难免存在疏漏和不足之处，敬请广大读者批评指正，以便进一步修正。

编　者
2022 年 6 月

目　　录

第一章　呼吸系统疾病患者的护理

第一节　概　述

知识点1：呼吸道的结构与功能　　　　　　　　　　副高：熟悉　正高：掌握

（1）上呼吸道：包括鼻、咽、喉，是气体的通道，防止异物吸入。鼻对吸入气体有加温、湿化和净化作用，可将空气加温至37℃左右，并达到95%的相对湿度，使进入肺部的气体适合人体的生理需求。临床上气管切开或气管插管患者应用机械通气给氧治疗时，吸入气体如果没有经过适当的处理，干冷的气体会损伤气管黏膜的防御功能，使肺部感染的概率增加，因此均需经过湿化和加温。咽是呼吸道与消化道的共同通路，上宽下窄、前后扁平略呈漏斗形，上起颅底，下至环状软骨下缘平面。咽以软腭平面、会厌上缘平面为界，自上而下分为鼻咽、口咽和喉咽。协调的吞咽反射，可封闭鼻咽和喉咽，在吞咽或呕吐时，避免食物吸入气管或反流鼻腔。喉是重要的发声器官，也是呼吸的重要通道，上通喉咽，下连气管。由甲状软骨和环状软骨（内含声带）等构成，环甲膜是环状软骨弓上缘与甲状软骨下缘之间的纤维韧带组织，是喉梗阻时进行穿刺的部位。

（2）下呼吸道：环状软骨以下的气管和支气管为下呼吸道，是气体的传导通道。气管从喉开始逐级分支到肺泡，共24级，构成气管-支气管树状结构。气管在隆凸处（相当于胸骨角处）分为左右两主支气管（1级）。右侧主支气管较左侧主支气管粗、短而陡直，因此误吸物易进入右侧主支气管，气管插管过深也易误入右侧主支气管。主支气管向下逐渐分支为肺叶支气管（2级）、肺段支气管（3级）直至终末细支气管（14~16级），均属传导气道。呼吸性细支气管（17~19级）以下直到肺泡囊，为气体交换场所。

（3）呼吸道的组织结构：气管和支气管壁的组织结构相似，主要由黏膜、黏膜下层和外膜构成。①黏膜：黏膜表层几乎全部由纤毛柱状上皮细胞构成，在细胞顶端有指向管腔的纤毛以同一频率向咽侧摆动，起清除呼吸道内的分泌物和异物的作用。在纤毛柱状上皮细胞间，散在着杯状细胞。正常情况下，杯状细胞与黏液腺一起分泌黏液，每天约100ml，黏液分泌不足或分泌过量均会影响纤毛运动功能。纤毛运动能力减弱可导致呼吸道防御功能下降。②黏膜下层：黏膜下层为疏松结缔组织层，含有黏液腺和黏液浆液腺。黏液腺的分泌除源于直接刺激外，还可由迷走神经反射诱发。在慢性炎症时，杯状细胞和黏液腺增生肥大，使黏膜下层增厚、黏液分泌增多、黏稠度增加。③外膜：外膜由软骨、结缔组织和平滑肌构成。在气管与主支气管处平滑肌仅存在于"C"形软骨缺口部，随着支气管分支，软骨逐渐减少而平滑肌增多，至细支气管时软骨完全消失。

| 知识点2：肺的解剖 | 副高：熟悉　正高：掌握 |

（1）肺泡：肺泡是支气管树的终末部分，是构成肺的主要结构。肺泡为半球形小囊，开口于呼吸性细支气管、肺泡管或肺泡囊，是气体交换的场所。肺泡壁很薄，表面覆以单层肺泡上皮，有基膜。相邻肺泡紧密相贴，仅隔以薄层结缔组织，称肺泡隔。肺泡周围有丰富的毛细血管网，每个肺泡上有1~2个肺泡孔，相邻肺泡间气体、液体可经肺泡孔相通。成人每侧肺有3亿~4亿个肺泡，总面积约100m^2，在平静状态下只有1/20的肺泡进行气体交换，因而具有巨大的呼吸储备力。

（2）肺泡上皮细胞：肺泡内表面有一层上皮细胞，由两种细胞组成。①Ⅰ型细胞：细胞扁平，表面较光滑，含核部分略厚，其他部分很薄，厚约0.2μm。Ⅰ型细胞数量较Ⅱ型细胞少，但宽大而扁薄，覆盖肺泡表面的绝大部分，参与构成气血屏障。相邻Ⅰ型细胞之间或Ⅰ型与Ⅱ型细胞之间有紧密连接。胞质内细胞器甚少，但质膜小泡（吞饮小泡）甚多，细胞以胞吞方式吞入吸入空气中的微小尘粒和上皮表面的表面活性物质，转运至肺间质内经淋巴转运和消除。Ⅰ型细胞无增殖能力，损伤后由Ⅱ型细胞增殖分化补充。②Ⅱ型细胞：细胞较小，圆形或立方形，散在嵌于Ⅰ型细胞之间，数量较Ⅰ型细胞多，但仅覆盖肺泡表面的一小部分。细胞以胞吐方式将颗粒内容物排出，分泌物中的磷脂（主要是二棕榈酰卵磷脂）等成分在肺泡上皮表面铺展成一层薄膜，称表面活性物质。该物质在肺泡上皮表面与气体之间形成的界面，有降低肺泡表面张力的作用，使肺泡回缩力降，减少吸气阻力，使吸气大为省力。此外，吸气末肺泡扩大，表面活性物质分布稀薄，肺泡表面张力增大，回缩力增强，防止肺泡过于膨大；呼气末肺泡缩小，表面活性物质相对浓厚，肺泡表面张力减小，回缩力减小，避免肺泡萎缩。

（3）肺泡巨噬细胞：是由血液内单核细胞迁移至肺泡间隔后演变而来，其作用除吞噬进入肺泡的尘粒、细菌等异物外，还可生成和释放多种细胞因子，如白细胞介素-1、氧自由基和弹性蛋白酶等活性物质，这些细胞因子在肺部疾病的发病过程中起着重要作用。

（4）肺间质：是指肺泡上皮与血管内皮之间、终末气道上皮以外的支持组织，包括血管及淋巴组织。肺间质是由少量的间质巨噬细胞、成纤维细胞、肌成纤维细胞及肺基质、胶原、大分子物质、非胶原蛋白等组成。弹力纤维较发达，在肺内起着十分重要的支撑作用，使肺泡与毛细血管间的气体交换及肺的通气顺利进行。一些疾病会累及肺间质，最终可导致永久性肺纤维化。

| 知识点3：肺的血液供应 | 副高：熟悉　正高：掌握 |

肺有双重血液供应，即肺循环和支气管循环。

（1）肺循环：是肺的功能性血循环。肺动脉为弹性动脉，它从肺门入肺后不断分支，与支气管的各级分支伴行，直至肺泡隔内形成密集的毛细血管网。在肺泡处进行气体交换后，毛细血管汇集成小静脉，行于肺小叶间结缔组织内而不与肺动脉的分支伴行。小静脉汇集成较大的静脉后，才与支气管分支及肺动脉分支伴行，最后在肺门处汇合成两条肺静脉出肺。缺氧能使小的肌性肺动脉收缩，形成肺动脉高压，是发生慢性肺源性心脏病的重要机制之一。

（2）支气管循环：是肺的营养性血循环。支气管动脉为肌性动脉，起自胸主动或肋间动脉，有数条，管径较细。支气管动脉沿途在肺导气部和呼吸性细支气管管壁内，以及肺动脉、肺静脉管壁内和肺结缔组织内分支形成毛细血管，其内皮为有孔型，给肺组织提供营养。支气管也有终末支参与形成肺泡壁内的毛细血管网。上述毛细血管部分汇入肺静脉，部分汇集形成支气管静脉，与支气管伴行，由肺门出肺。支气管动脉还分支供应肺胸膜和肺淋巴结。支气管动脉在支气管扩张症等疾病时可形成动-静脉分流，曲张的静脉破裂可引起大咯血。

知识点4：胸膜腔和胸膜腔内压	副高：熟悉　正高：掌握

胸膜腔是胸膜的脏壁两层在肺根处相互转折移行所形成的一个密闭的潜在性腔隙。正常情况下胸膜腔的脏层与壁层胸膜之间没有气体，仅有少量浆液，可减少呼吸时的摩擦。壁层胸膜分布有感觉神经末梢，脏层胸膜无痛觉神经，因此胸部疼痛是由壁层胸膜发生病变或受刺激引起。胸膜腔内压是指胸膜腔内的压力，正常人为负压，可以维持肺部的扩张，有利于保持肺部正常的通气功能。如胸膜腔内进入气体（气胸），胸膜腔内负压减小，甚至转为正压，则可造成肺萎陷，不仅影响呼吸功能，也将影响循环功能，甚至危及生命。

知识点5：肺的呼吸功能	副高：熟悉　正高：掌握

呼吸系统通过肺通气与肺换气两个过程完成了整个呼吸过程中最关键的一步——外呼吸（即肺呼吸），所以，一般将外呼吸简称为呼吸。

（1）肺通气：指肺与外环境之间的气体交换。临床常用以下指标来衡量肺的通气功能：①潮气量（V_T）：是指平静呼吸时，每次吸入或呼出呼吸器官的气量。正常成人潮气量为400~500ml。②每分钟通气量（MV或V_E）：是指静息状态下，每分钟吸入或呼出呼吸器官的总气量。MV/V_E=潮气量（V_T）×呼吸频率（f）。正常成人每分钟通气量为6~8L。③肺泡通气量（V_A）：又称有效通气量，是指在吸气时每分钟进入肺泡进行气体交换的气量。$V_A=(V_T-V_D)×f$。V_D为生理无效腔/死腔气量，是指肺泡无效腔与解剖无效腔气量之和。肺泡无效腔是指每次呼吸进出肺泡但未进行交换的气量，正常人可忽略不计。故临床上常以解剖无效腔表示生理无效腔，正常成年人平静呼吸时约150ml。气管切开后无效腔气量减少1/2，通气负荷减轻。

（2）肺换气：是指肺泡与肺毛细血管血液之间通过呼吸膜以弥散的方式进行的气体交换过程。肺泡氧分压（PO_2）高于静脉血的PO_2，其二氧化碳分压（PCO_2）则低于静脉血的PCO_2，因此，氧气（O_2）由肺泡向静脉血扩散，而二氧化碳（CO_2）由肺泡毛细血管的静脉血中向肺泡内扩散，这样，静脉血变成了动脉血。正常的肺换气功能有赖于空气通过肺泡膜的有效弥散，充足的肺泡通气量和肺血流量以及两者之间恰当的比例，以及呼吸膜两侧的气体分压差。肺换气功能障碍是造成低氧血症的常见原因，受以下因素的影响。①肺弥散量：指气体在1mmHg分压差下，每分钟经肺泡膜弥散的容量，反映肺换气的效率，正常值为188ml/（min·kPa），受体表面积、体位、PaO_2等因素的影响。②肺泡气-动脉血氧分压差：反映肺泡膜氧交换状态。正常值≤15mmHg，随年龄增长而增加。

| 知识点6：呼吸系统的防御功能 | 副高：熟悉　正高：掌握 |

（1）气道的防御作用：主要有3个防御机制。①物理防御机制：包括鼻部加温加湿过滤、咽喉部咳嗽反射、鼻腔喷嚏反射、支气管收缩、纤毛运动等。②生物防御机制：呼吸道分泌物中含有溶菌酶、补体等非特异性免疫因子，可杀灭吸入的微生物。③神经防御机制：主要是刺激性的气体和固体悬浮物刺激鼻黏膜、喉及气管时产生咳嗽反射、喷嚏和支气管收缩，从而将异物或微生物排出体外。

（2）气道-肺泡的防御作用：广泛分布于气道上皮、血管、肺泡间质、胸膜等处的淋巴细胞、淋巴样组织、淋巴结等具有免疫功能的组织，通过细胞免疫和体液免疫发挥防御作用，以清除侵入的有害物质。

（3）肺泡的防御作用：①肺泡巨噬细胞：肺泡中有大量的巨噬细胞，能清除肺泡、肺间质及细支气管的颗粒。②肺泡表面活性物质：有增强防御功能的作用。

呼吸系统的防御功能可受到经口呼吸、理化刺激、气管切开或气管插管、缺氧、高浓度吸氧及药物（如糖皮质激素、免疫抑制剂及麻醉药）等因素的影响而降低，为病原体入侵创造条件。

| 知识点7：呼吸的调节 | 副高：熟悉　正高：掌握 |

机体可通过呼吸中枢、神经反射和化学性调节完成对呼吸的调节，以达到提供足够的O_2、排出CO_2及稳定内环境酸碱度的目的。

基本呼吸节律产生于延髓，而呼吸调整中枢位于脑桥，发挥限制吸气，促使吸气向呼气转换的作用。大脑皮质在一定限度内可随意控制呼吸。呼吸的神经反射调节主要包括肺牵张反射、呼吸肌本体感受性反射及肺毛细血管旁（J）感受器引起的呼吸反射。呼吸的化学性调节主要指动脉血或脑脊液中O_2、CO_2和H^+对呼吸的调节作用，机体通过呼吸调节血液中的O_2、CO_2和H^+的水平，动脉血中O_2、CO_2和H^+水平的变化又通过化学感受器调节呼吸，如此形成的控制环维持着内环境这些因素的相对稳定。

缺氧对呼吸的兴奋作用是通过外周化学感受器，尤其是颈动脉体来实现的。CO_2对中枢和外周化学感受器都有作用，正常情况下，中枢化学感受器通过感受CO_2的浓度变化进行呼吸调节。但中枢化学感受器的反应慢，所以当动脉血PCO_2突然增大时，外周化学感受器在引起快速呼吸反应中可起重要作用；当中枢化学感受器受到抑制，对CO_2的反应降低时，外周化学感受器就起重要作用。H^+浓度对呼吸的影响主要是通过刺激外周化学感受器引起，当H^+浓度增高时，呼吸加深加快，肺通气增加；反之，呼吸受到抑制。

第二节　常见症状与体征的护理

一、咳嗽与咳痰

> **知识点 1：咳嗽的概述**　　　　　　　　　　　副高：掌握　正高：掌握

　　咳嗽是呼吸系统疾病最常见的症状之一，是一种保护性反射动作，因咳嗽感受器受到刺激后引起的突然、爆发性的呼气运动，以清除呼吸道分泌物及气道内异物。但长期而频繁的咳嗽则对人体有害，如长期频繁的咳嗽会造成气道黏膜损伤，而这种气道黏膜的损伤又会加重咳嗽。而且剧烈咳嗽可促使呼吸道内感染扩散，甚至诱发自发性气胸等。咳嗽分为干性咳嗽和湿性咳嗽两类，前者为无痰或痰量甚少的咳嗽，见于咽炎及急性支气管炎、早期肺癌等疾病；后者伴有咳痰，常见于慢性支气管炎及支气管扩张症。

> **知识点 2：咳痰的概述**　　　　　　　　　　　副高：掌握　正高：掌握

　　咳痰是借助支气管黏膜上皮的纤毛运动、支气管平滑肌的收缩及咳嗽时的用力呼气等，将呼吸道内的分泌物经口腔排出体外的过程。

> **知识点 3：咳嗽和咳痰的常见原因**　　　　　　　副高：掌握　正高：掌握

　　（1）呼吸系统感染：多见于呼吸道及肺内感染性疾病，如急、慢性支气管炎，气管炎、支气管扩张症、肺炎、肺结核等。

　　（2）物理和环境因素：如吸入刺激性气体，过热或过冷的空气，吸烟或呼吸道有异物等，工作环境中有灰尘。

　　（3）过敏因素：呼吸道黏膜接触变应原后可引起咳嗽。

　　（4）其他：支气管肺癌、气胸、二尖瓣狭窄所致肺淤血或肺水肿、膈下脓肿、胸膜炎或胸膜受到刺激等。

> **知识点 4：咳嗽与咳痰的临床特征**　　　　　　　副高：掌握　正高：掌握

　　（1）干咳：干咳常常是急性上、下呼吸道感染最开始的表现。病变部位有时可以通过伴随症状确定，如急性支气管炎常常有胸骨后的"烧灼感"；急性咽炎则常常伴有声音嘶哑和咽痛。干咳还见于支原体肺炎、病毒性肺炎等，感染主要累及肺间质，分泌物不多。胸膜病变如胸膜炎、气胸等亦可引起干咳。吸入刺激性烟雾或异物可引起持续性干咳。

　　临床上长期持续干咳的常见原因为非感染性呼吸道疾病，如咳嗽变异型哮喘、支气管内肿物或肺淤血等疾病。还有慢性鼻炎、鼻窦炎等引起的上气道咳嗽综合征；服用血管紧张素转化酶抑制药和胃食管反流等。

（2）咳痰：脓性痰是气管支气管树和肺部感染的可靠标志。急性感染伴咳痰时，痰液的性状对诊断有提示作用，如铁锈色痰可见于肺炎球菌肺炎；砖红色胶冻样痰或带血液者常见于克雷伯菌肺炎；痰有恶臭味是厌氧菌感染的特征，如吸入性肺脓肿。

慢性咳嗽、咳痰常见于慢性支气管炎、支气管扩张症、肺脓肿和空洞型肺结核等。缓解期痰液外观为白色、黏液样，合并急性感染后痰液常常变为黄绿色或脓性。剧烈咳嗽时可出现痰中带血。持续咳脓性痰见于支气管扩张继发感染及其他肺化脓性病变。支气管扩张症、肺脓肿的痰液往往较多，留置后可出现分层，上层为泡沫，中层为半透明的黏液，下层为坏死性物质。

任何原因所致的长期支气管刺激都可以产生黏液样痰，因此对诊断帮助不大，但如果痰液转为脓性或颜色发生改变，则提示继发了细菌感染。

大量白色泡沫样痰是细支气管肺泡癌一种少见但具有特征性的临床表现。

| 知识点5：咳嗽与咳痰的护理评估 | 副高：掌握　正高：掌握 |

（1）病史：①病因：询问有无呼吸道感染，刺激性气体或粉尘吸入，过敏体质者吸入致敏物，如变应性鼻炎、支气管哮喘等，服用血管紧张素转化酶抑制药后咳嗽，胃食管反流病所致咳嗽等原因。②咳嗽：询问咳嗽发生与持续的时间、规律、性质、程度、音色、伴随症状，咳嗽与体位、气候变化的关系，有无咳嗽无效或不能咳嗽。③咳痰：询问痰液的颜色、性质、量、气味和有无肉眼可见的异物等。④心理-社会反应：评估患者有无焦虑或抑郁等不良情绪反应，评估是否对患者日常生活和睡眠造成影响。

（2）身体评估：①生命体征及意识状态，尤其是体温、呼吸型态。②营养状态及体位：有无消瘦及营养不良，是否存在强迫体位，如端坐呼吸。③皮肤、黏膜：有无脱水、多汗及发绀。④胸部：两肺呼吸运动的一致性，是否有肺泡呼吸音改变及异常呼吸音，有无干、湿啰音等。

（3）实验室及其他检查：痰液检查有无致病菌；血气分析结果有无动脉氧分压（PaO_2）下降和动脉二氧化碳分压（$PaCO_2$）升高；X线胸片、纤维支气管镜检查、肺功能测定有无异常。

| 知识点6：咳嗽与咳痰的护理诊断 | 副高：掌握　正高：掌握 |

清理呼吸道无效：与呼吸道分泌物过多、痰液黏稠，气道黏膜纤毛清除功能障碍或患者疲乏、胸痛、意识障碍导致咳嗽无效，不能或不敢咳嗽有关。

| 知识点7：咳嗽与咳痰的一般护理 | 副高：掌握　正高：掌握 |

（1）病情观察：密切观察咳嗽、咳痰情况，详细记录痰液的颜色、量和性质。注意有无发热、胸痛、呼吸困难、烦躁不安等表现。

（2）环境与休息：保持室内空气清新、洁净，注意通风，避免尘埃和烟雾刺激。维持室温（18~20℃）和相对湿度（50%~60%）。频繁咳嗽时使患者保持舒适体位，宜采取坐位或半坐位，有助于改善呼吸和咳嗽排痰。

（3）饮食：慢性咳嗽使患者能量消耗增加，应给予足够热量的饮食。适当增加蛋白质和维生素，尤其是维生素 C 及维生素 E 的摄入；避免油腻、辛辣刺激的食物。如患者无心、肾功能障碍，应给予充足的水分，使每天饮水量达到 1500~2000ml，可保证呼吸道黏膜的湿润，有利于痰液稀释排出。

| 知识点 8：促进有效排痰的护理 | 副高：掌握　正高：掌握 |

（1）深呼吸和有效咳嗽：①指导患者掌握深呼吸和有效咳嗽的正确方法。患者尽可能取坐位，先进行深而慢的腹式呼吸 5~6 次，然后深吸气至膈肌完全下降，屏气 3~5 秒，继而缩唇，缓慢地经口将肺内气体呼出，再深吸一口气，屏气 3~5 秒，身体前倾，从胸腔进行 2~3 次短促有力的咳嗽，咳嗽时同时收缩腹肌，或用手按压上腹部，帮助痰液咳出。也可让患者取俯卧屈膝位，借助膈肌、腹肌收缩，增加腹压，咳出痰液。注意事项：不宜在空腹、饱餐时进行，宜在饭后 1~2 小时进行为宜；有效咳嗽时，可让患者怀抱枕头。②经常变换体位有助于痰液咳出。③减轻咳嗽时的疼痛：胸痛不敢咳嗽时，应采取相应措施防止因咳嗽加重疼痛，如胸部有伤口可用双手或枕头轻压伤口两侧，使伤口两侧的皮肤及软组织向伤口处皱起，可避免咳嗽时胸廓扩展牵拉伤口而引起疼痛。胸部疼痛剧烈时可遵医嘱给予镇痛药，30 分钟后进行有效咳嗽。

（2）胸部叩击：适用于久病体弱、长期卧床、排痰无力者。禁用于未经引流的气胸、肋骨骨折、有病理性骨折史、咯血、低血压及肺水肿等患者。叩击前听诊肺部有无呼吸音异常及干、湿啰音，明确痰液潴留部位。患者侧卧位或在他人协助下取坐位，叩击者两手手指弯曲并拢，使掌侧呈杯状，以手腕力量，从肺底自下而上、由外向内、迅速而有节律地叩击胸壁，每一肺叶叩击 1~3 分钟，每分钟叩击 120~180 次，叩击时发出一种空而深的拍击音则表明叩击手法正确。注意事项：①叩击前听诊评估。②用单层薄布覆盖叩击部位，以防止直接叩击引起皮肤发红，但覆盖物不宜过厚，以免降低叩击效果。③叩击时避开乳房、心脏、骨突部位（如脊椎、肩胛骨、胸骨）及衣服拉链、纽扣等。④应安排在餐后 2 小时至餐前 30 分钟完成，以免治疗中引发呕吐；叩击时应密切注意患者的反应。

（3）气道湿化：①避免湿化过度：过度湿化可引起黏膜水肿、气道狭窄，呼吸道阻力增加，甚至诱发支气管痉挛。因此湿化时间不宜过长，一般以 10~20 分钟为宜。②控制湿化温度：温度过高引起呼吸道烧伤；温度过低可诱发哮喘及寒战反应。一般应控制湿化温度在 35~37℃。③防止窒息：干结的分泌物湿化后膨胀易阻塞支气管，操作后应帮助患者翻身、拍背，及时排痰，尤其是体弱、无力咳嗽者。④防止感染：定期消毒吸入装置、病房环境，严格无菌操作，加强口腔护理。⑤避免降低吸入氧浓度：超声雾化吸入因喷雾压力和气流湿度增高，可造成吸入空气量减少，使血氧饱和度降低，患者感觉胸闷、气促加重，因此，在给予患者超声雾化吸入时可提高吸入氧浓度或改用氧气驱动的喷射式雾化吸入。

（4）体位引流：对痰量较多而呼吸功能尚好的支气管扩张、肺脓肿等患者给予体位引流。禁用于有明显呼吸困难和发绀、近1~2周内曾有大咯血史、严重心血管疾病或年老体弱不能耐受的患者。在进行体位引流前15分钟，患者要遵医嘱使用支气管扩张药，并且备好排痰用的纸巾或者一次性的容器。一般每天引流1~3次，每次15~20分钟，宜在饭前进行，尤其是清晨清醒后立即进行效果最好。若患者出现心率大于120次/分、脉搏细弱、心律失常、眩晕或发绀等情况时，应立即告知医师，并停止进行体位引流。

（5）机械吸痰：对意识不清或分泌物黏稠无力咳出、咳嗽反射减弱或消失、排痰困难的患者，可经口、气管插管或气管切开处进行负压吸痰。①在吸痰前、后适当提高吸入氧浓度，避免吸痰引起低氧血症。②吸痰动作要迅速、轻柔，将不适感降至最低。③每次吸引时间少于15秒，两次抽吸间隔时间应大于3分钟。④严格执行无菌操作，避免呼吸道交叉感染。

知识点9：咳嗽与咳痰用药的护理　　　　　　　　　　　　副高：掌握　正高：掌握

（1）遵医嘱给予抗生素、镇咳及祛痰药物，用药期间注意观察药物的疗效和不良反应。

（2）可待因等强镇咳药会抑制咳嗽反射，加重痰液的积聚，嘱湿性咳嗽及排痰困难患者切勿自行服用。

二、咯血

知识点10：咯血的概述　　　　　　　　　　　　　　　　副高：掌握　正高：掌握

咯血是指喉及喉以下呼吸道及肺组织的血管破裂导致的出血经咳嗽动作从口腔排出。根据咯血量，临床将咯血分为痰中带血、少量咯血（每天咯血量<100ml）、中等量咯血（每天咯血量100~500ml）和大量咯血（>300毫升/次或>500毫升/24小时）。

炎症或肿瘤破坏支气管黏膜或病灶处的毛细血管，使黏膜下血管破裂或毛细血管通透性增加，引起的咯血量一般较小；病变侵蚀小血管引起血管破溃，可出现中等量咯血；病变引起小动脉瘤、小动静脉瘘、曲张的黏膜下静脉破裂，或因为严重而广泛的毛细血管炎症造成血管破坏或通透性增加，多表现为大咯血。

知识点11：咯血的常见原因　　　　　　　　　　　　　　副高：掌握　正高：掌握

咯血主要由呼吸系统疾病引起，也可见于循环系统及其他系统疾病。我国引起咯血的前三位病因是肺结核、支气管扩张症和支气管肺癌。

（1）情绪方面：情绪急剧变化可加快心脏搏动和血液循环，血压和肺内压升高，致使受损伤血管破裂而出现咯血。

（2）运动方面：大量运动或剧烈咳嗽，可造成肺活量及肺动脉压上升，使血管破裂、引起咯血。

（3）气候方面：当气候出现过冷、过热，忽冷、忽热时咯血的患者也相应增多。这可能与血管张力变化以及血管脆性增加有关。

（4）疾病方面：①呼吸系统疾病：肺结核、支气管扩张症、肺癌、肺脓肿、慢性支气管炎、肺炎、肺真菌病、肺尘埃沉着症（尘肺）等。②心血管系统疾病：风湿性心脏病、二尖瓣狭窄、肺栓塞、肺动静脉瘘。③全身性疾病及其他原因：血液病和其他急性传染病。

知识点12：咯血的临床特点　　　　　　　　　　　　副高：掌握　正高：掌握

咯血前患者常有情绪不稳定、坐卧不安、胸部闷胀、喉痒和咳嗽等先兆症状；咯血时患者神情紧张，呼吸、心率加快。反复咯血者则常烦躁不安、焦虑甚至恐慌。大咯血时，患者出现咯血不畅、胸闷气促、表情恐怖、张口瞪目、两手乱抓、抽搐、大汗淋漓、牙关紧闭或神志突然丧失，提示发生窒息。

知识点13：咯血的护理　　　　　　　　　　　　　　副高：掌握　正高：掌握

（1）**休息**：保持病室安静，避免不必要的交谈。少量咯血者静卧休息，大量咯血者绝对卧床休息，减少翻动。患者取平卧位，头偏向一侧，或取患侧卧位，减少患侧活动。

（2）**饮食**：大量咯血者暂禁食，少量咯血者宜进少量凉或温的流质饮食，多饮水及多食富含纤维素食物，以保持大便通畅。

（3）**窒息的预防与急救**：窒息是咯血直接致死的主要原因，应及时识别与抢救。嘱患者轻轻将积存在气管内的血液咯出，以防窒息。如有窒息征兆，立即取头低足高位，轻拍背部，以便血块排出，并尽快用吸引器或用手指裹上纱布清除口、咽、喉、鼻部血块，必要时用张口器将舌牵出，保持呼吸道通畅，协助医师用药，做好其他抢救工作。

（4）**心理护理**：多数患者都对大咯血有明显的恐惧心理，医护人员应耐心解释，解除顾虑。在大咯血的抢救过程中，患者容易产生埋怨心理，应耐心地做好解释工作，告诉患者止血有一过程，而且还取决于原发病的治疗情况。绝望心理常见于大咯血和多次咯血治疗无效，及少量咯血并伴有全身衰竭的重症患者，对这类患者的心理护理仍是难题，给他们讲述严重大咯血抢救成功的病例有一定的积极作用。在大咯血时，患者显得紧张并求救心切，有时因咯血不能说话，常用手势向医护人员求救，要多进行鼓励，同时也要告诉患者不必过于担忧，只有放松心情、消除紧张、安静休息，对疾病的恢复才会更有利。

三、呼吸困难

知识点14：呼吸困难的概述　　　　　　　　　　　　副高：掌握　正高：掌握

呼吸困难是指患者主观上感觉空气不足或呼吸急促、呼吸费力；而客观上表现为呼吸运动用力，严重时可出现张口呼吸、鼻翼扇动、端坐呼吸，甚至出现发绀的情况。辅助呼吸肌参与呼吸运动，并且可有呼吸频率、深度及节律的改变。

根据发病机制可将呼吸困难分为肺源性呼吸困难、心源性呼吸困难、中毒性呼吸困难、血源性呼吸困难和神经精神性与肌病性呼吸困难。①肺源性呼吸困难是由于呼吸系统疾病引起通气和/或换气功能障碍，造成机体缺氧和/或二氧化碳潴留所致。临床上常分为3种类型：吸气性呼吸困难、呼气性呼吸困难和混合性呼吸困难。②心源性呼吸困难主要是由于左心和/或右心衰竭引起，尤其是左心衰竭时呼吸困难更为严重。包括急性肺水肿、充血性心肌衰竭、动力不足性心力衰竭、心包积液等。③中毒性呼吸困难包括酸中毒、化学毒物中毒、药物中毒、毒血症。④血源性呼吸困难包括重症贫血、大出血或休克。⑤神经精神性与肌病性呼吸困难包括重症脑部疾病、癔症、高通气综合征、重症肌无力危象等。

知识点15：肺源性呼吸困难的临床类型　　　　　副高：掌握　正高：掌握

（1）吸气性呼吸困难：吸气时吸气困难显著，伴有干咳及高调吸气性哮鸣音，重者可出现吸气时胸骨上窝、锁骨上窝和肋间隙明显凹陷，即"三凹征"。主要见于急性喉炎、喉头水肿、喉癌、喉与气管异物、气管肿瘤、气管外压性狭窄等。

（2）呼气性呼吸困难：特点为呼气费力、缓慢及呼气时间延长，常伴有干啰音或哮鸣音。主要见于慢性阻塞性肺疾病（COPD）、支气管哮喘等。

（3）混合性呼吸困难：吸气、呼气都有困难，呼吸频率增快、深度变浅，常伴有呼吸音减弱或消失。主要见于重症肺炎、肺结核、肺不张、急性呼吸窘迫综合征（ARDS）；肺栓塞、肺动脉高压；各种类型的肺间质疾病；气胸、大量胸腔积液等。

知识点16：肺源性呼吸困难的护理评估　　　　　副高：掌握　正高：掌握

（1）病史：①健康史：患者有无呼吸及循环系统疾病。②诱发因素：支气管哮喘发作有无过敏物质的接触史；与活动有关的呼吸困难有无劳累或活动量过大等诱发因素，如慢性肺源性心脏病和间质性肺疾病；自发性气胸发病前有无过度用力或屏气用力史。③起病的缓急：突发性呼吸困难多见于胸、肺外伤，自发性气胸，心肌梗死，肺栓塞，急性肺水肿，异物阻塞等；起病较急者应考虑呼吸道异物、张力性气胸、大块肺栓塞、ARDS、左心衰、癔症；起病缓慢者多为慢性阻塞性肺疾病、肺结核、支气管扩张症等。④严重程度：呼吸困难按其严重程度分为轻、中、重度呼吸困难。轻度呼吸困难由中度及中度以上体力活动引起；中度呼吸困难由轻度体力活动引起；重度呼吸困难可由洗脸、穿衣等日常活动引起，甚至休息时也有发作。⑤伴随症状：有无咳嗽、咳痰、胸痛、发热及神志改变等。⑥心理反应：患者有无烦躁不安、恐惧及其他不良情绪。

（2）身体评估：①神志：有无烦躁不安、神志恍惚、谵妄或昏迷。②面容与表情：是否存在口唇发绀、表情痛苦、鼻翼扇动、张口或点头呼吸及肺气肿患者表现出的缩唇吹气。③呼吸的频率、深度和节律：轻度呼吸困难时呼吸可深而快，严重时则呼吸浅而慢，甚至出现潮式呼吸。④胸部：观察是否有桶状胸和辅助呼吸肌参与呼吸，听诊双肺有无肺泡呼吸音减弱或消失及干、湿啰音等。

（3）实验室及其他检查：动脉血气分析能客观反映呼吸衰竭的性质和程度，是判断患者有无缺氧和 CO_2 潴留的可靠方法。肺功能测定有助于判断有无通气功能障碍，以及障碍的性质和程度，可作为某些肺疾患诊断的辅助手段。

知识点17：肺源性呼吸困难的护理诊断	副高：掌握　正高：掌握

（1）气体交换障碍：与呼吸道痉挛、换气功能障碍、呼吸面积减少有关。

（2）活动无耐力：与呼吸功能受损导致的机体缺氧状态有关。

知识点18：呼吸困难的护理	副高：掌握　正高：掌握

（1）病情观察：动态观察患者的呼吸状况，判断呼吸困难的类型，必要时监测患者血氧饱和度、动脉血气的变化，及时发现和解决患者的病情变化。

（2）环境与休息：保持病室环境安静舒适、空气洁净和温湿度适宜。哮喘患者室内避免相对湿度过高及存在变应原，如尘螨、刺激性气体、花粉等。病情严重者应住重症监护病房，以便于及时观察并处理病情变化。患者休息时尽量减少不必要的护理操作。指导患者穿着宽松的衣服并避免盖被过厚而造成胸部压迫等加重不适。对于因呼吸困难而不能平卧者可取半卧位或坐位身体前倾，并使用枕头、靠背架或床边桌等支撑物增加患者的舒适度。

（3）保持呼吸道通畅：协助患者清除呼吸道分泌物及异物，指导患者正确使用支气管舒张药以及时缓解支气管痉挛造成的呼吸困难，必要时需建立人工气道以保证气道通畅。

（4）呼吸训练：呼吸困难使患者消耗能量，同时增加耗氧量。有效的呼吸技巧可助其减慢呼气的速度，改善呼吸的深度，有效地防止呼吸道发生塌陷。指导慢性阻塞性肺气肿患者做腹式呼吸和缩唇呼气训练，以提高呼气相支气管内压力，防止小气道过早陷闭，利于肺内气体的排出。

（5）氧疗和机械通气的护理：根据呼吸困难类型、严重程度不同，进行合理氧疗或机械通气，以缓解呼吸困难症状。密切观察氧疗的效果及不良反应，记录吸氧方式（鼻塞/鼻导管、面罩、呼吸机）、吸氧浓度及吸氧时间，若吸入高浓度氧或纯氧要严格控制吸氧时间，一般连续给氧不超过24小时。

（6）用药护理：遵医嘱应用支气管舒张药、呼吸兴奋药等，观察药物疗效和不良反应。

（7）心理护理：呼吸困难会使患者产生烦躁不安、焦虑甚至恐惧等不良情绪反应，从而进一步加重呼吸困难。医护人员应安慰患者，在患者呼叫时及时出现在患者身边并给予心理支持以增强其安全感，保持其情绪稳定。

（8）指导患者合理锻炼：在保证充足睡眠的基础上，与患者协商并制订日间休息与活动计划，以不感觉疲乏为宜。如病情允许，可有计划地逐步增加每天活动量并鼓励患者尝试一些适宜的有氧运动，如室内走动、室外散步等，以逐步提高肺活量和活动耐力。

第三节　急性上呼吸道感染

知识点1：急性上呼吸道感染的概述　　　　　副高：熟悉　正高：熟悉

急性上呼吸道感染简称上感，是包括鼻腔、咽或喉部急性炎症的总称。广义的上感不是一个疾病诊断，而是一组疾病，包括普通感冒、病毒性咽炎、喉炎、疱疹性咽峡炎、咽结膜热、细菌性咽-扁桃体炎。狭义的上感又称普通感冒，是常见的急性呼吸道感染性疾病，多呈自限性，但发生率较高。常见病原体为病毒，少数由细菌引起。其发病无年龄、性别、职业和地区差异。一般病情较轻，病程较短，预后良好，少数可引起严重并发症。但由于发病率高，具有一定的传染性。

本病全年均可发生，冬春季多发。可通过含有病毒的飞沫或被污染的手和用具传播，多为散发，但在气候突然变化时可引起局部小规模流行。由于病毒类型较多，人体对各种病毒感染后产生的免疫力较弱且短暂，并无交叉免疫，同时在健康人群中有病毒携带者，故一个人一年内可有多次发病。

知识点2：急性上呼吸道感染的病因及发病机制　　副高：熟悉　正高：熟悉

急性上呼吸道感染有70%~80%由病毒引起。包括鼻病毒、冠状病毒、流感病毒（甲型、乙型、丙型）、副流感病毒、呼吸道合胞病毒、腺病毒、埃可病毒、柯萨奇病毒、麻疹病毒、风疹病毒等。细菌感染占20%~30%，可直接感染或继发于病毒感染之后，病原菌以口腔定植菌溶血性链球菌最为多见，其次为流感嗜血杆菌、肺炎链球菌和葡萄球菌等，偶见革兰阴性杆菌。接触病原体后是否发病，取决于传播途径和人群易感性，当机体或呼吸道局部防御功能降低时（如受凉、淋雨、过度疲劳等），使原已存在于上呼吸道或从外界侵入的病毒或细菌迅速繁殖，从而诱发本病。

知识点3：普通感冒的临床特点　　　　　　　副高：掌握　正高：掌握

普通感冒俗称"伤风"，以鼻咽部卡他症状为主要临床表现，故又称急性鼻炎或上呼吸道卡他。

本病起病较急，潜伏期1~3天不等，随病毒而异，肠病毒较短，腺病毒、呼吸道合胞病毒等较长。

初期出现咳嗽、咽干、咽痒或烧灼感，甚至鼻后滴漏感，继而出现鼻塞、喷嚏、流涕。2~3天后清水样鼻涕变稠，常伴有咽痛、呼吸不畅、味觉减退、流泪、声嘶等。患者一般无发热及全身症状，或仅有低热、轻度畏寒、头痛等。体检可见鼻腔黏膜充血、水肿、有分泌物和咽部轻度充血等。如无并发症，5~7天可痊愈。

知识点4：以咽喉炎为主要表现的上呼吸道感染　　　副高：掌握　正高：掌握

（1）急性病毒性咽炎：多由鼻病毒、腺病毒、流感病毒、副流感病毒和呼吸道合胞病毒等引起，多发于冬春季节。临床表现为咽部发痒和烧灼感，咳嗽少见，咽痛不明显。当吞咽疼痛时，常提示有链球菌感染。流感病毒和腺病毒感染时可有发热和乏力；腺病毒感染时可伴有眼结膜炎。体检可见咽部明显充血、水肿、颌下淋巴结肿大，可有触痛。

（2）急性病毒性喉炎：由鼻病毒、流感病毒、副流感病毒和腺病毒等所致，以声音嘶哑、发声困难、咳嗽伴咽喉疼痛为特征，常有发热。体检可见喉部水肿、充血、局部淋巴结轻度肿大伴触痛，有时可闻及喉部喘鸣音。

（3）急性疱疹性咽峡炎：主要由柯萨奇病毒A所致，夏季好发，多见于儿童，偶见于成年人。临床表现为明显咽痛、发热，病程约为1周。体检时可见咽部充血，软腭、悬雍垂、咽及扁桃体表面有灰白色疱疹及浅表溃疡，周围有红晕，以后形成疱疹。

（4）急性咽结膜炎：常为腺病毒和柯萨奇病毒等引起。常发生于夏季，由游泳传播，儿童多见，病程4~6天。临床表现有发热、咽痛、畏光、流泪等。体检可见咽部及结膜明显充血。

（5）急性咽-扁桃体炎：多由溶血性链球菌引起，其次由流感嗜血杆菌、肺炎球菌、葡萄球菌等引起。起病急，有明显咽痛、畏寒、发热，体温可达39℃以上。体检可见咽部明显充血，扁桃体肿大、充血，表面有脓性分泌物，颌下淋巴结肿大伴压痛，肺部无异常体征。

知识点5：急性上呼吸道感染并发症的临床表现　　　副高：掌握　正高：掌握

急性上呼吸道感染如未经及时适当的治疗，部分患者可并发急性鼻窦炎、中耳炎、眼结合膜炎、颈淋巴结炎及咽后（或侧）壁脓肿。并发急性中耳炎者，多高热不退，早期鼓膜充血、膨隆，以后穿孔流出浆液或脓液，如治疗不及时可影响听力。并发咽壁脓肿时，可有吞咽困难、言语不清、头向后仰、张口呼吸等症状，检查可见咽部充血、肿胀，咽壁呈半圆形突起，将软腭及同侧咽腭弓向前推移。年幼及体弱患儿，上呼吸道感染易向下发展，引起支气管炎及肺炎。并发肠系膜淋巴结炎时，有脐周阵发性腹痛，无固定压痛点及肌紧张。少数合并细菌感染时，对体弱儿还可引起全身及其他部位的并发症，如败血症、脑膜炎、肾炎。儿童患链球菌感染引起上呼吸道感染时，常并发急性肾小球肾炎、风湿热等变态反应性疾病，应予以警惕。

知识点6：急性上呼吸道感染的辅助检查　　　副高：熟悉　正高：熟悉

（1）血常规：病毒感染时，白细胞计数多为正常或偏低，淋巴细胞比例升高。细菌感染时，白细胞计数和中性粒细胞增多，并有核左移现象。

（2）病原学检查：主要采用咽拭子进行微生物检测。细菌培养可判断细菌类型和行药物敏感试验；病毒分离、病毒抗原的血清学检查等有利于判断病毒类型。但因病毒类型繁多，且明确类型对治疗无明显帮助，通常无须明确病原学检查。

| 知识点 7：急性上呼吸道感染的治疗要点 | 副高：掌握　正高：掌握 |

目前尚无特效的抗病毒药物，一般以对症处理为主，辅以中医药治疗，并防治继发细菌感染。

（1）病因治疗：普通感冒和单纯的病毒感染无须使用抗菌药物，如并发细菌感染，可尝试经验用药，可酌情选用青霉素类、头孢菌素、大环内酯类抗菌药物，极少需要根据病原菌和药敏试验选用抗菌药物。免疫缺陷患者，可考虑早期应用抗病毒药物。广谱抗病毒药物利巴韦林和奥司他韦对流感病毒、副流感病毒和呼吸道合胞病毒等有较强的抑制作用，可缩短病程。

（2）对症治疗：病情较重或年老体弱者应卧床休息，忌烟，多饮水，室内保持空气流通。如有发热、头痛、肌肉酸痛等症状者，可选用解热镇痛药。咽痛可用各种喉片或做咽喉药物雾化治疗。频繁打喷嚏、流鼻涕者可选用抗过敏药。对于咳嗽症状较明显者，可给予右美沙芬、喷托维林等镇咳药。鼻塞可用 1% 麻黄碱滴鼻。

（3）中医药治疗：可选用具有清热解毒和抗病毒作用的中药，有助于改善症状、缩短病程。小柴胡冲剂、板蓝根冲剂应用较为广泛。

| 知识点 8：急性上呼吸道感染的护理评估 | 副高：熟悉　正高：掌握 |

（1）健康史：询问患者发病前有无与急性上呼吸道感染患者密切接触史，询问患者有无受凉、淋雨及过度疲劳等诱因，询问患者呼吸道有无慢性炎症。

（2）身体状况：观察有无以下表现：①呼吸道局部表现，如鼻塞、流涕、打喷嚏、咽部不适、咽痛、干咳等，体检可见咽部充血、扁桃体红肿、颌下淋巴结增大。②全身表现，突然起病，高热，可伴呕吐、腹泻、烦躁，或表现为畏寒、头痛、食欲缺乏、乏力、关节疼痛等。

（3）心理-社会状况：患者因发热等症状导致情绪低落，或因发生并发症而焦虑，少数患者对疾病抱无所谓态度，不及时就诊而延误病情。

| 知识点 9：急性上呼吸道感染的护理诊断 | 副高：熟悉　正高：熟悉 |

（1）体温升高：与病毒或细菌感染有关。

（2）疼痛：头痛、咽痛，与鼻、咽、喉部感染有关。

（3）潜在并发症：鼻窦炎、气管-支气管炎、风湿热、肾小球肾炎、病毒性心肌炎。

知识点10：急性上呼吸道感染的护理措施　　　副高：熟练掌握　正高：熟练掌握

（1）病情观察：观察生命体征及主要症状，尤其是体温、咽痛、咳嗽等的变化。

医院感染护理

（2）环境和休息：保持室内温、湿度适宜和空气流通，症状较轻者应适当休息，病情较重或年老者卧床休息为主。

（3）饮食：选择清淡、富含维生素、易消化的食物，并保证足够热量。发热者应适当增加饮水量。

（4）口腔护理：进食后漱口或按时给予口腔护理，防止口腔感染。

（5）防止交叉感染：注意隔离患者，减少探视，以避免交叉感染。指导患者咳嗽或打喷嚏时应避免对着他人，并用双层纸巾遮住口鼻。患者使用的餐具、痰盂等用品应按规定及时消毒。

（6）症状护理：患者寒战时应保暖，高热时按医嘱使用解热镇痛药，同时做好高热护理。出汗多的患者要做好皮肤的清洁护理。

（7）用药护理：遵医嘱用药且注意观察药物的不良反应。如氯苯那敏（扑尔敏）或苯海拉明等抗过敏药会出现头晕、嗜睡等不良反应，宜指导患者在临睡前服用，并告知驾驶员和高空作业者应避免使用。

（8）心理护理：告知患者本病预后良好，多数于1周内康复，仅有少数患者咳嗽迁延不愈。对出现并发症的患者，护理人员应与患者进行耐心的沟通，对病情做客观评价，解除患者的心理顾虑，缓解患者焦躁情绪。

知识点11：急性上呼吸道感染的健康指导　　　　　副高：掌握　正高：掌握

（1）疾病预防指导：指导患者生活规律、劳逸结合、坚持规律且适合个体的体育活动，以增强体质，提高抗寒能力和机体的抵抗力。保持室内空气流通，避免受凉、淋雨、过度疲劳等感染的诱发因素。避免与上感患者接触，避免脏手接触口、眼、鼻。年老体弱者更应注意防护。上呼吸道感染流行时应戴口罩，少去人群密集的公共场所。

（2）疾病知识指导：指导患者采取适当的隔离措施避免本病传播，防止交叉感染。患病期间注意休息，多饮水并遵医嘱用药。出现下列情况应及时就诊：①经药物治疗后症状不缓解。②出现耳鸣、耳痛、外耳道流脓等中耳炎症状。③恢复期出现胸闷、心悸、眼睑水肿、腰酸或关节疼痛。

第四节　慢性支气管炎

慢性支气管炎

知识点1：慢性支气管炎的概述　　　　　　　　　副高：熟悉　正高：熟悉

慢性支气管炎简称慢支，是指气管、支气管黏膜及其周围组织的慢性非特异性炎症。临床上以慢性咳嗽、咳痰为主要症状，或有喘息，每年发病持续3个月，连续2年或2年以上，并且排除具有咳嗽、咳痰、喘息症状的其他疾病。

| 知识点2：慢性支气管炎的病因及发病机制 | 副高：熟悉　正高：熟悉 |

确切的病因尚不完全清楚，可能是多种因素长期相互作用的结果。

（1）有害气体和有害颗粒：如香烟烟雾、粉尘、刺激性气体（二氧化硫、二氧化氮、氯气、臭氧等）。这些理化因素可损伤气道上皮细胞，使纤毛运动减退，巨噬细胞吞噬能力降低，导致气道净化功能下降。同时刺激黏膜下感受器，使副交感神经功能亢进，使支气管平滑肌收缩，腺体分泌亢进，杯状细胞增生，黏液分泌增加，气道阻力增加。香烟烟雾还可使氧自由基产生增多，诱导中性粒细胞释放蛋白酶，抑制抗胰蛋白酶系统，破坏肺弹性纤维，引发肺气肿的形成。

（2）感染因素：病毒、支原体、细菌等感染是慢性支气管炎发生发展的重要原因之一。病毒感染以流感病毒、鼻病毒、腺病毒和呼吸道合胞病毒为常见。细菌感染常继发于病毒感染，常见病原体为肺炎链球菌、流感嗜血杆菌、卡他莫拉菌和葡萄球菌等。这些感染因素同样造成气管、支气管黏膜的损伤和慢性炎症。

（3）其他因素：免疫功能紊乱、气道高反应性、年龄增大等机体因素和气候等环境因素均与慢性支气管炎有关。寒冷空气可以刺激腺体增加黏液分泌，纤毛运动减弱，黏膜血管收缩，局部血液循环障碍，易引起继发感染。老年人肾上腺皮质功能减退，细胞免疫功能下降，溶菌酶活性降低，从而容易造成呼吸道的反复感染。

| 知识点3：慢性支气管炎的病理 | 副高：熟悉　正高：熟悉 |

多种环境与机体自身因素长期相互作用，导致支气管上皮细胞变性、坏死、脱落，后期出现鳞状上皮化生，纤毛变短、粘连、倒伏、脱失。各级支气管壁均有各种炎症细胞浸润，以中性粒细胞、淋巴细胞为主，急性发作期可见大量中性粒细胞，严重者为化脓性炎症。黏膜和黏膜下充血水肿、杯状细胞和黏液腺肥大和增生、分泌旺盛，大量黏液潴留。病情继续发展，炎症由支气管壁向其周围组织扩散，黏膜下层平滑肌束可断裂萎缩，黏膜下和支气管周围纤维组织增生。支气管壁的损伤-修复过程反复发生，进而引起支气管结构重塑，胶原含量增加，瘢痕形成。肺泡腔扩大、肺泡弹性纤维断裂，进一步发展成阻塞性肺疾病。

| 知识点4：慢性支气管炎的临床表现 | 副高：掌握　正高：掌握 |

缓慢起病，病程长，反复急性发作而病情加重。

（1）症状：主要为咳嗽、咳痰，或伴有喘息。急性发作指咳嗽、咳痰、喘息等症状突然加重，主要原因是病毒、细菌、支原体或衣原体等引起呼吸道感染。①咳嗽：一般晨间咳嗽为主，睡眠时有阵咳或排痰。②咳痰：一般为白色黏液和浆液泡沫性痰，偶见痰中带血。清晨排痰较多，起床或体位变动可刺激排痰。③喘息或气促：当合并呼吸道感染时，由于细支气管黏膜充血水肿，痰液阻塞及支气管管腔狭窄，可以产生气喘（喘息）症状。喘息明显者称为喘息性支气管炎，部分可能合并支气管哮喘。若伴肺气肿，可表现为劳动或活动后气促。

（2）体征：早期多无异常体征。急性发作期可在背部或双肺底听到干、湿啰音，咳嗽后可减少或消失。如合并哮喘可闻及广泛哮鸣音并伴呼气期延长。

（3）并发症：阻塞性肺气肿、支气管肺炎、支气管扩张症等。

知识点5：慢性支气管炎的辅助检查　　　　　副高：熟悉　　正高：熟悉

（1）X线检查：早期无异常。反复发作引起支气管壁增厚，细支气管或肺泡间质炎症细胞浸润或纤维化，表现为肺纹理增粗、紊乱，呈网状或条索状、斑点状阴影，以双下肺野明显。

（2）呼吸功能检查：具有重要临床意义，可以了解患者的呼吸功能状况，是否有气流受限，是否已经转变成慢性阻塞性肺疾病。早期无异常。如有小气道阻塞，最大呼气流速-容量曲线在75%和50%肺容量时，流量明显降低。

（3）血液检查：细菌感染时偶可出现白细胞总数和/或中性粒细胞比例增高。

（4）痰液检查：一般情况无须痰液检查，只有在病情控制不佳时方考虑。可培养出致病菌。涂片可发现革兰阳性菌或革兰阴性菌，或大量破坏的白细胞和已破坏的杯状细胞。

知识点6：慢性支气管炎的治疗要点　　　　　副高：掌握　　正高：掌握

（1）急性发作期治疗：选择合适的抗生素控制感染，一般情况多口服，病情严重时静脉给药。如能培养出致病菌，可按药敏试验选用抗生素。选择化痰祛痰药物以改善、消除症状，干咳为主者可用镇咳药物。有气喘者可加用解痉平喘药解除气道痉挛。雾化吸入使气道湿化利于排痰。

（2）缓解期治疗：加强锻炼、增强体质。预防感冒、防止反复发作。避免诱因，提高机体免疫功能。

知识点7：慢性支气管炎的护理评估　　　　　副高：熟悉　　正高：掌握

（1）健康史：询问患者有无吸烟史和慢性咳嗽、咳痰病史，询问患者发病是否与寒冷季节或气候变化有关，询问患者职业性质和工作环境中有无接触职业性粉尘和化学物质。

（2）身体状况：评估患者的生命体征及意识状态，是否慢性咳嗽、咳痰，呼吸困难情况，听诊双肺呼吸音。同时，注意对患者呼吸功能试验、动脉血气分析、痰液培养等结果的评估。

（3）心理-社会状况：因患病时间长、病情反复发作、疗效不显著、经济负担较重等因素，患者易出现焦虑、抑郁等心理状态。长期患病还可影响患者的生活与工作，常使焦虑等不良情绪加重。

知识点8：慢性支气管炎的护理诊断　　　　　　副高：熟悉　正高：熟悉

（1）清理呼吸道无效：与呼吸道分泌物增多、黏稠有关。
（2）低效性呼吸型态：与气道阻塞、通气不足有关。
（3）活动无耐力：与肺功能受损有关。
（4）焦虑：与健康状况的改变、病情危重有关。
（5）体温过高：与慢性支气管炎并发感染有关。
（6）潜在并发症：阻塞性肺气肿、支气管扩张症。

知识点9：慢性支气管炎的护理措施　　　　副高：熟练掌握　正高：熟练掌握

（1）保持呼吸道通畅：指导患者采取有效的咳嗽方式，遵医嘱用药、进行雾化吸入等，促进痰液的排出。
（2）饮食护理：注意饮食营养，以增强体质。饮食以高蛋白、高热量、高维生素、低脂、易消化为宜，多进食如瘦肉、蛋、奶、鱼、蔬菜和水果等。多饮水，每天不少于1500ml。
（3）减少急性发作：增强体质、预防感冒、戒烟等。
（4）用药护理：嘱患者遵医嘱用药，教会患者及家属观察药物不良反应的方法。一旦病情加重应立即就诊。

知识点10：慢性支气管炎的健康指导　　　　　　副高：掌握　正高：掌握

（1）指导患者及家属了解本病的相关知识，积极配合治疗，减少急性发作。
（2）增强体质、预防感冒、戒烟，均是防治慢性支气管炎的重要措施，还要避免被动吸烟，避免烟雾、化学物质等有害理化因素的刺激。
（3）注意劳逸结合，保证充足睡眠。平时多饮水，饮食清淡、富有营养、易消化。
（4）保持室内适宜的温湿度，通风良好。
（5）寒冷季节外出时适当增加衣物，防止受寒。
（6）根据自身情况选择合适的体育锻炼，如健身操、太极拳、跑步等，可增加耐寒训练，如冷水洗脸、冬泳等。
（7）应定期监测慢性支气管炎患者的肺功能，以及时选择有效的治疗方案，控制病情的发展。

第五节　慢性阻塞性肺疾病

知识点1：慢性阻塞性肺疾病的概述　　　　副高：熟悉　正高：熟悉

慢性阻塞性肺疾病（COPD）简称慢阻肺，以持续性气流受限为特征的肺部疾病。是一种严重危害人类健康的常见病、多发病，严重影响患者的生命质量，病死率较高。慢性支气管炎长期反复发作可发展为慢性阻塞性肺疾病。

知识点2：慢性阻塞性肺疾病的病因　　　　副高：熟悉　正高：熟悉

（1）环境因素：①吸烟：是主要因素。烟草中含有焦油、尼古丁和氢氰酸等化学物质，可使气道净化能力下降，破坏肺弹性纤维，诱发肺气肿形成。②职业性粉尘和化学物质：包括有机或无机粉尘，化学物质和烟雾，如煤尘、棉尘、二氧化硅等。③室内空气污染：用木材、畜便或煤炭等做饭或取暖，通风不良也可发生 COPD。④室外空气污染：汽车、工厂排放的废气，如二氧化硫、二氧化氮等可损伤气道黏膜上皮，黏液分泌增加，为细菌感染创造条件。

（2）易感性：①易感基因：比较明确的是表达先天性 α_1-抗胰蛋白酶缺乏的基因，是 COPD 的一个致病原因。②低出生体重：学龄儿童调查发现低出生体重者肺功能较差，这些儿童以后若吸烟，可能是 COPD 的一个易感因素。③儿童时期下呼吸道感染：患下呼吸道感染的儿童若以后吸烟，则 COPD 的发病率显著增加。④气道高反应性：是 COPD 的一个危险因素。气道高反应性除与基因有关外，也可后天获得，继发于环境因素。

知识点3：慢性阻塞性肺疾病的发病机制　　　　副高：掌握　正高：掌握

（1）炎症机制：气道、肺实质及肺血管的慢性炎症是慢阻肺的特征性改变，参与炎症反应的主要炎症细胞有中性粒细胞、巨噬细胞、T 淋巴细胞等。中性粒细胞的活化和聚集是慢阻肺炎症过程的一个重要环节，通过释放中性粒细胞弹力蛋白酶，包括弹力蛋白酶、组织蛋白酶 G、基质蛋白酶等，引起慢性黏液高分泌状态并破坏肺实质。

（2）蛋白酶-抗蛋白酶失衡：COPD 患者肺组织中分解结缔组织的蛋白酶和对抗此作用的抗蛋白酶之间存在失衡；弹力蛋白是肺实质结缔组织的主要成分，蛋白酶引起弹力蛋白破坏，是导致肺气肿的重要原因，并且为不可逆损害。

（3）氧化应激机制：香烟烟雾和其他吸入颗粒可产生氧自由基，同时 COPD 患者内源性抗氧化物水平下降。氧化应激对肺组织的不利影响：激活炎症基因、使抗蛋白酶失活、刺激黏液高分泌、使糖皮质激素的抗炎活性下降。

（4）其他机制：自主神经功能失调、营养不良、气温变化等都有可能参与慢阻肺的发生、发展。

知识点4：慢性阻塞性肺疾病的病理生理　　　　　　　　副高：掌握　正高：掌握

COPD 的主要病理生理改变是气流受限，肺泡过度通气和通气/灌注比例（V/Q）不平衡。

（1）气流受限：支气管炎症导致黏膜水肿增厚，分泌物增多，支气管痉挛，平滑肌肥厚和气管壁的纤维化使支气管狭窄，阻力增加，流速变慢。

肺气肿时由于肺泡壁的弹力蛋白减少，弹性压力降低，呼气时驱动压降低，流速变慢，此外细支气管壁上肺泡弹力蛋白减少，扩张作用减弱，细支气管管壁萎陷，气流受限。

（2）肺泡过度通气：由于肺泡弹性压力的降低和气道阻力的增加，呼气时间延长，在用力呼气末，肺泡气往往残留较多，使残气容积和功能残气量增加。由于肺容积增加，膈肌低平，在吸气开始时，膈肌的肌纤维缩短，不在原始的位置，因而收缩力减弱，容易发生呼吸肌疲劳。

（3）通气/灌注比例不平衡：COPD 患者各个肺区肺泡顺应性和气道阻力常有差异，造成肺泡通气不均，高 V/Q 区有部分气体是无效通气，低 V/Q 区则流经肺泡的血液得不到充分的氧合即进入左心，产生低氧血症。慢性低氧血症会引起肺血管收缩，血管内皮、平滑肌细胞增殖和管壁重塑与继发性红细胞增多，产生肺动脉高压和肺心病。

知识点5：慢性阻塞性肺疾病的临床表现　　　　　　　　副高：掌握　正高：掌握

（1）症状：起病缓慢，病程较长。①咳嗽：一般晨间咳嗽较重，睡时有阵咳或排痰。②咳痰：一般为白色黏液或浆液泡沫性痰，偶可带血丝，清晨排痰较多。急性发作期痰量增多，可有脓性痰。③气促或呼吸困难：是 COPD 的标志性症状，早期在较剧烈活动时出现，后逐渐加重，以致在日常活动甚至休息时也感到气促。④喘息和胸闷：部分患者特别是重度患者或急性加重时可出现喘息。⑤其他：疲乏、消瘦、焦虑等常在 COPD 病情严重时出现，但并非 COPD 的典型表现。

（2）体征：早期无明显体征，随疾病进展出现以下体征。视诊呈桶状胸，呼吸活动减弱；触诊语颤减弱或消失；叩诊呈过清音、心浊音界缩小、肝浊音界下移；听诊呼吸音减弱、呼气相延长、心音遥远等。晚期呼吸时常呈缩唇呼吸，可有口唇发绀、右心衰竭体征。

（3）病程分期：根据患者症状和体征变化分为急性加重期和稳定期。①急性加重期：是指在疾病发展过程中，短期内出现咳嗽、咳痰、气促和/或喘息加重、痰量增多，呈脓性或黏液脓性痰，可伴发热等症状。②稳定期：指咳嗽、咳痰、气促等症状稳定或较轻。

（4）病情严重程度评估

1）症状评估：可采用改良版英国医学研究委员会呼吸困难问卷（mMRC 问卷）评估（表1-1）。

表 1–1　mMRC 问卷

mMRC 分级	呼吸困难症状
0 级	剧烈运动时出现呼吸困难
1 级	平地快步行走或上缓坡时出现呼吸困难
2 级	由于呼吸困难，平地行走比同龄人慢或需要停下来休息
3 级	平地行走 100 米左右或数分钟后即需要停下来喘气
4 级	因严重呼吸困难而不能离开家或者穿脱衣服即出现呼吸困难

2）肺功能评估：可使用慢性阻塞性肺疾病全球倡议（GOLD）分级。慢阻肺患者吸入支气管舒张药后第 1 秒用力呼气容积（FEV_1）/用力肺活量（FVC）<0.7，再根据 FEV_1 下降程度进行气流受限的严重程度分级（表 1–2）。

表 1–2　慢阻肺患者气流受限严重程度的 GOLD 分级

肺功能分级	分级标准
1 级：轻度	$FEV_1 \geqslant 80\%$ 预计值
2 级：中度	50% 预计值 $\leqslant FEV_1 < 80\%$ 预计值
3 级：重度	30% 预计值 $\leqslant FEV_1 < 50\%$ 预计值
4 级：极重度	$FEV_1 < 30\%$ 预计值

3）急性加重风险评估：上一年发生 2 次或以上急性加重或 $FEV_1 < 50\%$ 预计值，均提示今后急性加重的风险增加。

（5）COPD 并发症：慢性呼吸衰竭、自发性气胸和慢性肺源性心脏病等。

知识点 6：慢性阻塞性肺疾病的辅助检查　　　　　　副高：熟悉　正高：熟悉

（1）肺功能检查：慢性支气管炎合并肺气肿时，第 1 秒用力呼气容积占用力肺活量百分比（FEV_1/FVC）是评价气流受限的一项灵敏指标。吸入支气管舒张药后 FEV_1/FVC < 70% 可确定为持续气流受限。肺总量（TLC）、功能残气量（FRC）和残气量（RV）增高，肺活量（VC）减低，表明肺过度充气，有参考价值。

（2）影像学检查：①胸部 X 线检查：COPD 早期胸片可无异常变化，以后可出现肺纹理增粗、紊乱等非特异性改变，也可出现肺气肿改变。X 线胸片改变对 COPD 诊断特异度不高，主要作为确定肺部并发症及与其他肺疾病鉴别之用。②胸部 CT 检查：CT 检查不应作为 COPD 的常规检查。高分辨率 CT 对有疑问病例的鉴别诊断有一定意义。

（3）动脉血气分析：早期无变化，随病情发展，动脉氧分压（PaO_2）降低、二氧化碳分压（$PaCO_2$）增高，并可出现代偿性呼吸性酸中毒，pH 降低。

（4）其他：COPD 合并细菌感染时，外周血白细胞计数增高，核左移。痰培养可能检出病原菌，常见病原菌为肺炎链球菌、流感嗜血杆菌、卡他莫拉菌、肺炎克雷伯菌等。

| 知识点7：慢性阻塞性肺疾病的治疗要点 | 副高：掌握　正高：掌握 |

（1）稳定期治疗

1）避免诱发因素：戒烟，脱离职业或环境粉尘、刺激性气体等污染环境。

2）支气管舒张药：是控制症状的主要药物，依据症状、急性加重风险和肺功能改变等对稳定期慢阻肺患者的病情严重程度做出综合评估，并根据评估结果选择主要治疗药物（表1–3）。

表1–3　稳定期慢阻肺患者病情严重程度的综合性评估及其主要治疗药物

患者综合评估分组	特征	肺功能分级	上一年急性加重次数	mMRC 分级	首选治疗药物
A 组	低风险，症状少	GOLD 1~2 级	≤1 次	0~1 级	SAMA 或 SABA，必要时
B 组	低风险，症状多	GOLD 1~2 级	≤1 次	≥2 级	LAMA 或 LABA
C 组	高风险，症状少	GOLD 3~4 级	≥2 次	0~1 级	ICS 加 LABA，或 LAMA
D 组	高风险，症状多	GOLD 3~4 级	≥2 次	≥2 级	ICS 加 LABA，或 LAMA

注：SABA：短效 β_2 受体激动药；SAMA：短效抗胆碱能药；LABA：长效 β_2 受体激动药；LAMA：长效抗胆碱能药；ICS：吸入性糖皮质激素。

3）糖皮质激素：对高风险患者长期吸入糖皮质激素与长效 β_2 肾上腺素受体激动药的联合制剂可增加运动耐量、减少急性加重发作频率、提高生活质量。常用剂型有沙美特罗/氟替卡松、福莫特罗/布地奈德。

4）祛痰药：对痰不易咳出者，可选用盐酸氨溴索 30mg，每天 3 次。N–乙酰半胱氨酸 0.2g，每天 3 次，或羧甲司坦 0.5g，每天 3 次。后两种药物可以降低部分患者急性加重的风险。

5）长期家庭氧疗（LTOT）：稳定期的患者，可实行长期家庭氧疗。COPD 患者长期家庭氧疗指征，主要是通过动脉氧分压以及血氧饱和度（SaO_2）设定。①$PaO_2 < 55mmHg$ 或 $SaO_2 < 88\%$，有或没有高碳酸血症。②$PaO_2 55 \sim 60mmHg$ 或 $SaO_2 < 89\%$，并有肺动脉高压、心力衰竭所致水肿或红细胞增多症。一般用鼻导管吸氧，氧流量为 $1 \sim 2L/min$，吸氧时间 $10 \sim 15h/d$。目的是使患者在静息状态下，达到 $PaO_2 \geqslant 60mmHg$ 和/或使 SaO_2 升至 90% 以上。

（2）急性加重期治疗

1）确定病因：首先确定导致急性加重的原因，最常见的是细菌或病毒感染，并根据病情严重程度决定门诊或住院治疗。

2）支气管舒张药：有严重喘息症状者可给予较大剂量雾化吸入治疗以缓解症状。

3）低流量吸氧：发生低氧血症者可用鼻导管吸氧，或通过文丘里面罩吸氧。鼻导管给氧时，吸入的氧浓度与给氧流量有关。估算公式：吸入氧浓度 FiO_2（%）= 21 + 4 × 氧流量（L/min）。一般吸入氧浓度为 28%~30%，应避免吸入氧浓度过高而引起 CO_2 潴留。

4）给予有效抗生素：当患者呼吸困难加重、痰量增加和咳脓性痰时，根据常见或确定的病原菌种类及药物敏感情况选用抗生素。对病情较轻者可用青霉素、阿莫西林/克拉维酸、大环内酯类或喹诺酮类、第 1 或第 2 代头孢菌素，一般可口服给药。病情较重者可用 β-内酰胺类/酶抑制剂、第 2 或第 3 代头孢菌素和喹诺酮类，一般多静脉给药。给予抗生素治疗前应留痰做细菌培养 + 抗生素药物敏感试验，3 天结果出来后按药敏结果选用合适抗生素。

5）糖皮质激素：对需住院治疗的急性加重期患者，可口服泼尼松龙 30~40mg/d，或静脉给予甲泼尼龙 40~80mg/d，连续 5~7 天。

6）祛痰药：溴己新 8~16mg，每天 3 次；或盐酸氨溴索 30mg，每天 3 次，酌情选用。

知识点8：慢性阻塞性肺疾病的护理评估　　　　副高：熟悉　正高：掌握

（1）健康史：询问患者发作时的症状、持续时间、诱发或缓解因素，了解既往治疗经过和检查；询问有无吸烟史和慢性咳嗽、咳痰病史；了解患者职业性质和工作环境中有无接触职业性粉尘和化学物质。

（2）身体状况：①了解患者有无咳嗽、咳痰、喘息或气促等表现。慢性支气管炎患者往往有长期、反复的咳嗽；冬春寒冷季节加重，天气转暖缓解，逐年加重；清晨和入睡前咳嗽频繁，白天较轻。痰液多为白色黏痰或白色泡沫样痰，早晚排痰较多，偶有痰中带血，合并感染时痰量增多，且变为黏液脓性。喘息型慢性支气管炎可有喘息或气促。②慢性支气管炎患者早期无异常体征。急性发作期可有散在的干、湿啰音。喘息型者可闻及哮鸣音。如并发阻塞性肺疾病，可发现桶状胸、呼吸运动减弱、语颤减弱、肺部叩诊呈过清音、肺下界和肝浊音界缩小、听诊呼吸音减弱、呼气相延长。

（3）心理-社会状况：由于病程长，反复发作，每况愈下，给患者及其家庭带来较重的精神和经济负担。患者常有烦躁不安、忧郁，容易产生不利于呼吸功能的消极情绪，不能坚持呼吸功能锻炼，对疾病治疗失去信心。此外，由于缺氧，年老者咳嗽无力，痰不易咳出，容易产生精神不振、失眠、语言交流费力等。

知识点9：慢性阻塞性肺疾病的护理诊断　　　　副高：熟悉　正高：熟悉

（1）气体交换受损：与气道阻塞、通气不足、分泌物过多、呼吸肌疲劳和肺泡呼吸面积减少有关。

（2）清理呼吸道无效：与分泌物增多而黏稠、气道湿度减低和无效咳嗽有关。

（3）焦虑：与健康状况的改变、病情危重、经济状况有关。

（4）活动无耐力：与疲劳、呼吸困难、氧供与氧耗失衡有关。

（5）营养失调——低于机体需要量：与食欲缺乏、摄入减少、腹胀、呼吸困难、痰液增多有关。

（6）潜在并发症：自发性气胸、慢性肺源性心脏病、慢性呼吸衰竭。

知识点10：慢性阻塞性肺疾病的一般护理　　　　副高：熟练掌握　正高：熟练掌握

（1）病情观察：密切观察咳、痰、喘症状及诱发因素，尤其是痰液的性质和量。合并感染时痰的颜色由白色黏痰变为黄色脓性痰。发绀加重常为原发病加重的表现。重症发绀患者应注意观察神志、呼吸、心率、血压及心肺体征的变化，如有条件可使用心电监护仪。

（2）体位：急性发作期有发热、喘息时应卧床休息，取舒适坐位或半卧位。衣服要宽松，以减轻对呼吸运动的限制。

（3）饮食护理：对心、肝、肾功能正常的患者，应给以充足的水分和热量。每天饮水量应在1500ml以上。慢性阻塞性肺疾病患者采用低糖、高蛋白质、高纤维食物，同时避免产气食物。少食多餐，每餐不要吃太饱，少食可以避免腹胀和呼吸短促。

（4）心理护理：给予患者精神安慰，调动各种社会关系给予精神及物质关怀，介绍类似疾病治疗成功的病例，强调坚持康复锻炼的重要性。

（5）用药护理：按医嘱使用抗生素、镇咳、祛痰等药物，掌握药物的疗效和不良反应，不滥用药物。①祛痰镇咳药物的护理：观察用药后痰液是否变稀、容易咳出。及时协助患者排痰。对呼吸储备功能减弱的老年人或痰量较多者，应以祛痰为主，协助排痰，不应选用强烈镇咳药物，以免抑制呼吸中枢及加重呼吸道阻塞和炎症，导致病情恶化。②解痉平喘药物的护理：用药后注意患者咳嗽是否减轻，气喘是否消失。β_2受体激动药常同时有心悸、心率加快、肌肉震颤等不良反应，用药一段时间后症状可减轻，如症状明显酌情减量。茶碱引起的不良反应与其血药浓度密切相关，个体差异较大，常有恶心、呕吐、头痛、失眠，严重者心动过速、精神失常、昏迷等，应严格掌握用药浓度及滴速。

知识点11：慢性阻塞性肺疾病的症状护理　　　　副高：熟练掌握　正高：熟练掌握

主要为咳嗽、咳痰的护理，发作期的患者呼吸道分泌物增多、黏稠、咳痰困难，严重时可因痰堵引起窒息。因此应通过胸部物理疗法，帮助患者清除积痰，控制感染。胸部物理疗法包括：深呼吸和有效咳嗽、胸部叩击、体位引流、吸入疗法。

（1）深呼吸和有效咳嗽：鼓励和指导患者进行有效咳嗽，这是一项重要的护理。通过深呼吸和有效咳嗽，可及时排出呼吸道内分泌物。指导患者每2~4小时定时进行数次随意的深呼吸，在吸气终了屏气片刻后爆发性咳嗽，促使分泌物从远端气道随气流移向大气道。

（2）胸部叩击：通过叩击震动背部，间接地使附在肺泡周围及支气管壁的痰液松动脱落。方法为五指并拢，向掌心微弯曲，呈空心掌，腕部放松，迅速而规律地叩击胸部。叩击顺序从肺底到肺尖，从肺外侧到内侧，每一肺叶叩击1~3分钟。叩击同时鼓励患者做深呼吸和咳嗽、咳痰。叩击时间15~20分钟为宜，每天2~3次，餐前进行。叩击时应询问患者的感受，观察面色、呼吸、咳嗽、排痰情况，检查肺部呼吸音及啰音的变化。

（3）体位引流：按病灶部位，协助患者取适当体位，使病灶部位开口向下，利用重力，借有效咳嗽或胸部叩击将分泌物排出体外。引流多在早餐前1小时、晚餐前及睡前进行，每次10~15分钟，引流间期防止头晕或意外危险，观察引流效果，注意神志、呼吸及有无发绀。

（4）吸入疗法：利用雾化器将祛痰平喘药加入湿化液中，使液体分散成极细的颗粒，吸入呼吸道以增强吸入气体的湿度，达到湿润气道黏膜、稀释气道痰液的作用。在湿化过程中气道内黏稠的痰液和分泌物可因湿化而膨胀，如不及时吸出，有可能导致或加重气道狭窄甚至气道阻塞。在吸入疗法过程中，应密切观察病情，协助患者翻身、拍背，以促进痰液排出。

知识点12：慢性阻塞性肺疾病的氧疗护理	副高：熟练掌握　正高：熟练掌握

慢性阻塞性肺疾病急性发作期，大多伴有呼吸衰竭、低氧血症及 CO_2 潴留。Ⅰ型呼吸衰竭患者可按需吸氧，根据缺氧程度适当调节氧流量，但应避免长时间高浓度吸氧，以防氧中毒。Ⅱ型呼吸衰竭患者宜给予低流量吸氧，以免抑制呼吸。用氧前应向患者及家属做好解释工作，讲明用氧的目的、注意事项，嘱患者勿擅自调节氧流量或停止吸氧，以免加重病情。在吸氧治疗中应监测患者的心率、血压、呼吸频率及血气指标的变化，了解氧疗效果。注意勿使吸氧管打折，鼻腔干燥时可用棉签蘸水湿润鼻黏膜。

知识点13：慢性阻塞性肺疾病呼吸功能的锻炼	副高：掌握　正高：掌握

COPD患者急性症状控制后应尽早进行呼吸功能锻炼，教会患者及其家属呼吸功能锻炼的方法，可以选用下述方法中的一种或两种交替进行。

（1）腹式呼吸锻炼：由于气流受限，肺过度充气，膈肌下降，活动减弱，呼吸类型改变，通过呼吸肌锻炼，使浅快呼吸变为深慢有效呼吸，利用腹肌帮助膈肌运动，调整呼吸频率，呼气时间延长，以提高潮气容积，减少无效腔，增加肺泡通气量，改变气体分布，降低呼吸功耗，缓解气促症状。方法：患者取立位，体弱者也可取坐位或仰卧位，上身肌群放松做深呼吸，一手放于腹部一手放于胸前，吸气时尽力挺腹，呼气时腹部内陷，也可用手加压腹部，尽量将气呼出，一般吸气3~5秒，呼气6~10秒。吸气与呼气时间比为1：2或1：3。用鼻吸气，用口呼气要求缓呼深吸，不可用力，每分钟呼吸速度保持在7~8次，开始每天2次，每次10~15分钟，熟练后可增加次数和时间，使之成为自然的呼吸习惯。

（2）缩唇呼吸法：通过缩唇徐徐呼气，可延缓吸气气流压力的下降，提高气道内压，避免胸腔内压力增加对气道的动态压迫，使等压点移向中央气道，防止小气道的过早闭合，使肺内残气更易于排出，有助于下一吸气吸入更多新鲜的空气，增强肺泡换气，改善缺氧。方法：用鼻吸气，缩唇做吹口哨样缓慢呼气，在不感到费力的情况下，自动调节呼吸频率、呼吸深度和缩唇程度，以能使距离口唇30cm处与唇等高点水平的蜡烛火焰随气流倾斜又不致熄灭为宜。每天3次，每次30分钟。

知识点14：慢性阻塞性肺疾病的健康指导　　　　副高：掌握　正高：掌握

（1）指导患者和家属了解疾病的相关知识，向患者宣教疾病的治疗是一个长期过程，要树立治疗信心，积极配合，坚持治疗，并督促患者按医嘱服药，争取病情的缓解。

（2）指导患者适当休息，避免过度劳累，注意营养的摄取，与患者及亲属共同制订休息和营养摄入计划。

（3）指导患者，特别是缓解期的患者坚持锻炼以加强耐寒能力与机体抵抗力，注意保暖，避免受凉，预防感冒。病情较重的患者或长期卧床不起的患者，应给予适当的按摩防止压疮的产生。

（4）劝说吸烟者戒烟，向吸烟者宣传吸烟易引起呼吸道局部抵抗力下降，易于感染和发病，应积极戒烟。注意改善环境卫生，加强劳动保护，避免烟雾、粉尘和刺激性气体对呼吸道的影响。

（5）教会患者学会自我监测病情变化，尽早治疗呼吸道感染。

（6）重视缓解期营养的摄入，改善全身营养状况，提高机体抵抗力。

（7）如家庭条件允许，坚持长期家庭氧疗。

第六节　慢性肺源性心脏病

知识点1：慢性肺源性心脏病的概述　　　　　　副高：熟悉　正高：熟悉

慢性肺源性心脏病简称慢性肺心病，指由于肺组织、肺血管或胸廓的慢性病变引起肺组织结构和/或功能异常，产生肺血管阻力增加，肺动脉压力增高，使右心室扩张和/或肥厚，伴或不伴右心功能衰竭的心脏病，并排除先天性心脏病和左心病变引起者。

慢性肺心病的患病率存在地区差异，寒冷地区高于温暖地区，高原地区较平原地区高，农村高于城市，并随年龄增高而增加。吸烟者比不吸烟者患病率明显增高，男女无明显差异。冬春季节和气候骤变时，易出现急性发作。

知识点2：慢性肺源性心脏病的病因　　　　　　副高：熟悉　正高：熟悉

按原发病的部位不同，分为三类。

（1）支气管、肺疾病：以慢性阻塞性肺疾病最多见，占80%~90%，其次为支气管哮喘、支气管扩张症、重症肺结核、肺尘埃沉着症、间质性肺炎、结节病、变应性肺泡炎、嗜酸性肉芽肿、药物相关性肺疾病等。

（2）胸廓运动障碍性疾病：较少见，严重脊椎侧后凸、脊椎结核、类风湿关节炎、胸膜广泛粘连及胸廓成形术后造成的严重胸廓或脊椎畸形，以及神经肌肉疾患如脊髓灰质炎等，均可引起胸廓活动受限、肺受压、支气管扭曲或变形，导致肺功能受损。气道引流不畅，肺部反复感染，并发肺气肿或纤维化。

（3）肺血管疾病：多发性肺小动脉栓塞、结节性肺动脉炎、特发性肺动脉高压、肺动脉炎等肺血管疾病的发生，都会导致肺动脉压升高、肺血管阻力增加、右心室负荷加重，最终导致病情发展演变成为慢性肺心病。

（4）其他：原发性肺泡通气不足及先天性口咽畸形、睡眠呼吸暂停低通气综合征等均可产生低氧血症，引起肺血管收缩，导致肺动脉高压，发展成慢性肺心病。

知识点3：慢性肺源性心脏病的发病机制　　　　　　　　副高：熟悉　正高：熟悉

（1）肺动脉高压的形成：是发生肺心病的关键环节。各种因素如解剖因素、缺氧、血液黏度增加、血容量增多等，使肺血管平滑肌收缩，引起肺血管阻力增加，导致肺动脉高压的形成。

（2）心脏病变和心力衰竭：肺循环阻力增加时，右心发挥代偿作用而引起右心室肥厚。随着病情进展，肺动脉压持续增高，超过右心室的代偿能力，右心失代偿而致右心衰竭。此外，缺氧、高碳酸血症、酸中毒、血容量相对增多等因素，不但可以引起右心室肥厚，也可以引起左心室肥厚，甚至导致左心衰竭。

（3）其他重要器官的损伤：缺氧和高碳酸血症还可导致重要器官如脑、肝、肾、胃、肠，以及内分泌系统、血液系统的病理改变，引起多器官功能损害。

知识点4：慢性肺源性心脏病的临床表现　　　　　　　　副高：掌握　正高：掌握

慢性肺源性心脏病发展缓慢，临床上除原有肺、胸廓疾病的各种症状和体征外，主要是逐步出现肺、心功能衰竭以及其他器官损害的表现。按其功能情况可分为代偿期与失代偿期。

（1）肺、心功能代偿期：①症状：主要为原发疾病的表现，如慢性咳嗽、咳痰、气促，活动后可有心悸、呼吸困难、乏力和活动耐力下降。急性感染可加重上述症状。少有胸痛和咯血。②体征：明显的肺气肿、肺动脉高压和右心室肥大的体征。可有不同程度的发绀，心浊音界常因肺气肿而不易叩出。听诊有呼吸音减弱，偶有干、湿啰音，心音遥远。有右心室肥厚的体征，部分患者可有颈静脉充盈，或肝下界下移。

（2）肺、心功能失代偿期

1）呼吸衰竭：①症状：呼吸困难加重，夜间为甚，常有头痛、失眠、食欲下降、白天嗜睡，甚至出现表情淡漠、神志恍惚、谵妄等肺性脑病的表现。②体征：明显发绀、球结膜充血、水肿，严重时出现视网膜血管扩张、视盘水肿等颅压升高的表现，腱反射减弱或消失，出现病理反射。可出现皮肤潮红、多汗。

2）右心衰竭：①症状：明显气促、心悸、食欲缺乏、腹胀、恶心、少尿等。②体征：发绀更明显，颈静脉怒张，心率增快，可出现心律失常，剑突下可闻及收缩期杂音，甚至出现舒张期杂音。肝大并有压痛，肝颈静脉回流征阳性，下肢水肿，重者可有腹水。少数患者可出现肺水肿及全心衰竭的体征。

（3）并发症：常见的有肺性脑病、电解质及酸碱平衡紊乱、心律失常、休克、消化道出血和弥散性血管内凝血（DIC）等，其中肺性脑病是慢性肺心病死亡的首要原因。

知识点 5：慢性肺源性心脏病的辅助检查　　　　　　　副高：熟悉　　正高：熟悉

（1）X 线检查：除原有肺、胸廓基础疾病及急性肺部感染的特征外，尚有肺动脉高压、右心室增大等。

（2）血液检查：红细胞计数和血红蛋白可升高，全血黏度和血浆黏度可增加，并发感染时白细胞总数和中性粒细胞比例增加。部分患者可有肝肾功能改变，以及电解质异常。

（3）血气分析：先代偿期可出现低氧血症、高碳酸血症，甚至呼吸衰竭。

（4）心电图检查：主要表现为右心室肥大，心电轴右偏，肺型 P 波，也可出现低电压和右束支传导阻滞等。

（5）超声心动图检查：右心室流出道内径≥30mm，右心室内径≥20mm，右心室前壁厚度≥5mm，左右心室内径比值<2，右肺动脉内径或肺动脉干及右心房增大等，可诊断为慢性肺心病。

（6）其他检查：肺血管造影、痰细菌学检查、肺功能检查等有助于诊断。

知识点 6：慢性肺源性心脏病的治疗要点　　　　　　　副高：掌握　　正高：掌握

肺心病的治疗原则以治肺为本，治心为辅。

（1）肺、心功能失代偿期治疗：积极控制感染，通畅呼吸道，改善呼吸功能，纠正缺氧和二氧化碳潴留，控制呼吸和心力衰竭，积极处理并发症。①控制感染：参考痰细菌培养及药敏试验选择抗生素。没有培养结果时，根据感染的环境及痰涂片结果选用抗生素。常用的有青霉素类、氨基糖苷类、喹诺酮类及头孢菌素类抗感染药物，必须注意可能继发真菌感染。②氧疗：维持呼吸道通畅，采取低流量低浓度持续吸氧，改善通气功能，积极纠正缺氧和二氧化碳潴留。③控制心力衰竭：有效控制感染，改善呼吸功能后常能使心力衰竭症状得到改善。一般不需加用利尿药，但对治疗无效者可选用利尿药、强心药、血管扩张药等。④控制心律失常：一般在控制感染、纠正缺氧后，若持续存在心律失常，根据心律失常的类型选用药物，如维拉帕米、美西律等。⑤抗凝治疗：应用普通肝素或低分子量肝素，防止肺微小动脉原位血栓形成。

（2）肺、心功能代偿期治疗：应用中西医结合的综合治疗，避免诱因，提高机体免疫力。预防感染，减少急性加重，加强康复锻炼和营养支持。必要时长时间家庭氧疗或家庭无创呼吸机治疗，改善心肺功能，提高患者的生活质量。

知识点 7：慢性肺源性心脏病的护理评估　　　　　　　副高：熟悉　　正高：掌握

（1）健康史：询问患者以往身体健康状况，有无慢性支气管炎、阻塞性肺气肿、支气管扩张症等相关病史，有无家族史及吸烟史。

（2）身体状况：监测生命体征，观察有无呼吸困难、心悸、发绀，评估患者营养状况，有无水肿，端坐时有无颈静脉怒张。

（3）心理−社会状况：由于病程长、疗效差、劳动能力逐渐下降，加之长期治疗增加家庭的经济负担，患者和家属极易出现焦虑和抑郁等不良心理反应。

知识点 8：慢性肺源性心脏病的护理诊断　　　　　　副高：熟悉　　正高：熟悉

（1）气体交换受损：与肺泡呼吸面积减少、肺毛细血管毁损导致通气/血流比例失调有关。

（2）清理呼吸道无效：与呼吸道感染、痰量增多、黏稠及咳痰无力有关。

（3）体液过多：与心脏负荷增加，心肌收缩力下降、心输出量减少有关。

（4）活动无耐力：与肺、心功能不全引起的缺氧有关。

（5）睡眠习惯紊乱：与呼吸困难、不能平卧、环境刺激有关。

（6）营养失调——低于机体需要量：与呼吸困难、疲乏等引起食欲缺乏有关。

（7）有皮肤完整性受损的危险：与水肿、长期卧床有关。

（8）潜在并发症：肺性脑病、酸碱失衡及电解质紊乱等。

知识点 9：慢性肺源性心脏病的病情观察　　　　　　副高：熟练掌握　　正高：熟练掌握

肺心病因其合并症多，病死率高，病情多变，观察病情非常重要。早期发现病情变化，给予及时处理是抢救成功的关键。尤其在夜间，更要加强护理观察，严密监测患者的生命体征及意识状态，记录 24 小时出入液量。注意有无发绀和呼吸困难及其严重程度。定期监测动脉血气分析，密切观察病情变化，有无右心衰竭的表现。如患者出现头痛、烦躁不安、表情淡漠、神志恍惚、精神错乱、嗜睡和昏迷等症状时，及时通知医师并协助处理。

知识点 10：慢性肺源性心脏病的生活护理　　　　　　副高：熟练掌握　　正高：熟练掌握

（1）提供安静、整洁、舒适的环境，保障患者充分休息，以减少耗氧量。

（2）在心肺功能失代偿期，应绝对卧床休息，协助采取舒适体位，如半卧位或坐位，以减少机体耗氧量，促进心肺功能的恢复，减慢心率和减轻呼吸困难。代偿期以量力而行、循序渐进为原则，鼓励患者进行适量活动，活动量以不引起疲劳、不加重症状为度。

（3）对于卧床患者，应协助定时翻身、更换体位。根据患者的耐受能力，指导患者在床上进行缓慢的肌肉松弛活动，如上肢交替前伸、握拳，下肢交替抬离床面，使肌肉保持紧张 5 秒后，松弛平放床上。鼓励患者进行呼吸功能锻炼，提高活动耐力。

（4）指导患者采取既有利于气体交换又能节省能量的姿势，如站立时，背倚墙，使膈肌和胸廓松弛，全身放松。坐位时凳高合适，两足正好平放在地，身体稍向前倾，两手摆在双腿上或趴在小桌上，桌上放软枕，使患者胸椎与腰椎尽可能在一直线上。卧位时抬高床头，并略抬高床尾，使下肢关节轻度屈曲。

知识点11：慢性肺源性心脏病的饮食护理　　副高：熟练掌握　正高：熟练掌握

　　提供蔬菜、水果等富有纤维素、清淡易消化的饮食，防止因便秘、腹胀加重呼吸困难；多食富含营养的牛奶、鸡蛋等优质蛋白以补充蛋白质；避免含糖高的食物，以免引起痰液黏稠；少食多餐，进食前后漱口，保持口腔清洁。如患者出现水肿、腹腔积液或少尿时，应限制水钠摄入，每天钠盐少于3g，水分少于1500ml，蛋白质1.0~1.5g/kg，因碳水化合物可增加CO_2生成量，增加呼吸负担，故一般碳水化合物应少于60%。

知识点12：慢性肺源性心脏病的用药护理　　副高：熟练掌握　正高：熟练掌握

　　（1）肺心病患者长期处于缺氧状态，对洋地黄类药物耐受性很低，极易出现中毒反应，故用药前应注意纠正缺氧，用药后观察药物毒性反应。

　　（2）强心药的应用指征：①感染已被控制，呼吸功能已改善，利尿药疗效不佳而反复水肿的心力衰竭患者。②以右心衰竭为主要表现而无明显急性感染。③出现急性左心衰竭。

　　（3）利尿药的使用：应以缓慢、小量和间歇用药为原则，要警惕低钾、低氯性碱中毒，加重缺氧，加重神经、精神症状；避免过度脱水使血液浓缩、痰液黏稠不易咳出，加重呼吸衰竭；用药后应密切观察精神、神经症状，详细记录给药时间和24小时尿量。如出现尿量过多、脉搏细快、血压下降、全身乏力、口渴等血容量不足现象，应立即报告医师停药。

　　（4）使用呼吸兴奋药：注意保持气道通畅，适当增加吸氧浓度，用药过程中如出现恶心、呕吐或肢体抽搐，提示药物过量，应及时与医师联系。

　　（5）对二氧化碳潴留、呼吸道分泌物多的重症患者慎用镇静药、麻醉药、催眠药。如必须用药，使用后应注意观察是否有抑制呼吸和咳嗽反射减弱的情况。

知识点13：慢性肺源性心脏病的对症护理　　副高：熟练掌握　正高：熟练掌握

　　保持气道通畅，及时清除痰液，神志清醒的患者应鼓励深呼吸及有效的咳嗽。如患者长期患病致体弱无力、分泌物增多、咳痰不畅，则可加重肺部感染和支气管阻塞，应有效湿化使分泌物充分引流；危重体弱者，定时更换体位，叩击背部使痰易于咳出；神志不清者，可进行机械吸痰，注意无菌操作，动作轻柔，每次抽吸时间不超过15秒，以免加重缺氧；若因痰液黏稠造成痰栓而加重呼吸困难，出现明显发绀、神志不清时，可准备行床边纤维支气管镜，以清除痰栓，改善呼吸。

知识点14：慢性肺源性心脏病的心理护理　　　副高：熟练掌握　正高：熟练掌握

肺心病患者要求精神和体力都能得到充分休息，因为忧郁、焦虑、情绪波动均可导致交感神经兴奋，儿茶酚胺分泌增加，使心率加快，心肌耗氧量增加，从而使呼吸困难、心力衰竭加重。因此，应做好患者及其家属的心理护理工作，帮助患者认识这些问题，并指导应对措施；积极消除负面影响，使患者情绪稳定，安心接受治疗与护理。

知识点15：慢性肺源性心脏病的健康指导　　　副高：掌握　正高：掌握

（1）疾病预防指导：由于慢性肺心病是各种原发肺胸疾病晚期的并发症，应对高危人群进行宣传教育，劝导戒烟，积极防治慢性阻塞性肺疾病等慢性支气管肺疾病，以降低发病率。

（2）疾病知识指导：使患者和其家属了解疾病发生、发展过程，减少反复发作的次数。积极防治原发病，避免和防治各种可能导致病情急性加重的诱因，坚持家庭氧疗等。加强饮食营养，以保证机体康复的需要。病情缓解期应根据肺、心功能及体力情况进行适当的体育锻炼和呼吸功能锻炼，如散步、太极拳、腹式呼吸、缩唇呼吸等，改善呼吸功能，提高机体免疫功能。

（3）病情监测指导：告知患者及家属病情变化的征象，如体温升高、呼吸困难加重、咳嗽剧烈、咳痰不畅、尿量减少、水肿明显或发现患者神志淡漠、嗜睡、躁动、口唇发绀加重等，均提示病情变化或加重，需及时就诊。

支气管哮喘（1）

第七节　支气管哮喘

支气管哮喘（2）

知识点1：支气管哮喘的概述　　　副高：熟悉　正高：熟悉

支气管哮喘简称哮喘，是常见的慢性呼吸道疾病，由多种细胞（如嗜酸性粒细胞、肥大细胞、T淋巴细胞、中性粒细胞、气道上皮细胞等）和细胞组分参与的气道慢性炎性疾病。这种慢性炎症与气道高反应性相关，通常出现广泛多变的可逆性气流受限，并引起反复发作的喘息、气促、胸闷或咳嗽等症状，常在夜间和/或清晨发作或加剧，多数患者可自行缓解或经治疗后缓解。

知识点2：支气管哮喘的病因　　　副高：熟悉　正高：熟悉

本病的确切病因未完全清楚，目前认为哮喘是多基因遗传疾病，受遗传和环境双重因素影响。①遗传因素：哮喘发病具有明显的家族聚集现象，亲缘关系越近，患病率越高；病情越严重，其亲属患病率也越高。②环境因素：主要为哮喘的激发因素，包括吸入性变应原

（如尘螨、花粉、真菌、动物皮屑、二氧化硫、氨气等）、感染（如细菌、病毒、原虫、寄生虫等）、食物（如鱼、虾、蟹、蛋类、牛奶等）、药物（如普萘洛尔、阿司匹林等），以及大气污染、气候变化、运动、肥胖、妊娠等。

知识点3：支气管哮喘的发病机制　　　　　　　　　　　副高：熟悉　　正高：熟悉

哮喘的发病机制不完全清楚。变态反应、气道炎症、气道反应性增高及神经调节等因素及其相互作用被认为与哮喘的发病关系密切。其中，气道炎症是哮喘发病的本质，而气道高反应性是哮喘的重要特征。

（1）变态反应：当变应原进入具有特应性体质的机体后，可刺激机体通过T淋巴细胞的传递，由B淋巴细胞合成特异性IgE，并结合于肥大细胞和嗜碱性粒细胞表面的高亲和性的IgE受体。当变应原再次进入机体内，可与结合在这些受体上的IgE交联，使该细胞合成并释放多种活性介质导致平滑肌收缩、黏液分泌增加、血管通透性增高和炎症细胞浸润等，产生哮喘的临床症状。

根据变应原吸入后哮喘发生的时间，可分为速发型哮喘反应（IAR）、迟发型哮喘反应（LAR）和双相型哮喘反应（OAR）。IAR几乎在吸入变应原的同时立即发生反应，15～30分钟达到高峰，2小时后逐渐恢复正常。LAR 6小时左右发病，持续时间长，可达数天，而且临床症状重，常呈持续性哮喘发作状态。

（2）气道炎症：气道慢性炎症反应是由多种炎症细胞、炎症介质和细胞因子参与、相互作用的结果。外源性变应原通过吸入、食入或接触等途径进入机体后引起变态反应，导致气道慢性炎症。

（3）气道高反应性：是指气道对各种刺激因子如变应原、理化因素、运动、药物等呈现的高度敏感状态，表现为患者接触上述刺激因子时气道出现过强或过早的收缩反应。气道高反应性是哮喘的基本特征，目前普遍认为气道慢性炎症是导致气道高反应性的重要机制之一，当气道受到变应原或其他刺激后，多种炎症细胞释放炎症介质和细胞因子，气道上皮受损、上皮下神经末梢裸露等，从而导致气道高反应性。

（4）神经调节机制：神经因素也被认为是哮喘发病的重要环节。支气管受复杂的自主神经支配，有胆碱能神经、肾上腺素能神经和非肾上腺素能非胆碱能（NANC）神经系统。支气管哮喘与β肾上腺素受体功能低下和迷走神经张力增加有关。NANC能释放舒张和收缩支气管平滑肌的神经递质，两者平衡失调，则可引起支气管平滑肌收缩。此外，神经源性炎症能通过局部轴突反射释放感觉神经肽而引起哮喘发作。

知识点4：支气管哮喘的病理　　　　　　　　　　　　　副高：熟悉　　正高：熟悉

显微镜下可见气道黏膜下组织水肿，微血管通透性增加，杯状细胞增殖及支气管分泌物增加，支气管平滑肌痉挛等病理改变。若哮喘长期反复发作，表现为支气管平滑肌肌层增厚、气道上皮细胞下纤维化、黏液腺增生和新生血管形成等，导致气道重构。气道重构使哮喘患者对吸入激素的敏感性降低，出现不可逆气流受限以及持续存在的气道高反应性。其发生主要与持续存在的气道炎症和反复的气道上皮损伤/修复有关。

知识点5：支气管哮喘的临床表现　　　　　副高：掌握　正高：掌握

（1）症状：为发作性伴有哮鸣音的呼气性呼吸困难。严重者被迫采取坐位或呈端坐呼吸，干咳或咳大量白色泡沫痰，甚至出现发绀等，有时咳嗽可为唯一的症状，称为咳嗽变异性哮喘。以胸闷为唯一症状的不典型哮喘称为胸闷变异性哮喘。哮喘症状可在数分钟内发作，经数小时至数天，用支气管舒张药或自行缓解。某些患者在缓解数小时后可再次发作。在夜间及凌晨发作和加重常是哮喘的特征之一。

（2）体征：发作时胸部呈过度充气状态，有广泛的哮鸣音，呼气音延长。但在轻度哮喘或非常严重哮喘发作，哮鸣音可不出现，表现为"沉默肺"，是病情危重的表现。心率增快、奇脉、胸腹反常运动和发绀常出现在严重哮喘患者中。非发作期体检可无异常，故未闻及哮鸣音，不能排除哮喘。

（3）并发症：严重发作时可并发气胸、纵隔气肿、肺不张；哮喘长期反复发作和感染时可并发慢性支气管炎、支气管扩张症、肺气肿、肺纤维化和慢性肺源性心脏病。

知识点6：支气管哮喘的辅助检查　　　　　副高：熟悉　正高：熟悉

（1）肺功能测定：①肺通气功能测定：是确诊哮喘和评估哮喘控制程度的重要依据之一。哮喘发作时呈现阻塞性通气功能障碍，即用力肺活量（FVC）、第1秒用力呼气容积（FEV_1），FEV_1/FVC、呼气峰流速（PEF）均减少，残气量、功能残气量、肺总量增加，残气/肺总量比值增高。其中以 FEV_1/FVC<70% 或 FEV_1 低于正常预计值的80%作为判断气道阻塞的重要指标。病变迁延、反复发作者，其通气功能逐渐下降。②PEF及变异率测定：利用简易呼气峰流速仪测定 PEF 昼夜变异率，有助于哮喘的确诊和病情评估。若 PEF 昼夜变异率≥20%，则提示存在可逆性气道改变。③支气管激发试验（BPT）：常用吸入激发剂为乙酰胆碱、组胺等。激发试验只适用于 FEV_1 占正常预计值70%以上或非哮喘发作期的患者。如 FEV_1 下降≥20%，则提示存在气道高反应。④支气管舒张试验（BOT）：可判断气流受限的可逆性，有助于哮喘的诊断。常用的吸入支气管舒张药如沙丁胺醇、特布他林等。吸入支气管舒张药20分钟后重复测定肺功能：FEV_1 较用药前增加≥12%，且其绝对值增加≥200ml，可诊断为舒张试验阳性，提示存在可逆性的气道阻塞，有助于哮喘的诊断。

（2）特异性变应原检测：通过变应原皮肤点刺试验、血清 IgE 测定，帮助了解导致哮喘发生和加重的危险因素，预防哮喘反复发作。

（3）影像学检查：缓解期哮喘多无明显异常，哮喘发作时胸部 X 线可见双肺透亮度增加，呈过度充气状态。如并发呼吸道感染，可见肺纹理增加及炎症性浸润阴影。胸部 CT 在部分患者可见支气管壁增厚、黏液阻塞。

（4）动脉血气分析：严重哮喘发作可出现缺氧。由于过度通气，$PaCO_2$下降，pH上升，表现呼吸性碱中毒。若病情进一步恶化，可同时出现缺氧和二氧化碳潴留，表现为呼吸性酸中毒。当 $PaCO_2$ 较前升高，即使在正常范围也可能发生严重气道阻塞。

（5）痰液检查：部分患者可见较多嗜酸性粒细胞。

知识点7：支气管哮喘的治疗要点	副高：掌握　正高：掌握

目前哮喘不能根治，但是通过长期规范的治疗达到临床完全控制是哮喘的治疗目标，即在使用最小剂量药物治疗或不需用药治疗的基础上，减少哮喘反复发作，乃至不发作，使患者能够与正常人一样生活、工作和学习。

（1）脱离变应原：找到引起哮喘发作的变应原或其他非特异刺激因素，并使患者迅速脱离，这是防治哮喘最有效的方法。

（2）药物治疗：治疗哮喘的药物可分为控制药物和缓解药物两大类。

1）控制药物：通过治疗气道慢性炎症，使哮喘维持临床控制，需要长期每天使用。首选吸入性糖皮质激素，还包括白细胞三烯调节剂、长效 β_2 受体激动药（需与糖皮质激素联合应用）、茶碱缓释片、色甘酸钠等。

2）缓解药物：能迅速解除支气管平滑肌痉挛、缓解气喘症状，通常按需使用。首选速效吸入性 β_2 受体激动药，还包括全身用糖皮质激素、吸入性短效抗胆碱药物、茶碱及口服 β_2 受体激动药等。

3）其他治疗哮喘药物：①抗组胺、抗过敏药物，口服酮替芬、氯雷他定和曲尼司特等。其不良反应主要是嗜睡。②中医药，适用于缓解期哮喘的治疗。

（3）急性发作期的治疗：去除诱因，解痉平喘，纠正缺氧，适时、足量全身使用糖皮质激素，一般根据哮喘的分度进行综合性治疗。①轻度：每天定时吸入糖皮质激素，出现症状可间断吸入。②中度：每天增加糖皮质激素吸入量，规则吸入 β_2 受体激动药或口服其长效药物，或联用抗胆碱药，必要时可静脉注射氨茶碱。③重度及危重度：持续雾化吸入 β_2 受体激动药，或合用抗胆碱药，或静脉滴注氨茶碱或沙丁胺醇，加服白细胞三烯调节剂。静脉滴注糖皮质激素，注意维持水、电解质及酸碱平衡，纠正缺氧；如病情恶化、缺氧状态不能改善时，进行机械通气。

（4）哮喘的长期治疗：哮喘经过急性期治疗后，症状一般都能控制，但哮喘的慢性炎症改变仍然存在，因此，必须根据哮喘的不同程度制订合适的长期治疗方案。

（5）免疫疗法：分为特异性和非特异性两种，前者又称脱敏疗法。通常采用特异性变应原（如螨、花粉、猫毛等）作定期反复皮下注射，使患者脱敏。非特异性免疫疗法，如注射卡介苗、转移因子、疫苗等生物制品抑制变应原反应的过程。目前采用基因工程制备的人重组抗 IgE 单克隆抗体治疗重度变应性哮喘，已取得较好疗效。

知识点8：支气管哮喘的护理评估	副高：熟悉　正高：掌握

（1）评估患者发病原因，是否与接触变应原、受凉、气候变化、精神紧张、妊娠、运

动等有关；评估患者的临床表现，如喘息、呼吸困难、胸闷或咳嗽的程度，咳痰能力、哮喘持续时间、诱发或缓解因素；询问有无家族史，既往治疗经过，是否进行长期规律的治疗；询问患者是否掌握药物吸入技术等。

（2）评估患者的生命体征、意识状态，有无发绀、大汗淋漓。观察有无辅助呼吸肌参与呼吸，听诊肺部呼吸音，有无哮鸣音；同时，注意对患者呼吸功能试验、动脉血气分析、痰液及胸部 X 线检查等结果的评估。

（3）心理-社会状况：哮喘是一种气道慢性炎症性疾病，患者对环境多种激发因子易过敏，发作性症状反复出现，严重时可影响睡眠、体力活动。应注意评估患者有无烦躁、焦虑、恐惧等心理反应。由于哮喘需要长期甚至终身防治，可加重患者及其家属的精神、经济负担。注意评估患者有无忧郁、悲观情绪，以及是否对疾病失去信心等。评估家属对疾病知识的了解程度、对患者关心程度、经济情况和社区医疗服务状况等。

知识点9：支气管哮喘的护理诊断　　　　　　　　副高：熟悉　正高：熟悉

（1）低效性呼吸型态：与支气管痉挛、气道炎症、黏液分泌增加、气道阻力增加有关。

（2）清理呼吸道无效：与支气管痉挛、支气管黏膜水肿、痰液黏稠及无效咳嗽有关。

（3）知识缺乏：缺乏正确使用定量雾化吸入器用药的相关知识。

（4）潜在并发症：自发性气胸、纵隔气肿、肺不张。

知识点10：支气管哮喘的一般护理　　　　　　　副高：熟练掌握　正高：熟练掌握

（1）氧疗护理：重症哮喘患者常伴低氧血症，应遵医嘱给予鼻导管或面罩吸氧，吸氧流量为 $1\sim3L/min$，吸入浓度一般不超过 40%。为避免气道干燥和寒冷气流的刺激而导致气道痉挛，吸入的氧气应尽量温暖湿润。在给氧过程中，监测动脉血气分析。如哮喘严重发作，经一般药物治疗无效，或患者出现神志改变，$PaO_2 < 60mmHg$，$PaCO_2 > 50mmHg$ 时，应准备进行机械通气。

（2）饮食护理：大约 20% 成年患者和 50% 哮喘患儿可因不适当饮食诱发或加重哮喘。应给予清淡、易消化、富含维生素、足够热量的饮食，避免进食硬、冷、油煎食物及刺激性食物，如胡椒、生姜等；忌食诱发哮喘发作的异体蛋白，如鱼、虾、蟹、蛋类、牛奶等，以及某些食物添加剂，如酒石黄、亚硝酸盐等；有烟酒嗜好者戒烟酒。如患者无心、肾功能不全时，应鼓励患者饮水 $2500\sim3000ml/d$，防止痰栓阻塞小支气管。重症者应建立静脉通道，遵医嘱及时、充分补液，纠正水、电解质和酸碱平衡紊乱。

（3）环境与体位：有明确变应原者应尽快脱离过敏环境。提供安静、舒适、温湿度适宜的环境；室内不宜摆放花草、地毯，避免使用皮毛、羽绒或蚕丝织物。根据病情提供舒适体位，如为端坐呼吸者提供床旁桌支撑，以减少体力消耗。

（4）口腔与皮肤护理：协助并鼓励患者咳嗽、咳痰后漱口，保持口腔清洁，防止感染。哮喘发作时，患者常会有大量出汗，应及时擦干汗液，每天进行温水擦浴，勤换衣服和床单，保持皮肤清洁干燥和舒适。

知识点11：支气管哮喘的病情观察　　　　副高：熟练掌握　正高：熟练掌握

观察哮喘发作的前驱症状，如鼻咽痒、打喷嚏、流涕、眼痒等黏膜过敏症状；哮喘发作时，观察患者意识状态以及呼吸频率、节律、深度及辅助呼吸肌是否参与呼吸运动等；监测呼吸音、哮鸣音变化，监测动脉血气和肺功能情况；评估病情和治疗效果，观察氧疗效果。哮喘严重发作时，如经治疗病情无缓解，需做好机械通气的准备工作。加强急性期患者的监护，尤其夜间和凌晨是哮喘易发作的时间，应严密观察有无病情变化。

知识点12：支气管哮喘的用药护理　　　　副高：熟练掌握　正高：熟练掌握

观察药物疗效和不良反应。

（1）糖皮质激素：是当前治疗哮喘最有效的药物。可采取吸入、口服和静脉用药。吸入药物治疗的全身性不良反应少，少数患者可出现声音嘶哑、咽部不适和口腔念珠菌感染。指导患者吸入药物后用清水充分漱口，使口咽部无药物残留，减轻局部反应。口服用药宜在饭后服用，以减少药物对胃肠道的刺激。长期用药可引起骨质疏松等全身反应，指导患者联合用药，减轻激素的用量。

（2）β_2受体激动药：指导患者按医嘱用药，不宜长期、单一、大量使用，因长期使用易引起β_2受体功能下降和气道反应性增加，出现耐药性。由于β_2受体激动药（特别是短效制剂）无明显抗炎作用，故应和吸入性激素等抗炎药联合使用。用药期间应注意观察不良反应，如心悸、低血钾和骨骼肌震颤等。但一般反应较轻，停药后症状即可消失，应宽慰患者不必担心。

（3）茶碱类：其主要不良反应为恶心、呕吐、心律失常、血压下降和呼吸中枢兴奋，严重者可致抽搐甚至死亡。氨茶碱用量过大或静脉使用速度过快可发生中毒症状，因此静脉用药时注射时间宜在10分钟以上，用药时监测血药浓度，其安全浓度为$6\sim15\mu g/ml$。发热、妊娠、小儿或老年以及有心、肾、肝功能障碍和甲状腺功能亢进者慎用。合用西咪替丁、喹诺酮类、大环内酯类药物可使茶碱排泄减慢，应减少用量，并加强监测血药浓度。茶碱缓释片由于药物有控释材料，不能嚼服，必须整片吞服。

（4）其他：吸入抗胆碱药，少数患者出现口苦或口干。白细胞三烯调节剂的主要不良反应是轻微的胃肠道不适，少数有皮疹、血管性水肿、转氨酶升高，停药后可恢复。色甘酸钠及尼多酸钠，可有咽喉不适、胸闷等不良反应，妊娠期慎用。

知识点13：支气管哮喘的促进排痰措施　　　　副高：熟练掌握　正高：熟练掌握

痰液黏稠者可定时给予蒸汽或氧气雾化吸入。指导患者进行有效咳嗽、协助叩背有利于痰液排出，无效者可用负压吸引器吸痰。

知识点 14：支气管哮喘的心理护理　　　　　副高：熟练掌握　正高：熟练掌握

精神心理因素在哮喘的发生发展过程中起重要作用，培养良好情绪和战胜疾病的信心是治疗哮喘和护理的重要内容。护理人员应体谅和同情患者的痛苦，尤其对于慢性哮喘治疗效果不佳的患者更应关心，给予心理疏导和健康教育，使患者保持规律生活和乐观情绪。

知识点 15：支气管哮喘的疾病知识指导　　　　　副高：掌握　正高：掌握

指导患者增加对哮喘的激发因素、发病机制、控制目的和效果的认识，以提高患者在治疗中的依从性。通过教育使患者懂得哮喘虽不能彻底治愈，但只要坚持充分的正规治疗，完全可以有效控制哮喘的发作，即患者可达到没有或仅有轻度症状，能坚持日常工作和学习。

知识点 16：支气管哮喘避免诱发因素指导　　　　　副高：掌握　正高：掌握

针对个体情况，指导患者有效控制可诱发哮喘发作的各种因素，如避免摄入易引起过敏的食物；避免强烈的精神刺激和剧烈运动；避免持续的喊叫等过度换气动作；不养宠物；避免接触刺激性气体及预防呼吸道感染；戴围巾或口罩避免冷空气刺激；在缓解期应加强体育锻炼、耐寒锻炼及耐力训练，以增强体质。

知识点 17：支气管哮喘自我监测病情指导　　　　　副高：掌握　正高：掌握

指导患者识别哮喘发作的先兆表现和病情加重的征象，学会哮喘发作时进行简单的紧急自我处理方法。学会利用峰流速仪来监测最大呼气峰流速（PEFR），做好哮喘日记，为疾病预防和治疗提供参考资料。峰流速仪的使用方法：取站立位，尽可能深吸一口气，然后用唇齿部分包住口含器后，以最快的速度，用 1 次最有力的呼气吹动游标滑动，游标最终停止的刻度，就是此次峰流速值。峰流速测定是发现早期哮喘发作最简便易行的方法，在没有出现症状之前，PEFR 下降，提示早期哮喘的发生。临床试验证实，每天测量的 PEFR 与标准的 PEFR 进行比较，不仅能早期发现哮喘的发作，还能判断哮喘控制的程度和选择治疗措施。如果 PEFR 经常地、有规律地保持在 80%~100%，为安全区，说明哮喘控制得比较理想；如果 PEFR 为 50%~80%，为警告区，说明哮喘加重需要及时调整治疗方案；如果 PEFR ＜50%，为危险区，说明哮喘严重，需要立即到医院就诊。

知识点 18：支气管哮喘用药指导　　　　　副高：掌握　正高：掌握

哮喘患者应了解自己所用各种药物的名称、用法、用量及注意事项，了解药物的主要不良反应及如何采取相应的措施来避免。指导患者或家属掌握正确的药物吸入技术，遵

医嘱使用 β_2 受体激动药和/或糖皮质激素吸入剂。与患者共同制订长期管理、防止复发的计划。

知识点19：支气管哮喘心理-社会指导　　　　副高：掌握　正高：掌握

精神-心理因素在哮喘的发生发展过程中起重要作用，培养良好的情绪和战胜疾病的信心是哮喘治疗和护理的重要内容。哮喘患者的心理反应可有抑郁、焦虑、恐惧、性格改变等，应给予心理疏导，使患者保持规律的生活和乐观情绪，积极参加体育锻炼，最大程度保持劳动能力，可有效减轻患者的不良心理反应。此外，患者常有社会适应能力下降（如信心及适应能力下降、交际减少等）的表现，应指导患者充分利用社会支持系统，动员与患者关系密切的家人和朋友参与对哮喘患者的管理，为其身心健康提供各方面的支持。

第八节　支气管扩张症

知识点1：支气管扩张症的概述　　　　　　　副高：熟悉　正高：熟悉

支气管扩张症是由于急、慢性呼吸道感染和支气管阻塞后，反复发生支气管炎症，致使支气管管壁结构破坏，引起支气管不可逆性扩张和变形。临床特点为慢性咳嗽、咳大量脓痰和/或反复咯血，以及继发感染。多见于有麻疹、百日咳或支气管肺炎等病史。

知识点2：支气管扩张症的病因及发病机制　　　副高：熟悉　正高：熟悉

（1）支气管-肺组织感染和阻塞：支气管-肺组织感染是支气管扩张症最常见的原因。引起感染的常见病原体为铜绿假单胞菌、流感嗜血杆菌、肺炎克雷伯菌、金黄色葡萄球菌、腺病毒和流感病毒等。支气管炎使其黏膜充血、水肿，阻塞管腔，导致引流不畅并加重感染。另外，肺结核、吸入腐蚀性气体、支气管曲霉菌感染、肿瘤、异物、支气管周围肿大的淋巴结或肺癌的外压等均可损伤支气管、阻塞支气管、牵拉支气管管壁，导致支气管扩张症。

（2）支气管先天性发育障碍和遗传因素：如肺囊性纤维化、纤毛运动障碍和 α_1-抗胰蛋白酶缺乏、巨大气管-支气管症、Kartagener 综合征（支气管扩张症、鼻窦炎及内脏转位）、先天性软骨缺失症、支气管肺隔离症等。

（3）全身性疾病：如类风湿关节炎、系统性红斑狼疮、人类免疫缺陷病毒（HIV）感染等疾病可同时伴有支气管扩张症，心肺移植术后也可因移植物慢性排斥发生支气管扩张症。

知识点3：支气管扩张症的临床表现　　　　　副高：掌握　正高：掌握

（1）症状：①慢性咳嗽、咳大量脓痰：咳嗽通常发生于早晨和晚上，患者晨起时由于体位变化，痰液在气道内流动而刺激气道黏膜引起咳嗽和咳痰，由于分泌物积聚于支气管的扩张部位，痰量与体位改变有关。其严重程度可用痰量估计：每天少于 10ml 为轻度，10～150ml 为中度，多于 150ml 为重度。急性感染时，黄绿色脓痰量每天可达数百毫升，痰液收集于玻璃瓶中静置后出现分层的特征，即上层为泡沫，下悬脓性成分；中层为混浊黏液；下层为坏死组织沉淀物。②反复咯血：50%～70% 的患者有不同程度的咯血，可为痰中带血或大量咯血，咯血量有时与病情严重程度和病变范围不一致。部分患者以反复咯血为唯一症状，临床上称为"干性支气管扩张症"，其病变多位于引流良好的上叶支气管。③反复肺部感染：同一肺段反复发生肺炎并迁延不愈。④慢性感染中毒症状：可出现发热、乏力、食欲缺乏、消瘦、贫血等，可影响儿童生长发育。

（2）体征：早期或干性支气管扩张症无异常肺部体征，病变重或继发感染，有时在下胸部、背部可闻及固定而持久的局限性粗湿啰音，有时可闻及哮鸣音，部分患者伴有杵状指（趾）。

（3）并发症：①休克或窒息：短期内大咯血患者，可合并失血性休克或发生窒息。②化脓性支气管炎或肺脓肿：局部蔓延可引起胸膜炎、脓胸、心包炎等。③慢性呼吸衰竭和慢性肺源性心脏病：支气管扩张症因反复气道化脓性感染，晚期常因其本身和远端的结构广泛破坏，导致有效肺泡通气功能下降，出现低氧血症和/或高碳酸血症，发展为呼吸衰竭；继之引起肺动脉高压、右心室肥厚，发展为慢性肺源性心脏病。④支气管胸膜瘘：通常发生于支气管扩张手术后感染，不易治愈。

知识点4：支气管扩张症的辅助检查　　　　　　　　副高：熟悉　　正高：熟悉

（1）影像学检查：①胸部 X 线检查：囊状支气管扩张的气道表现为显著的囊腔，腔内可存在气液平面，纵切面可显示"双轨征"，横切面显示"环形阴影"，并可见气道壁增厚。②胸部 CT 检查：可显示管壁增厚的柱状扩张或成串成簇的囊状改变。高分辨率 CT 进一步提高了诊断灵敏度，已成为支气管扩张症的主要诊断方法。

（2）纤维支气管镜检查：当支气管扩张呈局灶性且位于段支气管以上时，可发现弹坑样改变。还可局部灌洗，取灌洗液进行细菌学和细胞学检查。

（3）痰液检查：痰涂片或细菌培养可发现致病菌，常见为铜绿假单胞菌、金黄色葡萄球菌、肺炎链球菌、卡他莫拉菌。

（4）肺功能测定：可证实由弥漫性支气管扩张或相关阻塞性肺病导致的气流受限。

（5）血清免疫球蛋白和补体检查：有助于发现免疫缺陷性疾病引起呼吸道反复感染所致的支气管扩张。

知识点5：支气管扩张症的治疗要点　　　　　　　　副高：掌握　　正高：掌握

（1）治疗基础疾病：对活动性肺结核伴支气管扩张应积极抗结核治疗，低免疫球蛋白血症可用免疫球蛋白替代治疗。

（2）控制感染：出现急性感染征象（如痰量或脓性成分增加）需应用抗生素。开始时给予经验治疗，存在铜绿假单胞菌感染时可口服喹诺酮、静脉给氨基糖苷类或第3代头孢菌素。慢性咳脓痰的患者可口服阿莫西林或吸入氨基糖苷类药物，以及间断并规则使用单一抗生素或轮换使用不同的抗生素。厌氧菌感染常加用甲硝唑或替硝唑。

（3）改善气流受限：应用支气管舒张药可改善气流受限，伴有气道高反应及可逆性气流受限的患者疗效明显。

（4）清除气道分泌物：应用祛痰药物、振动、拍背、体位引流和雾化吸入（如生理盐水、α-糜蛋白酶和脱氧核糖核酸酶）等方法促进气道分泌物的清除。

（5）止血：对反复咯血的患者，如果咯血量少，可对症治疗或口服卡巴克洛（安络血）、云南白药；若出血量中等者，可静脉给予垂体后叶素或酚妥拉明；若出血量大、经内科治疗无效者，可考虑介入栓塞或手术治疗。

（6）外科治疗：经充分的内科治疗后仍反复发作且病变为局限性支气管扩张，可通过外科手术切除病变组织。保守治疗不能缓解的反复大咯血且病变局限者，可考虑手术治疗。

知识点6：支气管扩张症的护理评估　　　　　　副高：熟悉　正高：掌握

（1）健康史：询问患者有无麻疹、百日咳或支气管肺炎、支气管内膜结核等病史，有无吸入腐蚀性气体、支气管曲霉菌感染等病史，有无肿瘤、异物、感染、支气管周围肿大的淋巴结或肺癌等病史，是否患有肺囊性纤维化、先天性免疫缺乏等遗传性疾病，以及类风湿关节炎、系统性红斑狼疮、HIV感染等全身性疾病。

（2）身体状况：①有无慢性咳嗽伴大量脓性痰、咯血等症状。②观察营养状况及有无杵状指。

（3）心理-社会状况：由于疾病反复发作，或大咯血或反复咯血不止时，患者自觉悲观、不安，并会出现极度恐惧心理。还需了解患者家庭经济状况和社会支持情况。

知识点7：支气管扩张症的护理诊断　　　　　　副高：熟悉　正高：熟悉

（1）清理呼吸道无效：与痰多黏稠、咳嗽无力等排痰不畅有关。
（2）营养失调——低于机体需要量：与反复感染导致机体消耗增加有关。
（3）有窒息的危险：与痰多黏稠、大咯血而不能及时排出有关。
（4）焦虑：与疾病迁延不愈、不能正常生活工作有关。
（5）潜在并发症：大咯血、窒息。

知识点8：支气管扩张症的一般护理　　　　　　副高：熟练掌握　正高：熟练掌握

（1）休息和环境：休息能减少肺活动度，避免因过度活动诱发咯血。少量咯血者嘱静卧休息，大量咯血或病情严重者，应绝对卧床休息。患者居室应经常通风换气，换气时注意保护患者避免受凉。室内温湿度适宜，温度保持在 22~24℃，相对湿度保持在 50%~60%，保持气道湿润，有利于纤毛运动，维护气道正常的廓清功能。

（2）饮食护理：大咯血时应禁食；少量咯血期间，避免过冷或过热食物诱发咯血，少食多餐，提供高热量、高蛋白、富含维生素饮食；鼓励多饮水，不少于 1500ml/d，以稀释痰液、排痰和排便通畅，避免腹压增加而引发再度咯血；进食前和体位引流后给予漱口，清除痰臭，促进食欲。

| 知识点9：支气管扩张症的病情观察 | 副高：熟练掌握　正高：熟练掌握 |

观察痰液的量、颜色、性质、气味，与体位的关系，痰液静置后是否分层，并记录 24 小时排痰量；观察咯血量、颜色及性质；若咯血量多需观察患者有无胸闷、气促、发绀、面色苍白、大汗淋漓或呼吸困难等；密切观察患者有无发热、消瘦、贫血等全身症状。

| 知识点10：支气管扩张症的体位引流 | 副高：熟练掌握　正高：熟练掌握 |

体位引流是利用重力作用，促使气道和肺内的分泌物排出体外，适用于支气管扩张症和肺脓肿等大量痰液排出不畅时。

（1）引流前向患者解释体位引流的目的、过程和注意事项，消除顾虑，取得配合。测量生命体征，听诊肺部，明确病变部位。痰液黏稠不易引流时，可先用生理盐水雾化吸入使痰变稀，或遵医嘱给予祛痰药物或支气管舒张药缓解小支气管痉挛，亦可用糜蛋白酶 2.5~5.0mg，庆大霉素 5 万~10 万单位以生理盐水 5~10ml 稀释，利于痰液引流。备好排痰用纸巾或一次性容器。

（2）引流时根据病变部位和患者的耐受程度，采取痰液易于流出的体位。体位的选择原则上是使患侧处于高处，引流支气管开口向下，使病变处于有效的引流位置。首先引流上叶，然后再引流下叶后基底段。每次引流 15~20 分钟，每天 1~3 次，一般可安排在餐前 1 小时，餐后或鼻饲后 1~2 小时进行。

（3）引流期间鼓励患者咳嗽，间歇做深呼吸后用力咳痰。具体做法：先做 5~6 次深呼吸，然后深吸气后保持张口，并连续轻咳；待痰液咳到咽部时，再用力将痰液咳出。

（4）引流过程中注意观察，若患者出现咯血、发绀、头晕、出汗、疲劳等情况，应及时终止引流。患者痰量较多时，应注意将痰液逐渐咳出，以防发生痰量过多涌出而窒息。大咯血、高血压、心力衰竭及高龄患者为体位引流禁忌证。

（5）引流完毕给予漱口。记录排出的痰量及性质，同时用手轻拍患者胸部以提高引流效果。

| 知识点11：支气管扩张症的胸部叩击 | 副高：熟练掌握　正高：熟练掌握 |

胸部叩击起到震动作用，使痰液松动，利于咯出，同时也可减轻患者呼吸肌做功，减少

氧耗。多为体位引流的辅助治疗手段。具体做法：①先向患者解释治疗的目的和操作过程。②听诊，结合胸片评估肺部情况。③操作者站立在叩击肺叶的对侧，双手五指并拢，手掌空心为杯状，掌指关节自然呈 120°~150°。④肩部放松，以手腕的力量按 45 次/分的频率均匀拍背部，利用手掌大鱼际肌、小鱼际肌或整个手掌缘紧贴皮肤震动，相邻两次叩背震动的部位应重叠 1/3，自下而上、自外而内。可单人或双人操作，单人双手交替叩击痰液积聚部位。避开肾区、肝区、脾区、脊柱、胸骨、切口处和胸腔引流管处。⑤叩击按肺叶进行，每一肺叶叩击 2~3 分钟。胸部叩击治疗，可能使患者感到疼痛，在叩击部位垫以薄毛巾可使疼痛缓解。⑥避免进食后立即进行胸部叩击。多发肋骨骨折、肺挫伤、皮下气肿、肺大疱，不稳定的头颅、脊髓损伤，骨质疏松、全身出血倾向、恶性肿瘤骨转移，可疑肺结核、肺癌，主诉胸痛（气胸、胸腔出血等胸部损伤），脓胸未引流、近期曾放置经静脉或经皮起搏器者为胸部叩击禁忌证。

| 知识点 12：支气管扩张症的振颤护理 | 副高：熟练掌握　正高：熟练掌握 |

患者取平卧或侧卧位，治疗者以双手交叉取位于肺底部，随患者呼气做自下而上的按摩振颤动作。通过快速振动，使胸壁间断地压缩，利于小气道分泌物的排出。这种治疗手法用于体位引流中比胸部叩击效果更好，将手放置引流区域振颤即可。

| 知识点 13：支气管扩张症的用药护理 | 副高：熟练掌握　正高：熟练掌握 |

（1）合并严重感染时可根据细菌药敏选用抗生素，用法用量应遵医嘱，并及时观察药物变态反应、毒副作用。

（2）局部用药，如雾化吸入，及时协助患者排出痰液。

（3）咯血患者常规留置套管针，建立有效的静脉通路。

（4）大咯血时遵医嘱应用止血药，如垂体后叶素，用药过程中注意观察止血效果和不良反应，如发现患者出现心悸、面色苍白、腹痛等，除通知医师外立即减慢滴速。及时给予氧气吸入，备好抢救物品，如吸引器、简易呼吸器、气管插管、呼吸机、急救药品等。

（5）年老体弱、肺功能不全者在应用镇静药和镇咳药后，应注意观察呼吸中枢和咳嗽反射受抑制情况，以早期发现因呼吸抑制导致的呼吸衰竭和不能咯出血块而发生窒息。

| 知识点 14：支气管扩张症的心理护理措施 | 副高：熟练掌握　正高：熟练掌握 |

全面评估患者和其家属对疾病的认知程度，解释支气管扩张症反复发作的病因及治疗进展，减缓其焦虑不安心理感受。尤其是咯血时，要陪伴安慰患者，保持情绪稳定，避免因情绪波动加重出血。

| 知识点15：支气管扩张症的健康指导 | 副高：掌握　正高：掌握 |

（1）疾病预防指导：支气管扩张症与感染密切相关，应积极防治百日咳、麻疹、支气管肺炎、肺结核等呼吸道感染，及时治疗上呼吸道慢性炎性病灶（如扁桃体炎、鼻窦炎等），应避免受凉，预防感冒，减少刺激性气体吸入，对预防支气管扩张症有重要意义。

（2）疾病知识指导：帮助患者和其家属了解疾病发生、发展与治疗、护理过程，与患者及其家属共同制订长期防治计划。讲明加强营养对机体康复的作用，使患者能主动摄取必需的营养素，以增加机体抗病能力。鼓励患者参加体育锻炼，建立良好的生活习惯，劳逸结合，以维护心、肺功能。告诉患者戒烟、避免烟雾和灰尘刺激有助于避免疾病的复发，防止病情恶化。

（3）康复指导：强调清除痰液对减轻症状、预防感染的重要性，指导患者及其家属学习和掌握有效咳嗽、胸部叩击、雾化吸入及体位引流的排痰方法，长期坚持，以控制病情的发展。

（4）病情监测指导：指导患者自我监测病情，学会识别病情变化的征象，一旦发现症状加重，应及时就诊。

第九节　肺　炎

| 知识点1：肺炎的概念 | 副高：熟悉　正高：熟悉 |

肺炎是指终末气道、肺泡和肺间质的炎症。可由细菌、病毒、真菌、寄生虫等致病微生物，以及放射线、吸入性异物等理化因素引起。

| 知识点2：肺炎的病因与分类 | 副高：熟悉　正高：熟悉 |

引起肺炎的原因很多，以感染最为常见，如细菌、病毒、真菌、寄生虫等，还可有理化因素、免疫损伤、过敏及药物等因素。

（1）按病因分类

1）细菌性肺炎：是最常见的肺炎，病原菌有需氧革兰阳性球菌，如肺炎链球菌、金黄色葡萄球菌、甲型溶血性链球菌等；需氧革兰阴性杆菌，如肺炎克雷伯菌、流感嗜血杆菌、铜绿假单胞菌等；厌氧杆菌，如棒状杆菌、梭形杆菌等。

2）病毒性肺炎：由冠状病毒、腺病毒、巨细胞病毒、呼吸道合胞病毒、流感病毒等引起。

3）真菌性肺炎：由白念珠菌、曲霉菌、放线菌等引起。

4）非典型病原体所致肺炎：常由支原体、军团菌和衣原体等引起。

5）其他病原体所致肺炎：由立克次体、弓形虫、原虫（如卡氏肺孢子菌）、寄生虫

（如肺包虫、肺吸虫）等引起。

6）理化因素所致肺炎：放射性损伤可引起放射性肺炎；胃酸吸入可引起化学性肺炎，吸入刺激性气体、液体等化学物质亦可引起化学性肺炎。

（2）按患病环境分类

1）社区获得性肺炎：又称医院外获得性肺炎，是指在医院外罹患的感染性肺实质炎症，包括有明确潜伏期的病原体感染而在入院后平均潜伏期内发病的肺炎。传播途径为吸入飞沫、空气或血源传播。社区获得性肺炎的病原主要涉及细菌、支原体、衣原体和病毒四大类。

2）医院获得性肺炎：简称医院内肺炎，指患者在入院时既不存在，也不处于疾病的潜伏期，而是在入院48小时后发生的感染，也包括出院后48小时内发生的肺炎。常见病原体为铜绿假单胞菌、大肠埃希菌、肺炎克雷伯菌、金黄色葡萄球菌、肺炎链球菌、流感嗜血杆菌等。除了医院，在老年护理院和慢性病护理院生活的人群肺炎易感性亦高，临床特征和病因学分布介于社区获得性肺炎和医院获得性肺炎之间，可按医院获得性肺炎处理。

（3）按解剖分类

1）大叶性肺炎：致病菌以肺炎链球菌最为常见。病原体先在肺泡引起炎症，随后经肺泡间孔（Cohn孔）扩散至其他肺泡，致使病变累及部分肺段或整个肺段、肺叶，又称肺泡性肺炎。主要表现为肺实质炎症，通常不累及支气管。在胸部影像中主要表现为肺叶或肺段的实变阴影。

2）小叶性肺炎：是指病原体从支气管入侵，然后侵犯终末细支气管、肺泡引起肺实质的炎症。致病微生物有肺炎链球菌、流感嗜血杆菌、葡萄球菌、病毒、肺炎支原体等。病变起于支气管或细支气管，继而累及终末细支气管和肺泡，又称支气管性肺炎。X线显示病灶融合成不规则的片状或大片状阴影，密度深浅不一，且不受肺叶和肺段限制，区别于大叶性肺炎。

3）间质性肺炎：是以肺间质为主的炎症，病变主要累及支气管壁及其周围组织，有肺泡壁增生及间质水肿。多由真菌、病毒、支原体、衣原体，以及少部分细菌感染等引起。由于病变在肺间质，呼吸道症状较轻，异常体征较少。X线通常表现为肺下部的不规则条索状阴影。

知识点3：肺炎的临床表现　　　　　　　　　　　副高：掌握　　正高：掌握

（1）症状：一般急性起病，典型表现为突然畏寒、发热，或先有短暂"上呼吸道感染"史，随后咳嗽、咳痰或原有呼吸道症状加重，出现脓性痰或血痰，伴或不伴胸痛。病变范围大者可有呼吸困难、发绀。

（2）体征：早期肺部体征无明显异常，重症者可有呼吸频率增快、鼻翼扇动、发绀。肺实变时有典型的体征，如叩诊浊音、语颤增强和支气管呼吸音等，也可闻及湿啰音。并发胸腔积液者，患侧胸部叩诊浊音、语颤减弱、呼吸音减弱。

知识点4：肺炎的辅助检查 　　　　　　　　　　　副高：熟悉　正高：熟悉

（1）血常规检查：细菌性肺炎可见血白细胞计数超过 $10 \times 10^9/L$，中性粒细胞百分比超过70%，并有核左移，或细胞内见中毒颗粒。年老体弱、酗酒、免疫功能低下者白细胞计数可不增高，但中性粒细胞比例仍高。病毒性肺炎的白细胞数正常或减少，淋巴细胞比例增加，中性粒细胞比例无增高。

（2）X线胸片检查：这是肺炎的重要检查方法，有助于肺炎的诊断。可确定肺内有无病变，可确定病变的部位，可确定病变的范围，了解病变的动态变化，了解有无合并症，观察治疗效果和判断预后。

（3）CT、MRI检查：对于经X线胸片检查不能确诊的患者，可进行CT、MRI检查，以明确诊断。

（4）病原学检查：痰涂片革兰染色有助于诊断，但易受咽喉部寄殖菌污染。为避免上呼吸道污染，应在漱口后取深部咳出的痰液送检，或经纤维支气管镜取标本送检，结合细菌培养，诊断灵敏度较高。必要时做血液、胸腔积液细菌培养，以明确诊断。

（5）血清学检查：补体结合试验适用于衣原体感染。间接免疫荧光抗体检查多用于军团菌肺炎等。

知识点5：肺炎的治疗要点 　　　　　　　　　　　副高：掌握　正高：掌握

（1）抗感染治疗：初始一般会选择经验治疗（根据医院获得性肺炎或社区获得性肺炎选择抗生素），初始治疗后根据临床反应、细菌培养和药物敏感试验，给予特异性抗生素治疗。在抗生素治疗后的48~72小时，应对病情进行评估，如患者治疗有效，表现为体温下降、症状改善、白细胞计数逐渐降低或恢复正常，但X线胸片病灶一般吸收较迟。

（2）对症和支持治疗：包括祛痰、镇咳、降温、吸氧、维持水电解质平衡等，在改善机体营养的同时加强患者免疫功能的治疗。

（3）并发症的治疗：对有脓胸、化脓性脑膜炎等应穿刺引流排脓。对于休克型肺炎，在抗感染的同时予以补充血容量、纠正酸中毒、应用糖皮质激素和血管活性药物等治疗。

知识点6：肺炎的护理评估 　　　　　　　　　　　副高：熟悉　正高：掌握

（1）健康史：询问发病诱因，如有无着凉、淋雨、劳累等，有无反复上呼吸道感染现象，有无慢性阻塞性肺疾病、糖尿病等慢性基础疾病，是否吸烟及吸烟量，是否长期使用激素、免疫抑制剂等。确定患者现存的主要症状，有无寒战、高热、咳嗽、咳痰、胸痛、呼吸困难、全身酸痛、恶心、呕吐及食欲下降等；患病后日常活动与休息、饮食、排便是否规律。

（2）身体状况：①一般状态：有无生命体征异常，如呼吸频率加快和节律异常、血压下降、体温升高或下降等；判断患者有无烦躁不安、嗜睡、惊厥和表情淡漠等意识障碍表现；观察患者有无面色潮红、鼻翼扇动等急性病容。②皮肤、淋巴结：有无口唇发绀、皮肤黏膜出血、浅表淋巴结肿大。③胸部：患者呼吸时有无三凹征；叩诊有无浊音或实音；听诊可否闻及肺泡呼吸音减弱或消失、异常支气管呼吸音、胸膜摩擦音和干、湿啰音等。

（3）心理-社会状况：由于起病急骤，短时间内出现高热等全身中毒症状，或伴胸痛、呼吸急促，患者及其家属常会出现烦躁不安和焦虑，伴感染性休克等严重并发症时，常有紧张、忧虑甚至恐惧情绪。

知识点7：肺炎的护理诊断　　　　　　　　　　**副高：熟悉　　正高：熟悉**

（1）气体交换受损：与肺部炎症、痰液黏稠等引起呼吸面积减少有关。

（2）清理呼吸道无效：与痰液黏稠、年幼无力排痰有关。

（3）体温过高：与感染有关。

（4）疼痛（胸痛）：与肺部炎症累及胸膜有关。

（5）知识缺乏：缺乏疾病发生、发展、治疗等相关知识。

（6）潜在并发症：感染性休克、胸腔积液、肺不张、呼吸衰竭。

知识点8：肺炎的一般护理　　　　　　　　　　**副高：熟练掌握　　正高：熟练掌握**

（1）病情观察：监测并记录生命体征，重点观察儿童、老年人、久病体弱者的病情变化。

（2）休息与环境：高热患者应卧床休息，以减少耗氧量，缓解头痛、肌肉酸痛等症状。病室应保持空气新鲜，并维持温度18~20℃，相对湿度60%。

（3）饮食：提供足够热量、蛋白质和维生素的流质或半流质食物，以补充高热引起的营养物质消耗。鼓励患者多饮水，以保证足够的入量，并有利于稀释痰液。

（4）高热护理：可采用温水擦浴、冰袋、冰帽等物理降温措施，以逐渐降温为宜，防止虚脱。患者大汗时，及时协助擦拭和更换衣服，避免受凉。必要时遵医嘱使用退热药或静脉补液，补充因发热而丢失的水分和电解质，加快毒素排泄和热量散发。心脏病患者和/或老年人应注意补液速度，避免过快导致急性肺水肿。

（5）口腔护理：由于高热唾液分泌减少，口唇干裂，容易发生口腔炎，应用生理盐水或复方氯己定液漱口，保持口腔清洁湿润。

（6）用药护理：遵医嘱使用抗生素，观察疗效和不良反应。使用头孢唑林钠（先锋V）可出现发热、皮疹、胃肠道不适等不良反应；喹诺酮类药物（氧氟沙星、环丙沙星）偶见皮疹、恶心等不良反应；氨基糖苷类抗生素有肾、耳毒性，老年人或肾功能减退者应特别注意有无耳鸣、头晕、唇舌发麻等不良反应。患者一旦出现严重不良反应，应及时与医师沟通，并做相应处理。

（7）心理护理：评估患者的心理状态，有无焦虑等不良情绪，疾病是否影响了患者的日常生活和睡眠。对于病情危重者，医护人员应该陪在患者身边，安慰患者，使其保持情绪稳定，增强战胜疾病的信心。

知识点9：肺炎保持呼吸道通畅的护理	副高：熟练掌握　正高：熟练掌握

应鼓励患者咳嗽，如无力咳嗽或痰液黏稠时，应协助患者排痰，更换体位、叩背、吸引、超声雾化吸入、应用祛痰剂等。同时指导患者做深呼吸，可促进肺底部分泌物排出。注意观察痰液的颜色、性质和量，以便协助疾病的鉴别诊断。应按要求留置痰、血、胸腔积液标本，及时送细菌培养和药物敏感试验，以寻找敏感的抗生素。

知识点10：肺炎并发感染性休克的护理	副高：熟练掌握　正高：熟练掌握

（1）病情监测：①生命体征：密切监测患者有无心率加快、脉搏细速、血压下降、脉压变小、体温不升或高热、呼吸困难等，必要时进行心电监护。②精神和意识状态：观察患者有无精神萎靡、表情淡漠、烦躁不安、神志模糊等。③皮肤、黏膜：有无发绀、肢端湿冷。④出入量：有无尿量减少，疑有休克，应测每小时尿量。⑤辅助检查：有无动脉血气分析等指标的改变。

（2）感染性休克的抢救配合：发现患者神志模糊、烦躁、发绀、四肢厥冷、心动过速、尿量减少、血压低等休克征象，应立即通知医师，并备好抢救物品，积极配合抢救。

1）体位：患者取仰卧中凹位，头胸部抬高20°，下肢抬高30°，以利于呼吸和静脉血回流。

2）吸氧：给予中高流量吸氧，维持 PaO_2 >60mmHg，改善缺氧状况。

3）补充血容量：快速建立两条静脉通道，遵医嘱补液，以维持有效血容量，降低血液黏滞度，防止弥散性血管内凝血。随时监测患者生命体征、意识状态的变化，必要时留置导尿管以监测每小时尿量；补液速度的调整应考虑患者的年龄和基础疾病，尤其是患者的心功能状况，可以中心静脉压作为调整补液速度的指标，中心静脉压 <5cmH_2O 可适当加快输液速度；中心静脉压达到或超过 $10cmH_2O$ 时，输液速度则不宜过快，以免诱发急性心力衰竭。下列证据提示血容量已补足：口唇红润、肢端温暖、收缩压 >90mmHg、尿量 >30ml/h。在血容量已基本补足的情况下，尿量仍 <20ml/h，尿比重 <1.018，应及时报告医师，警惕急性肾损伤的发生。

4）用药护理：①遵医嘱输入多巴胺、间羟胺（阿拉明）等血管活性药物。根据血压随时调整滴速，维持收缩压在90~100mmHg，保证重要器官的血液供应，改善微循环。输注过程中注意防止药液溢出血管外引起局部组织坏死。②有明显酸中毒时可应用5%碳酸氢钠静滴，因其配伍禁忌较多，宜单独输入。③联合使用广谱抗菌药物控制感染时，应注意药物疗效和不良反应。

知识点11：肺炎的健康指导　　　　　　　　　　　　副高：掌握　正高：掌握

（1）患者及其家属了解肺炎的病因及诱因，避免受凉、淋雨、吸烟、酗酒，防止过度劳累。有皮肤痈、疖、伤口感染、毛囊炎、蜂窝织炎时应及时治疗，尤其是免疫功能低下者（如糖尿病、血液病、艾滋病、肝病、营养不良等）和慢性支气管炎、支气管扩张症者。

（2）保证饮食均衡、营养充足，多饮水，并适当活动锻炼，以增强体质。

（3）室内常通风换气，在天气晴朗时，到室外呼吸新鲜空气，晒太阳。在感冒流行季节，应尽量避免去人多拥挤的场所。必要时戴口罩。

（4）指导患者遵医嘱按时服药，了解肺炎治疗药物的疗效、用法、疗程、不良反应，防止患者自行停药或减量，定时随访。

（5）特殊患者的康复护理：慢性病、长期卧床、年老体弱者，应注意经常改变体位、翻身、叩背，咳出气道痰液，有感染征象及时就诊。

（6）根据气温变化合理增减衣服。衣着宽松，保持呼吸通畅。

（7）积极治疗原有的慢性疾病，定期随访。

第十节　肺　结　核

知识点1：肺结核的概述　　　　　　　　　　　　　副高：熟悉　正高：熟悉

肺结核是结核分枝杆菌引起的肺部慢性传染性疾病，占各器官结核病总数的80%~90%。临床主要有低热、乏力、盗汗、食欲缺乏及消瘦等全身症状和咳嗽、咳痰、咯血等呼吸系统表现。结核病是全球流行的传染性疾病之一，在全球所有传染性疾病中，结核病仍是成年人的主要死因。

知识点2：肺结核的病原学　　　　　　　　　　　　副高：熟悉　正高：熟悉

结核病的病原菌为结核分枝杆菌，属放线菌目、分枝杆菌科、分枝杆菌属，包括人型、牛型、鸟型和鼠型等类型。其中引起人类结核病的主要为人型结核分枝杆菌，其余型少见。结核分枝杆菌的生物学特性如下。

（1）抗酸性：不易染色，但着色后可抵抗酸性乙醇脱色，故又称为抗酸杆菌。

（2）生长缓慢：该菌严格需氧，呈缓慢分枝生长，一般培养4~6周形成菌落。

（3）抵抗力强：对外界抵抗力较强，耐干燥，在干痰中可存活6~8个月；对热、紫外线、乙醇比较敏感；煮沸1分钟、5%~12%甲酚皂（来苏）2~12小时、75%乙醇2分钟均可将其灭活。

（4）菌体成分复杂：结核分枝杆菌菌体成分复杂，主要是类脂质、蛋白质和多糖类。

类脂质占总重量的50%~60%，其作用与结核病的组织坏死、干酪液化、空洞发生以及结核变态反应有关；菌体蛋白质以结合形式存在，是结核菌素的主要成分，可诱发皮肤变态反应；多糖类可参与血清反应等免疫应答。

知识点3：肺结核的流行病学　　　　　　　　　　副高：熟悉　正高：熟悉

（1）传染源：痰中带菌的肺结核患者，尤其是未经治疗者是主要的传染源。

（2）传播途径：经飞沫传播是肺结核最重要的传播途径，主要是肺结核患者咳嗽、打喷嚏等把含有结核菌的微滴排到空气中，健康人吸入可致感染；痰干燥结核杆菌随尘埃吸入也可感染。其他途径如饮用带菌的牛奶经消化道感染、患病孕妇母婴传播及经皮肤伤口感染均少见。

（3）易感人群：普遍易感。婴幼儿、青春后期及老年人发病率较高。社会经济发展水平低下的人群因居住拥挤、营养不良等原因发病率较高。患糖尿病、硅沉着病（硅肺）、恶性肿瘤以及过度劳累、妊娠等易诱发结核病。免疫抑制状态（如器官移植、艾滋病）患者尤其易好发结核病。

知识点4：肺结核的发病机制　　　　　　　　　　副高：熟悉　正高：熟悉

吸入肺泡的结核杆菌可被吞噬细胞吞噬和杀灭。当结核杆菌数量多或毒力强时，因其大量繁殖导致肺泡吞噬细胞溶解、破裂，释放出的结核杆菌可再感染其他吞噬细胞和局部组织。经吞噬细胞处理的结核杆菌特异性抗原传递给T淋巴细胞使之致敏，机体可产生两种形式的免疫反应，即细胞介导的免疫反应和迟发型超敏反应，对结核病的发病、演变及转归起着决定性的作用。

（1）细胞介导的免疫反应：是机体获得性抗结核免疫力最主要的免疫反应。当致敏的$CD4^+T$细胞再次受到抗原刺激而激活，产生、释放氧化酶和多种细胞因子，如白介素2（IL-2）、IL-6、γ干扰素（INF-γ）等，与肿瘤坏死因子α（TNF-α）共同作用加强对病灶中结核杆菌的杀灭作用。当$CD8^+T$细胞溶解已吞噬结核杆菌和受抗原作用的吞噬细胞时，可导致宿主细胞和组织破坏，并同时伴有结核杆菌的释放与扩散。

（2）迟发型超敏反应：是机体再次感染结核杆菌后对细菌及其产物（结核蛋白及脂质D）产生的一种超常免疫反应。人体感染结核杆菌后仅5%发病为原发型肺结核；5%的人在免疫力低时发病称为继发型肺结核；90%的人终身不发病。初次感染的结核杆菌潜伏于淋巴结处，或随菌血症到全身脏器潜伏，成为肺外结核发病的来源。

知识点5：肺结核的病理　　　　　　　　　　　　副高：熟悉　正高：熟悉

肺结核的基本病理改变为渗出、增生（结核结节形成）和干酪样坏死。

（1）以渗出为主的病变：通常见于结核炎症的早期或病灶恶化时，表现为充血、水肿与白细胞浸润。早期的渗出病变中有嗜中性粒细胞，以后逐渐被单核细胞所代替，在单核细胞内可见浸润的结核菌。当病情好转时，渗出病变可以完全被吸收。

（2）以增生为主的病变：多见于病变恢复阶段，多在菌量较少而机体抵抗力较强时发生。当大的单核细胞吞噬并且消化了结核菌以后，菌的磷脂成分使大单核细胞形态变大而扁平，类似于上皮细胞，称为类上皮细胞。类上皮细胞聚集成团，中间可以出现朗汉斯巨细胞，后者可以将结核菌抗原的信息传递给淋巴细胞。所以，在其外周经常可以看到较多的淋巴细胞，形成典型的结核结节，为结核病的特征性病变。

（3）以变质为主的病变：常发生于机体抵抗力降低或菌量过多、变态反应过于强烈时，渗出性病变处结核菌战胜巨噬细胞后不断增殖，使得细胞肿胀以后发生了脂肪变性、溶解、碎裂，直到细胞坏死。细胞坏死以后又释放出大量酶类，使得组织溶解、坏死，形成凝固性坏死。肉眼观病灶呈黄灰色，质松而脆，状似干酪，所以称为干酪样坏死。

由于在结核病的病理过程中，破坏与修复常同时进行，故上述三种基本病变可同时存在于一个病灶中，多以某一病变为主，且可相互转变。

知识点6：结核病的临床类型　　　　　　　副高：熟悉　正高：熟悉

根据结核病的发病过程和临床特点，结核病可分为以下5型。

（1）原发型肺结核（Ⅰ型）：为初次感染后发病的肺结核，也称初染结核。包括原发综合征及胸内淋巴结结核。肺内原发灶、引流淋巴管炎及肺门淋巴结肿大，三者合称原发综合征。X线可仅显示肺门淋巴结或纵隔淋巴结肿大，称为支气管淋巴结结核。此型多见于儿童，偶尔发生于既往未受感染的成年人。原发灶好发于胸膜下通气良好的肺区（如上叶下部和下叶上部）。临床症状轻微，90%以上患者为自限性。

（2）血行播散型肺结核（Ⅱ型）：多由原发型肺结核发展而来，常见于儿童。在成人，原发感染后潜伏于病灶中的结核杆菌进入血液循环或因肺及其他脏器活动性结核病灶侵袭淋巴道而引起，包括急性、亚急性及慢性血行播散型肺结核三种类型。结核杆菌短期大量入血引起的急性血行播散型肺结核，临床上有严重的急性中毒症状，常伴结核性脑膜炎等肺外结核。少量结核杆菌入血或机体免疫力较好时，表现为亚急性及慢性血行播散型结核，病变局限于肺部。

（3）继发型肺结核（Ⅲ型）：由初染后体内潜伏病灶中的结核杆菌重新活动和释放而发病，极少数可为外源性再感染所致，是成人肺结核的最常见类型，包括渗出型肺结核、增殖型肺结核、干酪型肺炎、结核球或空洞等表现。因浸润病灶的大小和病变活动程度不同，临床表现差异很大。好发于肺上叶尖后段或下叶尖段。

（4）结核性胸膜炎（Ⅳ型）：是结核杆菌及其代谢产物进入处于高度过敏状态的胸膜引起的炎症。常发生于原发感染后数月，为播散型结核病的一部分。在病情发展的不同阶段有干性胸膜炎、渗出性胸膜炎及结核性脓胸等表现，以结核性渗出性胸膜炎最常见。

（5）肺外结核（Ⅴ型）：是结核杆菌感染了肺部以外的脏器而引起的临床结核病。肺外结核的发病大多发生在肺内初次感染的基础上，后经淋巴或血行途径播散至肺外某个或多个脏器。但其中大多不引发进行性病变，而处于"休眠状态"；当机体发生其他疾病或免疫机制受损时，才会产生活动性病变，引起某个或多个脏器的结核病，如结核性脑膜炎、骨结核、结核性腹膜炎、肠结核以及泌尿生殖系统结核等。

| 知识点7：肺结核的临床表现 | 副高：掌握　正高：掌握 |

各型肺结核的临床表现不尽相同，但有共同之处。

（1）症状

1）全身症状：发热最常见，多为长期午后低热。部分患者有乏力、食欲缺乏、盗汗和体重减轻等全身毒性症状。育龄女性可有月经失调或闭经。若肺部病灶进展播散时，常呈不规则高热、畏寒等。

2）呼吸系统症状：①咳嗽、咳痰：是肺结核最常见症状。多为干咳或咳少量白色黏液痰。有空洞形成时，痰量增多；合并细菌感染时，痰呈脓性且量增多；合并厌氧菌感染时有大量脓臭痰；合并支气管结核时表现为刺激性咳嗽。②咯血：$1/3 \sim 1/2$ 患者有不同程度的咯血，患者常有胸闷、喉痒和咳嗽等先兆，以少量咯血多见，少数严重者可大量咯血。③胸痛：炎症波及壁层胸膜时可引起胸痛，为胸膜炎性胸痛，随呼吸运动和咳嗽加重。④呼吸困难：当病变广泛和/或患结核性胸膜炎大量胸腔积液时，可有呼吸困难。多见于干酪样肺炎和大量胸腔积液患者，也可见于纤维空洞型肺结核的患者。

（2）体征：因病变范围和性质而异。病变范围小可无异常体征。渗出性病变范围较大或干酪样坏死时可有肺实变体征。慢性纤维空洞型肺结核或胸膜粘连增厚时，可有胸廓塌陷，纵隔及气管向患侧移位。结核性胸膜炎早期有局限性胸膜摩擦音，以后出现典型胸腔积液体征。支气管结核可有局限性哮鸣音。

（3）并发症：可并发自发性气胸、脓气胸、支气管扩张症、慢性肺源性心脏病。结核分枝杆菌随血行播散可并发淋巴结、脑膜、骨及泌尿生殖器官等肺外结核。

| 知识点8：肺结核的辅助检查 | 副高：熟悉　正高：熟悉 |

（1）痰结核分枝杆菌检查：痰中找到结核分枝杆菌是诊断肺结核最可靠的依据。可用痰直接涂片法或培养法找结核分枝杆菌。痰直接涂片方法简单、快速、易行。痰培养时间长，常用于结核菌的药物敏感试验和菌型鉴定。

（2）影像学检查：是早期发现肺结核的重要方法，也是判断肺结核临床类型的重要依据，并有助于鉴别诊断。X线胸片可见斑点状、密度较高、边缘清楚的结节影，或云雾状、密度较淡、边界模糊的渗出灶或环形透光的空洞。CT显示纵隔肺门淋巴结、肺隐蔽区病灶与结节、空洞、钙化、支气管扩张等。

（3）结核菌素试验：用于检测结核分枝杆菌感染。世界卫生组织（WHO）推荐使用的结核菌素为纯蛋白衍生物（PPD）。一般在前臂屈侧中部皮内注射0.1ml（5个单位）PPD，48~72小时观察局部反应。硬结 <5mm 为阴性（－），5~9mm 为弱阳性（＋），10~19mm 为

阳性（++），≥20mm 或虽＜20mm 但局部皮肤有水疱、淋巴管炎或坏死，为强阳性（+++）。有以下情况提示体内有活动性结核病灶：结核菌素试验强阳性和 3 岁以下儿童强阳性。结核菌素试验阴性除了提示没有结核分枝杆菌感染外，还可能为结核分枝杆菌感染早期变态反应尚未建立、使用糖皮质激素、严重营养不良、恶性肿瘤、艾滋病或重症结核等。

（4）纤维支气管镜检查：主要应用于支气管结核和淋巴结–气管瘘的诊断。

知识点 9：肺结核的治疗要点　　　　　　　　　　　　副高：掌握　正高：掌握

（1）化学药物治疗：①治疗原则：早期、联合、适量、规律、全程。联合和规律用药最为重要。全程通常为 6~8 个月。初治患者按照上述原则规范治疗，治愈率高达 98%。②常用药物：目前用于临床的抗结核药主要分为杀菌剂和抑菌剂两大类，也称第一线和第二线药物。异烟肼（H，INH）、利福平（R，RFP）在细胞内外均能达到杀菌水平，称为全杀菌剂；链霉素和吡嗪酰胺为半杀菌剂。乙胺丁醇（E，EMB）、对氨基水杨酸钠（P，PAS）为抑菌剂。③方案：通常分为强化和巩固两个阶段。第一阶段的强化治疗 2 个月，主要是杀灭正在生长繁殖的结核分枝杆菌，使痰菌转阴，病灶吸收，病情迅速控制。第二阶段的巩固治疗或维持治疗 4 个月，消灭生长代谢缓慢的结核分枝杆菌，以达到减少复发和彻底治愈的目的。最好应用全程督导，有助于提高化学药物治疗的依从性和达到最高治愈率。

（2）对症治疗：①毒性症状：一般在有效抗结核治疗 1~3 周内消退，不需特殊处理。若中毒症状重者，可在应用有效抗结核药的基础上短期加用糖皮质激素，以减轻中毒症状和炎症反应。②咯血：咯血量较少时，嘱卧床休息（患侧卧位），消除紧张，口服止血药。中等或大量咯血时应严格卧床休息，取患侧卧位，保证气道通畅，注意防止窒息，并配血备用。大量咯血患者可用垂体后叶素，静脉缓慢推注（15~20 分钟）或静滴。必要时可经支气管镜局部止血，或插入球囊导管压迫止血。咯血窒息是致死的主要原因，需严加防范和紧急抢救。

（3）手术治疗：外科手术已较少应用于肺结核治疗，只有药物治疗无效时才考虑手术。

知识点 10：肺结核的护理评估　　　　　　　　　　　副高：熟悉　正高：掌握

（1）健康史：了解患者是否接种过卡介苗；评估是否属于易感人群，或接触过开放性肺结核的患者。

（2）身体状况：评估咳嗽、咳痰、咯血性质和量、胸痛等呼吸困难症状，肺部体征变化。评估发热性质和时间、疲乏、盗汗、消瘦等全身症状和女性患者出现月经不调等。

（3）心理–社会状况：患者缺乏疾病知识，而且肺结核有传染性，故为患病后的家庭、社会、工作和学习等问题而担忧；同时因传染期的隔离治疗，治疗周期长，远离家人和朋友，自感孤独、自卑等消极情绪；尤其是出现大咯血，易感到紧张和恐惧。

知识点 11：肺结核的护理诊断　　　　　　　副高：熟悉　正高：熟悉

（1）发热：与结核分枝杆菌感染有关。

（2）活动无耐力：与活动性肺结核、机体消耗增加有关。

（3）营养失调——低于机体需要量：与机体消耗增加、抗结核药物不良反应等有关。

（4）知识缺乏：与缺乏肺结核发生、发展、治疗护理及预后等知识有关。

（5）潜在并发症：窒息、呼吸衰竭、气胸、胸腔积液等。

（6）有孤独的危险：与隔离性治疗有关。

知识点 12：肺结核的一般护理　　　　　　　副高：熟练掌握　正高：熟练掌握

（1）**休息和活动**：肺结核是一种慢性消耗性疾病，合理休息可以减少不良刺激，调整新陈代谢，使机体各器官的功能得以调节与平衡。处于休息状态，机体耗氧量减低，呼吸次数和深度亦降低，可以使肺获得相对休息，有利于病灶愈合。休息的程度与期限决定于患者的代谢功能、病灶的性质与病变趋势。①肺结核患者症状明显，有咯血、高热等严重结核病毒性症状，或结核性胸膜炎伴大量胸腔积液者，应以卧床休息为主。恢复期可适当增加户外活动，以提高机体的抗病能力。②轻症患者应避免劳累和重体力劳动，保证充足的睡眠和休息，做到劳逸结合。③有效抗结核治疗 4 周以上，且痰涂片证实无传染性或传染性极低的患者，应恢复正常的家庭和社会生活，可减轻患者的社会隔离感和焦虑情绪。

（2）**饮食护理**：饮食护理的目的在于给机体提供充足的营养，以补偿疾病的消耗和增强机体的抗病能力。结核活动期患者多有结核中毒症状，食欲差，消化能力弱，此时应食用清淡可口、营养丰富、容易消化的食物。当患者食欲恢复后，应加强营养，给予高热量、高蛋白、富含维生素饮食，忌烟酒及辛辣刺激食物。蛋白质可增加机体的抗病能力及机体修复能力，建议每天蛋白质摄入量为 $1.5\sim2.0g/kg$，其中鱼、肉、蛋、牛奶等优质蛋白摄入量占一半以上；多进食新鲜蔬菜和水果，以补充维生素。食物中的维生素 C 有减轻血管渗透性的作用，可以促进渗出病灶的吸收；维生素 B 对神经系统及胃肠神经有调节作用，可促进食欲。

（3）**正确留取痰标本**：肺结核患者有间断且不均匀排菌的特点，故需多次查痰，应指导患者正确留取痰标本。深呼吸 2~3 次，用力从肺部深处咳出痰液，通常初诊患者应留 3 份痰标本（即时痰、清晨痰和夜间痰），夜间无痰者，应在留取清晨痰后 2~3 小时再留 1 份。复诊患者应每次送检 2 份痰标本（夜间痰和清晨痰）。

知识点 13：肺结核的病情观察　　　　　　　副高：熟练掌握　正高：熟练掌握

观察患者发热、盗汗、乏力、消瘦等全身症状；观察咳嗽、咳痰、咯血等呼吸道症状；

每周测体重并记录，以判断患者营养状态是否改善；及时发现并处理并发症，如气胸、支气管扩张、心肺衰竭等。

知识点14：肺结核的用药护理　　　　　副高：熟练掌握　　正高：熟练掌握

（1）抗结核化疗对控制结核病起决定性作用，护理人员应向患者及其家属反复强调化疗的重要性及意义，督促患者按医嘱服药，勿随意增减药物。坚持完成规律、全程化疗，以提高治愈率、减少复发。

（2）向患者说明化疗药物的用法、疗程、可能出现的不良反应及表现。督促患者定期检查肝功能及听力情况，如出现巩膜黄染、肝区疼痛、胃肠不适、眩晕、耳鸣等不良反应要及时与医师联系，不要自行停药，大部分不良反应经相应处理可以消除。

知识点15：肺结核的对症护理　　　　　副高：熟练掌握　　正高：熟练掌握

（1）结核毒性症状：一般不需特殊处理。若伴有高热等严重结核毒性症状，遵医嘱在使用有效抗结核治疗的基础上加用糖皮质激素，以减轻炎症和变态反应，同时按高热处理。夜间盗汗时，做好皮肤护理，及时协助患者擦干身体、更换衣服和被单，防止受凉。

（2）咯血：协助患者取患侧卧位，防止结核病灶向对侧播散。遵医嘱应用垂体后叶素，必要时可经纤维支气管镜局部止血，或行气囊压迫止血，护理人员应做好相应的准备与配合。对精神极度紧张者，可遵医嘱给予小剂量镇静剂，禁用吗啡，以免咳嗽反射中枢和呼吸中枢受抑制。发现窒息先兆和窒息时立即报告医师，协助抢救。

知识点16：肺结核的心理护理　　　　　副高：熟练掌握　　正高：熟练掌握

肺结核导致的躯体不适和肺结核的传染性，常使患者感到悲观、孤独无助，甚至不配合治疗。医护人员应充分理解和尊重患者，向患者介绍结核病的有关知识，让其了解结核病是可防可治的，树立战胜疾病的信心。指导患者进行自我心理调节，减少对疾病的关注，以最佳的心理状态接受治疗。告知家属和亲友，经正规治疗4周以上和痰涂片阴性者没有传染性或只有极低传染性，可以恢复正常的家庭和社会生活。在做好消毒隔离的同时，要关心爱护患者，给予患者精神和经济上的支持，减轻患者的心理压力。

知识点17：肺结核的疾病预防指导　　　　副高：掌握　　正高：掌握

（1）控制传染源：控制传染源的关键是早期发现和彻底治愈肺结核患者。肺结核属于乙类传染病，各级医疗预防机构要专人负责，做到及时、准确、完整地报告肺结核疫情。对确诊的肺结核患者，应及时转至结核病防治机构进行统一管理，并实行全程督导短程化学治疗（DOTS），即肺结核患者在治疗过程中，每次用药都必须在医务人员或经培训的家庭督导员的直接监督下进行，因故未用药时必须采取补救措施以保证按医嘱规律用药。

（2）切断传播途径：①房间定时开窗通风，保持空气新鲜，可有效降低结核病传播。痰涂片阳性肺结核患者住院治疗时需进行呼吸道隔离，每天紫外线消毒病室。②结核菌主要通过呼吸道传播，患者咳嗽或打喷嚏时应用双层纸巾捂住口鼻；不随地吐痰，痰液应吐入带盖的容器内，用等量的1%消毒灵浸泡1小时后再弃去，或吐入纸巾中，含有痰液的纸巾应焚烧处理；接触痰液后用流动水清洗双手。③餐具煮沸消毒或用消毒液浸泡消毒，同桌共餐时使用公筷，以防传染。④衣物、寝具、书籍等污染物可在烈日下曝晒进行杀菌。

（3）保护易感人群：①卡介苗接种：接种卡介苗可使未受过结核菌感染者获得对结核病的特异性免疫力。接种对象主要为未受感染的新生儿、儿童及青少年。②化学药物预防：对于高危人群，如与痰涂片阳性肺结核患者有密切接触且结核菌素试验强阳性者、HIV感染者、长期使用糖皮质激素及免疫抑制剂者、糖尿病患者等，可以服用异烟肼和/或利福平以预防发病。

原发性支气管
肺癌（1）

第十一节　肺　癌

原发性支气管
肺癌（2）

知识点1：肺癌的概述	副高：熟悉　正高：熟悉

原发性支气管肺癌简称肺癌，是起源于支气管黏膜或腺体的恶性肿瘤，常伴有区域性淋巴结和血行转移。在我国，肺癌已成为癌症死亡的首要原因。随着诊断方法的进步、新药及靶向治疗药物的出现，规范化、个性化的多学科综合性治疗技术的进展，使肺癌缓解率和患者的长期生存率得到提高。

知识点2：肺癌的病因及发病机制	副高：熟悉　正高：熟悉

肺癌的病因尚未完全清楚，研究表明与下列因素有关。

（1）吸烟：研究表明，吸烟是肺癌的重要危险因素和肺癌死亡率增加的首要因素。烟雾中的苯并芘、尼古丁和亚硝胺等均有致癌作用。国内的调查显示80%~90%的男性肺癌与吸烟有关，女性19.3%~40.0%与吸烟有关。吸烟者肺癌死亡率比不吸烟者高10~13倍。另外，被动吸烟也容易引起肺癌。

（2）空气污染：空气污染包括室内小环境和室外大环境污染。室内被动吸烟、燃料燃烧和烹调过程均能产生致癌物，这也可能是女性肺癌的高危因素。室外大环境污染包括城市中汽车尾气、工业废气、公路和房屋建筑中的沥青等都可使大气受到污染。

（3）职业因素：工业中已被确认的致人类肺癌的职业因素包括石棉、无机砷化合物、三氯甲醚、铬及某些化合物、镍冶炼、氡及氡子气、芥子气、氯甲甲醚、煤烟、焦油和石油中的多环芳烃、烟草的加热产物等。

（4）饮食：动物实验证明维生素A及其衍生物β胡萝卜素能够抑制化学致癌物诱发的

肿瘤。血清维生素A含量低时，患肺癌的危险性增高。

（5）遗传因素：肺癌患者的一级亲属患肺癌或者其他肿瘤的危险性增加2~3倍。

（6）基因改变：肺癌细胞有许多基因损害，包括显性癌基因的激活或隐性癌基因的失活。

（7）电离辐射：肺对放射线非常敏感，大剂量电离辐射可引起肺癌，不同射线的辐射产生的效应不同。

（8）其他：某些肺疾病与肺癌发病有关。慢性支气管炎患者较无此病者肺癌发生率高1倍；结核灶瘢痕可发生肺癌。此外，病毒和真菌感染，土壤中硒和锌含量的降低也可能与肺癌发生有关。

| 知识点3：肺癌的病理和分类 | 副高：掌握　正高：掌握 |

（1）按解剖学部位分类：①中央型肺癌：指发生在段支气管至主支气管的癌肿，约占3/4，以鳞状上皮细胞癌（简称鳞癌）和小细胞癌较多见。②周围型肺癌：指发生在段支气管以下的癌肿，以腺癌较为多见，约占1/4。

（2）按组织病理学分类

1）非小细胞肺癌：包括鳞状上皮细胞癌（简称鳞癌）、腺癌、大细胞癌等。

鳞癌：包括乳头状型、透明细胞型、小细胞型和基底细胞样型。以中央型肺癌多见，并有向管腔内生长的倾向，早期常引起支气管狭窄，导致肺不张或阻塞性肺炎。癌组织易变性、坏死，形成空洞或癌性肺脓肿。鳞癌最易发生于主要支气管内，发展成息肉或无蒂肿块，阻塞管腔引起阻塞性肺炎。有时也可发展为周围型，倾向于形成中央性坏死和空洞。

腺癌：包括腺泡状腺癌、乳头状腺癌、支气管肺泡癌（或称肺泡细胞癌）、伴黏液产生的实性腺癌及腺癌混合亚型。腺癌倾向于管外生长，但也可循泡壁蔓延，早期即可侵犯血管、淋巴管，常在原发瘤引起症状前已转移。肺泡细胞癌发生在细支气管或肺泡壁，位于肺外周，保持在原位很长时间；或呈弥漫型，侵犯肺叶的大部分，甚至波及一侧或两侧肺。

大细胞癌：是一种未分化细胞癌，可发生在肺门附近或肺边缘的支气管。大细胞癌的转移较小细胞未分化癌晚，手术切除机会大。

其他：腺鳞癌、类癌、肉瘤样癌、唾液腺型癌等。

2）小细胞肺癌：包括燕麦细胞型、中间细胞型、复合燕麦细胞型，较早出现淋巴和血行转移，是肺癌中恶性程度最高的一种。一般起源于较大支气管，大多为中央型肺癌。

| 知识点4：肺癌的临床分期 | 副高：掌握　正高：掌握 |

2009年7月国际肺癌研究学会（LASLC）公布了第7版肺癌TNM分期系统（表1-4、表1-5）。

表 1-4　肺癌的 TNM 分期

原发肿瘤（T）	T_x：原发肿瘤大小无法测量；或痰脱落细胞或支气管冲洗液找到癌细胞，但影像学或支气管镜没有可视肿瘤
	T_0：没有原发肿瘤的证据
	T_{is}：原位癌
	T_{1a}：原发肿瘤最大径 <2cm，局限于肺和脏层胸膜内，镜下肿瘤没有累及叶支气管以上（即没有累及主支气管）；或局限于气管壁的肿瘤，无论大小，无论是否累及主支气管
	T_{1b}：肿瘤最大径 >2cm，≤3cm
	T_{2a}：肿瘤大小或范围符合以下任何一点： 肿瘤最大径 >3cm，≤5cm 累及主支气管，但距隆突 ≥2cm 累及脏层胸膜 扩展到肺门的肺不张或阻塞性肺炎，但未累及全肺
	T_{2b}：肿瘤最大直径 >5cm，≤7cm
	T_3：任何大小的肿瘤已直接侵犯下述结构之一者：原发肿瘤最大径 >7cm，累及胸壁（上沟癌）、膈肌、纵隔胸膜或心包，肿瘤位于距隆突 2cm 以内的支气管但尚未累及隆突；全肺的肺不张或阻塞性炎症；原发肿瘤同一肺叶出现卫星结节
	T_4：任何大小的肿瘤已直接侵犯下述结构之一者：纵隔、心脏、大血管、气管、食管、椎体、隆突；原发肿瘤同侧不同肺叶出现卫星结节
区域淋巴结转移（N）	N_x：区域淋巴结转移不能评价
	N_0：没有区域淋巴结转移
	N_1：转移至同侧支气管周围淋巴结和/或同侧肺门淋巴结，和原发肿瘤直接侵及肺内淋巴结
	N_2：转移至同侧纵隔和/或隆突下淋巴结
	N_3：转移至对侧纵隔和/或对侧肺门淋巴结和/或同侧或对侧斜角肌或锁骨上淋巴结
远处转移（M）	M_x：远处转移不能评价
	M_0：无远处转移
	M_{1a}：原发肿瘤对侧肺叶出现卫星结节；胸膜播散（恶性胸腔积液*、心包积液或胸膜结节）
	M_{1b}：有远处转移（肺/胸膜除外）
特殊情况	$T_x/N_x/M_x$：无法评价 T、N、M 状态
	T_{is}：原位癌
	T_{1ss}：局限于隆突或主支气管内任何大小的沿气道表面转移的癌肿

注：*大部分肺癌患者的胸腔积液是由肿瘤所引起的，但如果胸腔积液多次细胞学检查未能找到癌细胞，胸腔积液又是非血性和非渗出性，临床判断该胸腔积液与肿瘤无关，这种类型的胸腔积液不影响分期。

表 1–5　TNM 与临床分期的关系

临床分期	TNM 分期
隐性癌	$T_x N_0 M_0$
0 期	$T_{is} N_0 M_0$
Ⅰa 期	$T_1 N_0 M_0$
Ⅰb 期	$T_{2a} N_0 M_0$
Ⅱa 期	$T_1 N_1 M_0$；$T_{2b} N_0 M_0$；$T_{2a} N_1 M_0$
Ⅱb 期	$T_{2b} N_1 M_0$；$T_3 N_0 M_0$
Ⅲa 期	$T_{1\sim3} N_2 M_0$；$T_3 N_{1\sim2} M_0$；$T_4 N_{0\sim1} M_0$
Ⅲb 期	$T_{1\sim4} N_3 M_0$；$T_4 N_{2\sim3} M_0$
Ⅳ 期	$T_{1\sim4} N_{0\sim3} M_1$

知识点 5：原发性肺癌的临床表现　　　　　　　　副高：掌握　正高：掌握

（1）咳嗽：为早期症状，表现为无痰或少痰的刺激性干咳。当肿瘤引起支气管狭窄时，咳嗽加重，多为持续性，呈高调金属音性咳嗽或刺激性呛咳。细支气管–肺泡细胞癌时咳大量黏液痰。继发感染时，痰量增多，呈黏液脓性。

（2）血痰或咯血：多见于中央型肺癌，肿瘤向管腔内生长可有间断或持续性痰中带血。表面糜烂严重侵蚀大血管时，可引起大咯血。

（3）气促或喘鸣：肿瘤向支气管内生长，或转移到肺门淋巴结导致肿大的淋巴结压迫主支气管或隆突，或引起部分气道阻塞，出现呼吸困难、气促、喘息，偶尔表现为喘鸣，听诊时有局限或单侧哮鸣音。

（4）发热：肿瘤组织坏死可引起发热，但多数发热由肿瘤引起的阻塞性肺炎所致。

（5）体重下降：消瘦为恶性肿瘤的常见症状之一。肿瘤发展到晚期，由于肿瘤毒素和消耗的原因，并有感染、疼痛导致的食欲缺乏，表现为消瘦或恶病质。

知识点 6：肺外胸内扩展的临床表现　　　　　　　副高：掌握　正高：掌握

（1）胸痛：近半数患者有模糊或难以描述的胸痛，若肿瘤位于胸膜附近，可产生不规则的钝痛或隐痛，于呼吸、咳嗽时加重。侵犯肋骨和脊柱时，则有压痛点，与呼吸、咳嗽无关。肿瘤压迫肋间神经时，胸痛可累及分布区。

（2）声音嘶哑：肿瘤直接压迫或转移至纵隔淋巴结压迫喉返神经（多见左侧）可引起声音嘶哑。

（3）咽下困难：癌肿侵犯或压迫食管，可引起咽下困难，尚可引起气管–食管瘘，导致肺部感染。

（4）胸腔积液：约10%的患者有不同程度的胸腔积液，提示肿瘤转移累及胸膜或淋巴回流受阻。

（5）上腔静脉阻塞综合征：由上腔静脉被附近肿大的转移性淋巴结压迫或右上肺的原发肺癌侵犯，以及腔静脉内癌栓阻塞静脉回流引起，表现为头颈部水肿，颈静脉扩张，在前胸壁可见扩张的静脉侧支循环。患者常主诉领口进行性变紧。

（6）Horner综合征：肺尖部的肺癌又称肺上沟瘤，易压迫颈部交感神经，引起病侧眼睑下垂、瞳孔缩小、眼球内陷、同侧额部与胸壁少汗或无汗。也常有压迫臂丛神经造成以腋下为主、向上肢内侧放射的火灼样疼痛，在夜间尤甚。

知识点7：胸外转移的临床表现　　　　　　　　　　副高：掌握　　正高：掌握

3%~10%的患者有胸腔外转移的症状和体征，以小细胞肺癌居多，其次为未分化大细胞肺癌、腺癌、鳞癌。

（1）转移至中枢神经系统：可引起高颅压的症状，如头痛、呕吐、精神异常。少见的症状为癫痫发作、偏瘫、共济失调、定向力和语言障碍。还可有外周神经病变、肌无力及精神症状。

（2）转移至骨骼：引起骨痛和病理性骨折；肿瘤转移到脊柱可压迫椎管引起局部压迫和受阻症状；也常见股骨、肱骨和关节转移，甚至引起关节腔积液。

（3）转移至腹部：转移到肝、胰腺，可引起肝区疼痛、胰腺炎症状、阻塞性黄疸。也可转移到胃肠道、肾上腺和腹膜后淋巴结，多无临床症状，依靠CT、MRI或PET做出诊断。

（4）转移至淋巴结：锁骨上淋巴结是肺癌转移的常见部位，可无症状。

知识点8：肺癌非转移性胸外表现　　　　　　　　　副高：掌握　　正高：掌握

又称副癌综合征。常见表现：肥大性肺性骨关节病引起的杵状指（趾）和肥大性骨关节病。异位促性腺激素引起的男性乳房发育和增生性骨关节病。分泌促肾上腺皮质激素样物导致促肾上腺皮质激素增高。血管升压素分泌不适当可出现低钠（血清钠 < 135mmol/L）、低渗透压（血浆渗透压 < 280mOsm/kg）。神经肌肉综合征导致小脑皮质变性、脊髓小脑变性、周围神经病变、重症肌无力和肌病等。类癌综合征出现皮肤、心血管、胃肠道和呼吸功能异常。高钙血症出现嗜睡、食欲缺乏、恶心、呕吐等。

知识点9：肺癌的辅助检查　　　　　　　　　　　　副高：熟悉　　正高：熟悉

（1）胸部X线检查：是发现肺癌的最基本方法，通过透视或正侧位胸片发现肺部块状阴影，配合CT检查明确病灶。

1）中央型肺癌：肿瘤发生于总支气管、叶和段支气管，出现支气管阻塞征象，呈现段、叶局限性气肿或不张，肺不张伴有肺门淋巴结肿大时呈现"倒S状影像"，是中央型肺癌特别是右上叶中央型肺癌的典型征象。继发感染时可出现阻塞性肺炎和肺脓肿等征象。

2）周围型肺癌：肿瘤发生于段以下支气管，早期为局限性小斑片状阴影，也可呈结节状、球状或网状阴影。肿块周边可有毛刺、切迹和分叶。

3）肺泡细胞癌：有结节型和弥漫型两种表现。结节型与周围型肺癌类似。弥漫型为两肺大小不等的结节状播散病灶，随病情发展，可见肺炎样片状影或支气管充气征。

（2）CT检查：可以发现普通X线检查不能发现的病变，还可显示早期肺门及纵隔淋巴结肿大，识别肿瘤有无侵犯邻近器官。

（3）磁共振成像（MRI）：在明确肿瘤与大血管之间的关系上优于CT，但在发现小病灶（<5mm）方面则不如CT灵敏。

（4）正电子发射体层显像（PET）：用于肺癌及淋巴结转移的定性诊断。PET扫描对肺癌的灵敏度可达95%，特异度可达90%，对发现转移病灶也很灵敏，但对肺泡细胞癌的灵敏度较差。

（5）纤维支气管镜检查：对诊断、明确手术指征与方式有帮助，经支气管镜肺活检可提高周围型肺癌的诊断率。

（6）痰脱落细胞检查：保证标本新鲜、及时送检，3次以上的系列痰标本可使中央型肺癌的诊断率提高到80%，周围型肺癌的诊断率达50%。

（7）其他：如针吸细胞学检查、纵隔镜检查、胸腔镜检查、肿瘤标志物检查、开胸肺活检等。

| 知识点10：肺癌的治疗要点 | 副高：掌握 正高：掌握 |

肺癌的治疗是根据患者的机体状况、肿瘤的病理类型、侵犯的范围和发展趋向，合理、有计划地采用现有治疗手段，较大幅度地提高治愈率和患者的生活质量。

肺癌综合治疗原则：小细胞肺癌以化学治疗或放射、化学综合治疗为主。非小细胞肺癌早期以手术治疗为主；局部病灶可切除的晚期患者采取新辅助化学治疗、手术治疗、放射治疗；局部病灶不可切除的晚期患者采取化学与放射联合治疗；远处转移的晚期患者以姑息治疗为主。

（1）手术治疗：是治疗肺癌的首选方法。肺功能是评估患者能否耐受手术治疗的重要因素。适用于Ⅲb期前的肺癌，无手术禁忌证者。若出现膈肌麻痹、声音嘶哑、上腔静脉阻塞征、对侧淋巴结（纵隔、肺门）或锁骨上淋巴结转移或其他远处转移、严重心肺功能不全者则丧失了手术的机会。

（2）药物治疗：①化学治疗：是小细胞肺癌（SCLC）主要的治疗方法。对于SCLC，一线治疗方案的常用化疗药物包括足叶乙苷、伊立替康、顺铂、卡铂。常用两药联合方案，即足叶乙苷＋顺铂或卡铂，每3~4周为1个疗程，共4~6个疗程。复发的SCLC，常用的药物包括紫杉醇、多西他赛、托泊替康、伊立替康、异环磷酰胺、阿霉素等。对于非小细胞肺癌（NSCLC），常用的药物有顺铂、卡铂、长春瑞滨、吉西他滨、紫杉醇、多西他赛和培美曲塞等。目前的一线化学治疗推荐方案是含铂类的两药联合方案，如紫杉醇＋卡铂、多希他赛＋顺铂或长春瑞滨＋顺铂。复发者多推荐多西他赛或培美曲塞等。②靶向治疗：晚期NSCLC 患者表皮生长因子受体（EGFR）基因突变检查阳性者或化学治疗失败或无法接受化学治疗的患者，选择表皮生长因子受体-酪氨酸激酶抑制剂（EGFR-TKI），如吉非替尼、厄洛替尼和单克隆抗体，如贝伐单抗等有较好的疗效。

（3）放射治疗：对控制骨转移性疼痛、脊髓压迫、上腔静脉综合征、支气管阻塞及脑转移引起的症状有肯定的疗效。对小细胞肺癌治疗效果较好，其次为鳞癌和腺癌。

（4）生物疗法：作为辅助治疗能增加机体对化学治疗、放射治疗的耐受性，提高疗效。如小剂量干扰素间歇疗法治疗小细胞肺癌。其他如转移因子、左旋咪唑、集落刺激因子（CSF）等均有一定疗效。

（5）其他疗法：如中医疗法、冷冻疗法、支气管动脉灌注及栓塞治疗、经纤支镜电刀切割癌块或行激光治疗，以及经纤支镜引导腔内置入放射源做近距离照射等，对缓解患者的症状和控制肿瘤的发展有较好的效果。

知识点 11：肺癌的护理评估　　　　　　　　　　　　　副高：熟悉　正高：掌握

（1）健康史：应充分了解患者健康状况，有无长期大量吸烟及毒性化学物质接触史，了解患者是否从事接触石棉、砷、铬、煤焦油等工作，了解患者是否有慢性肺病等疾病史。了解患者家族中有无肺部疾患、肺癌或其他肿瘤患者。

（2）身体状况：包括患者身体一般状况，如有无体重下降、贫血、恶心、呕吐等；还包括肿瘤压迫所致症状，如颈部、锁骨上淋巴结是否肿大等。

（3）心理及社会状况：在确诊前患者往往会产生揣测、焦虑不安等心情，迫切想知道自己得了什么病，而确诊后则因为疾病恶劣，表现出惊恐、愤怒乃至沮丧等心理反应，随着病情的发展，治疗效果若是欠佳，加之药物不良反应增大，患者会产生绝望心理。因此应根据患者年龄、职业、文化、性格等进行评估，并采取针对性的护理。

知识点 12：肺癌的护理诊断　　　　　　　　　　　　　副高：熟悉　正高：熟悉

（1）营养失调——低于机体需要量：与肿瘤导致机体过度消耗、压迫食管致吞咽困难、药物不良反应致食欲缺乏、摄入量不足有关。

（2）疼痛：与癌细胞浸润、肿瘤压迫或转移有关。

（3）有皮肤完整性受损的危险：与接受放射治疗损伤皮肤组织或长期卧床导致局部循环障碍有关。

（4）潜在并发症：肺部感染、呼吸衰竭、药物毒性反应、放射性食管炎、放射性肺炎。

（5）恐惧：与肺癌的确诊、不了解治疗计划及预感到治疗对机体功能的影响和死亡威胁有关。

知识点 13：肺癌的一般护理　　　　　副高：熟练掌握　　正高：熟练掌握

（1）休息和活动：保持环境安静，保证患者充分的休息，避免病情加重。根据病情采取适当的体位，如疼痛明显者告知患者尽量不要突然扭曲或者转动身体。小心搬动患者，滚动式平缓地给患者变换体位，避免拖、拉动作。

（2）营养护理：一般给予高蛋白、高热量、高维生素、易消化的食物，动、植物蛋白应合理搭配，如蛋、鸡肉、大豆等，避免产气食物，如地瓜、韭菜等。餐前休息片刻，做好口腔护理，创造清洁、舒适、愉快的进餐环境，尽可能安排患者与他人共同进餐，少量多餐。有吞咽困难者应给予流质，取半卧位以免发生吸入性肺炎或呛咳，甚至窒息。因化学治疗而引起严重胃肠道反应而影响进食者，应根据情况做相应处理。病情危重者应采取喂食、鼻饲或静脉输入脂肪乳剂、复方氨基酸和含电解质的液体等。

知识点 14：肺癌的病情观察　　　　　副高：熟练掌握　　正高：熟练掌握

监测患者体温、脉搏、呼吸、血压等生命体征的变化，注意观察患者常见症状，如胸痛、呼吸困难、咽下困难、声音嘶哑等的动态变化。注意是否有肿瘤转移症状，如头痛、呕吐、眩晕、高颅压等中枢神经系统症状和骨骼局部疼痛、压痛。监测体重、尿量、血清蛋白及血红蛋白等。严密观察是否有化学治疗、放射治疗的不良反应，如恶心、呕吐、脱发、口腔溃疡、皮肤干燥等。同时注意手术患者的观察和护理。

知识点 15：肺癌的疼痛护理　　　　　副高：熟练掌握　　正高：熟练掌握

（1）评估疼痛时应注意：①胸痛的部位、性质和程度等以及各种镇痛方法的效果。②注意观察疼痛加重或减轻的因素，疼痛持续、缓解或再发的时间。③影响患者表达疼痛的因素，如性别、年龄、文化、受教育程度、性格等。

（2）避免加重疼痛的因素：预防上呼吸道感染，尽量避免咳嗽，必要时给予镇咳药。保持大便通畅，2 天以上未解大便应采取有效措施。指导患者进行有效的呼吸方法，如腹式呼吸、缩唇呼吸等，以减少呼吸给患者带来的痛苦。

（3）控制疼痛

1）药物镇痛：使用镇痛药物一定要在明确医疗诊断后遵医嘱给药，以免因镇痛影响病情观察和诊断而延误治疗。癌痛的处理原则：①尽量口服给药。②按时给药，即 3~6 小时给药 1 次，而不是只在疼痛时给药。③按阶梯给药（三阶梯疗法），轻度疼痛用非阿片类镇痛药 ± 辅助药，中度疼痛用弱阿片类 ± 非阿片类镇痛药 ± 辅助药，重度疼痛用强阿片类 ± 非阿片类 ± 辅助药。④用药应个体化，即镇痛药剂量应当根据患者的需要由小到大直至患者疼痛消失为止，而不应对药量限制过严，导致用药不足。

给药时应遵循 WHO 推荐的原则：使用镇痛药必须从弱到强，先以非阿片类药物为主，当其不能控制疼痛时依次加用弱阿片类及强阿片类镇痛药，并配以辅助用药，采取复合用药的方式达到镇痛效果。

2）患者自控镇痛（PCA）：该方法是采用计算机化的注射泵，经由静脉、皮下或椎管内连续性输注镇痛药，患者可自行间歇性给药。晚期患者疼痛严重而持续、应用常规给药方法不能有效控制疼痛及有条件的患者建议采用 PCA，并指导患者掌握操作方法。

| 知识点 16：肺癌的皮肤护理 | 副高：熟练掌握　正高：熟练掌握 |

由于化疗药物的毒性作用使皮肤干燥、色素沉着、脱发和甲床变形者，应做好解释和安慰，向患者说明停药后毛发可再生，以消除其思想顾虑。放射治疗后照射部位皮肤应注意：①保持干燥，切勿擦去照射部位的标记。②照射部位只能用清水洗，不可用肥皂等刺激性洗液，应轻轻拍干，不要用力擦干。③在治疗过程中或治疗后，照射部位不可热敷，应避免直接太阳照射或吹冷风。④除非是放射科医师的医嘱，否则不可在放射部位擦任何药粉、乳液、油膏。同时局部禁涂凡士林等难以清洗的软膏、红汞或碘酊等，忌贴胶布。⑤患者宜穿宽松柔软的衣服，避免摩擦或擦伤皮肤。

| 知识点 17：肺癌的用药护理 | 副高：熟练掌握　正高：熟练掌握 |

应评估机体对化学治疗药物是否产生毒性反应，做好监测血象等动态观察并采取有效保护措施。无论一线或二线治疗，化学治疗时应按医嘱适当的支持治疗，如镇吐药、用铂类时应补充体液或盐水、必要时给予促红细胞生成素和粒细胞集落刺激因子。注意骨髓抑制反应和消化道反应的护理。应用镇痛药物后要注意观察用药的效果、有无药物不良反应等。一般非肠道用药者应在用药后 15~30 分钟，口服给药 1 小时后开始评估，了解疼痛缓解程度和镇痛作用时间。当所制订的用药方案已不能有效镇痛时，应及时通知医师并重新调整镇痛方案。阿片类药物有便秘、恶心、呕吐、镇静和精神错乱等不良反应，应嘱患者多进食含纤维素的蔬菜和水果，或饮服番泻叶冲剂等措施，缓解和预防便秘。

| 知识点 18：肺癌的放射治疗护理 | 副高：熟练掌握　正高：熟练掌握 |

除前述保护照射部位皮肤外，还应注意放射性食管炎和肺炎的护理。

（1）放射性食管炎的护理：有吞咽疼痛的患者，可给予氢氧化铝凝胶口服，必要时应用利多卡因胶浆；注意采用流质或半流质，避免刺激性饮食。

（2）放射性肺炎的护理：协助患者进行有效的排痰，可给予适当镇咳药，早期给予抗生素、糖皮质激素治疗。

知识点19：肺癌的心理护理　　　　　　　　　副高：熟练掌握　正高：熟练掌握

当患者得知自己患肺癌时，会面临巨大的身心应激，而心理应对结果会对疾病产生明显的积极或消极影响，医护人员应通过多种途径给患者或其家属提供心理和社会支持。帮助患者正确评估所面临的情况，鼓励患者及其家属积极参与治疗和护理计划的制订，让患者了解疾病知识和治疗措施，介绍治疗成功的案例，以增强患者的治疗信心。帮助患者建立良好、有效的社会支持系统，安排家庭成员和朋友定期看望患者，使患者感受到关爱，激起生活热情，增强信心。使患者克服恐惧、绝望心理，保持积极情绪，对抗疾病。

知识点20：肺癌的健康指导　　　　　　　　　　　　　副高：掌握　正高：掌握

（1）疾病预防指导：提倡健康的生活方式，劝导戒烟，避免被动吸烟。改善工作和生活环境，减少或避免吸入致癌物质污染的空气和粉尘。对肺癌高危人群定期进行体检，以早期发现，早期治疗。对40岁以上长期重度吸烟有下列情况者应怀疑肺癌，并进行有关排除检查：①无明显诱因的刺激性干咳持续2~3周，治疗无效。②原因不明的肺脓肿，无明显症状，无异物吸入史，抗炎治疗效果不佳者。③原因不明的四肢关节疼痛及杵状指（趾）。④原有慢性肺部疾病，咳嗽性质改变者。⑤持续或反复无其他原因可解释的短期内痰中带血者。⑥反复发作的同一部位的肺炎。⑦X线示局限性肺气肿或段、叶性肺不张。⑧孤立性圆形病灶和单侧性肺门阴影增大者。⑨原有肺结核的病灶已稳定，而形态或性质发生改变者。⑩无中毒症状的胸腔积液，尤其是血性，且进行性增加者。

（2）疾病知识指导：指导患者加强营养支持，多食高蛋白、高热量、高维生素、高纤维、易消化的饮食，尽可能改善患者的食欲。合理安排休息和活动，避免呼吸道感染，增强抗病能力。督促患者坚持化疗或放射治疗，并告诉患者出现呼吸困难、疼痛等症状加重或不缓解时应及时就诊。

（3）心理指导：指导患者尽快脱离过激的心理反应，保持良好的精神状态，增强治疗疾病的信心。解释治疗中可能出现的反应，使患者做好必要的准备，消除恐惧心理，完成治疗方案。可采取分散注意力的方式，如看书、听音乐等，以减轻痛苦。对晚期肿瘤转移患者，要指导家属对患者临终前的护理，告知患者及其家属对症处理的措施，使患者平静地走完人生最后旅途。

第十二节　自发性气胸

知识点1：自发性气胸的概述　　　　　　　　　　　　　副高：熟悉　正高：熟悉

自发性气胸是指肺组织及脏层胸膜的自发破裂，或靠近肺表面的肺大疱自发破裂，使肺及支气管内气体进入胸膜腔所致的气胸。可分为原发性和继发性，前者发生于无基础肺疾病的健康人，后者发生于有基础疾病的患者。男性多于女性。

知识点 2：自发性气胸的病因及发病机制　　　　　副高：熟悉　正高：熟悉

正常情况下胸膜腔的脏层和壁层之间腔隙密闭，胸腔内压力为负压。部分患者存在用力过猛、抬举重物、剧烈咳嗽、屏气或大笑等诱因，而多数患者发生在正常活动或安静休息时。下列 3 种情况下胸腔内出现气体：①肺泡与胸腔之间有破口存在，气体从肺泡直接进入胸腔。②胸壁创伤产生与胸腔的交通。③胸腔内有产气微生物。临床上以前两种情况为多见。当气胸发生时，胸腔内压力增高，失去了负压对肺的牵引作用，甚至因正压对肺产生压迫，使肺失去膨胀能力，导致肺功能限制性障碍，产生通气/血流比例减小，动静脉分流，出现低氧血症。大量气胸时，由于吸引静脉回心的负压消失，甚至胸膜腔内正压对血管和心脏的压迫，使心脏充盈减少，心搏出量减少，导致心率加快，血压下降，甚至休克。张力性气胸还可以引起纵隔移位或摆动，导致呼吸、循环障碍，甚至死亡。

知识点 3：自发性气胸的临床表现　　　　　　　　副高：掌握　正高：掌握

（1）症状：突然患侧胸痛、干咳和呼吸困难是典型症状，可有刺激性干咳。张力性气胸患者烦躁不安，因呼吸困难被迫坐起，有发绀、冷汗、脉速、心律失常、意识不清等呼吸循环障碍的表现。血气胸患者如失血过多会出现血压下降，甚至休克。

（2）体征：患侧气胸可使肝浊音界下降；有液气胸时可闻及胸内震水音；并发纵隔气肿可闻及与心搏一致的嚼骨音（Hamman 征）；皮下气肿时有皮下握雪感；体温升高提示有感染。

知识点 4：自发性气胸的辅助检查　　　　　　　　副高：熟悉　正高：熟悉

（1）X 线检查：是诊断气胸的重要方法。气胸的典型 X 线表现：肺向肺门萎陷呈外凸弧形阴影，气体带聚集于胸腔外侧或肺尖，局部透亮度增加，无肺纹理。大量积气时，肺被压向肺门，呈球形高密度影，纵隔和心脏向健侧移位。合并积液或积血时，可见气液平面。

（2）胸部 CT：表现为胸膜腔内极低密度气体影，伴有肺组织萎缩。

知识点 5：自发性气胸的治疗要点　　　　　　　　副高：掌握　正高：掌握

基本治疗原则包括一般治疗、排气疗法。气胸治疗的目的是促进患者的患侧肺复张，消除病因，减少复发。

（1）保守治疗：适用于首次发作、肺萎陷在 20% 以下、不伴有呼吸困难者。气胸患者应绝对卧床休息，充分吸氧，尽量少讲话，使肺活动减少，有利于气体吸收和肺的复张。

（2）排气疗法：适用于呼吸困难明显、肺压缩程度较重的患者，尤其是张力型气胸需要紧急排气者。使用胸膜腔穿刺抽气法或胸腔闭式引流术。

（3）胸膜粘连术：由于自发性气胸复发率高，为了预防复发，胸腔内注入硬化剂，如多西环素、无菌滑石粉等，使脏层和壁层两层胸膜粘连从而消灭胸膜腔间隙，使空气无处积存。

（4）外科手术治疗：外科手术可以消除肺的破口，又可以从根本上处理原发病灶，如肺大疱、支气管–胸膜瘘、结核穿孔等，或通过手术确保胸膜固定。因此，是治疗顽固性气胸的有效方法，也是预防复发的最有效措施。

（5）支气管镜下封堵治疗：在常规胸腔闭式引流基础上，采用支气管镜下气囊探查及选择性支气管封堵，即封堵通往破损肺的支气管达到治疗的目的。

| 知识点6：自发性气胸的护理评估 | 副高：熟悉　正高：掌握 |

（1）健康史：询问患者以往健康情况，了解有无肺部基础疾病、肺功能情况，有无吸烟等不良生活习惯。

（2）身体情况：重点评估胸痛的性质、部位和呼吸困难的程度等。

（3）心理及社会因素：了解患者的情绪状态，社会支持及对疾病的认知情况。

| 知识点7：自发性气胸的护理诊断 | 副高：熟悉　正高：熟悉 |

（1）气体交换受损：与胸膜腔内压力升高、肺萎陷以及通气/血流比例失调有关。

（2）胸痛：与胸膜腔内压力升高导致胸膜受牵拉、撕裂有关。

（3）焦虑：与呼吸困难、胸痛、气胸复发、胸腔穿刺或胸腔闭式引流术有关。

（4）活动无耐力：与日常活动时氧供不足有关。

（5）有感染的危险：与胸壁的完整性受损有关。

（6）潜在并发症：严重缺氧、循环衰竭。

| 知识点8：自发性气胸的一般护理 | 副高：熟练掌握　正高：熟练掌握 |

提供舒适安静的休养环境。如果胸腔内气体量少，一般无明显呼吸困难，可不用吸氧，应限制活动，以卧床休息为主。如有明显的呼吸困难，应给予半坐卧位，并给予吸氧，必要时排气治疗。应给予蔬菜和水果及含粗纤维的食物，以保持大便通畅，减少大便用力引起胸膜腔内压力升高，延误胸膜裂口愈合。对于剧烈咳嗽者应给予镇咳药。

| 知识点9：自发性气胸的排气疗法护理 | 副高：熟练掌握　正高：熟练掌握 |

气胸量＞20%，或虽然气胸量＜20%但患者症状明显，或经休息或观察气胸延迟吸收，

均应予以气胸穿刺排气。

（1）紧急排气：紧急时，可迅速将无菌针头从患侧锁骨中线第 2 肋间穿刺进入，一般加用带三通的橡皮管，然后连接 50ml 注射器或气胸箱排气。护理上注意紧急排气患者病情重，常伴烦躁不安、恐惧、呼吸困难等症状，首先加强心理疏导，守护患者身旁增强其安全感；给予持续心电监测、严密观察病情及熟练配合抢救工作。

（2）人工气胸箱排气：可同时测定胸腔内压力和进行抽气。穿刺针从患侧锁骨中线第 2 肋间穿刺进入胸膜腔后接人工气胸箱，现场测定胸腔内压力，判断气胸类型，再排气，直至呼吸困难缓解或胸腔内压力降为 $-42cmH_2O$，并留针 3~5 分钟再测胸腔内压力，如有回升应行胸腔闭式引流排气。护理上注意严密观察生命体征，做好胸腔闭式引流准备。

知识点 10：自发性气胸的胸腔闭式引流护理　　　　　副高：熟练掌握　　正高：熟练掌握

保持引流管固定、密闭、通畅和无菌。

（1）引流管的护理：妥善固定胸腔引流管，避免扭曲受压；搬动患者和更换引流瓶前，用两把止血钳夹紧引流管，防止管道滑脱、漏气或引流液逆流入胸腔等意外发生。

（2）水柱的观察：检查引流系统有无漏气，是否密闭，保持长玻璃管在液面下 3~4cm。随时观察水柱波动情况及气泡的多少。水柱上下波动，表明导管通畅，若水柱波动不明显，请患者做深呼吸或咳嗽再行观察。

（3）引流瓶的护理：妥善放置引流瓶，防止倾倒。瓶内存放生理盐水或蒸馏水 500ml，液平面应低于引流瓶出口平面 60cm。每天更换引流瓶及瓶内液体，换瓶时注意连接管和接头的消毒，更换液体后标记液平面，以便于观察和记录引流量。及时更换渗湿的敷料，严格无菌操作。

（4）鼓励患者深呼吸和做吹气练习，促进肺复张。

（5）观察和记录：引流液的量、颜色、性状和水柱的波动情况。

（6）拔管护理：持续 1~2 天液面无气体逸出可夹管，观察 24 小时无呼吸困难症状，提示肺复张，可协助医师拔管。拔管后应注意观察伤口有无出血、皮下有无气肿等异常情况。

知识点 11：自发性气胸的健康指导　　　　　　　　　副高：掌握　　正高：掌握

（1）疾病知识指导：向患者介绍继发性自发性气胸的发生是由于肺组织有基础疾病存在，因此遵医嘱积极治疗肺部基础疾病对于预防气胸的复发极为重要。指导患者避免气胸诱发因素：①避免抬举重物、剧烈咳嗽、屏气、用力排便，采取有效的预防便秘措施。②注意劳逸结合，在气胸痊愈后的 1 个月内，不进行剧烈运动，如打球、跑步等。③保持心情愉快，避免情绪波动。④劝导吸烟者戒烟。

（2）病情监测指导：告诉患者一旦出现突发性胸痛，随即感到胸闷、气促时，可能为气胸复发，应及时就诊。

第十三节 呼吸衰竭

知识点1：呼吸衰竭的概述 　　　　　　　　　　　副高：熟悉　正高：熟悉

呼吸衰竭简称呼衰，指各种原因引起的肺通气和/或换气功能严重障碍，以致在静息状态下亦不能维持足够的气体交换，导致低氧血症伴（或不伴）高碳酸血症，进而引起一系列病理生理改变和相应临床表现的综合征。由于临床表现缺乏特异性，明确诊断需依据动脉血气分析，若在海平面、静息状态、呼吸空气条件下，动脉血氧分压（PaO_2）低于60mmHg，伴或不伴二氧化碳分压（$PaCO_2$）高于50mmHg，并排除心内解剖分流和原发于心输出量降低等因素所致的低氧血症，即可诊断为呼吸衰竭。

知识点2：呼吸衰竭的病因 　　　　　　　　　　　副高：熟悉　正高：熟悉

呼吸过程由外呼吸、气体运输和内呼吸三个环节组成，当参与外呼吸（肺通气和肺换气）的任何一个环节发生严重病变，都可导致呼吸衰竭。

（1）气道阻塞性病变：气管支气管的炎症、痉挛、肿瘤、异物、纤维化瘢痕，如慢性阻塞性肺疾病、重症哮喘等，引起肺通气不足，或伴有通气/血流比例失调，导致缺氧和CO_2潴留，发生呼吸衰竭。

（2）肺组织病变：各种累及肺泡和/或肺间质的病变，如严重肺炎、肺气肿、肺水肿等，均可导致有效弥散面积减少、肺顺应性降低、通气/血流比例失调，造成缺氧或合并CO_2潴留。

（3）肺血管疾病：如肺栓塞、肺血管炎等可引起通气/血流比例失调，或部分静脉血未经过氧合直接流入肺静脉，导致呼吸衰竭。

（4）胸廓与胸膜病变：胸部外伤造成连枷胸、严重的自发性或外伤性气胸、脊柱畸形、大量胸腔积液或伴有胸膜肥厚与粘连、强直性脊柱炎、类风湿性脊柱炎等，均可影响胸廓活动和肺脏扩张，造成通气减少及吸入气体分布不均，导致呼吸衰竭。

（5）心脏疾病：如缺血性心脏病、严重心瓣膜病等可导致通气和换气功能障碍，从而导致缺氧和/或CO_2潴留。

（6）神经肌肉病变：如脑血管疾病、颅脑外伤、脑炎以及镇静催眠药中毒，可直接或间接抑制呼吸中枢。脊髓颈段或高位胸段损伤（肿瘤或外伤）、脊髓灰质炎、多发性神经炎、重症肌无力、有机磷中毒、破伤风以及严重的钾代谢紊乱，均可累及呼吸肌，造成呼吸肌无力、疲劳、麻痹，导致呼吸动力下降而引起肺通气不足。

知识点3：呼吸衰竭的发病机制 　　　　　　　　　副高：熟悉　正高：熟悉

以下5个主要机制，使通气和/或换气过程发生障碍，导致呼吸衰竭。临床上往往是多种机制并存。

（1）肺泡通气不足：肺泡通气量即有效通气量，正常成人静息时约为 4L/min。除死腔通气量增加可直接减少肺泡通气量外，凡能减弱呼吸的动力或增加胸壁与肺的弹性阻力或非弹性阻力的任何原因，都可以引起肺泡通气不足而导致呼吸衰竭。

（2）弥散障碍：肺泡与血流经肺泡–毛细血管膜进行气体交换的过程是一个物理性弥散过程。单位时间内气体的弥散量取决于肺泡膜两侧的气体分压差、肺泡的面积与厚度和气体的弥散常数。弥散常数又与气体的分子量和溶解度相关。此外，气体总弥散量还决定于血液与肺泡接触的时间。肺的病变引起弥散障碍可发生于肺泡膜面积减少，肺泡膜厚度增加，血液与肺泡接触时间过短。

（3）肺泡通气/血流比例失调：有效的换气不仅取决于肺泡膜面积与厚度、肺泡总通气量与血流量，还要求肺泡的通气与血流配合协调。肺部疾病时，肺的总通气量与总血流量有时可以正常，但通气与血流的分布不均匀以及比例的严重失调却可使患者不能进行有效的换气。这是肺部疾病引起呼吸衰竭最常见的机制。

（4）肺内动–静脉解剖分流增加：由于肺动脉内的静脉血未经氧合直接流入肺静脉，造成低氧血症，因此提高吸入氧浓度并不能改善缺氧。

（5）耗氧量增加：当各种原因导致耗氧量增加时，可使肺泡氧分压下降，此时需通过增加通气量防止缺氧，若同时伴有通气功能障碍，则会出现严重的低氧血症。

知识点 4：呼吸衰竭的分类　　　　　　　　　　　副高：熟悉　　正高：熟悉

（1）按动脉血气分析分类：①I型呼吸衰竭（缺氧型），仅有缺氧而无二氧化碳潴留，即 $PaO_2 < 60mmHg$，$PaCO_2$ 降低或正常。见于换气功能障碍（通气/血流比例失调、弥散功能损害和肺动–静脉分流）疾病。②II型呼吸衰竭（高碳酸血症型），既有缺氧，又有二氧化碳潴留，即 $PaO_2 < 60mmHg$，伴 $PaCO_2 > 50mmHg$。主要见于肺泡通气不足。

（2）按发病急缓分类：①急性呼吸衰竭：由于多种突发因素，导致通气和/或换气功能严重障碍，在短时间内引起呼吸衰竭。②慢性呼吸衰竭：多见于呼吸和神经肌肉系统的慢性疾病，导致呼吸功能损害逐渐加重，经过长时间发展为呼吸衰竭。

（3）按发病机制分类：①泵衰竭：由呼吸泵（驱动或制约呼吸运动的神经、肌肉和胸廓）功能障碍引起的通气功能障碍，表现为 II 型呼吸衰竭。②肺衰竭：由肺组织及肺血管病变或气道阻塞引起换气功能障碍，表现为 I 型或 II 型呼吸衰竭。

知识点 5：呼吸衰竭的临床表现　　　　　　　　　副高：掌握　　正高：掌握

（1）症状：①呼吸困难：是呼吸衰竭最早、最突出的症状，表现为呼吸浅促、点头、提肩呼吸，或出现"三凹征"。慢性呼衰表现为呼气性呼吸困难，严重时呼吸浅快；严重肺心病并发二氧化碳麻醉时，可出现浅慢呼吸；中枢性呼吸衰竭呈潮式或抽泣样呼吸。②发绀：是缺氧的典型表现，当动脉血氧饱和度（SaO_2）低于 90% 时，口唇、甲床等出现发绀。

发绀的程度与还原型血红蛋白含量相关，因此红细胞增多者发绀明显，而贫血患者则不明显。③精神-神经症状：多表现为智力或定向功能障碍。缺氧早期出现搏动性头痛，继而注意力分散，智力或定向力减退；随着缺氧程度的加重，逐渐出现烦躁不安、神志恍惚，进而嗜睡、昏迷。二氧化碳潴留常表现出先兴奋后抑制的症状，如多汗、烦躁不安、白天嗜睡、夜间失眠等兴奋症状；二氧化碳潴留加重时，中枢神经系统则表现出抑制作用，出现神志淡漠、肌肉震颤、间歇抽搐、昏睡、昏迷等，称为肺性脑病。④循环系统症状：二氧化碳潴留使外周浅表静脉充盈、皮肤潮红、温暖多汗。早期由于心输出量增多，患者心率增快、血压升高；后期出现周围循环衰竭、血压下降、心率减慢和心律失常。慢性缺氧和二氧化碳潴留引起肺动脉高压，发生右心衰竭，出现体循环淤血症状。⑤消化和泌尿系统表现：严重呼衰时可损害肝、肾功能，并发肺心病时出现尿量减少。部分患者可引起应激性溃疡而发生上消化道出血。

（2）体征：除原发病体征外，二氧化碳潴留主要表现为外周浅表静脉充盈，皮肤温暖、面色潮红、多汗，球结膜充血水肿。部分可见视盘水肿、瞳孔缩小、腱反射减弱或消失、锥体束征阳性等。

（3）并发症：严重呼吸衰竭可出现转氨酶、血尿素氮升高，甚至黄疸、蛋白尿、氮质血症等，肠黏膜水肿、糜烂、渗血，引起上消化道出血，少数可出现休克等。

| 知识点6：呼吸衰竭的辅助检查 | 副高：熟悉　正高：熟悉 |

（1）动脉血气分析：$PaO_2 < 60mmHg$，伴有或不伴有 $PaCO_2 > 50mmHg$，pH 正常或降低。

（2）影像学检查：胸部 X 线片、胸部 CT 和放射性核素肺通气/灌注扫描等可协助分析呼吸衰竭的原因。

（3）纤维支气管镜检查可以明确大气道情况和取得病理学证据。

（4）肺功能检查能判断通气功能障碍的性质及是否合并有换气功能障碍，并对通气和换气功能障碍的严重程度进行判断。

（5）其他检查：可有低血钾、高血钾、低血钠、低血氯等。血丙氨酸氨基转移酶与血浆尿素氮升高，尿中可出现尿蛋白、红细胞和管型。

| 知识点7：呼吸衰竭的治疗要点 | 副高：掌握　正高：掌握 |

呼吸衰竭总的治疗原则：加强呼吸支持，包括保持呼吸道通畅、纠正缺氧和改善通气；呼吸衰竭病因及诱因的治疗；加强一般支持治疗和对其他重要脏器功能的监测与支持。

（1）保持呼吸道通畅：无论何种原因引起的呼吸衰竭，保持呼吸道通畅是最基本、最重要的措施。①清除呼吸道分泌物及异物。②昏迷患者采用仰头提颏法打开气道并将口打开。③用支气管舒张药如 β₂肾上腺素受体激动药、糖皮质激素等缓解支气管痉挛。④建立人工气道。

（2）氧疗：不同类型的呼吸衰竭，其氧疗的指征和给氧方法不同。原则是Ⅰ型呼吸衰竭可给予较高浓度（>35%）吸氧；Ⅱ型呼吸衰竭应给予低浓度（<35%）持续吸氧。急性呼吸衰竭的给氧原则是在保证 PaO_2 迅速提高到 60mmHg 或脉搏血氧饱合度（SpO_2）达 90% 以上的前提下，尽量降低吸氧浓度。

（3）呼吸兴奋药的应用：①必须在保持气道通畅的前提下使用，否则会促发呼吸肌疲劳，并进而加重 CO_2 潴留。②脑缺氧、脑水肿未纠正而出现频繁抽搐者慎用。③患者的呼吸肌功能应基本正常。④不可突然停药。主要用于以中枢抑制为主所致的呼衰，不宜用于以换气功能障碍为主所致的呼衰。常用药物有尼可刹米、洛贝林、多沙普仑等。

（4）机械通气：无论何种类型的急性呼吸衰竭，进行机械通气的目的是给患者以氧合和通气支持，争取时间纠正引起呼吸衰竭的原因或使患者恢复至机械通气前的慢性稳定状态。不同类型的急性呼吸衰竭具有不同的机械通气治疗指征。

（5）病因治疗：感染是慢性呼吸衰竭急性加重的常见诱因，且呼吸衰竭常继发感染，因此需根据病原菌进行积极抗感染治疗。

（6）一般支持疗法：包括纠正酸碱平衡失调和电解质紊乱、加强液体管理、维持血细胞比容、保证充足的营养及能量供给等。

（7）重要脏器功能的监测与支持。

| 知识点8：呼吸衰竭的护理评估 | 副高：熟悉　正高：掌握 |

（1）评估患者发病的缓急，是否有慢性呼吸道疾病及呼吸道感染史。感染、高浓度吸氧、手术、创伤、使用麻醉药等可诱发呼吸衰竭。在评估患者一般状况时，还应注意发热、寒战、呼吸困难、肌肉抽搐等可增加耗氧量，使缺氧加重。

（2）评估患者呼吸困难的严重程度，是否发绀，有无精神神经症状，有无心律失常，有无消化道出血等。评估患者有无皮肤潮红和球结膜充血、水肿等情况。

（3）评估患者有无对呼吸困难产生焦虑或恐惧，有无对创伤的治疗如气管插管和气管切开等而加重焦虑甚至绝望的心理。

（4）评估患者及其家属对疾病的认知程度和对治疗的信心，了解患者家庭经济状况和社会支持情况。

| 知识点9：呼吸衰竭的护理诊断 | 副高：熟悉　正高：熟悉 |

（1）气体交换受损：与通气不足引起肺顺应性降低、呼吸肌无力、气道分泌物过多，不能维持自主呼吸等有关。

（2）清理呼吸道无效：与呼吸道感染、气道分泌物多而黏稠、呼吸肌无力及无效咳嗽等有关。

（3）意识障碍：与缺氧和二氧化碳潴留引起的中枢神经系统抑制有关。

（4）营养失调——低于机体需要量：与呼吸肌无力和呼吸道感染加重等而致食欲缺乏或胃肠道淤血有关。

（5）语言沟通障碍：与气管插管、气管切开，或脑组织缺氧和二氧化碳潴留抑制大脑皮质等有关。

（6）潜在并发症：重要器官缺氧性损伤、呼吸机相关性肺炎、上消化道出血。

知识点 10：呼吸衰竭的一般护理　　　　　　　　副高：熟练掌握　正高：熟练掌握

（1）休息与体位：明显低氧血症患者，应限制活动量，以活动后不出现呼吸困难和心率增快为宜。严重呼吸困难者，嘱绝对卧床休息。协助患者取半卧位或坐位，以利于增加通气量。注意室内空气清新、温暖，定时消毒，防止交叉感染。

（2）饮食护理：给予高热量、高蛋白、富含纤维素、易消化、少产气的饮食，避免辛辣、刺激性食物。使用面罩机械通气的患者，应在进食后休息 30 分钟再使用面罩，避免食物反流、呕吐引起吸入性肺炎，甚至窒息。必要时遵医嘱静脉补充营养。

知识点 11：呼吸衰竭的对症护理　　　　　　　　副高：熟练掌握　正高：熟练掌握

（1）通畅气道：改善通气，必须保持呼吸道通畅，及时清除痰液，清醒患者鼓励用力咳痰，对于痰液黏稠患者，要加强雾化稀释痰液，咳嗽无力者定时协助翻身、拍背，促进排痰。对昏迷患者可机械吸痰，保持呼吸道通畅；按医嘱应用支气管舒张药，如氨茶碱等。对病情重或昏迷患者气管插管或气管切开，使用人工机械呼吸器。

（2）皮肤护理：观察皮肤温度、湿度、颜色及完整性，定时翻身，防止压疮的发生。对受压部位垫气圈，局部皮肤进行按摩或贴保护膜保护。

知识点 12：呼吸衰竭氧疗的护理　　　　　　　　副高：熟练掌握　正高：熟练掌握

Ⅰ型呼吸衰竭患者需吸入较高浓度（$FiO_2 > 50\%$）氧气，使 PaO_2 迅速提高到 60mmHg 或 $SaO_2 > 90\%$。Ⅱ型呼吸衰竭患者一般在 $PaO_2 < 60$mmHg 时才开始氧疗，应给予低浓度（$< 35\%$）持续给氧，使 PaO_2 控制在 60mmHg 或 SaO_2 在 90% 或略高，以免因缺氧纠正过快，使外周化学感受器失去低氧血症的刺激而导致呼吸中枢抑制，反而会导致呼吸频率和幅度降低，加重缺氧和 CO_2 潴留。

常用的给氧法有鼻导管、鼻塞和面罩给氧。①鼻导管和鼻塞法：用于轻度呼吸衰竭和Ⅱ型呼吸衰竭的患者。由于吸入氧浓度不稳定，高流量时对局部黏膜有刺激，故氧流量不能大于 7L/min。②面罩给氧：普通面罩的氧流量在 5~8L/min，氧浓度为 40%~60%，适合于低氧血症比较严重的Ⅰ型呼吸衰竭患者；无重吸面罩吸入的是纯氧，常用于有严重低氧血症，呼吸状态极不稳定的Ⅰ型呼吸衰竭患者；文丘里面罩吸入的是空气与氧气的混合气体，可以按需调节氧浓度，适用于慢阻肺引起的呼吸衰竭。

氧疗过程中应注意观察氧疗效果，如吸氧后呼吸困难缓解、发绀减轻、心率减慢，表示氧疗有效；如意识障碍加深或呼吸过度表浅、缓慢，可能为二氧化碳潴留加重，应根据动脉血气分析结果和患者的临床表现，及时调整吸氧流量或浓度，保证氧疗效果，防止氧中毒和二氧化碳麻醉。

氧疗时应注意保持吸入氧气的湿化和加温，以免吸入干冷的氧气对呼吸道黏膜产生刺激作用，并促进气道黏液栓形成。输送氧气的导管、面罩、气管导管等应妥善固定，使患者舒适；保持其清洁与通畅，定时更换消毒，防止交叉感染。向患者及其家属说明氧疗的重要性，嘱其勿擅自停止吸氧或变动氧流量。

知识点 13：呼吸衰竭的用药护理　　副高：熟练掌握　　正高：熟练掌握

（1）按医嘱选择使用有效的抗生素控制呼吸道感染；按医嘱使用呼吸兴奋药（如尼可刹米、洛贝林等）。

（2）注意观察用药后反应，防止药物过量。对烦躁不安、夜间失眠患者，慎用镇静药，以防引起呼吸抑制。

（3）静脉滴入药物时速度不宜过快，注意观察呼吸节律、频率、神志及动脉血气的变化，如出现恶心、呕吐、烦躁、面色潮红、皮肤瘙痒等现象，需减慢滴速。

知识点 14：呼吸衰竭的病情观察及防治并发症　　副高：熟练掌握　　正高：熟练掌握

（1）病情观察：密切注意生命体征及神志改变，随时发现病情变化，及时报告医师。及时发现肺性脑病及休克；加强安全防范措施。因缺氧和二氧化碳潴留导致患者烦躁不安等意识障碍。人工气道的建立和机械通气的使用可能导致气道或肺损伤等，故护理人员应密切观察患者的动态，加强安全防范措施，如加床栏等，以防受伤。密切观察并记录 24 小时出入液量。缺氧、二氧化碳潴留、酸中毒、低血压等均可导致尿量减少。注意胃液、尿量及粪便颜色，及时发现上消化道出血。

（2）预防并发症

1）上消化道出血：严重缺氧和二氧化碳潴留患者，应根据医嘱服用硫糖铝以保护胃黏膜，预防上消化道出血，同时予以充足热量及高蛋白、易消化、少刺激、富含维生素饮食。注意观察呕吐物和粪便情况，出现黑便时，予以温凉流质饮食；出现呕血时，应暂禁食，并静脉输入西咪替丁、奥美拉唑（洛赛克）等预防并发症。

2）预防感染：使用机械通气的患者，无禁忌证者应保持床头抬高 30°~45°。加强口腔和皮肤护理。定期给患者拍背，促进痰液引流，鼓励清醒患者深呼吸、咳嗽、保持呼吸道通畅，以预防肺部感染。留置导尿管的患者要注意保持导尿道通畅，每天清洁尿道口，尽早拔除导尿管，以防止泌尿系感染。

知识点 15：呼吸衰竭的心理护理　　副高：熟练掌握　　正高：熟练掌握

呼吸衰竭患者因呼吸困难、预感病情危重、可能危及生命，常会产生紧张、焦虑情绪。

应多了解和关心患者的心理状况，特别是建立人工气道和使用机械通气的患者，应经常巡视，让患者说出或写出引起或加重焦虑的原因，指导患者应用放松、分散注意力和引导性想象技术，以缓解紧张和焦虑情绪。

知识点 16：呼吸衰竭的健康指导　　　　　　　　　副高：掌握　正高：掌握

（1）疾病知识指导：向患者及其家属讲解疾病的发生、发展和转归。可借助简易图片进行讲解，使患者理解康复保健的意义与目的。与患者一起回顾日常生活中所从事的各项活动，根据患者的具体情况指导患者制订合理的活动与休息计划，教会患者避免耗氧量较大的活动，并在活动过程中增加休息。指导患者合理安排膳食，加强营养，改善体质。避免劳累、情绪激动等不良因素刺激。

（2）康复指导：教会患者有效呼吸和咳嗽咳痰技术，如缩唇呼吸、腹式呼吸、体位引流、拍背等方法，提高患者的自我护理能力，延缓肺功能恶化。指导并教会患者及其家属合理的家庭氧疗方法及注意事项。鼓励患者进行耐寒锻炼和呼吸功能锻炼，如用冷水洗脸等，以提高呼吸道抗感染的能力。避免吸入刺激性气体，劝告吸烟患者戒烟。告诉患者尽量少去人群拥挤的地方，避免与呼吸道感染者接触，减少感染的机会。

（3）用药指导与病情监测：出院时应将患者使用药物的剂量、用法和注意事项告诉患者，并写在纸上交给患者以便需要时使用。若有气促、发绀加重等变化，应尽早就医。

第十四节　急性呼吸窘迫综合征

知识点 1：急性呼吸窘迫综合征的概述　　　　　　　副高：熟悉　正高：熟悉

急性呼吸窘迫综合征（ARDS）是指由心源性以外的各种肺内、肺外致病因素导致的急性、进行性呼吸衰竭。其主要病理特征为由于肺微血管通透性增高，肺泡渗出富含蛋白质的液体，进而导致肺水肿及透明膜形成，可伴有肺间质纤维化。病理生理改变以肺容积减少、肺顺应性降低和严重通气/血流比例失调为主。临床表现为呼吸窘迫和顽固性低氧血症，肺部影像学表现为非均一性的渗出性病变。

知识点 2：急性呼吸窘迫综合征的病因　　　　　　　副高：熟悉　正高：熟悉

引起急性呼吸窘迫综合征的原因或高危因素很多，可分为肺内因素（直接因素）和肺外因素（间接因素）。

（1）肺内因素：是指对肺的直接损伤，包括：①化学性因素，如吸入毒气、烟尘、胃内容物及氧中毒等。②物理性因素，如肺挫伤、放射性损伤等。③生物性因素，如重症肺炎。

（2）肺外因素：包括严重休克、感染中毒性疾病、严重非胸部创伤、大面积烧伤、大量输血、急性胰腺炎、药物或麻醉品中毒等。

知识点3：急性呼吸窘迫综合征的发病机制	副高：熟悉　正高：熟悉

急性呼吸窘迫综合征的发病机制不十分清楚。目前趋向认为：多种损伤因素除可能直接对肺部进行打击外，还可激发机体产生全身炎症反应综合征（SIRS），包括细胞和液体两方面的因素，由此产生大量的细胞因子和炎症介质可对全身各脏器的细胞产生广泛破坏，导致多器官功能障碍综合征（MODS），多器官功能障碍综合征的持续进展最终发展为多器官衰竭（MOF）。肺作为全身炎症反应综合征受损的器官之一，则表现为急性肺损伤（ALI）。急性肺损伤是多器官功能障碍综合征的组成部分及其在肺部的表现，而急性呼吸窘迫综合征是急性肺损伤动态演变的严重后果，两者并不孤立于其他器官系统而独立发生，而是与其他器官组织的病变相互联系和相互作用，其相互联系和作用的基础即是全身炎症反应综合征。故在对急性呼吸窘迫综合征进行诊治时应树立动态的和整体的观念。

知识点4：急性呼吸窘迫综合征的病理	副高：熟悉　正高：熟悉

ARDS 的主要病理改变为肺广泛充血、水肿和肺泡内透明膜形成，病理过程可分为三个阶段：渗出期、增生期和纤维化期，常重叠存在。

（1）渗出期：见于发病后第 1 周，肺组织的大体表现为呈暗红或暗紫红的肝样变，可见水肿、出血。重量明显增加，切面有液体渗出，故有"湿肺"之称。显微镜下早期可见微血管充血、出血和微血栓以及肺间质和肺泡内出现蛋白质水肿液和炎症细胞浸润等情况；72 小时后由血浆蛋白凝结、细胞碎化、纤维素形成透明膜，伴灶性或大片肺泡萎陷不张，在急性渗出期可见 Ⅰ 型肺泡上皮细胞受损坏死。

（2）增生期：损伤后 1~3 周，逐渐过渡到增生期和纤维化期，可见 Ⅱ 型肺泡上皮细胞和成纤维细胞增生覆盖剥落的基底膜，肺泡囊和肺泡管可见纤维化、肌性小动脉出现纤维细胞性内膜增生，导致血管腔面积减少。

（3）纤维化期：生存超过 3~4 周且出现了肺泡隔和器官壁广泛增厚的患者，主要的临床表现为散在分隔的胶原结缔组织增生并且会导致弥漫性不规则纤维化的产生。此外，患者的肺血管床还会发生广泛管壁纤维增厚以及动脉变形扭曲等情况，而且就算是因为非感染性疾病造成的急性呼吸窘迫综合征，后期也很难避免合并肺部感染，常见表现为组织坏死以及微小脓肿。

知识点5：急性呼吸窘迫综合征的临床表现	副高：掌握　正高：掌握

（1）症状：除原发病的症状和体征外，常在受到发病因素攻击（如严重创伤、休克、误吸胃内容物等）后 72 小时内发生，主要表现为突发性进行性呼吸困难、发绀，常伴有烦躁、焦虑、出汗等。呼吸的特点为呼吸深快、用力，伴明显的发绀，且常规氧疗不能改善，亦不能用其他原发心肺疾病（如气胸、肺气肿、肺不张、肺炎、心力衰竭）解释。

（2）体征：早期体征可无异常，中期闻及双肺细啰音，后期可闻及水泡音及管状呼吸音。

知识点6：急性呼吸窘迫综合征的辅助检查　　　　　　　　副高：熟悉　正高：熟悉

（1）胸部 X 线：X 线胸片表现以演变快速多变为特点。早期可无异常，或呈轻度间质改变，表现为边缘模糊的肺纹理增多，继之出现斑片状，以致融合成大片状浸润阴影，大片状浸润阴影中可见支气管充气征。其演变过程符合肺水肿的特点，快速多变，后期出现肺间质纤维化的改变。

（2）动脉血气分析：典型表现为 PaO_2 降低，$PaCO_2$ 降低和 pH 升高，后期可出现 $PaCO_2$ 升高和 pH 降低。肺氧合功能指标包括肺泡-动脉氧分压差 $[P_{(A_a)}O_2]$、肺内分流（Q_s/Q_T）、呼吸指数 $[P_{(A_a)}O_2/PaO_2]$、氧合指数（PaO_2/FiO_2，以 PaO_2 的 mmHg 值除以吸入氧浓度 FiO_2 获得）等，其中氧合指数（PaO_2/FiO_2）是急性呼吸窘迫综合征诊断的必要条件，正常值为 $400\sim500$ mmHg；急性呼吸窘迫综合征时，$PaO_2/FiO_2 \leqslant 300$ mmHg。

（3）床边肺功能检测：肺顺应性降低，无效腔通气量比例（V_0/V_T）增加，但无呼气流速受限。顺应性的改变对严重性和疗效判断有一定的意义。

（4）血流动力学监测：通常仅用于与左心衰竭鉴别有困难时。肺毛细血管楔压（PCWP）一般 <12 cmH$_2$O，若 >18 cmH$_2$O，则支持左心衰竭的诊断。

知识点7：急性呼吸窘迫综合征的治疗要点　　　　　　　　副高：掌握　正高：掌握

急性呼吸窘迫综合征的治疗原则包括积极治疗原发病、氧疗、机械通气、调节液体平衡和加强营养支持。

（1）积极治疗原发病：是治疗急性呼吸窘迫综合征的首要原则和基础，应积极寻找原发病灶并予以彻底治疗。原因不能明确时，都应怀疑感染的可能，治疗上宜选择广谱抗生素。

（2）氧疗：一般需要用面罩进行高浓度（ $>50\%$ ）给氧，使 $PaO_2 \geqslant 60$ mmHg 或 $SaO_2 \geqslant 90\%$ 。

（3）机械通气：急性肺损伤阶段的患者可试用无创正压通气，无效或病情加重时应尽早行有创机械通气，以提供充分的通气和氧合，支持器官功能。

（4）液体管理：为了减轻肺水肿，需要以较低的循环容量来维持有效循环，保持双肺相对"干"的状态。在血压稳定的前提下，出入液体量宜呈轻度负平衡。适当利尿药可以促进肺水肿的消退。大量出血患者必须输血时，最好输新鲜血。

（5）营养支持与监护：宜早期开始胃肠营养。患者应安置在重症监护病房（ICU），严密监测呼吸、循环，水、电解质、酸碱平衡等，以便及时调整治疗方案。

（6）其他治疗：糖皮质激素、表面活性物质替代治疗、吸入一氧化氮等可能有一定的价值。

知识点8：急性呼吸窘迫综合征的护理评估　　　　　　副高：熟悉　正高：掌握

（1）健康史：询问患者有无原发病，如感染、外伤、大手术、中毒等，了解上述情况出现的时间，了解患者的呼吸状况。

（2）身体状况：①生命体征、意识状态、皮肤颜色、四肢肌张力等。②呼吸方式、胸腹运动、呼吸节律、有无三凹征、呻吟等。③营养状况、皮肤弹性等。

（3）心理-社会状况：急性呼吸窘迫综合征起病急，病情发展快，患者表现为进行性的呼吸窘迫，常伴有焦虑、烦躁等情绪，进而加重缺氧状态。护理人员在评估患者生理状况的同时，应重视患者的心理反应。家属的心理反应与患者是相似的，应注意治疗过程中与患者家属沟通。

知识点9：急性呼吸窘迫综合征的护理诊断　　　　　　副高：熟悉　正高：熟悉

（1）气体交换受损：与疾病所致肺换气功能障碍有关。

（2）清理呼吸道无效：与分泌物增多、痰液黏稠有关。

（3）语言沟通障碍：与人工气道影响患者说话有关。

（4）恐惧/焦虑：与病情、入住ICU及担心预后有关。

（5）生活自理能力缺陷：与长期卧床或气管插管有关。

（6）营养失调——低于机体需要量：与慢性疾病消耗有关。

（7）有皮肤完整性受损的危险：与长期卧床有关。

知识点10：急性呼吸窘迫综合征的一般护理　　　　副高：熟练掌握　正高：熟练掌握

（1）给予舒适体位：取半坐位或坐位；绝对卧床休息，尽量减少自理活动和不必要的操作。

（2）促进有效通气：指导患者深呼吸及呼吸体操的运动，如压腹呼吸等。

（3）营养支持：鼓励清醒患者进食，给予高蛋白质、高脂肪、糖类、多维生素、纤维素丰富的饮食，不能进食者给予鼻饲营养，成年人每天补充液体2500~3000ml，每次鼻饲前应吸净痰液，抬高床头45°或半坐位，抽吸胃液观察消化情况，未消化者暂不喂食；每次入量200~250ml，进食半小时内尽量不要吸痰，以免食物反流，造成吸入性肺炎。

（4）口腔护理：应用生理盐水、呋喃西林溶液、碳酸氢钠等进行口腔护理，每天3~4次；应注意观察口腔有无真菌感染、黏膜溃疡等，并给予相应处理。

（5）皮肤护理：应定时翻身，密切观察皮肤的颜色、湿度、温度等，受压处定时局部按摩或睡气垫床促进血液循环。

知识点11：急性呼吸窘迫综合征的急救护理　　副高：熟练掌握　正高：熟练掌握

（1）急救原则是迅速给氧，提高氧气吸入量，适当扩张小呼吸道和肺泡，增加功能残气量，保证液体平衡，积极治疗原发病，保持呼吸道通畅，必要时建立人工呼吸道，进行机械通气治疗。一般需要高浓度给氧，或面罩给氧，使PaO_2迅速提高至$60~80mmHg$或$SaO_2 > 90\%$。

（2）机械通气：急性呼吸窘迫综合征机械通气的指标尚无统一标准，但一旦诊断成立，应尽早进行机械通气治疗。①机械通气期间要严密监测呼吸机工作状况，根据患者病情变化及时判断和排除故障，保证有效通气。②密切注意患者自主呼吸频率、节律是否与呼吸机同步；观察实际吸入气量、有效潮气量，同时观察漏气量、吸气压力水平等指标。③如患者安静，表明自主呼吸与呼吸机同步；如出现烦躁，则自主呼吸与呼吸机不同步，或由于通气量不足或痰液堵塞，应及时清除痰液或调整通气量。

（3）保持呼吸道通畅，促进痰液的引流排出：观察痰的颜色、量、气味及实验室痰液检查的结果，并及时做好记录，准确留取痰液标本，利于调整治疗方案。①指导并协助患者深呼吸及有效咳嗽、咳痰。②协助体位引流，翻身叩背2~3小时1次。③降低痰液黏度，如口服化痰药、雾化吸入等。④补充水分，嘱患者多饮水及静脉输液。⑤必要时吸引器吸引或纤维支气管镜下吸出分泌物。

（4）病情观察：注意患者的呼吸、体温、脉搏、血压、神志变化及尿量等。维持适当的液体平衡：在血压稳定的前提下，出入液量宜轻度负平衡；需要输血时，最好用新鲜血，以免微血栓而加重急性呼吸窘迫综合征。

（5）血气监测：准确及时抽取动脉血气，及时了解病情的进展及好转程度。

知识点12：急性呼吸窘迫综合征的心理护理　　副高：熟练掌握　正高：熟练掌握

急性呼吸窘迫综合征患者因呼吸困难、预感病情危重、可能危及生命，常有紧张、焦虑、恐惧等情绪，且急性呼吸窘迫综合征患者的病死率较高，因此医护人员应多关心患者的心理状况，注意心理情绪的变化，积极与患者沟通，了解其心理需求，提供必需的帮助，做好健康宣教工作，缓解疾病给患者带来的压力，指导患者放松、分散注意力，减轻症状，提高生活质量，延长生存时间。

知识点13：急性呼吸窘迫综合征的健康指导　　副高：掌握　正高：掌握

（1）积极预防上呼吸道感染，避免受凉和过度劳累。

（2）适当锻炼身体，劳逸结合，保持生活规律，增强机体抵抗力。

（3）注意营养均衡，以高蛋白、高纤维素、低盐饮食为主，吸烟者需戒烟。

（4）避免到人多的场合活动，以防发生交叉感染。

（5）遵医嘱长期正确用药，切忌自用、自停药物。

（6）若有咳嗽加重、痰液增多和变黄、气促加重等，应尽早就医。

第十五节 机械通气的护理

知识点1：机械通气的概述	副高：掌握 正高：掌握

机械通气是在患者自然通气和/或氧合功能出现障碍时运用器械（主要是呼吸机）使患者恢复有效通气并改善氧合的方法。机械通气是严重呼吸衰竭患者患病期间的一种呼吸支持方法，它不是一种病因治疗，因此不能治愈疾病，临床应用主要目的：改善肺的气体交换；缓解呼吸窘迫；改善压力-容量关系；有利于肺和气道的愈合。根据是否建立人工气道分为有创机械通气和无创机械通气。前者是指通过建立人工气道（经鼻或口气管插管、气管切开）进行机械通气的方式。后者是指不经人工气道（如气管插管等）进行的机械通气方式，包括气道内正压通气和胸外负压通气。

一、有创机械通气

知识点2：有创机械通气的适应证	副高：掌握 正高：掌握

（1）阻塞性通气功能障碍：如慢性阻塞性肺疾病（COPD）急性加重、哮喘急性发作等。

（2）限制性通气功能障碍：如间质性肺疾病、神经肌肉病变、胸廓畸形等。

（3）肺实质病变：如急性呼吸窘迫综合征（ARDS）、重症肺炎、严重的心源性肺水肿。

（4）心肺复苏：任何原因引起的心搏、呼吸骤停进行心肺复苏时。

（5）需强化气道管理：如需保持呼吸道通畅、防止窒息和使用某些呼吸抑制药物时。

（6）预防性机械通气：如心、胸外科手术短期保留机械通气以帮助患者减轻因手术创伤而加重的呼吸负担，减轻心肺和体力上的负担，促进术后恢复。

知识点3：有创机械通气的使用指征	副高：掌握 正高：掌握

目前尚无统一的标准，如有下列情况存在时，宜尽早建立人工气道，进行机械通气：①严重呼吸衰竭和 ARDS 患者经积极治疗，情况无改善甚至恶化者。②呼吸型态严重异常：成人呼吸频率 $>35\sim40$ 次/分或 $<6\sim8$ 次/分，或呼吸不规则、自主呼吸微弱或消失。③意识障碍。④严重低氧血症，$PaO_2 \leqslant 50mmHg$，且经过高浓度氧疗仍 $\leqslant 50mmHg$。⑤$PaCO_2$ 进行性升高，pH 动态下降。

知识点4：有创机械通气的禁忌证	副高：掌握 正高：掌握

机械通气治疗无绝对禁忌证。正压通气的相对禁忌证如下。

（1）未经引流的气胸和纵隔气肿：气胸患者接受机械通气治疗，易发生张力性气胸，而张力性气胸患者如接受机械通气治疗，则会进一步恶化。因此，这类患者在接受机械通气前或同时，必须采取胸腔闭式引流。

（2）伴有肺大疱的呼吸衰竭：肺大疱患者接受机械通气时，大疱内压力可升高而引起疱破裂，引起张力性气胸。这类患者使用呼吸机应注意患者肺大疱的程度、范围及是否有气胸病史，正压通气的压力应尽可能低，而且在机械通气过程中，应密切注意观察患者生命体征和肺部体征，以防发生气胸。一旦发生气胸，应立即进行胸腔闭式引流。

（3）大咯血及严重肺出血：大咯血或误吸引起窒息原则不宜立即进行机械通气，因为机械通气会将血块或误吸物质压入小气道引起阻塞性肺不张，应先吸出血液或误吸物后再进行机械通气。对于有持续出血应采取头低位通气，防止血液流入小气道。

（4）低血容量性休克未补足血容量者：原则上低血容量性休克未纠正前应列为禁忌，机械通气使胸腔内压力升高，导致静脉回流减少，心脏前负荷降低，其综合效应是心输出量降低，血压降低。血管容量相对不足或对前负荷较依赖的患者尤为突出。当必须进行机械通气时，应采取低压通气及应用升压药维持血压。

知识点 5：机械通气的实施　　　　　　　　副高：掌握　正高：掌握

（1）人机连接方式：①气管插管：有经口和经鼻插管两种途径。对于不需要长时间插管者，可选经口插管。但清醒者难以耐受和配合，又不利于口腔清洁护理。需较长时间呼吸机治疗者，可选用经鼻插管。经鼻插管患者耐受性好，且固定牢固，有利于口腔护理。但经鼻插管在操作中易损伤鼻黏膜导致出血，长时间使用容易产生胃胀气。②气管切开：适用于需长期使用机械通气；已行气管插管 2 天，但仍不能顺利吸除气管内分泌物；因上呼吸道阻塞、狭窄、头部外伤等，气管插管无法进行；对咽部做放射治疗，为避免以下的呼吸道放射性损伤而采取的预防措施；痰液不易咳出、无力咳痰，气管切开能更好地处理气道分泌物和提供有效的辅助通气。

（2）通气模式：①持续强制通气。②间歇强制通气和同步间歇强制通气。③压力支持通气。④持续气道正压。

（3）通气参数设置：①吸入氧浓度：选择范围为 21%~100%，但当 FiO_2 大于 50% 时，应警惕氧中毒。②潮气量（V_T）：潮气量过大可导致气道压过高和肺泡过度扩张，诱发呼吸机相关性肺损伤，因此目前倾向于选择较小的潮气量，一般 8~10ml/kg。③呼吸频率（RR）：阻塞性通气功能障碍的患者宜用缓慢的频率，一般 12~20 次/分，有利于呼气；而 ARDS 等限制性通气功能障碍的患者选用较快的呼吸频率，配以较小的潮气量，有利于减少由克服弹性阻力所做的功和对心血管系统的不良影响。④吸/呼时间比（I/E）：一般为 1/2，阻塞性通气功能障碍的患者可延长呼气时间，使 I/E 小于 1/2，有利于气体排出；而 ARDS 患者可增大 I/E，甚至采用反比通气（I/E＞1，即吸气时间长于呼气时间）。⑤呼气末正压（PEEP）：原则是选择使肺顺应性和氧运输达到最大、FiO_2 达到最低、对循环无不良影响的最小 PEEP 值。一般在 5~10cmH₂O。若大于 15~20cmH₂O，可使胸腔内压力上升而致回心血量减少，心输出量下降。⑥报警参数：无呼吸报警、高呼吸频率报警、低容量报警、压力限制报警。

知识点6：气管插管和机械通气的准备　　　　　　　　副高：掌握　正高：掌握

（1）确保氧供：多数需进行机械通气的患者常在紧急情况下实施，患者常处于严重低氧血症甚至生命垂危状态，因此在等待气管插管、建立人工气道和机械通气之前，需保持气道通畅（体位或放置口咽通气道），当普通高浓度氧疗不能使患者的 PaO_2 或 SaO_2 达到维持生命的水平，需用面罩和简易呼吸器接100%的纯氧进行人工通气，以维持适当氧供和通气，确保生命安全。

（2）物品准备：床边备齐气管插管用品、呼吸机，呼吸机用供氧、供气设备，抢救车、吸引器，确保用物完整、功能良好。按规程连接呼吸机导管，并接模拟肺，开机检查呼吸机功能完好后，按病情需要和医嘱设置通气参数。并通知放射科做床边X线胸片。

（3）患者准备

1）心理准备：由于严重呼吸困难、生命垂危、对机械通气的效果和安全性不了解等因素，清醒患者常有焦虑和恐惧心理，因此，需用简单易懂的语言向患者解释气管插管和机械通气的目的和操作过程，尤其要告诉患者插管时和插管后不能说话，并指导患者如何配合及如何以非言语方式表达其需要。有家属在场时，需向家属进行必要的解释，缓解家属的焦虑情绪。同时要告诉患者及家属这是改善呼吸困难的临时治疗措施。

2）体位准备：将床头移开距墙60~80cm，取下床头板，使插管医师能够站在患者的头侧进行气管插管操作。给患者取平卧位，去枕后仰，必要时肩下垫小垫枕，使口轴线、咽轴线和喉轴线尽量呈一直线。

知识点7：气管插管时的配合　　　　　　　　　　　　副高：掌握　正高：掌握

（1）监测：监测患者的生命体征和缺氧状况，注意有无心律失常和误吸发生。

（2）确保通气和氧供：如插管时间超过30秒尚未成功，需提醒插管医师暂停插管，用简易呼吸器和面罩进行人工通气给氧，防止因严重低氧血症导致心搏、呼吸骤停。

（3）吸痰：医师插管时，护理人员立即将准备好的吸痰管与吸引器连接好，传递给医师，及时吸出咽喉部的痰液、分泌物、血液等，保持呼吸道通畅，便于插管顺利进行。

（4）判断气管插管位置：气管插管插入后，需立即检查气管插管的位置是否正确、恰当。最常用的方法是听诊法，用简易呼吸器加压送气，先听诊胃部是否有气过水声（如有，说明误插入食管），需防止反复送气听诊造成胃过度充气。如无气过水声，再听诊双肺有无呼吸音、是否对称。判断气管插管位置最准确的方法是监测呼出气二氧化碳波形的改变。

（5）固定和连机：确保气管插管位置正确后，医师用手固定气管导管及牙垫，护理人员用备好的长胶布妥善固定导管及牙垫。清除气道内分泌物，接上呼吸机开始机械通气。测量插管末端到牙齿的距离，并记录。

（6）X 线胸片证实插管位置：患者的通气和氧供得到保障后，需拍摄床边 X 线胸片，确定插管位置是否在隆突上 1~2cm。

| 知识点 8：机械通气的监护 | 副高：掌握　正高：掌握 |

（1）呼吸系统：①监测血氧饱和度：在机械通气过程中，血氧饱和度（SaO_2）的监测非常重要，一般保证血氧饱和度在 90% 以上，才能保持机体得到较为充足的氧。低于 90% 容易造成组织缺氧，说明通气效果不理想。②监测呼吸：监测有无自主呼吸，自主呼吸与呼吸机是否同步，呼吸的频率、节律、幅度、类型及两侧呼吸运动的对称性。开始应每隔 30~60 分钟听诊肺部，如患者呼吸频率异常减慢（<10 次/分钟）或增快（>24 次/分钟），均是疾病或呼吸机异常引起的具体病理生理变化。应注意寻找原因，包括呼吸机参数设置是否合理等。③呼吸道分泌物：仔细观察分泌物的色、质、量和黏稠度，为肺部感染的治疗和气道护理提供主要依据。④胸部 X 线检查：可及时发现肺不张、呼吸机所致肺损伤、呼吸机相关性肺炎等机械通气引起的并发症，亦可了解气管插管的位置。⑤动脉血气分析：是监测机械通气治疗效果最重要的指标之一，有助于判断血液的氧合状态、指导呼吸机参数的合理调节和判断机体的酸碱平衡情况，结合呼吸状态的监测可判断肺内气体交换的情况。⑥呼气末 CO_2 浓度：用于评价通气效果。呼出气 CO_2 浓度在呼气末最高，接近肺泡气水平。如呼气末 CO_2 浓度为 4.5%~5.0%，表示通气恰当；<4.5% 为通气过度；>5% 则表示通气不足。

（2）循环系统：正压通气使肺扩张可反射性引起副交感神经兴奋、心输出量下降，导致血压下降，心率加快，甚至心律失常。因此，机械通气的患者应注意监测心率、心律和血压的变化。

（3）体温：机械通气的患者因感染机会增加，常可并发感染，使患者体温升高。由于发热又可增加耗氧和 CO_2 的产生，故应根据体温升高的程度酌情调节通气参数，并适当降低湿化器的温度以增加呼吸道的散热作用。

（4）意识状态：机械通气后患者意识障碍程度减轻，表明通气状况改善；若患者出现烦躁不安、自主呼吸与呼吸机不同步，多为通气不足所致，应积极寻找病因，必要时给予镇痛镇静。如患者病情一度好转后突然出现兴奋、多语，甚至抽搐，应警惕呼吸性碱中毒。

（5）液体出入量：观察和记录 24 小时液体出入量，尿量能较好地反映肾血液灌注，间接反映心输出量的变化，如尿量增多，水肿逐渐消退，说明经机械通气后低氧血症和高碳酸血症缓解，肾功能改善。若尿量减少或无尿，要考虑体液不足、低血压和肾功能不全等原因。

（6）腹部情况：可因气囊漏气使气体反流入胃或长时间卧床不动、使用镇静药或低钾血症等造成肠蠕动减慢，导致腹胀，因此应观察有无腹部胀气和肠鸣音减弱。腹胀严重需遵医嘱给予胃肠减压。同时要观察呕吐情况，若呕吐咖啡色胃内容物或出现黑便，要警惕应激性溃疡引起上消化道出血，必要时做大便隐血试验。

（7）皮肤、黏膜：观察气管插管或气管切开周围皮肤、黏膜的颜色、疼痛情况，皮肤刺激征象和局部引流情况，及时发现并处理口腔溃疡、继发性真菌感染或伤口感染。注意患者皮肤的颜色、弹性及温度，了解缺氧和 CO_2 潴留改善情况，如皮肤潮红、多汗、浅表静脉充盈，提示仍有 CO_2 潴留；观察有无皮下气肿，出现时常与气胸、气管切开有关。

知识点9：呼吸机参数及功能的监测 副高：掌握 正高：掌握

（1）通气参数：定时检查呼吸机各项通气参数是否与医嘱要求设定的参数值一致，至少每班检查1次。

（2）报警参数：每班检查各项报警参数的设置是否恰当，报警器是否处于开启状态、报警的音量是否恰当等。报警时，及时分析报警的原因并进行及时有效的处理。如气道压力突然升高常见于咳嗽、痰液过多或黏稠阻塞气道，或输入气体管道扭曲、受压等；气道压力过低报警多与气体管道衔接不紧、气囊漏气或充盈不足有关。

知识点10：机械通气的气道管理 副高：掌握 正高：掌握

（1）吸入气体需加温和湿化：气管插管或气管切开的患者失去了上呼吸道的温、湿化功能，分泌物排除不畅，易发生气道阻塞、肺不张、继发感染等，因此机械通气时需使用加温加湿器，维持吸入气体的温度在 $32\sim36℃$，相对湿度 100%。常用蒸汽加温湿化的方法，即将水加热后产生蒸汽混入吸入气中，达到加温和加湿作用，一般呼吸机均有此装置。注意湿化罐内只能加无菌蒸馏水，禁用生理盐水或加入药物，因为溶质不蒸发，将在罐内形成沉淀。湿化罐内水量要恰当，尤其要注意防止水蒸干，因为干热的气体进入气道比冷空气更为有害。

（2）气道内分泌物的吸引：正压通气患者不能进行有效咳嗽，必须借助机械吸引来消除呼吸道内分泌物，维持气道通畅。抽吸时应注意：采用合适的吸痰管，吸痰管的外径应小于气管内导管内径的 $1/2$，长度为 $40\sim50cm$，吸引负压不超过 $50mmHg$；无菌操作手法正确。在上提吸痰管时进行左右旋转式抽吸，每次抽吸时间不超过15秒，一般两次抽吸间隔时间在3分钟以上。吸引频率根据分泌物量而定，通常每 $0.5\sim2$ 小时吸引一次；分泌物黏稠者吸痰前向气道内注入 $3\sim5ml$ 生理盐水后再吸引；严重缺氧者在吸引前应适当增加 FiO_2 和通气量。总之，既要借助吸引保持气道通畅，又要防止因吸引方法不当而产生的气道黏膜损伤、肺不张、缺氧及支气管痉挛等不良后果。

（3）呼吸治疗：①雾化吸入：通过呼吸机本身雾化装置，雾化给予 β_2 受体激动药和糖皮质激素等药物，以扩张支气管。②气管内滴入生理盐水或蒸馏水，以稀释和化解痰液。每次注入液体量不超过 $3\sim5ml$，每 $30\sim60$ 分钟1次。③定期翻身和进行胸部叩击，至少每 $2\sim3$ 小时一次，采取平卧或左/右侧卧位，促进痰液引流，预防肺部并发症的发生。

（4）确保气管插管位置正确：患者活动、翻身、咳嗽、恶心、呕吐等可使气管插管移位，因此，每班应测量末端到牙齿的距离，并与原来的数据比较，每次在上述活动后应观察有无气管插管移位。每天应拍摄床边X线胸片，确保气管插管位置的正确。

（5）维持适当气囊压：气管插管气囊压需进行持续监测，使其维持在 $20\sim30cmH_2O$ 范围内，以防止气囊压力不够造成通气不足和误吸，或气囊压力过高造成气管黏膜受压过度，影响血液循环，造成黏膜损伤，甚至坏死。活动、吸痰、咳嗽等均可影响气囊压力，因此持续监测并调整气囊压力非常重要。

（6）气管切开护理：每天更换气管切开处敷料和清洁气管内套管 1~2 次，防止感染。

（7）防止意外：①妥善固定，防止移位、脱出：气管插管或气管切开套管要固定牢固，每天测量和记录气管插管外露的长度。②及时倾倒呼吸机管道中的积水，防止误吸入气管内引起呛咳和肺部感染。

| 知识点 11：机械通气的生活护理 | 副高：掌握　正高：掌握 |

机械通气的患者完全失去生活自理能力，需随时评估并帮助患者满足各项生理需要，如采用鼻饲供给足够的热量，不限水的患者需补充足够的水分，做好口腔护理、皮肤护理和排泄护理。

（1）口腔护理：每天 4 次，预防口腔溃疡或真菌感染，及时清除过多的唾液。

（2）皮肤护理：协助患者更换体位，保持皮肤清洁，防止发生压疮；对于穿刺部位要加压包扎，防止皮下淤血。

（3）排泄护理：观察患者的排泄功能是否正常。如有便秘、腹泻、尿少要及时报告医师，腹泻时，要保持肛门周围皮肤的清洁干燥。

| 知识点 12：机械通气的心理护理 | 副高：掌握　正高：掌握 |

机械通气患者常会产生无助感，可以加重焦虑，降低对机械通气的耐受性和人机协调性，易发生人机对抗。对意识清醒的患者，应主动关心患者，与其交流，帮助患者学会应用手势、卡片、写字等非言语沟通方式表达其需求，以缓解焦虑和无助感，增加人机协调。

| 知识点 13：撤机护理 | 副高：掌握　正高：掌握 |

当患者需要进行机械通气的病理基础已基本去除、心血管功能稳定、自主呼吸能维持机体适当的通气时可考虑撤机。撤机护理是指从准备停机开始，直到完全停机、拔除气管插管（气管切开除外）和拔管后一段时间的护理，做好本阶段的护理可帮助患者安全地撤离呼吸机。

（1）帮助患者树立信心：长期接受呼吸机治疗的患者，由于治疗前病情重，经治疗后病情缓解，患者感觉舒适，对呼吸机产生依赖心理，故非常担心停用呼吸机后病情会反复，精神十分紧张。为此，撤机前要向患者（必要时包括家属）解释撤机的重要性、必要性和安全性，使患者消除恐惧心理，树立信心配合医务人员顺利撤机。

（2）按步骤有序撤机

1）调整呼吸机参数：如逐渐减少进气量、进气压力及 FiO_2。

2）间断使用呼吸机或调节呼吸机模式：如可选用 PSV、T 形管等，锻炼呼吸肌，帮助患者恢复呼吸功能，要特别注意循序渐进，不可操之过急。

3）撤机：当患者具备完全撤离呼吸机的能力后，需按以下 4 个步骤进行：撤离呼吸机－气囊放气－拔管（气管切开除外）－吸氧。

（3）呼吸机的终末消毒与保养：呼吸机使用后要按要求进行拆卸，彻底清洁和消毒，然后再按原结构重新安装调试备用。

二、无创机械通气

知识点 14：无创机械通气的适应证　　　　　　　副高：掌握　　正高：掌握

（1）睡眠呼吸暂停低通气综合征（SAHS）。

（2）呼吸衰竭：适用于轻中度呼吸衰竭的早期干预。指征：①呼吸急促患者的呼吸频率 > 24 次/分，心力衰竭患者的呼吸频率 > 30 次/分，运用辅助呼吸机或出现胸腹部矛盾运动。②血气异常：pH < 7.35，$PaCO_2$ > 45mmHg，或氧合指数 < 200。

（3）COPD：急性加重期 COPD 适用于伴中度呼吸性酸中毒（pH 为 7.25～7.35）的患者。稳定期 COPD 适用于：①伴有乏力、呼吸困难、嗜睡等症状。②气体交换异常，表现为 $PaCO_2$ ≥ 55mmHg 或在低流量给氧情况下 $PaCO_2$ 为 50～55mmHg，伴有夜间 SaO_2 < 88% 的累计时间占监测时间的 10% 以上。③对支气管舒张药、糖皮质激素、氧疗等内科治疗无效。

（4）其他：包括心源性肺水肿、支气管哮喘急性严重发作、重症肺炎、ARDS 早期干预、胸壁畸形或神经肌肉疾病和胸部创伤、辅助撤机和辅助纤维支气管镜检查。

知识点 15：无创机械通气的禁忌证　　　　　　　副高：掌握　　正高：掌握

（1）绝对禁忌证：①心搏或呼吸停止，或需要立即气管插管。②自主呼吸微弱、处于昏迷状态，血流动力学状态不稳定。③误吸高危者以及不能清除口咽及上呼吸道分泌物、呼吸道保护能力差。④颈部和面部创伤、烧伤及畸形。⑤上呼吸道梗阻。⑥严重低氧血症（PaO_2 < 45mmHg）和严重酸中毒（pH ≤ 7.20）。

（2）相对禁忌证：①合并其他器官功能衰竭（血流动力学指标不稳定、不稳定的心律失常、消化道穿孔/大出血、严重脑部疾病等）。②未引流的气胸。③近期面部、颈部、口腔、咽腔、食管及胃部手术。④严重感染。⑤气道分泌物多或排痰障碍。⑥患者明显不配合或极度紧张。

知识点 16：无创正压通气（NPPV）的实施　　　　副高：掌握　　正高：掌握

（1）人机连接方法：包括鼻罩、口鼻面罩、全面罩、鼻囊管和接口器等，目前以鼻罩和口鼻面罩最常用。

（2）通气模式：NPPV 常用的模式有持续气道内正压（CPAP）和双水平正压通气

（BiPAP）两种，两种通气模式均可用于治疗Ⅰ型呼吸衰竭，而Ⅱ型呼吸衰竭最常用的模式是 BiPAP。

（3）通气参数设置：无创呼吸机通气参数的设定通常以"患者可以耐受的最高吸气压"为原则，因此，CPAP 的压力或 NPPV 的吸气压力应首先从低压开始，在 20~30 分钟内逐渐增加压力，并根据患者的感受调节到能够耐受的最高压力，这一过程称为参数的初始化和适应过程。常用的通气参数：①潮气量 6~12ml/kg。②呼吸频率 16~30 次/分。③吸气流量为自动调节或递减型，峰值 40~60L/min（排除漏气量后）。④吸气时间 0.8~1.2 秒。⑤吸气压力 10~25cmH$_2$O。⑥PEEP 根据患者情况而定（常用 4~5cmH$_2$O，Ⅰ型呼吸衰竭时需要增加）。⑦CPAP 6~10cmH$_2$O。

知识点 17：无创正压通气（NPPV）的撤离　　　　副高：掌握　正高：掌握

NPPV 的撤离目前主要依据患者临床症状及病情是否稳定。撤离的方法：①逐渐降低压力支持水平。②逐渐减少通气时间（先减少白天通气时间，再减少夜间通气时间）。③使用 AVAPS 模式。④以上方式联合使用。

知识点 18：无创正压通气（NPPV）的患者教育　　　　副高：掌握　正高：掌握

与有创机械通气不同，NPPV 需要患者的合作才能达到治疗效果，因此，对患者的教育可以消除恐惧，争取配合，提高患者的依从性与舒适感，也有利于提高患者的应急能力，如在咳嗽、咳痰或呕吐等紧急情况下能够迅速拆除连接，提高安全性。教育的内容：①治疗的作用和目的（缓解症状、帮助康复）。②连接和拆除的方法。③治疗过程中可能会出现的各种感觉，帮助患者正确区分和客观评价所出现的症状。④NPPV 治疗过程中可能出现的问题及相应措施，如鼻/面罩可能使面部有不适感，使用鼻罩时要闭口呼吸，注意咳痰和减少漏气等。⑤指导患者有规律地放松呼吸，以便与呼吸机协调。⑥鼓励患者主动排痰并指导吐痰的方法。⑦嘱咐患者（或家属）出现不适及时通知医务人员等。

知识点 19：无创正压通气（NPPV）连接方法的选择　　　　副高：掌握　正高：掌握

由于不同患者的脸型和对连接方法的偏好不一样，应提供不同大小和形状的连接器供患者试用。通常轻症患者可先试用鼻罩，急性肾衰竭患者多需用口鼻罩，老年或无牙齿的患者口腔支撑能力较差，可尝试使用全面罩。佩戴的过程本身对患者的舒适性和耐受性有影响，建议在吸氧状态下将罩或接口器连接（此时不连接呼吸机或给予 CPAP 4~5cmH$_2$O），协助患者摆好体位，并调节好头带松紧度（以头带下可插入 1~2 根手指为宜）后，再连接呼吸机管道，避免在较高的吸气压力状态下佩戴面（鼻）罩。对于自理能力较强的患者，应鼓励患者自己掌握佩戴和拆除的方法。

知识点20：无创正压通气（NPPV）的监测　　　副高：掌握　正高：掌握

（1）病情监测：注意监测患者的意识、生命体征、呼吸困难和呼吸窘迫的缓解情况、呼吸频率、脉搏、血氧饱和度、血气分析、心电图、面罩舒适程度和对呼吸机设置的依从性。治疗有效的指标：气促改善、呼吸频率减慢、辅助呼吸肌运动减少、反常呼吸消失、血氧饱和度增加、心率改善；血气分析示 $PaCO_2$、pH 和 PaO_2 改善。

（2）通气参数的监测：包括潮气量、通气频率、吸气压力、呼气压力等参数的设置是否合适，是否有漏气以及人机同步性等。

知识点21：无创正压通气（NPPV）并发症的预防　　副高：掌握　正高：掌握

（1）口咽干燥：多见于使用鼻罩又有经口漏气时，寒冷季节尤为明显。注意要选择合适的连接器以避免漏气，在用 NPPV 治疗过程中要协助患者定时饮水，严重者可使用加温湿化器。

（2）罩压迫和鼻梁皮肤损伤：在开始进行 NPPV 通气时即在鼻梁上贴保护膜和使用额垫以减少鼻梁皮肤损伤的风险；注意罩的形状和大小要合适、位置放置良好、固定松紧度适中，以头带下可插入 1~2 根手指为宜。在 NPPV 治疗过程中可间歇松开罩让患者休息或轮换使用不同类型的罩，以避免同一部位长时间受压，可减轻压迫感和避免皮肤受损。

（3）胃胀气：主要是由于反复吞气或上气道内压力超过食管贲门括约肌的张力，使气体直接进入胃内所致。一般状态差的患者由于贲门括约肌张力降低，更容易并发胃胀气。因此，在保证疗效的前提下应尽量避免吸气压力过高（保持吸气压力 $<25cmH_2O$）。如患者出现明显胃胀气时，可留置胃管进行持续开放式或负压吸引进行胃肠减压。

（4）误吸：误吸可造成吸入性肺炎和窒息，发生率较低，但后果严重，因此对于反流和误吸高危患者应避免使用 NPPV。另外 NPPV 治疗应避免饱餐后使用，治疗过程中协助患者取半卧位并按医嘱使用促进胃动力的药物。

（5）排痰障碍：多见于咳嗽排痰能力较差的患者，应按时辅助患者翻身拍背，鼓励患者定时主动咳嗽排痰，必要时经鼻导管吸痰或用纤维支气管镜吸痰后再进行 NPPV 治疗。

（6）漏气：漏气可以导致触发困难、人机不同步和气流过大，并使患者感觉不舒服和影响治疗效果，是 NPPV 的常见问题。在治疗过程中应经常检查是否存在漏气并及时调整罩的位置和固定带的张力，用鼻罩时使用下颌托协助口腔的封闭，可以避免明显漏气。

（7）不耐受：是指在 NPPV 治疗过程中患者感觉不适、烦躁，无法耐受 NPPV，长时间存在将极有可能导致 NPPV 失败。预防措施：准备多个连接器让患者试戴以选择合适的连接方式；规范操作程序，使患者有一个逐渐适应的过程；采用同步触发性能较好的呼吸机（如流量触发、容量触发、流量自动追踪等），应用同步性能较好的模式（如 PSV、PRVC 等），合理使用 PEEP。

（8）睡眠性上气道阻塞：由于睡眠时上气道肌肉松弛所致，应注意观察患者入睡后的呼吸情况，如出现上气道阻塞，可采用侧卧位或在睡眠时增加 PEEP 的方法防止发生睡眠性上气道阻塞。

（9）恐惧（幽闭症）：部分患者对戴罩，尤其是口鼻面罩有恐惧心理，导致紧张或不接受 NPPV 治疗。有效的患者教育和合适的解释通常能减轻或消除恐惧，也可请患者观察其他患者成功应用 NPPV 治疗的案例。

第十六节　呼吸系统常用诊疗技术及护理

一、纤维支气管镜检查术

知识点1：纤维支气管镜检查术概述	副高：掌握　正高：掌握

纤维支气管镜（简称纤支镜）检查术是利用纤维支气管镜插入支气管，对支气管、肺部病变进行诊断和治疗的一项技术。纤维支气管镜可经口腔、鼻腔、气管导管或气管切开套管插入段、亚段支气管，甚至更细的支气管，可在直视下行活检或刷检、钳取异物、吸引或清除阻塞物，并可做支气管肺泡灌洗，行细胞学或液体成分的分析。另外，利用支气管镜可注入药物，或切除气管内腔的良性肿瘤等。纤维支气管镜检查术已成为支气管、肺和胸腔疾病诊断及治疗不可缺少的手段。

知识点2：纤维支气管镜检查术适应证	副高：掌握　正高：掌握

（1）原因不明的咯血或痰中带血，需明确病因及出血部位，或需局部止血治疗者。

（2）胸部 X 线和/或 CT 检查异常者，提示肺不张、肺部块影、阻塞性肺炎、肺炎不吸收、肺部弥漫性病变、肺门和/或纵隔淋巴结肿大、气管支气管狭窄以及原因未明的胸腔积液等。

（3）用于清除黏稠的分泌物、黏液栓或异物。

（4）原因不明的喉返神经麻痹、膈神经麻痹或上腔静脉阻塞。

（5）原因不明的咳嗽，经正规抗生素治疗不能缓解者。

（6）行支气管肺泡灌洗及用药等治疗。

（7）引导气管导管，进行经鼻气管插管。

（8）痰中找到癌细胞，而胸片阴性需进一步寻找原因。

知识点3：纤维支气管镜检查术禁忌证	副高：掌握　正高：掌握

（1）肺功能严重损害，重度低氧血症，不能耐受检查者。

（2）严重心功能不全、高血压或心律失常者。

（3）严重肝、肾功能不全，全身状态极度衰竭者。

（4）出凝血功能严重障碍者。

（5）哮喘发作或大咯血者，近期上呼吸道感染或高热者。

（6）有主动脉瘤破裂危险者。

（7）对麻醉药物过敏，不能用其他药物代替者。

（8）颅压升高者。

（9）颈椎畸形，纤支镜不能插入者。

| 知识点4：纤维支气管镜检查术护理评估 | 副高：掌握　正高：掌握 |

（1）患者对纤维支气管镜检查的认知及配合程度。

（2）患者对纤维支气管镜检查的目的、检查中有关注意事项的了解程度。

| 知识点5：纤维支气管镜检查术操作前准备 | 副高：掌握　正高：掌握 |

（1）患者准备：向患者及其家属说明检查目的、操作过程及有关配合注意事项，以消除紧张情绪，取得合作。纤维支气管镜检查是有创性操作，术前患者应签署知情同意书。患者术前4小时禁食禁水，以防误吸。患者若有活动性义齿应事先取出。

（2）术前用药：评估患者对消毒剂、局麻药或术前用药是否过敏，防止发生变态反应。术前半小时遵医嘱给予阿托品0.5mg或地西泮10mg肌内注射，以减少呼吸道分泌物和使患者镇静。

（3）物品准备：备好吸引器和复苏设备，以防术中出现喉痉挛和呼吸窘迫，或因麻醉药物的作用抑制患者的咳嗽和呕吐反射，使分泌物不易咳出。

| 知识点6：纤维支气管镜检查术操作中护理 | 副高：掌握　正高：掌握 |

（1）应密切观察患者的生命体征和反应。注意神志、呼吸频率，患者有无发绀、出汗以及呼吸、心搏停止等意外情况，有异常立即报告医师，停止操作并及时抢救。

（2）患者取仰卧位，根据病情选择经口或鼻插管，并经纤维支气管镜滴入麻醉药行黏膜表面麻醉。

（3）按需配合医师做好吸引、灌洗、活检、治疗等相关操作。

| 知识点7：纤维支气管镜检查术操作后护理 | 副高：掌握　正高：掌握 |

（1）避免误吸：2小时内禁食禁水。麻醉作用消失、咳嗽和呕吐反射恢复后，以进温凉流质或半流质饮食为宜。进食前试验小口喝水，无呛咳再进食。

（2）病情观察：密切观察患者是否有发热、声嘶或咽喉疼痛、胸痛、呼吸困难。观察分泌物的颜色和特征。向患者说明术后数小时内，特别是活检后会有少量咯血及痰中带血，不必担心。若出血量多时应及时通知医师，发生大咯血时应及时抢救。

（3）预防感染：按医嘱常规应用抗生素，预防呼吸道感染。

（4）减少咽喉部刺激：鼓励患者轻轻咳出痰液和血液，如有声嘶或咽喉疼痛，可雾化吸入相应药物。

（5）正确留取痰标本：为提高痰液检查的阳性率，应尽可能留取血痰部分送检。

二、胸腔穿刺术

知识点8：胸腔穿刺术概述　　　　　　　　　副高：掌握　正高：掌握

胸腔穿刺术是通过穿刺抽取胸腔积液、积气，排除胸腔内积液、积气和胸腔内给药的一项诊疗技术，是呼吸内科常见的方便、简易的诊断和治疗方法。

知识点9：胸腔穿刺术适应证　　　　　　　　副高：掌握　正高：掌握

（1）大量的胸腔积液或积气，穿刺抽出液体或气体以减轻其对肺或大血管的压迫，改善呼吸或循环障碍。

（2）胸腔积脓时抽出脓液，减轻中毒，防止脓胸的进一步发展，并可对脓液进行检查，如培养及药物敏感试验以指导治疗。

（3）抽出胸腔积液进行检查，明确其性质以协助诊断及鉴别诊断。

（4）通过胸腔穿刺向胸腔内注入药物（抗生素、抗肿瘤药物、粘连剂等）以行局部治疗。

知识点10：胸腔穿刺术禁忌证　　　　　　　　副高：掌握　正高：掌握

（1）有严重出、凝血倾向，血小板明显减少或用肝素、双香豆素等进行抗凝血治疗。
（2）大咯血、严重肺结核及肺气肿等。
（3）穿刺部位有炎症病灶。
（4）对麻醉药过敏。

知识点11：胸腔穿刺术操作评估　　　　　　　副高：掌握　正高：掌握

（1）患者对胸腔穿刺的认知及配合程度。
（2）患者对胸腔穿刺的目的、抽液过程中可能出现反应的了解程度。

知识点12：胸腔穿刺术操作前准备　　　　　　副高：掌握　正高：掌握

（1）患者告知：向患者讲解胸腔置管的目的、方法及必要性，介绍导管的特点。讲解术中患者必须配合的要点。

（2）患者准备：操作前指导患者练习穿刺体位，并告知患者在操作过程中保持穿刺体位，不要随意活动，不要咳嗽或深呼吸，以免损伤胸膜或肺组织。必要时给予镇咳药。

（3）物品准备：深静脉置管 1 套（内有深静脉穿刺针、金属导丝、硅胶管、皮肤扩张器、肝素帽）、缝合包、灭菌手套、3M 敷贴、一次性引流袋、治疗盘 1 套（碘酊、75% 的乙醇、棉签和胶布），并备阿托品、肾上腺素、利多卡因各 1 支，5ml 注射器 1 副，床边备氧气。

（4）心理准备：向患者及家属解释穿刺目的、操作步骤以及术中注意事项，协助患者做好精神准备，配合穿刺。胸腔穿刺术是一种有创性操作，术前应确认患者签署知情同意书。

知识点 13：胸腔穿刺术操作中护理　　　　　　　　副高：掌握　　正高：掌握

（1）常规消毒后，术者戴手套、铺洞巾，以利多卡因逐层浸润麻醉直达胸膜。

（2）左手示指、中指固定穿刺处皮肤，右手持穿刺针（针栓胶管用血管钳夹紧），沿下位肋骨上缘缓慢刺入胸壁直到胸腔，将注射器接上针栓胶管，然后在护理人员的协助下，抽取胸腔积液或气体。

（3）每次抽液、抽气时，不宜过快、过多，以防纵隔移位发生意外。一次抽液量不宜超过 1000ml。

（4）根据需要留取标本，如治疗需要，可注射药物。术毕拔出穿刺针覆盖无菌纱布，并用胶布固定。

（5）术中密切观察患者有无头晕、面色苍白、出冷汗、心悸、胸部剧痛、刺激性咳嗽等情况，一旦发生应立即停止抽液，并行相应处理，如协助患者平卧、输氧，必要时按医嘱皮下注射 1∶1000 肾上腺素。

（6）注意事项：①协助抽液抽气时，应先用止血钳夹紧胶管，再取下注射器排液，防止空气进入胸腔。②抽液时忌过多、过快，一次抽液量不宜超过 1000ml，以防止纵隔复位太快，引起循环障碍。③如行治疗，协助将备用药物注入胸膜腔。④抽液过程中应密切观察患者情况，如出现面色苍白、出冷汗、心悸、胸闷气促、胸部疼痛等胸膜反应或频繁咳嗽，应立即停止抽液，并做相应处理。留取标本送检并记录抽取液体的量。

知识点 14：胸腔穿刺术操作后护理　　　　　　　　副高：掌握　　正高：掌握

（1）记录穿刺的时间、抽液抽气量、胸腔积液的颜色以及患者在术中的状态。

（2）监测患者穿刺后的反应，观察患者的脉搏和呼吸状况，注意有无血胸、气胸、肺水肿等并发症的发生。观察穿刺部位，如出现红、肿、热、痛，体温升高或液体溢出等及时通知医师。

（3）嘱患者静卧，24 小时后方可洗澡，以免穿刺部位感染。

（4）鼓励患者深呼吸，促进肺膨胀。

知识点 15：胸腔穿刺术健康指导	副高：掌握　正高：掌握

（1）活动指导：告知患者术后以卧床休息，半卧位为主，勿剧烈活动，更换体位时动作宜慢，尤其是夜间翻身时，防止导管滑脱。

（2）呼吸功能训练指导：指导患者进行最有效的呼吸方法，增大通气量，加强膈肌和辅助呼吸肌的运动，改善脊柱和胸廓活动状态。可采用腹式呼吸（呼吸缓慢、深长，放松所有辅助呼吸肌群），避免上胸廓活动，吸气为主动活动，呼气为被动活动，亦可采用吹气球，改善肺功能，增加肺活量。

（3）指导患者掌握有效咳嗽方法，辅以胸部叩击与胸壁振颤，促进肺内分泌物排出。其理想的体位是坐位，让患者了解咳嗽的机制，即深呼吸，然后关闭声门，引起胸腔内压力和腹压的增高，然后声门开放，腹肌有力地收缩，使气体快速冲出。

（4）加强饮食指导：胸腔积液丢失的蛋白质易导致负氮平衡，削弱患者的免疫力，需补充足够的蛋白质及热量。嘱患者进食高蛋白质、高维生素饮食，必要时补充人血清蛋白，增强体质。

第二章　循环系统疾病患者的护理

第一节　概　　述

循环系统由心脏、血管和调节血液循环的神经体液组成。其主要功能是为全身各器官组织运输血液，通过血液将氧、营养物质和激素等供给组织，并将组织产生的代谢废物运走，以保证人体新陈代谢的正常进行，维持生命活动。此外，循环系统还具有内分泌功能。心肌细胞和血管内皮细胞能分泌心房钠尿肽、内皮素、内皮舒血管因子等活性物质；心肌细胞还具有受体和信号传导功能，在调节心、血管的运动和功能方面有重要作用。

（1）心脏是一个中空的肌性器官，外形似前后略扁的圆锥体，位于胸腔中纵隔内，其内部分为左、右心房和左、右心室 4 个腔。左、右心房之间为房间隔，左、右心室之间为室间隔，右心房与左心室之间为房室隔。正常情况下，因房、室间隔的分隔，左半心与右半心不直接交通，但每个心房可经房室口通向同侧心室。左心房与左心室之间的瓣膜称二尖瓣，右心房与右心室之间的瓣膜称三尖瓣，两侧瓣膜均有腱索与心室乳头肌相连。左、右心室与大血管之间亦有瓣膜相隔，左心室与主动脉之间的瓣膜称主动脉瓣，右心室与肺动脉之间的瓣膜称肺动脉瓣。各瓣膜在心室舒张与收缩过程中起着开关的作用，控制着血液流动。尖瓣在心室收缩时关闭，在心室舒张时开启。

（2）心壁可分为 3 层：心内膜（内层，由内皮细胞和薄结缔组织构成）、心肌（中层，心室肌远较心房肌厚，以左心室为甚）和心外膜（心包的脏层，紧贴于心脏表面）。

（3）心包由心脏的脏层和壁层以及之间的心包腔组成，心包腔内有少量的浆液，在心脏收缩、舒张时起润滑作用。

心脏传导系统由负责正常冲动形成与冲动传导的特殊心肌细胞组成。包括窦房结、结间束、房室结、房室束、左右束支及其分支和普肯耶纤维网。窦房结是心脏正常起搏点，自律性最高，位于右心房壁内，窦房结内的兴奋传至心房肌，使心房肌收缩。同时兴奋可经结间束下传至房间隔下部的房室结，由房室结发出房室束进入心室。房室束进入室间隔分成左、右束支，分别沿心室内膜下行，最后以细小分支即浦肯耶纤维分布于心室肌，引起心室收缩。

知识点4：心脏的血液供应	副高：熟悉 正高：掌握

心脏本身的血供主要来自冠状动脉，起源于主动脉根部，其大分支分布于心肌表面，小分支进入心肌，经毛细血管网汇集成心脏静脉，最后形成冠状静脉窦进入右心房。

知识点5：循环系统的血管	副高：熟悉 正高：掌握

血管是循环系统运输血液的管道，包括动脉、毛细血管和静脉。动脉管壁含有较多的肌纤维和弹力纤维，具有一定的张力和弹性，并能在各种血管活性物质的作用下收缩和舒张，改变外周血管的阻力，又称"阻力血管"，将血液从心脏向组织输送。毛细血管连接小动脉和小静脉，在组织中呈网状分布，管壁仅由一层内皮细胞和少量纤维组织构成，是血液和组织进行物质交换的场所，提供氧、激素、酶、维生素和其他营养物质；运走代谢产物和二氧化碳，故毛细血管又称"功能血管"。静脉将血液从组织汇入心脏，管壁较薄、管腔较大，能容纳很大的血量，又称"容量血管"。阻力血管和容量血管对维持和调节心功能有重要作用。

知识点6：人体的血液循环	副高：熟悉 正高：掌握

人体的血液循环分为体循环和肺循环。①体循环：血液由左心室泵出，经主动脉及其分支到达全身毛细血管，再通过各级静脉，最后经上、下腔静脉返回右心房，最后进入右心室。②肺循环：血液由右心室泵出，经肺动脉及其分支到达肺泡毛细血管，再经肺静脉进入左心房，最后再进入左心室，从而完成一个完整的血液循环。

知识点7：调节血液循环的神经-体液因素	副高：熟悉 正高：掌握

（1）调节循环系统的神经因素：调节循环系统的神经有两组，即交感神经和副交感神经。当交感神经兴奋时，通过肾上腺素能 α 和 β_1 受体，使心率加快，心肌收缩力增强，外周血管收缩，血管阻力增加，血压升高；当副交感神经兴奋时，通过乙酰胆碱能受体，使心率减慢，心肌收缩力减弱，外周血管扩张，血管阻力减小，血压下降。

（2）调节循环系统的体液因素：如肾素-血管紧张素-醛固酮系统（RAAS）、血管内皮因子、电解质、某些激素和代谢产物等。肾素-血管紧张素-醛固酮系统是调节钠钾平衡、血容量和血压的重要因素。血管内皮细胞生成的收缩物质，如内皮素、血管收缩因子等具有收缩血管作用；内皮细胞生成的舒张物质，如前列环素、一氧化氮等具有扩张血管作用。这两类物质的平衡对维持正常的循环功能起重要作用。

知识点8：心血管病的分类 副高：熟悉 正高：掌握

（1）按病因分类：根据致病因素可将心血管病分为先天性和后天性两类。先天性心血管病为心脏、大血管在胚胎期发育异常所致，如动脉导管未闭、房间隔缺损、室间隔缺损、法洛四联症等。后天性心血管病为出生后心脏、大血管受外界因素或机体内在因素作用而致病，如冠状动脉粥样硬化性心脏病、风湿性心脏瓣膜病、原发性高血压、肺源性心脏病、感染性心脏病、甲状腺功能亢进性心脏病、贫血性心脏病、心血管神经症等。

（2）按病理解剖分类：不同病因的心血管病可同时或分别引起心内膜、心肌、心包或大血管具有特征性的病理解剖变化，所以按病理解剖可分为心内膜病（如心内膜炎、弹力纤维组织增生、心瓣膜脱垂、黏液样变性等导致心瓣膜狭窄或关闭不全等）、心肌病（如心肌炎症、肥厚、缺血、坏死等）、心包疾病（如心包炎症、积液、缩窄等）、大血管疾病（如动脉粥样硬化、夹层分离、血栓形成或栓塞、血管炎症等）。

（3）按病理生理分类：按不同心血管病引起的病理生理变化可分为心力衰竭、心律失常、心源性休克、心脏压塞、冠状循环功能不全、乳头肌功能不全、高动力循环状态等。

在诊断心血管病时，需将病因、病理解剖和病理生理分类诊断先后列出。例如，诊断风湿性心脏瓣膜病时要列出：风湿性心脏瓣膜病（病因）；二尖瓣狭窄伴关闭不全（病理解剖）；心房颤动，心功能Ⅳ级（病理生理）。

第二节 常见症状与体征的护理

一、心源性呼吸困难

知识点1：心源性呼吸困难的概述 副高：熟悉 正高：熟悉

由于心功能不全，患者自觉呼吸时空气不足，呼吸费力，同时可有呼吸频率、节律和深度的异常，称为心源性呼吸困难。心源性呼吸困难按严重程度分为劳力性呼吸困难、夜间阵发性呼吸困难、端坐呼吸、心源性哮喘、急性肺水肿。

知识点2：心源性呼吸困难的病因 副高：熟悉 正高：熟悉

各种原因引发的心功能不全均可引起呼吸困难。左心功能不全造成的呼吸困难，是由于肺淤血导致的肺毛细血管楔压升高，在肺泡和肺组织间隙中聚集组织液，形成肺水肿，进而影响肺泡壁毛细血管的气体交换，引起通气和换气功能的异常，致使肺泡内氧分压降低和二氧化碳分压升高，刺激和兴奋呼吸中枢，患者感觉呼吸费力。

知识点3：心源性呼吸困难的临床表现　　　　　　　副高：掌握　正高：掌握

（1）劳力性呼吸困难：最早出现，也是最轻的呼吸困难，在体力活动时回心血量增加，加重肺淤血，呼吸困难随即发生或加重，休息后便随之缓解或消失。

（2）夜间阵发性呼吸困难：常发生在夜间，由于患者平卧时肺淤血加重，于睡眠中突然憋醒，被迫坐起。大多于端坐休息、下床、开窗通风后症状可自行缓解。部分患者可伴有咳嗽、咳白色泡沫样痰。亦可有患者呼吸深快，可闻哮鸣音，称为"心源性哮喘"。重症者可咳粉红色泡沫痰，发展成急性肺水肿。

（3）端坐呼吸：是心功能不全后期表现，患者不能平卧，由于坐位时膈肌下降，回心血量减少，可使憋气好转，被迫采取坐位或半卧位，故患者采取的坐位越高，反映患者左心衰竭的程度越严重。

知识点4：心源性呼吸困难的辅助检查　　　　　　　副高：熟悉　正高：熟悉

（1）X线检查：有利于判断肺淤血或肺水肿的严重程度。胸片提示心影有异常改变，特别是肺门及其附近充血或兼有肺水肿者高度考虑心源性呼吸困难。

（2）超声心动图：可判断心脏原发病，心脏的功能损害的程度。

（3）血气分析：能更准确评估缺氧程度及酸碱平衡状况；无创血氧饱和度监测，可动态评估患者的缺氧程度。

（4）床旁脑钠肽：一个常用的诊断指标，心源性呼吸困难常大于500pg/ml。

（5）呼气流速峰值：一项简便的肺功能测定方法，心源性呼吸困难时常大于170L/min。

知识点5：心源性呼吸困难的护理评估　　　　　　　副高：熟悉　正高：掌握

（1）健康史：评估呼吸困难发生的急缓、时间、特点、严重程度，能否平卧，夜间有无憋醒，何种方法可使呼吸困难减轻，是否有咳嗽、咳痰、乏力等伴随症状，痰液的性状和量。对日常生活和活动耐力的影响，大小便是否正常，患者是否有精神紧张、焦虑不安甚至悲观绝望。

（2）身体状况：包括呼吸频率、节律、深度，脉搏、血压、意识状况、体位、面容与表情、皮肤黏膜有无发绀。双肺是否可闻及湿啰音或哮鸣音，啰音的分布是否随体位改变。心脏有无扩大，心率、心律、心音的改变，有无奔马律。

（3）心理-社会状况：随着心功能不全的发展，患者呼吸困难逐渐加重，影响日常生活及睡眠。使患者产生紧张、焦虑，甚至悲观、恐惧的心理。

知识点6：心源性呼吸困难的护理诊断　　　　　　　副高：熟悉　正高：熟悉

（1）气体交换受损：与肺淤血、肺水肿或伴肺部感染有关。

（2）活动无耐力：与呼吸困难所致能量消耗增加和机体缺氧状态有关。

知识点7：心源性呼吸困难的护理措施　　　　副高：熟练掌握　正高：熟练掌握

（1）观察病情：观察呼吸困难的程度、持续时间、伴随症状，血压、心率、心律和尿量的变化，以及对治疗的反应。

（2）休息：保持病室安静清洁，空气新鲜，患者穿着宽松、舒适，盖被轻软，降低患者憋闷感。患者有明显呼吸困难时应卧床休息，以减轻心脏负担，使心肌耗氧量减少，呼吸困难症状减轻。劳力性呼吸困难者，应减少活动量，以不引起症状为度。

（3）调整体位：协助患者调整舒适、安全的体位，尤其对已有心力衰竭的患者，夜间睡眠应保持半卧位或高枕卧位，以减少回心血量，改善呼吸运动。对于发生急性肺水肿，极度呼吸困难患者，应安置患者坐位，双腿下垂，放上过床桌，以备患者支撑。注意患者体位的舒适与安全，可用枕或软垫支托肩、臂、骶、膝部，以避免受压，必要时加用床栏防止坠床。

（4）正确用氧：对于有低氧血症者，纠正缺氧对保护心脏功能、减少缺氧性器官功能损害有重要的意义。根据缺氧程度和二氧化碳潴留情况调节氧流量，给予间断或持续吸入氧气。一般给予中等流量（2~4L/min）、中等浓度（29%~37%）氧气吸入。发生急性肺水肿，可在湿化瓶内加入35%乙醇，高流量吸氧（5~6L/min）。

（5）用药观察：观察所用药物效果和不良反应。患者24小时内液体入量控制在1500ml内为宜。静脉输液时严格控制滴速，20~30滴/分，以防止诱发急性肺水肿。

（6）协助和指导患者生活自理：患者卧床期间加强生活护理，包括饮食护理、皮肤与口腔护理等。进行床上主动或被动的肢体活动，以保持肌张力，预防下肢静脉血栓形成。在活动耐力可及的范围内，鼓励患者尽可能生活自理。护理人员还应为患者的自理活动提供方便和指导：抬高床头，使患者容易坐起；利用床上小桌，让患者可以坐在床上就餐；指导患者使用病房中的辅助设备如床栏杆、椅背、扶手等，以节省体力和保证安全；将经常使用的物品放在患者容易取放的位置；教给患者保存体力、减少耗氧的技巧，如以均衡的速度进行自理活动或其他活动，在较长活动中穿插休息，有些自理活动如刷牙、洗脸等可坐着进行。

（7）心理护理：呼吸困难患者常因影响日常生活及睡眠而心情烦躁、痛苦、焦虑。应与家属一起安慰鼓励患者，帮助其树立战胜疾病的信心，稳定患者情绪，以降低交感神经兴奋性，有利于减轻呼吸困难。

（8）出院指导：出院前根据患者病情及居家生活条件如居住的楼层、卫生设备条件以及家庭支持能力等进行活动指导。指导患者在职业、家庭、社会关系等方面进行必要的角色调整。

二、心源性水肿

知识点8：心源性水肿的概述　　　　　　副高：熟悉　正高：熟悉

心源性水肿是由于充血性心力衰竭引起体循环系统静脉淤血，使组织间隙积聚过多液体所致。右心功能不全时，体循环静脉淤血，使有效循环血量减少，导致肾血流量减少，继发醛固酮分泌增多，引起水钠潴留。此外，体循环静脉淤血使静脉压升高致毛细血管静脉端静水压增高，组织液生成增加而回吸收减少也能发生水肿。

知识点9：心源性水肿的病因及发病机制　　　　　副高：熟悉　正高：熟悉

（1）病因：最常见的病因是各种原因引起的右心衰竭或全心衰竭，也可见于渗液性心包炎、缩窄性心包炎。

（2）发病机制：①有效循环血量不足，肾血流量减少，肾小球滤过率降低，继发性醛固酮增多，引起钠水潴留。②体循环静脉压及毛细血管静水压增高，组织液回吸收减少。③淤血性肝硬化导致蛋白质合成减少、胃肠道淤血导致食欲下降及消化吸收功能下降，继发低蛋白血症，血浆胶体渗透压下降。

知识点10：心源性水肿的临床表现　　　　　　　副高：掌握　正高：掌握

心源性水肿的特点是早期出现在身体低垂及组织疏松的部位，常在下午出现或加重，休息一夜后减轻或消失。患者常有手、脚水肿，尿量减少，体重增加等症状，卧床患者的水肿常发生在背、骶尾、会阴或阴囊及胫前、足踝部，逐渐延及全身。用指端按压水肿部位，局部出现凹陷，称为凹陷性水肿。重者可有胸腔积液、腹水，甚至可出现水、电解质紊乱。

知识点11：心源性水肿的辅助检查　　　　　　　副高：熟悉　正高：熟悉

评估患者血常规和血液生化检查结果，可了解患者有无低蛋白血症及电解质紊乱等。

知识点12：心源性水肿的护理评估　　　　　　　副高：熟悉　正高：掌握

（1）健康史：详细询问导致水肿的病因和诱因，了解水肿初始出现的部位、时间、程度及发展速度，了解水肿与饮食、体位及活动的关系，如患者饮水量、摄盐量、尿量、休息状况等。询问患者服用药物的名称、剂量、时间、方法及其疗效。

（2）身体状况：身体下垂部位是否水肿，水肿是否为凹陷性，是否发展较缓慢、逐渐延及全身，严重者可出现胸腔积液和腹水。水肿是否常于活动后加重，休息后减轻或消失。

（3）心理-社会状况：患者因水肿引起体态改变和躯体不适，可产生烦躁、忧郁等心理，因病情反复发作严重影响工作和生活，可出现悲观、绝望等心理。

知识点13：心源性水肿的护理诊断　　　　　　　副高：熟悉　正高：熟悉

（1）体液过多：与体静脉淤血及钠水潴留有关。

（2）有皮肤完整性受损的危险：与水肿所致组织局部长期受压、营养不良有关。

| 知识点 14：心源性水肿的护理措施 | 副高：熟练掌握　正高：熟练掌握 |

（1）休息与体位：协助患者抬高下肢，伴有胸腔积液或腹水的患者应采取半卧位，嘱患者多卧床休息。

（2）饮食护理：给予低盐、高蛋白、易消化饮食。

（3）皮肤护理：应保持床褥柔软、清洁、干燥，患者衣服柔软、宽松。定时协助患者更换体位，按摩骨突出处，防止推、拉、扯等强硬动作，以免皮肤完整性受损。如需使用热水袋取暖，水温不宜过高，40~50℃为宜，以免烫伤；保持会阴部皮肤清洁、干燥，有阴囊水肿的男性患者可用托带支托阴囊；水肿局部有液体外渗情况，要防止继发感染；注意观察皮肤有无发红、破溃等压疮发生，一旦发生压疮要积极给予减少受压、预防感染、促进愈合的护理措施。

（4）维持体液平衡，纠正电解质紊乱：观察尿量变化，尤其使用利尿药后，记录 24 小时液体出入量，定期测量体重，观察水肿情况。观察有无药物不良反应，监测血电解质变化，必要时可静脉补充清蛋白。根据病情限制液体摄入量，每天摄入液体量一般应控制在前 1 天尿量加 500ml 左右，保持出入液量平衡。静脉输液时注意控制输液速度，一般以 1.0~1.5ml/min 为宜。

三、心悸

| 知识点 15：心悸的概述 | 副高：熟悉　正高：熟悉 |

心悸是指一种自觉心脏跳动的不适感或心慌感，患者自觉心搏强而有力、心脏停搏感或心前区震动感，可同时伴有心前区不适。心悸严重程度不一定与病情成正比，初发者、较敏感者、注意力集中或夜深人静时心悸更明显。一般心悸无危险，但少数由严重心律失常引起者可发生猝死。

| 知识点 16：心悸的病因 | 副高：熟悉　正高：熟悉 |

心悸常见病因是各种原因引起的心动过速、心动过缓、期前收缩、房扑、房颤等心律失常或高动力循环状态。

各种器质性心脏病如二尖瓣、主动脉瓣关闭不全，全身性疾病如甲状腺功能亢进症、严重贫血，高热，低血糖反应等及心血管神经官能症均可引起心悸；此外，健康人剧烈活动、精神高度紧张、过量吸烟、大量饮酒、饮浓茶和咖啡或使用某些药物也可引起心悸。

| 知识点 17：心悸的辅助检查 | 副高：熟悉　正高：熟悉 |

（1）心电图检查：可了解有无心律失常、心肌缺血等情况。

（2）心肌酶谱、血红蛋白、血糖、血三碘甲状腺原氨酸（T_3）和甲状腺素（T_4）测定、超声心动图及 X 线胸片等检查：可协助判断心悸的病因。

| 知识点18：心悸的护理评估 | 副高：熟悉　正高：掌握 |

（1）健康史：询问患者有无心血管病、贫血及甲状腺功能亢进症等病史，发作前有无明显诱因，如劳累、情绪激动、吸烟及饮酒等。既往发作情况、缓解方式，以及对日常生活、工作的影响。

（2）身体状况：患者是否感到心脏跳动不适，心率缓慢时则感到搏动有力。

（3）心理-社会状况：心悸引起的不适可使患者产生紧张、焦虑，甚至恐惧等心理。

| 知识点19：心悸的护理诊断 | 副高：熟悉　正高：熟悉 |

活动无耐力：与心悸发作时心前区不适、胸闷等有关。

| 知识点20：心悸的护理措施 | 副高：熟练掌握　正高：熟练掌握 |

（1）注意心律、心率的变化：注意脉搏和心搏的频率及节律变化，一次观察时间不少于1分钟，同时注意有无伴随症状。

（2）病情观察：对心律失常引起心悸的患者，应测量并记录心率、心律、血压。对于严重心律失常引起心悸的患者，应卧床休息，进行心电监护。如出现呼吸困难、发热、胸痛、晕厥、抽搐等，应及时处理。

（3）心理护理：向患者说明心悸发病的原因和影响，减轻患者的焦虑，以免因交感神经的兴奋，发生心率增快、心搏增强和心律的变化，加重心悸。帮助患者通过散步、交谈等放松方式进行自我情绪的调节。保证休息，必要时应用小剂量镇静药以改善睡眠。指导患者不食用刺激性饮料和食物，及时更换引起心悸的药物。

四、心前区疼痛

| 知识点21：心前区疼痛的概述 | 副高：熟悉　正高：熟悉 |

因各种理化因素刺激支配心脏、主动脉或肋间神经的传入纤维，引起的心前区或胸骨后疼痛，称为心前区疼痛。

| 知识点22：心前区疼痛的病因 | 副高：熟悉　正高：熟悉 |

各种类型心绞痛、心肌梗死是引起心前区疼痛最常见的原因，梗阻性肥厚型心肌病、急性主动脉夹层动脉瘤、急性心包炎、急性胸膜炎等均可引起心前区疼痛，心血管神经官能症亦可引起心前区疼痛。

知识点23：心前区疼痛的临床表现　　　　　　副高：掌握　正高：掌握

　　心绞痛、急性心肌梗死患者典型疼痛位于胸骨后，呈阵发性压榨样痛。心绞痛常有活动或情绪激动等诱发因素，休息或含服硝酸甘油后可缓解；急性心肌梗死出现疼痛多无明显诱因，程度较重，持续时间较长，常伴有焦虑、濒死感，含服硝酸甘油多不能缓解，还可有冷汗、血压下降等现象。

心绞痛
(1)

心绞痛
(2)

　　急性主动脉夹层动脉瘤患者可出现胸骨后或心前区撕裂样剧痛或烧灼痛，可向背部放射。

　　急性心包炎、胸膜炎引发的疼痛常因咳嗽、呼吸而疼痛加剧，呈刺痛，持续时间较长。急性心包炎的疼痛部位多在左前胸，并与体位有关。

　　心血管神经官能症患者常诉心前区疼痛与情绪变化有关，呈针刺样痛，疼痛部位常不固定，与体力活动无关，且多在休息时发生，同时伴有神经衰弱症状。

知识点24：心前区疼痛的辅助检查　　　　　　副高：熟悉　正高：熟悉

　　了解心电图、超声心动图、X线检查等结果，可协助判断疼痛的原因。

知识点25：心前区疼痛的护理评估　　　　　　副高：熟悉　正高：掌握

　　（1）健康史：询问患者有无心血管病病史。询问患者有无糖尿病及高脂血症，了解患者发作是否与精神因素有关，了解患者有无心血管病家族史。

　　（2）身体状况：注意评估疼痛的部位、性质、程度、持续时间、诱发因素和缓解因素。

　　（3）心理-社会状况：心前区疼痛反复发作，严重影响工作和日常生活时，患者可出现忧郁、焦虑及恐惧等心理。

知识点26：心前区疼痛的护理诊断　　　　　　副高：熟悉　正高：熟悉

　　（1）疼痛：心前区疼痛与冠状动脉供血不足、炎症累及心包或胸膜壁层有关。

　　（2）恐惧：与剧烈疼痛伴濒死感有关。

知识点27：心前区疼痛的护理措施　　　　　　副高：熟练掌握　正高：熟练掌握

　　（1）疼痛的观察：注意心前区疼痛的部位、性质、持续时间、有无诱发因素、伴随症状，区分疼痛的性质。同时要观察患者的面色、呼吸、心律和心率、血压的变化，掌握疼痛的程度。

　　（2）减轻疼痛，预防复发：创造良好的休息环境，减轻患者因周围环境刺激产生的焦虑，帮助患者安置舒适的体位，卧床休息或适度活动，协助患者满足生活需要。遵医嘱给予镇静药、镇痛药、扩血管药或进行病因治疗。

（3）心理护理：观察患者的情绪状态，耐心解释疼痛的发生、发展过程，消除对疼痛的恐惧感。对不同病因患者做针对性健康指导，指导患者采用行为疗法及放松技术，减轻疼痛症状。

五、心源性晕厥

知识点 28：心源性晕厥的概述　　　　　　副高：熟悉　正高：熟悉

心源性晕厥是指由于心输出量突然骤减、中断或严重低血压而引起一过性脑缺血、缺氧，表现为突发的可逆性意识丧失，常伴有肌张力丧失而跌倒的临床征象。大多数晕厥患者预后良好，反复发作的晕厥是病情危重和危险的征兆。

一般脑血流中断 2~4 秒产生黑矇；脑血流中断 5~10 秒可出现意识丧失；大于 10 秒除意识丧失外，还可出现抽搐。这类由于突然心输出量降低而发生的晕厥，称为阿-斯综合征，持续时间短，先兆不明显。

由于急性大出血或反射性外周血管扩张导致脑缺血而发生的晕厥，称为血管性晕厥。因血压突然升高造成脑血管痉挛、脑水肿、颅压升高，也可引起晕厥。

知识点 29：心源性晕厥的病因　　　　　　副高：熟悉　正高：熟悉

常见原因有严重心律失常，如病态窦房结综合征、窦性停搏、房室传导阻滞、阵发性室性心动过速等；心瓣膜病如主动脉瓣狭窄、二尖瓣脱垂等；急性心肌梗死引起急性心源性脑缺血综合征；心肌疾病如梗阻性肥厚型心肌病等；其他如左房黏液瘤、高血压脑病等。

知识点 30：心源性晕厥的临床表现　　　　　　副高：掌握　正高：掌握

反复发作晕厥常是病情严重和危险的征兆。严重心动过缓发生晕厥的患者，常可伴有心、脑等脏器供血不足的症状，如乏力、发作性头晕、黑矇。严重心动过速发生晕厥的患者，常可伴有低血压、心悸、心绞痛等症状。

知识点 31：心源性晕厥的辅助检查　　　　　　副高：熟悉　正高：熟悉

了解心电图、动态心电图、超声心动图等检查结果，有助于查找心源性晕厥的病因。

知识点 32：心源性晕厥的护理评估　　　　　　副高：熟悉　正高：掌握

（1）健康史：询问患者有无严重心律失常、器质性心脏病病史，询问患者发作前有无用力活动、奔跑等诱发因素。

（2）身体状况：有无面色苍白、出冷汗、恶心、乏力、心率和心律明显改变等症状和体征。

（3）心理-社会状况：心源性晕厥发作多突然而迅速，患者常因惧怕突然死亡、担心不能胜任原来工作，而产生紧张、恐惧等心理。

知识点 33：心源性晕厥的护理诊断　　　　副高：熟悉　正高：熟悉

有受伤的危险：与晕厥发作有关。

知识点 34：心源性晕厥的护理措施　　　　副高：熟练掌握　正高：熟练掌握

（1）详细了解病史：了解患者晕厥发作前有无诱因及先兆表现，了解晕厥发生的时间、体位、历时长短以及缓解方式，发作时是否有心率增快、血压下降、抽搐等伴随症状。

（2）避免诱因：嘱患者避免可引起发作的因素，如情绪紧张或激动、剧烈活动、突然改变体位等。一旦有头晕、黑矇等先兆时立即平卧，以免摔伤。

（3）休息与活动：晕厥发作频繁的患者应卧床休息，给予生活护理。为防止发生意外，嘱患者应避免单独外出。

（4）发作时处理：将患者置于通风处，头低足高位，解松领口，及时清除口、咽中的分泌物，必要时放置口咽通气道，保持呼吸道通畅，以防窒息。

（5）积极治疗相关疾病：对于快速心律失常患者应遵医嘱给予抗心律失常药物，心率缓慢的患者应遵医嘱给予阿托品、异丙肾上腺素等药物，必要时配合完成人工心脏起搏器安装。具有手术指征的患者可选择尽早手术。

第三节　心力衰竭

知识点 1：心力衰竭的概述　　　　副高：熟悉　正高：熟悉

心力衰竭简称心衰，是由于各种心脏结构或功能异常致使心脏的收缩功能和/或舒张功能发生障碍，不能将静脉回心血充分排出心脏射入动脉，导致静脉系统血液淤积、动脉系统血液灌注不足，从而引起循环障碍的一组临床综合征。其主要临床表现为肺循环淤血及体循环淤血，即被动性充血，故又称为充血性心力衰竭。心衰按发作急缓可分为急性心衰和慢性心衰；按发生部位可分为左心衰、右心衰和全心衰；按心功能障碍性质可分为收缩性心力衰竭和舒张性心力衰竭。

一、慢性心力衰竭

知识点 2：慢性心力衰竭的概述　　　　副高：熟悉　正高：熟悉

在原有慢性心脏疾病基础上逐渐出现心衰症状、体征的为慢性心力衰竭。慢性心力衰竭是心血管疾病的终末期表现和最主要的死因。在我国，引起慢性心衰的病因以冠心病居首，其次为高血压，而风湿性心脏瓣膜病比例下降。

知识点3：慢性心力衰竭的病因及诱发因素	副高：熟悉　正高：熟悉

（1）病因：①原发性心肌损害：缺血性心肌损害，如冠心病心肌缺血和/或心肌梗死，心肌炎和心肌病；心肌代谢障碍性疾病，如糖尿病心肌病，还有维生素 B_1 缺乏及心肌淀粉样变性。②压力负荷过重：左心室压力负荷过重，常见于高血压、主动脉瓣狭窄；右心室压力负荷过重，常见于肺动脉高压、肺动脉瓣狭窄、肺栓塞。③容量负荷过重：如二尖瓣、主动脉瓣关闭不全；先天性心脏病，如房室间隔缺损、动脉导管未闭。此外，伴有全身血容量增多或循环血量增多的疾病如慢性贫血、甲状腺功能亢进症、围生期心肌病等。

（2）诱发因素：包括感染、心律失常、生理或心理压力过大、过度疲劳、情绪激动、精神过于紧张、妊娠和分娩、血容量增加，其他原因有疾病治疗不当，如风湿性心脏瓣膜病出现了风湿活动；合并甲状腺功能亢进或贫血；不恰当停用洋地黄制剂。

知识点4：慢性心力衰竭的发病机制	副高：熟悉　正高：熟悉

慢性心力衰竭的发病机制过程复杂，心脏功能大致经过代偿期和失代偿期。

（1）心力衰竭代偿期：心脏受损初始引起机体短期的适应性和代偿性反应，启动了 Frank-Starling 机制，增加心脏的前负荷，使回心血量增加，心室舒张末期容积增加，心室扩大，心肌收缩力增强，而维持心输出量的基本正常或相对正常。

机体的适应性和代偿性的反应，激活交感神经体液系统，交感神经兴奋性增强，增强心肌收缩力并提高心率，以增加心输出量，但同时机体周围血管收缩，增加了心脏后负荷，心肌增厚，心率加快，心肌耗氧量加大。

心脏功能下降，心输出量降低，肾素-血管紧张素-醛固酮系统也被激活，代偿性增加血管阻力和潴留水、钠，以维持灌注压；交感神经兴奋性增加，同时激活神经内分泌细胞因子如心房钠尿肽、血管升压素、缓激肽等，参与调节血管舒缩，排钠利尿，对抗由于交感神经兴奋和肾素-血管紧张素-醛固酮系统激活造成的水钠潴留效应。在多因素作用下共同维持机体血压稳定，保证了重要脏器的灌注。

（2）心力衰竭失代偿期：长期、持续的交感神经和肾素-血管紧张素-醛固酮系统高兴奋性，多种内源性的神经激素和细胞因子的激活与失衡，又造成继发心肌损害，持续性心脏扩大、心肌肥厚，使心肌耗氧量增加，加重心肌的损伤。神经内分泌系统活性增加不断，加重血流动力学紊乱，损伤心肌细胞，导致心输出量不足，出现心力衰竭症状。

（3）心室重构：所谓的心室重构，就是在心脏扩大、心肌肥厚的过程中，心肌细胞、胞外基质、胶原纤维网等均有相应变化，左心室结构、形态、容积和功能发生一系列变化。

研究表明，心力衰竭发生发展的基本机制就是心室重构。由于基础病的不同，进展情况不同和各种代偿机制的复杂作用，有些患者心脏扩大、肥厚已很明显，但临床可无心力衰竭表现。但如基础病病因不能根除，随着时间的推移，心室重构的病理变化可自身不断发展，心力衰竭必然会出现。

从代偿到失代偿，除了因为代偿能力限度、代偿机制中的负面作用外，心肌细胞的能量供应和利用障碍，导致心肌细胞坏死、纤维化也是重要因素。

心肌细胞的减少使心肌收缩力下降，又因纤维化的增加使心室的顺应性下降，心室重构更趋明显，最终导致不可逆的心肌损害，心力衰竭终末阶段。

知识点5：左心衰竭的症状　　　　　　　　　　　　　　　副高：掌握　正高：掌握

左心衰竭临床上较常见，是指左心室代偿功能不全而发生的，以肺循环淤血为特征的心力衰竭。

（1）呼吸困难：呼吸困难是左心衰的主要症状。肺淤血的程度不同，引起呼吸困难的程度也不同，有以下几种表现形式：①劳力性呼吸困难，特点为体力活动时出现呼吸困难，休息后缓解。系因体力活动使回心血量增加，左心房压力升高，加重了肺淤血。②夜间阵发性呼吸困难，特点为在夜间睡眠过程中突然感到憋气、气促而惊醒，并被迫坐起，呼吸深快，重者可有哮鸣音，称为心源性哮喘。大多数于端坐位休息后逐渐缓解。其原因为夜间平卧使回心血量增加致肺淤血加重，夜间迷走神经张力增高致小支气管收缩，膈肌抬高致肺活量减少。③端坐呼吸，特点为患者在静息状态下仍感觉呼吸困难，不能平卧，被迫采取高枕卧位、半坐卧位、端坐位，甚至还需双腿下垂。因平卧时肺淤血更加严重，且平卧时膈肌上抬使呼吸更为困难所致。

（2）咳嗽、咳痰和咯血：咳嗽、咳痰是肺淤血时肺泡和支气管黏膜淤血所致。痰液呈白色浆液泡沫状，偶见痰中带血，体力劳动及夜间平卧时加重，坐位或立位可减轻。患者出现大咯血则是因肺静脉长期淤血压力升高，导致肺循环和支气管循环之间形成侧支，在支气管黏膜下扩张的血管发生破裂所致。

（3）低心输出量症状：心、脑、肾及骨骼等脏器组织血液灌流不足，导致乏力、头晕、心悸、尿少及肾功能损害等。

知识点6：左心衰竭的体征　　　　　　　　　　　　　　　副高：掌握　正高：掌握

（1）一般体征：呼吸急促、皮肤黏膜苍白或发绀，患者被迫取半卧位或端坐位。

（2）肺部湿啰音：为左心衰的重要体征，因肺循环淤血使肺毛细血管内液体渗至肺泡内所致，早期于两侧肺底部闻及，病情加重时可出现两肺满布湿啰音，并伴有哮鸣音。

（3）心脏体征：交替脉、心脏扩大、舒张期奔马律、肺动脉瓣听诊区第二心音亢进等。

知识点7：右心衰竭的临床表现　　　　　　　　　　　　副高：掌握　正高：掌握

右心衰竭是以体循环淤血为主要特征的心力衰竭，临床上多见于肺源性心脏病、先天性心脏病、高血压、冠心病等。

（1）症状：①消化道症状：胃肠道及肝淤血引起腹胀、食欲缺乏、恶心、呕吐等是右心衰的常见症状。②呼吸困难：体循环淤血导致酸性代谢产物排出减少，肝淤血增大、腹水等使腹压增加等因素，均可引起不同程度的呼吸困难。

（2）体征：①水肿：为右心衰的典型体征。首先发生在身体下垂部位，如非卧床患者的足部、踝部及胫骨前和卧床患者的尾骶部；呈凹陷性水肿，常在下午出现或加重，休息后减轻或消失；重者可延及全身。②颈静脉征：颈静脉充盈、怒张是右心衰的主要体征，肝-颈静脉反流征阳性是右心衰最具特征性的体征。③肝大和压痛：肝因淤血变大，常有压痛；持续慢性右心衰可引起心源性肝硬化，晚期可出现黄疸和腹水。④心脏体征：单纯右心衰可出现右心室、右心房肥大，也可出现三尖瓣关闭不全的反流性杂音。

知识点8：全心衰竭的临床表现　　　　　　　　　　　　副高：掌握　正高：掌握

（1）症状：先有左侧心力衰竭症状，随后出现右侧心力衰竭症状，由于右心输出量下降能减轻肺淤血或肺水肿，故左心衰竭症状可随右心衰竭症状出现而减轻。

（2）体征：既有左心衰竭体征又有右心衰竭体征，全心衰竭时，由于右心衰竭的存在，左心衰竭的体征可因肺淤血或水肿的减轻而减轻。

知识点9：心功能的评估　　　　　　　　　　　　　　　副高：掌握　正高：掌握

（1）NYHA心功能分级：即美国纽约心脏病协会（NYHA）于1928年提出的一项分级方案，按诱发心衰症状的活动程度将心功能分为4级（表2-1）。

表2-1　NYHA心功能分级

心功能分级	特点
I	体力活动不受限，日常活动不出现心悸、气促、乏力、心绞痛
II	体力活动轻度受限，休息时无症状，一般日常活动即可出现心悸、气促、乏力、心绞痛
III	体力活动明显受限，低于日常活动量即可出现上述症状
IV	不能从事任何体力活动，休息时也有症状，活动后明显加重

（2）心力衰竭分期：由美国心脏病学会及美国心脏协会（ACC/AHA）于2001年提出，是以心衰相关的危险因素、心脏的器质性及功能性改变、心衰的症状等为依据将心衰分为两个阶段和4个等级（表2-2）。

表 2-2　心力衰竭分期

心衰分期	依据及特点
A 期（前心衰阶段）	无心脏结构或功能异常，也无心衰症状体征，但有发生心衰的高危因素如高血压、冠心病、代谢综合征等
B 期（前临床心衰阶段）	已发展成结构性心脏病，如左心室肥厚、无症状性心脏瓣膜病，但无心衰症状体征
C 期（临床心衰阶段）	已有结构性心脏病，且目前或既往有心衰症状体征
D 期（难治性终末期心衰阶段）	有进行性结构性心脏病，虽经积极的内科治疗，休息时仍有症状，因心衰反复住院，需要特殊干预

（3）6分钟步行试验：让患者6分钟之内在平直走廊里尽可能地快走，测定其步行距离：<150m 为重度心衰；150~450m 为中度心衰；>450m 为轻度心衰。该评估方法简单易行，安全方便。通过评定慢性心衰患者的运动耐力评价心衰严重程度和疗效。

知识点10：慢性心力衰竭的辅助检查　　　　　副高：熟悉　　正高：熟悉

（1）血液检查：脑钠肽（BNP），是心衰诊断、患者管理、临床风险评估的重要指标。未经治疗者若 BNP 水平正常，可基本排除心衰诊断。若 BNP 水平升高，考虑存在心功能不全。若已接受治疗者 BNP 水平升高，则提示预后差。临床中感染性疾病、肝硬化、肾功不全、肺动脉栓塞、缺氧状态等，也可引起，BNP 水平升高，因此其特异度不高。其他检查包括血常规、肝肾功能、电解质、血糖、血脂等，亦很重要。

（2）X 线检查：心影大小及外形可为病因诊断提供参考，心脏扩大的程度和动态改变也可间接反映心功能状态。肺淤血的有无及其程度直接反映左心功能状态。早期肺静脉压增高时，主要表现为肺门血管影增强，上肺血管影增多至与下肺纹理密度相仿，甚至多于下肺。由于肺动脉压力增高，可见右下肺动脉增宽，进一步出现间质性肺水肿可使肺野模糊，Kerley B 线是在肺野外侧清晰可见的水平线状影，是肺小叶间隔内积液的表现，是慢性肺淤血的特征性表现。急性肺泡性肺水肿时肺门呈蝴蝶状，肺野可见大片融合的阴影。

（3）超声心动图：比 X 线更准确地提供各心腔大小及瓣膜结构和功能的变化，并可测算出心输出量（CO）、左心室射血分数（LVEF）和心脏指数（CI），可反映心脏收缩功能。①收缩功能：以收缩末及舒张末的容量差计算左室射血分数（LVEF），虽不够精确，但方便实用。正常 LVEF>50%，LVEF≤40% 为收缩期心力衰竭的诊断标准。②舒张功能：超声多普勒是临床上最实用的判断舒张功能的方法，心动周期中舒张早期心室充盈速度最大值为 E 峰，舒张晚期（心房收缩）心室充盈最大值为 A 峰，E/A 为两者之比值。正常人 E/A 值不应小于 1.2，中青年应更大。舒张功能不全时，E 峰下降，A 峰增高，E/A 比值降低。

（4）放射性核素与磁共振成像（MRI）：放射性核素心血池显影，除有助于判断心室腔大小外，以收缩末期和舒张末期的心室影像的差别计算射血分数（EF），同时还可通过记录放射活性–时间曲线计算左心室最大充盈速率以反映心脏舒张功能。

（5）有创性血流动力学检查：对急性重症心衰患者必要时在床边进行漂浮导管，经静脉插管直至肺小动脉，测定各部位的压力及血液含氧量，计算心脏指数（CI）及肺动脉楔压（PAWP），直接反映左心功能。

（6）心–肺吸氧运动试验：在运动状态下测定患者对运动的耐受量，更能说明心脏的功能状态。本试验仅适用于慢性稳定性心衰患者。可测定：①最大耗氧量，即运动量虽继续增加，耗氧量已达峰值不再增加，表明此时心输出量已不能按需要继续增加。心功能正常时，此值应 $>20ml/（min \cdot kg）$。②无氧阈值，即患者呼气中 CO_2 的增加超过了耗氧量的增加，标志着无氧代谢的出现，此值越低说明心功能越差。心功能正常时此值 $>14ml/（min \cdot kg）$。

知识点11：慢性心力衰竭的治疗要点　　　　　副高：掌握　正高：掌握

（1）病因治疗：①预防和治疗基本病因：如改善冠心病心肌缺血、控制高血压、治疗心瓣膜病等。②消除诱因：控制感染，纠正心律失常，治疗基础疾病，合理用药，防止输液过快过多，避免过度劳累及情绪激动等。

（2）药物治疗

1）利尿药：是心衰的常用药物。常用的排钾利尿药有氢氯噻嗪（双氢克尿噻）和呋塞米（速尿），保钾利尿药有螺内酯（安体舒通）、氨苯蝶啶、阿米洛利。一般口服给药，重度心衰患者可用呋塞米静脉给药。

2）血管紧张素转换酶抑制剂（ACEI）：是治疗心衰的首选药物。能扩张血管，改善心衰时的血流动力学，延缓心室重构，维护心肌功能，降低死亡率。常用药物有卡托普利（开博通）、贝那普利（洛丁新）、培哚普利（雅施达）等。

3）血管紧张素受体阻断药（ARB）：当心衰患者因使用 ACEI 引起干咳而不能耐受时，可改用 ARB。常用药物有氯沙坦、缬沙坦、坎地沙坦、厄贝沙坦等。

4）洋地黄类药物：是治疗心衰的重要正性肌力药。可增强心肌收缩力，抑制心脏传导系统，直接兴奋迷走神经系统。常用的洋地黄制剂：①地高辛：0.25mg，每天1次口服，是洋地黄类药物的中效制剂，适用于中度心衰维持治疗。②毛花苷C（西地兰）：每次0.2～0.4mg 稀释后缓慢静脉推注，是洋地黄类药物的速效制剂，适用于急性心衰或慢性心衰加重时。③毒毛花苷K：每次0.25mg 稀释后静脉滴注，也是速效制剂，适用于急性心力衰竭。使用时需考虑适应证、禁忌证、不同制剂的选择（洋地黄中毒的观察和处理详见用药护理）。

5）非洋地黄类正性肌力药：①肾上腺素能受体激动药：如多巴胺和多巴酚丁胺，能增强心肌收缩力，扩张血管。②磷酸二酯酶抑制剂：如米力农、氨力农，增加心肌收缩力，改善心衰症状。

6）醛固酮受体阻断药：小剂量螺内酯具有阻断醛固酮效应，可抑制心室重构，改善慢性心衰的远期预后。

7）β受体阻断药：可对抗交感神经兴奋性增强的效应，抑制心室重构，改善远期预后。常用的药物有卡维地洛、美托洛尔等。

（3）非药物治疗

1）心脏再同步化治疗（CRT）：对已接受最佳药物治疗仍有持续存在心衰症状、LVEF≤35%、心功能 NYHA 分级 Ⅲ~Ⅴ级、窦性心律时 QRS 间期 >120 毫秒的患者可实施心脏再同步化治疗（CRT），安置三腔心脏起搏器使左、右心室恢复同步收缩，可在短期内改善症状。

2）左室辅助装置（LVAD）：适用于严重心脏事件后或准备行心脏移植术患者的短期过渡治疗和急性心衰的辅助性治疗。

3）心脏移植：不可逆慢性心衰患者大多是病因无法纠正的，心肌情况已至终末状态不可逆转。其最终治疗方法是心脏移植，有效延长患者寿命。但因其供体来源及排异反应而难以广泛开展。

4）细胞替代治疗：干细胞移植技术在心血管疾病领域的应用为心衰患者提供了全新治疗策略，目前仍处于临床试验阶段。

知识点 12：慢性心力衰竭的护理评估　　　　　　　　　副高：熟悉　　正高：掌握

（1）健康史：询问患者有无下列原发性心肌损害或病史，包括缺血性心肌损害如冠心病心肌缺血或心肌坏死、心肌炎和心肌病、心肌代谢障碍性疾病如糖尿病心肌病、继发于甲状腺功能减退的心肌病等。询问患者有无下列心脏负荷增加病史，如高血压、心脏瓣膜病、肺栓塞、先天性心脏病、慢性贫血、甲状腺功能亢进症。询问患者是否存在诱发因素，如感染、过度劳累与情绪激动、严重心律失常、血容量增加、妊娠和分娩、治疗不当如不恰当停用利尿药或降压药等，其中呼吸道感染是最常见和最重要的诱因。询问患者既往和目前的检查与治疗情况。

（2）身体状况：有无交替脉和血压降低，意识与精神状况，两肺有无湿啰音或哮鸣音，询问患者食欲、饮水量、摄盐量；睡眠状况，有无夜尿增多或尿量是否减少，有无便秘；日常生活是否能自理，活动受限的程度。

（3）心理-社会状况：慢性心力衰竭往往是心血管病发展至晚期的表现，患者由于长期的疾病折磨和体力活动受限，影响正常工作和生活，常出现焦虑不安、内疚、绝望，甚至恐惧的心理。家属和亲人可因长期照顾患者的沉重负担而忽视患者的心理感受。

知识点 13：慢性心力衰竭的护理诊断　　　　　　　　　副高：熟悉　　正高：熟悉

（1）气体交换受损：与左心衰所致肺淤血有关。

（2）体液过多：与右心衰所致体循环淤血、水钠潴留有关。

（3）活动无耐力：与心输出量下降有关。

（4）焦虑：与病程长、病情反复及担心预后有关。

（5）潜在并发症：洋地黄中毒、电解质紊乱。

| 知识点14：慢性心力衰竭的护理措施 | 副高：熟练掌握　正高：熟练掌握 |

（1）病情观察

1）观察水肿情况：注意观察水肿的消长情况，每天测量并记录体重，准确记录24小时液体出入量。

2）保持呼吸道通畅：监测患者呼吸困难的程度、发绀情况、肺部啰音的变化以及血气分析和血氧饱和度等变化，根据缺氧的轻重程度调节氧流量和给氧方式。

3）注意水、电解质变化及酸碱平衡情况：低钾血症可出现乏力、腹胀、心悸、心电图出现U波增高及心律失常，并可诱发洋地黄中毒。少数因肾功能减退，补钾过多而致高血钾，严重者可引起心搏骤停。低钠血症表现为乏力、食欲缺乏、恶心、呕吐、嗜睡等症状。如出现上述症状，要及时告知医师给予检查、纠正。

（2）休息与活动：休息的方式和时间应根据患者心功能的情况安排。心功能Ⅰ级者不限制一般体力活动，但应避免重体力劳动；Ⅱ级者休息应充分，可增加午睡时间及夜间睡眠时间；Ⅲ级者以卧床休息为主，但允许患者慢慢下床进行排尿、排便等活动；Ⅳ级者则需绝对卧床休息。对于长期卧床的患者应鼓励其经常变换体位，进行深呼吸和四肢主动、被动活动以防止并发症。当病情好转后，鼓励患者尽早做适量的活动，防止因长期卧床导致的静脉血栓形成、肺栓塞、便秘和压疮的发生。在活动中要监测有无呼吸困难、胸痛、心悸、疲劳等症状，如有不适应停止活动，并以此作为限制最大活动量的指征。

（3）吸氧：仅用于存在低氧血症时，根据缺氧程度调节氧流量，使患者 $SaO_2 \geqslant 95\%$。

（4）饮食：应少量多餐，进食清淡、易消化的食物以免加重消化道水肿。告诉患者及家属低盐饮食的重要性，钠摄入量 <2g/d。伴低蛋白血症者可静脉补充白蛋白。心衰伴营养不良风险者应给予营养支持。

（5）用药护理

1）利尿药：利尿药的应用时间选择早晨或日间为宜，避免夜间排尿过频而影响患者的休息。应用保钾利尿药需注意有无胃肠道反应、嗜睡、乏力、皮疹、高血钾等不良反应。监测血钾及有无乏力、腹胀、肠鸣音减弱等低钾血症的表现，同时多补充含钾丰富的食物，必要时遵医嘱补充钾盐。口服钾盐宜在饭后或将水剂与果汁同饮；静脉补钾时每500ml液体中氯化钾含量不宜超过1.5g。

2）洋地黄：①给药要求：严格遵医嘱给药，发药前要测量患者脉搏1分钟，当脉搏 <60 次/分或节律不规则时，应暂停服药并通知医师。静脉给药时务必稀释后缓慢静注，并同时监测心率、心律及心电图变化。②遵守禁忌：注意不与奎尼丁、普罗帕酮（心律平）、维拉帕米（异搏定）、钙剂、胺碘酮等药物合用，以免降低洋地黄类药物肾排泄率，增加药物毒性。③用药后观察：应严密观察患者用药后毒性反应，监测血清地高辛浓度。④毒性反应的处理：立即停用洋地黄类药；停用排钾利尿药；积极补充钾盐；快速纠正心律失常，血钾低者快速补钾，不低者可应用利多卡因等治疗，但一般禁用电复律，防止发生室颤；对缓慢心律失常，可使用阿托品0.5~1.0mg皮下或静脉注射治疗，一般不用安置临时起搏器。

3）血管紧张素转换酶抑制剂（ACEI）：其主要不良反应包括干咳、低血压和头晕、肾损害、高钾血症、血管神经性水肿等。在用药期间需监测血压，避免体位的突然改变，监测血钾水平和肾功能。若患者出现不能耐受的咳嗽或血管神经性水肿，应停止用药。

4）β受体阻断药：主要不良反应有液体潴留（可表现为体重增加）和心衰恶化、心动过缓和低血压等，应注意监测心率和血压，当患者心率低于50次/分或低血压时，应停止用药并及时报告医师。

（6）输液的护理：根据患者液体出入情况及用药要求，控制输液量和速度，以防诱发急性肺水肿。避免输注氯化钠溶液。

（7）皮肤的护理：保持床褥清洁、柔软、平整、干燥，严重水肿者可使用气垫床。定时协助或指导患者变换体位，膝部及踝部、足跟处可垫软枕以减轻局部压力。使用便盆时动作轻巧，勿强行推、拉，防止擦伤皮肤。嘱患者穿柔软、宽松的衣服。用热水袋保暖时水温不宜太高，防止烫伤。心衰患者常因呼吸困难而被迫采取半卧位或端坐位，骶尾部最易发生压疮，可用减压敷料保护局部皮肤，并保持会阴部清洁干燥。

知识点 15：慢性心力衰竭的健康指导　　　　　　　副高：掌握　　正高：掌握

（1）治疗病因、预防诱因：指导患者积极治疗原发心血管疾病，注意避免各种诱发心力衰竭的因素，如呼吸道感染、过度劳累和情绪激动、钠盐摄入过多、输液过多过快等。育龄女性注意避孕，要在医师的指导下妊娠和分娩。

（2）饮食要求：饮食要清淡、易消化、富营养，避免饮食过饱，少食多餐。戒烟、酒，多食蔬菜、水果，防止便秘。

（3）合理安排活动与休息：根据心功能的情况，安排适当体力活动，以利于提高心脏储备力，提高活动耐力，同时也帮助改善心理状态和生活质量。但避免重体力劳动，建议患者进行散步、打太极拳等运动，掌握活动量，以不出现心悸、气促为度，保证充分睡眠。

（4）服药要求：指导患者遵照医嘱按时服药，不要随意增减药物，帮助患者认识所服药物的注意事项，如出现不良反应及时就医。

（5）坚持诊治：慢性心力衰竭治疗过程是终身治疗，应嘱患者定期门诊复诊，防止病情发展。

（6）家属教育：帮助家属认识疾病和了解目前治疗方法，教育其要给予患者积极心理支持和生活帮助，使患者树立战胜疾病信心，保持情绪稳定。

二、急性心力衰竭

知识点 16：急性心力衰竭的概述　　　　　　　　副高：熟悉　　正高：熟悉

急性心力衰竭是指心力衰竭急性发作和/或加重的一种临床综合征。临床上以急性左心衰为常见，多表现为急性肺水肿或心源性休克，是临床常见的急危重症。

知识点17：急性心力衰竭的类型　　　　　　　　　副高：熟悉　正高：熟悉

（1）临床分类

1）急性左心衰竭：急性发作或加重的心肌收缩力明显降低、心脏负荷加重，造成急性心输出量骤降、肺循环压力突然升高、周围循环阻力增加，出现急性肺淤血、肺水肿并可伴组织器官灌注不足和心源性休克的临床综合征。见于慢性心衰急性失代偿、急性冠脉综合征、高血压急症、急性心瓣膜功能障碍、急性重症心肌炎、围生期心肌病和严重心律失常。

2）急性右心衰竭：右心室心肌收缩力急剧下降或右心室的前后负荷突然加重，引起右心输出量急剧减低的临床综合征，常由右心室梗死、急性大面积肺栓塞、右心瓣膜病所致。

（2）严重程度分类：Killip分级适用于评价急性心肌梗死时心力衰竭的严重程度。

Ⅰ级：无心力衰竭的临床症状与体征。

Ⅱ级：有心力衰竭的临床症状与体征。肺部50%以下肺野湿啰音，心脏第三心音奔马律。

Ⅲ级：严重的心力衰竭临床症状与体征。严重肺水肿，肺部50%以上肺野湿啰音。

Ⅳ级：心源性休克。

知识点18：急性心力衰竭的病因及发病机制　　　　副高：熟悉　正高：熟悉

（1）病因：心脏解剖或功能的突发异常，使心输出量急剧降低和肺静脉压突然升高。如急性广泛心肌梗死、急性重症心肌炎、瓣膜穿孔、腱索断裂、高血压危象、严重心律失常、静脉输血、输液过多或过快等。

（2）发病机制：心肌收缩力突然减弱导致心输出量急剧下降，或左心室瓣膜急性反流，导致左心室舒张末压迅速上升，使肺静脉回流受阻，肺静脉压力快速升高，肺毛细血管压随之增高，毛细血管内液体渗入到肺泡和肺间质内，形成急性肺水肿。

知识点19：急性心力衰竭的临床表现　　　　　　　副高：掌握　正高：掌握

突发严重呼吸困难，呼吸频率可达30~40次/分，端坐呼吸，喘息不止，频频咳嗽，咳粉红色泡沫痰，有窒息感而极度烦躁不安、恐惧。面色灰白或发绀，大汗，皮肤湿冷。肺水肿早期血压可一过性升高，如不能及时纠正，血压可持续下降直至休克。听诊两肺满布湿啰音和哮鸣音，心率增快，心尖部可闻及舒张期奔马律，肺动脉瓣第二心音亢进。

知识点20：急性心力衰竭的辅助检查　　　　　　　副高：熟悉　正高：熟悉

（1）漂浮导管床边血流动力学监测：根据动脉血压及肺动脉楔压（PAWP）的变化判断病情，调整用药。

（2）胸部 X 线：早期间质水肿时，上肺静脉充盈、肺门血管影模糊、小叶间隔增厚；肺水肿时表现为蝶形肺门；严重肺水肿时，为弥漫满肺的大片阴影。

知识点21：急性心力衰竭的治疗要点　　　　　　　　副高：掌握　正高：掌握

（1）体位：减少静脉回流，置患者于两腿下垂坐位或半坐位。

（2）吸氧：高流量（6~8L/min）吸氧，乙醇（20%~30%）湿化，降低肺泡及气管内泡沫的表面张力，使泡沫破裂，改善通气。

（3）镇静：吗啡具有镇静作用和扩张静脉及小动脉作用，皮下注射或静推吗啡 3~5mg可减轻患者烦躁不安，减轻心脏负担。必要时间隔15分钟重复1次，共2~3次。老年患者可减量或改为肌内注射。

（4）强心剂：以毛花苷 C（西地兰）0.4mg 或毒毛花苷 K 0.25mg 缓慢静脉注射，应注意洋地黄中毒。

（5）利尿药：静脉注射呋塞米 20~40mg，4 小时后可重复1次。

（6）血管扩张药：可选用硝酸甘油或硝普钠静脉点滴。

（7）平喘：静脉推注氨茶碱0.25g，可缓解支气管痉挛，并有一定的正性肌力及扩张血管、利尿作用。

知识点22：急性心力衰竭的护理评估　　　　　　　　副高：熟悉　正高：掌握

（1）病史评估：评估急性发作的诱因，了解患者的既往健康状况；评估有无引起心力衰竭的基础疾病，如冠心病、风湿性心脏病、心肌病。

（2）身体评估：评估有无急性肺水肿的体征；了解呼吸困难，端坐呼吸，频繁咳嗽，咳大量粉红色泡沫样痰是否为突发严重；有无面色青灰，口唇发绀，大汗淋漓，皮肤湿冷；患者有无心源性休克和意识障碍。

（3）心理-社会状况评估：因急性发作后而有窒息感，导致患者极度烦躁不安、恐惧，应注重患者的心理反应，了解心理压力的原因；患者亲属可因患者病情急性加重而恐惧、慌乱、不理解，也可因为长期照顾患者而身心疲惫，失落感增强。

知识点23：急性心力衰竭的护理诊断　　　　　　　　副高：熟悉　正高：熟悉

（1）气体交换受损：与肺水肿有关。

（2）焦虑：与病程长，丧失劳动能力有关。

（3）清理呼吸道无效：与肺淤血、呼吸道内有大量泡沫有关。

（4）潜在并发症：心源性休克、呼吸道感染、下肢静脉血栓形成。

| 知识点 24：急性心力衰竭的护理措施 | 副高：熟练掌握　正高：熟练掌握 |

（1）体位：立刻安置患者于两腿下垂坐位，以减少静脉回流，减轻心脏负荷。必要时轮流结扎四肢。

（2）吸氧：一般吸氧流量为 6~8L/min，加入 20%~30% 乙醇湿化，使肺泡内的泡沫表面张力降低破裂，增加气体交换的面积，改善通气。要观察呼吸情况，随时评估呼吸困难改善的程度。

（3）建立静脉通路：迅速建立两条静脉通路，按医嘱正确给药。

1）吗啡：皮下注射或静脉推注吗啡 3~5mg，可缓解患者烦躁不安，减轻心脏负担。必要时间隔 15 分钟重复 1 次，共 2~3 次。老年患者酌情减量。观察患者有无呼吸抑制或心动过缓、血压下降等不良反应。呼吸衰竭、昏迷、严重休克者禁用。

2）快速利尿药：静脉注射呋塞米 20~40mg，4 小时后可重复 1 次。可迅速利尿，有效降低心脏前负荷。

3）血管扩张药：①硝普钠缓慢静脉滴注，一般从小剂量 0.3μg/(kg·min) 开始，酌情逐渐增加剂量至 5μg/(kg·min)。药液应现配现用，避光滴注，控制滴速，并严密监测血压。②硝酸甘油静脉点滴，可扩张小静脉，降低回心血量。一般从 10μg/min 开始，每 10 分钟调整 1 次，每次增加 5~10μg。用药过程中应密切观察血压变化。

4）速效洋地黄制剂：通常选用毛花苷 C 缓慢静脉注射，对近期使用过洋地黄药物的患者应注意洋地黄中毒；急性心肌梗死患者 24 小时内不宜使用；一般先用利尿药，后用强心药。

5）氨茶碱：可缓解支气管痉挛，并兼有一定的正性肌力和扩血管、利尿作用，可静脉滴注或缓慢静脉推注。

6）糖皮质激素：地塞米松或琥珀氢化可的松静脉滴注，可降低外周阻力，减少回心血量，减少肺毛细血管通透性，从而减轻肺水肿。

（4）出入量管理：每天摄入液体量一般宜在 1500ml 以内，不超过 2000ml。保持每天出入量负平衡约 500ml，严重肺水肿者水负平衡为 1000~2000ml/d，甚至可达 3000~5000ml/d，以减少水钠潴留，缓解症状。如肺淤血、水肿明显消退，应减少水负平衡量，逐步过渡到出入量大体平衡。在负平衡下应注意防止低血容量、低血钾和低血钠等。

（5）病情观察：密切观察患者的血压、呼吸、心率、心电图、血氧饱和度等指标，观察咳嗽、咳痰的情况，皮肤的颜色及意识变化，记录液体出入量。对安置漂浮导管者，应严密监测血流动力学指标的变化，严格交接班。

（6）心理护理：患者常伴有濒死感，焦虑和恐惧，应加强床旁监护，给予安慰及心理支持，以增加战胜疾病信心。医护人员抢救时要保持镇静，表现出忙而不乱，操作熟练，以增加患者的信任和安全感。避免在患者面前议论病情，以免引起误会，加剧患者的恐惧。必要时可留亲属陪伴患者。

知识点 25：急性心力衰竭的健康指导　　　　副高：掌握　正高：掌握

向患者及其家属介绍急性心力衰竭的病因，指导其继续针对基本病因和诱因进行治疗。在静脉输液前应主动向医护人员说明病情，便于在输液时控制输液量及速度。

第四节　心律失常

知识点 1：心律失常的概述　　　　副高：熟悉　正高：熟悉

正常情况下，心脏以一定范围的频率发生有规律的搏动，这种搏动的冲动起源于窦房结，以一定的顺序和速率传导至心房和心室，协调心脏各部位同步收缩，形成一次心搏，周而复始，为正常节律。心律失常是指心脏冲动的频率、节律、起源部位、传导速度或激动次序的异常。其可见于生理情况，更多见于病理性状态，包括心脏本身疾病和非心脏疾病。

知识点 2：心律失常的病因　　　　副高：熟悉　正高：熟悉

心律失常的病因可分为遗传性和后天获得性。

（1）遗传性心律失常：多为基因突变导致的离子通道病，使得心肌细胞离子流发生异常。目前已经明确的遗传性心律失常包括长 QT 间期综合征、短 QT 间期综合征、Brugada 综合征、儿茶酚胺敏感性室性心动过速、早期复极综合征等，部分心房颤动和预激综合征患者也具有基因突变位点。此外，进行性心脏传导疾病、肥厚型心肌病、致心律失常型心肌病和左室致密化不全等心肌病，以及特发性室颤、心律失常猝死综合征和婴儿不明原因猝死等也与遗传因素有关。

（2）后天获得性心律失常：生理性因素如运动、情绪变化等可引起交感神经兴奋而产生快速型心律失常，或因睡眠等迷走神经兴奋而发生缓慢型心律失常。病理性因素又可分为心脏本身、全身性和其他器官障碍的因素。心脏本身的因素主要为各种器质性心脏病，包括冠心病、高血压性心脏病、风湿性心脏病、瓣膜病、心肌病、心肌炎和先天性心脏病等。全身性因素包括药物毒性作用、各种原因的酸碱平衡及电解质紊乱、神经与体液调节功能失调等。交感与副交感神经系统两者张力平衡时心电稳定，而当平衡失调时容易发生心律失常。心脏以外的其他器官在发生功能性或结构性改变时亦可诱发心律失常，如甲状腺功能亢进贫血、重度感染、脑卒中等。此外，胸部手术（尤其是心脏手术）、麻醉过程、心导管检查、各种心脏介入性治疗及药物与毒素（如河豚素）等均可诱发心律失常。

知识点 3：心律失常的分类　　　　副高：熟悉　正高：熟悉

心律失常按发生部位分为室上性（包括窦性、房性、房室交界性）和室性心律失常两大类；按发生时心率的快慢，分为快速型与缓慢型心律失常两大类；按发生机制分为冲动形成异常和冲动传导异常两大类。

（1）冲动形成异常

1）窦性心律失常：①窦性心动过速。②窦性心动过缓。③窦性心律不齐。④窦性停搏。

2）异位心律：①被动性异位心律：逸搏及逸搏心律（房性、房室交界性、室性）。②主动性异位心律：期前收缩（房性、房室交界性、室性）；阵发性心动过速（房性、房室交界性、房室折返性、室性）与非阵发性心动过速；心房扑动、心房颤动；心室扑动、心室颤动。

（2）冲动传导异常

1）干扰及干扰性房室分离：常为生理性。

2）心脏传导阻滞：窦房阻滞；房内阻滞；房室阻滞（一度、二度和三度房室阻滞）；室内阻滞（左束支、右束支和分支阻滞）。

3）折返性心律阵发性心动过速（常见房室结折返、房室折返和心室内折返）。

4）房室间传导途径异常：预激综合征。

（3）冲动形成异常与冲动传导异常并存：反复心律和并行心律等。

（4）人工心脏起搏参与的心律：包括 DDD（R）和 VVI（R）起搏器所具有的时间周期、起搏、感知与自身心律的相互影响等。

知识点 4：心律失常的发病机制　　　　　　　　　副高：熟悉　正高：熟悉

心律失常有多种不同机制，如折返、异常自律性、后除极触发激动等，主要心律失常的电生理机制主要包括冲动形成异常、冲动传导异常以及两者并存。

（1）冲动形成异常

1）正常自律性状态：窦房结、结间束、冠状窦口周围、房室结的远端和房室束-普肯野系统的心肌细胞均有自律性。自主神经系统兴奋性改变或心脏传导系统的内在病变，均可导致原有正常自律性的心肌细胞发放不适当的冲动，如窦性心律失常、逸搏心律。

2）异常自律性状态：正常情况下心房、心室肌细胞是无自律性的快反应细胞，由于病变使膜电位降低 $-60 \sim -50$ mV 时，使其出现异常自律性，而原本有自律性的快反应细胞（普肯野纤维）的自律性也增高，异常自律性从而引起心律失常，如房性或室性快速心律失常。

3）后除极触发激动：当局部儿茶酚胺浓度增高、低血钾、高血钙、洋地黄中毒及心肌缺血再灌注时，心房、心室与房室束-普肯野系统在动作电位后可产生除极活动，被称为后除极。若后除极的振幅增高并抵达阈值，便可引起反复激动，可导致持续性快速性心律失常。

（2）冲动传导异常：折返是所有快速性心律失常最常见的发病机制，传导异常是产生折返的基本条件。传导异常包括：①心脏两个或多个部位的传导性与应激性各不相同，相互连接形成一个有效的折返环路。②折返环路的两条通道应激性不同，其中一条通道形成单向传导阻滞。③另一通道传导缓慢，使原先发生阻滞的通道有足够时间恢复兴奋性。④原先阻滞的通道再次激动，从而完成一次折返激动。冲动在环路内反复循环，从而产生持续而快速的心律失常。

一、窦性心律失常

| 知识点 5：窦性心律失常的概述 | 副高：熟悉 正高：熟悉 |

在人体右心房上有一个特殊的小结节，由特殊的细胞构成，称窦房结。它可以自动地、有节律地产生电流，电流按传导组织的顺序传送到心脏的各个部位，从而引起心肌细胞的收缩和舒张。正常窦性心律的冲动起源于窦房结，频率为 60~100 次/分。窦性心律的心电图必须符合下列两个条件：①P 波在Ⅰ、Ⅱ、aVF 导联直立，aVR 导联倒置。②PR 间期为 0.12~0.20 秒。窦性心律失常是由于窦房结冲动发放频率的异常或窦性冲动向心房的传导受阻所导致的心律失常。根据心电图及临床表现分为窦性心动过速、窦性心动过缓、窦性停搏以及病态窦房结综合征。

（一）窦性心动过速

| 知识点 6：窦性心动过速的概述 | 副高：熟悉 正高：熟悉 |

成人窦性心律的频率超过 100 次/分，称为窦性心动过速。窦性心动过速通常逐渐开始与终止，其频率大多在 100~150 次/分，偶有高达 200 次/分。刺激迷走神经可使其频率逐渐减慢，停止刺激后又加速至原先水平。

| 知识点 7：窦性心动过速的病因 | 副高：熟悉 正高：熟悉 |

窦性心动过速的发生主要与交感神经兴奋及迷走神经张力减低有关。

（1）生理因素：正常人的体力活动、情绪激动、饱餐、饮浓茶、饮咖啡、饮酒、吸烟等，使交感神经兴奋、心率加快。

（2）病理因素：常见于心力衰竭、甲状腺功能亢进症、急性心肌梗死、休克、急性心肌炎，其他器质性心脏病及贫血、发热、感染、缺氧、自主神经功能紊乱等引发。

| 知识点 8：窦性心动过速的临床表现 | 副高：掌握 正高：掌握 |

（1）症状和体征

1）心悸或出汗、头晕、视物模糊、乏力或有原发疾病的表现。

2）可诱发其他心律失常或心绞痛。

（2）心电图表现窦性 P 波规律出现，频率 >100 次/分，P-P 间隔 <0.6 秒。

| 知识点 9：窦性心动过速的治疗要点 | 副高：掌握 正高：掌握 |

窦性心动过速的治疗应针对病因和去除诱发因素，如治疗心力衰竭、纠正贫血、控制甲

亢等。必要时单用或联合应用 β 受体阻断药、非二氢吡啶类钙通道阻滞药（如地尔硫草）；如上述药物无效或不能耐受，可选用窦房结内向电流 If 抑制剂伊伐布雷定。药物无效而症状显著者可考虑导管消融改良窦房结功能。

（二）窦性心动过缓

知识点 10：窦性心动过缓的概述	副高：熟悉 正高：熟悉

成人窦性心律的频率低于 60 次/分，称为窦性心动过缓。窦性心动过缓常同时伴发窦性心律不齐。

知识点 11：窦性心动过缓的病因	副高：熟悉 正高：熟悉

窦性心动过缓的发生系由于窦房结起搏细胞 4 相上升速度减慢、最大舒张期电位负值增大阈电位水平上移等，使窦房结自律性强度降低所致。大多通过神经（主要为迷走神经兴奋）、体液机制经心脏外神经而起作用，或是直接作用于窦房结而引起窦性心动过缓。

常见于健康的青年人、运动员、睡眠状态，窦房结病变、急性下壁心肌梗死亦常发生窦性心动过缓。其他原因包括颅内疾患、严重缺氧、甲状腺功能减退、阻塞性黄疸，以及应用 β 受体阻断药、非二氢吡啶类钙通道阻滞药、洋地黄、胺碘酮或拟胆碱药等。

知识点 12：窦性心动过缓的临床表现	副高：掌握 正高：掌握

（1）症状和体征：多无自觉症状，当心动过缓出现心输出量不足，患者可有胸闷、头晕，甚至晕厥等症状。

（2）心电图表现：①窦性 P 波，频率 <60 次/分，一般不低于 40 次/分。24 小时动态心电图窦性心搏 <8 万次。②P–R 间期：0.12~0.25 秒。③QRS 波：正常。

知识点 13：窦性心动过缓的治疗要点	副高：掌握 正高：掌握

（1）窦性心动过缓如心率不低于 50 次/分，无症状者，无须治疗。

（2）如心率低于 40 次/分，且出现症状者可用提高心率药物（如阿托品、麻黄碱或异丙肾上腺素）。

（3）显著窦性心动过缓伴窦性停搏且出现晕厥者可考虑安装人工心脏起搏器。

（三）窦性停搏

知识点 14：窦性停搏的概述	副高：熟悉 正高：熟悉

窦性停搏或窦性静止指窦房结在一个不同长短的时间内不能产生冲动。心电图表现为比正常 PP 间期显著长的时间内无 P 波发生或 P 波与 QRS 波群均不出现，长的 PP 间期与基本

的窦性 PP 间期无倍数关系。长时间的窦性停搏后，低位的潜在起搏点如房室交界区或心室可发出单个逸搏或出现逸搏性心律控制心室。一旦窦性停搏时间过长而无逸搏，患者可发生头晕、黑矇、晕厥，严重者可发生阿-斯综合征甚至死亡。

知识点 15：窦性停搏的病因	副高：熟悉　正高：熟悉

迷走神经张力增高或颈动脉窦过敏均可发生窦性停搏。此外，急性心肌梗死，窦房结变性与纤维化，脑血管意外等病变，应用洋地黄类、奎尼丁、钾盐、乙酰胆碱等药物亦可引起窦性停搏。

知识点 16：窦性停搏的临床表现	副高：掌握　正高：掌握

（1）症状和体征：过长时间的窦性停搏可令患者出现晕眩、视矇或短暂意识障碍，严重者甚至发生抽搐。

（2）心电图表现

1）在正常窦性心律中，突然出现显著的长间歇。

2）长间歇中无 P-QRS-T 波群出现。

3）长间歇的 PP 间歇与正常的窦性 PP 间期不成倍数。

4）在长的 PP 间歇后，可出现逸搏或逸搏心律，以房室交界性逸搏或逸搏心律较常见，室性或房性逸搏较少见。

5）凡遇逸搏心律这一单一心律时，应考虑持久性原发性窦性停搏的可能。

知识点 17：窦性停搏的治疗要点	副高：掌握　正高：掌握

（1）对症治疗：停搏时间较短时可无症状，时间较长时可发生晕厥（心脑综合征），应及时抢救。

（2）积极治疗：晕厥反复发作者可安装人工心脏起搏器。

（3）注射钙剂：钙离子有助于恢复细胞膜的兴奋性，尤其是对心电图 P 波消失、QRS 波增宽者效果显著。

（4）应用异丙肾上腺素：作用于心脏 β 受体，提高窦房结的自律性，对抗高钾血症对窦房结的抑制作用。

（四）病态窦房结综合征

知识点 18：病态窦房结综合征的概述	副高：熟悉　正高：熟悉

病态窦房结综合征（SSS）是由窦房结病变导致功能减退，产生多种心律失常的综合表现。

| 知识点19：病态窦房结综合征的病因 | 副高：熟悉　正高：熟悉 |

众多病变，如硬化与退行性变、淀粉样变性、甲状腺功能减退、纤维化与脂肪浸润等均可损害窦房结，导致窦房结起搏与窦房传导功能障碍；窦房结周围神经和心房肌的病变、窦房结动脉供血减少、迷走神经张力增高、某些抗心律失常药物抑制窦房结功能，亦可导致其功能障碍。

| 知识点20：病态窦房结综合征的临床表现 | 副高：掌握　正高：掌握 |

患者可出现与心动过缓有关的心、脑等脏器供血不足的症状，如发作性头晕、黑矇、乏力等，严重者可发生晕厥。如有心动过速发作，则可出现心悸、心绞痛等症状。

| 知识点21：病态窦房结综合征的心电图特征 | 副高：掌握　正高：掌握 |

（1）持续而显著的窦性心动过缓（50次/分以下）。
（2）窦性停搏与窦房传导阻滞。
（3）窦房传导阻滞与房室传导阻滞并存。
（4）心动过缓-心动过速综合征（慢-快综合征）：指心动过缓与房性快速性心律失常（如房性心动过速、心房扑动、心房颤动）交替发作。
（5）房室交界性逸搏心律等。

| 知识点22：病态窦房结综合征的治疗要点 | 副高：掌握　正高：掌握 |

无症状者不必治疗，仅定期随诊观察；有症状者应接受起搏器治疗。慢-快综合征患者心动过速发作时，单独应用抗心律失常药物可能加重心动过缓，应用起搏治疗后，患者仍有心动过速发作，则可联合应用抗心律失常药物。

二、房性心律失常

（一）房性期前收缩

| 知识点23：房性期前收缩的概述 | 副高：熟悉　正高：熟悉 |

房性期前收缩是指激动起源于窦房结以外心房任何部位的一种主动性异位心律。正常成人进行24小时心电监测，约60%有房性期前收缩发生。

| 知识点24：房性期前收缩的病因 | 副高：熟悉　正高：熟悉 |

各种器质性心脏病如冠心病、心肌炎、心肌病、风湿性心脏病、二尖瓣脱垂等，均可发

生房性期前收缩，并可能是快速性房性心律失常出现的先兆。电解质紊乱、应用某些药物亦可引起期前收缩。另外，健康人在过度劳累、情绪激动、大量吸烟饮酒、饮浓茶、摄入咖啡因等可引起期前收缩。

知识点 25：房性期前收缩的临床表现　　　　　副高：掌握　正高：掌握

（1）症状与体征：患者一般无明显症状，频发房性期前收缩者可感胸闷、心悸、头晕、乏力。

（2）心电图表现：①P 波提前发生，与窦性 P 波形态不同。②PR 间期 > 120 毫秒。③QRS 波群呈室上性，部分可有室内差异性传导。④多为不完全代偿间歇。如发生在舒张早期，适逢房室结尚未脱离前次搏动的不应期，可产生传导中断，无 QRS 波发生（被称为阻滞的或未下传的房性期前收缩）或缓慢传导（下传的 PR 间期延长）现象。

知识点 26：房性期前收缩的治疗要点　　　　　副高：掌握　正高：掌握

房性期前收缩通常无须治疗。吸烟、饮酒与咖啡均可诱发房性期前收缩，应劝导患者戒除或减量。当有明显症状或因房性期前收缩触发室上性心动过速时，可选用药物如 β 受体阻断药、普罗帕酮（心律平）等治疗。

（二）房性心动过速

知识点 27：房性心动过速的概述　　　　　副高：熟悉　正高：熟悉

房性心动过速简称房速，是指起源于心房且无须房室结参与维持的异位性心动过速。根据发病机制与心电图表现的不同可分为自律性房速、折返性房速和紊乱性房速三种。自律性与折返性房速常可伴有房室传导阻滞。大多数伴有房室传导阻滞的阵发性房性心动过速因自律性增高引起。

知识点 28：房性心动过速的病因　　　　　副高：熟悉　正高：熟悉

房性心动过速的不同类型，分别由不同病因导致。

（1）自律性房速：大多数伴有房室传导阻滞的阵发性心动过速因自律性增高引起。心肌梗死、慢性肺部疾病、大量饮酒、过度疲劳以及各种代谢障碍均可为致病原因。洋地黄中毒特别在低血钾时易发生这种心律失常。

（2）折返性房速：本型较少见。折返发生于手术瘢痕、解剖缺陷的临近部位。

（3）紊乱性房速：多见于重病、年老的患者，尤其以慢性肺源性心脏病最为常见，其余还可见于心力衰竭、洋地黄中毒、外科手术。另外，儿童患者可见于感染柯萨奇病毒以及心脏传导系统发育未成熟。

知识点29：房性心动过速的临床表现　　　　副高：掌握　正高：掌握

（1）症状和体征：发作呈短暂、间歇或持续发生。心率常在160~250次/分，心律绝对规则，患者发病时多数有心悸、胸闷、气促、乏力、胸痛等，持续发作较久者可有休克、心力衰竭。当房室传导比例发生变动时，听诊心律不恒定，第一心音强度变化。颈静脉见到α波数目超过听诊心搏次数。

（2）心电图特征

1）自律性房速：①心房率通常为150~200次/分。②P波形态与窦性者不同。③常出现二度Ⅰ型或Ⅱ型房室传导阻滞，呈现2∶1房室传导者常见，但心动过速不受影响。④P波之间等电位线仍存在，和心房扑动时等电位消失不同。⑤刺激迷走神经不能终止心动过速，仅加重房室传导阻滞。⑥发作开始时心率逐渐加速。

2）折返性房速：心电图显示P波与窦性者形态不同，PR间期通常延长。

3）紊乱性房速：①通常有3种或3种以上形态各异的P波，PR间期各不相同。②心房率100~130次/分。③大多数P波能下传心室，但部分P波因过早发生而受阻，心室律不规则，最终可能发展为心房颤动。

知识点30：房性心动过速的治疗要点　　　　副高：掌握　正高：掌握

房速处理主要取决于心室率的快慢及患者的血流动力学情况。如心室率不太快且无严重的血流动力学障碍，不必紧急处理。如心室率达140次/分以上，由洋地黄中毒所致或临床上有严重充血性心力衰竭或休克征象，应进行紧急治疗。其处理方法如下。

（1）病因与诱因治疗：肺部疾病患者应纠正低氧血症、控制感染。如洋地黄引起者，需立即停用洋地黄，并纠正可能伴随的电解质紊乱，特别要警惕低钾血症，必要时选用利多卡因、β受体阻断药和普罗帕酮等。

（2）控制心室率：可选用β受体阻断药、非二氢吡啶类钙通道阻滞药和洋地黄以减慢心室率。

（3）转复窦性心律：可用ⅠA类、ⅠC类或Ⅲ类（胺碘酮、伊布利特等）抗心律失常药转复窦性心律，血流动力学不稳定者宜立即行直流电复律。

（三）心房扑动

知识点31：心房扑动的概述　　　　副高：熟悉　正高：熟悉

心房扑动简称房扑，是指快速、规则的心房电活动，是介于房速和房颤之间的快速性心律失常。在心电图上表现为大小相等、频率快而规则（心房率一般在240~340次/分）、无等电位线的心房扑动波。心房扑动的发生常提示合并有器质性心脏病。

知识点 32：心房扑动的病因　　　　　　　　　副高：熟悉　正高：熟悉

（1）绝大多数发生在有器质性心脏病的患者，其中以风湿性二尖瓣病变、冠心病和风湿性心脏病最为常见。

（2）亦可见于原发性心肌病、甲状腺功能亢进、慢性缩窄性心包炎和其他病因的心脏病。

（3）低温麻醉、胸腔和心脏手术后、急性感染及脑血管意外也可引起。

知识点 33：心房扑动的发病机制　　　　　　　副高：熟悉　正高：熟悉

（1）异常自律性：心房内一个异位起搏点以高频率反复发出冲动，发出的冲动如有规律，即形成心房扑动；如发出的冲动不规则，或心房内多个异位起搏点同时活动，互相竞争，则形成心房颤动。

（2）环行运动或多处微型折返学说：由于生理或病理原因使心房肌不应期长短差别显著时，冲动在房内传导可呈规则或不规则的微型环形折返，分别引起心房扑动和心房颤动。

知识点 34：心房扑动的临床表现　　　　　　　副高：掌握　正高：掌握

（1）轻者可无明显不适，或仅有心悸、乏力。

（2）严重者头晕、晕厥、心绞痛或心功能不全，少数患者可因心房内血栓形成脱落而引起脑栓塞。

（3）心室率规则，140~160 次/分，伴不规则房室传导阻滞时，心室率可较慢，且不规则。

知识点 35：心房扑动的心电图特征　　　　　　副高：掌握　正高：掌握

（1）心房活动呈现规律的锯齿状扑动波，称 F 波。扑动波之间的等电位线消失，在 Ⅱ、Ⅲ、aVF 或 V$_1$ 导联最明显。典型房扑的心房率通常为 250~300 次/分。

（2）心室律规则或不规则，取决于房室传导是否恒定，不规则的心室律系由于传导比例发生变化所致。当心房率为 300 次/分，未经药物治疗时，心室率通常为 150 次/分（2∶1 房室传导）。

（3）QRS 波群形态正常，伴有室内差异传导或原有束支传导阻滞者 QRS 波群可增宽、形态异常。

知识点 36：心房扑动的治疗要点　　　　　　　副高：掌握　正高：掌握

（1）药物治疗：减慢心室率的药物包括 β 受体阻断药、钙通道阻滞药（维拉帕米、地尔硫䓬）或洋地黄制剂（地高辛、毛花苷C）。转复房扑并预防复发的药物包括ⅠA类、ⅠC类和Ⅲ类（伊布利特、多非利特和胺碘酮）抗心律失常药。伊布利特用于新发房扑复律治疗，禁用于严重器质性心脏病、QT间期延长和窦房结功能障碍者；多非利特亦可选用。应用ⅠA类和ⅠC类药物复律前应先控制心室率，避免因房扑频率减慢后房室传导加快而导致心室率增加，但合并冠心病、充血性心力衰竭的房扑患者，应用ⅠA类与ⅠC类药物容易导致严重室性心律失常，故应选用胺碘酮。长期维持窦性心律可选用胺碘酮、多非利特或索他洛尔等药物。

（2）非药物治疗：终止房扑最有效的方法是直流电复律。食管调搏也是转复房扑的有效方法，尤其适用于服用大量洋地黄制剂患者。导管消融可根治房扑，因房扑的药物疗效有限，对于症状明显或引起血流动力学不稳定的房扑，应选用导管消融治疗。

（3）抗凝治疗：持续性心房扑动的患者发生血栓栓塞的风险明显增高，应给予抗凝治疗。

（四）心房颤动

| 知识点37：心房颤动的概述 | 副高：熟悉　正高：熟悉 |

心房颤动简称房颤，是指规则有序的心房电活动丧失，代之以快速无序的颤动波，是严重的心房电活动紊乱。心房无序的颤动即失去了有效的收缩与舒张，心房泵血功能恶化或丧失，加之房室结对快速心房激动的递减传导，引起心室极不规则的反应。因此，心室律（率）紊乱、心功能受损和心房附壁血栓形成是房颤患者的主要病理生理特点。房颤是临床上最常见的心律失常之一，随年龄增长其发生率增加。

| 知识点38：心房颤动的病因 | 副高：熟悉　正高：熟悉 |

房颤常发生于原有心血管疾病者，如冠心病、高血压性心脏病、风湿性心脏瓣膜病、甲状腺功能亢进性心脏病、缩窄性心包炎、心肌病、感染性心内膜炎及慢性肺源性心脏病等。正常人在情绪激动、手术后、运动或急性酒精中毒时亦可发生房颤。心脏与肺部疾病患者发生急性缺氧、高碳酸血症、代谢或血流动力学紊乱时亦可出现房颤。房颤发生在无心脏病变的中青年，称孤立性房颤。老年房颤部分是心动过缓-心动过速综合征的心动过速期表现。

| 知识点39：心房颤动的发病机制 | 副高：熟悉　正高：熟悉 |

（1）异常自律性：心房内一个异位起搏点以高频率反复发出冲动，发出的冲动如有规律，即形成心房扑动；如发出的冲动不规则，或心房内多个异位起搏点同时活动，互相竞争，则形成心房颤动。

（2）环行运动或多处微型折返学说：由于生理或病理原因使心房肌不应期长短差别显著时，冲动在房内传导可呈规则或不规则的微型环形折返，分别引起心房扑动和心房颤动。

知识点40：心房颤动的临床表现　　　　　　　　　　副高：掌握　正高：掌握

（1）症状：可有心悸、胸闷与惊慌。心室率接近正常且无器质性心脏病的患者，可无明显症状。但发生在有器质性心脏病的患者，尤其是心室率快而心功能较差时，可使心输出量明显降低、冠状循环及脑部血供减少，导致急性心力衰竭、休克、晕厥或心绞痛发作。风湿性心脏病二尖瓣狭窄患者，大多在并发心房扑动或心房颤动后，活动耐量明显降低，并发生心力衰竭，严重者可引起急性肺水肿。心房扑动或心房颤动发生后还易引起房内血栓形成，部分血栓脱落可引起体循环动脉栓塞，临床上以脑栓塞最为常见，常导致死亡或病残。

（2）体征：心房颤动主要是心律完全不规则，心音强弱不等；心室率多快速，120～180次/分。当心室率低于90次/分或高于150次/分时，节律不规则可不明显。输出量少的心搏不能引起桡动脉搏动，因而产生脉搏短绌（脉搏次数少于心搏次数），心率越快则脉搏短绌越明显。

知识点41：心房颤动的心电图特征　　　　　　　　　副高：掌握　正高：掌握

（1）P波消失，代之以大小不等、形态不一、间隔不匀的颤动波，称f波，频率350～600次/分。

（2）R-R间隔极不规则，心室率通常在100～160次/分。

（3）QRS波群形态一般正常，当心室率过快，伴有室内差异性传导时QRS波群增宽变形。

知识点42：心房颤动的治疗要点　　　　　　　　　　副高：掌握　正高：掌握

心房颤动治疗强调长期综合管理，即在治疗原发疾病和诱发因素基础上，积极预防血栓栓塞、转复并维持窦性心律及控制心室率。

（1）抗凝治疗：房颤患者的栓塞发生率较高，因此，抗凝治疗是房颤治疗的重要内容。华法林是房颤抗凝治疗的有效药物。口服华法林，使凝血酶原时间国际标准化比值（INR）维持在2.0～3.0，能安全而有效地预防脑卒中发生。房颤持续不超过24小时，复律前无须做抗凝治疗。否则应在复律前接受华法林有效抗凝治疗3周，待成功复律后继续治疗3～4周；或行食管超声心动图除外心房血栓后再行复律，复律成功后仍需华法林有效抗凝治疗4周。紧急复律治疗可选用静注肝素或皮下注射低分子量肝素抗凝。新型口服抗凝药物（NOACs）如达比加群酯、利伐沙班、阿哌沙班等目前主要用于非瓣膜性房颤的抗凝治疗。

（2）转复并维持窦性心律：将房颤转复为窦性心律的方法包括药物复律、电复律及导管消融治疗。

（3）控制心室率：控制心室率的药物包括β受体阻断药、钙通道阻滞药、洋地黄制剂和某些抗心律失常药物（如胺碘酮、决奈达隆），可单用或者联合应用，但应注意这些药物的禁忌证。

三、室性心律失常

| 知识点43：室性心律失常的概述 | 副高：熟悉　正高：熟悉 |

室性心律失常指起源于心室的心律失常，包括室性期前收缩（室早）、室性心动过速（室速）、心室颤动（室颤）等。

（一）室性期前收缩

| 知识点44：室性期前收缩的概述 | 副高：熟悉　正高：熟悉 |

室性期前收缩，又称室性早搏，简称室早，指在窦性激动尚未到达之前，自心室中某一起搏点提前发生激动，引起心室除极，是一种最常见的心律失常。

| 知识点45：室性期前收缩的病因 | 副高：熟悉　正高：熟悉 |

正常人与各种心脏病患者均可发生室性期前收缩，正常人发生室性期前收缩的概率随年龄的增长而增加。心肌炎症、缺血、缺氧、麻醉和手术等均可使心肌受到机械、电、化学性刺激而发生室性期前收缩。室性期前收缩常见于冠心病、心肌病、心肌炎、风湿性心脏病与二尖瓣脱垂者。此外，洋地黄、奎尼丁、三环类抗抑郁药药物中毒，电解质紊乱，精神不安，过量烟酒等亦能诱发室性期前收缩。

| 知识点46：室性期前收缩的临床表现 | 副高：掌握　正高：掌握 |

室性期前收缩常无特异性症状，且是否有症状或症状的轻重程度与期前收缩的频发程度无直接相关。患者一般表现为心悸、心跳或"停跳"感，类似电梯快速升降的失重感或代偿间歇后有力的心脏搏动，可伴有头晕、乏力、胸闷等症状。严重器质性心脏疾病者，长时间频发室性期前收缩可产生心绞痛、低血压或心衰等。听诊时，室性期前收缩后出现较长的停歇，且室性期前收缩的第二心音强度减弱，仅能听到第一心音。桡动脉搏动减弱或消失。

| 知识点47：室性期前收缩的心电图表现 | 副高：掌握　正高：掌握 |

（1）提前发生的QRS波群，时限通常超过0.12秒，宽大畸形，ST段随T波移位，T波的方向与QRS波群主波方向相反。

（2）室性期前收缩与其前面的窦性搏动之间期（称为配对间期）恒定。

（3）室性期前收缩后出现完全性代偿间歇。

（4）室性期前收缩的类型：室性期前收缩可孤立或规律出现。二联律是指每个窦性搏动后跟随一个室性期前收缩；三联律是每两个正常搏动后出现一个室性期前收缩；如此类推。连续发生两个室性期前收缩称为连发室性期前收缩；连续3个或以上室性期前收缩称室性心动过速。

（5）室性并行心律：心室的异位起搏点规律地自行发放冲动，并能防止窦房结冲动入侵。心电图表现：①异位室性搏动与窦性搏动的配对间期不恒定。②长的两个异位搏动之间距，是最短的两个异位搏动间期的整倍数。③当主导心律的冲动下传与心室异位起搏点的冲动几乎同时抵达心室，可产生室性融合波，其形态介于以上两种 QRS 波群形态之间。

知识点48：室性期前收缩的治疗要点　　　　　　　　副高：掌握　正高：掌握

（1）对于无器质性心脏病的患者，室性期前收缩不会增加其发生心脏性死亡的危险性，如无明显症状，不必使用药物治疗。如有明显症状，应向患者说明其良性预后，减轻焦虑；避免诱发因素；药物宜选用 β 受体阻断药、美西律、普罗帕酮等。

（2）对于急性心肌梗死并发室性期前收缩者，目前不主张预防性应用利多卡因等抗心律失常药物，若患者发生窦性心动过速与室性期前收缩，早期应用 β 受体阻断药可能减少心室颤动的危险。

（3）心肌梗死后或心肌病患者常伴室性期前收缩，应避免使用 I 类抗心律失常药物，因其本身有致心律失常作用，虽能有效减少室性期前收缩，但总死亡率和猝死的风险反而增加。目前认为用胺碘酮治疗有效，其致心律失常作用甚低。β 受体阻断药对室性期前收缩的疗效不显著，但能降低心肌梗死后猝死发生率、再梗死率和总死亡率。

（4）急性肺水肿或严重心力衰竭并发室性期前收缩，治疗应针对血流动力学障碍，同时注意有无洋地黄中毒或电解质紊乱（低钾、低镁）。

（5）部分无器质性心脏病的频发室性期前收缩患者可选择射频消融术治疗。

（二）室性心动过速

知识点49：室性心动过速的概述　　　　　　　　　　副高：熟悉　正高：熟悉

室性心动过速简称室速，指起源于房室束分叉处以下的 3~5 个以上宽大畸形 QRS 波组成的心动过速。按室速发作时 QRS 波群的形态可将其分为单形性室速、多形性室速和双向性室速。按室速发作时的持续时间和血流动力学改变可将其分为：①非持续性室速：发作持续时间短于 30 秒，能自行终止。②持续性室速：发作持续时间超过 30 秒，需药物或电复律方能终止。③无休止性室速：室速不间断反复发作，期间可有窦性心律，但大部分时间为室速。

知识点50：室性心动过速的病因　　　　　　　　　　副高：熟悉　正高：熟悉

室速常发生于各种器质性心脏病患者，最常见为冠心病，尤其是心肌梗死者。其次是心肌病、心力衰竭、二尖瓣脱垂、心瓣膜病等。其他病因包括代谢障碍、电解质紊乱、长 QT 综合征等，偶可发生于无器质性心脏病者，称为特发性室速。

知识点51：室性心动过速的临床表现　　　　　　副高：掌握　正高：掌握

（1）轻者可无自觉症状或仅有心悸、胸闷、乏力、头晕、出汗。

（2）重者发绀、气促、晕厥、低血压、休克、急性心力衰竭、心绞痛，甚至衍变为心室颤动而猝死。

（3）快而略不规则的心律，心率多在120~200次/分，心尖区第一心音强度不等，可有第一心音分裂，颈静脉搏动与心搏可不一致，偶可见"大炮波"。

知识点52：室性心动过速的心电图表现　　　　　　副高：掌握　正高：掌握

①3个或以上的室性期前收缩连续出现。②QRS波群形态畸形，时限超过0.12秒，ST-T波方向与QRS波群主方向相反。③心室率通常为100~250次/分，心律规律，但亦可不规律。④心房独立活动，P波与QRS波群无固定关系，形成室房分离，偶尔个别或者所有心室激动逆传夺获心房。⑤通常发作突然开始。⑥心室夺获与室性融合波：室速发作时少数室上性冲动可下传心室，产生心室夺获，表现为在P波之后突然发生一次正常的QRS波群。

知识点53：室性心动过速的治疗要点　　　　　　副高：掌握　正高：掌握

（1）终止室速发作：无显著血流动力学障碍的室速，可选用利多卡因、β受体阻断药或胺碘酮静脉推注，但经中心静脉用药会引起低血压，因此用药时要严密监测生命体征。如患者已发生低血压、休克、心绞痛、充血性心力衰竭或脑血流灌注不足等症状，应迅速施行电复律。复律成功后可静脉应用胺碘酮、利多卡因等，以防止室速短时间内复发。洋地黄中毒引起的室速不宜用电复律，应给予药物治疗。

（2）预防复发：积极寻找和治疗诱发及维持室速的可逆性病变，如缺血、低血压及低血钾等。治疗充血性心力衰竭有助于减少室速发作。窦性心动过缓或房室阻滞时，心室率过于缓馒，亦有利于室性心律失常的发生，可给予阿托品治疗或应用人工心脏起搏。急性心肌缺血合并室速的患者，首选冠脉血运重建，也可应用β受体阻断药预防室性心律失常。如果室速频繁发作，且不能被电复律有效控制，可静脉应用胺碘酮。经完全血运重建和最佳药物治疗后，仍反复发作室速或电风暴者，可植入心律转复除颤器（ICD）。ICD植入治疗亦可应用于持续性多形性室速及遗传性心律失常综合征患者。药物治疗后仍反复发作单形性室速或ICD植入后反复电击的患者可考虑导管消融治疗。

（三）心室扑动与心室颤动

知识点54：心室扑动与心室颤动的概述　　　　　　副高：熟悉　正高：熟悉

心室扑动与心室颤动简称室扑与室颤。为致命性心律失常。心室扑动和心室颤动分别为心室肌快而微弱的收缩或不协调的快速乱颤，其结果是心脏无排血，心音和脉搏消失，心、脑等器官和周围组织血液灌注停止，阿-斯综合征发作和猝死。

心室颤动是导致心源性猝死的严重心律失常，也是临终前循环衰竭的心律改变；而心室扑动则为心室颤动的前奏。

知识点 55：心室扑动与心室颤动的病因　　　副高：熟悉　正高：熟悉

（1）冠心病，尤其是发生不稳定型心绞痛、急性心肌梗死、心功能不全和/或室壁瘤以及急性心肌梗死后 6 个月内的患者。

（2）原发性扩张型和肥厚型心肌病。

（3）瓣膜病，尤其是主动脉瓣狭窄或关闭不全合并心绞痛或心功能不全的患者。

（4）洋地黄药物过量。

知识点 56：心室扑动与心室颤动的临床表现及心电图特征　副高：掌握　正高：掌握

（1）临床表现：包括突发意识丧失、抽搐、呼吸停止甚至死亡。触诊大动脉搏动消失、听诊心音消失、血压无法测到。

（2）心电图特征：心室扑动呈正弦波图形，波幅大而规则，频率为 150～300 次/分，有时难以与室速鉴别。心室颤动的波形、振幅及频率均极不规则，无法辨认 QRS 波群、ST 段与 T 波。

知识点 57：心室扑动与心室颤动的治疗要点　　　副高：掌握　正高：掌握

心室扑动和心室颤动可致心脏停搏，一旦发生立即做非同步直流电除颤，同时胸外心脏按压及人工呼吸，保持呼吸道通畅，迅速建立静脉通路，给予复苏和抗心律失常药物等抢救措施。

四、心脏传导阻滞

知识点 58：心脏传导阻滞的概述　　　　　　　副高：熟悉　正高：熟悉

心脏传导阻滞是指冲动在心脏传导系统的任何部位传导时均可发生减慢或阻滞。若发生在窦房结与心房之间，称窦房传导阻滞；发生在心房与心室之间，称房室传导阻滞；位于心房内，称房内传导阻滞；位于心室内，称室内传导阻滞。按传导阻滞的严重程度，通常将其分为三度。一度传导阻滞的传导时间延长，但全部冲动仍能传导。二度传导阻滞分为两型，即莫氏 I 型（文氏型）和 II 型。I 型阻滞表现为传导时间进行性延长，直至一次冲动不能传导；II 型阻滞表现为间歇出现的传导阻滞。三度又称完全性传导阻滞，此时全部冲动不能被传导。

（一）房室传导阻滞

| 知识点59：房室传导阻滞的病因 | 副高：熟悉　正高：熟悉 |

（1）部分健康的成年人、儿童及运动员可发生一度或二度 I 型房室传导阻滞，可能与静息时迷走神经张力增高有关。

（2）其他导致房室传导阻滞的病变：冠心病急性心肌梗死、冠状动脉痉挛、心肌炎、心内膜炎、多发性肌炎、心肌病、急性风湿热、主动脉瓣狭窄伴钙化、心脏肿瘤（特别是心包间皮瘤）、先天性心血管病、原发性高血压、心脏手术损伤；也可见于电解质紊乱（如高钾血症）、药物中毒（如洋地黄）、黏液性水肿及心脏浸润性病变（如淀粉样变、结节病或硬皮病）等。

（3）老年持续性房室传导阻滞以原因不明的传导系统退行性变多见，如 Lev 病（心脏纤维支架的钙化与硬化）。

| 知识点60：房室传导阻滞的临床表现 | 副高：掌握　正高：掌握 |

一度房室传导阻滞患者通常无症状，听诊第一心音强度减弱。

二度房室传导阻滞患者可有心悸与心搏脱漏，二度 I 型房室传导阻滞患者第一心音强度逐渐减弱并有心搏脱漏，II 型患者亦有间歇性心搏脱漏，但第一心音强度恒定。

三度房室传导阻滞是一种严重的心律失常，临床症状取决于心室率的快慢与伴随病变，症状包括疲乏、头晕、晕厥、心绞痛、心衰等。若心室率过慢导致脑缺血，患者可出现暂时性意识丧失，甚至抽搐，即阿-斯综合征，严重者可猝死。听诊第一心音强度经常变化，间或听到响亮清晰的第一心音（大炮音）。

| 知识点61：房室传导阻滞的心电图特征 | 副高：掌握　正高：掌握 |

（1）一度房室传导阻滞：每个心房冲动都能传导至心室，但 P-R 间期超过 0.20 秒。

（2）二度房室传导阻滞：I 型特征为 P-R 间期逐次延长直至 P 波不能下传，R-R 间期逐次缩短直至心搏脱漏。II 型的特征为心室脱漏前 P-R 间期固定。

（3）三度房室传导阻滞：特征为 P-P 和 R-R 间距基本规则，P 波与 QRS 波群之间无固定关系。

| 知识点62：房室传导阻滞的治疗要点 | 副高：掌握　正高：掌握 |

（1）应针对不同的病因进行治疗。一度房室传导阻滞与二度 I 型房室传导阻滞心室率不太慢者，无须特殊治疗。二度 II 型与三度房室传导阻滞如心室率显著缓慢，伴有明显症状或血流动力学障碍，甚至阿-斯综合征发作者，应给予起搏治疗。

（2）阿托品（0.5~2.0mg，静脉注射）可提高房室传导阻滞的心率，适用于阻滞位于房室结的患者。异丙肾上腺素（每分钟1~4μg静脉滴注）适用于任何部位的房室传导阻滞。

（二）室内传导阻滞

知识点63：室内传导阻滞的概述	副高：熟悉　正高：熟悉

室内传导阻滞又称室内阻滞，是指房室束分叉以下部位的传导阻滞。室内传导系统由右束支、左前分支和左后分支三部分组成。室内传导系统的病变可波及单支、双支或三支。而单支、双支组织通常没有症状，可以闻及第一、第二心音的分裂，而完全性的三支阻滞的临床表现与完全性房室传导阻滞相同。

知识点64：室内传导阻滞的病因	副高：熟悉　正高：熟悉

右束支阻滞较为常见，常发生于风湿性心脏瓣膜病、高血压性心脏病、冠心病、心肌疾病、先天性心脏病，也可见于大面积肺梗死，正常人也可发生右束支传导阻滞。

左束支阻滞常发生于慢性心力衰竭、急性心肌梗死、高血压性心脏病、心肌疾病、风湿性心脏瓣膜病、冠心病、梅毒性心脏病、急性感染、奎尼丁与普鲁卡因胺中毒等。

知识点65：室内传导阻滞的临床表现	副高：熟悉　正高：熟悉

单支、双支阻滞通常无临床症状。偶可听到第一、第二心音分裂。完全性三支阻滞的临床表现与完全性房室传导阻滞相同。

知识点66：室内传导阻滞的心电图特征	副高：熟悉　正高：熟悉

（1）右束支阻滞：QRS时限≥0.12秒；V_1、V_2导联呈rsR'、R'波粗钝；V_5、V_6导联呈qRS型，S波宽阔；T波与QRS波主波方向相反。不完全性右束支传导阻滞图形与完全右束支传导阻滞图形相似，但是QRS时限<0.12秒。

（2）左束支阻滞：QRS时限≥0.12秒；V_5、V_6导联R波宽大，顶部有切迹或粗钝，前方无Q波，T波与QRS波主波方向相反；V_1、V_2导联呈宽阔的QS波形或rS波形。不完全性左束支传导阻滞图形与完全左束支传导阻滞图形相似，但QRS时限<0.12秒。

知识点67：室内传导阻滞的治疗要点	副高：熟悉　正高：熟悉

慢性单束支传导阻滞的患者如无症状，无须接受治疗。双支与不完全性三支阻滞有可能进展为完全性房室阻滞，应密切观察与随访。急性前壁心肌梗死发生双支、三支阻滞，或慢性双支、三支阻滞，伴有晕厥或阿-斯综合征发作者，则应及早考虑心脏起搏治疗。

五、心律失常的护理

知识点68：心律失常的护理评估   副高：熟悉   正高：掌握

（1）了解有无基础心脏病，如冠心病、高血压、心瓣膜病等；了解心律失常发作有无诱发因素，如精神紧张、过度劳累，饮酒、浓茶、咖啡等。

（2）评估心律失常发作时的临床表现，如心悸、胸闷、乏力、头晕、黑矇、晕厥等，患者的意识状态以及循环变化等。

（3）评估患者的心电图检查及其他辅助检查结果，确定其心律失常的类型；评估心律失常发作的频率、持续时间及对患者日常生活的影响。

（4）评估患者的心理-社会状况，如有无因心律失常发作导致的胸闷、心悸、头晕等不适而引起患者紧张、焦虑，有无因心绞痛、晕厥等引起患者恐惧、担忧等。

知识点69：心律失常的护理诊断   副高：熟悉   正高：熟悉

（1）活动无耐力：与心律失常导致心输出量减少、组织脏器供血不足有关。

（2）焦虑：与心律失常反复发作，疗效不佳，缺乏相应的知识有关。

（3）有受伤的危险：与心律失常所致的晕厥有关。

（4）潜在并发症：心力衰竭、脑卒中、猝死。

知识点70：心律失常的一般护理   副高：熟练掌握   正高：熟练掌握

（1）休息与活动：症状轻微者应注意劳逸结合，避免劳累及感染，可维持正常工作和生活；根据情况适当参加运动，改善自主神经功能。影响心脏排血功能、症状明显的心律失常患者应卧床休息，协助完成日常生活。

（2）饮食护理：宜选择低脂、易消化、富营养的饮食；少量多餐，不宜过饱；避免吸烟、酗酒、刺激性或含咖啡因的饮料和食物；保证纤维素的摄入，防止便秘。

知识点71：心律失常的病情观察   副高：熟练掌握   正高：熟练掌握

密切观察脉搏、呼吸、血压、心率、心律，以及神志、面色等变化。严重心律失常患者应持续心电监护，一旦发现频发、多源、成对或 Ron T 现象的室性期前收缩、室性心动过速、二度Ⅱ型房室传导阻滞或三度房室传导阻滞、窦性停搏等有猝死危险的心律失常，应立即报告医师，采取积极措施处理。一旦发现猝死表现如意识突然丧失、抽搐、大动脉搏动消失、呼吸停止，应立即进行抢救，如胸外按压、人工呼吸、电复律或安装临时起搏器等。

知识点72：心律失常的抢救配合　　　副高：熟练掌握　正高：熟练掌握

对于高危患者，应留置静脉导管，备好抗心律失常的药物及其他抢救药物、除颤器、临时起搏器、心电监护仪等，做好随时抢救的准备。

知识点73：心律失常的用药护理　　　副高：熟练掌握　正高：熟练掌握

严格按照医嘱按时按量给予抗心律失常药物，静脉注射时速度宜慢（腺苷除外），一般5~15分钟内注完，静脉滴注药物时尽量用输液泵调节速度。胺碘酮静脉用药易引起静脉炎，应选择大血管。配制药物浓度不宜过高，严密观察穿刺局部情况，谨防药物外渗。用药期间应观察患者意识和生命体征，必要时监测心电图、血压，如有明显血压下降、心率减慢或不规则、心电图示Q-T间期延长时须暂停给药，并报告医师处理。

知识点74：心律失常的心理护理　　　副高：熟练掌握　正高：熟练掌握

理解患者的不安和担忧，鼓励患者说出其焦虑情绪并耐心倾听，进行必要的解释，耐心解答有关疾病的问题；指导患者使用放松术，经常巡视病房，了解患者的需要，帮助其解决问题；鼓励家属给予患者更多关爱，给予情感上的支持。

知识点75：心律失常的健康指导　　　副高：掌握　正高：掌握

（1）疾病知识指导：向患者及其家属讲解心律失常的常见病因、诱因及防治知识。嘱患者注意劳逸结合，保持生活规律，保证充足的休息与睡眠；伴有严重器质性疾病或发生严重心律失常的患者，应卧床休息，防止意外发生；保持乐观、稳定的情绪；戒烟酒，避免摄入刺激性食物如咖啡、浓茶等，避免饱餐；避免感染。低钾血症易诱发室性期前收缩或室速，应注意预防、监测与纠正。心动过缓患者应避免排便时过度屏气，以免兴奋迷走神经而加重心动过缓。

（2）用药指导与病情监测：说明按医嘱服用抗心律失常药物的重要性，不可自行减量、停药或擅自改用其他药物。告诉患者药物可能出现的不良反应，嘱有异常时及时就诊。教给患者自测脉搏的方法以利于自我监测病情。对反复发生严重心律失常危及生命者，教会家属心肺复苏术以备应急。

第五节　冠状动脉粥样硬化性心脏病

知识点1：冠状动脉粥样硬化性心脏病的概述　　　副高：熟悉　正高：熟悉

冠状动脉粥样硬化性心脏病指冠状动脉血管发生粥样硬化病变，使血管腔狭窄、阻塞和/或因冠状动脉功能性改变（痉挛）导致心肌缺血缺氧或坏死而引起的心脏病，统称冠状动脉性心脏病，简称冠心病，亦称缺血性心脏病。冠状动脉粥样硬化性心脏病是动脉粥样硬化导致器官病变的最常见类型，也是严重危害人类健康的常见病。

| 知识点2：冠状动脉粥样硬化性心脏病的病因 | 副高：熟悉　正高：熟悉 |

本病的病因尚不明确，目前认为多种因素作用于不同环节导致冠状动脉粥样硬化，这些因素被称为危险因素。

（1）主要的危险因素：①年龄和性别：本病多见于40岁以上人群，男性多于女性，女性在更年期前发病率较低，更年期后发病率明显上升。②血脂异常：总胆固醇、三酰甘油、低密度脂蛋白或极低密度脂蛋白过高、高密度脂蛋白过低等脂质代谢异常是动脉粥样硬化最重要的危险因素。③高血压：60%~70%的冠状动脉粥样硬化患者有高血压，收缩压和舒张压增高都与本病关系密切。④糖尿病：患病风险比正常人高2~5倍，且动脉硬化进展迅速。⑤吸烟：吸烟可造成动脉壁氧含量不足，促进动脉粥样硬化的形成，吸烟者患病率比不吸烟者高2~6倍。

（2）次要的危险因素：肥胖，缺乏体力活动，遗传因素，A型性格，进食过多的动物脂肪、糖和钠盐等。

（3）近年来发现的危险因素：血中同型半胱氨酸增高、胰岛素抵抗增强、血中纤维蛋白原及某些凝血因子水平增高、病毒及衣原体感染等。

| 知识点3：冠状动脉粥样硬化性心脏病的临床分型 | 副高：熟悉　正高：熟悉 |

根据病理解剖和病理生理变化的不同，本病有不同的临床分型。分为5大类：无症状心肌缺血、心绞痛、心肌梗死、缺血性心肌病、猝死。近年倾向于将本病分为急性冠状动脉综合征（ACS）和慢性冠状动脉病（CAD）或称慢性缺血综合征（CIS）两大类。前者包括不稳定型心绞痛、非ST段抬高心肌梗死、ST段抬高心肌梗死和冠心病猝死；后者包括稳定型心绞痛、冠状动脉正常的心绞痛、无症状性心肌缺血和缺血性心力衰竭。

一、心绞痛

（一）稳定型心绞痛

| 知识点4：稳定型心绞痛的概述 | 副高：熟悉　正高：熟悉 |

稳定型心绞痛亦称劳力性心绞痛，是在冠状动脉狭窄的基础上，由于心肌急剧的、暂时的缺血与缺氧所引起的，以发作性胸痛或胸部不适为主要表现的临床综合征。患者多40岁以上，男性多于女性。情绪激动、劳累、饱餐、受凉等为发作诱因。

知识点5：稳定型心绞痛的病因及发病机制　　　　副高：熟悉　正高：熟悉

冠状动脉粥样硬化导致冠状动脉管腔狭窄或部分阻塞，冠状动脉扩张能力减弱，血流量减少，对心肌的供血处于相对固定的状态。当心脏负荷突然增加时，冠状动脉不能相应扩张以满足心肌需血量，或是各种原因引起冠状动脉痉挛致血流减少，不能满足心肌需血量，心肌在缺血、缺氧情况下产生的代谢产物（如乳酸、磷酸等）刺激心脏的神经末梢而产生心绞痛。

知识点6：稳定型心绞痛的临床症状　　　　副高：掌握　正高：掌握

阵发性胸痛或心前区不适是典型心绞痛的特点。

（1）疼痛部位：胸骨体中上段、胸骨后可波及心前区，甚至整个前胸，边界表达不清。可放射至左肩、左臂内侧，甚至可达左手无名指和小指，也可向上放射至颈、咽部和下颌部，也可放射至上腹部甚至下腹部。

（2）疼痛性质：常为压迫感、发闷、紧缩感，也可为烧灼感，偶可伴有濒死、恐惧感。患者可因疼痛而被迫停止原来的活动，直至症状缓解。

（3）持续时间：疼痛出现后常逐渐加重，持续3~5分钟。

（4）缓解方式：休息或含服硝酸甘油后几分钟内缓解。

（5）发作频率：发作频率不固定，可数天或数周发作1次，也可1天内多次发作。

（6）诱发因素：常因体力劳动或情绪激动而诱发，也可在饱餐、寒冷、吸烟、心动过速时发病。疼痛发生在体力劳动或激动的当时。典型的心绞痛常常在诱发条件相似的情况下发生。

知识点7：稳定型心绞痛的临床体征　　　　副高：掌握　正高：掌握

平时一般无异常体征。发作时可有心率增快，暂时血压升高，面色苍白、表情焦虑、皮肤冷或出汗。有时出现第四或第三心音奔马律。也可有心尖部暂时性收缩期杂音，出现交替脉。

知识点8：稳定型心绞痛的辅助检查　　　　副高：熟悉　正高：熟悉

（1）心电图：心绞痛发作时出现ST段水平型或下斜型压低≥0.1mV，T波低平或倒置。运动负荷试验及24小时动态心电图可显著提高缺血性心电图的检出率。

（2）冠状动脉造影：可使左、右冠状动脉及主要分支得到清晰的显示，从而发现冠状动脉系统病变的范围和程度，因此具有确诊价值。当管腔直径缩小70%~75%以上时，将严重影响心肌供血。

（3）放射性核素扫描：利用放射性铊心肌显像提示心肌供血不足或供血消失，对心肌缺血诊断较有价值。

（4）实验室检查：血糖和血脂检查可以了解冠心病危险因素；胸痛明显者需要查血清心肌损伤标志物，包括心肌肌钙蛋白、肌酸激酶（CK）和同工酶（CK-MB）、肌红蛋白。

（5）其他检查：二维超声心动图可探测到缺血区心室壁的运动异常，多排螺旋CT检查对诊断具有重要价值。

| 知识点9：稳定型心绞痛的治疗要点 | 副高：掌握　正高：掌握 |

（1）心绞痛发作期治疗：即刻休息，硝酸酯类药物是最有效、作用最快终止心绞痛发作的药物。

（2）缓解期治疗：去除诱因，使用硝酸酯制剂、β受体阻断药，可减慢心率、降低心肌收缩力、减少耗氧量而预防心绞痛的发作。钙通道阻滞药抑制钙离子进入心肌细胞，扩张冠脉和周围血管。预防发作：用抑制血小板聚集的药物。

（3）其他治疗：经皮腔内冠状动脉成形术（PTCA）、主动脉-冠状动脉旁路移植手术（CABG）。

| 知识点10：稳定型心绞痛的护理评估 | 副高：熟悉　正高：掌握 |

（1）健康史：了解患者是否摄入过多热量、脂类，是否吸烟、情绪激动。是否有高血压、糖尿病、高脂血症及家族史等。

（2）身体状况：以发作性胸痛为主要的临床表现，是护理人员对患者进行评估的重点，应详细了解患者疼痛的部位、性质、诱发因素、持续时间及缓解方式。

（3）心理-社会状况：由于心绞痛发作时患者有濒死感，尤其是病情反复、频繁发作者，易产生焦虑，甚至恐惧的心理反应。

| 知识点11：稳定型心绞痛的护理诊断 | 副高：熟悉　正高：熟悉 |

（1）疼痛（胸痛）：与心肌缺血、缺氧有关。
（2）知识缺乏：缺乏控制心绞痛诱因及预防性用药的知识。
（3）潜在并发症：心肌梗死。

| 知识点12：稳定型心绞痛的一般护理 | 副高：熟练掌握　正高：熟练掌握 |

（1）休息：心绞痛发作时应立即停止活动，就地休息。缓解期适当活动，一般不需要卧床休息。适当运动有利于冠状动脉侧支循环的建立，提高患者的活动耐力。可根据患者的活动能力制订合理的活动计划，鼓励患者参加适当的体力劳动和体育锻炼，最大活动量以不发生心

绞痛症状为度，并注意避免竞赛活动和屏气用力动作，避免精神过度紧张以及长时间工作。

（2）饮食护理：宜低热量、低脂肪、低胆固醇、低盐、少糖、丰富维生素、适量蛋白质饮食；多食新鲜蔬菜水果和粗纤维食物；少量多餐，不宜过饱；避免刺激性或含咖啡因的饮料和食物；戒烟限酒。

（3）保持大便通畅：便秘时用力排便可增加心肌耗氧量，诱发心绞痛。应指导患者养成按时排便的习惯，保证纤维素的摄入，多饮水，预防便秘的发生。

知识点 13：稳定型心绞痛的病情观察　　　　副高：熟练掌握　正高：熟练掌握

心绞痛发作时应观察疼痛的部位、性质、程度和持续时间，描记心电图，密切观察心率、心律、血压的变化。

知识点 14：稳定型心绞痛的用药护理　　　　副高：熟练掌握　正高：熟练掌握

正确用药，并注意观察疗效及不良反应。缓解期用药方式以口服为主，但心绞痛发作时硝酸甘油的用药方法为舌下含服，应在舌下保留一些唾液，以利于药物迅速溶解吸收；含服后平卧，以防止低血压的发生。用药后应密切观察胸痛的变化，如 3~5 分钟仍不缓解可重复使用，如疼痛持续 15~30 分钟（或连续含服 3 片后）仍未缓解，应警惕心肌梗死的发生，及时报告医师。对于心绞痛频繁发作者，遵医嘱给予硝酸甘油静脉点滴，需注意控制滴速，监测心率、血压的变化，防止发生低血压。部分患者使用硝酸酯类药物后出现面部潮红、头部胀痛、头晕、心动过速、心悸等不适，应告知患者是由于药物的血管扩张作用所致，一般持续用药数天后可自行好转。

知识点 15：稳定型心绞痛的心理护理　　　　副高：熟练掌握　正高：熟练掌握

患者在心绞痛发作时会产生紧张、恐惧的心理反应，而这样的反应会增加心肌的耗氧量，不利于病情缓解。因此，对心绞痛发作的患者，护理人员应守护在其身边，给予心理安慰，增加患者的安全感，消除其紧张情绪。

知识点 16：稳定型心绞痛的健康指导　　　　副高：掌握　正高：掌握

（1）疾病知识指导：向患者及其家属讲解冠心病的危险因素及心绞痛发作的诱因，指导患者积极调节血脂、控制血压、治疗糖尿病，维持正常体重，保持心态平和；戒烟限酒；指导患者避免过度劳累、剧烈运动、情绪激动、饱餐、寒冷刺激等诱发心绞痛的因素。

（2）生活指导：根据患者的活动能力合理安排活动与休息，鼓励患者进行适当运动，如散步、打太极拳、练气功等，以不引起心绞痛为度。饮食宜低热量、低盐、低脂、清淡易消化、丰富维生素和纤维素；少量多餐，保持大便通畅。指导患者不宜在饱餐后或饥饿时洗澡，水温要适宜，勿过冷过热，时间不宜过长。

（3）用药指导：①指导患者随身携带硝酸甘油片，心绞痛发作时立即舌下含服。②对于规律性发作的心绞痛，可指导患者进行预防性用药，在外出、就餐、排便等活动前含服硝酸甘油。③硝酸甘油见光易分解，应保存在棕色瓶内，其保质期为6个月，应保持定期更换，使用前务必注意有效期。

（4）病情监测指导：指导患者定期检查心电图、血压、血糖、血脂等情况；监测胸痛情况，当疼痛比以往频繁、程度加重、持续时间延长，用硝酸甘油不易缓解，伴出冷汗等，应即刻由亲属护送到医院就诊，警惕发生心肌梗死。

（二）不稳定型心绞痛

知识点17：不稳定型心绞痛的概述　　　　副高：熟悉　正高：熟悉

不稳定型心绞痛是介于稳定型心绞痛和急性心肌梗死之间的临床综合征，是劳力性心绞痛以外的缺血性胸痛。常表现为静息状态下发生心绞痛或原有稳定型心绞痛的恶化、加重。

知识点18：不稳定型心绞痛的病因及发病机制　　　　副高：熟悉　正高：熟悉

（1）冠状动脉粥样硬化病变进展：多数不稳定型心绞痛患者均有严重的阻塞性缺血性心脏病，其冠状动脉粥样硬化的发展，可引起进行性冠状动脉狭窄。

（2）血小板聚集：冠状动脉狭窄和内膜损伤，会出现血小板聚集现象，继而产生血管收缩物质血栓素 A_2，而由于正常内皮细胞产生的抗聚集物质如前列环素、组织纤维蛋白溶酶原激活物和内皮舒血管因子等浓度降低，引起冠状动脉收缩，管腔狭窄加重乃至闭塞以及动力性冠状动脉阻力增加。

（3）血栓形成：血小板聚集、纤维蛋白原和纤维蛋白碎片的主要成分 D-二聚体增加，形成冠状动脉腔内血栓，导致进行性冠状动脉狭窄。

（4）冠状动脉痉挛：临床、冠状动脉造影和尸解研究均证实，冠状动脉痉挛是引起不稳定型心绞痛的重要机制。

知识点19：不稳定型心绞痛的临床表现　　　　副高：熟悉　正高：熟悉

（1）症状：不稳定型心绞痛的胸痛部位、性质与稳定型心绞痛相似，但具有以下特点之一：①原为稳定型心绞痛，在1个月内疼痛发作的频率增加、程度加重、时限延长、诱因发生改变，硝酸酯类药物缓解作用减弱。②1~2个月内新发生的心绞痛，并因较轻负荷所诱发。③休息状态下、夜间发作心绞痛或较轻微活动即可诱发，发作时表现有 ST 段抬高的变异型心绞痛。

（2）体征：体检时能听到一过性第三心音或第四心音，以及由于二尖瓣反流引起的一过性收缩期杂音，不具有特异性。

知识点20：不稳定型心绞痛的辅助检查　　　　　副高：熟悉　正高：熟悉

（1）心电图：大多数患者胸痛发作时有一过性ST段抬高或压低、T波低平或倒置。

（2）冠状动脉造影：在造影正常或无阻塞性病变的不稳定型心绞痛患者中，有可能为误诊；另一部分患者，胸痛可能为冠脉痉挛、冠脉内血栓自发性溶解、微循环灌注障碍所致。

（3）超声心动图和放射性核素检查：结果与稳定型心绞痛相似，但阳性发现率会更高。

知识点21：不稳定型心绞痛的治疗要点　　　　　副高：熟悉　正高：熟悉

（1）一般处理：卧床休息1~3天，24小时心电监护。有呼吸困难、发绀者应给氧。如有必要应重复检测心肌坏死标志物。

（2）缓解疼痛：不稳定型心绞痛患者单次含化或喷雾吸入硝酸酯制剂往往不能缓解症状，一般建议每隔5分钟1次，共用3次，后再用硝酸甘油持续静脉滴注或微量泵输注，以$10\mu g/min$开始，每3~5分钟增加$10\mu g/min$，直至症状缓解或出现血压下降。硝酸酯类制剂静脉滴注疗效不佳，而无低血压等禁忌证者，应及早开始用β受体阻断药。少数情况下，如伴血压明显升高、心率增快者可静脉滴注艾司洛尔，也可用非二氢吡啶类钙通道阻滞药。必要时可给予镇静药吗啡。

（3）抗凝（栓）：应用阿司匹林、氯吡格雷和肝素或低分子量肝素以防止血栓形成，阻止病情向心肌梗死方向发展。

（4）冠状动脉血管重建治疗：如经药物治疗心绞痛仍难以控制者，为避免发生心肌梗死或猝死，应急诊行冠脉造影和血运重建术（PCI或CABG）。

（5）其他治疗：病情稳定后继续抗凝和调脂治疗，特别是应用他汀类药物以促使斑块稳定。

知识点22：不稳定型心绞痛的护理措施　　　　　副高：熟悉　正高：熟悉

（1）胸痛的护理：不稳定型心绞痛患者应卧床休息，遵医嘱给予镇痛药物治疗，观察镇痛效果和药物不良反应，在抗凝（栓）治疗过程中严密观察有无出血等药物不良反应。

（2）心肌梗死的护理：严密心电监护，根据疼痛持续的时间、有无诱因、心电图改变、心肌标志物变化动态判断病情危险程度。对于高危患者，需备好抢救器材与药品或做好急诊血管重建的准备，警惕病情演变为急性心肌梗死。

（3）冠状动脉造影术的护理：①术前行抗生素皮试及碘过敏试验。术前12小时禁食，8小时禁水。术前排便。②术后使用沙袋压迫止血，术后卧床8~12小时，鼓励患者多饮水，以利于造影剂的排出。

二、心肌梗死

| 知识点 23：心肌梗死的概述 | 副高：熟悉 正高：熟悉 |

心肌梗死（MI）是心肌长时间缺血导致的心肌细胞死亡。在冠状动脉病变的基础上，发生冠状动脉血供急剧减少或中断，使相应心肌严重而持久地急性缺血导致的心肌细胞死亡。急性心肌梗死（AMI）临床表现有持久的胸骨后剧烈疼痛、发热、白细胞计数和血清心肌坏死标志物增高以及心电图进行性改变；可发生心律失常、休克或心力衰竭，属急性冠脉综合征（ACS）的严重类型。

| 知识点 24：心肌梗死的病因及发病机制 | 副高：熟悉 正高：熟悉 |

心肌梗死的基本病因是冠状动脉粥样硬化（偶为冠状动脉栓塞、炎症、先天性畸形、痉挛和冠状动脉口阻塞所致），造成一支或多支血管管腔狭窄和心肌供血不足，而侧支循环尚未充分建立。在此基础上，一旦血供急剧减少或中断，使心肌严重而持久地急性缺血达 20~30 分钟以上，即可发生急性心肌梗死。心肌梗死的原因多数是不稳定冠脉粥样硬化斑块破溃，继而出血或管腔内血栓形成，使血管腔完全闭塞，少数情况是粥样斑块内或其下发生出血或血管持续痉挛，也可以使冠状动脉完全闭塞。

促使粥样硬化斑块破溃出血及血栓形成的诱因：①晨起 6~12 时交感神经活动增加，机体应激反应增强，心肌收缩力、心率、血压增高，冠状动脉张力增高。②饱餐特别是进食多量高脂饮食后，血脂增高，血黏度增高。③重体力活动、情绪过分激动、血压剧升或用力排便时，左心室负荷明显加重，致心肌耗氧量明显增加。④休克、脱水、出血、外科手术或严重心律失常，使心输出量骤降，冠状动脉灌流量锐减。

| 知识点 25：心肌梗死的先兆表现 | 副高：掌握 正高：掌握 |

（1）半数以上患者发病前数天有胸闷、心悸、乏力、烦躁不适等前驱症状。

（2）新发生心绞痛或原有心绞痛加重为最突出的先兆，表现为心绞痛发作较以往频繁、程度加重、持续时间延长、诱发因素不明显、硝酸甘油不易缓解，同时伴有恶心、呕吐、大汗、心动过缓、心律失常或血压波动大等。

（3）心电图 ST 段一过性明显抬高或降低，T 波倒置或增高。

| 知识点 26：心肌梗死的症状 | 副高：掌握 正高：掌握 |

（1）疼痛：其性质和部位与心绞痛相似，但程度更剧烈，多伴有大汗、烦躁不安、恐惧及濒死感，持续时间可达数小时或数天，休息或含服硝酸甘油不能缓解。部分患者可放射至上腹部，可被误诊为急腹症，或疼痛放射至下颌、颈部、背部上方而被误诊为其他疾病；

少数患者症状不典型，甚至无疼痛，一开始即表现为休克或急性心力衰竭。

（2）全身症状：表现为发热、心动过速、白细胞计数增高和红细胞沉降率增快等。

（3）胃肠道症状：疼痛剧烈时常伴有恶心、呕吐和上腹胀痛，严重者可发生呃逆，与迷走神经受坏死心肌刺激和心输出量降低组织灌注不足有关。

（4）心律失常：有75%~95%的患者可发生心律失常，尤其24小时内最多见，是急性心肌梗死患者死亡的主要原因。以室性心律失常为最多，如发生频发、多源、成对、Ron T的室性期前收缩，短阵室性心动过速等，常提示可能发生心室颤动，而心室颤动是急性心肌梗死早期的主要死亡原因。房室传导阻滞也较多见，易发生于下壁心肌梗死。

（5）心源性休克：为心肌广泛坏死（40%以上）、心输出量急剧下降所致。如疼痛缓解而收缩压仍低于80mmHg，并有烦躁不安、面色苍白、皮肤湿冷、脉搏细速、大汗淋漓、尿量减少、意识模糊，甚至晕厥，则提示发生了休克。

（6）心力衰竭：因梗死后心脏舒缩力显著减弱或不协调导致，主要为急性左心衰竭。右心室心肌梗死的患者可以一开始就出现右心衰竭，同时伴血压下降。

知识点27：心肌梗死的体征　　　　　　　　　副高：掌握　　正高：掌握

心脏浊音界可正常或轻至中度增大。心率增快或减慢，心尖部可闻及舒张期奔马律，心音低钝。10%~20%患者在起病第2~3天出现心包摩擦音，为反应性纤维性心包炎所致；部分患者在心前区可闻及收缩期杂音或喀喇音，为二尖瓣乳头肌功能失调或断裂所致。除早期血压可增高外，几乎所有患者血压下降。当发生心律失常、休克或心力衰竭时有相应的体征出现。

知识点28：心肌梗死的并发症　　　　　　　　副高：掌握　　正高：掌握

（1）乳头肌功能失调或断裂：二尖瓣乳头肌因缺血、坏死、纤维化等使收缩功能发生障碍或乳头肌方位改变，造成二尖瓣脱垂及关闭不全。总发生率可高达50%。轻者可以恢复；重者见于下壁心肌梗死，乳头肌整体断裂，左心功能衰竭，迅速发生急性肺水肿，在数天内死亡。

（2）心脏破裂：少见，常在起病1周内出现，多为心室游离壁破裂，偶有室间隔破裂。急性破裂会造成心包积血引起急性心脏压塞而猝死，也可能引起心力衰竭和休克。心脏破裂也可能是亚急性的，患者能够存活数月而死亡。

（3）栓塞：常见于起病后1~2周，如为左心室附壁血栓脱落所致，则引起脑、肾、脾或四肢等动脉栓塞。由下肢静脉血栓脱落所致，则产生肺动脉栓塞。

（4）心室壁瘤：心脏彩超可见部分室壁搏动减弱或有反常搏动，心室壁瘤可能导致心功能不全、栓塞和室性心律失常等表现。

（5）心肌梗死后综合征：常于心肌梗死后数周至数月内出现，可反复发生，表现为心包炎、胸膜炎或肺炎，有发热、胸痛等症状，可能为机体对坏死组织的变态反应。

知识点 29：心肌梗死的心电图特征　　　　　　　　　　副高：熟悉　正高：熟悉

（1）特征性改变：宽而深的异常 Q 波（病理性 Q 波），ST 段弓背向上抬高，T 波倒置，或 R 波增高，ST 段压低，T 波直立并增高。

（2）动态性改变：①起病数小时内可无异常，或出现异常高大、不对称的 T 波；数小时后，ST 段弓背向上抬高，与直立的 T 波连接成单相曲线；2 天内出现病理性 Q 波，R 波减低，为急性期改变。②数天后 ST 段开始逐渐回落，恢复至基线水平；T 波则变为低平、倒置或双向，为亚急性期改变。③数周至数月，T 波呈 "V" 形倒置，波谷尖锐，两支对称，为慢性期改变。病理性 Q 波大多永久存在，T 波倒置可永久存在，也可数月至数年内逐渐恢复。

（3）定位诊断：ST 段抬高性心肌梗死的定位和范围可根据出现特征性改变的导联来判断（表 2-3）。

表 2-3　心肌梗死的定位诊断

出现特征性改变的异联	心肌梗死的部位
$V_1 \sim V_5$	广泛前壁
V_1、V_2、V_3	前间壁
V_3、V_4、V_5	局限前壁
Ⅱ、Ⅲ、avF	下壁
Ⅰ、avL	高侧壁

知识点 30：心肌梗死的实验室检查　　　　　　　　　副高：熟悉　正高：熟悉

（1）血液检查：起病 24~48 小时后白细胞计数增高，中性粒细胞增多，红细胞沉降率增快，C 反应蛋白增高，可持续 1~3 周。

（2）血清心肌坏死标志物增高：是诊断心肌梗死的灵敏指标，包括心肌肌钙蛋白 I（cTnI）或肌钙蛋白 T（cTnT）、肌酸激酶同工酶（CK-MB）、心肌肌红蛋白。

（3）血清心肌酶谱增高：肌酸激酶（CK）及其同工酶（CK-MB），天冬氨酸氨基转移酶（AST）和乳酸脱氢酶（LDH）增高。其中，肌酸激酶及其同工酶增高最早，恢复也最早。

知识点 31：心肌梗死的放射性核素检查　　　　　　　副高：熟悉　正高：熟悉

可显示心肌梗死的部位与范围，观察左心室壁的运动和左心室射血分数，有助于判定心室的功能、诊断梗死后造成的室壁运动失调和心室壁瘤。

知识点 32：心肌梗死的超声心电图检查　　　　　　副高：熟悉　正高：熟悉

可发现区域性心室壁运动异常，并能确定梗死部位及范围、左心室或右心室功能降低程度。

知识点 33：心肌梗死的治疗要点　　　　　　　　　副高：掌握　正高：掌握

保护心脏功能，挽救濒死心肌，防止梗死扩大，及时处理各种并发症。

（1）一般治疗：休息、吸氧和持续心电、血压、呼吸监测。

（2）解除疼痛：吗啡、哌替啶（杜冷丁）注射，硝酸甘油含服，建立静脉通路后持续静脉点滴。

（3）再灌注心肌

1）溶栓疗法：在起病 6 小时以内使用纤溶酶原激活剂溶解冠脉内的血栓，使闭塞的冠状动脉再通，使心肌得到再灌注。常用的药物有尿激酶、链激酶和重组组织型纤溶酶原激活剂。

2）急诊 PTCA 或支架植入术。

（4）消除心律失常：心肌梗死后的恶性心律失常易引起猝死，一旦发现必须及时处理。

（5）控制休克：补充血容量，应用升压药和血管扩张剂，纠正酸中毒和保护肾功能；主动脉内气囊反搏术，急诊 PTCA 或主动脉–冠状动脉旁路移植手术。

（6）治疗心力衰竭：应用吗啡、利尿药、血管扩张剂减轻左心室前、后负荷。急性心肌梗死发生后 24 小时内应尽量避免使用洋地黄制剂。

（7）其他治疗：抗凝疗法、β 受体阻断药和极化液疗法。

知识点 34：心肌梗死的护理评估　　　　　　　　　副高：熟悉　正高：掌握

（1）健康史：评估患者有无冠心病的易患因素。此次胸痛的特征，与以往心绞痛发作相比有无变化，尤其是程度、部位、持续时间等，有无消化道症状、心律失常、休克、心力衰竭等。由于剧烈的疼痛可使患者产生濒死感、入院后的监护及限制活动等均可使患者产生恐惧和焦虑，因此要做好心理评估。

（2）身体评估：主要检查生命体征、心律、心率、心音变化，有无奔马律、心脏杂音及肺部啰音等。

（3）心理-社会状况：急性心肌梗死时胸痛程度异常剧烈，患者可有濒死感，或行紧急溶栓、介入治疗，由此产生恐惧心理。由于心肌梗死使患者活动耐力和自理能力下降，生活上需要照顾；患者入院后住冠心病监护病房（CCU），需面对一系列检查和治疗，加上对预后的担心、对工作与生活的顾虑等，患者易产生焦虑。

知识点 35：心肌梗死的护理诊断　　　　　　　　　　　　副高：熟悉　　正高：熟悉

（1）疼痛（胸痛）：与心肌缺血坏死有关。
（2）活动无耐力：与心肌氧的供需失衡有关。
（3）有便秘的危险：与活动减少、进食减少、不习惯床上排便有关。
（4）潜在并发症：猝死、心律失常、心力衰竭、心源性休克等。

知识点 36：心肌梗死的一般护理　　　　　　　　　　　　副高：熟练掌握　　正高：熟练掌握

（1）休息与活动：急性期一般应绝对卧床休息 12 小时，以降低心肌耗氧量和交感神经兴奋性，利于缓解疼痛，缩小梗死范围。应尽量避免搬动患者，避免引起疼痛的诱因；同时保持环境安静舒适，减少探视，保证睡眠。若病情稳定，无并发症发生，24 小时后可在床上活动四肢、坐床边椅，鼓励在活动耐力允许的情况下进行部分生活自理活动；以后可逐渐增加活动量，5~7 天后可在病室内走动、室外走廊上散步、做医疗体操等。

（2）饮食护理：第一天进流质饮食，随后过渡到软食及普食，饮食原则为低脂、低胆固醇、清淡易消化；提倡少量多餐，避免过饱；多食新鲜蔬菜水果，避免浓茶、咖啡等刺激性食物，禁烟酒。

（3）保持大便通畅：用力排便易导致心脏负荷加重，引发意外情况。要向患者强调预防便秘、保持大便通畅的重要性，进食富含纤维素的食物，注意饮水，行腹部按摩，遵医嘱使用缓泻剂，必要时给予低压灌肠等措施。

知识点 37：心肌梗死的病情观察　　　　　　　　　　　　副高：熟练掌握　　正高：熟练掌握

患者收入冠心病监护病房（CCU），严密监测心电图、血压、呼吸、神志、出入液量、末梢循环、血流动力学等情况，及时发现心律失常、休克、心力衰竭等危险情况的早期症状，备好各种抢救设备和药物。

知识点 38：心肌梗死疼痛的护理　　　　　　　　　　　　副高：熟练掌握　　正高：熟练掌握

及早采取有效的镇痛措施，遵医嘱使用哌替啶或吗啡镇痛，注意有无呼吸抑制等不良反应。给予硝酸酯类药物时应随时监测血压的变化，维持收缩压在 100mmHg 以上。给予吸氧，根据血氧饱和度监测调整氧流量。

知识点 39：心肌梗死溶栓治疗的护理　　　　　　　　　　副高：熟练掌握　　正高：熟练掌握

（1）溶栓前建立并保持静脉通路通畅。

（2）仔细询问患者有无活动性出血和出血倾向、消化性溃疡、严重而未控制的高血压、脑血管病史、近期大手术或外伤史等溶栓禁忌证。

（3）溶栓前检查血常规、出凝血时间和血型。

（4）溶栓治疗中注意观察患者有无寒战、皮疹、发热等变态反应，有无低血压（收缩压低于90mmHg），有无皮肤黏膜出血、血尿、便血、咯血和颅内出血等出血症状。

（5）溶栓后定时记录心电图，检查心肌酶谱，观察胸痛有无缓解。

知识点40：心肌梗死预防并发症的护理　　　　副高：熟练掌握　　正高：熟练掌握

（1）预防心律失常的护理：持续严密心电监护，及时发现心率及心律的变化，一旦出现频发、连发成对、多源 Ron T 的室性期前收缩及严重房室传导阻滞等有猝死危险的心律失常，应立即通知医师处理，警惕心室颤动、猝死的发生。监测血电解质和酸碱平衡状态，防止因电解质和酸碱平衡紊乱引发心律失常，并准备好急救药物和除颤器、起搏器等急救设备。

（2）预防休克的护理：安置患者平卧位或休克位，遵医嘱给予扩充血容量、纠正酸中毒和血管活性药物等。

（3）预防心力衰竭的护理：避免情绪激动、烦躁、饱餐、用力排便等增加心脏负荷的因素；密切观察患者有无咳嗽、咳痰、呼吸困难、尿少等症状，观察肺部有无湿啰音。如发生心力衰竭，即按心力衰竭进行护理。

知识点41：心肌梗死心理护理　　　　　　　　副高：熟练掌握　　正高：熟练掌握

疼痛发作时应专人陪伴，给予心理支持，告知患者住进 CCU 后任何病情变化都在医护人员的严密监护之下，并能得到及时处理，以缓解患者的恐惧心理；简明扼要地解释疾病过程和治疗方法，说明不良情绪会增加心肌耗氧量而不利于病情的控制，鼓励患者积极配合治疗；及时向家属告知患者的病情和治疗情况，解答家属的疑问，以协助患者及其家属提高应对危机的能力，维持患者及其家属的心理健康。

知识点42：心肌梗死的健康指导　　　　　　　副高：掌握　　正高：掌握

（1）疾病知识指导：向患者及其家属讲解心肌梗死的发病因素、先兆表现；教会患者及其家属心肌梗死发作时的自救措施，包括立即就地坐靠休息并注意保暖，切忌搀扶患者勉强步行，拨打急救电话呼叫急救车，反复多次舌下含服硝酸甘油、硝酸异山梨酯（消心痛）、速效救心丸、复方丹参滴丸等药物。指导患者防治冠心病危险因素，积极治疗高血压、高血脂、糖尿病，控制体重在正常范围，戒除烟酒，自觉落实二级预防措施。

（2）康复运动指导：心肺运动试验是测定运动耐力的重要标准，与患者一起制订个体化运动处方，指导患者出院后进行运动康复训练。①运动原则：有序、有度、有恒。②运动形式：以行走、慢跑、简化太极拳、游泳等有氧运动为主，可联合静力训练和负重等抗阻运动。③运动强度：根据个体心肺功能，循序渐进，一般选择 60%~70% VO_{2max} 靶心率（即最大心率的 70%~85%）范围控制运动强度。④持续时间：初始是 6~10 分钟/次，含各 1 分钟的热身活动和整理活动；随着患者对运动的适应和心功能的改善，可逐渐延长每次运动持续时间至 30~60 分钟。⑤运动频率：有氧运动每周 3~5 天，最好每天运动，抗阻运动、柔韧性运动每周 2~3 天，至少间隔 1 天。

（3）生活指导：指导患者调整生活方式，缓解压力，保持心情愉快；鼓励患者根据具体情况进行锻炼，宜进食低热量、低盐、低脂、清淡易消化、丰富维生素和纤维素饮食，少量多餐，保持大便通畅；应避免寒冷刺激；避免在饱餐或饥饿时洗澡，水温与体温相当，时间不宜过长，洗澡时有人陪同，浴室不上锁。

（4）用药指导：给患者讲解所用药物的作用及不良反应，嘱患者随身携带药物，按时服药。

（5）病情监测指导：指导患者定期检查心电图、血压、血糖、血脂等情况，定期随访。

（6）心理指导：心肌梗死后患者焦虑情绪多来自对今后工作能力和生活质量的担心，应予以充分理解并指导患者保持乐观、平和的心情，正确对待自己的病情。告诉家属对患者要积极配合和支持，并创造一个良好的身心休养环境，生活中避免对其施加压力，当患者出现紧张、焦虑或烦躁等不良情绪时，应予以理解并设法进行疏导，必要时争取患者工作单位领导和同事的支持。

（7）照顾者指导：心肌梗死是心源性猝死的高危因素，应教会家属心肺复苏的基本技术以备急用。

第六节　原发性高血压

知识点 1：原发性高血压的概述　　　　　副高：熟悉　正高：熟悉

高血压是以体循环动脉压升高为主要特征，可伴有心、脑、肾等器官的功能或器质性损害的临床综合征，可分为原发性高血压和继发性高血压。前者原因不明，又称高血压病；后者是由某些确定疾病或病因引起的血压升高，占高血压患者的 5%~10%。高血压是最常见的慢性病之一，也是心脑血管病最主要的危险因素，可导致脑卒中、心力衰竭及慢性肾病等主要并发症，严重影响患者的生活质量。

知识点 2：高血压的分类和定义　　　　　副高：熟悉　正高：熟悉

高血压被定义为在未使用降压药物的情况下，非同日 3 次测量诊室血压，收缩压 ≥140mmHg 和/或舒张压 ≥90mmHg；患者既往有高血压史，目前正在使用降压药物，血压虽然低于 140/90mmHg，仍应诊断为高血压。根据血压升高水平，进一步将高血压分为 1~3 级，具体见表 2-4。

表2-4　血压水平定义和分级

分类	收缩压（mmHg）		舒张压（mmHg）
正常血压	<120	和	<80
正常高值	120~139	和/或	80~89
高血压	≥140	和/或	≥90
1级高血压（轻度）	140~159	和/或	90~99
2级高血压（中度）	160~179	和/或	100~109
3级高血压（重度）	≥180	和/或	≥110
单纯收缩期高血压	≥140	和	<90

注：当收缩压和舒张压分属于不同级别时，以较高的分级为准。

根据血压升高水平、其他心血管危险因素、靶器官损害和伴临床疾患将高血压患者心血管风险分为低危、中危、高危和很高危4个层次（表2-5）。

表2-5　高血压患者心血管风险水平分层标准

其他危险因素和病史	血压（mmHg）		
	1级高血压	2级高血压	3级高血压
无	低危	中危	高危
1~2个其他危险因素	中危	中危	很高危
≥3个其他危险因素，或靶器官损害	高危	高危	很高危
临床并发症或合并糖尿病	很高危	很高危	很高危

知识点3：原发性高血压的病因　　　　　　　　　　副高：熟悉　正高：熟悉

（1）遗传因素：原发性高血压有明显的家族聚集性，父母均有高血压，子女发病率高达46%，约60%高血压患者有高血压家族史。高血压的遗传可能存在主要基因显性遗传和多基因关联遗传两种方式。在遗传表型上，不仅血压升高发生率体现遗传性，而且在血压升高程度、并发症发生以及其他有关因素（如肥胖）方面，也有遗传性。

（2）环境因素：①饮食：摄入钠盐较多导致对盐敏感的人血压升高，摄入盐越多，血压水平和患病率越高；钾的摄入量与血压呈负相关；部分研究者认为低钙饮食与高血压发生有关；高蛋白质、饱和脂肪酸、饱和脂肪酸/多不饱和脂肪酸比值较高物质摄入也是升高血压因素；饮酒量与血压水平，尤其与收缩压水平呈线性相关。②精神应激：长期精神过度紧张、焦虑或长期在噪声、视觉刺激的环境下，可引起高血压，可能与大脑皮质兴奋与抑制的平衡失调有关，以致交感神经兴奋性增强，儿茶酚胺类递质释放增加，使小动脉收缩。同时交感神经兴奋促使肾素释放增多，均促进和维持血压升高。③吸烟：吸烟可使交感神经末梢释放去甲肾上腺素增加，使血压增高，同时，吸烟所引发的氧化应激可通过损害一氧化氮介导的血管舒张，引起血压增高。

（3）其他因素：体重增加是血压升高的重要危险因素，腹型肥胖者容易发生高血压。50%的睡眠呼吸暂停综合征患者患有高血压，且血压升高程度与疾病病程和严重程度有关。此外，口服避孕药、麻黄碱、肾上腺皮质激素、非甾体抗炎药（NSAIDs）、甘草等也可使血压增高。

知识点4：原发性高血压的发病机制　　　　　副高：熟悉　正高：熟悉

（1）神经机制：各种原因使大脑皮质下神经中枢功能发生变化，各种神经递质浓度与活性异常，包括去甲肾上腺素、肾上腺素、多巴胺、神经肽Y、5-羟色胺、血管升压素、脑啡肽、脑钠肽和中枢肾素-血管紧张素系统，最终可使交感神经系统活性亢进，血浆儿茶酚胺浓度升高，外周血管阻力增高而导致血压上升。

（2）肾机制：各种原因如交感神经兴奋性增高，使肾血管阻力增加；肾小球结构微小病变；肾排钠激素分泌减少或机体其他器官排钠激素分泌异常等，均可引起肾性水、钠潴留和血容量增加，机体为避免心输出量增高，导致外周血管阻力增高，可使血压增高。

（3）激素机制：肾素-血管紧张素-醛固酮系统失调，使肾小球球旁细胞分泌肾素增加，激活血管紧张素系统，终使肾上腺髓质分泌去甲肾上腺素增多，导致：①直接收缩小动脉平滑肌，外周阻力增加。②使交感神经兴奋增加。③使醛固酮分泌增加，导致水钠潴留。以上均使血压增高。

（4）血管机制：大动脉、小动脉结构和功能的变化在高血压发病中发挥重要作用。血管内皮细胞通过生成、激活和释放各种血管活性物质，而在血液循环、心血管功能的调节中起着极为重要的作用；年龄增长及各种心血管危险因素，如血脂异常、血糖升高、吸烟等，导致血管内皮细胞功能异常，使氧自由基产生增加，一氧化氮灭活增强，血管炎症，氧化应激反应等影响动脉弹性功能和结构，大动脉弹性减退，导致收缩压升高、舒张压降低、脉压增大；阻力小动脉结构和功能改变，影响外周压力反射点的位置或反射波强度，对脉压增大起重要作用。

（5）胰岛素抵抗：是指必须以高于正常的血胰岛素释放水平来维持正常的糖耐量，表示机体组织对胰岛素处理葡萄糖的能力减退。约50%原发性高血压患者存在不同程度的胰岛素抵抗，尤其在肥胖、三酰甘油水平升高、高血压及糖耐量减退同时并存的四联症患者中最为明显。

知识点5：原发性高血压的临床表现　　　　　副高：掌握　正高：掌握

（1）症状：原发性高血压通常起病缓慢，早期常无症状，可偶于体格检查时发现血压升高，少数患者则在发生心、脑、肾等并发症后才被发现。高血压患者可有头晕、头痛、颈项板紧、疲劳、心悸、耳鸣等症状，也可出现视物模糊、鼻出血等较重症状，典型的高血压头痛在血压下降后即可消失。高血压患者可以同时合并其他原因的头痛，往往与血压水平无关，如精神焦虑性头痛、偏头痛、青光眼等。如果突然发生严重头晕与眩晕，要注意可能是脑血管病或者降压过度、直立性低血压。高血压患者还可以出现受累器官的症状，如胸闷、气促、心绞痛、多尿等。另外，有些症状可能是降压药的不良反应。

（2）体征：高血压体征一般较少，应重点检查周围血管搏动、血管杂音、心脏杂音等项目。应重视的是颈部、背部两侧肋脊角、上腹部脐两侧、腰部肋脊处的血管杂音，较常见。心脏听诊可闻及主动脉瓣区第二心音亢进、主动脉瓣区收缩期杂音或收缩早期喀喇音。

（3）并发症：①高血压危象：在高血压早期与晚期均可发生。主要表现有头痛、烦躁、眩晕、心悸、气促、视物模糊、恶心呕吐等症状，同时可伴有动脉痉挛和累及靶器官缺血症状。②高血压脑病：重症高血压患者易发生。临床表现以脑病症状和体征为特点，严重者头痛、呕吐、意识障碍、精神错乱、抽搐，甚至昏迷。③脑血管病：包括短暂性脑缺血发作、脑出血、脑栓塞、腔隙性脑梗死等。④心力衰竭。⑤肾衰竭。

| 知识点6：原发性高血压的辅助检查 | 副高：熟悉　正高：熟悉 |

（1）基本项目：①血液生化（血钠、血钾、空腹血糖、总胆固醇、三酰甘油、高密度脂蛋白胆固醇、低密度脂蛋白胆固醇和尿酸、肌酐）。②血液常规（全血细胞计数、血红蛋白和血细胞比容）。③尿液分析（尿蛋白、尿糖和尿沉渣镜检）。④心电图。

（2）推荐项目：24小时动态血压监测、超声心动图、颈动脉超声、餐后2小时血糖、血同型半胱氨酸、尿清蛋白定量、尿蛋白定量、眼底、胸部X线检查、脉搏波传导速度以及踝臂血压指数等。

（3）选择项目：对怀疑为继发性高血压患者，根据需要可以分别选择以下检查项目：血浆肾素活性、血和尿醛固酮、血和尿皮质醇、血肾上腺素及去甲肾上腺素、血和尿儿茶酚胺、动脉造影、肾和肾上腺超声、CT或MRI、睡眠呼吸监测等。对有并发症的高血压患者，进行相应的心、脑和肾检查。

| 知识点7：原发性高血压的治疗要点 | 副高：掌握　正高：掌握 |

（1）治疗目的与原则：原发性高血压目前没有根治方法。降压治疗的最终目的是减少高血压患者心、脑血管病的发生率和死亡率。高血压治疗原则如下。

1）治疗性生活方式干预：①减轻体重。②减少钠盐摄入。③补充钾盐。④减少脂肪摄入。⑤戒烟限酒。⑥增加运动。⑦减轻精神压力，保持心态平衡。⑧必要时补充叶酸制剂。

2）降压药物治疗对象：①高血压2级或以上患者。②高血压合并糖尿病，或者已经有心、脑、肾靶器官损害或并发症患者。③凡血压持续升高，改善生活方式后血压仍未获得有效控制者。高危和很高危患者必须使用降压药物强化治疗。

3）血压控制目标值：在患者能耐受的情况下，逐步降压达标，一般高血压患者，应将血压降至 140/90mmHg 以下；老年（≥65 岁）高血压患者，血压应降至 <150/90mmHg，如果能耐受，可进一步降至 <140/90mmHg；一般糖尿病或慢性肾病患者的血压目标可以再适当降低。

4）多重心血管危险因素协同控制：在治疗高血压的同时，应干预所有其他可逆性心血管危险因素、靶器官损害以及各种并存的临床情况。

（2）降压药物治疗

1）降压药物应用基本原则：①小剂量开始。②优先选择长效制剂。③联合用药。④个体化。

2）降压药物种类：目前常用降压药物有 5 类：利尿药、β 受体阻断药、钙通道阻滞药（CCB）、血管紧张素转换酶抑制剂（ACEI）和血管紧张素 II 受体阻断药（ARB）。

3）降压治疗方案：大多数无并发症的患者可单独或联合使用噻嗪类利尿药、β 受体阻断药、CCB、ACEI 和 ARB，治疗应从小剂量开始。临床实际使用时，患者合并心血管危险因素、靶器官损害、并发症、降压疗效、不良反应以及药物费用等，都可能影响降压药的具体选择。目前认为，2 级高血压患者在开始时就可以采用两种降压药物联合治疗，联合治疗有利于血压较快达到目标值，也利于减少不良反应。

联合治疗应采用不同降压机制的药物，我国临床主要推荐的优化联合治疗方案：ACEI/ARB + 二氢吡啶类 CCB；ARB/ACEI + 噻嗪类利尿药；二氢吡啶类 CCB + 噻嗪类利尿药；二氢吡啶类 CCB + β 受体阻断药。次要推荐使用的联合治疗方案：利尿药 + β 受体阻断药；α 受体阻断药 + β 受体阻断药；二氢吡啶类 CCB + 保钾利尿药；噻嗪类利尿药 + 保钾利尿药。3 种降压药联合治疗一般必须包含利尿药。采用合理的治疗方案和良好的治疗依从性，一般可使患者在治疗 3~6 个月内达到血压控制目标值。对于有并发症的患者，降压药和治疗方案选择应该个体化。

知识点 8：原发性高血压的护理评估   副高：熟悉　正高：掌握

（1）评估患者患高血压的时间、平时血压控制水平、曾接受过的抗高血压药物治疗及其疗效、不良反应，能否坚持服药等。

（2）评估患者主要症状及靶器官损害症状：是否有头晕、头痛、疲劳、心悸等，是否有视物模糊、晕厥等，是否有心、脑、肾等脏器并发症的表现，是否出现高血压危象。

（3）评估与高血压有关的生活方式：盐、脂肪、酒摄入量，吸烟史、每天吸烟支数、体力活动量；成年后体重增加情况；有无压力过大、生活不规律、紧张焦虑等。

（4）评估家族史：有无高血压、糖尿病、血脂异常、冠心病、脑卒中或肾病等家族史。

（5）评估辅助检查结果：了解患者心电图、超声心动图、X 线检查、眼底检查、血尿常规、肾功能、血糖、血脂等检查结果，结合临床表现，判断靶器官受损程度和并发症情况。

（6）评估心理-社会状况：有无因患病影响正常工作和生活，有无烦躁、焦虑不安等不良情绪。

知识点9：原发性高血压的护理诊断　　　　　　副高：熟悉　正高：熟悉

（1）疼痛（头痛）：与高血压脑血管痉挛有关。

（2）活动无耐力：与并发心力衰竭有关。

（3）有受伤的危险：与头晕和视物模糊有关。

（4）焦虑：与躯体不适及血压控制不满意有关。

（5）知识缺乏：缺乏改善生活行为、自我监控血压及正确服用降压药的相关知识。

（6）潜在并发症：心力衰竭、脑血管意外、肾衰竭。

知识点10：原发性高血压的护理措施　　　　副高：熟练掌握　正高：熟练掌握

（1）休息：轻度高血压可通过调整生活节奏、保证休息和睡眠而恢复正常。故高血压初期可不限制一般的体力活动，避免重体力活动，保证足够的睡眠。血压较高、症状较多或有并发症的患者应卧床休息。

（2）控制体重：应限制每天摄入总热量，以达到控制和减轻体重的目的。

（3）运动要求：增强运动如跑步、行走、游泳等。运动量指标为收缩压升高、心率增快，但舒张压不升高，一段时间后，血压下降，心率增加的幅度下降的运动量。

（4）避免诱因：应指导患者控制情绪，避免寒冷，注意保暖。避免蒸汽浴和过热的水洗浴。保持排便通畅，避免剧烈运动和用力。避免突然改变体位和禁止长时间站立。

（5）用药护理：本病需长期服药。①提高患者用药依从性，不得自行增减和撤换药物。②某些降压药物可有直立性低血压不良反应，指导患者在改变体位时要动作缓慢，当出现头晕、视物模糊时，立即平卧。③用药一般从小剂量开始，可联合数种药物，以增强疗效，减少不良反应，应根据血压的变化，遵医嘱调整剂量。④降压不宜过快、过低，尤其老年人，可因血压过低而影响脑部供血。⑤应用硝普钠需注意避光使用，调节速度需在严密监测血压情况下进行，连续使用一般不超过5天，以免引起硫氰酸中毒。注意要防止药物外渗引起局部组织反应。⑥并发症护理：高血压脑血管意外患者应半卧位，避免活动、安定情绪、遵医嘱给予镇静药。建立静脉通路，血压高时首选硝普钠静脉滴注治疗。

发生心力衰竭时应给予吸氧，4~6L/min；急性肺水肿时35%乙醇湿化吸氧，6~8L/min。

知识点11：原发性高血压的健康指导　　　　　　副高：掌握　正高：掌握

（1）疾病知识指导：向患者及其家属讲解原发性高血压发病的危险因素，高血压对心、脑、肾等重要脏器的损害，以及坚持非药物治疗和药物治疗长期控制血压的重要意义。

（2）生活指导：告知患者改变不良生活方式，戒烟限酒，劳逸结合，保证充足睡眠；坚持低盐、低脂、低胆固醇饮食，多吃新鲜蔬菜水果；控制体重；根据病情选择适当的有氧运动，保持乐观情绪。

（3）用药指导：告知患者所用药物的名称、剂量、用法及不良反应，指导患者坚持按医嘱服药，不随意增减或撤换药物，学会观察药效及不良反应。

（4）病情监测指导：教会患者和其家属测量血压并做好记录，每次就诊携带记录。指导患者定期随访，低危、中危者每 1~3 个月随访 1 次，高危者至少每 1 个月随访 1 次。

（5）家庭血压监测指导：应教会患者和其家属正确的家庭血压监测方法，推荐使用合格的上臂式自动血压计自测血压，血压未达标者，建议每天早晚各测量血压 1 次，每次测量 2~3 遍，连续 7 天，以后 6 天血压平均值作为医师治疗的参考。血压达标者，建议每周测量 1 次。指导患者掌握测量技术，规范操作，如实记录血压测量结果，随访时提供给医护人员作为治疗参考。

（6）心理指导：拥有良好的健康心态是高危人群心理干预中极其重要的一环。应采取各种措施，帮助患者预防和缓解精神压力以及纠正和治疗病态心理，必要时建议患者寻求专业心理辅导或治疗。

第七节　心脏瓣膜病

知识点 1：心脏瓣膜病的概述　　　　　副高：熟悉　正高：熟悉

心脏瓣膜病是由于炎症、缺血性坏死、退行性改变、黏液样变性、先天性畸形、创伤等原因引起的单个或多个瓣膜（包括瓣环、瓣叶、腱索、乳头肌等）的功能或结构异常，导致瓣口狭窄和/或关闭不全的一类心脏病。心室扩大和主、肺动脉根部严重扩张也可产生相应房室瓣和半月瓣的相对性关闭不全。临床上以二尖瓣最常受累，其次为主动脉瓣。

知识点 2：心脏瓣膜病的病因　　　　　副高：熟悉　正高：熟悉

引起心脏瓣膜病的病因分为非风湿性和风湿性两大类。非风湿性病因主要包括创伤、老年退行性变、钙质沉着、缺血性坏死及先天发育畸形等。由风湿性病因引起的是风湿性心脏瓣膜病，简称风心病。风心病与 A 群乙型溶血性链球菌感染引起的风湿热有关。链球菌感染后引发机体产生免疫反应，使心脏结缔组织发生炎症性病变。在炎症的发生及修复过程中，心脏瓣膜增厚、粘连、变硬、挛缩、弹性降低，甚至瓣膜破裂，导致瓣膜开放受限和/或不能完全关闭，称为瓣膜狭窄和关闭不全。

一、二尖瓣狭窄

知识点 3：二尖瓣狭窄的病因　　　　　副高：熟悉　正高：熟悉

二尖瓣狭窄最常见的病因是风湿热。急性风湿热后，至少需 2 年形成明显二尖瓣狭窄。2/3 的患者为女性。约半数患者无急性风湿热史，但多有反复链球菌咽峡炎或扁桃体炎史。单纯二尖瓣狭窄约占风心病的 25%，二尖瓣狭窄伴关闭不全占 40%，主动脉瓣常同时受累。

二尖瓣狭窄的少见病因包括先天性发育异常、瓣环钙化，导致瓣环钙化的原因包括老年退行性改变及结缔组织病（如类风湿关节炎、系统性红斑狼疮、硬皮病等）。有人认为病毒（特别是柯萨奇病毒）也可引起包括二尖瓣狭窄在内的慢性心瓣膜病。

知识点4：二尖瓣狭窄的病理解剖与病理生理	副高：熟悉 正高：掌握

风湿性二尖瓣狭窄主要病理改变：瓣叶纤维化、增厚、僵硬和钙化；交界处或瓣叶游离缘粘连融合（此为风湿性二尖瓣狭窄的标志性改变）；腱索或乳头肌融合、增厚和缩短，最终导致二尖瓣狭窄。若腱索发生融合短缩并向二尖瓣尖方向回收形成一个漏斗状结构时，二尖瓣狭窄程度更加严重（漏斗状）。另可表现为瓣尖的轻度增厚、粘连形成横隔膜似鱼口状的二尖瓣狭窄（隔膜型）。长期严重二尖瓣狭窄导致左房扩大伴附壁血栓、肺动脉壁增厚、右室肥厚和扩张。

二尖瓣狭窄的血流动力学异常系由于舒张期血流流入左心室受阻。正常成人二尖瓣口面积为 $4 \sim 6 cm^2$，瓣口长径为 $3.0 \sim 3.5 cm$，当瓣口面积 $< 2.5 cm^2$ 或瓣口长径 $< 1.2 cm$ 时，才会出现不同程度的临床症状，临床上根据瓣口面积缩小和长径缩短的程度不同，将二尖瓣狭窄分为轻度狭窄（瓣口面积减少至 $1.5 \sim 2.0 cm^2$）、中度狭窄（瓣口面积减少至 $1.0 \sim 1.5 cm^2$）和重度狭窄（瓣口面积减少至 $1 cm^2$ 以下）。

根据狭窄程度所出现相应血流动力学改变，可将二尖瓣狭窄自然病程分为3期。

（1）左心房代偿期：轻、中度二尖瓣狭窄由于舒张期左心房回流至左心室血流受阻，左心房发生代偿性扩大及肥厚以增强收缩力，使舒张晚期心房主动排血量增加，延缓左心房平均压升高。

（2）左心房衰竭期：随着二尖瓣狭窄病变加重，左心房代偿性扩大、肥厚和收缩力增强难以克服瓣口狭窄所致的血流动力学障碍，则左心房压逐渐升高，继之影响肺静脉回流，导致肺静脉和肺毛细血管压力相继升高，管径扩大，管腔淤血。一方面可引起肺顺应性下降，呼吸功能发生障碍和低氧血症；另一方面当肺毛细血管压明显升高时，血浆甚至血细胞渗出毛细血管外，当淋巴引流不及时，血浆和血细胞渗入肺泡内，可引起急性肺水肿，出现急性左心房衰竭的征象。

（3）右心受累期：长期肺淤血使肺顺应性下降，可反射性引起肺小动脉痉挛、收缩，导致肺动脉高压。长期肺动脉高压可进一步引起肺小动脉内膜和中层增厚，血管腔进一步狭窄，加重肺动脉高压，形成恶性循环。肺动脉高压必然增加右心室后负荷，使右心室壁增厚和右心腔扩大，最终引起右心衰竭。此时，肺淤血和左心房衰竭症状反而减轻。

知识点5：二尖瓣狭窄的症状	副高：掌握 正高：掌握

代偿期无明显异常，一般进展到中度狭窄时才出现明显症状。

（1）呼吸困难：劳力性呼吸困难为最常见的早期症状，随着病程进展可出现静息性呼吸困难、夜间阵发性呼吸困难甚至端坐呼吸。

（2）咯血：可表现为血性痰或血丝痰，严重二尖瓣狭窄可有突然大咯血，可为首发症状。可能与肺静脉曲张破裂出血有关。

（3）咳嗽与咳痰：咳嗽常见，尤其在冬季明显。有的患者平卧时干咳，可能与支气管黏膜淤血水肿易患支气管炎或左心房增大压迫左主支气管有关。在二尖瓣狭窄合并心力衰竭时咳暗红色胶冻样痰。若发生急性肺水肿时咳粉红色泡沫样痰。

（4）声音嘶哑：较少见，其发生与扩大的左心房和肺动脉压迫喉返神经有关。

（5）右心衰竭：随着病情进展，出现食欲下降、腹胀、肝区疼痛、水肿等表现。

知识点6：二尖瓣狭窄的体征　　　　　　副高：掌握　正高：掌握

（1）严重二尖瓣狭窄体征：重度者常出现面部两颧部发绀，口唇发绀，称为"二尖瓣面容"。伴右心衰竭时可出现双下肢水肿、肝大、颈静脉怒张、肝颈回流征阳性等相应体征。

（2）心音：①二尖瓣狭窄时，如瓣叶柔顺有弹性，在心尖区多可闻及亢进的第一心音，呈拍击样，并可闻及开瓣音；如瓣叶钙化僵硬，则该体征消失。②当出现肺动脉高压时，P_2亢进和分裂。

（3）心脏杂音：①二尖瓣狭窄特征性的杂音为心尖区舒张中晚期低调的隆隆样杂音，呈递增型，局限，左侧卧位明显，运动或用力呼气可使其增强，常伴舒张期震颤，房颤时杂音可不典型。当胸壁增厚、肺气肿、低心输出量状态、右室明显扩大、二尖瓣重度狭窄时此杂音可被掩盖，称为"安静型二尖瓣狭窄"。②严重肺动脉高压时，在胸骨左缘第2肋间可闻及递减型高调叹气样舒张早期杂音（即Graham-Steel杂音）。③右心室扩大时，于胸骨左缘第4、5肋间闻及全收缩期吹风样杂音。

知识点7：二尖瓣狭窄的并发症　　　　　　副高：掌握　正高：掌握

（1）心房颤动：为相对早期的常见并发症，随左心房增大和年龄增长而增加。起始可为阵发性，之后可转为持续性或永久性心房颤动。一旦并发快速房颤，患者常可突然出现极度呼吸困难，甚至进而诱发急性肺水肿。

（2）右心衰竭：是晚期常见并发症。右心衰竭时，右心室输出量减少导致肺循环血量降低，肺淤血减轻，患者的呼吸困难略有改善，有一定程度减轻，发生急性肺水肿和大咯血的危险降低，但是患者心输出量也相应减少。患者出现右心衰竭的症状和体征。

（3）急性肺水肿：为重度二尖瓣狭窄的严重并发症，临床上患者会突然出现重度呼吸困难，端坐位，不能平卧，口唇发绀，咳嗽，咳粉红色泡沫痰，双肺布满干湿啰音。救治不及时可能致死。

（4）血栓栓塞：20%以上的患者可发生体循环栓塞，以脑栓塞最常见，其余依次为外周动脉和内脏（脾、肾、肠系膜）动脉栓塞。栓子主要来源于左心耳或左心房。心房颤动、左心房增大、栓塞史或心输出量明显降低为其危险因素。

（5）肺部感染：较常见，可诱发或加重心衰。

（6）感染性心内膜炎：较少见。

知识点8：二尖瓣狭窄的辅助检查　　　　　　　　　副高：熟悉　正高：熟悉

（1）X线检查：轻度时可无异常。中、重度狭窄时，左心房增大，肺动脉段突出，心影呈梨形，肺部可见肺淤血。晚期右心室增大。

（2）心电图：重度狭窄时P波增宽，呈双峰型，称为"二尖瓣型P波"，为左心房增大的典型表现。QRS波群示电轴右偏和右心室肥厚表现。

（3）超声心动图：是诊断二尖瓣狭窄最灵敏可靠的方法。M型超声提示二尖瓣活动呈"城墙样"改变。二维超声可显示二尖瓣的形态和活动度，测绘二尖瓣口面积。经食管超声有利于左心耳及左心房附壁血栓的检出。彩色多普勒血流显像可实时观察二尖瓣狭窄的射流，有助于连续多普勒的正确定向。连续波或脉冲波多普勒能较准确地测定舒张期跨二尖瓣的压差和二尖瓣口面积，其结果与心导管法测定结果具有良好相关性，可较准确地判断狭窄严重程度。

知识点9：二尖瓣狭窄的治疗　　　　　　　　　　副高：熟悉　正高：熟悉

（1）内科治疗：以保持和改善心脏代偿功能、积极预防及控制风湿活动及并发症发生为主。有风湿活动的患者应长期应用苄星青霉素肌内注射120万U/月。无症状者要避免剧烈活动和诱发并发症的因素。

（2）介入和手术治疗：是治疗本病的根本方法。当二尖瓣口有效面积<1.5cm²，伴有症状，尤其症状进行性加重时，应用介入或手术方法扩大瓣口面积，减轻狭窄。如果肺动脉高压明显，即使症状轻，也应及早进行干预。干预方法包括经皮球囊二尖瓣成形术、闭式分离术、直视分离术和人工瓣膜置换术等。

二、二尖瓣关闭不全

知识点10：二尖瓣关闭不全的概述　　　　　　　　副高：熟悉　正高：熟悉

二尖瓣结构包括瓣叶、瓣环、腱索和乳头肌等四个部分，正常的二尖瓣功能有赖于此四部分及左心室的结构和功能完整性，其中任何一个或多个部分发生结构异常或功能失调均可导致二尖瓣关闭不全。二尖瓣关闭不全常与二尖瓣狭窄同时存在，亦可单独存在。

知识点11：二尖瓣关闭不全的病理生理　　　　　　副高：熟悉　正高：掌握

二尖瓣关闭不全的主要病理生理变化是左心室每搏喷出的血流一部分反流入左心房，使前向血流减少，同时使左心房负荷和左心室舒张期负荷增加，从而引起一系列血流动力学变化。

（1）急性二尖瓣关闭不全时，收缩期左心室射出的部分血流经关闭不全的二尖瓣口反流至左心房，左心房容量负荷骤增，致使左心房压和肺毛细血管楔压急剧升高，导致肺淤血及急性肺水肿的发生，且左心室总的心搏量来不及代偿，前向心搏量及心输出量明显减少。反流入左心房的血液与肺静脉至左心房的血流汇总，在舒张期充盈左心室，致左心房和左心室容量负荷骤增，左心室来不及代偿，其急性扩张能力有限，左心室舒张末压急剧上升。

（2）慢性二尖瓣关闭不全时，左心室舒张期容量负荷增加，但通过 Frank–Starling 机制可使左室心搏量增加，射血分数维持在正常范围。因此，代偿早期左心室舒张末容量和压力可不增加，此时可无临床症状（即无症状期）。若不合并二尖瓣狭窄，舒张期左心房血液可迅速充盈左心室，左心房压力随之下降，心力衰竭、左心扩大发生较晚，无症状期持续时间较长；如果同时合并二尖瓣狭窄，则心力衰竭、左心扩大发生较早，无症状期持续时间较短。

随着病程的延长，左心房接受左心室反流血液，持续严重的过度容量负荷终致左心房压和左心室舒张末压明显上升，内径扩大。当失代偿时，每搏量和射血分数下降，肺静脉和肺毛细血管楔压增高，继而发生肺淤血、左心衰竭。晚期出现肺动脉高压，导致右心室肥厚、右心衰竭，终致全心衰竭。

知识点12：二尖瓣关闭不全的临床表现　　　　副高：掌握　正高：掌握

（1）症状：轻度二尖瓣关闭不全可无症状或症状轻微。明显关闭不全因反流严重，心输出量减少，出现疲乏、无力、心悸、胸闷等症状，发生左心功能不全肺淤血后出现呼吸困难，晚期可有右心衰竭的表现。

（2）体征：心尖搏动增强并向左下移位，心尖部闻及全收缩期吹风样杂音是重要体征，第一心音减弱，肺动脉瓣区第二心音亢进。

（3）并发症：与二尖瓣狭窄相似，相对而言，感染性心内膜炎较多见，而体循环栓塞较少见。

知识点13：二尖瓣关闭不全的辅助检查　　　　副高：熟悉　正高：熟悉

（1）X 线检查：严重者左心房、左心室增大，左心衰竭时可见肺淤血及肺间质水肿。晚期可见右心室增大，二尖瓣环钙化者可见钙化阴影。急性者心影正常或左心房轻度增大，伴肺淤血甚至肺水肿征。

（2）心电图检查：轻度二尖瓣关闭不全者心电图可正常。严重者可有左心室肥厚和劳损。慢性二尖瓣关闭不全伴左心房增大者多伴房颤，如为窦性心律则可见 P 波增宽且呈双峰状（二尖瓣 P 波），提示左心房增大。急性者心电图常正常，有时可见窦性心动过速。

（3）超声心动图：脉冲多普勒超声和彩色多普勒血流显像可于左心房内探及收缩期反流束，可明确诊断。

（4）其他：放射性核素心室造影，可测定左室收缩、舒张末期容量和休息、运动时射血分数以判断左室收缩功能，通过左心室与右心室心搏量之比评估反流程度。左心室造影，通过观察收缩期造影剂反流入左心房的量，亦可半定量反流程度。

| 知识点 14：二尖瓣关闭不全的治疗 | 副高：熟悉　正高：熟悉 |

（1）急性：①内科治疗：一般为术前过渡措施，降低心脏的前后负荷，减轻肺淤血，减少反流，增加心输出量。②外科治疗：是根本措施，应在药物控制症状的基础上，采取紧急或择期手术治疗。

（2）慢性

1）内科治疗：①无症状、心功能正常者无须特殊治疗，应定期随访。②预防感染性心内膜炎；风心病患者应预防风湿活动。③房颤处理如二尖瓣狭窄，但除因心功能恶化需要恢复窦性心律外，多数只需控制心室率。慢性房颤、有栓塞史或左房有血栓的患者，应长期抗凝治疗。

2）外科治疗：是恢复瓣膜关闭完整性的根本措施。为保证手术效果，应在发生不可逆的左心室功能不全之前进行。手术方法有瓣膜修补术和人工瓣膜置换术两种。

三、主动脉瓣狭窄

| 知识点 15：主动脉瓣狭窄的概述 | 副高：熟悉　正高：熟悉 |

主动脉瓣狭窄指主动脉瓣病变引起主动脉瓣开放受限、狭窄，导致左室到主动脉内的血流受阻。风湿性主动脉瓣狭窄大多伴有关闭不全或二尖瓣病变。

| 知识点 16：主动脉瓣狭窄的病理解剖与病理生理 | 副高：熟悉　正高：掌握 |

风湿性炎症导致瓣膜交界处粘连融合，瓣叶纤维化、僵硬、钙化和挛缩畸形，引起狭窄。

正常成人主动脉瓣口面积 $3.0\sim4.0cm^2$，当瓣口面积减少一半时，收缩期仍无明显跨瓣压差；当瓣口面积 $\leqslant1.0cm^2$ 时，左室收缩压明显升高，跨瓣压差显著。主动脉瓣狭窄使左室射血阻力增加，左室向心性肥厚，室壁顺应性降低，引起左室舒张末压进行性升高，因而使左房后负荷增加，左房代偿性肥厚。最终因心肌缺血和纤维化等导致左心衰竭。

另外，主动脉瓣口狭窄导致的左心室收缩压增高，引起左心室肥厚、左心室射血时间延长，使心肌耗氧量增加；主动脉瓣狭窄时常因主动脉根部舒张压降低、左心室舒张末压增高压迫心内膜下血管，使冠状动脉灌注减少及脑供血不足。上述机制导致心肌缺血缺氧和心绞痛发作，进一步损害左心功能，并可导致头晕、黑矇及晕厥等脑缺血症状。

| 知识点 17：主动脉瓣狭窄的临床表现 | 副高：掌握　正高：掌握 |

（1）症状：症状出现较晚。劳力性呼吸困难、心绞痛、晕厥史为主动脉瓣狭窄典型的

三联征。劳力性呼吸困难为肺淤血引起，进一步发展可发生夜间阵发性呼吸困难、端坐呼吸，甚至急性肺水肿。心绞痛为冠状动脉供血不足的表现，常由运动、情绪激动等诱发，休息后缓解。头晕甚至晕厥为大脑供血不足的表现，多数发生于直立、运动中或运动后即刻。

（2）体征：主动脉瓣第一听诊区闻及响亮、粗糙的全收缩期吹风样、喷射性杂音是主动脉瓣狭窄最重要的体征，可向颈部传导，常伴有震颤。第一心音正常，主动脉瓣区第二心音减弱或消失，亦可在呼气时闻及第二心音逆分裂。肥厚的左心房强有力收缩产生明显的第四心音。动脉脉搏上升缓慢、细小而持续（细迟脉）。严重主动脉瓣狭窄者，同时触诊心尖部和颈动脉，可发现颈动脉搏动明显延迟。在晚期，收缩压和脉压均下降。

（3）并发症：约10%的患者可发生心房颤动。主动脉瓣钙化侵及传导系统可致房室传导阻滞；左心室肥厚、心内膜下心肌缺血或冠状动脉栓塞可致室性心律失常。上述两种情况均可导致晕厥甚至猝死，猝死一般发生于先前有症状者。患者若发生左心衰竭，自然病程明显缩短，因此终末期的右心衰竭少见。感染性心内膜炎、体循环栓塞较少见。

知识点18：主动脉瓣狭窄的辅助检查　　　　　　　　副高：熟悉　　正高：熟悉

（1）X线检查：可见左心房、左心室增大，升主动脉根部呈缩窄后扩张，重者可有肺淤血征。

（2）心电图检查：重度狭窄者左心房增大、左心室肥厚并有ST-T改变，可有心律失常表现。

（3）超声心动图：是明确诊断、判断狭窄程度的重要方法。二维超声可显示瓣膜结构，对探测主动脉瓣异常极为灵敏。多普勒超声可测算主动脉瓣口面积及跨瓣压，从而评估其狭窄程度。

知识点19：主动脉瓣狭窄的治疗　　　　　　　　　　副高：熟悉　　正高：熟悉

（1）内科治疗：治疗目的是明确狭窄程度，观察进展情况，选择合理手术时间。①感染：预防感染性心内膜炎；预防风湿热活动。②心律失常：积极治疗心律失常，预防房颤，一旦出现房颤，应及时转为窦性心律。③心绞痛：可用硝酸酯类药治疗心绞痛。④心力衰竭：限制钠盐摄入，谨慎使用洋地黄和利尿药，不可使用作用于小动脉的血管扩张药，避免使用β受体阻断药等负性肌力药物。⑤无症状：无症状的轻度狭窄患者每2年复查1次。中、重度狭窄的患者每6~12个月复查1次，同时要避免剧烈体力活动。

（2）介入治疗：经皮球囊主动脉瓣成形术与经皮球囊二尖瓣成形术不同，临床应用范围局限。另外经皮球囊主动脉瓣成形术不能代替人工瓣膜置换术，只对高危患者在血流动力学方面产生暂时的轻微的益处，不能降低死亡率。

（3）外科治疗：人工瓣膜置换术是治疗成人主动脉瓣狭窄的主要方法。儿童、青少年的非钙化性先天性主动脉瓣严重狭窄者，可在直视下行瓣膜交界处分离术。

四、主动脉瓣不关闭不全

知识点 20：主动脉瓣关闭不全的病因　　　　副高：熟悉　正高：熟悉

主动脉瓣关闭不全是由于主动脉瓣和/或主动脉根部疾病所致。根据发病情况又分为急性和慢性两种。

（1）急性主动脉瓣关闭不全：①感染性心内膜炎。②胸部创伤致升主动脉根部、瓣叶支持结构和瓣叶破损或瓣叶脱垂。③主动脉夹层血肿使主动脉瓣环扩大，瓣叶或瓣环被夹层血肿撕裂。④人工瓣膜撕裂等。

（2）慢性主动脉瓣关闭不全

1）主动脉瓣本身病变：①风湿性心脏病：约 2/3 主动脉瓣关闭不全由风湿性心脏病所致。②先天性畸形：二叶式主动脉瓣、主动脉瓣穿孔、室间隔缺损伴主动脉瓣脱垂等。③感染性心内膜炎：为单纯主动脉瓣关闭不全的常见病因。④退行性主动脉瓣病变：老年退行性钙化性主动脉瓣狭窄中 75% 合并关闭不全。⑤主动脉瓣黏液样变性：可致瓣叶舒张期脱垂入左心室。

2）主动脉根部扩张：引起瓣环扩大，瓣叶舒张期不能对合，为相对关闭不全。包括：①Marfan 综合征。②梅毒性主动脉炎。③其他病因：高血压性主动脉环扩张、特发性升主动脉扩张、主动脉夹层形成、强直性脊柱炎、银屑病性关节炎等。

知识点 21：主动脉瓣关闭不全的病理生理　　　　副高：熟悉　正高：掌握

（1）急性主动脉瓣关闭不全：舒张期主动脉血流反流入左心室，使左心室舒张末压迅速升高。收缩期，左心室难以将左心房回血及主动脉反流血充分排空，前向搏出量下降；舒张期，因舒张压迅速上升，致使二尖瓣提前关闭，有助于防止左心室压过度升高，但左心房排空受限，左心房压力增高，引起肺淤血、肺水肿。心率加快虽可代偿左心室前向搏出量减少，使左心室收缩压及主动脉收缩压不致发生明显变化，但在急性主动脉瓣关闭不全的患者，血压常明显下降，甚至发生心源性休克。

（2）慢性主动脉瓣关闭不全：舒张期主动脉内血流大量反流入左心室，使左心室舒张末容量增加。左心室对慢性容量负荷增加代偿反应为左心室扩张，舒张末压可维持正常，扩张在 Frank-Starling 曲线上升段，可以增强心肌收缩力。另外，由于血流反流，主动脉内压力下降，更有利于维持左心室泵血功能。由于左心室舒张末压不增加，左心房和肺静脉压也保持正常，故可多年不发生肺循环障碍。随病情进展，反流量增多，左心室进一步扩张，左心室舒张末容积和压力显著增加，最终导致心肌收缩力减弱，心输出量减少，左心室功能降低，最后可发展至左心功能不全。左心室心肌肥厚使心肌耗氧量增加，同时主动脉反流致舒张压降低而使冠状动脉灌流减少，引起心肌缺血，也加速心功能恶化。

知识点22：主动脉瓣关闭不全的临床表现　　　　　　副高：掌握　正高：掌握

（1）症状：急性轻度反流者可无症状，重者出现急性左心衰竭和低血压；慢性者可多年无症状，随病情进展出现心悸、心前区不适、头部强烈的震动感，常有体位性头晕，可因冠状动脉灌注不足出现心绞痛。

（2）体征：主动脉瓣第二听诊区（胸骨左缘第3、4肋间）闻及高调递减的叹气样杂音，向心尖传导，为特征性体征，坐位前倾和深呼气时易听到。心尖搏动左下移位，呈抬举样。因脉压增大，出现周围血管征，包括水冲脉、随心脏搏动的点头征、毛细血管搏动征、股动脉枪击音等。

（3）并发症：感染性心内膜炎、室性心律失常、心力衰竭常见，心源性猝死少见。

知识点23：主动脉瓣关闭不全的辅助检查　　　　　　副高：熟悉　正高：熟悉

（1）X线检查：左心室明显增大，升主动脉继发性扩张、迂曲，心影呈"靴形心"。

（2）心电图检查：左心室肥厚，继发性非特异性ST–T改变。

（3）超声心动图：M型超声显示舒张期二尖瓣前叶或室间隔纤细扑动。二维超声显示瓣膜和主动脉根部形态改变。多普勒超声在左心室可探及全舒张期反流束，是确定主动脉反流最灵敏的方法，并可通过计算判断其反流程度。

（4）放射性核素心室造影：可测定左心室收缩、舒张末容量和静息、运动时射血分数，判断左心室功能。

（5）磁共振成像：诊断主动脉疾病极为准确，如主动脉夹层。

（6）主动脉造影：当无创技术不能确定反流程度，并考虑外科治疗时，可行选择性主动脉造影，半定量反流程度。

知识点24：主动脉瓣关闭不全的治疗　　　　　　副高：熟悉　正高：熟悉

（1）急性主动脉瓣关闭不全

1）内科治疗：目的是降低肺静脉压，增加心输出量，稳定血流动力学。

2）外科治疗：人工瓣膜置换术或主动脉瓣修复术是根本的措施。

（2）慢性主动脉瓣关闭不全

1）内科治疗：积极控制感染；预防感染性心内膜炎；预防风湿热。应用青霉素治疗梅毒性主动脉炎。当舒张压>90mmHg时需用降压药。左心衰竭时应用血管紧张素转换酶抑制药和利尿药，需要时可加用洋地黄类药物。心绞痛可使用硝酸酯类药物。积极控制心律失常，纠正房颤。无症状的轻度、中度反流患者应限制重体力活动，每1~2年复查1次。无症状的中度主动脉瓣关闭不全和左室扩大者，也需使用血管紧张素转换酶抑制药，延长无症状期。

2）外科治疗：人工瓣膜置换术或主动脉瓣修复术是严重主动脉瓣关闭不全的主要治疗

方法，为不影响手术后的效果，应在不可逆心功能衰竭发生之前进行，但须遵守手术适应证，避免过早手术。

五、心脏瓣膜病的护理

知识点25：心脏瓣膜病的护理评估	副高：熟悉　正高：掌握

（1）评估患者有无急性风湿热病史，或反复链球菌感染的扁桃体炎或咽峡炎史。

（2）评估患者有无呼吸困难等肺淤血表现；有无乏力、心悸、胸闷、头晕、心绞痛、晕厥等心输出量下降的表现；有无左心衰和右心衰的相应表现。

（3）评估心脏杂音情况及超声心动图检查结果，以确定瓣膜病变的类型和病变程度。

（4）评估有无并发症。

知识点26：心脏瓣膜病的护理诊断	副高：熟悉　正高：熟悉

（1）活动无耐力：与心输出量减少有关。

（2）有感染的危险：与机体抵抗力下降有关。

（3）体温过高：与风湿活动、并发感染有关。

（4）知识缺乏：缺乏疾病过程、治疗方法、药物性能等有关知识。

（5）潜在并发症：心力衰竭、心律失常、栓塞、猝死、感染性心内膜炎等。

知识点27：心脏瓣膜病的一般护理	副高：熟练掌握　正高：熟练掌握

（1）休息与活动：按心功能分级安排适当活动；有风湿活动时卧床休息；左心房内有巨大附壁血栓者应绝对卧床休息，以防脱落导致栓塞。病情允许时应鼓励并协助患者翻身、活动下肢或下床活动。按摩及温水泡脚，防止下肢深静脉血栓形成。

（2）饮食护理：给予高热量、高蛋白、高维生素、易消化饮食，少量多餐，心力衰竭时应低钠饮食，多吃新鲜蔬菜水果，保持大便通畅。

知识点28：心脏瓣膜病的病情观察	副高：熟练掌握　正高：熟练掌握

监测生命体征，定时观测体温，注意热型，体温超过38.5℃时给予物理降温，半小时后测量体温并记录降温效果。观察有无风湿活动的表现，如关节红肿疼痛、皮肤环形红斑、皮下结节等；观察有无呼吸困难、乏力、食欲缺乏、尿少、水肿等心力衰竭征象；观察有无栓塞的征象，一旦发生，立即报告医师及时处理。

知识点29：心脏瓣膜病的用药护理	副高：熟练掌握　正高：熟练掌握

遵医嘱正确用药，并注意观察疗效及不良反应。抗生素及抗风湿药物应坚持足疗程治

疗，切勿自行增减剂量或停药。苄星青霉素溶解后为白色乳剂，操作时应选择9号针头，用8~10ml生理盐水稀释后更换注射针头，勿排气，快速肌内注射。阿司匹林可致胃肠道反应、牙龈出血、血尿、柏油样便等不良反应，利尿药可引起电解质紊乱，运用洋地黄时要注意观察有无恶心、呕吐、黄视、绿视、心律失常等中毒表现。

知识点30：心脏瓣膜病预防并发症的护理　　　　副高：熟练掌握　正高：熟练掌握

（1）预防心力衰竭的护理：注意保暖，预防呼吸道感染和风湿活动，避免劳累及精神紧张，保持大便通畅，严格控制静脉输液量及滴速。若发生心力衰竭，帮助患者取半卧位，给予吸氧，低热量、低盐易消化饮食，少量多餐，避免过饱，遵医嘱用药。

（2）预防栓塞的护理：①合并心房颤动者遵医嘱服用抗凝药物，防止血栓形成，如心房内已有附壁血栓形成者应绝对卧床休息，以免导致附壁血栓脱落，继而发生动脉栓塞。②指导患者避免长时间盘腿或蹲坐，经常更换体位，常做腿部运动保持肌肉张力，以预防下肢血栓形成。③密切观察栓塞的征兆，脑栓塞最常见，可出现言语不清、肢体活动受限、偏瘫等表现，四肢动脉栓塞可引起肢体剧烈疼痛、皮肤颜色及温度改变，肾动脉栓塞可引起剧烈腰痛，肺动脉栓塞可引起突发剧烈胸痛、呼吸困难、发绀、咯血、休克等。

（3）预防亚急性感染性心内膜炎的护理：各项护理操作严格执行无菌规则，预防风湿复发。出现亚急性感染性心内膜炎时应加强休息，做血培养以查明病原菌。密切观察体温、血红蛋白、新出血点、栓塞等情况，合理饮食，补充营养和铁，增强抗病能力。

知识点31：心脏瓣膜病的心理护理　　　　副高：熟练掌握　正高：熟练掌握

理解患者的不安和焦虑，加强与患者的沟通，耐心向患者解释病情，说明本病治疗的长期性和艰巨性，向患者和其家属介绍治疗的方法和目的，介绍病友康复的例子，鼓励患者树立信心，积极配合治疗。

知识点32：心脏瓣膜病的健康指导　　　　副高：掌握　正高：掌握

（1）疾病知识指导：告诉患者及其家属本病的病因和病程进展特点。指导患者尽可能改善居住环境中潮湿、阴暗等不良条件，保持室内空气流通、温暖、干燥，阳光充足。适当锻炼，加强营养，提高机体抵抗力，预防风湿活动。注意防寒保暖，避免与上呼吸道感染患者接触，预防感染。避免重体力劳动、剧烈运动或情绪激动而加重病情。

（2）用药指导与病情监测：告诉患者遵医嘱坚持用药的重要性，指导用药方法。定期门诊复查。有手术适应证者告知患者尽早择期手术，以免失去最佳手术时机。一旦发生感染应尽快就诊，以避免病情加重。在拔牙、内镜检查、导尿术、分娩、人工流产等手术操作前应告诉医师自己有风心病史，便于预防性使用抗生素。

（3）心理指导：鼓励患者树立信心，做好长期与疾病斗争以控制病情进展的思想准备。育龄女性，病情较重不能妊娠者，做好患者及其配偶的思想工作。

第八节 感染性心内膜炎

感染性心内膜炎（IE）指各种病原微生物经血流侵犯心内膜（心瓣膜）或邻近的大血管内膜所引起的一种感染性炎症。局部赘生物的形成是其特征之一。以心瓣膜受累最为常见。根据病程，可将 IE 分为急性和亚急性；根据受累瓣膜类型，可分为自体瓣膜 IE 和人工瓣膜 IE。其他还包括根据感染来源、感染病原体及受累部位等分别命名的分类方法。

（1）自体瓣膜感染性心内膜炎：链球菌和葡萄球菌分别占自体瓣膜感染性心内膜炎病原微生物的 65% 和 25%。急性者，主要由金黄色葡萄球菌引起；亚急性者，草绿色链球菌最常见。亚急性中至少 2/3 的患者发病与以下因素有关。①血流动力学因素：亚急性者主要发生于器质性心脏病，首先为心脏瓣膜病；其次为先天性心血管病。约 3/4 的感染性心内膜炎患者有基础心脏病。②非细菌性血栓性心内膜炎：当内膜内皮受损暴露其下结缔组织的胶原纤维时，血小板在该处聚集，形成血小板微血栓和纤维蛋白沉着，成为结节样无菌性赘生物，称非细菌性血栓性心内膜炎，是细菌定居瓣膜表面的重要因素。无菌性赘生物偶见于正常瓣膜，最常见于湍流区、瘢痕处（如感染性心内膜炎后）和心外因素所致内膜受损区。③短暂性菌血症：各种感染或细菌寄居的皮肤黏膜的创伤（如手术、器械操作等）常导致暂时性菌血症。④细菌感染无菌性赘生物：取决于发生菌血症频度和循环中细菌的数量以及细菌黏附于无菌性赘生物的能力。

（2）人工瓣膜感染性心内膜炎：发生于人工瓣膜置换术后 60 天以内者为早期人工瓣膜感染性心内膜炎，60 天以后发生者为晚期人工瓣膜感染性心内膜炎。早期者，致病菌约 1/2 为葡萄球菌。晚期者以链球菌最常见。除赘生物形成外，常致人工瓣膜部分破裂、瓣周漏、瓣环周围组织和心肌脓肿。最常累及主动脉瓣。早期者常为急性暴发性起病，晚期以亚急性表现常见。术后发热、出现新杂音、脾大或周围栓塞征，血培养同一种细菌阳性结果至少 2 次，可诊断本病。预后不良，早期与晚期者的病死率分别为 40%~80% 和 20%~40%。

（1）发热：发热是感染性心内膜炎最常见的症状，常伴有头痛、背痛和肌肉关节痛。亚急性者起病隐匿，可有全身不适、乏力、食欲缺乏和体重减轻等非特异性症状。可有弛张性低热，一般不超过 39℃，午后和晚上高。急性者常有化脓性感染，呈暴发性败血症过程，有高热、寒战。常可突发心力衰竭。

（2）心脏杂音：80%~85% 的患者可闻及心脏杂音，可由基础心脏病和/或心内膜炎导致瓣膜损害所致。急性者要比亚急性者更易出现杂音强度和性质的变化，或出现新的杂音。

（3）周围体征：①瘀点，可出现于任何部位，以锁骨以上皮肤、口腔黏膜和睑结膜常见，病程长者较多见。②指（趾）甲下线状出血。③Roth 斑，为视网膜的卵圆形出血斑，其中心呈白色，多见于亚急性感染。④Osler 结节，为指和趾垫出现豌豆大的红或紫色痛性结节，较常见于亚急性者。⑤Janeway 损害，为手掌和足底处直径 1~4mm 无痛性出血红斑，主要见于急性患者。引起这些周围体征的原因可能是微血管炎或微栓塞。

（4）动脉栓塞：赘生物引起动脉栓塞占 20%~40%，尸检检出的亚临床型栓塞更多。栓塞可发生在机体的任何部位。脑栓塞、肺栓塞常见。

（5）感染的非特异性症状：①脾大：病程超过 6 周的患者可出现，急性感染者少见。②贫血：较常见，多见于亚急性感染者，主要由于骨髓抑制所致。③杵状指（趾）：部分患者可见。

知识点 4：感染性心内膜炎的并发症　　　　　　　　　　副高：掌握　正高：掌握

（1）心脏并发症：充血性心力衰竭为最常见并发症，其次可见心肌脓肿、急性心肌梗死、心肌炎和化脓性心包炎。

（2）细菌性动脉瘤：多见于亚急性者，受累动脉依次为近端主动脉、脑、内脏和四肢。

（3）迁移性脓肿：多见于急性患者，常发生于肝、脾、骨髓和神经系统。

（4）神经系统并发症：脑栓塞为最常见，另有脑细菌性动脉瘤、脑出血、中毒性脑病等不同神经系统受累表现。

（5）肾损害：大多数患者有肾损害，包括肾动脉栓塞和肾梗死、肾小球肾炎、肾脓肿等。

知识点 5：感染性心内膜炎的辅助检查　　　　　　　　　副高：熟悉　正高：熟悉

（1）血培养：是本病最重要最有价值的诊断方法，药物敏感试验还可为治疗提供依据。近期未接受过抗生素治疗的患者血培养阳性率可高达 95% 以上。

（2）尿液检查：显微镜下常有血尿和轻度蛋白尿。肉眼血尿提示肾梗死，红细胞管型和大量蛋白尿提示弥漫性肾小球损害。

（3）血液检查：亚急性者贫血常见，白细胞计数正常或轻度增高，分类计数轻度核左移。急性者常有白细胞计数增高，并有核左移。红细胞沉降率升高。

（4）免疫学检查：患者可有高丙种球蛋白血症，血清中出现免疫复合物。病程大于 6 周以上的亚急性感染性心内膜炎患者类风湿因子检测可呈现阳性。

（5）超声心动图：可发现赘生物、瓣周并发症等证据，对早期诊断、明确基础心脏病变、判断预后及指导治疗具有重要意义。经食管超声可以检出小于 5mm 的赘生物，灵敏度高达 95% 以上。

（6）X 线检查：肺部多处小片状浸润阴影，提示脓毒性肺栓塞所致的肺炎。左心衰竭时可有肺淤血或肺水肿征。主动脉增宽可是主动脉细菌性动脉瘤所致。细菌性动脉瘤有时需经血管造影协助诊断。CT 扫描有助于脑梗死、脓肿和出血的诊断。

（7）心电图：心肌梗死心电图表现可见于急性感染性心内膜炎患者。主动脉瓣环或室间隔脓肿的患者可出现房室、室内传导阻滞的情况。

知识点6：感染性心内膜炎的治疗要点　　　　　　副高：掌握　正高：掌握

（1）用药原则：抗菌药物治疗是本病最根本、最重要的治疗措施。①早期应用，关键在于早期诊断和早期治疗。②充分用药，选用杀菌性抗生素，大剂量、长疗程运用。③静脉用药为主，以保持高且稳定的血药浓度。

（2）药物选择：血培养病原菌尚未出结果时，急性者选用对金黄色葡萄球菌、链球菌和革兰阴性杆菌均有效的广谱抗生素静脉注射或滴注；亚急性者应用针对链球菌、肠球菌的抗生素。对青霉素敏感的细菌首选青霉素大剂量分次静脉点滴，可联合用药以增强杀菌能力，如氨苄西林、万古霉素、庆大霉素或阿卡米星等。青霉素过敏者可选用头孢曲松钠或万古霉素静脉滴注。所有患者治疗疗程至少 4 周以上。对青霉素耐药的链球菌和肠球菌选择青霉素加庆大霉素静脉点滴，疗程 4~6 周。

（3）手术治疗：感染性心内膜炎应先行内科治疗，有严重心脏并发症或抗生素治疗无效时，应考虑手术治疗。

知识点7：感染性心内膜炎的护理评估　　　　　　副高：熟悉　正高：掌握

（1）评估有无基础心脏病变，如二尖瓣、主动脉瓣狭窄或关闭不全、先天性心脏病等，有无接受长时间经静脉治疗、静脉注射麻醉药成瘾的情况。

（2）评估发热、皮肤黏膜变化、心脏杂音等情况以及病程进展情况。

（3）评估有无动脉栓塞、贫血、脾大等情况，以及是否发生心力衰竭、细菌性动脉瘤、迁移性脓肿以及神经系统并发症。

（4）评估血培养、超声心动图检查等结果。

知识点8：感染性心内膜炎的护理诊断　　　　　　副高：熟悉　正高：熟悉

（1）体温过高：与病原微生物感染心内膜有关。

（2）营养失调——低于机体需要量：与食欲下降、长期发热导致机体消耗过多有关。

（3）焦虑：与发热、病情反复、疗程长、出现并发症有关。

（4）潜在并发症：动脉栓塞、心力衰竭。

知识点9：感染性心内膜炎的一般护理　　　　　　副高：熟练掌握　正高：熟练掌握

（1）休息与活动：急性感染性心内膜炎患者应限制活动，卧床休息；亚急性者可适当活动，但需避免剧烈运动和情绪激动。应保持室内环境清洁整齐，定时开窗通风。注意保暖，保持皮肤和口腔清洁，预防呼吸道和皮肤感染。

（2）饮食护理：给予高蛋白、高热量、高维生素、清淡易消化半流质或软食，鼓励多进食新鲜蔬菜水果，注意补充水分，改善食物的色香味以促进食欲，补充发热引起的机体消耗。

知识点10：感染性心内膜炎的病情观察　　　　副高：熟练掌握　正高：熟练掌握

密切观察体温、心律、血压等生命体征的变化，观察心脏杂音有无变化，观察有无脏器动脉栓塞的相关症状，如出现神志和精神改变、失语、肢体活动障碍等，提示发生脑梗死；出现腰痛、血尿等，提示发生肾栓塞；出现突发胸痛、呼吸困难、发绀、咯血等，提示发生肺栓塞；出现左上腹剧烈疼痛提示发生脾栓塞；出现肢体皮肤变白或发绀、皮温降低、动脉搏动减弱或消失，提示发生肢体动脉栓塞，应立即报告医师进行处理。

知识点11：感染性心内膜炎的对症护理　　　　副高：熟练掌握　正高：熟练掌握

（1）发热护理：①每4~6小时测量1次体温，密切观察其变化情况并做好记录。②观察患者皮肤情况，注意有无瘀点，指、趾甲下线状出血，手掌、足底无痛性出血性红斑、Osler结节等。③高热患者应卧床休息，给予冰袋冷敷、温水擦浴等物理降温措施，及时更换浸湿的衣服、床单、被套，及时记录降温后的体温变化。④及时补充水分，必要时补充电解质，保持水、电解质的平衡。⑤加强口腔护理，防止感染，增加食欲。

（2）心力衰竭的护理：如突发急性左心衰竭，应立即安置患者双腿下垂端坐位，高流量乙醇湿化吸氧。遵医嘱静脉给予镇静、扩管、强心、利尿等药物，注意控制补液速度和量，限制水钠摄入，准确记录出入液量。

（3）栓塞护理：密切观察有无脑、肾、肺、脾及肢体动脉栓塞的表现，一旦发生，立即报告医师，遵医嘱使用抗凝药物。

知识点12：感染性心内膜炎的用药护理　　　　副高：熟练掌握　正高：熟练掌握

遵医嘱给予大剂量、全疗程、长时间的抗生素治疗，严格按照时间、剂量准确给药，以确保有效的血药浓度；注意保护好静脉，可使用静脉留置针；密切观察药物的治疗效果和可能产生的不良反应，如有发生，及时报告医师。

知识点13：正确采集血培养标本　　　　　　　副高：熟练掌握　正高：熟练掌握

告知患者及其家属为提高血培养结果的准确率，需多次采集血液标本，且采血量较多，在必要时甚至需暂停抗生素，以取得理解和配合。

（1）未经治疗的亚急性患者，应在第1天间隔1小时采血1次，共3次。如次日未见细菌生长，重复采血 3 次后，开始抗生素治疗。

（2）已用过抗生素者，停药 2~7 天采血。

（3）急性患者应在入院后 3 小时内，每隔 1 小时采血 1 次，共取 3 次血标本后，按医嘱开始治疗。

（4）本病的菌血症为持续性，无须在体温升高时采血。每次采血量 10ml 左右，做需氧菌和厌氧菌培养，至少应培养 3 周。

知识点 14：感染性心内膜炎的心理护理　　　副高：熟练掌握　　正高：熟练掌握

加强与患者的沟通，了解患者的思想动态，安慰患者，稳定情绪。向患者讲解有关本病的知识，耐心向患者解释病情，鼓励患者积极配合治疗。鼓励患者说出内心的感受，并对其主诉采取同感性倾听，予以心理支持。当患者卧床休息时，允许进行一些自我护理，如翻身、盥洗、进行一些不费力的自娱活动（看电视、听广播、阅读书报等）。当患者接受检查时，护理人员应耐心解释检查的目的及注意事项，耐心解答患者提出的问题，配合医师做好实验室检查，尤其是留取合格的血培养标本，尽快明确病原，及早使用抗生素，以缓解不适症状引起的焦虑。向家属做好解释工作，争取他们的配合，共同为患者提供有效的心理支持。

知识点 15：感染性心内膜炎的健康指导　　　　　副高：掌握　　正高：掌握

（1）疾病知识指导：向患者和其家属讲解本病的病因与发病机制、致病菌侵入途径。嘱患者平时注意防寒保暖，少去公共场所，避免感冒，加强营养，增强机体抵抗力，合理安排休息。勿挤压痤疮、疖、痈等感染病灶，减少病原体入侵的机会。良好的口腔卫生习惯和定期的牙科检查是预防感染性心内膜炎的最有效措施。

（2）用药指导与病情监测：指导患者坚持完成足够剂量和足够疗程抗生素治疗。教会患者自我监测体温变化，有无栓塞表现，定期门诊随访。在施行口腔手术如拔牙、扁桃体摘除术、上呼吸道手术或操作，泌尿、生殖、消化道侵入性诊治或其他外科手术治疗前，应说明自己有感染性心内膜炎的病史，以预防性使用抗生素，防止感染性心内膜炎的发生。

第九节　病毒性心肌炎

知识点 1：病毒性心肌炎的概述　　　　　　　　　副高：熟悉　　正高：熟悉

病毒性心肌炎指嗜心肌性病毒感染引起的，以心肌非特异性间质性炎症为主要病变的心肌炎。病毒性心肌炎包括无症状的心肌局灶性炎症和心肌弥漫性炎症所致的重症心肌炎。

病毒性心肌炎可以发生在任何年龄段，以儿童、青少年多见。一般发病率以夏季最高，冬季最低。但在居住条件拥挤的地区和国家，病毒性心肌炎的发生季节性不明显。

| 知识点2：病毒性心肌炎的病因及发病机制 | 副高：熟悉　正高：熟悉 |

很多种病毒都可能引起心肌炎，其中以柯萨奇病毒、脊髓灰质炎病毒较常见，尤其是柯萨奇B组病毒感染占30%~50%。此外，流感病毒、风疹病毒、单纯疱疹病毒、肝炎病毒、HIV等也能引起心肌炎。

病毒性心肌炎的发病机制包括病毒直接作用对心肌的损害；细胞免疫主要是T细胞以及多种细胞因子和一氧化氮等介导的心肌损害和微血管损伤。这些变化均可损害心脏的结构和功能。典型病变是心肌间质增生、水肿及充血，内有多量炎病细胞浸润等。

| 知识点3：病毒性心肌炎的临床表现 | 副高：掌握　正高：掌握 |

（1）症状：临床表现常取决于病变的广泛程度，可完全没有症状，也可以猝死。约50%的患者于发病前1~3周有病毒感染前驱症状，如发热、全身倦怠感，即所谓"感冒"样症状或恶心、呕吐等消化道症状。然后出现心悸、胸痛、呼吸困难、水肿。

（2）体征：体检可见与发热程度不平行的心动过速，各种心律失常，可听到第三心音或杂音。或有颈静脉怒张、肺部啰音、肝大等心力衰竭体征。重症可出现心源性休克。

| 知识点4：病毒性心肌炎的辅助检查 | 副高：熟悉　正高：熟悉 |

（1）实验室检查：血清学检查CK、AST、LDH增高，白细胞增多，红细胞沉降率加快，C反应蛋白增加。血清病毒中和抗体、血凝抑制抗体或补体结合抗体需反复测定，发病后3周内的2次血清抗体滴度呈4倍增高。

（2）X线检查：心影扩大或正常。

（3）心电图：多有ST-T改变，R波降低，病理性Q波以及各种心律失常，特别是房室传导阻滞、室性期前收缩。

（4）超声心动图检查：可示左心室壁弥漫性（或局限性）收缩幅度减低，左心室增大等。

| 知识点5：病毒性心肌炎的治疗要点 | 副高：掌握　正高：掌握 |

（1）一般治疗：急性期卧床休息，注意补充蛋白质、维生素等营养食物。

（2）药物治疗：使用改善心肌营养与代谢的药物，如大剂量维生素C、腺苷三磷酸（ATP）、辅酶A、极化液、复方丹参等。

（3）对症治疗：主要是针对心力衰竭、心律失常等情况，进行治疗。如心力衰竭可使用利尿药、血管紧张素转换化抑制药、血管扩张药等；频发期前收缩或快速心律失常可使用抗心律失常药物；高度房室传导阻滞、快速室性心律失常或窦房结功能损害，并出现晕厥、低血压时可使用临时心脏起搏器。

知识点6：病毒性心肌炎的护理评估 　　副高：熟悉　　正高：掌握

（1）健康史：发病前有无先驱病感染病史。
（2）身体状况：活动耐力、主要临床表现及查体情况。
（3）心理状况：对疾病的认知程度及心理应对能力。

知识点7：病毒性心肌炎的护理诊断 　　副高：熟悉　　正高：熟悉

（1）活动无耐力：与病毒性心肌炎引起的心肌细胞受损、并发心律失常或心力衰竭有关。
（2）焦虑：与担心疾病预后有关。
（3）知识缺乏：缺乏配合治疗等方面的知识。
（4）潜在并发症：心律失常、心力衰竭。

知识点8：病毒性心肌炎的一般护理 　　副高：熟练掌握　　正高：熟练掌握

（1）休息与活动：向患者及其家属强调急性期卧床休息可减轻心脏负荷，减少心肌耗氧，有利于心功能的恢复，防止病情加重或转为慢性病程。无并发症者急性期应卧床休息1个月，重症者应卧床3个月以上，直至患者症状消失，血清心肌酶、心电图等恢复正常，方可逐渐增加活动量。恢复期仍应适当限制活动3~6个月。病情稳定后，与患者及其家属一起制订并实施每天活动计划，严密监测活动时心率、心律、血压变化，若活动后出现胸闷、心悸、呼吸困难、心律失常等，应停止活动，并以此作为限制最大活动量的指征。

（2）饮食护理：指导患者进食高蛋白、高维生素、清淡易消化饮食，尤其是补充富含维生素C的食物，如新鲜蔬菜、水果，以促进心肌代谢与恢复；避免刺激性食物，戒烟酒。

（3）保持大便通畅：长期卧床易发生便秘，指导患者多食富含纤维素的食物，适量饮水，做腹部按摩，防止便秘，必要时给予缓泻剂。

知识点9：病毒性心肌炎的病情观察 　　副高：熟练掌握　　正高：熟练掌握

急性期行心电监护，密切观察心率、心律、心电图变化，注意有无频发室性期前收缩、室性心动过速、房室传导阻滞等严重心律失常；密切观察生命体征、尿量、皮肤黏膜颜色，注意有无呼吸困难、肺部啰音、颈静脉怒张、奔马律等症状和体征，判断有无急性心力衰竭；同时备好抢救仪器及药物，一旦发生严重心律失常或急性心力衰竭，应立即报告医师，并配合急救处理。

知识点10：病毒性心肌炎的用药护理 　　副高：熟练掌握　　正高：熟练掌握

重症患者激素治疗（一般患者病初10天内不用，以免抑制干扰素合成而加重心肌损害）可抑制抗原抗体作用，减少变态反应，以保护心肌细胞和减轻水肿，控制心力衰竭。短期应用大剂量激素可帮助患者渡过险关。心肌炎时对洋地黄耐受性差，一般选用利尿药、血管扩张药物以减轻心脏负荷。

知识点11：病毒性心肌炎的心理护理　　　　　副高：熟练掌握　正高：熟练掌握

病毒性心肌炎患者中青壮年占一定比例，患病常影响患者日常生活、学习或工作，从而易产生焦急、烦躁等情绪。应向患者说明本病的演变过程及预后，使患者安心休养。告诉患者体力恢复需要一段时间，不要急于求成，当活动耐力有所增加时，应及时给予鼓励。对不愿活动或害怕活动的患者，应给予心理疏导，督促患者完成耐力范围内的活动量。或采取小组活动的方式，为患者提供适宜的活动环境和氛围，激发患者活动的兴趣。

知识点12：病毒性心肌炎的健康指导　　　　　　　　副高：掌握　正高：掌握

（1）疾病知识指导：患者应进食高蛋白、高维生素、清淡易消化饮食，尤其是补充富含维生素C的食物如新鲜蔬菜、水果，以促进心肌代谢与修复。戒烟酒及刺激性食物。患者出院后需继续休息3~6个月，无并发症者可考虑恢复学习或轻体力工作。适当锻炼身体，增强机体抵抗力，6个月至1年内避免剧烈运动或重体力劳动、妊娠等。注意防寒保暖，预防病毒性感冒。

（2）病情监测指导：教会患者及其家属测脉率、节律，发现异常或有胸闷、心悸等不适时及时就诊。

第十节　心　肌　病

知识点1：心肌病的概述　　　　　　　　　　　　　副高：熟悉　正高：熟悉

心肌病是由遗传、感染等不同原因引起的以心肌结构及功能异常为主的一组心肌疾病。根据心脏结构和功能表现把心肌病分为5型：扩张型心肌病（DCM）、肥厚型心肌病（HCM）、限制型心肌病（RCM）、致心律失常型右室心肌病（ARVC）、未定型心肌病，如左室致密化不全（LVNC）、应激性心肌病（Tako-Tsubo心肌病）等。

一、扩张型心肌病

知识点2：扩张型心肌病的概述　　　　　　　　　　副高：熟悉　正高：熟悉

扩张型心肌病（DCM）指多种原因导致以左室、右室或双心腔扩大和心肌收缩功能减退为主要病理特征，常并发心力衰竭、心律失常的心肌病。好发于青中年男性，是临床心肌病最常见的一种类型。近年来发病率呈上升趋势。病死率较高。

知识点3：扩张型心肌病的病因及发病机制　　　　　　　副高：熟悉　正高：熟悉

病因目前尚不明确。除特发性、家族遗传性外，近年来认为发病与持续病毒感染和自身免疫反应有关，尤其与柯萨奇 B 组病毒感染最为密切。持续病毒感染对心肌组织的损伤，引发自身免疫反应，包括细胞免疫、自身抗体或细胞因子介导，致使心肌损伤，是导致或诱发扩张型心肌病重要原因和发病机制。此外，围生期、酒精中毒、抗癌药物、心肌能量代谢紊乱和神经激素受体异常也可引起本病。

心肌受到损伤后主要表现为非特异性心肌细胞肥大、变性，不同程度纤维化，心腔扩张，室壁变薄，纤维瘢痕形成，常伴有附壁血栓。

知识点4：扩张型心肌病的临床表现　　　　　　　　　　副高：掌握　正高：掌握

（1）症状：起病缓慢，早期患者多无明显症状。逐渐出现活动后气促、心悸、胸闷、乏力，甚至端坐呼吸、水肿、肝大等心力衰竭的症状和体征，部分患者可发生心、脑、肾等脏器的栓塞、心律失常或猝死。

（2）体征：心脏扩大为主要体征。常可听到第三或第四心音，常合并各种心律失常，发生心力衰竭时出现肺循环和体循环淤血的表现。

知识点5：扩张型心肌病的辅助检查　　　　　　　　　　副高：熟悉　正高：熟悉

（1）X 线检查：心影明显增大，心胸比例 >50%，可见肺淤血征象。

（2）心电图检查：可见心房颤动、房室传导阻滞等心律失常，可有 ST-T 改变、低电压等，少数可见病理性 Q 波。

（3）超声心动图：早期即可有心腔轻度扩大，以左心室扩大显著；后期各心腔均扩大，室壁运动普遍减弱，提示心肌收缩力下降。

（4）心导管检查：早期可无异常；发生心力衰竭时可见左右心室舒张末压、左心房压和肺毛细血管楔压增高。

（5）心血管造影：可见心腔扩大、室壁运动减弱、射血分数低下。

（6）心脏放射性核素检查：可见舒张末期和收缩末期左心室容积增大，左室射血分数降低；放射性核素心肌显影表现为局灶性、散在性放射性减低。

（7）心内膜心肌活检：可见心肌细胞肥大、变性、间质纤维化等。活检标本可进行病毒学检查。

知识点6：扩张型心肌病的治疗要点　　　　　　　　　　副高：掌握　正高：掌握

目前尚无特殊治疗方法。治疗原则是防治基础病因，控制心力衰竭和心律失常，预防栓塞和猝死，提高生活质量和生存率。

（1）病因治疗：对原因不明的 DCM，应寻找病因，积极治疗，如控制感染、限烟戒酒、改变不良生活方式等。

（2）控制心力衰竭：限制体力活动，低钠饮食，应用洋地黄、利尿药、血管紧张素转化酶抑制剂、β 受体阻断药等药物。注意本病易发生洋地黄中毒，应慎用。

（3）预防栓塞：对有血栓形成风险的患者给予阿司匹林口服，预防血栓形成；已有附壁血栓形成或栓塞者，进行抗凝治疗。

（4）预防猝死：主要是要控制室性心律失常的诱发因素，如纠正心力衰竭、维持电解质平衡、避免药物不良反应、积极纠正心律失常等，必要时可植入心脏电复律除颤器，以预防猝死的发生。

（5）外科治疗：对长期严重心力衰竭且内科治疗无效者，可考虑心脏移植。

二、肥厚型心肌病

| 知识点7：肥厚型心肌病的概述 | 副高：熟悉　正高：熟悉 |

肥厚型心肌病是以心室壁非对称性肥厚，并累及室间隔使心室腔变小为特征，以左心室血液充盈受阻、舒张期顺应性下降为基本特征的心肌病。临床上根据左心室流出道有无梗阻分为梗阻性肥厚型心肌病和非梗阻性肥厚型心肌病。本病可发生心源性猝死，是青年猝死的常见原因。

| 知识点8：肥厚型心肌病的病因及发病机制 | 副高：熟悉　正高：熟悉 |

常有明显的家族史，目前认为是常染色体显性遗传性疾病。本病心肌细胞肥大、形态特异、排列紊乱。左心室形态学改变尤为显著，其特征为不均匀的室间隔增厚。

| 知识点9：肥厚型心肌病的临床表现 | 副高：掌握　正高：掌握 |

（1）症状：部分患者可无自觉症状，因猝死或在体检中被发现。多数患者可有劳力性呼吸困难，部分患者有胸痛、心悸、心律失常，流出道梗阻的患者可在起立或运动时出现眩晕，甚至晕厥。室性心律失常、室壁过厚、左心室流出道压力阶差大等常是引起猝死的主要危险因素。

（2）体征：心脏可轻度增大，流出道梗阻的患者在胸骨左缘第3~4肋间可闻及粗糙的喷射性收缩期杂音，为本病的重要体征。心尖部也常可闻及收缩期杂音。增加心肌收缩力或减轻心脏后负荷的措施，如应用正性肌力药物、含服硝酸甘油、Valsalva 动作或取站立位均可使杂音增强；相反减弱心肌收缩力或增加心脏负荷的措施，如使用 β 受体阻断药、取蹲位、紧握拳时等可使杂音减弱。

知识点10：肥厚型心肌病的辅助检查　　　　副高：熟悉　正高：熟悉

（1）X 线检查：心影增大多不明显，心力衰竭时则明显增大。

（2）心电图检查：左心室肥大表现最常见，可有 ST-T 改变、深而不宽的病理性 Q 波。室性心律失常亦常见。

（3）超声心动图：是主要诊断手段，可显示室间隔非对称肥厚，舒张期室间隔的厚度与左心室后壁厚度之比≥1.3，间隔运动低下。梗阻型患者可见室间隔流出道向左心室内部突出、二尖瓣前叶在收缩期前移、左心室顺应性降低所致舒张功能障碍等（包括顺应性减低、快速充盈时间延长、等容舒张时间延长）。运用彩色多普勒可了解杂音的起源和计算梗阻前后的压力差。

（4）心导管检查：心室舒张末压上升。梗阻型左心室腔与流出道间有收缩压差，心室造影显示左心室变形。

（5）心内膜心肌活检：心肌细胞畸形肥大，排列紊乱，有助于诊断。

知识点11：肥厚型心肌病的治疗要点　　　　副高：掌握　正高：掌握

治疗原则为弛缓肥厚的心肌，防止心动过速，维持正常窦性心律，减轻流出道狭窄，抗室性心律失常。

（1）药物治疗：应用 β 受体阻断药及钙通道阻滞药，降低流出道梗阻程度，增加每搏量，并可治疗心律失常。常用药物有美托洛尔、维拉帕米、地尔硫草等。避免使用增强心肌收缩力的药物（如洋地黄）及减轻心脏负荷的药物（如硝酸甘油），以免加重流出道梗阻。

（2）介入治疗：对重症梗阻性肥厚型患者可做无水乙醇消融术，消除肥厚的室间隔心肌，必要时植入起搏器。

（3）外科治疗：切除最肥厚的部分心肌，缓解机械性梗阻。在任何治疗均无效的情况下，可考虑心脏移植。

三、心肌病的护理

知识点12：心肌病的护理评估　　　　副高：熟悉　正高：掌握

（1）评估有无活动后气促、心悸、胸闷、乏力，甚至端坐呼吸、水肿、肝大等心力衰竭的症状和体征。

（2）评估心脏扩大的体征和相应的辅助检查结果，如 X 线心影明显增大，超声心动图心腔扩大、室壁运动减弱等。

（3）评估有无心律失常、附壁血栓等引起猝死的危险因素。

> **知识点 13：心肌病的护理评估**　　　　　　　副高：熟悉　正高：掌握

（1）评估有无劳力性呼吸困难、胸痛、心悸、眩晕等症状。

（2）评估有无胸骨左缘第 3~4 肋间粗糙的喷射性收缩期杂音，以判断流出道有无梗阻。

（3）评估心肌肥厚的相应辅助检查结果。

（4）评估有无室性心律失常、室壁过厚、左心室流出道压力阶差大等引起猝死的危险因素。

> **知识点 14：心肌病的护理诊断**　　　　　　　副高：熟悉　正高：熟悉

（1）疼痛（胸痛）：与劳力负荷下肥厚的心肌需氧增加和供血供氧下降有关。

（2）有受伤的危险：与梗阻性 HCM 所致头晕及晕厥有关。

（3）活动无耐力：与心肌收缩力减弱、心输出量减少有关。

（4）气体交换受损：与心力衰竭有关。

（5）焦虑：与病情逐渐加重，生活方式被迫改变有关。

（6）潜在并发症：栓塞、心律失常、心力衰竭、猝死。

> **知识点 15：心肌病的一般护理**　　　　　　　副高：熟练掌握　正高：熟练掌握

（1）休息与活动：心肌病患者应限制体力活动。无明显症状的早期患者可从事轻工作，避免紧张劳累。心力衰竭者经药物治疗症状缓解后可轻微活动，护理人员应根据病情协助患者安排有益的活动，但应避免剧烈运动。合并严重心力衰竭、心律失常及阵发性晕厥者应绝对卧床休息，以减轻心脏负荷及心肌耗氧量。协助做好生活护理，对长期卧床及水肿者应注意皮肤清洁干燥，注意翻身和防止压疮。肥厚型心肌病患者体力活动后有晕厥和猝死的危险，应避免持重、屏气及剧烈运动；有晕厥史的患者应避免独自外出，以免发生意外。

（2）饮食护理：指导患者进食高蛋白、高维生素、清淡易消化饮食，多食新鲜蔬菜、水果，增加富含纤维素的食物，防止便秘，有心力衰竭时应低盐饮食。

> **知识点 16：心肌病的病情观察**　　　　　　　副高：熟练掌握　正高：熟练掌握

观察患者的生命体征，密切观察心率、心律、血压、呼吸的变化，必要时进行心电监护。重点注意心力衰竭、心律失常以及栓塞的情况。本病猝死概率大，应随时备好抢救用物、仪器和药物。

> **知识点 17：心肌病的用药护理**　　　　　　　副高：熟练掌握　正高：熟练掌握

（1）扩张型心肌病：以控制心力衰竭为主，选用洋地黄、利尿药、血管扩张药。在使用洋地黄时应密切观察，采用缓给法，剂量宜小，因心肌病患者对洋地黄敏感性增强，易致中毒；还可应用血管扩张药物以减轻心脏负荷；在使用 β 受体阻断药时，心功能不全者应慎用，防血压过低和心动过缓；同时给予改善心肌代谢药物（如 FDP、辅酶 Q_{10}）。

（2）肥厚型心肌病：主要是长期应用 β 受体阻断药（普萘洛尔）、钙通道阻滞药（维拉帕米、硝苯地平），能减轻流出道肥厚心肌的收缩，降低流出道梗阻程度，改善症状，对于晚期患者梗阻症状不明显而心功能已减退者不宜多用；当心力衰竭时应慎用洋地黄及利尿药，因可使心室收缩力加强及减少心室充盈量，反可加重流出道梗阻，使病情加重；心绞痛发作时，不宜用硝酸酯类药物，以免加重左心室流出道梗阻。

知识点 18：心肌病的心理护理	副高：熟练掌握　正高：熟练掌握

因本病呈慢性过程，患者长期受到疾病折磨，又有对不良预后的担心，患者常有焦虑、抑郁，甚至绝望等不良情绪，应多与患者沟通交流，安慰鼓励患者，加强心理支持。

知识点 19：心肌病的健康指导	副高：掌握　正高：掌握

（1）疾病知识指导：症状轻者可参加轻体力工作，但要避免劳累。保持室内空气流畅、阳光充足，防寒保暖、预防上呼吸道感染。HCM 患者应避免情绪激动、持重或屏气用力、激烈运动如球类比赛等，减少晕厥和猝死的危险。有晕厥病史或猝死家族史者应避免独自外出活动，以免发作时无人在场而发生意外。

（2）饮食指导：给予高蛋白、高维生素、富含纤维素的清淡饮食，以促进心肌代谢，增强机体抵抗力。心力衰竭时低盐饮食，限制含钠量高的食物。

（3）用药指导与病情监测：坚持服用抗心力衰竭、抗心律失常的药物或 β 受体阻断药、钙通道拮杭药等，以提高存活年限。说明药物的名称、剂量、用法，教会患者及其家属观察药物疗效及不良反应。嘱患者定期门诊随访，症状加重时立即就诊，防止病情进展、恶化。

第十一节　心　包　炎

知识点 1：心包炎的概述	副高：熟悉　正高：熟悉

心包炎是由多种因素引起的心包膜炎性病变，是常见的心包疾病。按病因可分为感染性心包炎和非感染性心包炎；按病程进展可分为急性心包炎、亚急性渗出性缩窄性心包炎、慢性心包积液、粘连性心包炎、慢性缩窄性心包炎等。临床上以急性心包炎和慢性缩窄性心包炎为常见。

一、急性心包炎

知识点 2：急性心包炎的概述	正高：熟悉

急性心包炎是常见的心包疾病，是心包膜脏层和壁层的急性炎症，可以同时并存心肌炎

和心内膜炎，也可以是唯一的心脏病损。常是全身疾病的一部分或由邻近器官组织病变蔓延导致。根据急性心包炎病理变化，可以分为纤维蛋白性或渗出性两种。

知识点3：急性心包炎的病因及发病机制　　　　　　　　　　　　正高：熟悉

（1）病因：①感染性，由病毒、细菌、真菌、寄生虫、立克次体等病原体感染引起。②非感染性：急性非特异性；自身免疫性，如风湿热、系统性红斑狼疮、类风湿关节炎、心肌梗死后综合征等；肿瘤性，如肺癌、白血病、淋巴瘤等；代谢性，如尿毒症、痛风等；外伤性、放射性等。

（2）发病机制：正常情况下，心包腔内约有50ml浆液，起润滑作用。心包急性炎症时，脏层和壁层出现纤维蛋白、白细胞和少量内皮细胞组成的炎性渗出，此时为纤维蛋白性心包炎，心包腔内尚无明显液体聚集。随病情进一步发展，心包腔内渗出液增多，转变为渗出性心包炎，液体量为100~3000ml，常为浆液纤维蛋白性，也可呈血性或脓性。当渗出液量达到一定水平时，心包腔内压力迅速上升，压迫心脏，出现心脏压塞的表现。

知识点4：急性心包炎的症状　　　　　　　　　　　　　　　　　正高：掌握

（1）胸痛：心前区疼痛是纤维蛋白性心包炎主要症状，如急性非特异性心包炎、感染性心包炎。疼痛常位于心前区或胸骨后，可放射到颈部、左肩、左臂及左肩胛骨，也可达上腹部，疼痛性质呈压榨样或锐痛，也可闷痛，常与呼吸有关，常因咳嗽、深呼吸、变换体位或吞咽而加重。

（2）呼吸困难：呼吸困难是心包积液时最突出的症状。严重的呼吸困难患者可呈端坐呼吸，身躯前倾、呼吸浅速、面色苍白、发绀。

（3）全身症状：可有干咳、声音嘶哑及吞咽困难等症状，常因压迫气管、食管而产生。也可有畏寒、发热、乏力、烦躁、心前区或上腹部闷胀等。大量渗液可影响静脉回流，出现体循环淤血表现如颈静脉怒张、肝大、腹腔积液及下肢水肿等。

（4）心脏压塞：心包积液快速增加可引起急性心脏压塞，出现气促、心动过速、血压下降、大汗淋漓、四肢冰凉，严重者可意识恍惚，发生急性循环衰竭、休克等。

如积液积聚较慢，可出现亚急性或慢性心脏压塞，表现为颈静脉怒张、静脉压升高、奇脉。

知识点5：急性心包炎的体征　　　　　　　　　　　　　　　　　正高：掌握

（1）心包摩擦音：心包摩擦音是纤维蛋白性心包炎的典型体征，多位于心前区，以胸骨左缘第3、4肋间，坐位时身体前倾，深吸气最为明显，心包摩擦音可持续数小时或数天、数周，当积液增多将两层心包分开时，摩擦音即消失，如有部分心包粘连仍可闻及。心前区听到心包摩擦音就可做出心包炎的诊断。

（2）心包积液：心浊音界向两侧增大，皆为绝对浊音区；心尖搏动弱，且位于心浊音界的内侧或不能扪及；心音低钝、遥远；积液大量时可出现心包积液征（Ewart 征），即在左肩胛骨下叩诊浊音和闻及因左肺受压引起的支气管呼吸音。

（3）心脏压塞：除有体循环淤血体征外。按心脏压塞程度，脉搏可表现为正常、减弱或出现奇脉。奇脉是大量积液患者，触诊时桡动脉搏动呈吸气性显著减弱或消失，呼气时又复原的现象。也可通过血压测量来诊断，即吸气时动脉收缩压下降10mmHg或更多。急性心脏压塞可因动脉压极度降低，奇脉难察觉出来。

知识点6：急性心包炎的并发症 正高：掌握

（1）复发性心包炎：复发性心包炎是急性心包炎最难处理的并发症，在初次发病后数月至数年反复发病并伴严重的胸痛。发生率20%~30%，多见于急性非特异性心包炎、心脏损伤后综合征。

（2）缩窄性心包炎：缩窄性心包炎常见于结核性心包炎、化脓性心包炎、创伤性心包炎。

知识点7：急性心包炎的辅助检查 正高：熟悉

（1）实验室检查：检查结果取决于引起心包炎的病因，如感染者血白细胞计数增加，红细胞沉降率增快。

（2）X线检查：特点为心影普遍性向两侧增大而肺部无明显充血，具有一定的诊断价值，心脏搏动则减弱或消失。

（3）心电图：常规导联（aVR 除外）普遍出现 ST 段抬高，弓背向下，数天后回落至基线水平；出现 T 波低平或倒置，持续数周或数月后 T 波恢复正常；不出现病理性 Q 波。

（4）超声心动图：是简单易行、快速可靠的诊断方法，M 型或二维超声心动图均可见到液性暗区。

（5）心包穿刺：主要适用于心脏压塞和病因未明的渗出性心包炎。抽取积液可缓解心脏压塞症状，做积液的生化检查、细菌培养、查找肿瘤细胞等以帮助确定病因。

（6）心包镜及心包活检：有助于明确病因。

知识点8：急性心包炎的治疗要点 正高：掌握

（1）病因治疗：针对病因，使用抗生素、抗结核药物、化疗药物等。

（2）对症治疗：疼痛者应用镇静剂；呼吸困难者给予半卧位、吸氧。

（3）心包穿刺：解除心脏压塞或大量积液导致的压迫症状，必要时可向心包内注入抗菌药物或化疗药物等。

（4）其他：心包切开引流及心包切除术等。

二、缩窄性心包炎

| 知识点 9：缩窄性心包炎的概述 | 副高：熟悉　正高：熟悉 |

缩窄性心包炎是由于慢性炎性病变，导致心包增厚、粘连，甚至钙化，使心脏的舒缩功能受限，心功能逐渐减退，导致血液循环障碍的疾病。

| 知识点 10：缩窄性心包炎的病因及病理生理 | 副高：熟悉　正高：熟悉 |

（1）病因：缩窄性心包炎继发于急性心包炎，其病因在我国仍以结核性心包炎为最常见，其次为化脓性或创伤性心包炎后演变而来。少数患者与急性非特异性心包炎、心包肿瘤及放射性心包炎等有关，也有部分患者病因不明。

（2）病理生理：急性心包炎后，随着渗液逐渐吸收可有纤维组织增生、心包增厚粘连、壁层与脏层融合钙化，使心脏及大血管根部受限。心包增厚可为全面的，也可仅限于心包的局部。心脏大小仍正常，偶可较小；长期缩窄，心肌可萎缩。心包缩窄使心室舒张期扩张受阻，心室舒张充盈减少，使心输出量下降。为维持心输出量，心率必然增快；同时上、下腔静脉回流也因心包缩窄而受阻，出现静脉压升高、颈静脉怒张、肝大、腹水、下肢水肿等。吸气时周围静脉回流增多而已缩窄的心包使心室失去适应性扩张能力，致静脉压增高，吸气时颈静脉扩张更明显，称 Kussmaul 征。

| 知识点 11：缩窄性心包炎的临床表现 | 副高：掌握　正高：掌握 |

缩窄性心包炎多在急性心包炎后 1 年内形成，少数可长达数年。疲乏及呼吸困难为常见症状，主要与心室舒张受限、充盈减少、导致心输出量下降有关。此外，因静脉回流受阻而致体循环淤血，出现食欲下降、上腹胀满或疼痛等症状，以及颈静脉怒张、肝大、下肢水肿等体征。心脏浊音界正常或稍增大，心尖搏动减弱或消失，心率增快，心音减低，可有奇脉。部分患者在胸骨左缘第 3、4 肋间可听到心包叩击音。

| 知识点 12：缩窄性心包炎的辅助检查 | 副高：熟悉　正高：熟悉 |

（1）X 线检查：可示心影偏小、正常或轻度增大，左右心缘变直，主动脉弓小或难以辨认；上腔静脉常扩张，有时可见心包钙化。

（2）心电图：有 QRS 波群低电压、T 波低平或倒置。

（3）超声心动图：对缩窄性心包炎的诊断价值远较对心包积液为低，可见心包增厚、室壁活动减弱、室间隔矛盾运动等。

（4）右心导管检查：其特征性表现是肺毛细血管压力、肺动脉舒张压力、右心室舒张末期压力、右心房压力均升高且都在同一高水平；右心房压力曲线呈 M 或 W 波形，右心室收缩压轻度升高，呈舒张早期下陷及高原形曲线。

知识点 13：缩窄性心包炎的治疗要点 　　　　副高：掌握　正高：掌握

心包切除术是治疗缩窄性心包炎的唯一措施。应尽早施行，避免发展到心源性恶病质、心肌萎缩等。一般在心包感染被控制、结核活动已静止即应手术。术前应给予严格的内科抗结核、抗感染治疗，并于术后继续用药 1 年。

三、心包炎的护理

知识点 14：心包炎的护理评估 　　　　副高：熟悉　正高：掌握

（1）评估心前区疼痛、呼吸困难、发热、疲乏等症状的特点及程度。

（2）评估有无心包摩擦音、心包积液、心包叩击音、奇脉等体征。

（3）评估有无心动过速、血压下降、脉压变小、急性循环衰竭、休克等急性心脏压塞表现。

（4）评估有无食欲下降、上腹胀满或疼痛等症状以及颈静脉怒张、肝大、下肢水肿等体循环淤血的表现。

知识点 15：心包炎的护理诊断 　　　　副高：熟悉　正高：熟悉

（1）疼痛（心前区疼痛）：与心包纤维蛋白性炎症有关。

（2）气体交换受损：与肺淤血及肺、支气管受压迫有关。

（3）活动无耐力：与心输出量下降有关。

（4）体液过多：与体循环淤血有关。

（5）体温过高：与心包炎症有关。

（6）潜在并发症：心脏压塞。

知识点 16：心包炎的护理措施 　　　　副高：熟练掌握　正高：熟练掌握

（1）休息与活动：呼吸困难患者可根据病情采取半卧位或前倾坐位，倚靠床桌，保持舒适体位。胸痛患者应卧床休息，保持情绪稳定，避免用力咳嗽、深呼吸或突然改变体位，以免加重疼痛。

（2）饮食护理：给予高热量、高蛋白、高维生素、清淡易消化半流质或软食，加强营养，适当限制钠盐。

（3）病情观察：密切观察生命体征的变化，观察胸痛、呼吸困难的特点、程度。观察心音、心包摩擦音、颈静脉怒张、水肿、腹水及心脏压塞征象，如出现病情变化，及时通知医师。

（4）用药护理：遵医嘱给予解热镇痛药，注意观察体温变化及有无胃肠道反应、出血等不良反应。对疼痛严重者，遵医嘱适量使用吗啡类药物。遵医嘱应用糖皮质激素、抗菌、抗结核、抗肿瘤等药物，并做好相应的护理及疗效和不良反应观察。

（5）心理护理：护理人员士应理解患者的焦虑与不安，积极与患者沟通交流，并给予患者生活上的帮助，建立良好的护患关系，使患者有安全感，积极配合治疗。

（6）心包穿刺术的配合与护理

1）术前护理：①备齐物品，向患者解释手术的意义和必要性，详细介绍该操作的流程消除患者紧张感。②询问患者是否有咳嗽，必要时给予镇咳治疗，以防术中突然出现咳嗽。③保护患者隐私，并注意保暖。④操作前开放静脉通路，准备好急救药品。⑤进行心电、血压监测。⑥术前需行超声检查，以确定积液量和穿刺部位，并对最佳穿刺点做好标记。

2）术中配合：①协助患者取卧位或半坐卧位，叮嘱患者术中如有不适，应尽快告知医护人员。②嘱患者勿剧烈咳嗽或深呼吸。③严格无菌操作，抽液过程中注意随时夹闭胶管，防止空气进入心包腔。④抽液要缓慢，每次抽液量不超过1000ml，以防急性右室扩张，一般第1次抽液量不宜超过200ml，若抽出新鲜血液，应立即停止抽吸，密切观察有无心脏压塞症状。⑤术中密切观察患者的生命体征变化，如患者感到心率加快、出冷汗、头晕等异常情况，应立即停止操作，及时协助医师处理。

3）术后护理：①穿刺部位覆盖无菌纱布并固定。②穿刺后2小时内继续心电、血压监测，嘱患者休息，并密切观察生命体征变化。③心包引流者需做好引流管的护理，待每天心包抽液量<25ml时拔除导管。④记录抽液量、颜色、性质，按要求及时送检。

知识点17：心包炎的健康指导　　　　　　　　　　　　副高：掌握　　正高：掌握

（1）疾病知识指导：嘱患者注意休息，防寒保暖，防止呼吸道感染。加强营养，进食高热量、高蛋白、高维生素的易消化饮食，限制钠盐摄入。对缩窄性心包炎患者讲明行心包切除术的重要性，解除思想顾虑，尽早接受手术治疗，以利于心功能的恢复。术后患者仍应休息半年左右。

（2）用药指导与病情监测：告诉患者坚持足够疗程药物治疗（如抗结核治疗）的重要性，不可擅自停药，防止复发。注意药物不良反应，定期检查肝肾功能，定期随访。

第十二节　循环系统常用诊疗技术及护理

一、心脏起搏治疗

知识点1：心脏起搏治疗的概述　　　　　　　　　　　副高：熟悉　　正高：掌握

心脏起搏技术是心律失常介入性治疗的重要方法之一，亦可用于临床心脏电生理研究和射频消融治疗。心脏起搏器是一种医用电子仪器，通过发放一定形式的电脉冲，刺激心脏，使其激动和收缩，以治疗由于某些心律失常所致的心脏传导功能障碍。

知识点 2：植入式永久性心脏起搏器的适应证　　　副高：熟悉　正高：掌握

（1）伴有临床症状的完全或高度房室传导阻滞。

（2）束支－分支水平阻滞，间歇发生二度Ⅱ型房室传导阻滞并有症状患者。当 H-V 间期 >100 毫秒，无症状者也是植入起搏器的适应证。

（3）窦房结功能障碍，心室率经常 <50 次/分，有临床症状者。

（4）病态窦房结综合征或房室传导阻滞，间歇发生心室率 <40 次/分或有长达 3 秒的 R-R 间隔，虽无症状也应植入起搏器。

（5）颈动脉窦过敏引起的心率减慢，心率 <40 次/分或 R-R 间隔长达 3 秒，伴有症状者。

（6）窦房结功能障碍和/或房室传导阻滞的患者，必须采用减慢心率的药物治疗时，为了保证适当的心室率，应植入起搏器。

（7）房颤、长 Q-T 间期综合征的恶性室性心律失常。

（8）辅助治疗梗阻性肥厚型心肌病、扩张型心肌病、顽固性心力衰竭、神经源性晕厥等病症。

知识点 3：临时心脏起搏器的适应证　　　副高：熟悉　正高：掌握

（1）急性心肌梗死、急性心肌炎、电解质紊乱、药物中毒、心脏外伤或手术后合并有症状的房室传导阻滞，严重窦性心动过缓，阿-斯综合征。

（2）某些室速的转复、心肺复苏的抢救需要。

（3）对药物治疗无效、不宜用药物或电复律的快速性心律失常。

（4）预防性或保护性起搏。

知识点 4：心脏起搏治疗的禁忌证　　　副高：熟悉　正高：掌握

（1）急性心脏活动性病变，如心肌缺血、急性心肌炎。

（2）合并全身急性感染性疾病。

知识点 5：心脏起搏治疗的并发症　　　副高：熟悉　正高：掌握

（1）术中并发症：①穿刺并发症，如血气胸，胸导管损伤，喉返神经、迷走神经损伤等。②术中心律失常，如房扑、房颤、室性心动过速，极少情况下可出现室颤。③心肌穿孔。④出血，如锁骨下静脉穿刺部位出血、埋藏起搏器的囊袋内小动脉出血、导线插入头静脉结扎不妥出血等。⑤导线插入处固定不良引起移位。

（2）术后并发症：①电极移位是术后常见并发症之一。②囊袋出血。③术后起搏阈值升高：由于刺激电极应用，起搏阈值升高的情况较少见。④膈神经刺激或腹肌刺激性收缩：多见于心房起搏，表现为随起搏频率出现呃逆或腹肌抽搐。⑤感染：是术后最严重、常见的并发症，常处理困难、药物治疗效果不佳。⑥血栓：血栓形成是晚期并发症，静脉血栓形成最常见于腋静脉、锁骨下静脉、上腔静脉、无名静脉。⑦皮肤压迫坏死。⑧心室起搏导线张力过大影响三尖瓣的功能。

（3）与起搏器相关的并发症：①电池提前耗竭。②导线绝缘不良和导线断裂。③起搏器综合征：主要见于VVI起搏方式。④起搏器介导的心动过速。⑤脉冲发生器埋藏局部肌肉跳动：多见单极导线起搏。⑥起搏器高输出引起的肌电干扰。⑦起搏频率奔放：是最严重的并发症，可引发室颤。

| 知识点6：心脏起搏治疗方法 | 副高：熟悉　正高：掌握 |

（1）植入式心脏起搏：适用于所有需长期起搏的患者。根据电极导线植入的部位分为：①单腔起搏：将电极导线从头静脉、锁骨下静脉或颈内静脉跨越三尖瓣送入右心室内嵌入肌小梁中，脉冲发生器多埋藏在胸壁胸大肌前皮下组织中。②双腔起搏：一般将心房起搏电极导线顶端置于右心房，心室起搏电极置于右心室。③三腔起搏：如行双房起搏则左房电极放置在冠状窦内，如行心脏再同步治疗（双心室）时，左室电极经过冠状窦放置在左室侧壁冠状静脉处。

（2）临时心脏起搏：采用电极导线经外周静脉（常用股静脉或锁骨下静脉）送至右心室，电极接触到心内膜，起搏器置于体外。放置时间不能太久，一般不能超过1个月，以免发生感染。

| 知识点7：心脏起搏治疗的护理评估 | 副高：熟悉　正高：掌握 |

（1）评估患者是否存在焦虑、恐惧等不良的心理状态。
（2）评估患者手术部位皮肤状况，须无感染、硬结、瘢痕。

| 知识点8：心脏起搏治疗的术前护理 | 副高：熟悉　正高：掌握 |

（1）心理护理：根据患者的年龄、文化程度、心理素质等，采用适当的形式向患者及其家属介绍植入心脏起搏器的意义、方法，手术的必要性和安全性，手术的过程、方法和注意事项，以解除思想顾虑和精神紧张。必要时手术前应用镇静剂，保证充足的睡眠。

（2）协助检查：指导患者完成必要的实验室及其他检查，如血常规、尿常规、血型、出凝血时间、胸部X线、心电图、动态心电图等。

（3）皮肤准备：通常经股静脉临时起搏，备皮范围是会阴部及双侧腹股沟；植入式心脏起搏备皮范围是左上胸部，包括颈部和腋下，备皮后注意保持局部皮肤清洁。

（4）抗生素皮试。

（5）训练患者平卧位床上排尿，以免术后由于卧床体位而出现排尿困难。

（6）术前应用抗凝剂者需停用至凝血酶原时间恢复在正常范围内。如不能停用药物者，术前应准备止血药，以备术中使用。

（7）术前建立静脉通路，术前 30 分钟至 2 小时预防性使用抗生素 1 次。

知识点 9：心脏起搏治疗的术中配合　　　　　　　　副高：熟悉　　正高：掌握

（1）严密监测心率、心律、呼吸及血压的变化，发现异常立即通知医师。

（2）关注患者的感受，了解患者术中疼痛情况及其他不适主诉，并做好安慰解释工作，帮助患者顺利配合手术。

知识点 10：心脏起搏治疗的术后护理　　　　　　　　副高：熟悉　　正高：掌握

（1）**休息与活动**：术后将患者平移至床上，植入式起搏者需保持平卧位或略向左侧卧位 8~12 小时，避免右侧卧位。如患者平卧极度不适，可抬高床头 30°~60°。术侧肢体不宜过度活动，勿用力咳嗽，以防电极脱位，如出现咳嗽症状，尽早应用镇咳药。安置临时起搏器患者需绝对卧床，平卧或左侧卧位，术侧肢体避免屈曲或活动过度。卧床期间做好生活护理。术后第 1 次活动应动作缓慢，防止跌倒。

（2）**监测**：术后描记 12 导联心电图，进行心电监护，监测脉搏、心率、心律、心电变化及患者自觉症状，及时发现有无电极导线移位或起搏器起搏、感知障碍。观察有无腹壁肌肉抽动、心脏穿孔等表现，及时报告医师并协助处理。出院前常规行胸部 X 线检查和起搏器功能测试。

（3）**切口护理与观察**：植入式起搏者切口局部以砂袋加压 6 小时，且每间隔 2 小时解除压迫 5 分钟。保持切口处皮肤清洁干燥，严格无菌换药，术后 24 小时换药 1 次，切口无异常可 2~3 天换药 1 次。观察起搏器囊袋有无肿胀，观察切口有无渗血、红、肿，患者有无局部疼痛、皮肤变暗发紫、波动感等，及时发现出血、感染等并发症。如切口愈合良好，一般术后第 7 天拆线（采用微乔缝合线者多不用拆线）。临时起搏者每天换药，防止感染。

（4）**预防感染**：①常规应用抗生素：术后遵医嘱给予抗生素治疗，同时注意观察体温波动及切口情况，观察有无红肿和渗出。②处理囊袋出血：及时协助处理囊袋出血等并发症，当大量出血时应清创处理，少量出血可用粗针头抽吸积血，而后帮助患者卧床，并沙袋压迫 4~6 小时，同时应用抗生素预防感染。③积极处理感染灶：起搏器术后感染分为囊袋感染、起搏器感染和感染性心内膜炎。当囊袋感染、起搏器感染时，协助抽出积血做细菌培养，并在囊袋内应用抗生素，必要时则要切开引流。一旦疑有感染性心内膜炎发生，要及早、多次做血细菌培养，静脉应用大量抗生素，退热后仍需用药 4~6 周。如无效，则需暂时拆除导线，同时大量应用抗生素，控制感染，必要时协助安装临时起搏器，感染控制后再植入永久起搏器。

| 知识点11：心脏起搏器的使用指导 | 副高：熟悉　正高：掌握 |

（1）使用知识指导：告知患者起搏器的设置频率（一般情况下均设置为70次/分）及平均使用年限。指导其妥善保管好起搏器卡（有起搏器型号、有关参数、安装日期、品牌等），外出时随身携带，便于出现意外时为诊治提供信息。

（2）使用注意事项：告知患者应避免强磁场和高电压的场所（如磁共振、激光、变电站等），但家庭生活用电一般不影响起搏器工作。嘱患者一旦接触某种环境或电器后出现胸闷、头晕等不适，应立即离开现场或不再使用该种电器。随着技术的不断更新，目前移动电话对起搏器的干扰作用很小，推荐平时将移动电话放置在距离起搏器至少15cm的口袋内，拨打或接听电话时采用对侧。

（3）病情监测指导：教会患者每天自测脉搏2次，出现脉率比设置频率低10%或再次出现安装起搏器前的症状应及时就医。不要抚弄起搏器植入部位。自行检查该部位有无红、肿、热、痛等炎症或出血现象，出现不适立即就医。

（4）运动指导：指导患者6周内限制体力活动，装有起搏器的一侧上肢应避免做用力过度或幅度过大的动作（如打网球、举重物等），以免影响起搏器功能或使电极脱落。

（5）起搏器监测指导：植入起搏器后的随访时间与患者临床情况变化、植入的起搏器类型有关。一般要求植入后1个月、3个月、6个月各随访1次，以后每3个月至半年随访1次。接近起搏器使用年限时，应缩短随访间隔时间，改为每月至少1次，在电池耗尽之前及时更换起搏器。

二、心脏电复律

| 知识点12：心脏电复律的概述 | 副高：熟悉　正高：掌握 |

心脏电复律是指在短时间内经胸或直接向心脏通以高压电流，使心肌瞬间同时除极，然后心脏自律性最高的起搏点重新主导心脏节律，通常是窦房结。

| 知识点13：心脏电复律与电除颤的种类 | 副高：熟悉　正高：掌握 |

根据电复律时是否识别R波，分为同步电复律与非同步电除颤。

（1）同步电复律：放电时电流正好与R波同步，即电流刺激落在心室肌的绝对不应期，从而避免在心室的易损期放电导致室速或室颤。同步电复律主要用于除心室颤动以外的快速型心律失常。电复律前一定要核查仪器上的"同步"功能处于开启状态。

（2）非同步电除颤：临床上用于心室颤动。此时已无心动周期，也无QRS波，更无从避开心室易损期，应即刻于任何时间放电。

知识点 14：心脏电复律的适应证　　　　　　　　　　　　副高：熟悉　正高：掌握

（1）心室颤动和扑动是心脏电复律的绝对指征。

（2）心房颤动和扑动伴血流动力学障碍者。

（3）药物及其他方法治疗无效或有严重血流动力学障碍的阵发性室上性心动过速、室性心动过速、预激综合征伴快速心律失常者。

知识点 15：心脏电复律的禁忌证　　　　　　　　　　　　副高：熟悉　正高：掌握

（1）病史多年，心脏（尤其是左心房）明显增大及心房内有新鲜血栓形成或近 3 个月有栓塞史。

（2）伴高度或完全性房室传导阻滞的心房颤动或扑动。

（3）伴病态窦房结综合征的异位性快速心律失常。

（4）洋地黄中毒、低钾血症患者，暂不宜电复律。

知识点 16：心脏电复律的操作评估　　　　　　　　　　　副高：熟悉　正高：掌握

（1）评估患者的病情及意识。

（2）评估患者是否有洋地黄中毒及低钾血症的发生。

（3）评估患者的心电图波形并检测电极的连接情况。

知识点 17：心脏电复律的操作前准备　　　　　　　　　　副高：熟悉　正高：掌握

（1）患者准备：对择期进行电复律的患者，向其解释，取得患者的合作。手术当天晨空腹，排空大小便。复律前 1~2 天停用洋地黄类药物，给予口服奎尼丁、胺碘酮等抗心律失常药物，防止转复后复发，并观察心率、心律、血压及抗心律失常药物的反应。心房颤动有栓塞史或左心房血栓者，术前应进行抗凝治疗 2 周。同时应做好术前各项检查。

（2）用物准备：检查电复律所需用物是否准备齐全。用物：①心脏电复律器（除颤仪）。②配件，导联线、电极片、导电糊或盐水纱布。③麻醉药、地西泮、心电和血压监护仪，以及心肺复苏所需的抢救设备和药品。

知识点 18：心脏电复律的操作中配合　　　　　　　　　　副高：熟悉　正高：掌握

（1）患者护理：去枕平卧于绝缘的硬板床上，有义齿者取下，松开衣领、裤带，暴露前胸。开放静脉通路，给予患者氧气吸入。清洁电击处皮肤，连接心电导联，贴放心电监测电极片时注意避开除颤部位。

（2）协助麻醉：术前遵医嘱静脉缓慢推注麻醉药物或地西泮 0.3~0.5mg/kg，患者睫毛反射开始消失。麻醉过程中注意观察呼吸情况。

（3）协助除颤：连接电源，打开除颤仪的开关，检查除颤仪的同步性是否良好。充分暴露患者的前胸，将两电极板上涂满导电糊或包以生理盐水纱布，分别置于胸骨右缘第2~3肋间和心尖部，电极板与皮肤保持密切接触。两电极板之间的距离大于 10cm，避免皮肤灼伤。工作人员勿接触病床，按充电钮充电到所需的能量：心室颤动时选择 200~360J，心房颤动和室上性心动过速为 100~150J，室性心动过速为 100~200J，心房扑动为 50~100J。当患者躯干和四肢抽动一下，立即移开电板，通过心电图波观察心律是否转为窦性。然后根据患者的实际情况决定是否需要再次电复律。

> **知识点 19：心脏电复律的操作后护理**　　　　　　副高：熟悉　正高：掌握

（1）饮食与休息：卧床休息 24 小时。清醒后 2 小时内避免进食，以免恶心、呕吐，2 小时后给予高热量、高维生素、易消化的饮食，保持排便通畅。说明避免情绪激动、过度劳累、吸烟、进食刺激性食物等的重要性。

（2）病情监测：复律后持续心电监护 24 小时，注意心率、心律、血压、呼吸、瞳孔、皮肤及肢体活动情况，及时发现有无异常。

（3）用药护理：术后继续服用奎尼丁、胺碘酮等抗心律失常的药物，以维持窦性心律。有栓塞史者，术后继续服用抗凝药物 2 周，以防新生血栓转复时脱落。

（4）并发症的观察和处理：心脏电复律后的常见并发症有心律失常、栓塞、急性肺水肿及皮肤灼伤等，术后应严密监测，发现异常通知医师及时处理。

三、先天性心血管病介入性治疗

> **知识点 20：先天性心血管病介入性治疗的概述**　　　　副高：熟悉　正高：掌握

有些先天性心血管病（简称先心病）适合于心导管介入治疗，达到类似外科手术治疗的效果而减轻对患者的创伤。

（一）经皮球囊肺动脉瓣成形术

> **知识点 21：经皮球囊肺动脉瓣成形术适应证**　　　　副高：熟悉　正高：掌握

（1）以单纯肺动脉瓣狭窄伴有狭窄后扩张患者效果最佳。
（2）狭窄的程度跨瓣压差≥40mmHg 为介入指征。
（3）肺动脉瓣狭窄经手术治疗后出现再狭窄患者亦可进行。
（4）为复杂性先天性心脏病的手术前缓解治疗、不能手术患者的姑息治疗。

> **知识点 22：经皮球囊肺动脉瓣成形术禁忌证及并发症**　　副高：熟悉　正高：掌握

（1）禁忌证：①肺动脉瓣下狭窄，即右室流出道漏斗部狭窄患者。②肺动脉瓣上型狭窄，瓣膜发育不良，无肺动脉狭窄后扩张患者。

（2）并发症：并发症出现多与术者的操作技术水平有关。主要并发症是穿刺部位血管并发症、术中心律失常、三尖瓣受损和继发性肺动脉瓣关闭不全。

（二）经皮球囊主动脉瓣成形术

知识点23：经皮球囊主动脉瓣成形术适应证　　副高：熟悉　正高：掌握

（1）先天性主动脉瓣膜型狭窄有症状患者。

（2）跨主动脉压力差≥50mmHg为介入指征。

（3）新生儿或婴幼儿严重瓣膜型狭窄，伴充血性心力衰竭患儿，可为缓解治疗，推迟外科手术时间。

（4）外科瓣膜切开术后再狭窄。

知识点24：经皮球囊主动脉瓣成形术禁忌证及并发症　　副高：熟悉　正高：掌握

（1）禁忌证：①先天性主动脉瓣狭窄伴有主动脉及瓣膜发育不良患者。②合并中、重度主动脉瓣反流患者。

（2）并发症：①术中可引起血流动力学障碍、心律失常，特别在婴幼儿死亡率高。②股动脉损伤。③主动脉瓣关闭不全或残余狭窄，发生率高达45%。

（三）未闭动脉导管封堵术

知识点25：未闭动脉导管封堵术适应证、禁忌证及并发症　　副高：熟悉　正高：掌握

（1）适应证：绝大多数的先天性动脉导管未闭均可经介入封堵。

（2）禁忌证：已形成右向左分流患者不宜行此治疗。

（3）并发症：①封堵装置的脱落、异位栓塞。②封堵后残留细小通道形成高速血流，破坏大量红细胞以致机械性溶血。③穿刺血管并发症。④心律失常。

并发症的发生与所用封堵器械不同有关，如用海绵塞法，有海绵栓脱落的危险。双伞面封堵系统操作简便，不易脱落，但可有溶血并发症，严重者需手术取出封堵伞并结扎处理。

（四）房间隔缺损封闭术

知识点26：房间隔缺损封闭术适应证　　副高：熟悉　正高：掌握

（1）符合以下条件的房间隔缺损患者，可经导管行介入封闭术：①房间隔缺损最大伸展<30mm。②缺损上下房间隔边缘≥4mm。③房间隔的整体直径应大于拟使用的补片直径。

（2）外科修补术后残留缺损。

知识点27：房间隔缺损封闭术禁忌证及并发症　　副高：熟悉　正高：掌握

（1）禁忌证：①有右向左分流患者。②多发性房间隔缺损。③合并其他先天性心血管畸形。

（2）并发症：①残余分流。②异位栓塞，是严重并发症，多由于补片部分或全部脱落进入肺循环或体循环。③血管并发症。④感染。⑤机械性溶血，但少见。

（五）室间隔缺损封闭术

知识点 28：室间隔缺损封闭术适应证　　　　副高：熟悉　　正高：掌握

（1）肌部或部分膜部室间隔缺损。

（2）缺损口直径 <10mm。

（3）缺损口中点距主动脉瓣的距离大于缺损直径 2 倍以上。

知识点 29：室间隔缺损封闭术禁忌证及并发症　　　　副高：熟悉　　正高：掌握

（1）禁忌证：①不符合手术指征的单纯室间隔缺损为相对禁忌证。②绝对禁忌证已存在右向左分流的患者。

（2）并发症：与房间隔缺损封闭术相同。

（六）其他介入治疗术

知识点 30：经皮球囊动脉扩张及支架植入术适应证　　　　副高：熟悉　　正高：掌握

（1）先天性主动脉缩窄。

（2）肺动脉瓣远端单纯肺动脉主干或分支狭窄。

（3）法洛四联症，外科手术无法纠治的肺动脉分支狭窄。

知识点 31：人工房间隔造口术适应证　　　　副高：熟悉　　正高：掌握

（1）新生儿或婴儿室间隔完整的严重青紫型先天性心脏病。

（2）二尖瓣严重狭窄、闭锁。

（3）完全性肺静脉异位引流。

知识点 32：异常血管弹簧圈堵闭术适应证　　　　副高：熟悉　　正高：掌握

（1）肺动静脉瘘。

（2）冠状动静脉瘘。

（3）先天性心脏病姑息手术后出现的血管间异常通道。

（七）先天性心血管病介入性治疗的护理

知识点 33：先天性心血管病介入性治疗的术前护理　　　　副高：熟悉　　正高：掌握

（1）心理护理：向患者及其家属介绍心导管介入治疗的意义、方法，手术的必要性和安全性，以解除患者及其家属思想顾虑和紧张情绪。必要时手术前一天晚上可口服镇静药，保证睡眠。

（2）术前检查：帮助患者完成必要的检查，如出凝血时间、肝肾功能、超声心动图、胸片等。

（3）皮肤准备：会阴部及两侧腹股沟备皮。

（4）动脉检查：检查两侧足背动脉搏动情况并标记，便于术中、术后对照观察。

（5）物品准备：手术器械、药品及抢救物品和药品准备。

（6）过敏试验：青霉素和碘过敏试验。

（7）镇静：术前半小时给予苯巴比妥0.1g，肌内注射。

知识点34：先天性心血管病介入性治疗的术后护理	副高：熟悉 正高：掌握

（1）制动：对于采用静脉穿刺的患者，术侧肢体制动4~6小时。对于采用动脉穿刺的患者，在穿刺针进入动脉处进行压迫，以左手示、中指压迫止血15~20分钟，确认无出血后，以弹力绷带加压包扎，用1kg沙袋压迫6小时，术侧肢体制动12小时。卧床期间做好患者生活护理。

（2）观察生命体征：持续监测生命体征，观察血压、心律、心率变化，注意有无心律失常发生，观察穿刺部位有无出血、血肿情况发生，一旦发生及时报告医师，协助处理。

（3）动脉搏动：观察足背动脉搏动情况，检查是否有减弱或消失，观察肢体皮肤颜色、温度、感觉与运动功能变化等，有异常情况要及时报告医师，协助完成进一步检查、处理。

（4）预防感染：常规应用抗生素预防感染，一般使用青霉素320万U，2次/天，静脉滴注，连续3天。

四、冠状动脉介入性诊断及治疗

知识点35：冠状动脉介入性诊断及治疗的概述	副高：熟悉 正高：掌握

冠状动脉介入性诊断及治疗技术包括冠状动脉造影术和经皮冠状动脉介入治疗技术。

（1）冠状动脉造影术：是用心导管经股动脉、肱动脉或桡动脉送到主动脉根部，分别插入左、右冠状动脉口，注入造影剂使冠状动脉及其主要的分支显影的一种方法。可以提供冠状动脉的部位、性质、范围、侧支循环状况等，是诊断冠心病最可靠的方法。

（2）经皮冠状动脉介入治疗：是用心导管技术扩张冠状动脉内径，解除其狭窄，从而改善心肌血流供应的方法。

（一）冠状动脉造影术

知识点36：冠状动脉造影术的适应证	副高：熟悉 正高：掌握

（1）药物治疗中仍有心绞痛且症状较重患者。

（2）胸痛疑心绞痛而不能确诊患者。

（3）中、老年患者心脏增大、心力衰竭、心律失常、疑有冠心病未能确诊者。

（4）无症状但运动试验阳性的患者。

（5）原发性心搏骤停复苏患者。

（6）已确诊的冠心病，明确病变部位、程度及左心室功能情况。

知识点 37：冠状动脉造影术的禁忌证	副高：熟悉　正高：掌握

目前没有绝对禁忌证，但有相对禁忌证。

（1）没有控制的严重室性心律失常。

（2）没有控制的充血性心力衰竭或急性左心衰竭。

（3）严重的电解质紊乱、洋地黄中毒。

（4）没有控制的高血压。

（5）急性脑卒中。

（6）严重肾功能不全。

（7）严重碘造影剂过敏。

（8）急性心肌炎。

（9）主动脉瓣心内膜炎。

（10）感染性疾病及未能控制的全身性疾病。

（11）活动性出血或严重出血倾向。

（12）48 小时内仍口服抗凝药者。

（13）由于精神病、其他疾病致使患者不能配合。

知识点 38：冠状动脉造影术的并发症	副高：熟悉　正高：掌握

（1）死亡。

（2）急性心肌梗死

（3）栓塞。

（4）动脉夹层。

（5）严重心律失常。

（6）急性肺动脉栓塞。

（7）穿刺局部并发症：出血、血肿、假性动脉瘤、动-静脉瘘。

（8）造影剂的反应。

（二）经皮冠状动脉介入治疗

知识点 39：经皮冠状动脉介入治疗的适应证	副高：熟悉　正高：掌握

（1）稳定型心绞痛经药物治疗后仍有症状，狭窄的血管供应中到大面积处于危险中的

存活心肌患者。

（2）有心绞痛症状或无症状但有心肌缺血的客观证据，狭窄病变显著，病变血管供应中到大面积存活心肌的患者。

（3）介入治疗后管腔再狭窄心绞痛复发患者。

（4）急性心肌梗死时的经皮冠状动脉介入治疗参考相关内容。

（5）主动脉-冠状动脉旁路移植术后复发心绞痛的患者。

（6）不稳定型心绞痛治疗后，病情仍未能稳定，心绞痛发作时心电图 ST 段压低 > 1mm、持续时间 >20 分钟，或血肌钙蛋白升高的患者。

知识点40：经皮冠状动脉介入治疗的禁忌证　　　副高：熟悉　正高：掌握

（1）心肌缺血缺乏客观证据者。

（2）心肌缺血合并高并发症率、高死亡率的危险因素者。

（3）适宜行冠脉旁路移植术的左主干病变者。

（4）病变狭窄程度 <50% 的病变者。

（5）仅有小面积缺血心肌者。

（6）根据病变型态预测成功率较低者。

（7）ST 段抬高急性心肌梗死发病 12 小时以上的患者，血流动力学、心电稳定而且无症状者。

知识点41：经皮冠状动脉介入治疗的并发症　　　副高：熟悉　正高：掌握

（1）冠状动脉痉挛。

（2）冠状动脉夹层。

（3）冠状动脉急性闭塞。

（4）冠状动脉慢血流或无再流。

（5）冠状动脉穿孔。

（6）全身系统并发症如造影剂肾病、栓塞、空气栓塞、脑出血、血小板减少症、中性粒细胞减少症等。

（7）穿刺部位出血、假性动脉瘤、动-静脉瘘、血栓性闭塞、动脉穿孔或夹层。血管穿刺所致的出血可有局部血肿、腹膜后出血。

（三）冠状动脉介入性诊断及治疗的护理

知识点42：冠状动脉介入性诊断及治疗的操作评估　　　副高：熟悉　正高：掌握

（1）评估患者的心理状态，是否存在明显的焦虑、恐惧等情绪。

（2）评估患者穿刺部位皮肤状况，须无硬结、瘢痕、皮肤破溃。

知识点43：冠状动脉介入性诊断及治疗的操作前准备　　　副高：熟悉　正高：掌握

（1）患者准备：向患者解释介入治疗的相关知识，帮助患者消除紧张、恐惧等不良的情绪。术前禁食、禁饮4~6小时。进行床上排尿、排便的训练，避免术后因卧位不习惯而引起排便困难。术前口服抗血小板聚集药物，如阿司匹林（300mg）和波立维（300mg），并做药物过敏试验如碘过敏试验等。对于拟行桡动脉穿刺者，术前行 Allen 试验，即同时按压桡、尺动脉，嘱患者反复握拳至掌面苍白时松开尺侧，如10秒内掌面颜色恢复正常，提示尺动脉功能好，可行桡动脉穿刺治疗。应避免在术侧上肢留置静脉套管针。

（2）用物准备：备多种型号的引导管、球囊、支架及各种性能的导丝；生理盐水、阿托品、多巴胺备用，配置肝素盐水（5U/ml）、硝酸甘油（0.1mg/ml）；临时起搏器、除颤仪、局麻用品等。

知识点44：冠状动脉介入性诊断及治疗的操作中配合　　　副高：熟悉　正高：掌握

（1）协助穿刺：穿刺时应保证充分的局部麻醉，备好阿托品、多巴胺等药品，密切观察患者的面色、表情、心率及血压的变化，以防疼痛引起血管迷走神经反射。当患者出现心悸、胸闷等不适时，立即通知医师。

（2）病情监测：监测心电、血流动力学、冠状动脉内压力的变化。在心肌缺血的状态下，心室颤动阈值低，术中护理人员应严密观察心率、心律的变化，注意识别某些恶性心律失常的先兆症状，并积极配合处理。术中患者可能会因为呕吐、疼痛、出汗等导致血容量不足，导致患者出现血流动力学不稳定的情况，护理人员应加强血流动力学的监测，维护血流动力学的稳定。在介入手术中，球囊导管对冠状动脉的扩张可引起冠状动脉压力降低，若压力有明显的改变，护理人员应及时通知术者，并协助处理。

（3）协助撤台：待穿刺口包扎完成后，有序地撤走吸氧装置和心电监护，辅助术者或手术助手将患者从手术台移至转移床上，注意保持穿刺侧肢体的制动。

知识点45：冠状动脉介入性诊断及治疗的操作后护理　　　副高：熟悉　正高：掌握

（1）饮食与活动护理：单纯造影者术后回到病房即可下地活动，行经皮冠状动脉腔内成形术（PTCA）及支架植入者在术后4小时后方可下床活动，术后24小时后逐渐增加活动量，起床、下蹲时动作应缓慢，不要突然用力。术后鼓励患者多饮水，加速造影剂的排泄，指导少食多餐，避免过饱。

（2）心电血压监测：术后监测心电、血压24小时，严密观察有无心律失常、心肌缺血、心肌梗死等并发症。对血压不稳定者每15~30分钟测量1次，直至血压稳定。一旦发生低血压，立即注射阿托品，并遵医嘱行输液、扩容、升压等治疗措施。

（3）穿刺肢体护理：对于行桡动脉穿刺的患者，抬高上肢，制动腕部，防止上肢肿胀。

观察桡动脉的搏动、手指皮肤的温度及色泽，观察局部有无出血、渗血等。对于行肱动脉穿刺者，穿刺部位加压 6 小时，病情稳定后可下床活动。对于行股动脉穿刺术者，穿刺部位进行加压包扎，沙袋压迫 6~8 小时，术侧下肢应保持伸直位制动 24 小时，咳嗽及用力排便时压紧穿刺点，注意局部情况。

（4）拔除鞘管护理：一般术后停用肝素 4~6 小时即可拔除鞘管，拔除动脉鞘管后按压穿刺部位 15~20 分钟，注意只压迫动脉，不压迫静脉，以弹力绷带加压包扎，沙袋压迫 6~8 小时，术侧肢体制动 24 小时。经桡动脉穿刺者术后立即拔除鞘管，局部按压彻底止血后加压包扎。

（5）预防感染：术后常规使用抗生素 3~5 天，预防感染。告知患者保持穿刺处皮肤的清洁、干燥，避免感染。

（6）并发症的观察和护理：冠状动脉介入术后易出现出血、假性动脉瘤、心包压塞等并发症。术后 3 小时内严密观察穿刺部位，一旦发现出血立即进行手法压迫、重新包扎或加压止血。假性动脉瘤表现为伤口愈合后，检查发现局部有波动性肿块及血管杂音，应立即行局部按压 1~2 小时后加压包扎，制动 24 小时。若术后突发胸闷、憋气，心电监护显示 ST 段弓背向下抬高，血压下降，提示心包压塞，应立即行心包穿刺引流，积极救治。

第三章 消化系统疾病患者的护理

第一节 概 述

| 知识点1：消化系统的概述 | 副高：熟悉 正高：熟悉 |

消化系统由消化管、消化腺以及腹膜、肠系膜、网膜等脏器组成。消化管是一条起自口腔，延续咽、食管、胃、小肠（十二指肠、空肠、回肠）、大肠（盲肠、阑尾、结肠、直肠、肛管），到肛门的长肌性管道。临床上常把口腔至十二指肠的这部分管道称上消化道，空肠以下的部分称下消化道。消化腺包括小消化腺和大消化腺。小消化腺分布在消化管的管壁内，大消化腺包括三对唾液腺（腮腺、下颌下腺、舌下腺）、肝和胰，它们借助导管将分泌的消化液排入消化管腔内。消化系统的主要生理功能是摄取和消化食物、吸收营养和排泄废物。肝是体内物质代谢最重要的器官。胃肠道的运动、分泌功能受神经内分泌调节。此外，消化系统还具有免疫功能。

| 知识点2：消化系统结构与功能 | 副高：熟悉 正高：掌握 |

（1）食管：食管长约25cm，有3个生理性狭窄部，是食管癌的好发部位。

（2）胃：胃是消化道中最膨大的部位，分为贲门、胃底、胃体和幽门4部分。胃壁分为黏膜层、黏膜下层、肌层和浆膜层4层，黏膜层主要由3种细胞组成。①壁细胞：分泌盐酸和内因子。②主细胞：分泌胃蛋白酶原。③黏液细胞：主要分泌碱性黏液。

胃的主要功能是暂时储存食物，并将初步消化的食糜缓慢推进至十二指肠。一餐混合性食物从胃排空需4~6小时。

（3）小肠：小肠是消化、吸收食物的主要场所，由十二指肠、空肠和回肠组成。十二指肠与空肠连接处被屈氏韧带固定，屈氏韧带是上下消化道的分界线。回肠末端是小肠最窄部分，常因异物或病变而发生梗阻。

（4）大肠：大肠由盲肠、结肠及直肠组成。大肠的主要功能是吸收水分和电解质，并为消化后的食物残渣提供暂时的贮存场所。大肠内含有的多种细菌可对食物残渣和植物纤维起到一定的分解作用，并能合成维生素B、维生素K等营养物质。大肠最终将食物残渣浓缩成粪便排出体外。

（5）肝：肝是人体最大的消化腺和维持生命的重要器官。有如下功能：①制造胆汁。②糖代谢。③蛋白质代谢。④脂肪代谢。⑤解毒保护作用。

（6）胆：胆囊的作用是浓缩并调节胆汁，胆管的作用是运输和排泄胆汁。

（7）胰腺：胰腺既是外分泌腺又是内分泌腺。外分泌腺可分泌胰液，是人体主要的消化液。内分泌腺主要是胰岛组织中的 α、β 细胞，分别分泌胰高血糖素和胰岛素，参与糖代谢。

| 知识点3：胃肠的神经内分泌调节 | 副高：熟悉　　正高：掌握 |

（1）胃肠的神经调节：胃肠道的运动、消化腺的分泌功能都受到自主神经系统-肠神经系统的支配，而下丘脑是自主神经系统的皮质下中枢，是中枢神经系统和低位神经系统之间的重要中间环节，故中枢神经系统直接或间接调节胃肠道功能，使精神因素与消化功能之间密切联系。由于精神状态的变化可影响胃肠道黏膜的血液灌注和消化腺的分泌，亦能引起胃肠道运动功能的变化，因此消化系统的身心疾病相当常见，且患者常有抑郁、焦虑等表现。

（2）胃肠激素：胃肠道内分泌细胞和自主神经系统-肠神经系统的神经细胞分泌的各种具有生物活性的化学物质统称为胃肠激素。胃肠激素可通过与细胞上相应的受体结合而产生作用，其生理作用：调节消化腺分泌，调节消化管运动，调节机体代谢，营养作用，细胞保护作用，调节其他激素的释放，调节胃肠道血流，调节食欲作用。

| 知识点4：胃肠道免疫结构与功能 | 副高：熟悉　　正高：熟悉 |

胃肠道的免疫细胞包括肠道集合淋巴结、上皮内淋巴细胞、黏膜固有层淋巴细胞，构成胃肠道相关淋巴样组织（GALT）。胃肠道黏膜表面的生理结构和黏膜内的免疫细胞构成黏膜屏障，是肠道免疫系统的第一道防线，在黏膜表面接触病原微生物和有害物质时，起着抵御病原体侵入肠壁和维持人体正常防御功能的作用。肠系膜淋巴结和肝为肠道免疫的第二道防线，对付经肠壁进入淋巴管和血管的抗原。肠道免疫功能紊乱可导致肠道炎症，如炎性肠病等。

第二节　常见症状与体征的护理

一、恶心与呕吐

| 知识点1：恶心与呕吐的概述 | 副高：熟悉　　正高：熟悉 |

恶心、呕吐是消化系疾病的常见症状。恶心为上腹不适、紧迫欲呕吐的感觉，并伴有自主神经功能紊乱的表现，如皮肤苍白、头晕、出汗、血压下降等。呕吐则是导致胃或小肠的内容物通过食管从口腔迅速排出体外的现象。

恶心常为呕吐的前驱症状，可单独出现。呕吐是人体的一种本能，可将有害物由胃排出，从而起到保护作用。因此，恶心、呕吐也是身体的一个警示。但持久而剧烈的呕吐可引起失水、电解质紊乱和代谢性碱中毒及营养障碍等。

知识点2：恶心与呕吐的常见原因　　　　　　副高：熟悉　正高：熟悉

（1）胃源性呕吐：当胃黏膜受到化学性或机械性刺激（如急性胃炎、胃癌等）或胃过度充盈（幽门梗阻）时即可发生呕吐。

（2）腹部疾病引起的反射性呕吐：各种急腹症如肠梗阻、腹膜炎、阑尾炎、胆道及胰腺疾病，因刺激迷走神经纤维引起反射性呕吐。

知识点3：恶心与呕吐的临床表现　　　　　　副高：掌握　正高：掌握

（1）呕吐物量大，见于幽门梗阻、小肠上部梗阻。

（2）呕吐物为血性，见于上消化道出血，如食管下端黏膜撕裂症、溃疡病、出血性胃炎、胃癌、食管静脉曲张破裂等。

（3）混有胆汁，提示梗阻的部位在十二指肠以下。

（4）混有隔餐食物或隔天食物，提示幽门梗阻。

（5）呕吐物有粪臭味，提示小肠低位梗阻、麻痹性肠梗阻、近端肠腔内有大量细菌繁殖、结肠梗阻或有回盲瓣关闭不全、结肠造口或上段小肠、结肠瘘。

（6）呕吐物中见少量未消化食物，见于贲门失弛缓症等食管性呕吐。

知识点4：恶心与呕吐的辅助检查　　　　　　副高：熟悉　正高：熟悉

必要时做呕吐物毒物分析或细菌培养等检查，呕吐量大者注意有无水电解质紊乱、酸碱平衡失调。

知识点5：恶心与呕吐的护理评估　　　　　　副高：熟悉　正高：掌握

（1）健康史：恶心与呕吐发生的时间、频率、原因或诱因，与进食的关系；呕吐的特点及呕吐物的性质、量；呕吐伴随的症状，如是否伴有腹痛、腹泻、发热、头痛、眩晕等。患者的精神状态，有无疲乏无力，有无焦虑、抑郁，呕吐是否与精神因素有关。

（2）身体状况：①全身情况：生命体征、神志、营养状况，有无脱水表现。②腹部检查。

知识点6：恶心与呕吐的护理诊断　　　　　　副高：熟悉　正高：熟悉

（1）有体液不足的危险：与大量呕吐导致失水有关。

（2）活动无耐力：与频繁呕吐导致脱水、电解质丢失有关。

（3）焦虑：与频繁呕吐、不能进食有关。

知识点7：生活护理　　　　　　　　　副高：熟练掌握　　正高：熟练掌握

协助患者进行日常生活活动。患者呕吐时应协助其坐起或侧卧，头偏向一侧，以免误吸。呕吐完毕协助漱口，更换污染衣物被褥，开窗通风去除异味。遵医嘱应用止吐药物及其他治疗，促使患者逐步恢复正常饮食和体力。告知患者坐起、站立时动作应缓慢，以免发生直立性低血压。

知识点8：应用放松技术　　　　　　　　副高：熟练掌握　　正高：熟练掌握

常用深呼吸、转移注意力等放松技术，减少呕吐的发生。深呼吸法：用鼻吸气，然后张口慢慢呼气，反复进行；转移注意力：通过与患者交谈或倾听轻松的音乐、阅读喜爱的文章等方法转移患者注意力。

知识点9：心理护理　　　　　　　　　　副高：熟练掌握　　正高：熟练掌握

通过观察患者以及与患者家属交谈，了解患者心理状态，耐心解答患者及其家属提出的种种疑惑。解释呕吐与精神因素的关系，讲解精神紧张不利于呕吐的缓解，而且紧张、焦虑影响食欲及消化能力。

知识点10：恶心与呕吐的病情观察　　　　副高：熟练掌握　　正高：熟练掌握

患者呕吐量大者，注意有无水、电解质及酸碱平衡失调。

（1）监测生命体征：定时测量和记录患者生命体征直至稳定。血容量不足时可发生心率加快、呼吸急促、血压降低，特别是直立性低血压。持续性呕吐导致大量胃液丢失而发生代谢性碱中毒时，患者呼吸浅而慢。

（2）观察脱水征象：准确记录每天的出入量、尿比重、体重。动态观察实验室检查结果，如电解质、酸碱平衡状态。观察患者有无脱水征象，依脱水程度不同，患者可出现软弱无力、口渴、皮肤黏膜干燥和弹性减弱、尿量减少、尿比重增高，甚至出现烦躁、神志不清及昏迷等表现。

（3）观察呕吐情况：观察患者呕吐的特点，记录呕吐的次数，呕吐物的性质、量、颜色及气味。

（4）积极补充水分和电解质：剧烈呕吐不能进食或严重水电解质失衡时，主要通过静脉输液给予纠正。口服补液时，应少量多次饮用，以免再次引起恶心呕吐。在口服补液未能达到所需补液量时，需要静脉输液以恢复和保持机体的液体平衡。

二、腹痛

知识点 11：腹痛的概述　　　　　　　　　　　　　　　副高：熟悉　正高：熟悉

腹痛可以是腹腔内脏器官器质性病变或功能紊乱的表现，也可以是腹腔外或全身性疾病的常见表现。临床上一般将腹痛按起病急缓、病程长短分为急性与慢性腹痛。急性腹痛多由腹腔脏器的急性炎症、扭转或破裂，空腔脏器梗阻或扩张，腹腔内血管阻塞等引起；慢性腹痛的原因常为腹腔脏器的慢性炎症、腹腔脏器包膜的张力增加、消化性溃疡、胃肠神经功能紊乱、肿瘤压迫及浸润等。此外，某些全身性疾病、泌尿生殖系统疾病、腹外脏器疾病如急性心肌梗死和下叶肺炎等亦可引起腹痛。

知识点 12：腹痛的临床表现　　　　　　　　　　　　　副高：掌握　正高：掌握

腹痛可表现为隐痛、钝痛、灼痛、胀痛、刀割样痛、钻痛或绞痛等，可为持续性或阵发性疼痛，其部位、性质和程度常与疾病有关。如胃、十二指肠疾病引起的腹痛多为中上腹部隐痛、灼痛或不适感，伴畏食、恶心、呕吐、嗳气、反酸等。小肠疾病多呈脐周疼痛，并有腹泻、腹胀等表现。大肠病变所致的腹痛为腹部一侧或双侧疼痛。急性胰腺炎常出现上腹部剧烈疼痛，为持续性钝痛、钻痛或绞痛，并向腰背部呈带状放射。急性腹膜炎时疼痛弥漫全腹，腹肌紧张，有压痛、反跳痛。

知识点 13：腹痛的辅助检查　　　　　　　　　　　　　副高：熟悉　正高：熟悉

根据不同病种进行相应的实验室检查，必要时需做 X 线检查、消化道内镜检查等。

知识点 14：腹痛的护理评估　　　　　　　　　　　　　副高：熟悉　正高：掌握

（1）健康史：腹痛发生的原因或诱因，起病急骤或缓慢、持续时间，腹痛的部位、性质和程度；腹痛与进食、活动、体位等因素的关系；腹痛发生时的伴随症状，如有无恶心、呕吐、腹泻、呕血、便血、血尿、发热等；有无缓解疼痛的方法；有无精神紧张、焦虑不安等心理反应。

（2）身体状况：全身情况：生命体征、神志、神态、体位、营养状况，以及有关疾病的相应体征，如腹痛伴黄疸者提示与胰腺、胆系疾病有关，腹痛伴休克者可能与腹腔脏器破裂、急性胃肠穿孔、急性出血性坏死性胰腺炎、急性心肌梗死、肺炎等有关。

（3）心理-社会状况：腹痛发生时，尤其较为严重时，易使患者感觉生命受威胁而产生恐惧感。长期反复发作的腹痛，可因其对生活、工作的影响以及疾病的迁延不愈而使患者产生焦虑、烦躁、失望、悲观等情绪反应。

| 知识点 15：腹痛的护理诊断 | 副高：熟悉　正高：熟悉 |

（1）疼痛：腹痛与腹腔脏器或腹外脏器的炎症、缺血、梗阻、溃疡、肿瘤或功能性疾病等有关。

（2）焦虑：与剧烈腹痛、反复或持续腹痛不易缓解有关。

| 知识点 16：腹痛的护理措施 | 副高：熟练掌握　正高：熟练掌握 |

（1）腹痛的监测：①观察并记录患者腹痛的部位、性质及程度，发作的时间、频率，持续时间，以及相关疾病的其他临床表现。如果疼痛突然加重、性质改变，且经一般对症处理疼痛不能减轻，需警惕某些并发症的出现，如消化性溃疡穿孔引起弥漫性腹膜炎等。②观察非药物性和/或药物镇痛治疗的效果。

（2）用药护理：镇痛药物种类甚多，应根据病情、疼痛性质和程度选择性给药。癌性疼痛应遵循按需给药的原则，有效控制患者的疼痛。观察药物不良反应，如口干、恶心、呕吐、便秘和用药后的镇静状态。急性剧烈腹痛诊断未明时，不可随意使用镇痛药物，以免掩盖症状，延误病情。

（3）生活护理：急性剧烈腹痛患者应卧床休息，要加强巡视，随时了解和满足患者所需，做好生活护理。应协助患者取适当的体位，以减轻疼痛感并有利于休息，从而减少疲劳感和体力消耗。烦躁不安者应采取防护措施，防止坠床等意外发生。

（4）心理护理：护理人员对患者和其家属应进行细致全面的心理评估，取得家属的配合，有针对性地对患者进行心理疏导，以减轻紧张恐惧心理，稳定情绪，有利于增强患者对疼痛的耐受性。

（5）饮食护理：当急性腹痛诊断未明者，应予以禁食，必要时进行胃肠减压。

（6）非药物镇痛：根据情况可选择局部热敷、针灸、行为疗法等方法缓解疼痛，但急腹症时不能热敷。

三、腹泻

| 知识点 17：腹泻的概述 | 副高：熟悉　正高：熟悉 |

腹泻是指排便次数明显超过平日习惯的频率，粪质稀薄，水分增加，常伴有排便急迫感及腹部不适或失禁等症状。正常成人每天排成形粪便 1~3 次，重量为 150~200g；少部分人每 2~3 天排便 1 次。临床上常以每天粪便重量超过 200g 作为腹泻的客观指标。

腹泻按病程分急性和慢性两类。急性腹泻发病急，病程在 2~3 周之内；慢性腹泻病程至少 4 周以上，或间歇期在 2~4 周的复发性腹泻。

知识点 18：腹泻的常见原因及临床表现　　　　　　　　　副高：熟悉　正高：熟悉

腹泻可分为感染性与非感染性腹泻。

（1）感染性腹泻：是由病原微生物及其产物或寄生虫所引起的以腹泻为主的一组肠道传染病，感染因素以肠道内感染为主。细菌及其代谢产物、病毒等损害和刺激肠黏膜致其糜烂、溃疡，造成肠黏膜吸收障碍或分泌亢进而发生腹泻。

（2）非感染性腹泻：饮食不当、食物过敏、食物中毒、炎性肠病、胃肠切除、胰腺疾病、胆囊或胆道疾病、肠黏膜水肿等原因引起腹泻。

知识点 19：腹泻的辅助检查　　　　　　　　　　　　　　　副高：熟悉　正高：熟悉

采集新鲜粪便标本做显微镜检查，必要时做细菌学检查。急性腹泻者注意监测血清电解质、酸碱平衡状况。

知识点 20：腹泻的护理评估　　　　　　　　　　　　　　　副高：熟悉　正高：掌握

（1）健康史：腹泻发生的时间、起病原因或诱因、病程长短；粪便的性状、气味和颜色，排便次数和量；有无腹痛及疼痛的部位，有无里急后重、恶心、呕吐、发热等伴随症状；有无口渴、疲乏无力等提示脱水的表现；有无精神紧张、焦虑不安等心理因素。

（2）身体状况：①急性严重腹泻时，注意观察患者的生命体征、神志、尿量、皮肤弹性等。慢性腹泻时应注意患者的营养状况，有无消瘦、贫血的体征。②肛周皮肤：有无因排便频繁及粪便刺激，引起肛周皮肤糜烂。

知识点 21：腹泻的护理诊断　　　　　　　　　　　　　　　副高：熟悉　正高：熟悉

（1）腹泻：与肠道疾病或全身性疾病有关。

（2）有体液不足的危险：与大量腹泻引起脱水有关。

知识点 22：腹泻的护理措施　　　　　　　　　　　　副高：熟练掌握　正高：熟练掌握

（1）病情观察：注意腹泻发生的时间，起病原因、诱因、病程长短；粪便的性状、次数、量、气味和颜色；有无腹痛及疼痛的部位，有无里急后重、恶心呕吐、发热等伴随症状；有无口渴、疲乏无力等脱水表现；有无精神紧张、焦虑不安等心理因素。

（2）腹部触诊有无包块，有无腹痛，肠鸣音是否每分钟多于 5 次。

（3）肛周皮肤护理：排便频繁时，因粪便的刺激，可使肛周皮肤损伤，引起糜烂及感染。排便后应用温水清洗肛周皮肤，保持清洁干燥，必要时涂抹无菌凡士林或鞣酸软膏以保护肛周皮肤，促进损伤处愈合。

（4）饮食护理：饮食以少渣、易消化食物为主，避免生冷、多纤维、味道浓烈的刺激性食物。急性腹泻应根据病情给予禁食、流质、半流质或软食。

（5）活动与休息：急性起病、全身症状明显的患者应卧床休息，注意腹部保暖。可用热水袋热敷腹部，以减弱肠道运动，减少排便次数，并有利于腹痛等症状的减轻。

（6）用药护理：腹泻的治疗以病因治疗为主，应用止泻药时，注意观察患者排便情况，腹泻得到控制时及时停药。应用解痉药如阿托品时，注意药物不良反应如口干、视物模糊、心动过速等。

（7）补充水分和电解质：及时遵医嘱给予液体、电解质、营养物质，以满足患者的生理需要量，补充额外丢失量，恢复和维持血容量。一般可经口服补液，严重腹泻，伴恶心与呕吐、禁食或全身症状显著者经静脉补充水分和电解质。注意输液速度的调节。老年患者应及时补液并注意输液速度，避免因输液速度过快而引起心力衰竭。

（8）心理护理：慢性腹泻治疗效果不明显时，患者往往对预后感到担忧，纤维结肠镜等检查有一定痛苦，某些腹泻如肠易激综合征与精神因素有关，应注意患者心理状况的护理，通过解释、鼓励来提高患者对配合检查和治疗的认知，稳定患者情绪。

四、便秘

知识点 23：便秘的概述　　　　副高：熟悉　正高：熟悉

便秘指粪便在大肠内通过速度较正常者迟缓，或停滞在大肠内，其特征为排便次数减少、粪便干硬、排便困难并需用力，排便后有不尽感等，是一种症状而非疾病名称。部分正常人习惯于隔几天排便 1 次，但无排便困难与大便干结，故不能以每天排便 1 次作为正常排便的标准。

知识点 24：便秘的常见原因　　　　副高：熟悉　正高：熟悉

（1）功能性便秘：发生原因有进食量少或食物缺乏纤维素；环境改变、精神因素等导致排便习惯经常受干扰或抑制；结肠运动功能障碍；腹肌及盆肌张力不足，排便动力缺乏；结肠冗长及某些药物影响。

（2）器质性便秘：多见于直肠或肛门病变引起肛门括约肌痉挛，排便疼痛惧怕排便；结肠良性或恶性肿瘤、各种原因的肠梗阻、肠粘连；腹腔或盆腔内肿瘤压迫及全身性疾病所致肠肌松弛，排便无力。

知识点 25：便秘的危害　　　　副高：熟悉　正高：掌握

粪块长时间停留在肠道内可引起腹胀及下腹部疼痛，在直肠停留过久，可有下坠感和排便不尽感；粪便过于坚硬，排便时可引起肛门疼痛及肛裂；便秘还可造成直肠、肛门过度充血，久之易致痔疮。

知识点 26：便秘的辅助检查　　　　　　　　　　　　　副高：熟悉　正高：熟悉

（1）腹部检查：有无腹胀，肠蠕动（肠鸣音）是否每分钟少于 5 次，腹部有无肿块，肿块的位置、硬度及有无压痛。

（2）肛门检查：肛周有无脓肿，有无肛裂及痔。

（3）实验室检查：钡剂灌肠 X 线检查，结肠镜检查，了解是否由器质结肠病变引起的便秘。

知识点 27：便秘的护理评估　　　　　　　　　　　　　副高：熟悉　正高：掌握

（1）评估患者有无年龄因素、全身性疾病、消化系统疾病、滥用泻药等；有无大肠、直肠或肛门阻塞性病变；有无大肠直肠运动异常；有无因药物而致的便秘、内分泌失调或其他慢性疾病引起的功能性便秘；有无因便秘引起口臭、下腹饱胀感、不安、失眠及注意力不集中等症状。

（2）目前排便状况：排便次数、间隔时间、排便难易度、粪便形状、腹部饱胀感、残便感及有无出血等。

（3）影响排便的次数、含水量及性质的因素：年龄、性别、情绪、压力、饮食结构、运动量、药物使用、生活习惯、生活方式及环境因素等。老年人便秘的发病率较高，与老年人食量和体力活动减少，胃肠道功能下降有关，如消化液分泌减少，肠管张力和蠕动减弱以及参与排便的肌张力低下等因素有关；婴儿进食太少时，消化后液体吸收，余渣少，致使排便减少、变稠，奶中糖量不足时肠蠕动减慢，可使粪便干燥；小儿偏食，喜食肉食，少吃或不吃蔬菜，食物中纤维素太少，易发生便秘。

（4）心理-社会状况：有无生活改变导致的饮食习惯、排便地点的变化；是否存在精神压力。

知识点 28：便秘的护理措施　　　　　　　　　　　　　副高：熟练掌握　正高：熟练掌握

（1）养成定时排便的习惯，选择一天中较充裕的时间，每天定时上厕所。放松心情，安排舒适无干扰的排便环境。

（2）增加每天液体摄入量到 3000ml（有心及肾疾病等禁忌者除外），早餐前 30 分钟喝1 杯温开水，以刺激排便。

（3）指导患者正常饮食，一般无肠道疾病者，采用高纤维食物；有肠道疾病者采用温和或低渣饮食，减少其易感性。

（4）严格遵医嘱服药：不随意用泻药，如有发热、恶心或腹痛时禁用轻泻药，以防肠蠕动变慢，对有炎症的肠道，可给生理盐水灌肠；如有粪便秘结者，给予甘油灌肠剂纳肛。

五、黄疸

| 知识点 29：黄疸的概述 | 副高：熟悉　正高：熟悉 |

黄疸是由于血清中胆红素升高，致使皮肤、黏膜和巩膜发黄的体征。正常胆红素最高为 $17.1\mu mol/L$，胆红素在 $34.2\mu mol/L$ 以下时，黄疸不易觉察，称为隐性黄疸；超过 $34.2\mu mol/L$ 时临床出现黄疸。常分为肝细胞性黄疸、胆汁淤积性黄疸和溶血性黄疸。肝细胞性黄疸和胆汁淤积性黄疸主要见于消化系统疾病，如肝炎、肝硬化、胆道阻塞；溶血性黄疸见于各种原因引起的溶血，如溶血性疾病、不同血型输血导致的溶血等。

| 知识点 30：黄疸的病因及临床表现 | 副高：掌握　正高：掌握 |

（1）溶血性黄疸：各种原因导致红细胞破坏过多，使未结合胆红素增多而引起的黄疸。其主要原因是由于红细胞本身的缺陷（如某些酶的缺乏或血红蛋白异常）或红细胞受外源性溶血因素的损害（如疟疾、免疫性溶血、蛇毒、苯胺等），造成大量红细胞破坏，产生大量的未结合胆红素，若超过了肝细胞的处理能力，则使血液中未结合胆红素增多，而出现黄疸。

（2）肝细胞性黄疸：主要是肝细胞对胆红素的摄取、结合及排泄功能产生障碍。各种原因引起肝病变时，损伤肝细胞对胆红素的摄取、结合及排泄功能，血液中非结合胆红素浓度升高，同时，未损伤的肝细胞仍能将非结合胆红素转变成结合胆红素。此时的结合胆红素一部分经毛细胆管从胆道排泄，一部分经损伤的肝细胞反流入血液或因肝细胞损伤肿胀、汇管区炎症及小胆管内的胆栓形成使胆汁排泄受阻反流入血液，致使血中结合胆红素也升高。

（3）胆汁淤积性黄疸：根据引起胆汁淤积的解剖部位，可分为肝内阻塞、肝外阻塞和肝内胆汁淤积 3 种。胆石症、胆道蛔虫病、胆管癌等可引起胆总管内阻塞；壶腹部周围癌、胰头癌、肝癌等可引起胆管压迫，可导致阻塞上方的胆管内压力升高，胆管扩张，最后导致小胆管和毛细胆管破裂，胆汁中的胆红素反流进入血液，血液中的结合胆红素浓度升高。

（4）先天性非溶血性黄疸：是指由于先天性酶缺陷所致肝细胞对胆红素的摄取、结合及排泄障碍，临床上少见，大多发病于小儿和青少年，有家族史，除极少数外，多数健康状况良好。

| 知识点 31：黄疸的辅助检查 | 副高：熟悉　正高：熟悉 |

注意观察尿、大便颜色及皮肤的色泽，是否伴有瘙痒等。一般皮肤、黏膜黄染的程度与血胆红素的升高程度成正比，当黄疸的颜色较深，呈暗黄色，伴皮肤瘙痒，为胆汁淤积性黄疸的特征；当黄疸的颜色变浅，瘙痒减轻，则示梗阻减轻。急性溶血性黄疸时尿呈酱油色；肝细胞性和胆汁淤积性黄疸时尿色加深如浓茶样。胆汁淤积性黄疸时大便颜色变浅或呈白陶土样。

知识点 32：黄疸的护理评估   副高：熟悉   正高：掌握

（1）评估患者病史：询问既往有无肝炎、肝硬化、胆石症、胆道蛔虫病、胆囊炎、胆管手术及溶血性疾病史等；有无肝炎患者接触史；有无输血史；有无长期用药或饮酒史；黄疸的发生与饮食有无关系等。

（2）询问有无伴随症状：如伴发热，乏力，恶心，呕吐，食欲下降等多为病毒性肝炎；伴有寒战、高热、头痛、呕吐、腰背四肢疼痛多为急性溶血；伴有右上腹痛、寒战、高热多为化脓性梗阻性胆管炎；伴有上消化道出血、腹水可见于肝硬化；伴有肝区疼痛，肝大且质地坚硬表面不平者多见于肝癌。

（3）注意有无鼻出血、牙龈出血、皮下出血等表现；有无腹胀、腹泻等消化道症状；有无因皮肤瘙痒引起的皮肤破损；溶血性黄疸有无少尿等肾功能变化；肝硬化、肝癌患者有无性格行为异常、扑翼样震颤等肝性脑病的改变等。

（4）观察皮肤、黏膜和巩膜有无黄染以及黄染的程度和范围，确定真性黄疸。真性黄疸应与假性黄疸相鉴别，当进食过多的胡萝卜、南瓜、橘子等可致血中胡萝卜素增加而引起皮肤黄染，但一般以手掌，足底、前额及鼻部等处明显，而巩膜和口腔黏膜无黄染；长期服用米帕林（阿的平）、呋喃类等含黄色素的药物也可引起皮肤黄染，严重时可出现巩膜黄染，但其特点是近角膜缘处巩膜黄染最明显。

知识点 33：黄疸的护理措施   副高：熟练掌握   正高：熟练掌握

（1）沐浴时使用中性无刺激性香皂及温水清洗，沐浴后抹上润滑液，保持皮肤湿润。
（2）修剪指甲并磨平，必要时可戴上棉布手套。
（3）建议患者穿棉质、柔软舒适的衣物，室内保持凉爽的温度（25~26℃）。
（4）保持床单位的平整、清洁。

知识点 34：黄疸的心理护理   副高：熟练掌握   正高：熟练掌握

（1）向患者及家属说明黄疸形成的原因，告知随着疾病逐渐康复，肤色也会逐渐恢复。以关心、接纳、温暖的态度去照顾患者，倾听患者的主诉。
（2）分散患者的注意力，如与人交谈、听音乐、看书报等。
（3）指导美化外观的方法。

知识点 35：黄疸的并发症护理   副高：熟练掌握   正高：熟练掌握

（1）急性肾衰竭、休克、肝性脑病先兆者，绝对卧床，专人守护。
（2）监测生命体征及有无性格、行为的改变、扑翼样震颤等肝性脑病前兆症状。

（3）给予低蛋白质饮食，如不能进食者可鼻饲流质食物。

（4）配合医师尽快消除诱因，如控制胃肠道出血、控制感染、停用利尿药、纠正水、电解质、酸碱失衡等。

第三节　胃　炎

| 知识点1：胃炎的概述 | 副高：熟悉　正高：熟悉 |

胃炎指任何病因引起的胃黏膜炎症，常伴有上皮损伤和细胞再生，是最常见的消化系统疾病之一。按临床发病缓急和病程长短，一般将胃炎分为急性和慢性两大类。

一、急性胃炎

| 知识点2：急性胃炎的概述 | 副高：熟悉　正高：熟悉 |

急性胃炎指多种病因引起的胃黏膜急性炎症。内镜检查可见胃黏膜充血、水肿、糜烂和出血等一过性病变，病理学为胃黏膜有大量中性粒细胞浸润。急性胃炎主要有3种：①急性幽门螺杆菌胃炎：由幽门螺杆菌感染所致，临床表现、内镜所见及胃黏膜活检病理组织学均显示急性胃炎的特征，但由于一过性的上腹部症状多不为患者注意，临床很难诊断幽门螺杆菌感染引起的急性胃炎，如不予抗菌治疗，幽门螺杆菌可长期存在并发展为慢性胃炎。②除幽门螺杆菌之外的急性感染性胃炎：由于胃酸的强力抑菌作用，除幽门螺杆菌外的细菌很难在胃内存活而感染胃黏膜，但在机体抵抗力下降时，可发生各种细菌、真菌、病毒感染所引起的急性胃炎。③急性糜烂出血性胃炎：由各种病因引起的、以胃黏膜多发性糜烂为特征的急性胃黏膜病变，常伴有胃黏膜出血，可伴有一过性浅表溃疡形成，临床最常见。

| 知识点3：急性胃炎的病因及发病机制 | 副高：熟悉　正高：熟悉 |

（1）药物：最常见的药物为非甾体抗炎药（NSAIDs）（如阿司匹林、吲哚美辛等），其他还有某些抗肿瘤药、皮质类固醇、口服氯化钾或铁剂等。这些药物直接损伤胃黏膜上皮，NSAIDs还可削弱胃黏膜屏障功能。

（2）应激：严重创伤、大手术、大面积烧伤、颅内病变、败血症及其他严重脏器病变或多器官衰竭等应激因素都可影响胃黏膜的微循环，使黏膜缺血缺氧，黏液分泌减少，局部前列腺素合成不足，屏障功能受损；也可增加胃酸的分泌，大量 H^+ 反渗，损伤血管和黏膜，引起糜烂和出血。应激性胃炎有时也可因精神刺激（亲属丧亡、天灾、事故等）引起。

（3）乙醇：乙醇具有亲脂性和溶脂能力，高浓度乙醇可直接破坏胃黏膜屏障。

知识点4：急性胃炎的临床表现　　　　　　　　副高：掌握　正高：掌握

多数患者症状不明显，或症状被原发病掩盖。有症状者主要表现为上腹部不适或隐痛。上消化道出血是该病突出的临床表现，突发呕血和黑便常为首发症状。大量出血可引起晕厥或休克，伴贫血。体检可有上腹部不同程度压痛。

知识点5：急性胃炎的辅助检查　　　　　　　　副高：熟悉　正高：熟悉

（1）大便检查：大便隐血试验阳性。
（2）胃镜检查：为确诊方法。因胃黏膜修复能力很强，故胃镜检查应及时。胃镜下可见多发性糜烂、出血灶和浅表溃疡，表面附有黏液和炎性渗出物。

知识点6：急性胃炎的治疗要点　　　　　　　　副高：掌握　正高：掌握

针对病因和原发疾病采取防治措施。处于急性应激状态者在积极治疗原发病的同时，应使用抑制胃酸分泌或具有黏膜保护作用的药物，以预防急性胃黏膜损害的发生；药物引起者须立即停用。常用 H_2 受体阻断药或质子泵抑制剂抑制胃酸分泌，或硫糖铝和米索前列醇等保护胃黏膜，避免再次受伤。

知识点7：急性胃炎的护理评估　　　　　　　　副高：熟悉　正高：掌握

（1）健康史：询问患者有无严重创伤、大手术、多器官衰竭、败血症、大面积烧伤、颅脑病变、休克及不良精神刺激等应激因素。询问患者是否服用非甾体抗炎药（NSAIDs）如阿司匹林、吲哚美辛等，是否服用某些抗肿瘤药、铁剂和氯化钾口服液等，其中 NSAIDs 是最常引起胃黏膜炎症的药物。询问患者有无放置鼻胃管、胃镜下止血以及大剂量放射线照射等创伤和物理因素。询问患者有无十二指肠-胃反流疾病病史，如上消化道动力异常、幽门括约肌功能不全等。询问患者有无大量饮酒。有无肝性、肝前性门静脉高压导致的胃底静脉曲张等病史。
（2）身体状况：主要表现为上腹痛、饱胀不适、恶心、呕吐和食欲缺乏等。重症可有呕血、黑便、脱水、酸中毒或休克。轻症患者可无症状，仅在胃镜检查时发现。门静脉高压性胃病应有门静脉高压或慢性肝病的症状和体征。
（3）心理-社会状况：因起病急，上腹部不适，或有呕血和/或黑便，易使患者紧张不安，尤其是急性应激导致的出血，患者及家属常出现焦虑、恐惧等心理。

知识点8：急性胃炎的护理诊断　　　　　　　　副高：熟悉　正高：熟悉

（1）焦虑：与消化道出血及病情反复有关。

（2）营养失调——低于机体需要量：与消化不良、少量持续出血有关。

（3）知识缺乏：缺乏有关本病的病因及防治知识。

（4）潜在并发症：上消化道出血。

知识点9：急性胃炎的护理措施　　　　　　　副高：熟练掌握　　正高：熟练掌握

（1）休息与活动：患者应注意休息，避免劳累。对急性应激造成者应卧床休息。同时，护理人员应做好患者的心理疏导，解除其精神紧张，让患者身心两方面得以充分休息。

（2）饮食护理：进食应定时、有规律，避免暴饮暴食，避免辛辣刺激食物。一般进食少渣、温凉半流质饮食。如有少量出血，可给予牛奶、米汤等流质以中和胃酸。急性大出血或呕吐频繁时应禁食。

（3）病情观察：观察腹痛的程度、性质及腹部体征的变化；呕吐物及大便的次数、量及性状；观察有无水电解质、酸碱平衡紊乱的表现。有上消化道出血者更应注意出血量和性状、尿量等的观察。

（4）用药的护理：指导患者正确使用阿司匹林、吲哚美辛等对胃黏膜有刺激性的药物，必要时应用抑酸剂、胃黏膜保护剂预防疾病的发生。

知识点10：急性胃炎的健康指导　　　　　　　　　　副高：掌握　　正高：掌握

向患者及其家属介绍急性胃炎的有关知识、预防方法和自我护理措施。根据患者的病因及具体情况进行指导，如避免使用对胃黏膜有刺激的药物，必须使用时应同时服用抑酸剂；进食要有规律，避免过冷、过热、辛辣等刺激性食物及浓茶、咖啡等饮料；嗜酒者应戒酒，防止乙醇损伤胃黏膜；注意饮食卫生，生活要有规律，保持轻松愉快的心情。

二、慢性胃炎

知识点11：慢性胃炎的概述　　　　　　　　　　　副高：熟悉　　正高：熟悉

慢性胃炎是由各种病因引起的胃黏膜慢性炎症。慢性胃炎的病理分类：非萎缩性胃炎、萎缩性胃炎（又分为多灶萎缩性胃炎、自身免疫性胃炎）、特殊类型胃炎。

知识点12：慢性胃炎的病因及发病机制　　　　　　副高：熟悉　　正高：熟悉

（1）幽门螺杆菌感染：目前认为幽门螺杆菌感染是慢性非萎缩性胃炎及多灶萎缩性胃炎最主要的病因。幽门螺杆菌具有鞭毛，能在胃内穿过黏液层移向胃黏膜并在胃黏膜表面定植，引起细胞损害和炎症反应。

（2）饮食和环境因素：流行病学资料显示，饮食中高盐与缺乏新鲜水果、蔬菜可导致胃黏膜萎缩、肠化生以及胃癌的发生。本疾病的发生与发展，又与地区环境差异有关。

（3）自身免疫：是自身免疫性胃炎的主要病因。自身抗体攻击、破坏壁细胞，使胃酸分泌减少乃至缺失；内因子抗体与内因子结合，阻碍维生素 B_{12} 的吸收，导致恶性贫血。

（4）物理和化学因素：长期饮浓茶、烈酒、咖啡，食过热、过冷、过于粗糙的食物，服用大量非甾体抗炎药，各种原因引起的十二指肠液反流等物理和化学因素，均可导致胃黏膜损害。

知识点 13：慢性胃炎的病理   副高：熟悉   正高：熟悉

慢性胃炎病理变化是胃黏膜损伤和修复这对矛盾作用的结果，组织学上表现为炎症、萎缩、化生及异型增生。炎症表现为黏膜层以淋巴细胞和浆细胞为主的慢性炎症细胞浸润。当有中性粒细胞浸润，显示有活动性炎症，称为慢性活动性胃炎，多提示存在幽门螺杆菌感染。慢性炎症过程出现胃黏膜固有腺体数量减少甚至消失，胃黏膜变薄，并常伴肠化生，即胃黏膜萎缩。慢性胃炎进一步发展，胃上皮或化生的肠上皮在再生过程中发育异常，可形成异型增生，又称不典型增生，异型增生被认为是胃癌的癌前病变。

不同类型胃炎上述病理改变在胃内的分布不同。幽门螺杆菌引起的慢性胃炎，炎症弥漫性分布，但以胃窦为重；多灶萎缩性胃炎的萎缩和肠化生呈多灶性分布，多起始于胃小弯，逐渐波及胃窦，继而胃体；自身免疫性胃炎，萎缩和肠化生主要局限在胃体。

知识点 14：慢性胃炎的临床表现   副高：掌握   正高：掌握

慢性胃炎病程迁延，进展缓慢，缺乏特异性症状。多数患者常无症状或有轻度不等的消化不良症状，如上腹痛或不适，餐后较为明显、无规律性上腹隐痛，食欲缺乏、饱胀、嗳气、反酸、恶心和呕吐等，症状常与进食或食物种类有关。少数可有少量上消化道出血。自身免疫性胃炎患者可出现明显畏食、贫血和体重减轻。非甾体抗炎药/阿司匹林所致者多数症状不明显，或仅有轻微上腹不适或隐痛。危重病应激者症状被原发疾病所掩盖，可致上消化道出血，患者可以突然呕血和/或黑便为首发症状。体征多不明显，有时可有上腹轻压痛。

知识点 15：慢性胃炎的辅助检查   副高：熟悉   正高：熟悉

（1）胃镜及胃黏膜活组织检查：是最可靠的诊断方法。通过胃镜在直视下观察黏膜病损，并可取活组织进行病理学检查，明确病变类型，还可以检测幽门螺杆菌。

（2）幽门螺杆菌检测：可通过侵入性（如组织学检查、快速尿素酶测定等）和非侵入性（如 ^{13}C 或 ^{14}C 呼气试验）方法检测幽门螺杆菌。

（3）自身免疫性胃炎相关检查：自身免疫性胃炎时，抗壁细胞抗体和抗内因子抗体可呈阳性。

（4）血清促胃液素检查及胃酸分析：自身免疫性胃炎患者，胃酸明显缺乏，血清促胃液素水平可明显升高；多灶萎缩性胃炎患者，胃酸分泌正常或降低，血清促胃液素水平可正常或降低。

知识点 16：慢性胃炎的治疗要点　　　　　　　　　　　副高：掌握　　正高：掌握

（1）根除幽门螺杆菌感染：目前多采用三联疗法，即一种质子泵抑制剂或一种胶体铋剂加上两种抗生素（如阿莫西林、克拉霉素、呋喃唑酮、甲硝唑等选两种）。

（2）对症处理：根据不同病因给予处理。如因非甾体抗炎药引起，应停药并予抗酸药；如因胆汁反流引起，可用铝碳酸镁或氢氧化铝凝胶吸附，或给予硫糖铝及胃动力药以中和胆盐，防止反流；有饱胀、嗳气等胃动力学改变者，服用多潘立酮、莫沙必利等。

（3）自身免疫性胃炎的治疗：目前尚无特殊治疗，有恶性贫血者可使用维生素 B_{12}。

（4）胃黏膜异型增生的治疗：异型增生是胃癌的癌前病变。轻度异型增生应定期随访，重度异型增生可选择预防性内镜下黏膜切除术或外科手术治疗。

知识点 17：慢性胃炎的护理评估　　　　　　　　　　　副高：熟悉　　正高：掌握

（1）健康史：①评估既往疾病史、既往手术史、用药史、饮食习惯、烟酒嗜好、营养状况、最近劳累程度等。②评估此次发病的原因、心理状况、家庭支持情况及家族史。③评估常见消化性溃疡的病因：幽门螺杆菌感染，使用非甾体抗炎药，胃酸、胃蛋白酶自身消化，遗传因素，胃及十二指肠运动异常，应激紧张，烟酒嗜好等。

（2）身体状况：①评估面色、有无休克征象：急性大量出血一般表现为头晕、心悸、乏力，突然起立时发生晕厥，口渴、肢体湿冷、心率加快、血压偏低等。休克时表现为烦躁不安或意识不清、面色苍白、四肢湿冷、口唇发绀、呼吸急促等，血压下降、脉压变小、心率加快、尿量减少等。②鉴别胃炎疼痛与溃疡疼痛，询问疼痛的性质、程度及部位。

知识点 18：慢性胃炎的护理诊断　　　　　　　　　　　副高：熟悉　　正高：熟悉

（1）疼痛腹痛：与胃黏膜慢性炎症有关。

（2）营养失调——低于机体需要量：与食欲缺乏、消化吸收不良有关。

（3）活动无耐力：与自身免疫性胃炎致恶性贫血有关。

（4）知识缺乏：缺乏对慢性胃炎病因和防治知识的了解。

（5）焦虑：与病程迁延、病情反复有关。

知识点 19：慢性胃炎的一般护理　　　　　　　　　　　副高：熟练掌握　　正高：熟练掌握

（1）休息与活动：保持生活规律，注意劳逸结合，避免过度疲劳，保持精神愉快。急性发作期或症状明显时应卧床休息，并可用转移注意力、深呼吸或热敷、针灸等方法缓解疼痛或不适。病情缓解时，可进行适当锻炼，以增强机体抗病能力。

（2）饮食护理：鼓励患者少食多餐，以进食高热量、高蛋白、高维生素、易于消化的饮食为原则。避免摄入过甜、过咸、过于酸辣、过于粗糙以及浓茶、咖啡等有刺激性的食物。按计划戒除烟酒（突然戒断烟酒可引起患者的焦虑、烦躁，从而刺激胃酸分泌增多）。与患者及其家属共同制订饮食计划，指导其改进烹饪技巧，增加食物的色、香、味，创造良好的进餐环境，以刺激患者食欲。观察患者每天进餐的次数、量及品种，了解其摄入的食物能否满足机体营养需求。定期测量体重，监测有关营养指标的变化，如血红蛋白、血清蛋白等。

| 知识点20：慢性胃炎的用药护理 | 副高：熟练掌握　正高：熟练掌握 |

在遵医嘱予根治幽门螺杆菌感染及其他给药过程中，应注意观察药物的疗效及不良反应。

（1）胶体铋剂：枸橼酸铋钾（CBS）在酸性环境中方起作用，宜在餐前半小时服用。服用CBS过程中可使牙齿、舌变黑，应用吸管吸入。部分患者服药后，可出现便秘和黑便，应注意与并发上消化道出血的黑便表现相鉴别（CBS引起的黑便在停药后可自行消失）。少数患者可有恶心、一过性血清转氨酶升高等，极少出现急性肾损伤。

（2）抗菌药物：服用阿莫西林前，应询问患者有无青霉素过敏史，使用前应遵医嘱予青霉素皮试；使用过程中注意有无迟发性变态反应，如皮疹等。甲硝唑可引起恶心、呕吐等胃肠道反应，应在餐后半小时服用，并可遵医嘱用甲氧氯普胺、维生素 B_{12} 等拮抗。

| 知识点21：慢性胃炎的心理护理 | 副高：熟练掌握　正高：熟练掌握 |

及时评估患者的心理状态，细心讲解慢性胃炎的相关知识。部分患者因反复发作、病情迁延，担心癌变，应给予解释，说明通过积极治疗、定期复查可以避免或及时发现，以解除患者的思想负担。讲解不良情绪对本疾病有负面影响，指导患者保持良好心态，采用适当的方法缓解生活中的心理压力。

| 知识点22：慢性胃炎的健康指导 | 副高：掌握　正高：掌握 |

（1）疾病知识指导：向患者及其家属介绍本病的有关病因，指导患者避免诱发因素。教育患者保持良好的心理状态，平时生活要有规律，合理安排工作和休息时间，注意劳逸结合，积极配合治疗。

（2）生活与饮食指导：告知患者及其家属良好的生活环境、饮食习惯及心理疏导，是本病症状缓解重要的3个方面。指导患者建立与保持规律的生活习惯；加强饮食卫生和饮食营养，规律饮食，避免过冷、过烫、辛辣等刺激性饮食，戒除烟酒；保持良好心理状态。

（3）用药指导：根据患者的病因、具体情况进行指导，如避免使用对胃黏膜有刺激的药物，必须使用时应同时服用抑酸剂或胃黏膜保护剂；介绍药物的不良反应，如有异常及时复诊，定期门诊复查。

（4）随访指导：定期复查。极少数慢性萎缩性胃炎患者经长期演变可发展为胃癌，更应强调定期胃镜检查及病理复查的重要性。注意腹痛、腹胀等症状的变化，若症状加重、持续便血或体重明显减低等异常情况，应及时就诊。

消化性溃疡（1）

第四节　消化性溃疡

消化性溃疡（2）

知识点1：消化性溃疡的概述　　　　　　　　　　　　　　副高：熟悉　　正高：熟悉

消化性溃疡是指胃肠道黏膜发生的炎性缺损，通常与胃液的胃酸和消化作用有关，病变穿透黏膜肌层或达更深层次。消化性溃疡常发生于胃、十二指肠，可发生于食管–胃吻合口、胃–空肠吻合口或附近，含有胃黏膜的 Meckel 憩室等。

知识点2：消化性溃疡的病因及发病机制　　　　　　　　　副高：熟悉　　正高：熟悉

消化性溃疡的发生是由于胃、十二指肠黏膜有损害作用的侵袭因素与黏膜自身防御/修复因素之间失去平衡的结果。

（1）幽门螺杆菌感染：是消化性溃疡的主要原因。对消化性溃疡患者应用根除幽门螺杆菌治疗后，其溃疡复发率明显下降，证明幽门螺杆菌感染与溃疡形成密切相关。

（2）胃酸和胃蛋白酶：消化性溃疡的最终形成是由于胃酸–胃蛋白酶自身消化所致。胃蛋白酶的活性取决于胃液 pH，当胃液 pH 大于4时，胃蛋白酶失活。因此，胃酸的存在是溃疡发生的决定因素。

（3）非甾体抗炎药：非甾体抗炎药（NSAIDs）可直接作用于胃、十二指肠黏膜，透过细胞膜弥散入黏膜上皮细胞内，可损害胃黏膜屏障。此外，NSAIDs 还可抑制胃黏膜生理性前列腺素 E 的合成，削弱后者对胃黏膜的保护作用而致病。常见的 NSAIDs 有阿司匹林、吲哚美辛等。

（4）其他因素：消化性溃疡的发生与遗传有关，有家族群集现象。O 型血的发病率高。胃、十二指肠运动异常的患者，如胃排空增快或胃排空延缓可促进幽门螺杆菌或 NSAIDs 对胃黏膜的损伤。精神紧张、情绪压力、竞争型的性格倾向（A 型性格）都可成为溃疡的促发或加重因素。遭受重大创伤、手术等应激性因素可诱发溃疡；嗜烟酒、饮食不规律、暴饮暴食或喜食酸辣等刺激性食物均可引起胃肠黏膜损害。

知识点3：消化性溃疡的病理　　　　　　　　　　　　　　副高：熟悉　　正高：熟悉

消化性溃疡大多为单发，也可多发，称多发性溃疡。典型的活动期溃疡呈圆形或卵圆形，溃疡边缘常有充血水肿，称为"环堤"。十二指肠溃疡（DU）多发生于球部，前壁较常见；胃溃疡（GU）多在胃角和胃窦、胃体的小弯侧。DU 直径多小于 15mm，GU 一般小于20mm，但巨大溃疡（DU > 20mm，GU > 30mm）亦非罕见，需与恶性溃疡鉴别。溃疡有不同深度，溃疡浅者累及黏膜肌层，深者则可达肌层，甚至浆膜层，穿破浆膜层时导致穿孔，血管破溃引起出血。溃疡边缘常有增厚，基底光滑、清洁，表面覆有灰白或灰黄色纤维渗出物。

知识点4：消化性溃疡的临床表现　　　　　　　　副高：掌握　正高：掌握

上腹痛是消化性溃疡的主要症状，但部分患者可无症状或症状较轻以至不为患者所注意，而以出血、穿孔等并发症为首发症状。

（1）症状：上腹痛为主要症状，性质多为灼痛，多位于中上腹，可偏右或偏左。一般为轻至中度持续性痛。疼痛常有典型的节律性。腹痛多在进食或服用抗酸药后缓解。

部分患者无上述典型表现的疼痛，而仅表现为无规律的上腹隐痛或不适。具或不具典型疼痛者均可伴有反酸、嗳气、上腹胀等症状。

（2）体征：溃疡活动时上腹部可有局限性轻压痛，缓解期无明显体征。

知识点5：消化性溃疡的并发症　　　　　　　　　副高：掌握　正高：掌握

（1）消化道出血：有10%~25%的患者为首发症状。十二指肠溃疡比胃溃疡容易发生，是消化道出血最常见的原因。常因服用非甾体抗炎药而诱发。

（2）胃穿孔：急性胃穿孔是胃、十二指肠溃疡常见的严重并发症，穿孔部位多在胃小弯及十二指肠球部。

（3）幽门梗阻：主要是由十二指肠溃疡或幽门管溃疡引起。可分为暂时性和持久性两种，前者因炎症水肿和幽门平滑肌痉挛所致，后者由瘢痕收缩所致。

（4）癌变：长期慢性胃溃疡病史、45岁以上、症状顽固不愈、大便隐血试验持续阳性者应警惕发生癌变，应及时复查。

知识点6：消化性溃疡的辅助检查　　　　　　　　副高：熟悉　正高：熟悉

（1）纤维胃镜检查：消化性溃疡的首选检查，对消化性溃疡有确诊价值，可直接观察溃疡部位、病变大小、性质，并可取活体组织做病理学检查。

（2）X线：胃肠钡餐X线检查适用于对胃镜检查有禁忌证或不愿接受胃镜检查者。征象可见龛影，对大多数患者具有确诊价值。

（3）大便隐血试验：大便隐血试验阳性提示溃疡有活动性，持续阳性提示有癌变可能。

（4）幽门螺杆菌检查：快速尿素酶试验是侵入性试验中诊断幽门螺杆菌感染的首选方法，操作简便，费用低。^{13}C和^{14}C尿素呼气试验：非侵入性检测幽门螺杆菌感染的灵敏度和特异度高，可作为根除治疗后复发的首选方法。

（5）胃液分析和血清胃泌素测定：一般仅在疑有胃泌素瘤时做鉴别诊断之用。

知识点 7：消化性溃疡的治疗要点　　　　　　副高：掌握　　正高：掌握

治疗目的在于消除病因、缓解症状、愈合溃疡、防止复发和防治并发症。

（1）降低胃酸的药物：包括抗酸药和抑制胃酸分泌药两类。前者使胃内酸度降低，对缓解溃疡疼痛症状具有良好效果。常用碱性抗酸药有氢氧化铝、铝碳酸镁及复方制剂等，常用的抑制胃酸分泌的药物有 H_2 受体阻断药（H_2RA）和质子泵抑制剂（PPI）两大类。PPI 的抑制胃酸分泌作用较 H_2RA 更强，作用更持久，PPI 与抗生素的协同作用较 H_2RA 好，因此可作为根除幽门螺杆菌治疗方案中的基础药物。

（2）保护胃黏膜药物：主要有硫糖铝、枸橼酸铋钾和前列腺素类药物米索前列醇。枸橼酸铋钾有较强的抑制幽门螺杆菌作用，可在根除幽门螺杆菌联合治疗时使用，但过量蓄积会引起神经毒性，不宜长期服用。

（3）根除幽门螺杆菌的治疗：根除幽门螺杆菌不但可促进溃疡愈合，而且可预防溃疡复发，从而彻底治愈溃疡。因此，凡有幽门螺杆菌感染的消化性溃疡，均应予以根除幽门螺杆菌治疗。一般联合用药。

（4）手术治疗：适用于伴有急性穿孔、幽门梗阻、大量出血，经内科积极治疗无效者，以及恶性溃疡等并发症的消化性溃疡患者。

知识点 8：消化性溃疡的护理评估　　　　　　副高：熟悉　　正高：掌握

（1）健康史：询问患者是否长期服用阿司匹林、布洛芬、吲哚美辛等 NSAIDs。询问患者有无长期精神紧张、焦虑或过度劳累。询问患者是否遭受严重的创伤、烧伤、颅内疾病及不良精神刺激。询问患者既往有无慢性胃炎、肝硬化及慢性肾衰竭等病史。询问患者有无长期饮浓茶、咖啡，食用过冷、过热及过于粗糙的食物。询问患者有无高盐饮食、嗜烟酒习惯。询问患者有无家族患病史。

（2）身体状况：营养状况、体重，有无疼痛表情及上腹压痛体征。

（3）心理-社会状况：消化性溃疡有周期性发作和节律性疼痛的特点，易使患者产生焦虑、急躁情绪。当合并上消化道出血等并发症时，患者可表现为紧张、恐惧等心理。慢性经过，反复发作及担心溃疡癌变，易使患者产生焦虑、抑郁、恐惧等心理。

知识点 9：消化性溃疡的护理诊断　　　　　　副高：熟悉　　正高：熟悉

（1）疼痛（上腹痛）：与胃酸刺激溃疡面，引起化学炎症反应及其并发症，或与手术创伤有关。

（2）营养失调——低于机体需要量：与溃疡疼痛导致摄食量减少、消化吸收障碍有关。

（3）焦虑：与疾病反复发作、病程迁延或出现并发症有关。

（4）潜在并发症：上消化道出血、幽门梗阻、急性胃穿孔、癌变。

| 知识点10：消化性溃疡的一般护理 | 副高：熟练掌握　正高：熟练掌握 |

（1）腹痛护理：①疼痛监测：观察并记录患者腹痛的部位、性质及程度，发作的时间、频率、持续时间，以及相关疾病的其他临床表现。如果疼痛性质突然发生改变，且经一般对症处理疼痛不仅不能缓解，反而加重，需警惕某些并发症的出现，如消化性溃疡穿孔引起弥漫性腹膜炎等。②指导缓解疼痛的方法：针对慢性疼痛的主要处理方法，能减轻患者的焦虑、紧张，提高其疼痛阈值和对疼痛的控制感。例如，指导式想象法、分散注意力法、局部热敷法、针灸镇痛等。③去除诱因：对服用NSAIDs者，若病情允许应停药。如必须用药，可遵医嘱换用对胃黏膜损伤少的NSAIDs，如塞来昔布或罗非昔布。避免暴饮暴食和食用刺激性食物，以免加重对胃肠黏膜的损伤。对嗜烟酒者，应与患者共同制订切实可行的戒烟酒计划，并督促其执行。

（2）休息和活动：对溃疡活动期患者，症状较重或有上消化道出血等并发症时，应卧床休息几天至2周，可使疼痛等症状缓解。溃疡缓解期，应鼓励适当活动，根据病情严格掌握活动量，工作宜劳逸结合，以不感到劳累和诱发疼痛为原则，餐后避免剧烈活动。有夜间疼痛时，指导患者遵医嘱夜间加服1次抑酸剂，以保证夜间睡眠。

（3）饮食护理：①进餐方式：指导患者有规律地定时进食，以维持正常消化活动的节律。在溃疡活动期，以少食多餐为宜，每天进餐4~5次，避免餐间零食和睡前进食，使胃酸分泌有规律。一旦症状得到控制，应尽快恢复正常的饮食规律。饮食不宜过饱，以免胃窦部过度扩张而增加促胃液素的分泌。进餐时注意细嚼慢咽，避免进食速度过快，咀嚼可增加唾液分泌，后者具有稀释和中和胃酸作用。②食物选择：选择营养丰富、易消化的食物。除并发出血或症状较重外，一般无须规定特殊食谱。症状较重的患者以面食为主，因面食较柔软易消化，且其含碱能有效中和胃酸。由于蛋白质类食物具有中和胃酸作用，可适量摄取脱脂牛奶，宜安排在两餐之间饮用，但牛奶中的钙质吸收有刺激胃酸分泌的作用，故不宜多饮。脂肪到达十二指肠时虽能刺激小肠分泌抑促胃液素，抑制胃酸分泌，但同时又可引起胃排空减慢、胃窦扩张，致胃酸分泌增多，故脂肪摄取应适量。应避免食用生、冷、硬、粗纤维多的蔬菜、水果、浓肉汤、咖啡、浓茶、辣椒、酸醋等。③营养监测：监督患者采取合理的饮食方式和结构，定期测量体重、监测血清清蛋白和血红蛋白等营养指标。

（4）当发生急性穿孔和瘢痕性幽门梗阻时，做好术前准备。亚急性穿孔和慢性穿孔时，观察疼痛性质，指导患者按时服药；急性幽门梗阻时，需禁食水，胃肠减压，静脉补充液体治疗。

| 知识点11：消化性溃疡的用药护理措施 | 副高：熟练掌握　正高：熟练掌握 |

遵医嘱对患者进行药物治疗，并注意观察药效及不良反应。

（1）碱性抗酸药：抗酸药应在饭后1小时和睡前服用。服用片剂时应嚼服，乳剂给药前应充分摇匀，不宜与酸性食物及饮料同服。抗酸药还应避免与奶制品同时服用，因两者相互作用可形成络合物。氢氧化铝凝胶能阻碍磷的吸收，引起磷缺乏症，表现为食欲缺乏、软弱无力等症状，甚至可致骨质疏松，长期大量服用还可引起便秘，对长期便秘者应慎用，为防止便秘可与氢氧化镁交替服用。此外，氢氧化铝凝胶应在阴凉密闭处保存，但不得冰冻。铝碳酸镁可能引起个别患者腹泻，还可能干扰四环素类药物的吸收，必须服用时避开服药时间。此类抗酸药不宜长期服用。

（2）H_2受体阻断药（H_2RA）：应在餐中或餐后即刻服用，也可将一天剂量在睡前服用。如需同时服用碱性抗酸药，则两药应间隔 1 小时以上，如与甲氧氯普胺合用，需适当增加 H_2RA 剂量。若静脉应用 H_2RA，应注意控制速度，速度过快可引起低血压和心律失常。H_2RA 可从母乳排出，哺乳期应停止用药。西咪替丁常见的不良反应有腹泻、腹胀、口苦、咽干等，可通过血-脑脊液屏障，偶有精神异常等不良反应。此外，西咪替丁因对雌激素受体有亲和力而影响性功能，若突然停药，还可引起慢性消化性溃疡穿孔，故完成治疗后尚需继续服药 3 个月。雷尼替丁的不良反应较少，静脉注射后部分患者可出现面热感、头晕、恶心等，持续 10 分钟可自行消失。法莫替丁较雷尼替丁不良反应少，偶见变态反应，一旦发生应立即停药。

（3）质子泵抑制剂（PPI）：奥美拉唑可引起个别患者头晕，特别是用药初期，应嘱患者用药期间避免开车或做其他必须高度集中注意力的工作。此外，奥美拉唑还有延缓地西泮及苯妥英钠代谢和排泄的作用，合用时必须慎重。兰索拉唑的主要不良反应包括荨麻疹、皮疹、瘙痒、头痛、口苦、肝功能异常等，轻度不良反应时不影响继续用药，较为严重时应及时停药。泮托拉唑的不良反应较少，偶可引起头痛和腹泻。

（4）其他药物：硫糖铝片宜在进餐前服用，可有便秘、口干、皮疹、眩晕、嗜睡等不良反应。不能与多酶片同服，以免降低两者的效价。枸橼酸铋钾在酸性环境中方可起作用，故宜在餐前半小时服用。因其可使齿、舌变黑，应用吸管直接吸入，部分患者服药后出现便秘和大便呈黑色，停药后可自行消失。服用阿莫西林前应询问患者有无青霉素过敏史，服用过程中应注意有无迟发性变态反应，如是否出现皮疹等。甲硝唑可引起恶心、呕吐等胃肠道反应，可遵医嘱用甲氧氯普胺等拮抗。

知识点 12：消化性溃疡的心理护理　　　　副高：熟练掌握　　正高：熟练掌握

护理人员应全面评估患者和其家属对疾病的认知程度，了解患者及其家属的心理状态、家庭经济状况和社会支持情况，有针对性地对患者和其家属进行健康教育。向担心预后不良的患者说明，经过正规治疗和积极预防，溃疡是可以痊愈的。向患者说明紧张焦虑的心理可增加胃酸分泌，诱发和加重溃疡，指导患者采取放松技术，如转移注意力、听轻音乐等，放松全身，保持乐观精神。同时，积极协助患者取得家庭和社会的支持，以缓解其焦虑急躁情绪，促进溃疡的愈合。向对疾病认识不足的患者及其家属说明疾病的危害，取得合作，以减少疾病的不良后果。

知识点13：消化性溃疡并发症的护理　　　　　　　副高：熟练掌握　　正高：熟练掌握

（1）上消化道大出血：严密监测是否有出血征象，如血压下降、脉搏速率加快、皮肤湿冷、脸色苍白、排黑便或呕血等。

（2）穿孔：一旦发现穿孔征象，应建立静脉通路，输液以防止休克；做好急诊手术术前准备。

（3）幽门梗阻：应准确记录出入量，行血清钾、钠、氯测定和血气分析，及时补充液体和电解质，保证尿量在每天1000~1500ml。插入胃管连续72小时胃肠减压，抽吸胃内容物和胃液。患者病情好转后可进流食，但同时要测量胃内潴留量，记录潴留物的颜色、性状和气味。禁止患者吸烟、饮酒和进食刺激性食物，禁用抗胆碱能药物，如阿托品等，以防减少胃、肠蠕动，加重梗阻症状。

（4）癌变：一旦确诊，需手术治疗，做好术前准备。

知识点14：消化性溃疡的健康指导　　　　　　　　　　副高：掌握　　正高：掌握

（1）生活指导：向患者及其家属讲解引起和加重溃疡的相关因素。指导患者保持乐观的情绪、规律的生活，避免过度紧张与劳累，选择合适的锻炼方式，提高机体抵抗力。指导患者建立合理的饮食习惯和结构，戒除烟酒、避免摄入刺激性食物。

（2）用药指导：指导患者慎用或者不用致溃疡药物，如阿司匹林、咖啡因、泼尼松等；指导患者按医嘱正确服药，学会观察药效及不良反应，不擅自停药或减量，防止溃疡复发。

（3）疾病知识指导：嘱患者定期复诊，并指导患者了解消化性溃疡及其并发症的相关知识和识别方法；若上腹疼痛节律发生变化并加剧，或者出现呕血、黑便时，应立即就医。

第五节　胃　癌

知识点1：胃癌的概述　　　　　　　　　　　　　　　副高：熟悉　　正高：熟悉

胃癌是指起源于胃黏膜上皮细胞的恶性肿瘤，主要是胃腺癌。该病在我国仍是最常见的恶性肿瘤之一，病死率下降并不明显。男性胃癌的发病率和死亡率高于女性，男女之比约为2:1，发病年龄以中老年居多，55~70岁为高发年龄段。

知识点2：胃癌的病因　　　　　　　　　　　　　　　副高：熟悉　　正高：熟悉

胃癌的发生是一个多因素参与、多步骤进行性发展的过程，一般认为其发生是下列因素共同参与所致。

（1）地域环境与饮食因素：胃癌发病有明显的地域性差别，在我国的西北与东部沿海地区胃癌发病率比南方地区明显更高。此外，火山岩地带、高泥炭土壤、水土含硝酸盐过多、微量元素比例失调或化学污染等可直接或间接经饮食途径参与胃癌的发生。

长期食用霉变食品、咸菜、烟熏和腌制食品，以及高盐食品，可增加胃癌发生的危险性。烟熏和腌制食品中含高浓度的硝酸盐，后者可在胃内受细菌硝酸盐还原酶的作用形成亚硝酸盐，再与胺结合成致癌的亚硝胺。高盐饮食致胃癌危险性增加的机制尚不清楚，可能与高浓度盐造成胃黏膜损伤，使黏膜易感性增加而协同致癌作用有关。

（2）感染因素：幽门螺杆菌感染是引发胃癌的主要因素之一，其诱发胃癌的可能机制有：幽门螺杆菌导致的慢性炎症有可能成为一种内源性致突变原；幽门螺杆菌是一种硝酸盐还原剂，具有催化亚硝化作用而起致癌作用；幽门螺杆菌的某些代谢产物促进上皮细胞变异。此外，EB 病毒和其他感染因素也可能参与胃癌的发生。

（3）遗传因素：胃癌有明显的家族聚集倾向，尤其浸润型胃癌有更高的家族发病倾向，提示该型与遗传因素有关。

（4）癌前变化：分为癌前疾病（即癌前状态）和癌前病变。前者指与胃癌相关的胃良性疾病，有发生胃癌的危险性，如慢性萎缩性胃炎、胃息肉、残胃炎、胃溃疡；后者是指较易转变为癌组织的病理学变化，主要指异型增生。

知识点 3：胃癌的病理	副高：熟悉　正高：熟悉

胃癌的好发部位依次为胃窦、贲门、胃体、全胃或大部分胃。根据癌肿侵犯胃壁的程度，可分为早期和进展期胃癌。早期胃癌是指局限于黏膜或黏膜下层的浸润性癌，无论是否有淋巴结转移。进展期胃癌是指癌组织侵及固有肌层或更深者，无论是否有淋巴结转移。

（1）**胃癌的组织病理学**：①胃癌以腺癌为主，可分为乳头状腺癌、管状腺癌、低分化腺癌、黏液腺癌、印戒细胞癌、未分化癌、特殊型癌（鳞癌、腺鳞癌、类癌）等。其中，乳头状腺癌的癌组织呈乳头状向胃腔内不规则生长，癌细胞为柱状或立方形，分化较好。管状腺癌为柱状或立方形癌细胞，组成大小不一、形状各异的腺管，分化程度为高、中分化。其他类型胃癌细胞分化程度都较低。②按胃癌的生长方式分为膨胀型和浸润型，膨胀型癌细胞以团块状，膨胀式浸润生长，与周围组织的界限比较清楚。此型多为分化好的腺癌，也有分化差的腺癌；浸润型癌细胞以分散形式或呈索条状排列或呈腺管结构，但不形成大团块，弥散性生长浸润，与周围组织界限不清。③根据癌细胞分化程度可分为高分化、中分化和低分化三大类。

（2）**胃癌的侵袭与转移**：胃癌有 4 种扩散方式：①直接蔓延：侵袭至相邻器官。胃底贲门癌侵犯食管、肝及大网膜，胃体癌侵犯大网膜、肝及胰腺。②淋巴结转移：一般先转移到局部淋巴结，再到远处淋巴结，胃的淋巴系统与锁骨上淋巴结相连接，转移到该处时称为 Virchow 淋巴结。③血行转移：最常转移到肝，其次是肺、腹膜及肾上腺，晚期患者 60% 以上可发生血行转移。④腹腔内种植：癌细胞侵及浆膜层脱落入腹腔，种植于肠壁和盆腔，如种植于卵巢，称为 Krukenberg 瘤，也可在直肠周围形成一明显的结节状板样肿块（Blumer shelf）。

知识点 4：胃癌的临床表现　　　　　　　　　　　　　　　　副高：掌握　正高：掌握

（1）症状：①早期胃癌：多无症状，或仅有一些非特异性消化道症状。②进展期胃癌：上腹痛为最早出现的症状，常同时伴有纳差、食欲缺乏、体重减轻。腹痛可急可缓，开始仅有上腹饱胀不适，餐后加重。继之有隐痛不适，偶呈节律性溃疡样疼痛，但这种疼痛不能被进食或服用抑酸剂缓解。胃壁受累时可有早饱感，即虽感饥饿，但稍进食即感饱胀不适。胃癌发生并发症或转移时可出现一些特殊症状，如贲门癌累及食管下端时可出现吞咽困难；胃窦癌引起幽门梗阻时出现严重恶心、呕吐；黑便或呕血常见于溃疡型胃癌。转移至身体其他脏器可出现相应的症状，如转移至骨骼时，可有全身骨骼剧痛；转移至肝可引起右上腹痛、黄疸和/或发热；转移至肺可引起咳嗽、咯血、呃逆等；转移至胰腺则会出现持续性上腹痛并放射至背部等。

（2）体征：早期胃癌无明显体征，进展期在上腹部可扪及肿块，有压痛。肿块多位于上腹部偏右，呈坚实可移动结节状。如肿瘤转移至肝可致肝大，并扪及坚硬结节，常伴黄疸。腹膜转移时可发生腹水，移动性浊音阳性。远处淋巴结转移时可扪及 Virchow 淋巴结，质硬不活动。直肠指诊时在直肠膀胱陷凹可触及一板样肿块。此外，某些胃癌患者出现伴癌综合征，包括反复发作的浅表性血栓静脉炎、黑棘皮病（皮肤皱褶处有色素沉着，尤其在两腋）和皮肌炎等，可有相应的体征，有时可在胃癌被察觉前出现。

（3）并发症：可并发胃出血、贲门或幽门梗阻、穿孔等。

知识点 5：胃癌的辅助检查　　　　　　　　　　　　　　　　副高：熟悉　正高：熟悉

（1）血常规及大便常规：缺铁性贫血较常见，系长期失血所致。如有恶性贫血，可见巨幼细胞贫血。大便隐血持续阳性，有辅助诊断意义。

（2）内镜检查：内镜检查结合黏膜活检，是目前最可靠的诊断方法。对早期胃癌，内镜检查更是最佳的诊断方法。一般应在病灶边缘与正常交界处至少取 6 块组织。

（3）钡餐 X 线检查：胃癌主要表现为充盈缺损（息肉样或隆起性病变）、边缘欠规则或腔内龛影（溃疡）和胃壁僵直失去蠕动（癌浸润）等，其与良性息肉及良性溃疡的鉴别尚需依赖组织病理学检查。

知识点 6：胃癌的治疗要点　　　　　　　　　　　　　　　　副高：掌握　正高：掌握

（1）手术治疗：是目前唯一有可能根治胃癌的方法，治疗效果取决于胃癌的病期、癌肿侵袭深度和扩散范围。对早期胃癌，一般首选胃部分切除术，如已有局部淋巴结转移，则应同时予以清扫。对进展期患者，如无远处转移，应尽可能根治性切除。

（2）化学治疗：早期胃癌且不伴有任何转移灶者，手术后一般不需要化疗。胃癌对化疗并不敏感，但有转移者视情况而定。

（3）内镜下治疗：对早期胃癌无淋巴转移时，可在内镜下行高频电凝切除术、光动力治疗、内镜下激光等治疗。内镜下微波凝固疗法可用于早期胃癌以及进展期胃癌发生梗阻者。

（4）其他治疗：①体外实验及动物体外实验表明，生长抑素类似物及环氧化酶 2（cyclooxygenase 2，COX-2）抑制药能抑制胃癌生长。②中医药治疗：中药扶正抗癌方可以配合治疗，但其对人类胃癌的治疗尚需进一步的临床研究。

知识点 7：胃癌的护理评估　　　　　　　　　　　　副高：熟悉　　正高：掌握

（1）一般情况：患者的年龄、性别、职业、婚姻状况、健康史、既往史、心理、自理能力等。

（2）身体状况：①疼痛情况：疼痛位置、性质、时间等情况。②全身情况：生命体征、神志、精神状态，有无衰弱、消瘦、焦虑、恐惧等表现。

知识点 8：胃癌的护理诊断　　　　　　　　　　　　副高：熟悉　　正高：熟悉

（1）疼痛（腹痛）：与癌细胞浸润脏器牵拉神经引发疼痛有关。

（2）活动无耐力：与疼痛及患者机体消耗有关。

（3）有体液不足的危险：与幽门梗阻致严重呕吐有关。

（4）营养失调——低于机体需要量：与长期食欲缺乏、消化吸收不良及癌肿导致的消耗增加有关。

（5）焦虑/恐惧：与患者对癌症的恐惧、担心治疗效果和预后有关。

知识点 9：胃癌的护理措施　　　　　　　　　　副高：熟练掌握　　正高：熟练掌握

（1）休息与活动：保持安静、整洁和舒适的环境，有利于患者睡眠和休息。早期胃癌患者经过治疗后可从事一些轻工作和锻炼，应注意劳逸结合。中晚期胃癌患者需卧床休息，以减少体力消耗。恶病质患者做好皮肤护理，定时翻身并按摩受压部位。做好生活护理和基础护理，使患者能心情舒畅地休息治疗。

（2）饮食护理：让患者了解充足的营养支持对机体恢复有重要作用，对能进食者鼓励其尽可能进食易消化、营养丰富的流质或半流质饮食。对贲门癌有吞咽困难者，中、晚期患者应按医嘱静脉输注高营养物质，以维持机体代谢需要。幽门梗阻时，可行胃肠减压，同时遵医嘱静脉补充液体。

（3）心理护理：患者情绪上常表现出否认、悲伤、退缩和愤怒，甚至拒绝接受治疗，而家属也常出现焦虑、无助，有的甚至挑剔医护活动。护理人员应与患者建立良好的护患关系，运用倾听、解释、安慰等技巧与患者沟通，表示关心与体贴，并及时取得家属的配合，以避免自杀等意外的发生。耐心听取患者自身感受的叙述，并给予支持和鼓励。同时介绍有关胃癌治疗进展信息，提高患者治疗的信心；指导患者保持乐观的生活态度，用积极的心态面对疾病，树立战胜疾病、延长生存期的信心。对晚期患者，应予以临终关怀，使患者能愉快地度过最后时光。

（4）疼痛的护理：疼痛是晚期胃癌患者的主要痛苦，可采用转移注意力或松弛疗法，如听音乐、洗澡等，以减轻患者对疼痛的敏感性，增强其对疼痛的耐受力。疼痛剧烈时，可按医嘱予以镇痛药，观察患者反应，防止药物成瘾。如果患者要求镇痛药的次数过于频繁，除了要考虑镇痛药的剂量不足外，也要注意患者的情绪状态，多给他一些倾诉的时间。在治疗性会谈的同时，可给予背部按摩或与医师商量酌情给予安慰药，以满足患者心理上的需要。

（5）化疗的护理：化疗中严密观察药物引起的局部及全身反应，如恶心、呕吐、白细胞计数降低及肝、肾功能异常等，及时与医师联系，及早采取处理措施。化疗期间保护好血管，避免药液外漏引起的血管及局部皮肤损害。一旦发生静脉炎，立即予以2%利多卡因局部封闭或50%硫酸镁湿敷，局部还可行热敷、理疗等。如有脱发，可让患者戴帽或用假发，以满足其对自我形象的要求。

| 知识点10：胃癌的健康指导 | 副高：掌握 正高：掌握 |

（1）疾病预防指导：对健康人群开展卫生宣教，提倡多食富含维生素C的新鲜水果、蔬菜，多食肉类、鱼类、豆制品和乳制品；避免高盐饮食，少进咸菜、烟熏和腌制食品；食品贮存要科学，不食霉变食物。对胃癌高危人群如中度或重度胃黏膜萎缩、中度或重度肠化生、不典型增生或有胃癌家族史者应遵医嘱给予根除幽门螺杆菌治疗。对癌前变化者，应定期检查，以便早期诊断及治疗。

（2）生活指导：指导患者生活规律，保证充足的睡眠，根据病情和体力，适量活动，以增强机体抵抗力。注意个人卫生，特别是体质衰弱者，应做好口腔、皮肤黏膜的清洁，防止继发性感染。指导患者运用适当的心理防卫机制，保持心情舒畅，以积极的心态面对疾病。

（3）用药指导与病情监测：指导患者合理使用镇痛药，并应发挥自身积极的应对能力，以提高控制疼痛的效果。嘱患者定期复诊，以监测病情变化和及时调整治疗方案。教会患者及其家属如何早期识别并发症，及时就诊。

第六节 肠 结 核

| 知识点1：肠结核的概述 | 正高：熟悉 |

肠结核是结核分枝杆菌侵犯肠道引起的慢性特异性感染。肠结核好发于回盲部，根据病理可分为溃疡型肠结核、增生型肠结核和混合型肠结核3种类型。本病一般见于青壮年，女性略高于男性。

| 知识点2：肠结核的病因及发病机制 | 正高：熟悉 |

肠结核多由人型结核分枝杆菌引起，少数患者可因饮用未经消毒的带菌牛奶或乳制品，发生牛型结核分枝杆菌感染而致病。感染途径：①经口感染，为结核分枝杆菌侵犯肠道的主要途径。患者多有开放性肺结核或喉结核，因经常吞下含有结核分枝杆菌的痰液而引起本病。②血型播散，多见于粟粒型肺结核。③直接蔓延，可由腹腔内结核病灶如女性生殖器结核直接蔓延而致。

| 知识点3：肠结核的临床表现 | 正高：掌握 |

肠结核大多起病缓慢，病程较长。早期症状不明显，容易被忽视。

（1）腹痛：多位于右下腹，也可因回盲部病变引起上腹或脐周痛，疼痛性质一般为隐痛或牵涉痛，进食易诱发或加重，出现腹痛和排便，排便后症状可有所缓解。体检常有腹部压痛，常位于右下腹。当发生部分或完全性肠梗阻时，还可伴有其他肠梗阻症状。

（2）腹泻与便秘：腹泻是溃疡型肠结核的主要临床表现之一。排便次数因病变的严重程度和范围不同而异，一般每天2~4次，重者每天达10余次。大便呈糊状，一般不含黏液、脓血，如直肠未受累，无里急后重感。有时患者会出现腹泻与便秘交替，由肠结核引起胃肠功能紊乱所致。增生型肠结核以便秘为主要表现。

（3）腹部肿块：主要见于增生型肠结核，当溃疡型肠结核合并局限性腹膜炎时，病变肠区可出现腹部肿块，肿块常位于右下腹。一般比较固定，中等质地，伴有轻中度压痛。

（4）全身症状和肠外结核表现：结核毒血症状多见于溃疡型肠结核，表现为长期发热、盗汗、倦怠、消瘦、贫血，随病程发展可出现维生素缺乏等营养不良的表现。可同时有肠外结核特别是活动性肺结核的表现。增生型肠结核全身情况一般较好，无明显结核毒血症状。

（5）并发症：见于晚期患者，以肠梗阻多见，还可有瘘管的形成，肠出血、结核性腹膜炎、急性肠穿孔少见。

| 知识点4：肠结核的辅助检查 | 正高：熟悉 |

（1）实验室检查：溃疡型肠结核可有不同程度贫血，无并发症者白细胞计数一般正常。红细胞沉降率明显增快是评估结核病活动度的指标之一。溃疡型肠结核的大便多为糊状，一般无肉眼黏液和脓血，但显微镜下可见少量脓细胞和红细胞。纯蛋白衍生物（PPD）试验强阳性可作为辅助诊断标准。

（2）X线检查：X线胃肠钡餐造影或钡剂灌肠造影对肠结核的诊断有重要意义。溃疡型肠结核可见钡剂跳跃征象，增生型肠结核可观察到不全性肠梗阻征象。

（3）结肠镜检查：可直接观察全结肠和回肠末段，内镜下病变肠黏膜充血、水肿、溃疡形成，可伴有大小及形态各异的炎性息肉、肠腔狭窄等。如果活检找到干酪样坏死性肉芽肿或结核分枝杆菌，则可以确诊。

（4）CT肠道显像（CTE）：肠结核病变部位通常在回盲部附近，很少累及空肠，节段性改变不如克罗恩病明显，可见腹腔淋巴结中央坏死或钙化等改变。

| 知识点5：肠结核的治疗要点 | 正高：掌握 |

肠结核的治疗目的是消除症状、改善全身情况、促使病灶愈合及预防并发症，强调早期治疗，因为肠结核早期病变是可逆的。

（1）休息与营养：休息与营养可增加患者的抵抗力，是治疗的基础。

（2）抗结核化学药物治疗：是本病治疗的关键。强调早期、联合、全程、规范治疗，以减少或避免并发症的发生。

（3）对症治疗：腹痛可用阿托品或其他抗胆碱能药物；严重腹泻或摄入不足者，应注意纠正水、电解质与酸碱平衡紊乱；对不完全性肠梗阻患者，需进行胃肠减压，以缓解梗阻近端肠曲的膨胀与潴留。

（4）手术治疗：当肠结核并发完全性肠梗阻、急性穿孔、慢性穿孔致肠瘘形成、肠道大量出血经积极抢救不能止血者，需要手术治疗。

| 知识点6：肠结核的护理评估 | 正高：掌握 |

（1）评估患者结核相关的病史及家族史，询问患者既往有无其他部位结核病史，了解患者家庭成员有无患结核病的情况。

（2）评估患者肠结核的临床表现：①消化系统及腹部表现：观察患者腹痛的部位、性质；每天腹泻的次数，大便的颜色、性状、是否含有黏液脓血；有无便秘。检查腹部有无压痛、反跳痛及腹部包块，听诊肠鸣音是否亢进。询问患者有无恶心呕吐、腹胀等伴随症状。②全身表现：观察患者的精神状态及营养状况，有无贫血苍白面容、倦怠表情，有无消瘦、乏力、食欲缺乏。询问患者有无午后低热或不规则热。有肠外结核者还应注意观察肠外结核的相关表现。③并发症的表现：观察患者有无腹部胀痛加剧、频繁呕吐等梗阻征象，有无便血等肠出血征象，有无腹膜刺激征等肠穿孔征象。

（3）评估患者有无结核菌素试验阳性及其他辅助检查结果，如红细胞沉降率、结肠镜等。

（4）评估患者的心理状态，了解患者家庭经济状况和社会支持情况。

| 知识点7：肠结核的护理诊断 | 正高：熟悉 |

（1）疼痛（腹痛）：与肠结核导致肠黏膜炎症及肠腔狭窄、肠梗阻有关。

（2）腹泻：与溃疡型肠结核、肠功能紊乱有关。

（3）营养失调——低于机体需要量：与结核分枝杆菌毒性作用、机体高消耗、消化吸收功能障碍有关。

（4）体温过高：与结核毒血症有关。

（5）便秘：与肠道狭窄、梗阻或胃肠功能紊乱有关。

（6）焦虑：与结核引起的多种症状、疾病治疗时间长、恢复慢，患者担心疾病预后有关。

（7）潜在并发症：肠梗阻、肠穿孔、肠瘘、腹腔脓肿、肠出血。

知识点8：肠结核的一般护理	正高：熟练掌握

（1）休息：应保证充足的休息，劳逸结合，避免疲劳，生活规律，保持良好的心态。活动性肠结核腹痛明显或腹泻严重时须卧床休息。有腹腔积液时可取半卧位，待症状控制后逐渐增加活动量。居住环境应避免潮湿、拥挤，以阳光充足空气新鲜的环境为宜。

（2）饮食：由于结核病是一种慢性、消耗性疾病，需要保证充足的营养供给，才能提高机体抵抗力，促进疾病的痊愈。应该向患者及其家属讲解营养支持治疗的重要性，并与其共同制订饮食计划。给予高热量、高蛋白、高维生素、易于消化的食物。腹泻严重者应少食乳制品以及富含脂肪和粗纤维的食物，以免加快肠蠕动。对于明显消瘦、胃肠症状重妨碍进食、营养摄入不能满足机体基本需求者，应遵医嘱给予静脉营养支持治疗。指导患者戒烟戒酒。

（3）定期监测相关营养指标，如体重、血清清蛋白、血红蛋白等。

知识点9：肠结核的病情观察及症状的护理	正高：熟练掌握

（1）腹痛：观察患者腹痛的部位、程度、性质及伴随症状。如果患者突然出现腹痛加剧、压痛明显，或出现频繁的恶心、呕吐，伴肛门停止排气排便、肠鸣音亢进，或出现血便等，应考虑是否并发肠梗阻、肠穿孔或肠出血等并发症，应及时报告医师并协助处理。对于阵发性痉挛性疼痛，遵医嘱给予抗胆碱能药物如阿托品、山莨菪碱等以解除痉挛，缓解疼痛。注意观察用药疗效及不良反应。亦可采取非药物镇痛方法，如协助患者取舒适体位，指导患者深呼吸等放松技巧或给患者听音乐、看书以分散其注意力等。疼痛剧烈者，还应注意安全防护，加强巡视，防止患者发生坠床等意外。

（2）腹泻：观察患者大便的次数、量、性状。严重腹泻者，应监测患者生命体征的变化，观察有无脱水及血容量不足的表现，监测血电解质的变化。必要时遵医嘱补充液体及钾盐，防止水、电解质、酸碱失衡。指导患者更换体位时（尤其是由卧位坐起或站立时）动作宜慢，以防止出现直立性低血压。

知识点10：肠结核的心理护理	正高：熟练掌握

改善患者消极、焦虑、悲观的不良心理状态。本病治疗时间长、恢复慢，可能给家庭造成较重的负担，因此应与其家属有效沟通，建立信心，共同制订治疗计划，坚持治疗，使其痊愈。

知识点11：肠结核的健康指导 正高：掌握

（1）疾病预防指导：加强有关结核病的卫生宣教，肺结核患者不可吞咽痰液，提倡用公筷进餐及分餐制，牛奶及乳制品应灭菌后饮用，对肠结核患者的大便要消毒处理，防止病原体传播。

（2）疾病知识指导：患者应保证充足的休息与营养，生活规律，劳逸结合，保持良好的心态，以增强机体抵抗力。指导患者坚持抗结核治疗，保证足够的剂量和疗程。定期复查。学会自我监测抗结核药物的作用和不良反应，如有异常，及时复诊。

第七节　溃疡性结肠炎

知识点1：溃疡性结肠炎的概述 副高：熟悉　正高：熟悉

溃疡性结肠炎（UC）是一种病因尚不十分清楚的直肠和结肠慢性非特异性炎症性疾病。病变主要限于大肠黏膜与黏膜下层。临床表现为腹泻、黏液脓血便、腹痛和里急后重。病情轻重不等，多呈反复发作的慢性病程。本病可发生在任何年龄，多见于20~40岁，亦可见于儿童或老年人。男女发病率无明显差别。

知识点2：溃疡性结肠炎的病因及发病机制 副高：熟悉　正高：熟悉

溃疡性结肠炎的发生可能为免疫、遗传等因素与外源性刺激相互作用的结果。

（1）免疫因素：在部分患者血清中可检测到抗结肠上皮细胞抗体，故认为本病发生和自身免疫反应可能有关。本病还可能存在对正常肠道菌丛的免疫耐受缺失。

（2）环境因素：饮食、吸烟或尚不明确的因素可能起一定作用。

（3）遗传因素：目前认为本病为多基因病，且不同人由于不同基因引起。

（4）感染因素：目前一般认为感染是继发或为本病的诱发因素。

（5）神经精神因素：精神紧张、过劳可诱发本病发作，而焦虑、抑郁等也可能是本病反复发作的继发表现。但近年来临床资料说明本病有精神异常或精神创伤史者，并不比一般人群多见。

知识点3：溃疡性结肠炎的临床表现 副高：掌握　正高：掌握

起病多数缓慢，少数急性起病，偶见急性暴发起病。病程呈慢性经过，多表现为发作期与缓解期交替，少数症状持续并逐渐加重。

（1）消化系统表现：①腹泻和黏液脓血便：见于绝大多数患者。黏液脓血便是本病活动期的重要表现，排便次数及便血的程度反映病情轻重。轻者每天排便2~4次，大便呈糊状，可混有黏液、脓血，便血轻或无；重者每天排便可达 10 次以上，常混有大量脓血，甚至呈血水样便。病变限于直肠和乙状结肠的患者，偶有腹泻与便秘交替的现象。②腹痛：一般主诉有轻度至中度腹痛，多为左下腹或下腹的阵痛，亦可涉及全腹。有疼痛–便意–便后缓解的规律，由于炎症刺激乙状结肠和直肠，常有里急后重。若并发中毒性巨结肠或腹膜炎，则腹痛持续且剧烈。③其他症状：可有腹胀，严重者伴有食欲缺乏、恶心、呕吐。④体征：左下腹轻压痛，重型和暴发型患者常有明显压痛和鼓肠。若有腹肌紧张、反跳痛、肠鸣音减弱，应注意中毒性巨结肠、肠穿孔等并发症。

（2）全身表现：中、重型患者活动期常有低度至中度发热，高热多提示合并症或见于急性暴发型。重症或病情持续活动可出现衰弱、消瘦、贫血、低蛋白血症、水与电解质平衡紊乱等表现。

（3）肠外表现：包括外周关节炎、结节性红斑、巩膜外层炎、前葡萄膜炎、口腔黏膜复发性溃疡等。

（4）并发症：暴发型或重症溃疡性结肠炎患者可发生中毒性巨结肠。直肠结肠癌变多见于广泛性结肠炎、幼年起病而病程漫长者。肠大出血、肠梗阻、肠穿孔也可发生。

知识点 4：溃疡性结肠炎的临床分型	副高：掌握 正高：掌握

按本病的病程、程度、范围及病期进行综合分型。

（1）临床类型：①初发型，指无既往史的首次发作。②慢性复发型，临床上最多见，发作期与缓解期交替。③慢性持续型，症状持续，间以症状加重的急性发作。④急性暴发型，少见，急性起病，病情严重，全身毒血症状明显。上述各型可相互转化。

（2）病变范围：可分为直肠炎、左半结肠炎（病变范围在结肠脾曲以远）及广泛结肠炎（病变累及结肠脾曲以近或全结肠）。

（3）病情分期：分为活动期和缓解期。活动期按严重程度分为轻、中、重度。①轻度：腹泻 <4 次/天，便血轻或无，无发热，贫血无或轻，血沉正常。②重度：腹泻 >6 次/天，有明显黏液脓血便，体温 >37.5℃、脉搏 >90 次/分，血红蛋白 <100g/L，血沉 >30mm/h。③中度：介于轻度与重度之间。

知识点 5：溃疡性结肠炎的辅助检查	副高：熟悉 正高：熟悉

（1）血液检查：贫血、白细胞数增加、血沉加快及 C 反应蛋白增高均提示溃疡性结肠炎处于活动期。怀疑合并巨细胞病毒（CMV）感染时，可行血清 CMV IgM 及 DNA 检测。

（2）大便检查：大便肉眼检查常有黏液和脓血，在显微镜下可见红细胞和脓细胞，急性发作期可见巨噬细胞。便钙卫蛋白增高提示肠黏膜炎症处于活动期。大便检查对于感染性结肠炎具有重要意义。怀疑合并艰难梭状杆菌感染时可通过培养、毒素检测及核苷酸聚合酶链式反应（PCR）等方法证实。

（3）结肠镜检查：是本病诊断的重要手段，可直接观察病变黏膜并可行活组织检查。肠镜下病变黏膜弥漫性、连续性充血水肿；黏膜上可见多发性浅溃疡，表面可附有脓性分泌物。

（4）X 线钡剂灌肠检查：结肠镜检查有困难时辅以钡剂灌肠检查。主要 X 线征：①黏膜粗乱和/或颗粒样改变。②多发性浅溃疡，表现为管壁边缘毛糙呈毛刺状或锯齿状以及见小龛影，亦可有炎性息肉而表现为多个小的圆形或卵圆形充盈缺损。③肠管缩短，结肠袋消失，肠壁变硬，可呈铅管状。重型或暴发型患者不宜做钡剂灌肠检查，以免加重病情或诱发中毒性巨结肠。

（5）自身抗体检测：血中外周型抗中性粒细胞胞质抗体和抗酿酒酵母抗体分别为溃疡性结肠炎和克罗恩病的相对特异性抗体，这两种抗体的检测有助于溃疡性结肠炎和克罗恩病的诊断和鉴别诊断。

知识点 6：溃疡性结肠炎的治疗要点	副高：掌握　正高：掌握

治疗的目的在于控制急性发作、缓解病情、减少复发、防治并发症。

（1）一般治疗：①注意休息、饮食与营养：活动期患者应注意休息，给予流质或半流质饮食。对于重症或暴发型患者应入院治疗，禁食，给予全胃肠外营养，纠正水、电解质紊乱，贫血者给予输血，低蛋白血症者给予输血浆、清蛋白支持治疗。②对症治疗：需权衡利弊，使用抗胆碱能药物或止泻药（如地芬诺酯、派诺丁胺等）应谨慎，对重症患者应禁用，避免引起中毒性巨结肠。对于重症、有继发感染者应积极抗生素治疗，给予广谱抗生素，静脉给药。

（2）抗炎、抗免疫治疗：①氨基水杨酸制剂：柳氮磺吡啶（SASP）是治疗本病的常用药，适用于轻、中度患者或重度经糖皮质激素治疗已有缓解者。用药方法：活动期 4g/d，分 4 次口服，用药 3~4 周；病情缓解后可减量使用 3~4 周，然后改为维持量 2g/d，分次口服，维持 1~2 年。也可用氨基水杨酸 2g 溶于 60ml 水中保留灌肠治疗。目前常用的制剂还有美沙拉嗪、奥沙拉嗪、巴柳氮等。②肾上腺糖皮质激素：a. 对急性发作者较好的疗效，适用于对水杨酸制剂疗效不佳的轻中度患者以及重症、急性暴发型患者。一般给予口服泼尼松 40mg/d，对于重症患者，先予氢化可的松 200~300mg/d 或地塞米松 10mg/d，静滴 7~14 天后，改为口服泼尼松 60mg/d，病情好转后逐渐减量至停药。b. 对于病变局限于乙状结肠和直肠者，可用琥珀酸钠氢化可的松加入生理盐水中做保留灌肠，每晚 1 次。③免疫抑制剂：对于激素治疗效果不佳或对激素依赖的慢性持续性患者，可使用硫唑嘌呤或巯嘌呤。

（3）手术治疗：并发肠道大出血、肠穿孔、中毒性巨结肠、结肠癌等或经过内科治疗无效且伴有严重毒血症状者，可选择手术治疗。

知识点 7：溃疡性结肠炎的护理评估	副高：熟悉　正高：掌握

（1）健康史：询问患者有无饮食失调、吸烟、精神创伤、劳累等诱因。了解患者家族中有无类似患者，及患者发病前有无感染病史。

（2）身体状况：①消化系统症状，腹泻、腹痛、腹胀情况，食欲缺乏、恶心、呕吐等情况。②全身情况：生命体征、神志、精神状态，有无发热、脉速等症状；有无衰弱、消瘦、贫血、低蛋白血症、水与电解质平衡紊乱等表现。

（3）心理-社会状况：由于病因不明，病情反复发作，迁延不愈，进行性加重，常给患者带来痛苦。排便次数的增加，给患者的精神和日常生活带来很多困扰，易产生自卑、忧虑，甚至恐惧心理。

知识点8：溃疡性结肠炎的护理诊断   副高：熟悉   正高：熟悉

（1）腹泻：与炎症导致肠黏膜对水钠吸收障碍及结肠运动功能失常有关。
（2）腹痛：与肠道炎症、溃疡有关。
（3）营养失调——低于机体需要量：与长期腹泻、吸收障碍及机体高消耗有关。
（4）焦虑：与病情迁延、反复发作有关。
（5）有液体不足的危险：与肠道炎症致长期频繁腹泻有关。
（6）潜在并发症：中毒性巨结肠、直结肠癌变、肠出血、肠穿孔。

知识点9：溃疡性结肠炎的一般护理   副高：熟练掌握   正高：熟练掌握

指导患者生活要有规律，注意休息、避免劳累，保持心情的舒畅，注意保暖及饮食卫生，避免各种疾病的诱发因素。腹痛、腹泻等症状严重者，应指导患者卧床休息，起身时动作宜慢，防止直立性低血压；腹痛剧烈者，注意拉起床栏保护，防止坠床等意外发生。

知识点10：溃疡性结肠炎的饮食护理   副高：熟练掌握   正高：熟练掌握

指导患者进食质软、易于消化、富含营养的少渣食物，以有利于吸收、减轻食物对肠黏膜的刺激并给予充足的热量以维持机体代谢的需要。避免食用冷饮、多纤维素的蔬菜和水果以及其他刺激性食物，对乳制品以及其他不能耐受的食物，应避免摄入。急性发作期的患者，应进食流质或半流质。必要时遵医嘱予全要素饮食口服或管饲饮食，病情严重者应禁食，遵医嘱给予静脉营养。注意为患者提供良好的进餐环境，避免不良刺激，以增进患者的食欲。

知识点11：溃疡性结肠炎的病情观察   副高：熟练掌握   正高：熟练掌握

（1）观察患者腹泻的次数，大便的颜色、性状和量以及伴随症状。若排便次数增多，大便内含有脓液及血液，甚至呈鲜红色血便，提示疾病加重。腹泻严重者，应注意观察有无脱水及贫血征象。

（2）观察患者腹痛的部位、程度及伴随症状的变化。若患者出现腹部胀痛、肠鸣音消失、伴有高热等毒血症状，应考虑是否并发了中毒性巨结肠等。一旦出现，应立即汇报医师，配合处理。

（3）注意观察患者的进食情况，定期测量体重，监测血红蛋白、血清清蛋白等指标的变化。

（4）监测体温的变化及其他肠外表现的观察。

知识点12：溃疡性结肠炎的对症护理　　　　　副高：熟练掌握　正高：熟练掌握

急性发作期或重症患者腹泻次数较多，要指导患者和其家属做好肛周皮肤的护理。便后用肥皂水与温水冲洗肛门及周围皮肤，选择柔软的手纸，擦拭动作宜轻柔以减少机械性刺激，必要时给予鞣酸软膏涂擦。

知识点13：溃疡性结肠炎的用药护理　　　　　副高：熟练掌握　正高：熟练掌握

遵医嘱给予柳氮磺吡啶（SASP）、糖皮质激素、免疫抑制剂等治疗，以控制病情，缓解腹痛。护理人员应向患者及其家属说明药物的用法、作用、不良反应等。如应用SASP时，患者可出现恶心、呕吐、皮疹、粒细胞减少及再生障碍性贫血等。应嘱患者餐后服药，服药期间定期复查血象；应用糖皮质激素者，要注意激素的不良反应，不可随意停药，防止反跳现象；应用硫唑嘌呤或巯嘌呤时患者可出现骨髓抑制的表现，应注意监测白细胞计数。

知识点14：溃疡性结肠炎的健康指导　　　　　副高：掌握　正高：掌握

（1）疾病知识指导：由于病因不明，病情反复发作，迁延不愈，常给患者带来痛苦，尤其是排便次数的增加，给患者的精神和日常生活带来很多困扰，易产生自卑、忧虑，甚至恐惧心理。应鼓励患者树立信心，以平和的心态应对疾病，自觉地配合治疗。指导患者合理休息与活动。在急性发作期或病情严重时均应卧床休息，缓解期适当休息，注意劳逸结合。指导患者合理选择饮食。

（2）用药指导与病情监测：嘱患者坚持治疗，不要随意更换药物或停药。教会患者识别药物的不良反应，出现异常情况如疲乏、头痛、发热、手脚发麻、排尿不畅等症状要及时就诊，以免耽误病情。

第八节　肝　硬　化

知识点1：肝硬化的概述　　　　　　　　　　副高：熟悉　正高：熟悉

肝硬化是一种由不同病因长期或反复作用形成的慢性进行性弥漫性肝病。其病理特点为广泛的肝细胞变性坏死、纤维组织弥漫性增生，并有再生小结节形成，结缔组织增生与纤维隔形成，导致正常肝小叶结构破坏和假小叶形成，致使肝内血循环紊乱，加重肝细胞营养障碍，导致肝逐渐变形、变硬而发展为肝硬化。临床主要表现为肝功能损害和门静脉高压，可有多系统受累，晚期出现消化道出血、肝性脑病、感染等严重并发症。

知识点 2：肝硬化的病因　　　　　　　　　　　副高：熟悉　正高：熟悉

（1）病毒性肝炎：通常由慢性病毒性肝炎逐渐发展而来，主要见于乙型、丙型和丁型肝炎病毒重叠感染。而甲型、戊型病毒性肝炎不演变为肝硬化。

（2）酒精中毒：长期大量酗酒，乙醇、乙醛（乙醇中间代谢产物）的毒性作用引起酒精性肝炎，可逐渐发展为酒精性肝硬化。

（3）血吸虫病：长期或反复感染血吸虫，虫卵沉积在汇管区，引起纤维组织增生，导致肝纤维化和肝门静脉高压症。

（4）胆汁淤积：肝外胆管阻塞或肝内胆汁淤积持续存在时，可引起原发性或继发性胆汁性肝硬化。

（5）循环障碍：慢性充血性心力衰竭、缩窄性心包炎等可致肝长期淤血，肝细胞缺氧、坏死和纤维组织增生，逐渐发展为肝硬化。

（6）其他：患慢性炎性肠病、长期营养不良可引起肝细胞脂肪变性和坏死。某些代谢障碍性疾病可引起代谢产物沉积在肝，也损害肝细胞，久之可发展为肝硬化。长期反复接触化学毒物如四氯化碳、磷、砷等，可引起中毒性肝炎，最终演变为肝硬化。

知识点 3：肝硬化的发病机制及病理　　　　　　副高：掌握　正高：掌握

在各种致病因素作用下，肝经历慢性炎症、脂肪样变性、肝细胞减少、弥漫性纤维化及肝内外血管增殖，逐渐发展为肝硬化。

肝细胞可以下列三种方式消亡：①变性、坏死。②变性、凋亡。③逐渐丧失其上皮特征，转化为间质细胞，即上皮-间质转化。正常成年人肝细胞生命周期为 200～300 天，缓慢更新，但肝叶部分切除后，肝呈现强大的再生能力。在慢性炎症和药物损伤等条件下，成年人受损肝细胞难以再生。

炎症等致病因素激活肝星形细胞，使其增殖和移行，胶原合成增加、降解减少，沉积于 Disse 间隙，间隙增宽。汇管区和肝包膜的纤维束向肝小叶中央静脉延伸扩展，这些纤维间隔包绕再生结节或将残留肝小叶重新分割，改建成为假小叶，形成典型的肝硬化组织病理学特点。

肝纤维化发展的同时，伴有显著的肝内外血管异常增殖。肝内血管增殖使肝窦内皮细胞窗孔变小，数量减少，肝窦内皮细胞间的缝隙消失，基底膜形成，称为肝窦毛细血管化，致使：①肝窦狭窄、血流受阻，肝窦内物质穿过肝窦壁到肝细胞的转运受阻，肝细胞缺氧、营养供给障碍，肝细胞表面绒毛消失，肝细胞功能减退、变性，转化为间质细胞，凋亡增加甚或死亡。②肝内血管阻力增加，门静脉压力升高，在血管内皮生长因子（VEGF）及血小板衍化生长因子 B（PDGF-B）的正反馈作用下，进一步促进肝内外血管增殖，门静脉高压持续进展。肝内门静脉、肝静脉和肝动脉三个血管系之间失去正常关系，出现交通吻合支等。肝外血管增殖，门静脉属支血容量增加，加重门静脉高压，导致食管－胃底静脉曲张、脾大、门静脉高压性胃肠病等并发症。

知识点 4：肝硬化代偿期的临床表现   副高：掌握   正高：掌握

症状轻，缺乏特异性，早期以乏力、食欲缺乏较突出，经休息或治疗后稍缓解。肝轻度变大，质偏硬，可有轻压痛，脾轻、中度变大。肝功能正常或轻度异常。

知识点 5：肝硬化失代偿期肝功能减退的临床表现   副高：掌握   正高：掌握

（1）全身表现：全身营养差，消瘦，乏力，精神不振，皮肤干燥，面色灰暗，可有低热及水肿。

（2）消化道症状：食欲缺乏、畏食、上腹饱胀不适、恶心、呕吐等，对脂肪和蛋白耐受性差，可致腹泻。半数以上患者有黄疸。

（3）出血倾向和贫血：轻者有鼻出血、牙龈出血、紫癜；重者可胃肠道出血，常有不同程度贫血，与肝合成凝血因子减少、胃肠失血、脾功能亢进有关。

（4）内分泌失调：主要有雌激素增多，雄激素减少。男性患者表现为乳房发育、毛发脱落、性欲减退、睾丸萎缩等；女性患者有月经失调、闭经、不孕等。部分患者出现肝掌、蜘蛛痣。

知识点 6：肝硬化失代偿期门静脉高压的临床表现   副高：掌握   正高：掌握

（1）脾大、脾功能亢进：脾大是肝硬化门静脉高压较早出现的表现。脾静脉回流阻力增加及门静脉压力逆传到脾，使脾被动淤血性增大，脾组织和脾内纤维组织增生。此外，肠道抗原物质经门体侧支循环进入体循环，被脾摄取，抗原刺激脾单核－巨噬细胞增生，脾功能亢进，外周血呈不同程度血小板及白细胞减少，增生性贫血，易并发感染及出血。

（2）侧支循环建立与开放：①食管和胃底静脉曲张。②腹壁静脉曲张。③痔静脉扩张。

（3）腹水：是晚期肝硬化最突出的表现。轻者腹胀，大量腹水时腹部隆起，状如蛙腹，可引起呼吸困难、心悸和脐疝。腹水形成与下列因素有关：①门静脉高压。②血浆清蛋白降低。③肝淋巴液生成过多。④血管升压素及继发性醛固酮增多而引起水钠重吸收增多。⑤有效循环血容量不足致肾血流量减少，肾小球滤过率降低。

知识点 7：肝硬化的辅助检查   副高：熟悉   正高：熟悉

（1）血常规：代偿期多正常，失代偿期常有不同程度的贫血。当脾功能亢进时，红细胞、白细胞、血小板均见减少。

（2）尿常规：代偿期正常，并发肝肾综合征时可有管型尿、蛋白尿及血尿，黄疸时尿胆红素阳性。

（3）肝功能：失代偿期转氨酶升高，清蛋白降低，球蛋白升高，凝血酶原时间延长。

（4）免疫学检查：免疫球蛋白 IgG 增高。半数以上患者 T 淋巴细胞低于正常，部分患者体内出现自身抗体如抗核抗体。

（5）腹水检查：一般为漏出液。若合并原发性腹膜炎时，可呈渗出液。

（6）影像学检查：①X 线钡餐检查：食管静脉曲张者钡剂在黏膜上分布不均，显示虫蚀样或蚯蚓状充盈缺损，纵行黏膜皱襞增宽。②B 超检查：显示肝脾大小、门静脉高压、腹水。肝早期增大，晚期萎缩，肝实质回声不均、增强、不规则。门静脉高压症时可见脾大、门静脉直径增宽、侧支血管存在，肝静脉变细、扭曲、粗细不均，有腹水时可见液性暗区。③CT 和 MRI 检查：可显示肝、脾、肝内门静脉、肝静脉、侧支血管形态改变，腹水。

（7）内镜：可观察食管、胃底静脉有无曲张及曲张的程度和范围，比 X 线检查更为直观和明确。并发上消化道出血者，不仅能通过急诊内镜明确出血原因和部位，还可同时进行止血治疗。

（8）肝活检：在 B 超引导下行肝穿刺活检具有确诊价值，尤其适用于代偿期肝硬化的早期诊断。

知识点8：肝硬化的治疗要点　　　　　　　　　　　　　　副高：掌握　正高：掌握

对于代偿期患者，治疗旨在延缓肝功能失代偿、预防肝细胞肝癌，争取逆转病变；对于失代偿期患者，则以改善肝功能、治疗并发症、延缓或减少肝移植需求为目标。

（1）去除或减轻病因：根据早期肝硬化的特殊病因给予治疗。血吸虫病患者在疾病的早期采用较为彻底的治疗，可使肝功能改善、脾缩小。动物实验证实经早期治疗能逆转或中止血吸虫感染所致的肝纤维化。酒精性肝病及药物性肝病，应中止饮酒及停用中毒药物。

（2）慎用损伤肝的药物：避免不必要、疗效不明确的药物，减轻肝代谢负担。

（3）维护肠内营养：肝硬化时若碳水化合物供能不足，机体将消耗蛋白质供能，加重肝代谢负担。肝硬化常有消化不良，应进食易消化的食物，以碳水化合物为主，蛋白质摄入量以患者可耐受为宜，辅以多种维生素，可给予胰酶助消化。对食欲缺乏、食物不耐受者，可予预消化的、蛋白质已水解为小肽段的肠内营养剂。肝衰竭或有肝性脑病先兆时，应减少蛋白质的摄入。

（4）保护肝细胞：胆汁淤积时，微创手术解除胆道梗阻，可避免对肝功能的进一步损伤；由于胆汁中鹅去氧胆酸的双亲性，当与细胞膜持续接触，可溶解细胞膜。可口服熊去氧胆酸降低肝内鹅去氧胆酸的比例，减少其对肝细胞膜的破坏；也可使用腺苷蛋氨酸等。

（5）腹水的治疗

1）限制钠、水摄入：氯化钠摄入宜 <2.0g/d，入水量 <1000ml/d，如有低钠血症，则应限制在 500ml 以内。

2）利尿：常联合使用保钾及排钾利尿药，即螺内酯联合呋塞米。一般开始用螺内酯

60mg/d 加呋塞米 20mg/d，逐渐增加至螺内酯 120mg/d 加呋塞米 40mg/d。效果不明显时可按比例逐渐加大药量，但螺内酯不超过 400mg/d，呋塞米不超过 160mg/d，腹水消退时逐渐减量。

3）提高血浆胶体渗透压：定期输注血浆、新鲜血或清蛋白，不仅有助于促进腹水消退，也利于改善机体一般状况和肝功能。

4）难治性腹水的治疗：①大量放腹水加输注清蛋白：患者如无感染、上消化道出血、肝性脑病等并发症，肝代偿功能尚可，凝血功能正常，可选用此法。一般每放腹水 1000ml，输注清蛋白 8~10g，该方法缓解症状时间短，但易诱发肝肾综合征、肝性脑病。②经颈静脉肝内门体分流术（TIPS）：是通过介入手段经颈静脉放置导管，建立肝静脉与肝内门静脉分支间的分流通道，以降低门静脉系统压力，减少腹水生成。

（6）手术治疗：肝移植是对终末期肝硬化治疗的最佳选择。

知识点 9：肝硬化的护理评估　　　　　　　　　　　　　　**副高：熟悉　正高：掌握**

（1）健康史：询问患者有无乙型、丙型和丁型肝炎病毒感染史，尤其是乙型和丙型或丁型肝炎病毒重叠感染的病史。询问患者有无输血史，是否长期大量饮酒。询问患者有无持续肝内胆汁淤积或肝外胆管阻塞病史。询问患者有无慢性充血性心力衰竭、缩窄性心包炎等循环障碍性疾病。询问患者是否长期服用对肝有损害的药物，如双醋酚丁、甲基多巴、异烟肼等，或长期反复接触化学毒物，如四氯化碳、磷、砷等。询问患者有无免疫紊乱以及长期或反复感染血吸虫等病史，有无遗传和代谢性疾病，如肝豆状核变性、血色病等。

（2）身体状况：有无疾病相关表现及并发症表现，如消化系统和腹部症状及体征、大小便的情况。观察患者的腹部体征，皮肤黏膜情况，以及日常休息及活动量、活动耐力如何。观察患者的精神状态，有无精神不振、表情淡漠、定向力障碍、性格改变或行为异常等肝性脑病的前驱表现。

（3）心理-社会状况：因病程漫长，疗效不佳，预后不良，且长期治疗，家庭经济负担逐渐加重，常使患者及其家属出现悲观失望等不良情绪。肝硬化患者常因疾病带来生活上的限制，影响工作或学习，易产生角色适应不良。失代偿期易产生焦虑、紧张、抑郁及恐惧等心理。家属对患者的关心和支持不足及医疗费用保障不足，会使患者产生抑郁、绝望等心理。如果对患者实施过度的保护，又可使患者产生依赖心理。

知识点 10：肝硬化的护理诊断　　　　　　　　　　　　　　**副高：熟悉　正高：熟悉**

（1）营养失调——低于机体需要量：与严重肝功能损害、摄入量不足有关。

（2）体液过多：与门静脉高压、血浆胶体渗透压下降有关。

（3）有皮肤受损的危险：与营养不良、水肿、皮肤干燥、瘙痒、长期卧床有关。

（4）有感染的危险：与机体抵抗力低下、门静脉侧支循环开放等因素有关。

（5）焦虑：与担心疾病预后及经济负担有关。

（6）潜在并发症：上消化道出血、肝性脑病。

知识点11：肝硬化的休息与活动护理　　　　副高：熟练掌握　正高：熟练掌握

代偿期，指导患者可从事轻体力活动，注意休息，避免劳累；失代偿期，患者应增加卧床休息的时间。卧床休息可以减少机体的耗能，减轻肝的负担；当患者取平卧位时，肝和肾的血流量增加，既为肝细胞的修复提供充足的物质基础，又使得肾血流灌注改善，肾小球滤过率增加，有利于水分的排出，促进腹水的消退。大量腹水者，卧床时应取半卧位，可减少大量腹水对心、肺的压迫，使膈肌下降，有利于呼吸运动，减轻呼吸困难和心悸。下肢水肿者，可抬高下肢，促进下肢血液回流，减轻水肿。阴囊水肿者可用托带托起阴囊，以利水肿消退。

知识点12：肝硬化的饮食护理　　　　副高：熟练掌握　正高：熟练掌握

既保证饮食营养又遵守必要的饮食限制是改善肝功能、延缓病情进展的基本措施之一。应向患者和其家属讲解饮食治疗的重要意义，与患者及其家属共同制订既符合治疗需要又能被患者所接受的饮食计划。

（1）肝硬化患者的饮食原则：高热量、高蛋白、高维生素、适量脂肪、易消化饮食，严禁饮酒，并根据病情变化随时调整。热量的补充以碳水化合物为主，以增加肝糖原，促使肝细胞新生，增强肝细胞对毒素的抵抗力。指导患者少量多餐，每天以4~6顿为宜。饮食中蛋白质以每天每千克体重1.0~1.5g为宜，蛋白质的来源以鸡蛋、牛奶、鱼、瘦肉、豆制品等高生物效价蛋白为主。但如果患者出现肝性脑病或血氨升高，则应限制甚至禁止蛋白质的摄入。当病情好转后再逐渐增加摄入量，并以植物蛋白为宜，如豆制品等。多吃蔬菜水果，以补充各类维生素。

（2）有腹水者应限制水钠的摄入：限制钠的摄入（食盐1~2g/d），有稀释性低钠血症者应同时控制水的摄入（每天1000ml左右）。指导患者避免食用高钠食品，如各类腌制食品、罐头食品、酱油、含钠味精等。但是限制钠盐的摄入，常使患者感觉食物淡而无味，影响食欲。指导患者通过在食物中适量添加食醋、柠檬汁等改善食物口味，注意食物颜色的配搭，创造良好的就餐环境等方法来刺激食欲。

（3）避免损伤曲张的静脉：对于食管-胃底静脉曲张者，应选择软食，如软饭、菜泥、肉末等，避免进食坚硬粗糙的食物，如油炸食物、带骨刺的食物、粗纤维蔬菜等。烹调时应去除硬壳和骨刺，尽量煮至软烂；在进食方式上应注意细嚼慢咽，咽下的食团宜小且光滑，不宜过烫，以防损伤曲张的静脉，导致出血。

知识点13：肝硬化腹水的护理　　　　副高：熟练掌握　正高：熟练掌握

（1）大量腹水的患者，应取半卧位。注意避免使腹压骤增，如剧烈的咳嗽、打喷嚏、用力排便等。

（2）限制水、钠的摄入。

（3）利尿药用药护理：使用利尿药时应特别注意维持水、电解质和酸碱平衡。利尿药不宜过快，每天体重减轻一般不超过0.5kg，有下肢水肿者每天体重减轻不超过1kg。长期服用利尿药者应定期监测血电解质的变化，及时纠正低血钾、低血钠等电解质紊乱。

（4）腹腔穿刺放腹水的护理：①术前护理：术前向患者讲解注意事项，测量腹围及生命体征，指导患者排空膀胱以防术中误伤。②术中护理：术中应密切观察患者有无恶心、头晕、心悸、气促、出冷汗、面色苍白等不适，必要时测量生命体征，一旦出现异常应立即停止操作并对症处理。注意腹腔放液速度不宜过快，以防腹压骤然降低，内脏血管扩张而发生血压下降甚至休克等现象。③术后护理：术毕测量生命体征，用无菌敷料覆盖穿刺部位，保持穿刺部位的清洁干燥，如有渗液可用吸收性明胶海绵处理；记录抽出腹水的颜色、性状和量，腹水标本及时送检。大量抽腹水者，术后必要时可用腹带加压包扎，以免腹压骤降。

（5）病情观察：准确记录出入液量，定期测量腹围、体重，观察腹水和下肢水肿的消长情况，教会患者正确的测量和记录方法。测量腹围时应注意于同一时间、同一体位、同一位置进行测量；测量体重时应注意在空腹、衣着相同、排空膀胱的情况下进行，避免其他因素的干扰，保证测量数据的准确性。

| 知识点14：肝硬化的心理护理 | 副高：掌握　正高：掌握 |

肝硬化是一种慢性病，症状不易改善，出现腹腔积液后，一般预后较差，患者及其家属易产生悲观情绪，护理人员应予理解、同情和关心，鼓励患者倾诉并耐心解答所提出问题，向患者、家属说明治疗、护理有可能使病情趋于稳定，保持身心休息有利康复，教会其配合治疗的方法。

| 知识点15：肝硬化的健康指导 | 副高：掌握　正高：掌握 |

（1）疾病知识指导：肝硬化为慢性病程，护理人员应帮助患者和其家属掌握本病的有关知识和自我护理方法，积极治疗病毒性肝炎以防止肝硬化，及早发现肝性脑病、上消化道大出血等并发症，应注意患者心理调适、饮食调理和预防感染。①心理调适：患者应十分注意情绪的调节和稳定，在安排好治疗、身体调理的同时，勿过多考虑病情，遇事豁达开朗，树立治病信心，保持愉快心情。②饮食调理：切实遵循饮食治疗原则和计划；禁酒。③预防感染：注意保暖和个人卫生。

（2）活动与休息指导：患者的精神、体力状况随病情进展而减退，疲倦乏力、精神不振逐渐加重，严重时衰弱而卧床不起。指导患者睡眠应充足，生活起居有规律。肝硬化代偿期患者无明显的精神、体力减退，可参加轻工作，避免过度疲劳；失代偿期患者以卧床休息为主，但过多的躺卧易引起消化不良、情绪不佳，故应视病情适量活动，活动量以不加重疲劳感和其他症状为度。

（3）皮肤护理指导：患者因皮肤干燥、水肿、黄疸时出现皮肤瘙痒以及长期卧床等因素，易发生皮肤破损和继发感染。沐浴时应注意避免水温过高，或使用有刺激性的皂类和沐浴液，沐浴后可使用性质柔和的润肤品；皮肤瘙痒者给予止痒处理，嘱患者勿用手抓搔，以免皮肤破损。

（4）用药指导与病情监测：护理人员应向患者详细介绍所用药物的名称、剂量、给药时间和方法，教会其观察药物疗效和不良反应。例如，服用利尿药者，应记录尿量，如出现软弱无力、心悸等症状时，提示低钠、低钾血症，应及时就医。嘱患者遵医嘱用药，不随意加用药物，以免加重肝负担和导致肝功能损害。定期门诊随访。

（5）照顾者指导：指导家属理解和关心患者，给予精神支持和生活照顾。细心观察、及早识别病情变化，如当患者出现性格、行为改变等可能为肝性脑病前驱症状时，或消化道出血等其他并发症时，应及时就诊。

第九节　原发性肝癌

知识点 1：原发性肝癌的概述　　　　　　　副高：熟悉　正高：熟悉

原发性肝癌简称肝癌，是指肝细胞或肝内胆管上皮细胞发生的恶性肿瘤。原发性肝癌是我国常见的恶性肿瘤之一，其病死率在消化系统恶性肿瘤中居第三位，仅次于胃癌和食管癌。其发病率有上升趋势。发病年龄 30~50 岁为多见，男性多于女性。

知识点 2：原发性肝癌的病因及发病机制　　　副高：熟悉　正高：熟悉

原发性肝癌的病因和发病机制至今尚未确定。目前认为与肝炎病毒、黄曲霉毒素、饮水污染、嗜酒、遗传等因素有关。

（1）病毒性肝炎：乙型肝炎病毒与肝癌的发病有关。近年来发现，丙型病毒性肝炎亦与肝癌的发病有关。其致癌机制不确定，可能与引起肝细胞反复的损害和增生、激活癌基因等有关。

（2）肝硬化：原发性肝癌合并肝硬化者占 50%~90%，病理学检查发现肝癌合并肝硬化多为乙型病毒性肝炎后大结节性肝硬化，肝细胞恶化在肝细胞再生过程中发生，丙型病毒性肝炎发展成肝硬化的比例并不低于乙型病毒性肝炎。

（3）食物和饮水：黄曲霉毒素代谢产物黄曲霉毒素 B_1 有很强的致癌作用，流行病学调查发现粮油、食品受黄曲霉毒素 B_1 污染严重的地区，肝癌发病率也相应增高，提示黄曲霉毒素可能是某些地区肝癌发病率高的原因。除此之外，长期大量饮酒、长期进食含亚硝胺的食物、食物中缺乏微量元素及饮用藻类毒素污染的水等，均与肝癌的发生密切相关。

（4）其他因素：某些化学物质如亚硝胺类、偶氮芥类、有机氯农药等均是可疑的致癌物，硒缺乏、遗传因素、嗜酒也是肝癌的重要危险因素，华支睾吸虫感染可引起胆管细胞癌。

| 知识点3：原发性肝癌的病理 | 副高：熟悉　正高：熟悉 |

（1）分型

1）大体病理分型：按大体形态分型可分为：①块状型：最多见，癌块直径在5cm以上，可分为单块、多块或融合块状3个亚型。质地硬，呈膨胀性生长，可见包膜。此型肿瘤中心易发生坏死、液化及出血；位于肝包膜附近者，肿瘤容易破裂，导致腹腔内出血及直接播散。②结节型：直径一般不超过5cm，可分为单结节、多结节和融合结节3个亚型。孤立的直径小于3cm的癌结节或相邻两个癌结节直径之和小于3cm者称为小肝癌。③弥漫型：最少见，米粒至黄豆大小的癌结节分布于整个肝而与肝硬化不易区别。

2）组织病理学分型：按组织学分型可分为：①肝细胞型：占肝癌的90%，癌细胞由肝细胞发展而来，大多伴有肝硬化。②胆管细胞型：少见，由胆管细胞发展而来。③混合型：上述两型同时存在，此型更少见。

（2）转移途径

1）肝内转移：肝内血行转移发生最早、最常见，是肝癌切除术后早期复发的主要原因，肝癌容易侵犯门静脉而形成癌栓，脱落后在肝内引起多发性转移灶。

2）肝外转移：①血行转移：常转移至肺，其他部位有脑、肾上腺、肾及骨骼等，甚至可见肝静脉中癌栓延至下腔静脉及右心房。②淋巴转移：常见肝门淋巴结转移，也可转移至胰、脾、主动脉旁及锁骨上淋巴结。③种植转移：少见，从肝表面脱落的癌细胞可种植在腹膜、横膈、盆腔等处，引起血性腹腔积液、胸腔积液。女性可有卵巢转移。

| 知识点4：原发性肝癌的临床表现 | 副高：掌握　正高：掌握 |

（1）症状：①肝区疼痛：为最常见的首发症状，常由肿瘤生长迅速使肝包膜张力增大，或肿瘤累及肝包膜所致。疼痛多位于右肋胁部或剑突下，初起多呈间歇性或持续性钝痛或刺痛。疼痛可时轻时重或一段时间内自行缓解，甚或消失。若肿瘤位于肝右叶膈顶部则疼痛常可放射至右肩或右背部；若肿瘤位于肝左叶则较早出现中上腹胀痛；当肿瘤位于肝右叶实质深部时，一般很少出现疼痛。肝区疼痛突然加剧，伴触痛或肌卫征阳性者，应想到是肝破裂或肿瘤出血至肝包膜下。②胃肠道及全身症状：食欲缺乏、腹胀、纳差、乏力、消瘦、发热等。③转移灶症状：肝癌可向肺、骨、胸腔等处转移。肺或胸腔转移以咯血、气促为主。骨转移局部有压痛或神经受压症状。脑转移则有头痛、呕吐和神经定位性体征。④其他症状：由于癌肿本身代谢异常，可引起低血糖、红细胞增多症、高血钙、高血脂等，称伴癌综合征。对肝大伴有以上表现者，应警惕肝癌的存在。

（2）体征：①肝大：为最常见的体征，肝呈进行性增大。肝质地坚硬，表面及边缘不规则，常呈结节状，边缘钝而不整齐，常有不同程度的压痛。如肝癌突出于右肋弓下或剑突下，上腹可呈现局部隆起或饱满；如癌肿位于膈面，则主要表现为膈抬高而肝下缘不下移。位于肋弓下的癌结节最易被触到。②黄疸：晚期可出现，因肝细胞损害、癌肿压迫或侵蚀肝门附近的胆管，或癌组织和血块脱落引起胆道梗阻所致。③肝硬化表现：转移灶体征、浅表淋巴结肿大、胸腔积液等。

知识点5：原发性肝癌的并发症　　　　　　　　　　　　副高：掌握　正高：掌握

（1）肝性脑病：是原发性肝癌终末期最严重并发症。

（2）上消化道出血：约占肝癌死亡原因的15%。出血与以下因素有关：①食管-胃底静脉曲张破裂出血。②门静脉高压性胃病合并凝血功能障碍而有广泛出血，大量出血常诱发肝性脑病。

（3）肝癌结节破裂出血：大量出血可致休克，少量出血则表现为血性腹水。

（4）继发感染：本病患者在长期消耗或因放射、化学治疗而致白细胞减少的情况下，抵抗力减弱，加之长期卧床等因素，容易并发各种感染，如肺炎、败血症、肠道感染等。

知识点6：原发性肝癌的辅助检查　　　　　　　　　　　副高：熟悉　正高：熟悉

（1）癌肿标志物检测

1）甲胎蛋白（AFP）：是诊断肝细胞癌特异性的标志物，现已广泛用于肝癌的普查、诊断、判断治疗效果和预测复发。肝细胞癌 AFP 升高者占70%~90%。AFP 浓度通常与肝癌大小呈正相关。在排除妊娠、肝炎和生殖腺胚胎瘤的基础上，AFP 检查诊断肝细胞癌的标准：①AFP 大于400μg/L，持续4周以上。②AFP 由低浓度逐渐升高不降。③AFP 在200μg/L 以上的中等水平持续8周以上。AFP 异质体的检测有助于提高肝癌的诊断率，且不受 AFP 浓度、肿瘤大小和病期早晚的影响。

2）其他标志物：γ-谷氨酰转移酶同工酶Ⅱ（GGT$_2$）、血清岩藻糖苷酶（AFU）、异常凝血酶原（APT）等有助于 AFP 阴性肝癌的诊断和鉴别诊断，联合多种标志物可提高诊断率。

（2）影像学检查

1）超声：AFP 结合 B 超检查是早期诊断肝癌的首先检查方法。彩色多普勒超声有助于了解占位性病变的血供情况，以判断其性质。

2）CT 检查：CT 是肝癌诊断的重要手段，为临床疑诊肝癌者和确诊为肝癌拟行手术治疗者的常规检查。螺旋 CT 增强扫描可以发现直径1cm 以下的肝癌病灶。

3）MRI 检查：能清楚显示肝细胞癌内部结构特征，对显示子瘤和瘤栓有价值。

4）肝血管造影：选择性肝动脉造影是肝癌诊断的重要补充手段，通常用于临床怀疑肝癌存在，而普通的影像学检查不能发现肝癌病灶的情况下。

（3）肝活组织检查：在 B 超或 CT 引导下细针穿刺癌结节行组织学检查，是确诊肝癌的最可靠方法。因其有出血或癌肿针道转移的风险，上述非侵入性检查未能确诊者可视情况考虑应用。

知识点7：原发性肝癌的治疗要点　　　　　　　副高：掌握　　正高：掌握

随着诊疗技术的提高、高危人群的普查和随访，早期肝癌和小肝癌的检出率和手术根治切除率逐年提高，加上手术方法的改进以及多种治疗措施的综合应用，肝癌的治疗效果有了一定提高。

（1）手术治疗：手术切除是目前治疗原发性肝癌的最好方法。诊断明确者应及早手术，术中如发现肿瘤已不适合手术者，术中选择肝动脉插管进行局部化疗或肝血管阻断术，也可采用瘤内局部注射如无水酒精注射、氩氦刀、射频、微波凝固等，手术结扎肝动脉和插管局部化疗效果较好。

（2）肝动脉化疗栓塞治疗（TACE）：对肝癌有较好疗效，可提高患者3年生存率，是肝癌非手术治疗的首选方法。

（3）放射治疗：原发性肝癌对放射治疗不甚敏感，近年来由于定位方法和放射能源的改进，疗效有所提高。

（4）全身化疗：适用于有肝外转移者或肝内播散严重者。肝动脉内插管局部化疗优于全身化疗。

（5）生物和免疫治疗：在上述治疗的基础上，应用生物和免疫治疗可起巩固和增强疗效的作用。

（6）中医药治疗：采用辨证施治、攻补兼施的方法，治则为活血化瘀、软坚散结、清热解毒等。中药与其他治疗相结合，以扶正、健脾、滋阴为主，改善症状，调动机体免疫功能，减少不良反应，提高疗效。

知识点8：原发性肝癌的护理评估　　　　　　　副高：熟悉　　正高：掌握

（1）健康史及相关因素：包括家族中有无系列肝癌发病者，初步判断肝癌的发生时间，有无对生活质量的影响，发病特点。①一般情况：患者的年龄、性别、职业、婚姻状况、营养状况等，尤其注意与现患疾病相关的病史和药物应用情况及过敏史、手术史、家族史、遗传病史和女性患者生育史等。②发病特点：患者有无上腹部疼痛、疼痛程度，食欲缺乏及消瘦。③相关因素：家族中有无肝癌系列癌发病者，是否有病毒性肝炎。

（2）身体状况：①局部：肿块位置、大小，肿块有无触痛、活动度情况。②全身：重要脏器功能状况，有无转移灶的表现及恶病质。

知识点9：原发性肝癌的护理诊断　　　　　　　副高：熟悉　　正高：熟悉

（1）疼痛（肝区疼痛）：与肝癌增长致肝包膜张力增大，肝癌转移至其他组织有关。

（2）体液过多（腹水）：与肝癌所致的门脉高压、低蛋白血症、水钠潴留有关。

（3）营养失调——低于机体需要量：与肝癌所致的食欲缺乏、恶心、呕吐及腹胀有关。

（4）有感染的危险：与长期消耗及化疗、放疗而致白细胞减少、抵抗力减弱有关。

（5）悲伤：与患者知道疾病预后不佳有关。

（6）潜在并发症：肝性脑病，上消化道出血，继发感染。

知识点 10：原发性肝癌的病情观察　　　　　副高：熟练掌握　正高：熟练掌握

密切观察抗肿瘤治疗的疗效及病情的进展，如肝区疼痛、肝的大小变化、黄疸、发热和腹腔积液是否存在，有无肝性脑病、上消化道出血、癌结节破裂等并发症。

知识点 11：原发性肝癌疼痛的护理　　　　　副高：熟练掌握　正高：熟练掌握

（1）观察患者有无疼痛，疼痛的性质及程度，及时发现和处理异常情况。

（2）指导并协助患者减轻疼痛：教会患者一些放松和转移注意力的技巧，如做深呼吸、听音乐、与病友交谈等。

（3）保持环境安静、舒适，减少对患者的不良刺激和心理压力，尊重患者，认真倾听患者述说，及时做出适当的回应。

（4）按医嘱采取镇痛措施。对上述措施效果不佳或中、重度疼痛者，可采取 WHO 疼痛三阶梯镇痛法，遵医嘱采取镇静、镇痛药物，并配以辅助用药，注意观察药物的疗效和不良反应。亦可采用患者自控镇痛（PCA）法进行镇痛。

知识点 12：原发性肝癌的心理护理　　　　　副高：熟练掌握　正高：熟练掌握

护理人员对消极的患者要分析原因，做好心理安慰，及时调整患者的心态，做好生活指导；对于乐观的患者，要做好康复指导，留心观察心理变化，以便及时发现问题及时解决。对于不同年龄、不同性格、不同经济条件和不同文化背景的患者应一视同仁，取得患者的信赖，建立良好的护患关系，善于谅解患者的过失，不与患者顶撞，宽宏大量。

知识点 13：原发性肝癌的营养护理　　　　　副高：熟练掌握　正高：熟练掌握

（1）少量多餐及正餐间补充流质以解决易饱的问题。

（2）多摄取高蛋白质、高热量的点心，如鲜奶及奶制品等。

（3）增加额外热量的摄取，如在烹调食物时添加奶油或肉汤于食物中。

（4）增加额外蛋白质的摄取，如食用强化牛奶和花生酱等。

（5）当味觉丧失时必须尽可能加强食物的香味、质地以及外观来促进食欲。

（6）用餐前 1 小时做半小时轻度运动来刺激食欲。

（7）用餐时尽可能保持心情愉快。

（8）事前安排每天菜单，准备多种食物以做选择。

（9）不能进食者可遵医嘱给予静脉补液治疗。

知识点 14：原发性肝癌的术前护理　　　　　　　副高：熟练掌握　正高：熟练掌握

（1）提高患者对手术的耐受能力：在确定诊断和手术适应证的同时，要全面了解患者的各项检查结果。由于多数患者合并肝硬化，可伴有低蛋白血症或凝血功能障碍。补充蛋白质及改善凝血功能，提高机体对手术的耐受力，预防并发症，加快手术后的康复。同时术前应给予抗生素，预防或控制感染。

（2）呼吸道准备：术后患者常因切口疼痛不敢咳嗽，使呼吸道分泌物难以咳出，术前戒烟可减少呼吸道刺激和分泌物形成；训练患者做深呼吸和有效咳嗽，即深呼吸后再咳嗽，将痰液咳出，以改善或增加肺通气。

（3）皮肤准备：术前备皮是清除手术区域皮肤的毛发和污垢，避免切口感染的重要措施。术前一天进行手术区域的皮肤准备，操作应仔细，切勿割伤皮肤，并注意清洁脐部，必要时用松节油除去油脂性污垢。

（4）胃肠道准备：术前一天进流质饮食，当晚 8 时开始禁食，术前 4~6 小时禁饮水，术前一晚进行灌肠。

知识点 15：原发性肝癌的术后护理　　　　　　　副高：熟练掌握　正高：熟练掌握

（1）一般护理：①密切观察有无出血情况。②安置体位和协助患者活动。③密切观察有无感染征象。④对肝功能不良伴腹水者，积极保肝治疗，严格控制水和钠盐的摄入量，准确记录 24 小时出入量。每天观察、记录体重及腹围。

（2）患者术后清醒返回病房后，给予去枕平卧位，头偏向一侧；麻醉完全清醒后若病情允许，可取半卧位，以降低切口张力，以利于呼吸和引流。为防止术后肝断面出血，一般不鼓励患者早期活动。术后 24 小时内应平卧休息，避免剧烈咳嗽。

（3）术后给予持续低流量吸氧 1~2 天，接受半肝以上切除者，间歇给氧 3~4 天。

（4）病情观察：密切观察患者的心、肺、肾、肝等重要器官的功能变化，生命体征和血清学指标变化。

（5）密切观察切口有无渗血，一旦发现，应观察出血量、速度，血压、脉搏；如有休克征象，应及时报告医师，及时进行处理。除药物止血外，必要时准备手术止血。

（6）引流管的护理：术后患者留置腹腔引流管、胃管、导尿管。活动、翻身时要避免引流管打折、受压、扭曲、脱出等。保持引流管通畅，定时挤压引流管，避免因引流不畅而造成感染，腹腔引流管引流的血性液应每天更换引流袋以防感染。

（7）引流液的观察：术后引流液的观察是重点，每天观察和记录引流液的颜色、性质和量，如在短时间内引流出大量血性液体，应警惕发生继发性大出血的可能，同时密切监测血压和脉搏的变化，发现异常及时报告医师给予处理。若引流液含有胆汁，应考虑胆瘘。

（8）体液平衡的护理：准确记录 24 小时出入量。监测水、电解质，保持内环境稳定。

知识点 16：原发性肝癌术后并发症的护理　　　　副高：熟练掌握　正高：熟练掌握

（1）腹腔内出血：术后密切监测血压、脉搏及腹腔引流液的性质及量，做好记录，发现异常立即报告医师，按医嘱正确使用止血药物，必要时输血。

（2）低蛋白血症：密切注意血浆清蛋白水平，隔天查清蛋白及总蛋白含量。注意监测患者腹围及体重。大量输入清蛋白时，注意患者有无不良反应。

（3）肝衰竭：观察患者神志情况，是否有嗜睡、烦躁不安等肝性脑病前驱症状。并严密观察其血氨的变化。

（4）胆瘘：观察腹腔引流液的性质，术后早期可有少量胆汁自肝断面渗出，沿腹腔引流管或腹壁切口溢出胆汁样液体。胆瘘多发生于术后 5~10 天，表现为发热、右上腹痛、腹肌紧张及腹膜刺激征。护理：保持引流管引流通畅，做好观察和记录，胆汁渗漏量较少，可在 2 周左右停止，发生胆瘘，应配合医师给予充分引流、防治感染和营养支持。

（5）膈下脓肿：术后注意观察患者体温、脉搏、血象和腹部情况。如手术后 3 天体温持续不降、白细胞计数升高、腹胀，应考虑为膈下感染，立即报告医师进行处理。遵医嘱进行抗生素治疗并给予营养支持，以增强其机体的抵抗力。

知识点 17：原发性肝癌的健康指导　　　　　　　　副高：掌握　正高：掌握

（1）疾病预防指导：积极宣传和普及肝癌的预防知识。注意饮食和饮水卫生，做好粮食保管，防霉去毒，改进饮用水质，减少与各种有害物质的接触，是预防肿瘤的关键。应用病毒性肝炎疫苗，预防肝炎。对肝癌高发区定期进行普查，以预防肝癌发生和早期诊治肝癌。

（2）疾病知识指导：指导患者生活规律，注意劳逸结合，避免情绪剧烈波动和劳累。指导患者保持乐观情绪，建立健康的生活方式，有条件者可参加社会性抗癌组织活动，增加精神支持，以提高机体抗癌能力。指导患者合理进食，饮食以高蛋白、适当热量、多种维生素为宜。避免摄入高脂、高热量和刺激性食物，戒烟、酒，避免加重肝负担，减轻肝损害。如有肝性脑病倾向，应减少蛋白质摄入。

（3）用药指导：指导患者按医嘱服药，了解药物的主要不良反应；忌服有肝损害的药物。定期随访。

第十节　肝性脑病

知识点 1：肝性脑病的概述　　　　　　　　　　　　副高：熟悉　正高：熟悉

肝性脑病（HE）是指由严重肝病引起的、以代谢紊乱为基础的中枢神经系统功能失调综合征，主要临床表现为意识障碍、行为失常和昏迷。过去也称为肝昏迷。对于有严重肝病尚无明显的肝性脑病临床表现，而用精细的智力测试或电生理检测可发现异常者，称为轻微肝性脑病，是肝性脑病发病过程中的一个阶段。

知识点 2：肝性脑病的病因与诱因　　　　　　副高：熟悉　正高：熟悉

（1）病因：各型肝硬化，特别是病毒性肝炎后肝硬化，以及门-体分流术后是引起肝性脑病的最常见原因。其他各种严重的肝病如重型肝炎、暴发性肝衰竭、原发性肝癌、严重的胆道感染及妊娠期急性脂肪肝等亦可导致肝性脑病。

（2）诱发因素：①抑制大脑及呼吸中枢的药物，如苯二氮䓬类镇静安眠药（地西泮、艾司唑仑等）、麻醉剂、乙醇。②增加氨的产生/吸收的相关因素，如高蛋白饮食、消化道出血、便秘、低钾导致的代谢性碱中毒、感染。③低血容量，如大量利尿、放腹水、出血、呕吐、腹泻。④其他，如尿毒症、低血糖、外科手术。

知识点 3：肝性脑病的发病机制　　　　　　　副高：熟悉　正高：熟悉

肝性脑病的病理生理基础是在肝衰竭或存在门-体分流术时，来自肠道的毒性产物，不能被肝解毒和清除即进入体循环，透过血-脑脊液屏障，导致大脑功能紊乱。

本病的发病机制目前尚未完全明确，主要有以下几种假说。

（1）神经毒素——"氨中毒"学说：氨对神经系统的毒性作用主要体现在可干扰脑细胞的三羧酸循环，严重影响脑细胞代谢和能量来源。

（2）假性神经递质学说：肝衰竭时，由食物芳香族氨基酸形成的 β 羟酪胺和苯乙醇胺，其化学结构与正常兴奋性神经递质相似，但不能传递神经冲动或作用很弱，称为假性神经递质。当假性神经递质被脑细胞摄取而取代正常兴奋性神经递质时，兴奋冲动不能正常传至大脑皮质而产生异常抑制，出现意识障碍或昏迷。

（3）色氨酸：肝衰竭时，游离的色氨酸增多，可透过血-脑脊液屏障，在大脑产生抑制性神经递质，参与肝性脑病的发生。

知识点 4：肝性脑病的临床表现　　　　　　　副高：掌握　正高：掌握

肝性脑病的临床表现和临床过程因原有肝病不同、肝功能损害程度不同、诱因不同而表现各异，除了可能会出现黄疸、出血倾向、肝臭等原发肝病的表现外，主要表现为中枢神经系统功能紊乱以及运动和反射异常。根据患者意识障碍程度、神经系统体征和脑电图改变，可将肝性脑病分为 4 期（表 3-1）。

表 3-1 肝性脑病临床表现分期

分期	中枢神经系统功能紊乱	扑翼样震颤	神经系统体征	脑电图
Ⅰ期 （前驱期）	轻度精神异常，表现为焦虑、欣快激动、淡漠、睡眠倒错、健忘等	可引出	无	多正常
Ⅱ期 （昏迷前期）	嗜睡、行为异常、言语不清、书写障碍及定向力障碍，不能完成简单的计算和智力构图	可引出	出现腱反射亢进、肌张力增高、踝阵挛及 Babinski 征阳性等	有特异性异常
Ⅲ期 （昏睡期）	昏睡，但可以唤醒，醒时尚可应答，但常有神志不清和幻觉	可引出	肌张力增高、腱反射亢进、锥体束征阳性	明显异常
Ⅳ期 （昏迷期）	昏迷，不能唤醒	由于患者不能合作，扑翼样震颤无法引出	浅昏迷时，腱反射和肌张力仍亢进；深昏迷时，各种反射消失，肌张力降低	明显异常

知识点 5：肝性脑病的辅助检查　　　　　　　　副高：熟悉　正高：熟悉

（1）血氨：慢性肝性脑病特别是门-体分流性肝性脑病的患者多有血氨增高，急性肝性脑病的患者血氨可以正常。

（2）脑电图：典型的改变为脑电波节律变慢，主要出现每秒 4~7 次的 δ 波，昏迷时可出现每秒 1~3 次的 δ 波。脑电图异常提示较为明显的脑功能改变，对肝性脑病预后判断有一定价值。

（3）心理智能测验：心理智能测验主要用于肝性脑病的早期诊断和轻微肝性脑病的筛选。一般将木块图试验、数字连接试验及数字符号试验等联合应用。该方法简便，但易受年龄、受教育程度的影响。

（4）CT 或 MRI：急性肝性脑病的患者可发现脑水肿，慢性肝性脑病患者可发现不同程度的脑萎缩。

（5）诱发电位：是大脑皮质或皮质下层接受到各种感觉器官受刺激后产生的电位，其有别于脑电图所记录的大脑自发性电活动。可用于轻微肝性脑病的诊断和研究。

（6）临界视觉闪烁频率：早期肝性脑病时，星形胶质细胞轻度肿胀可改变胶质神经元的信号传导。同时，视网膜胶质细胞也有类似变化，故视网膜胶质细胞病变可以作为肝性脑病时大脑星形胶质细胞病变的标志。可辅助诊断肝性脑病，用于检测轻微肝性脑病。

知识点 6：肝性脑病的治疗要点　　　　　　　　副高：掌握　正高：掌握

目前尚无特效治疗，应采取综合治疗措施，去除诱因，保护肝功能免受进一步损伤，治疗氨中毒，调节神经递质。

（1）去除诱因：及时控制感染和上消化道出血，避免快速大量的利尿和放腹水，及时纠正水、电解质和酸碱平衡紊乱，缓解便秘，控制使用镇静、催眠、麻醉药物。

（2）减少肠内氨的生成和吸收：①灌肠或导泻，清除肠道内的积食、积血或其他含氮物质。可使用生理盐水或弱酸性溶液（如稀醋酸）灌肠，也可口服乳果糖或乳梨醇等缓泻剂导泻。乳果糖除具有导泻作用外，经口服到达结肠后，可被肠道内细菌分解为酸性物质从而降低肠道的 pH，可减少氨的生成和吸收。应注意的是，肝性脑病严禁用肥皂水等碱性溶液灌肠。②抑制肠道细菌的生长：使用抑制肠道产尿素酶细菌的口服抗生素，减少氨的生成，常用的有新霉素、甲硝唑、利福昔明等。口服益生菌制剂（如乳酸杆菌、肠球菌、双歧杆菌等）可维持肠道的正常菌群，抑制有害菌群，对减少氨的生成亦有一定作用。

（3）促进体内氨的代谢：目前最常用的降氨药物为 L-鸟氨酸-L-天冬氨酸，能促进体内的尿素循环而降低血氨。

（4）调节神经递质：减少或拮抗假性神经递质。支链氨基酸制剂可以竞争性抑制芳香族氨基酸进入大脑，减少假性神经递质的生成，其疗效尚有争议，但对于不能耐受蛋白质的营养不良者，补充支链氨基酸有助于改善氮平衡。

（5）重度肝性脑病的治疗：重度肝性脑病的患者常并发脑水肿及多器官衰竭，应加强监护，积极防治各类并发症。注意纠正电解质失衡，维持有效循环血量，保证能量供应，避免缺氧。深昏迷者应做气管切开排痰给氧，可用冰帽降低颅内温度，保护脑细胞功能，静脉滴注高张葡萄糖、甘露醇等脱水剂防治脑水肿。

（6）其他：人工肝可清除肝性脑病患者血液中的部分有毒物质，对肝性脑病有暂时的疗效。肝移植是治疗各种终末期肝病的有效手段，适用于严重和顽固性肝性脑病有肝移植指征者。

知识点7：肝性脑病的护理评估　　　　　　　　　　　　　**副高：熟悉　　正高：掌握**

（1）健康史：询问患者有无肝炎、肝硬化及肝癌等病史。近期是否行门体静脉分流手术。询问患者有无上消化道出血、高蛋白饮食、大量排钾利尿、放腹水、使用镇静剂及麻醉药、便秘、感染、外科手术等肝性脑病的诱发因素。询问患者是否长期使用损害肝的药物或嗜酒，有无精神病病史。

（2）身体状况：患者肝性脑病的临床表现及体征，询问本次发病的情况。判断患者有无定向力障碍（如对时间、地点、人物的判断是否正确），能否正确流利地回答问题，能否完成简单的书写或计算，有无错觉、幻觉、精神失常的表现。对于昏迷者，判断患者的意识障碍程度，观察双侧瞳孔的大小及形状。对患者进行体格检查，是否闻及肝臭味，检查能否引出扑翼样震颤及其他神经系统阳性体征。有无黄疸、皮肤的瘀点瘀斑、腹水、脾大等肝衰竭的临床表现。

（3）心理-社会状况：本病发生在各类严重肝病的基础上，随病情发展而加重，患者逐渐丧失工作和自理能力，长期治疗又增加患者和其家属的经济负担而出现焦虑、抑郁心理。由于肝性脑病有精神症状，故评估时应鉴别患者是因疾病引起的心理问题，还是疾病导致的精神障碍表现。

知识点 8：肝性脑病的护理诊断　　　　　　　　　　副高：熟悉　正高：熟悉

（1）意识障碍：与血氨等毒性物质增高，干扰脑细胞能量代谢和神经传导有关。

（2）营养失调——低于机体需要量：与肝功能减退、消化吸收障碍、限制蛋白摄入有关。

（3）有受伤的危险：与患者意识障碍、活动无耐力有关。

（4）有感染的危险：与长期卧床、营养失调、抵抗力下降有关。

（5）照顾者角色困难：与患者意识障碍、照顾者缺乏有关知识及经济负担过重有关。

（6）活动无耐力：与肝功能减退、营养摄入不足有关。

知识点 9：肝性脑病的一般护理　　　　　　　　副高：熟练掌握　正高：熟练掌握

　　肝性脑病患者应以卧床休息为主，以增加肝细胞血液供应，利于肝细胞的修复，减轻肝负担。对于行为失常的患者，应以理解的态度对待，而不应嘲笑、刺激，同时加强巡视，并尽量安排专人护理。对于躁动不安者，需拉好护栏，必要时予以保护性约束，防止坠床等意外发生。对于重度肝性脑病者，应送重症监护病房监护。对于肝性脑病神志清醒者，应注意关心和疏导，帮助患者认识到自己的疾病，树立信心，增强自我照护的能力。

知识点 10：肝性脑病的病情观察　　　　　　　　副高：熟练掌握　正高：熟练掌握

　　（1）对于有发生肝性脑病危险的各类肝病患者，应密切观察肝性脑病的早期征象，如患者有无冷漠、欣快等性格的改变，理解力和记忆力的减退，哭泣、叫喊、随地便溺等行为异常，以及扑翼样震颤的出现，做到及早发现、及早治疗，以阻止病程的进展。

　　（2）对于已经发生肝性脑病的患者，应密切观察病程的进展，通过刺激和定时唤醒等方法评估患者意识障碍的程度；对于重度肝性脑病患者，还应严密监测患者的血压、脉搏、呼吸、体温等生命体征的变化以及瞳孔的变化。

　　（3）注意对患者原发肝病其他表现的观察，如黄疸、出血倾向、腹水及水肿等，以及有无出现其他并发症的征象。

知识点 11：肝性脑病去除和避免诱发因素的措施　副高：熟练掌握　正高：熟练掌握

　　应协助医师去除本次发病的诱发因素，注意避免其他的诱发因素。

　　（1）积极配合医师防治消化道出血，并清除胃肠道内积血，可用生理盐水、弱酸性溶液或乳果糖稀释后灌肠，忌用碱性肥皂液灌肠。

　　（2）避免应用镇静催眠药物以及镇痛麻醉药：当患者烦躁不安或有抽搐时，应避免使用吗啡、水合氯醛、哌替啶、速效巴比妥等药物，必要时可遵医嘱减量使用地西泮、东莨菪碱等，并减少给药次数。

（3）避免快速利尿和大量放腹水，及时纠正腹泻与呕吐，以防有效循环血量减少、电解质丢失引起低钾血症，导致低钾性碱中毒，从而增加氨的毒性而加重病情。在长期服用利尿药的过程中，应密切监测血电解质的变化，应及时纠正水、电解质、酸碱平衡紊乱。在大量放腹水的同时补充血浆清蛋白以提高血浆渗透压，纠正血容量的不足。

（4）积极防治与控制感染：各类晚期肝病的患者抵抗力差，易发生各种感染。应加强基础护理，保持口腔、皮肤、会阴部的清洁，注意保暖及饮食卫生。关注体温的变化，及早发现感染征象。如有感染症状出现，如发热、咳嗽、腹泻、尿频尿急或腹痛及腹膜炎体征等，应及时报告医师，遵医嘱及时准确地应用抗生素，以有效控制感染。

（5）保持排便的通畅，防治便秘：便秘时大便中的各种有毒物质与肠道黏膜接触时间延长，从而增加有毒物质的吸收。可遵医嘱指导患者多食新鲜水果蔬菜以增加膳食纤维的摄入，必要时遵医嘱服用乳果糖等缓泻剂，口服或鼻饲25%硫酸镁30~50ml导泻，也可用生理盐水或弱酸性溶液灌肠。弱酸性溶液灌肠可使肠内pH保持在5~6，有利于血中NH_3逸出进入肠腔随大便排出。

（6）避免大量补液：过多的液体输入可引起稀释性低血钾、低血钠及脑水肿，从而加重肝性脑病。每天入液总量以不超过2500ml为宜，肝硬化腹水患者更应严格控制（一般为尿量加1000ml/d）。

知识点12：肝性脑病的饮食护理　　　　　　　副高：熟练掌握　　正高：熟练掌握

（1）限制蛋白质的摄入，保持机体的正氮平衡：食物中的蛋白质是患者肠道产氨的主要来源，故肝性脑病的患者应该限制蛋白质的摄入。但是，大多数肝硬化的患者都存在营养不良，而长时间限制蛋白质饮食会加重营养不良的程度，加重负氮平衡。机体为了纠正负氮平衡，会增加骨骼肌的动员，反而可能使血氨增高。因此，保持机体的正氮平衡亦十分重要。肝性脑病的患者饮食应遵循以下原则：①急性肝性脑病的患者，首日应禁食蛋白饮食，同时给予充足葡萄糖以保证能量的供应，昏迷者可予鼻饲饮食或静脉输注。②慢性肝性脑病的患者无须禁食蛋白质，蛋白质的摄入量控制在1.0~1.5g/（kg·d）。③摄入蛋白质的种类，植物蛋白（如豆制品等）优于动物蛋白。因为植物蛋白含有的支链氨基酸的比例较高，而芳香族氨基酸的比例较少；在摄入植物蛋白的同时，膳食纤维一并被摄入，有利于通便、维持肠道的正常菌群及肠道酸化。亦可摄入少量富含必需氨基酸的乳制品。

（2）给予充足热量饮食：保证每天的热量供应在5.0~6.7MJ（1200~1600kcal），且热量来源应以碳水化合物为主。碳水化合物为机体最直接的供能来源，当碳水化合物摄入不足时，机体通过分解蛋白质来获取能量，即出现负氮平衡，产氨增多，从而诱发或加重病情。可指导患者多食蜂蜜、葡萄糖、果汁、面条、稀饭等食物，以保证足量碳水化合物的摄入。昏迷患者可通过鼻饲或静脉营养的方式摄入葡萄糖。

知识点 13：肝性脑病的用药护理　　　　　　　副高：熟练掌握　正高：熟练掌握

（1）乳果糖在肠道内产气较多，可引起腹胀、腹部绞痛、恶心呕吐及电解质紊乱等不良反应，在应用时应从小剂量开始，逐步增加，以调节至患者每天排 2~3 次软便为宜。

（2）L-鸟氨酸-L-天冬氨酸的不良反应主要为恶心、呕吐等胃肠道反应，用药过程中应注意观察。

（3）长期服用新霉素的患者中少数可出现听力或肾损害，故服用新霉素不宜超过 1 个月，用药期间应注意监测听力和肾功能。

（4）肝性脑病的患者不宜使用维生素 B_6，因其可使多巴在外周神经处转变为多巴胺，影响多巴进入脑组织，减少中枢神经系统递质的正常传导。

（5）谷氨酸钾或谷氨酸钠等降氨药物偏碱性，使用前可先注射 3~5g 维生素 C，碱中毒时应慎用。根据患者电解质情况选用钠盐或钾盐。静脉滴注速度不宜过快，过快可引起呕吐及面部潮红等症状。因此，在用药过程中应注意观察药物的疗效及不良反应。

知识点 14：肝性脑病昏迷的用药护理　　　　　　副高：熟练掌握　正高：熟练掌握

（1）应去枕仰卧位，头偏向一侧，防止舌根后坠阻塞呼吸道。

（2）保持呼吸道的通畅，及时清除气道分泌物。对于深昏迷患者，应配合医师行气管切开术，以便于排痰，保持吸氧通路的通畅。

（3）加强基础护理。保持床单位的清洁、平整、干燥，定时协助患者翻身、拍背，保持皮肤的清洁干燥，必要时可采用在受压部位贴皮肤减压贴、气垫床等措施防止压疮。

（4）对于眼睑不能闭合、角膜外露的患者，可用生理盐水纱布覆盖眼部以保护角膜。

（5）严密观察神志、瞳孔、心率、呼吸、血压等生命体征的变化，记录 24 小时出入液量。

（6）尿潴留者给予留置导尿管，做好会阴护理，加强导尿管的管道护理。

（7）定时给患者行肢体的被动运动，防止静脉血栓形成及肌肉萎缩。

知识点 15：肝性脑病的健康指导　　　　　　　　副高：掌握　正高：掌握

（1）疾病知识指导：向患者及其家属介绍肝疾和肝性脑病的有关知识，指导其认识肝性脑病的各种诱发因素，要求患者自觉避免诱发因素，如限制蛋白质的摄入，不滥用对肝有损害的药物，保持排便通畅，避免各种感染，戒烟、酒等。

（2）用药指导：指导患者按医嘱规定的剂量、用法服药，了解药物的主要不良反应，并定期随访。

（3）照顾者指导：使患者家属了解肝性脑病的早期征象，以便患者发生肝性脑病时能及时发现，及时得到诊治。家属要给予患者精神支持和生活照顾，帮助患者树立战胜疾病的信心。

第十一节　急性胰腺炎

急性胰腺炎（AP）是多种病因导致胰酶在胰腺内被激活，引起胰腺组织自身消化、水肿、出血甚至坏死的炎症反应。轻者以胰腺水肿为主，临床多见，预后良好，称为轻症急性胰腺炎（MAP）（亦称为水肿型胰腺炎）。少数重者胰腺出血、坏死，常继发感染、腹膜炎、休克等多种并发症，病死率高，称为重症急性胰腺炎（SAP）（亦称为出血坏死型胰腺炎）。

（1）胆道疾病：胆石症、胆道感染、胆道蛔虫等是急性胰腺炎的主要病因。①胆石、感染、蛔虫等致 Oddi 括约肌（胆总管末端和胰管末端的环形平滑肌与胆胰壶腹周围的环形平滑肌一起合称为 Oddi 括约肌，又称胆胰壶腹括约肌）水肿、痉挛，使十二指肠壶腹部出口梗阻，胆道内压力高于胰管内压力，胆汁反流入胰管，胆盐改变胰管黏膜的完整性，使消化酶进入胰实质，引起急性胰腺炎。②胆石在移行过程中损伤胆总管、壶腹部或胆道感染引起暂时性 Oddi 括约肌松弛，使富含肠激酶的十二指肠液反流入胰管，激活胰酶，引起急性胰腺炎。③胆道感染时细菌毒素、游离胆酸、非结合胆红素等，可通过胆胰间淋巴管交通支扩散到胰腺，激活胰酶，引起急性胰腺炎。

（2）胰管阻塞：胰管结石、蛔虫、狭窄、肿瘤（壶腹周围癌、胰腺癌）等可引起胰管阻塞，当胰腺分泌旺盛时胰管内压力增高，使胰管小分支和胰腺泡破裂，胰液与消化酶渗入间质，引起急性胰腺炎。

（3）大量饮酒和暴饮暴食：大量饮酒和暴饮暴食均可致胰液分泌增加，并刺激 Oddi 括约肌痉挛，十二指肠乳头水肿，胰液排出受阻，使胰管内压力增加，引起急性胰腺炎。慢性嗜酒者常有胰液蛋白沉淀，形成蛋白栓堵塞胰管，致胰液排泄障碍。

（4）十二指肠降段疾病：球后穿透溃疡、邻近十二指肠乳头的肠憩室炎等炎症可直接波及胰腺。

（5）手术与创伤：腹腔手术、腹部钝挫伤等可损伤胰腺组织，导致胰腺严重血液循环障碍，均可引起急性胰腺炎。经内镜逆行胆胰管造影术（ERCP）插管时导致的十二指肠乳头水肿或注射造影剂压力过高等也可引发胰腺炎。

（6）内分泌与代谢障碍：任何原因引起的高钙血症或高脂血症，均可产生胰管钙化，增加胰液分泌和促进胰蛋白酶原激活，引发胰腺炎。

（7）药物：噻嗪类利尿药、硫唑嘌呤、糖皮质激素、磺胺类等药物可促发急性胰腺炎，多发生在服药最初 2 个月，与剂量无明确相关。

（8）感染及全身炎症反应：可继发于急性流行性腮腺炎、甲型流感、肺炎衣原体感染、传染性单核细胞增多症、柯萨奇病毒感染等，常随感染痊愈而自行消退。

（9）其他：各种自身免疫性的血管炎、胰腺主要血管栓塞等血管病变可影响胰腺血供，这一病因在临床相对少见。少数病因不明者，称为特发性急性胰腺炎。

知识点3：急性胰腺炎的发病机制　　　　　　　副高：熟悉　正高：熟悉

发病机制迄今未完全明确，正常情况下，胰腺腺泡细胞内酶蛋白的形成与分泌过程处于与细胞质隔绝状态，胰腺各种蛋白酶进入十二指肠前，均处于无活性或微活性的酶原状态。上述各种病因导致胰胆管梗阻，十二指肠液反流，胰胆管内压力增高，均可在胰腺内激活各种胰酶原形成急性胰腺炎。当激活的胰酶进入全身血液循环时，引起远处脏器和全身酶系统损伤，产生大量炎症介质和细胞因子，引起全身炎症反应综合征。

知识点4：急性胰腺炎的病理　　　　　　　　　副高：熟悉　正高：熟悉

急性胰腺炎从病理上可分为急性水肿型和急性出血坏死型两型。①急性水肿型约占急性胰腺炎的90%。大体上见胰腺肿大、水肿、分叶模糊、质脆，病变累及部分或整个胰腺，胰腺周围有少量脂肪坏死。镜下可见间质水肿、充血、散在点状脂肪坏死和炎症细胞浸润，无明显胰实质坏死和出血。②急性出血坏死型大体上表现为红褐色或灰褐色，并有新鲜出血区，分叶结构消失。有较大范围的脂肪坏死灶，散落在胰腺及胰腺周围组织如大网膜，称为钙皂斑。坏死灶周围有炎症细胞浸润，病程稍长者可并发脓肿、假性囊肿或瘘管形成。组织学检查可见胰腺组织的坏死主要为凝固性坏死，细胞结构消失。坏死灶被炎症细胞浸润包绕。常见淋巴管炎、静脉炎、血栓形成及出血坏死。

知识点5：急性胰腺炎的症状　　　　　　　　　副高：掌握　正高：掌握

（1）腹痛：为本病的主要表现和首发症状。常在饱餐或酗酒后突然发生，可为钝痛、钻痛、绞痛或刀割样痛，疼痛部位位于中上腹部，可向腰背部呈带状放射。疼痛持续而剧烈，不能被一般胃肠解痉药所缓解，进食后加剧，取前倾坐位或屈膝侧卧位时可稍缓解。

（2）恶心、呕吐：起病后多有恶心、呕吐，呕吐物为胃内容物或胆汁。呕吐后，腹痛常不能缓解。

（3）腹胀：多数患者多伴有腹胀，重症者可并发麻痹性肠梗阻，表现为严重腹胀。

（4）发热：大多数患者有中等度发热，一般持续3~5天。重症者发热较高，且持续不退，尤其在胰腺或腹腔有继发感染时，常呈弛张高热。

（5）黄疸：在起病后2~3天，由于胰头炎症水肿压迫胆总管，可出现一过性阻塞性黄疸，多在几天内消退。若黄疸持续不退或加深，应怀疑合并胆总管结石。

（6）低血压、休克：重症急性胰腺炎时由于血管通透性增加，血浆不断渗漏至腹腔及胰腺周围，许多炎症介质在腹腔聚集，引起腹膜炎及低血容量，从而导致血压下降、烦躁不安、皮肤苍白、湿冷、脉搏细数等休克的表现，有的患者休克可突然发生，甚至猝死。

（7）水、电解质、酸碱平衡及代谢紊乱：轻型患者多有程度不等的脱水，呕吐频繁者可有代谢性碱中毒。重症胰腺炎患者常有明显脱水和代谢性酸中毒。有30%~60%的重症胰腺炎患者可出现低钙血症，当血钙＜1.75mmol/L，且持续数天，多提示预后不良。

知识点6：急性胰腺炎的体征　　　　　　　　　　　　副高：掌握　正高：掌握

（1）轻症急性胰腺炎：腹部体征轻微，往往与主诉腹痛程度不相符，可有不同程度的腹胀和肠鸣音减弱，多数中上腹有压痛，无腹肌紧张和反跳痛。

（2）重症急性胰腺炎：患者可出现腹肌紧张、压痛、反跳痛等腹膜刺激三联征，伴麻痹性肠梗阻时有明显腹胀，肠鸣音减弱或消失。可出现移动性浊音，腹水多呈血性。少数患者由于胰酶、坏死组织及出血沿腹膜后间隙与肌层渗入腹壁下，致两侧腰部皮肤呈暗灰蓝色，称Grey-Turner征，或出现脐周围皮肤青紫，称Cullen征。如有胰腺脓肿或假性囊肿形成，上腹部可扪及肿块。在胆总管或壶腹部结石、胰头炎性水肿压迫胆总管时，可出现黄疸，多在几天内消退。后期出现黄疸应考虑并发胰腺脓肿或假囊肿压迫胆总管或由于肝细胞损害所致。患者因低血钙引起手足搐搦者，为预后不佳表现，系大量脂肪组织坏死分解出的脂肪酸与钙结合成脂肪酸钙，大量消耗钙所致，也与胰腺炎时刺激甲状腺分泌降钙素有关。

知识点7：急性胰腺炎的并发症　　　　　　　　　　　副高：掌握　正高：掌握

（1）局部并发症：急性液体积聚、胰腺坏死、胰腺假性囊肿、胰腺脓肿。

（2）全身并发症：低血压及休克、消化道出血、细菌及真菌感染、糖尿病、代谢异常、心肾呼吸功能不全或衰竭、胰性脑病等，通常见于重症急性胰腺炎。

知识点8：急性胰腺炎的辅助检查　　　　　　　　　　副高：熟悉　正高：熟悉

（1）血常规：白细胞总数及分类均增高。

（2）淀粉酶测定：血清淀粉酶于起病后2~12小时开始升高，48小时后开始下降，持续3~5天。血清淀粉酶超过正常值3倍即可确诊本病。但淀粉酶的高低不一定反映病情轻重，出血坏死型胰腺炎血清淀粉酶值可正常或低于正常。其他急腹症如消化性溃疡穿孔、胆石症、胆囊炎、肠梗阻等都可有血清淀粉酶升高，但一般不超过正常值2倍。

尿淀粉酶升高较晚，一般在发病后12~14小时开始升高，下降缓慢，持续1~2周，但尿淀粉酶受患者尿量的影响。

（3）血清脂肪酶测定：血清脂肪酶常在发病后24~72小时开始升高，持续7~10天，特异度较高，对病后就诊较晚的急性胰腺炎患者有诊断价值。

（4）血生化检查：暂时性血糖升高常见，可能与胰岛素释放减少和胰高血糖素释放增加有关。持久的空腹血糖高于11.2mmol/L反映胰腺坏死，提示预后不良。可有暂时性低钙血症，低血钙程度与临床严重程度平行，若低于 2mmol/L 则提示预后不良。此外，可有血清 AST、LDH 增加，血清清蛋白降低。

（5）C 反应蛋白（CRP）：CRP 是组织损伤和炎症的非特异性标志物，有助于评估与监测急性胰腺炎的严重性，在胰腺坏死时 CRP 明显升高。

（6）影像学检查：①X 线：腹部 X 线可见"哨兵祥"和"结肠切割征"，为胰腺炎的间接指征。弥漫性模糊影、腰大肌边缘不清，提示存在腹水。还可发现肠麻痹或麻痹性肠梗阻征象。②腹部 B 超：是急性胰腺炎初筛影像学检查。因常受胃肠道积气的干扰，对胰腺形态观察多不满意，但可了解胆囊及胆管情况，是胰腺炎胆源性病因的初筛方法。③腹部 CT：增强CT 扫描能确切地显示胰腺的解剖结构，可确定急性胰腺炎是否存在及其严重程度，以及有无局部并发症，鉴别囊性或实质性病变，判断有无出血坏死，评价炎症浸润的范围。④MRI：对胰腺炎的诊断相似于 CT，还可通过磁共振胰胆管成像（MRCP）判断有无胆胰管梗阻。

知识点 9：急性胰腺炎的治疗要点　　　　　　　副高：掌握　　正高：掌握

急性胰腺炎的治疗原则为减轻腹痛、减少胰腺分泌、防治并发症。多数患者属于轻症急性胰腺炎，经短期积极治疗多可治愈。重症急性胰腺炎必须采取综合性治疗措施，积极抢救治疗。

（1）禁食及胃肠减压：通过禁食可减少胃酸的分泌，进而减少胰液的分泌。对于呕吐频繁、腹胀明显的患者，应给予胃肠减压，将胃内容物及胃酸引出，避免刺激胰液的分泌，减轻腹胀。

（2）抑酸治疗：临床上常用的抑酸剂有 H_2 受体阻断药（如西咪替丁、法莫替丁等）和质子泵抑制剂（如奥美拉唑、埃索美拉唑等）。

（3）减少胰液的分泌：目前临床上应用的药物为生长抑素及其类似物奥曲肽，两者均可抑制胰液的分泌，抑制胰酶的合成，还可抑制胃酸的分泌，主要应用于重症急性胰腺炎。

（4）静脉输液及抗休克：轻症患者在禁食期间应给予静脉输液，补充血容量及机体所需的能量和营养。重症急性胰腺炎患者常有低血压、休克以及低蛋白血症，应给予快速建立静脉通路，迅速输液扩容抗休克，还需要输入清蛋白、新鲜血及血浆等胶体溶液，达到营养支持治疗的目的，并注意纠正水、电解质、酸碱平衡的紊乱。

（5）镇痛：有腹部剧烈疼痛的患者给予镇痛治疗，可用阿托品或哌替啶肌内注射。忌用吗啡镇痛，以免引起 Oddi 括约肌的痉挛而加重病情。

（6）抗感染：抗生素主要用于重症急性胰腺炎患者，以预防或治疗胰腺坏死组织的继发感染，多选用能够透过血-胰屏障的广谱抗生素，如喹诺酮类、头孢类或亚胺培南等。

（7）营养支持：重症急性胰腺炎患者机体处于高分解状态，应从病程早期即开始营养支持治疗。早期一般先采用全胃肠外营养，一般 7~10 天；待病情趋于稳定，则应尽早考虑实施肠内营养。

（8）并发症的治疗：对于重症急性胰腺炎并发急性肾衰竭者，可采用腹膜或血液透析治疗；并发急性呼吸窘迫综合征的患者，除给予吸氧、糖皮质激素药物治疗外，必要时可使用呼吸机辅助呼吸治疗；并发糖尿病者，给予胰岛素治疗。

（9）其他治疗：内镜下 Oddi 括约肌切开术及逆行胰胆管造影术。适用于胆源性胰腺炎合并胆道梗阻或胆道感染者。对于内科治疗无效的重症急性胰腺炎以及并发脓肿、假性囊肿、弥漫性腹膜炎、肠穿孔的患者，需实施外科手术治疗。

知识点 10：急性胰腺炎的护理评估　　　　　　副高：熟悉　　正高：掌握

（1）健康史：询问患者有无急、慢性胆道疾病及胰、十二指肠疾病史。询问患者有无酗酒和暴饮暴食等诱因。询问患者有无腹部手术与创伤、内分泌与代谢性疾病及急性传染病病史。询问患者是否服用硫唑嘌呤、噻嗪类利尿药及糖皮质激素等药物。

（2）身体状况：询问及检查腹部有无压痛、反跳痛及肌紧张，是否伴有恶心、呕吐、腹胀、发热等其他表现。观察患者有无精神差、乏力、头晕、口渴等血容量不足的表现。观察有无全身皮肤及巩膜的黄染，症状较重者检查腰腹部有无 Grey-Turner 征及 Cullen 征。腹胀明显者，注意询问有无肛门排气排便，听诊肠鸣音有无减弱或消失。了解患者平时的生活和饮食习惯，是否喜食高脂饮食及有酗酒的习惯，饮食是否规律。

（3）心理-社会状况：由于起病急、疼痛剧烈，患者常表现为痛苦呻吟、烦躁不安，加之对疾病认识不足和担心疾病的预后等，可产生紧张、焦虑心理，甚至感到有死亡的威胁。

知识点 11：急性胰腺炎的护理诊断　　　　　　副高：熟悉　　正高：熟悉

（1）疼痛（腹痛）：与胰腺及周围组织炎症、水肿或出血坏死有关。
（2）潜在并发症：低血容量性休克或急性肾衰竭、急性呼吸窘迫综合征、急性腹膜炎。
（3）体温过高：与胰腺炎症有关。
（4）焦虑：与担心疾病预后有关。
（5）知识缺乏：缺乏有关本病的病因和预防知识。

知识点 12：急性胰腺炎的病情观察　　　　　　副高：熟练掌握　　正高：熟练掌握

（1）腹痛的观察：密切观察患者腹痛的部位、程度、性质及伴随症状的变化，如腹痛加剧，范围波及全腹部，存在肌紧张及反跳痛，提示并发急性腹膜炎；若疼痛伴有高热及腹部包块，提示并发胰腺脓肿，应及时汇报医师，协助处理。

（2）恶心、呕吐的观察：注意观察恶心、呕吐的程度，呕吐物的颜色、性状和量。如呕吐物呈咖啡色，应警惕并发上消化道出血。严重频繁呕吐者，应注意观察是否存在口干、头晕、乏力、尿量减少、皮肤颜色黯淡及弹性减弱等血容量不足的表现，以及呼吸深快等代谢性碱中毒的表现。

（3）腹胀的观察：注意观察腹胀的程度，如腹胀严重、肠鸣音减弱或消失、肛门停止排气排便，应警惕麻痹性肠梗阻的发生。

（4）严密监测生命体征，定时记录患者的呼吸、脉搏、心率、血压、体温、血氧饱和度等。注意有无脉搏细速、呼吸急促、尿量减少等低血容量的表现。

（5）实验室检查结果的观察：注意监测血电解质、血淀粉酶等指标的变化，及时纠正电解质紊乱。

知识点13：急性胰腺炎的休息与饮食护理 　　副高：熟练掌握　正高：熟练掌握

（1）休息与体位：急性期应卧床休息，保证充足的睡眠，以减轻胰腺的负担，改善胰腺的血供，促进组织恢复。指导患者采取适当姿势（如侧卧位，以一枕头压向腹部的膝胸卧位，或采取躯干屈曲的坐姿），协助背部按摩、松弛技巧，以减轻疼痛。

（2）饮食护理：①禁食和胃肠减压：轻症急性胰腺炎经过3~5天禁食和胃肠减压，当疼痛减轻、发热消退，白细胞计数和血淀粉酶、尿淀粉酶降至正常后，即可先给予少量无脂流质。②加强营养支持：及时补充水分及电解质，保证有效血容量。早期一般给予全胃肠外营养（TPN），如无肠梗阻，宜尽早行空肠插管，过渡到肠内营养（EN）。营养支持可增强肠道黏膜屏障，防止肠内细菌移位引起胰腺坏死合并感染。③鼻空肠管肠内营养：若患者禁食、禁饮在1周以上，可以考虑在X线引导下经鼻腔置空肠营养管，实施肠内营养。

知识点14：急性胰腺炎腹痛的护理 　　副高：熟练掌握　正高：熟练掌握

对于腹痛的患者，协助其取屈膝侧卧位或弯腰前倾位，以放松腹肌、减少对腹膜的刺激，从而缓解疼痛。腹痛剧烈者，可遵医嘱给予哌替啶等镇痛药物，注意观察用药疗效，禁用吗啡。因腹痛在病床辗转不安者应拉起床栏，防止坠床等意外发生。剧烈的疼痛可能会带来焦虑、恐惧等不良情绪，护理人员应多陪伴患者，解释引起疼痛的原因，指导其正确的缓解疼痛的方法，以解除其不良情绪。

知识点15：重症急性胰腺炎的护理措施 　　副高：熟练掌握　正高：熟练掌握

除了以上一般护理措施之外，还必须做到以下几点。

（1）生命体征的观察：定时观察及记录患者的呼吸、脉搏、心率、血压、体温、血氧饱和度等生命体征的变化，有条件者行心电监护或送入重症监护病房。注意有无脉搏细速、呼吸急促、尿量减少等低血容量及休克的表现。准确记录患者24小时出入液量，作为补液的依据。

（2）维持有效血容量及电解质、酸碱的平衡：建立有效的静脉通路，输入液体及电解质，禁食患者每天液体入量常需在3000ml以上，必要时给予输注血浆、清蛋白等胶体溶液扩容及支持治疗。根据脱水的程度及年龄、心肺功能调节输液的速度，及时纠正低钾、低钙、低镁以及代谢性酸、碱中毒等，将血糖控制在适宜的水平。

（3）警惕各种并发症的发生：如少尿或无尿、血肌酐明显升高，提示急性肾衰竭；呼吸急促、呼吸困难、血气分析氧分压明显下降，提示急性呼吸窘迫综合征；血糖明显升高，患者出现意识障碍、呼出烂苹果味气体，提示酮症酸中毒。一旦出现休克，应立即备好抢救物品，建立静脉通路，给予吸氧，注意保暖，根据医嘱迅速实施各种抢救措施。

知识点16：急性胰腺炎的健康指导　　　　　　副高：掌握　正高：掌握

（1）疾病知识指导：向患者讲解本病的主要诱发因素、预后及并发症知识。教育患者积极治疗胆道疾病，避免此病的复发。如出现腹痛、腹胀、恶心等表现时，及时就诊。

（2）饮食指导：指导患者掌握饮食卫生知识，平时应注意规律进食，避免暴饮暴食。腹痛缓解后，应从少量低脂、低糖饮食开始逐渐恢复正常饮食，应避免食用刺激性强、产气多、高脂和高蛋白食物，戒除烟酒，防止复发。

第十二节　结核性腹膜炎

知识点1：结核性腹膜炎的概述　　　　　　　　副高：熟悉　正高：熟悉

结核性腹膜炎是由于结核分枝杆菌引起的慢性、弥漫性腹膜感染，可见于任何年龄，但以青壮年最多见，女性为多。

知识点2：结核性腹膜炎的病因及发病机制　　　副高：熟悉　正高：熟悉

结核性腹膜炎是由于结核分枝杆菌感染腹膜引起，多继发于肺结核或体内其他部位结核病。大多数结核性腹膜炎是腹腔脏器如肠系膜淋巴结结核、肠结核、输卵管结核等活动性结核病灶直接蔓延侵及腹膜引起。少数可由血行播散引起，常见的原发病灶有粟粒型肺结核，关节、骨、睾丸结核，可伴有结核性多浆膜炎等。

知识点3：结核性腹膜炎的病理　　　　　　　　副高：熟悉　正高：熟悉

因侵入腹腔的结核菌数量与毒力及机体免疫力不同，结核性腹膜炎的病理改变可表现为3种基本的病理类型：渗出型、粘连型、干酪型，前两型多见。在本病的发展过程中，可有2种或3种类型的病变并存，称为混合型。

（1）渗出型：腹膜充血、水肿，表面覆有纤维蛋白渗出物，可伴黄（灰）白色细小及融合的结节。腹腔积液量中等以下，草黄色或淡血性，偶为乳糜性。

（2）粘连型：大量纤维组织增生和蛋白沉积使腹膜、肠系膜明显增厚。肠袢相互粘连可发生肠梗阻。

（3）干酪型：多由渗出型或粘连型演变而来，可兼具上述两型病理特点，并发症常见。以干酪坏死病变为主，坏死的肠系膜淋巴结参与其中，形成结核性脓肿。病灶可向肠管、腹腔或阴道穿破而形成窦道或瘘管。

知识点4：结核性腹膜炎的临床表现 副高：掌握 正高：掌握

（1）症状

1）全身症状：结核毒血症常见，主要是发热和盗汗，低热和中等度热最多，高热伴毒血症明显者，主要见于渗出型和干酪型。后期有营养不良表现如消瘦、水肿、苍白、舌炎、口角炎等。

2）腹痛：早期腹痛不明显，以后出现持续性隐痛或钝痛，以脐周和下腹为主，有时可波及全腹。当并发不全性肠梗阻时，可有阵发性腹痛，偶可因腹腔内干酪样病灶溃破或肠结核急性穿孔而表现为急腹征。

3）腹水：患者常有腹胀感，由于结核毒血症或腹膜炎伴肠功能紊乱引起。腹水以少至中等量多见。

4）腹泻：一般每天不超过3~4次，呈糊状便，与腹膜炎致肠功能紊乱、吸收不良、不全性肠梗阻、肠管内瘘等有关。有时腹泻与便秘交替。

（2）体征

1）腹部压痛与反跳痛：多数患者有腹部压痛，一般轻微，少数压痛严重，且有反跳痛，常见于干酪型结核性腹膜炎。

2）腹壁柔韧感：是腹膜遭受轻度刺激或有慢性炎症的一种表现，是本病的临床特征。

3）腹部肿块：多见于粘连型或干酪型，脐周多见。多由增厚的大网膜、肿大的肠系膜淋巴结、粘连成团的肠曲或干酪样坏死脓性物积聚而成。

4）腹水：多为少量至中量腹水，量超过1000ml时可出现移动性浊音阳性。

（3）并发症：以肠梗阻最常见，多发生于粘连型。肠瘘一般多见于干酪型，有时有腹腔脓肿形成。

知识点5：结核性腹膜炎的辅助检查 副高：熟悉 正高：熟悉

（1）血液检查：部分患者有轻度至中度贫血，多为正细胞正色素性贫血。白细胞计数大多正常，干酪型患者或腹腔结核病灶急性扩散时，白细胞计数增高。多数患者红细胞沉降率增快，可作为活动性病变的指标。

（2）结核菌素试验：结核菌素试验呈强阳性有助于结核感染的诊断。但在粟粒型肺结核或重症患者反而可呈阴性。

（3）腹水检查：腹水为草黄色渗出液，少数呈淡血性，偶见乳糜样；常规检查提示比重一般大于1.018，蛋白含量大于30g/L，白细胞计数大于500×10^6/L，以淋巴细胞为主。一般细菌培养结果为阴性，浓缩找结核菌及结核菌培养的阳性率均较低。

（4）腹部B超：少量腹水须靠B超发现，并可为穿刺做定位。

（5）X线检查：X线腹部平片有时可见到肠系膜淋巴结结核的钙化影，X线钡剂灌肠可见肠粘连、肠结核、腹水、肠瘘、肠腔外肿块等征象。

（6）腹腔镜检查：适用于有游离腹水患者，可见腹膜、网膜、内脏表面有大量的灰白色结节，浆膜失去正常光泽，浑浊粗糙。取活检做病理学检查有确诊价值，但在腹腔有广泛粘连者应禁忌腹腔镜检查。

知识点6：结核性腹膜炎的治疗要点	副高：掌握　正高：掌握

本病的治疗关键是及早给予规则、全程抗结核化学药物治疗，以达到早日康复、避免复发和防止并发症的目的。

（1）抗结核化学药物治疗：在用药中应注意：一般渗出型患者，因腹水及症状消失较快，患者常自行停药，而导致复发，故应强调全程规则治疗；对粘连型或干酪型患者，由于大量纤维增生，药物不易进入病灶而达到治疗目的，需加强药物的联合应用，并适当延长抗结核治疗的疗程。

（2）腹腔穿刺放液治疗：对大量腹水者，可适当放腹水以减轻症状。

（3）手术治疗：对经内科治疗未见好转的肠梗阻、肠穿孔及肠瘘，均可行手术治疗。

知识点7：结核性腹膜炎的护理评估	副高：熟悉　正高：掌握

（1）健康史：询问患者既往有无其他部位结核病史，患病的起始时间及治疗情况。询问患者饮食情况、排便情况，有无家族遗传史。

（2）身体状况：①神志、生命体征、营养状况，有无发热及盗汗。②有无腹痛，腹痛的部位、性质及持续时间。③有无腹水、腹泻。

（3）心理-社会状况：患者由于反复或持续腹痛及抗结核化学药物治疗时间较长而产生紧张、焦虑心理。

知识点8：结核性腹膜炎的护理诊断	副高：熟悉　正高：熟悉

（1）疼痛（腹痛）：与肠结核、腹膜炎症及伴有盆腔结核或肠梗阻有关。

（2）腹泻：与溃疡型肠结核、腹膜炎所致肠功能紊乱有关。

（3）营养失调——低于机体需要量：与结核分枝杆菌毒性作用、消化吸收功能障碍有关。

（4）体温过高：与结核毒血症有关。

（5）便秘：与肠道狭窄、梗阻或胃肠功能紊乱有关。

（6）焦虑：与结核引起的多种症状、疾病治疗时间长、恢复慢，患者担心疾病预后有关。

（7）潜在并发症：肠梗阻、肠穿孔、肠瘘、腹腔脓肿、肠出血。

知识点9：结核性腹膜炎的一般护理　　　　副高：熟练掌握　正高：熟练掌握

（1）休息：结核毒血症不明显的患者不必过多限制活动，增加卧床休息的时间即可；而毒血症状严重者要卧床休息，有腹水时可取半卧位，待症状控制后逐渐增加活动量。居住环境应避免潮湿、拥挤，以阳光充足空气新鲜的环境为宜。

（2）饮食：宜给予高热量、高蛋白、高维生素易消化的食物，腹泻严重者予以低脂、低纤维饮食，腹胀者少食易发酵食物如豆制品。严重营养不良者可行静脉内高营养治疗，每周测体重，观察营养状况改善情况。

（3）心理护理：给予耐心解释和心理疏导，使患者树立治疗的信心，主动配合医师进行治疗，以促使疾病早日康复。

知识点10：结核性腹膜炎的疾病护理　　　　副高：熟练掌握　正高：熟练掌握

（1）对症护理：重点观察患者体温情况；腹痛的部位、性质、时间、与进餐的关系；腹泻的次数、大便的性状、有无血液；腹部体征的变化等情况，以尽早发现和处理并发症。腹痛者可给予局部热敷或艾灸足三里，如出现剧烈腹痛应及时通知医师，以防止出现肠梗阻、肠穿孔等并发症。腹胀可用松节油热敷，涂油后盖一层干纱布，再用热敷垫盖在干纱布上，时常更换热敷垫，持续20~30分钟；腹胀严重而无外科情况者可行肛管排气。腹水较多者采用半卧位，配合医师做好腹腔穿刺放腹水的治疗。严重腹泻者注意肛周皮肤的清洁。

（2）专科护理：做好消毒隔离和预防工作。患者用过的餐具与物品应进行消毒处理，以免结核菌扩散、传播；对有开放性肺结核者应采取隔离措施，并告知不可吞咽痰液；提倡用公筷进餐，牛奶应消毒灭菌。

知识点11：结核性腹膜炎的健康指导　　　　　　副高：掌握　正高：掌握

（1）疾病预防指导：指导患者有关消毒、隔离等知识，防止结核菌的传播，如嘱肺结核患者不可吞咽痰液，提倡用公筷进餐及分餐制，牛奶及乳制品应灭菌后饮用，对肠结核患者的大便要消毒处理，防止病原体传播。

（2）疾病知识指导：患者应保证充足的休息与营养，加强身体锻炼，生活规律，劳逸结合，保持良好的心态，以增强机体抵抗力。指导患者坚持抗结核治疗，保证足够的剂量和疗程。定期复查，及时了解病情变化，以利于治疗方案的调整。学会自我监测抗结核药物的作用和不良反应，如有异常，及时复诊。

上消化道出血（1）

上消化道出血（2）

第十三节　上消化道出血

| 知识点1：上消化道出血的概述 | 副高：熟悉　正高：熟悉 |

上消化道出血是指屈氏韧带（Treitz韧带）以上的消化道，包括食管、胃、十二指肠和胰胆等部位病变引起的出血，以及胃、空肠吻合术后的空肠病变出血。上消化道急性大量出血是指在数小时内机体失血量超过1000ml或循环血量的20%，其主要临床表现为呕血和/或黑便，患者常伴有血容量减少引起的急性周围循环衰竭。病情严重者如不及时抢救，可危及生命。

| 知识点2：上消化道出血的病因及发病机制 | 副高：熟悉　正高：熟悉 |

上消化道出血的原因很多，上消化道的局部病变以及全身性疾病（如血液病、尿毒症等）均可导致上消化道出血的发生。在临床上，以消化性溃疡、急性糜烂性胃炎、食管-胃底静脉曲张破裂及胃癌引起的出血多见。

| 知识点3：上消化道出血的临床表现 | 副高：掌握　正高：掌握 |

上消化道出血的临床表现主要取决于出血量、出血速度、出血部位及性质，与患者的年龄及循环功能的代偿能力有关。

（1）呕血与黑便：是上消化道出血的特征性表现。上消化道大量出血之后，均有黑便。出血部位在幽门以上者常伴有呕血。若出血量较少、速度慢亦可无呕血。反之，幽门以下出血如出血量大、速度快，可因血反流入胃腔引起恶心、呕吐而表现为呕血。呕血多为棕褐色呈咖啡渣样，如出血量大，未经胃酸充分混合即呕出，则为鲜红或有血块。黑便呈柏油样，黏稠而发亮，当出血量大，血液在肠内推进快，大便可呈暗红甚至鲜红色。

（2）失血性周围循环衰竭：急性大量失血由于循环血容量迅速减少而导致周围循环衰竭。一般表现为头晕、心悸、乏力，突然起立发生晕厥、肢体冷感、心率加快、血压偏低等，严重者呈休克状态。

（3）贫血和血象变化：急性大量出血后均有失血性贫血，但在出血的早期，血红蛋白浓度、红细胞计数与血细胞比容可无明显变化。急性出血患者为正细胞正色素性贫血；在出血后骨髓有明显代偿性增生，可暂时出现大细胞性贫血，慢性失血则呈小细胞低色素性贫血。出血24小时内网织红细胞即见增高，出血停止后逐渐降至正常。上消化道大量出血2~5小时，白细胞计数轻至中度升高，血止后2~3天才恢复正常。但在肝硬化患者，如同时有脾功能亢进，则白细胞计数可不增高。

（4）发热：上消化道大量出血后，多数患者在24小时内出现低热，持续3~5天后降至正常。引起发热的原因尚不清楚，可能与周围循环衰竭，导致体温调节中枢的功能障碍等因素有关。

（5）氮质血症：在上消化道大量出血后，由于大量血液蛋白质的消化产物在肠道被吸收，血中尿素氮浓度可暂时增高，称为肠源性氮质血症。一般于一次出血后数小时血尿素氮开始上升，24~48 小时可达高峰，大多不超出 14.3mmol/（40mg/dl），3~4 天后降至正常。

知识点 4：上消化道出血的辅助检查　　　　　　副高：熟悉　　正高：熟悉

（1）实验室检查：测定红细胞、白细胞、血小板及网织红细胞计数，以及血红蛋白浓度、血细胞比容、肝功能、肾功能、大便隐血试验等，对于判断失血量、有无活动性出血以及疾病的诊断有一定的帮助。

（2）内镜检查：是上消化道出血定位、定性诊断的首选方法。一般在出血 24~48 小时内行急诊内镜检查，既可以找到出血部位、明确病因，必要时还可以做内镜下止血治疗。

（3）X 线钡餐造影检查：有助于明确出血原因，但急性期或外周血循环不稳定时不宜进行。

（4）选择性动脉造影：适用于内镜检查无阳性发现者，有助于确定出血部位。

知识点 5：上消化道出血的治疗要点　　　　　　副高：掌握　　正高：掌握

上消化道大量出血为临床急症，应采取积极有效的抢救措施，迅速补充血容量，纠正休克，维持水电解质平衡，在给予止血措施的同时积极寻找出血原因并给予有效的治疗。

（1）一般治疗：应卧床休息，保持呼吸道的通畅，必要时吸氧。有呕血的患者应禁食，出血量较少或呕血停止后可逐渐恢复流质饮食。严密监测神志、血压、脉搏、呼吸等生命体征的变化，关注尿量的变化，必要时行心电监护。维持水、电解质的平衡。

（2）补充血容量：尽快予输血、输液以维持血容量，改善周围循环衰竭，保证重要脏器的供血。在配血的过程中可先输平衡盐溶液或代血浆制品。以输全血为宜，因全血中不仅含有红细胞，还含有血小板及各种凝血因子。肝硬化的患者宜输新鲜血，因库存血含氨较多，易诱发肝性脑病。

（3）药物止血：①抑酸治疗：抑酸的目的是提高胃内的 pH，当胃内 pH ＞6 时，可使血小板凝聚及抑制纤维蛋白的溶解，有利于止血。临床上以质子泵抑制剂最为常用，如奥美拉唑、埃索美拉唑、兰索拉唑、泮托拉唑等。②生长抑素及其拟似物：通过减少内脏血流量、降低门静脉压力、抑制胃酸的分泌达到止血的目的，止血效果肯定，为近年来食管-胃底静脉曲张破裂出血的常用药物，对消化性溃疡及其他原因引起的上消化道出血亦有效。③血管升压素：可使内脏血管收缩，减少门静脉血流量，降低门静脉及侧支循环压力，从而控制食管-胃底静脉曲张破裂出血，血管升压素不良反应多，如头痛、腹痛、大小便次数增加，甚至可诱发心绞痛等。而其类似物甘氨酰赖氨酸（又名特列加压素）与其作用相似，止血效果好，且不良反应少，目前在临床有较好的应用。④其他止血药物：常用的有维生素 K、氨基己酸、氨甲环酸（止血环酸）等静脉用药；也可用去甲肾上腺素加入冰盐水中口服、胃管内注入灌洗或内镜下直接喷洒于出血处，达到止血的目的。

（4）其他止血措施：①内镜治疗：对于消化性溃疡等引起的出血，可在内镜直视下通过激光光凝、高频电凝、血管夹钳夹、局部药物喷洒或注射等手段对可见的活动性出血进行止血治疗；对于食管–胃底静脉曲张破裂引起的出血，可根据患者具体情况选用硬化剂注射止血术、曲张静脉套扎术或组织黏合剂注射术等方法进行止血治疗。②三腔二囊管压迫止血术：三腔二囊管具有胃囊和食管囊两个气囊，三个管腔分别通向两个气囊和患者的胃腔。气囊充气后，通过外力的牵引，使其压迫于食管–胃底静脉曲张处而达到压迫止血的目的。该方法止血效果肯定，但患者痛苦、并发症多，且早期再出血率较高，故不作为首选的治疗方法。主要在药物止血效果不佳时暂时使用，以争取时间准备内镜止血或外科手术治疗，故其重要性亦不能忽视。③手术止血：经过内科积极的治疗仍大量出血不止、危及生命者，应考虑外科手术治疗。

知识点6：上消化道出血的护理评估　　　　　　　　　副高：熟悉　正高：掌握

（1）健康史：询问患者有无消化性溃疡、肝硬化、胃癌、胰腺胆道疾病病史及消化道手术史。询问患者有无饮食不当、过度劳累、精神紧张、长期嗜酒或服用损害胃黏膜的药物（如 NSAIDs、利血平、糖皮质激素等）。询问患者最近有无重大创伤、休克、严重心力衰竭及急性传染病病史。询问患者既往有无出血史及治疗情况。

（2）身体状况：估计出血量，询问患者有无呕血和黑便的症状，呕血与黑便的量、颜色及性状。询问患者有无其他部位出血的表现。观察患者的一般情况，精神状态如何，神志是否清醒，有无贫血貌，有无面色苍白、出冷汗、四肢湿冷等周围循环衰竭的表现，询问患者有无头晕、心悸、乏力、口渴等血容量不足的表现。测量脉搏、呼吸、血压等生命体征有无异常，听诊肠鸣音是否亢进，检查腹部有无压痛、包块。根据患者各方面的情况估计患者的出血量。

（3）心理–社会状况：患者由于大量呕血、黑便以及周围循环衰竭而产生恐惧、紧张、焦虑及烦躁心理。反复出血的患者可因工作能力下降、经济负担过重产生悲观情绪。

知识点7：上消化道出血的护理诊断　　　　　　　　　副高：熟悉　正高：熟悉

（1）体液不足：与上消化道出血有关。

（2）有窒息的危险：与大量急速呕血、血液反流入气管有关。

（3）活动无耐力：与血容量不足、周围性循环衰竭有关。

（4）恐惧：与生命或健康受到严重威胁有关。

（5）知识缺乏：缺乏有关引起上消化道出血相关疾病的知识及其防治知识。

（6）潜在并发症：血容量不足。

知识点8：上消化道出血的一般护理	副高：熟练掌握　正高：熟练掌握

（1）休息与活动：大出血患者应绝对卧床休息，加强基础护理，更换体位时宜放慢速度，以免引起再次出血或直立性低血压。少量出血的患者也应多卧床休息，减少身体活动有助于止血。注意保暖及充足的休息，尽量使治疗和护理工作集中进行。在病情稳定后，可循序渐进逐步增加活动量。

（2）安全的护理：少量出血的患者可起身稍事日常活动，但当有活动性出血时，患者常因有便意而起身如厕，在排便时或便后起立时晕厥。故应指导患者更换体位时，尤其是从卧位至坐或站立位时，应放慢速度；如果在起身的过程中或起身后出现头晕、乏力、心悸、出冷汗或黑蒙等表现，应立即平卧休息，并告知医护人员。必要时由护理人员陪同如厕，或暂改为在床上如厕。对重症患者应加强巡视，用床栏拉起保护。

（3）饮食护理：急性大出血、呕血者应禁食，出血量较少的黑便者可进食适量温凉流质。对于消化性溃疡的患者，进食可中和胃酸、减少胃的收缩运动，有利于溃疡面的愈合。在出血停止后，根据患者的具体病情逐步过渡至易于消化、柔软、富含营养的半流质、软食及普通饮食，注意少量多餐，细嚼慢咽，避免酸、辣、烫等刺激性食物以及粗糙、坚硬的食物。

（4）心理护理：出血尤其是大出血的患者，易产生恐惧、焦虑的心理，护理人员应注意安抚和解释，经常巡视、陪伴，在患者大出血的抢救过程中，工作迅速、忙而不乱、镇定果断，使患者有安全感。在呕血、黑便后及时清理血迹及污物，保持病房环境的清洁，减少对患者的不良刺激。

知识点9：上消化道出血的病情监测	副高：熟练掌握　正高：熟练掌握

（1）生命体征，包括脉搏（心率）、血压、脉压、呼吸、体温等指标，必要时行心电监护。

（2）精神和神志的变化。

（3）周围循环衰竭的观察，包括皮肤和甲床的颜色、肢体温暖或是湿冷、周围静脉是充盈或是塌陷。

（4）24小时出入量、尿量的变化。

（5）呕吐物及大便的颜色、性状和量。

（6）实验室检查结果：血红蛋白的浓度、红细胞计数、网织红细胞计数、血细胞比容、血尿素氮浓度，以及血清电解质及酸碱平衡的情况。

（7）肠鸣音的变化。

（8）患者原发疾病相关症状的观察：如消化性溃疡的患者腹痛情况的观察，肝硬化患者黄疸、腹水和水肿，是否合并有其他并发症的观察等。

| 知识点 10：上消化道出血的出血量估计 | 副高：熟练掌握　正高：熟练掌握 |

对呕血与黑便总量的估计，虽然有助于对出血量的判断，但仅能作为参考，不可片面地将呕血与黑便的总量等同于出血量。一方面，在呕血与黑便中除了消化道丢失的血液，还可能混有其他的胃内容物、胃液及大便的成分，从而导致估计的出血量大于实际出血量；另一方面，也可能有相当量的出血滞留在胃肠道内而未呕出或排出，从而导致估计的出血量少于实际出血量。因此，对于出血量的估计，应当结合其他多方面的表现综合判断（表 3－2）。

表 3-2　出血量的估计

出血量估计	临床表现
出血量 5~10ml/d	大便隐血试验可呈阳性
出血量 50~100ml/d	可出现黑便
胃内积血达 250~300ml	可出现呕血
一次出血量 <400ml	一般无全身血容量不足的表现
出血量 400~1000ml	可出现头晕、心悸、出汗、乏力、口干等症状
出血量 > 1000ml 或循环血量的 20%	出现急性周围循环衰竭的表现：烦躁不安或神志不清、面色苍白、四肢湿冷、口唇发绀、血压下降、脉压变小、脉搏细速等

| 知识点 11：上消化道继续出血或再次出血征象的观察 |
| 副高：熟练掌握　正高：熟练掌握 |

（1）呕血与黑便的症状未缓解或加重，再次呕血或次数更为频繁，甚至呕吐物由咖啡色变为鲜红色、混有血块；大便次数及量增多，便质稀薄，呈发亮的柏油样稀便，甚至为暗红色血便，伴有肠鸣音亢进。

（2）周围循环衰竭表现经充分的补液输血未好转或加重，生命体征波动异常，心率增快，血压下降，中心静脉压下降。

（3）实验室检查指标的异常，血红蛋白浓度、红细胞计数、血细胞比容持续下降，网织红细胞计数持续增高，在补液量足够、尿量正常的情况下血尿素氮持续或再次增高。

（4）门静脉高压的患者原有脾大，在出血后常暂时缩小，如不见脾恢复增大亦提示出血未停。

| 知识点 12：上消化道出血的急救护理 | 副高：熟练掌握　正高：熟练掌握 |

（1）应取平卧位，略抬高下肢以增加回心血量，保证重要脏器的供血。

（2）保持呼吸道的通畅，呕血者协助患者头偏向一侧，及时清除气道内的血块、呕吐物及分泌物，必要时予负压吸引器吸引，以免误吸引起窒息；吸氧，保持吸氧通路的通畅。

（3）迅速建立静脉通路（必要时建立两条或两条以上，若有浅表静脉塌陷、无法行浅静脉穿刺者，应迅速配合医师行中心静脉置管）。

（4）配合医师迅速、准确地实施输血、输液、各种止血治疗及用药等抢救措施，观察治疗效果和不良反应。输液速度开始宜快，但应根据患者的具体病情变化随时调整，有条件者应行中心静脉压检测。当血容量不足的情况得到缓解时，应适当调慢补液速度，以免矫枉过正，输血输液过多过快可引起急性左心衰竭及肺水肿，特别是老年人及心肺功能不全者尤应注意。对于食管–胃底静脉曲张破裂出血的患者，亦不宜过多输血输液，如果导致曲张血管内压力随之升高，增加再次出血的可能。

（5）对于药物止血效果不佳的大量出血的患者，还应积极为行急诊内镜下止血治疗、三腔二囊管压迫止血等其他止血治疗方案做好准备工作。

知识点 13：上消化道出血三腔二囊管的护理　　　　　副高：熟练掌握　　正高：熟练掌握

对于门静脉高压引起的食管–胃底静脉曲张破裂出血的患者，经过药物治疗出血不能够有效控制者，可协助医师行三腔二囊管压迫止血治疗。

（1）置管的配合

1）置管前：护理人员应向患者仔细讲解置管的必要性和置管时的配合方法（指导患者配合医师做深呼吸和吞咽动作），取得患者的配合。仔细检查，确保三腔管各管腔通畅，气囊完好无漏气，抽尽气囊内气体备用。准备好置管过程中所需的各种物品。

2）置管中：密切配合医师进行置管，尽量帮助患者减轻不适，密切观察患者的神志、面色、呼吸、脉搏、血压等生命体征的变化。①三腔管经鼻腔插入胃内，插至 65cm 时抽取胃液，检查管端是否在胃腔内。②先向胃气囊内注入空气 150~200ml（此时胃气囊内压力约50mmHg），并严密封闭胃气囊注气口，轻轻向外牵拉管道直至有弹性阻力不能拉出，此时胃气囊已压迫至胃底部静脉曲张处。③用绳子系紧三腔管的远端，由 0.5kg 的重物经牵引架做持续牵引。④将胃管端连接负压吸引装置或定时抽吸，观察出血是否停止，记录引流液的颜色、性状和量。⑤若胃管内持续有鲜红色血液引流出，则提示出血未停止，应继续向食管气囊内注气约 100ml（此时食管气囊内压力约为 40mmHg），使食管气囊压迫在食管下段静脉曲张处，严密封闭食管气囊注气端。

（2）置管期间的护理：①保持有效的牵引：协助患者取平卧位，保持适当的牵引角度（管身与鼻唇部约呈 45°），牵引物应悬空，避免压迫牵引绳，不可随意改变牵引的角度与重量。气囊压迫时间以 3~4 天为限，继续出血者遵医嘱适当延长。②止血效果的观察。③防止窒息：当胃气囊充气不足或漏气、破裂或气囊注气口密闭不严时，食管气囊和胃气囊可因牵引的作用向上移位，堵塞喉部而引起窒息。应严密观察三腔管的置管深度，气囊注气口密闭是否严密，密切观察置管患者（尤其是昏迷患者）的面色与呼吸情况。一旦出现窒息的表现，如突发呼吸困难、面色发绀、剧烈咳嗽等，应立即放出囊内气体，拔出管道。对于烦躁、试图自行拔管的患者，必要时予保护性约束。④定时气囊放气：三腔管置管期间，每12~24小时应放松牵引、放气15~30分钟，避免长时间持续压迫，使得食管-胃底黏膜缺血缺氧而发生糜烂、坏死。若在放松牵引期间出现再次出血，则立即气囊注气继续压迫。⑤基础护理：在置管期间，应定时做好患者口鼻腔清洁，及时清除口鼻部分泌物，防止流入气道导致误吸。对于三腔管压迫鼻翼及上唇的部位，可局部贴减压贴以防止皮肤的破损。保持床单位的清洁干燥，便后及时清洗肛周皮肤，在骶尾部等易受压的部位可贴减压贴或睡气垫床，以防压疮的形成。

（3）拔管的护理：出血停止后放松牵引、放出囊内气体，留管继续观察24小时。若仍无出血，可实施拔管。拔管前予口服液体石蜡油20~30ml，以防止气囊壁与黏膜粘连，起润滑作用，抽尽囊内气体，缓慢、轻柔地拔出管道。

知识点14：上消化道出血的健康指导　　　　　　副高：掌握　正高：掌握

（1）疾病预防指导：①注意饮食卫生和饮食的规律；进营养丰富、易消化的食物；避免过饥或暴饮暴食；避免粗糙、刺激性食物，或过冷、过热、产气多的食物、饮料；应戒烟、戒酒。②生活起居有规律，劳逸结合，保持乐观情绪，保证身心休息。避免长期精神紧张，过度劳累。③在医师指导下用药，以免用药不当。

（2）疾病知识指导：引起上消化道出血的病因很多。应帮助患者和其家属掌握自我护理的有关知识，减少再度出血的危险。

（3）病情监测指导：患者及其家属应学会早期识别出血征象及应急措施：出现头晕、心悸等不适，或呕血、黑便时，立即卧床休息，保持安静，减少身体活动；呕吐时取侧卧位以免误吸；立即送医院治疗。慢性病者定期门诊随访。

第十四节　消化系统常用诊疗技术及护理

一、胃酸分泌功能检查

知识点1：胃酸分泌功能检查的概述　　　　　　副高：掌握　正高：掌握

胃酸分泌功能检查是收集患者空腹及应用刺激剂后的胃液标本，测定胃液量、胃液酸度及胃液 pH，以评价胃黏膜分泌功能。检查项目包括基础胃酸排泌量（BAO）、最大胃酸排泌量（MAO）和高峰胃酸排泌量（PAO）。

知识点2：胃酸分泌功能检查的适应证　　　　　　副高：掌握　正高：掌握

（1）辅助诊断高胃酸分泌的病症，如胃泌素瘤。

（2）辅助诊断低胃酸或无胃酸分泌的疾病，如恶性贫血、巨大胃黏膜肥厚症等。

（3）胃大部切除术和迷走神经切除术前，估计手术的预期效果，或术后判定迷走神经切除是否完全。

（4）抑酸剂、抗胃液素等药物的疗效评价。

知识点3：胃酸分泌功能检查的禁忌证　　　　　　　　　副高：掌握　正高：掌握

（1）食管肿瘤、食管狭窄或重度静脉曲张者。

（2）上消化道出血止血不足2周者。

（3）心肺功能不全，支气管哮喘发作者。

（4）鼻咽部有急性感染者。

知识点4：胃酸分泌功能检查—胃管插入方法　　　　　　副高：掌握　正高：掌握

（1）患者取坐位或半卧位（有义齿者应取下义齿）。胸前铺橡胶单和一次性治疗巾。嘱患者放松。

（2）术者戴无菌手套，检查胃管是否通畅，测量插入长度并做标记。将胃管涂以石蜡油，左手垫无菌纱布持胃管，右手（或以镊子）夹胃管前端送入口腔内（或一侧鼻腔内），当插至14~16cm处时，嘱患者做吞咽动作，随即将胃管插入食管。

（3）当胃管插至50cm（经口腔插入）或56cm（经鼻腔插入）标记处时，胃管末端接注射器进行抽吸，以证明胃管是否在胃内。若未能抽出胃液，可通过改变胃管插入深度或患者体位后再予抽吸。如能抽出胃液，将胃管用胶布固定于患者面部。

知识点5：胃酸分泌功能检查—胃液留取方法　　　　　　副高：掌握　正高：掌握

（1）将空腹胃液全部抽出，标记为"0"，记录总量，取10ml送检，以测定总酸度。

（2）继续抽吸1小时胃液量，每15分钟采集1次胃液，共计4份，测定BAO。

（3）给予五肽促胃液素6μg/kg，肌内注射后，每15分钟抽取1次胃液，每次抽取10ml送检，标记标本号数及次数。如此抽吸胃液标本4次，测定刺激后MAO和PAO。

知识点6：胃酸分泌功能检查的术前护理　　　　　　　　副高：掌握　正高：掌握

（1）向患者说明检查方法及意义，减少其顾虑和不安，取得患者的配合。

（2）抽胃液前3天停用任何影响胃液分泌的药物。

（3）受试者应禁食12小时以上。有胃潴留的患者应待胃潴留解除后再进行胃酸测定。

（4）准备好胃管包、试管等物品。

知识点7：胃酸分泌功能检查的术后护理　　　　　　　　副高：掌握　正高：掌握

（1）抽胃液完毕后协助患者漱口、洗脸，并嘱患者卧床休息，不适缓解后可进食。

（2）观察患者有无恶心、呕吐、呕血、黑便等现象，如发现异常及时协助医师进行对症处理。

知识点8：胃酸分泌功能检查的结果分析　　　　　　副高：掌握　正高：掌握

正常人空腹12小时后的胃液为 $20\sim100ml$，胃液 pH 在 $1.3\sim1.8$。BAO 为 $3.0\sim4.0mmol/h$（一般不超过 $5mmol/h$）；MAO 一般为 $16\sim18mmol/h$；PAO 为 $18\sim21mmol/h$。

二、十二指肠引流术

知识点9：十二指肠引流术的概述　　　　　　　　副高：掌握　正高：掌握

十二指肠引流术是用十二指肠引流管将十二指肠液及胆汁引出体外的检查方法。用以协助诊断肝、胆、胰系统疾病，并可判断胆系运动功能。

知识点10：十二指肠引流术的适应证　　　　　　副高：掌握　正高：掌握

（1）疑有胆道炎症、结石、肿瘤和梗阻者。
（2）疑有肝胆寄生虫病者，如华支睾吸虫（肝吸虫）、胆道蛔虫等。
（3）检测胰腺外分泌功能，疑有胰腺病变者。

知识点11：十二指肠引流术的禁忌证　　　　　　副高：掌握　正高：掌握

（1）重度食管静脉曲张、食管狭窄、食管肿瘤者。
（2）严重高血压、心力衰竭、主动脉瘤、晚期妊娠者。
（3）近期有上消化道出血，胆囊炎、胰腺炎的急性期。
（4）溃疡病出血止血未满2周者为相对禁忌证。

知识点12：十二指肠引流术的操作方法　　　　　　副高：掌握　正高：掌握

（1）患者用3%过氧化氢溶液或复方硼酸溶液（朵贝尔液）漱口，胸前铺橡胶单和一次性治疗巾。
（2）检查十二指肠引流管是否通畅、完好，管上的标记是否清楚。
（3）以石蜡油润滑引流管前端，左手用无菌纱布托引流管，右手将管从患者口腔缓缓插入 $50\sim55cm$，即达胃内。当证实引流管确在胃腔后，抽出全部胃内容物，注入温生理盐水 $50ml$，使弯曲的引流管伸直。
（4）嘱患者放松，取右侧卧位，并将臀部用枕垫高，每 $1\sim2$ 分钟将引流管往下送入约 $1cm$，经 $30\sim60$ 分钟可达十二指肠内。送管速度不可过快，以免引流管前端在胃内迂曲。

（5）当引流管第二标记线（55cm）到达门牙后，继续下送时应经常抽取少量液体，根据抽出液性状判断胃管末端位置，如抽出液体呈现淡黄色、较清澈、黏稠，酚红试纸测试呈红色时，表示胃管末端已进入十二指肠内。若呈黄色则引流管仍盘于胃内，应往外拔出少许再如前法缓缓送入，如因幽门括约肌痉挛致引流管不能通过，可皮下注射阿托品 0.5mg，或在 X 线下观察金属管头的位置，并在透视下自腹外推压金属头，使其进入十二指肠。

（6）确认引流管进入十二指肠后约75cm，即可用胶布将引流管固定于面部，管外末端置于床面水平以下，液体自然流出，此为十二指肠液。留取十二指肠液 10ml，并标记为"D管"。继续引流至十二指肠液流尽，以免残存的胰酶分解、破坏以后采集的胆汁内容物。

（7）十二指肠液引流完毕，将 50ml 预温的 33% 硫酸镁溶液自管中缓慢注入，使胆道口括约肌松弛。用血管钳夹闭引流管外口，5~10 分钟后松开血管钳，并用注射器轻抽，即流出液体，以后因虹吸作用，液体可自行缓慢流出。弃去硫酸镁溶液，开始流出的金黄色液体来自胆总管，留取标本 10ml，标记为"A管"；继之流出来自胆囊的稍黏稠的棕黄、棕褐色液体 30~75ml，留标本并标记为"B管"；最后流出来自肝内胆管的稀薄淡黄色的胆汁，留标本标记为"C管"，将 3 瓶标本及时送检。

（8）需做细菌培养时，准备分别标有 D、A、B、C 的无菌培养瓶 4 个，以无菌操作留取 D、A、B、C 胆汁各 1ml 立即送检。

（9）如为肿瘤患者，需进行脱落细胞检查，应冷却标本，然后送检。

（10）注入硫酸镁后若无胆汁流出，可再注入 50ml，若仍无胆汁流出，提示胆管痉挛或梗阻。如引流管在 3 小时仍不能进入十二指肠，应停做或改期再做该检查。

知识点 13：十二指肠引流术的术前护理 副高：掌握 正高：掌握

（1）向患者解释检查的目的、方法及操作中可能会产生恶心、呕吐等不适，取得患者配合。

（2）检查前禁饮食 12 小时，检查前 3 天应进食低脂肪饮食，以免引起胆汁量不足或浓度差而影响检查结果。

（3）准备无菌十二指肠引流包、标本瓶、无菌手套等检查物品。

知识点 14：十二指肠引流术的术后护理措施 副高：掌握 正高：掌握

（1）拔管后，帮助患者漱口、洗脸。若有不适应暂时禁食，待不适缓解后再进食。

（2）观察患者有无呕血、黑便等消化道出血现象，一旦发现应积极配合医师进行处理。

三、胃镜检查术

知识点 15：胃镜检查术的概述 副高：掌握 正高：掌握

胃镜检查是将带有光源可弯曲的胃镜，经口腔送入食管和胃腔内，对食管、胃及十二指肠黏膜进行细致观察。通过此项检查可直接观察食管、胃、十二指肠炎症、溃疡或肿瘤等病变的大小、部位及范围，同时，在胃镜直视下对急性出血者可止血，摘除小息肉等，并可行组织学或细胞学的病理学检查。

知识点16：胃镜检查术的适应证　　　　副高：掌握　正高：掌握

适应证比较广泛，一般来说所有诊断不明的食管、胃、十二指肠疾病，均可行此项检查。主要适应证有：

（1）有明显消化道症状或上消化道出血，但原因不明者。

（2）疑有上消化道肿瘤，但X线钡餐造影检查不能确诊者。

（3）需要随访观察的病变，如溃疡病、萎缩性胃炎、胃手术后及药物治疗前后对比观察等。

（4）需做内镜治疗者，如摘取异物、急性上消化道出血的止血、食管静脉曲张的硬化剂注射与结扎、食管狭窄的扩张治疗等。

知识点17：胃镜检查术的禁忌证　　　　副高：掌握　正高：掌握

（1）严重心、肺疾病，如严重心律失常、心力衰竭、严重呼吸衰竭及支气管哮喘发作等。

（2）各种原因所致休克、昏迷等危重状态。

（3）急性食管、胃、十二指肠穿孔，腐蚀性食管炎的急性期。

（4）严重咽喉部疾病、主动脉瘤及严重的颈胸段脊柱畸形等。

知识点18：胃镜检查术操作前准备　　　　副高：掌握　正高：掌握

（1）患者准备：①术前向患者及其家属说明检查的目的、意义、方法、如何配合及可能出现的不适，以消除紧张情绪。②了解有无麻醉药物过敏史。③检测乙肝病毒、丙肝病毒、梅毒、艾滋病标志物，对阳性者用专门胃镜检查。④检查前禁食8小时，有胃排空延缓者，禁食时间应适当延长，有幽门梗阻者应先抽尽胃内容物，必要时洗胃。⑤术前半小时遵医嘱肌内注射或静脉注射地西泮5~10mg、山莨菪碱10mg或阿托品0.5mg静脉注射，以镇静、减少胃蠕动和胃液分泌。

（2）环境准备：检查室清洁、安静、温度适宜。

（3）用物准备：胃镜检查用物、急救药品和器械、止血药物。

知识点19：胃镜检查术操作中的配合　　　　副高：掌握　正高：掌握

（1）麻醉：检查前5~10分钟用2%利多卡因咽喉喷雾2~3次。

（2）安置体位：协助患者取左侧卧位，双腿屈曲，头垫低枕，使颈部松弛，松开领口及腰带。患者口边置弯盘，嘱患者咬紧牙垫。

（3）协助插镜：协助医师将润滑油涂于胃镜弯曲部，配合医师将内镜从患者口腔缓缓插入。插镜过程中，护理人员应密切观察患者的反应，保持患者头部位置不动。当胃镜插入15cm 到达咽喉部时，嘱患者做吞咽动作，但不可将唾液咽下以免呛咳，让唾液流入弯盘或用吸管吸出。如患者出现恶心不适，嘱患者深呼吸，肌肉放松；如恶心较重，可能是麻醉不足，应重新麻醉。配合医师处理插镜中可能遇到的问题。

（4）术中配合：当医师确定胃镜前端已通过贲门入胃，即配合医师向胃内注气，使胃壁充分舒展；当镜面被黏液、血迹、食物遮挡时，应注水冲洗。在医师直视检查的同时，护理人员应配合医师摄影、取活体组织标本及止血等工作。检查过程中随时观察患者面色、脉搏、呼吸等改变，由于插镜刺激迷走神经及低氧血症，患者可能发生心搏骤停、心肌梗死、心绞痛等，一旦发生应立即停止检查并积极抢救。

（5）协助拔管：协助医师拔管，擦净患者口鼻部，扶持患者下检查台。

（6）整理、送检标本：清理用物，做初步浸泡消毒；及时送检标本。

知识点 20：胃镜检查术操作后的护理	副高：掌握　正高：掌握

（1）饮食护理：术后因患者咽喉部麻醉作用尚未消退，嘱其不要吞咽唾液，以免呛咳。麻醉作用消失后，可先饮少量水，如无呛咳可进饮食。当天饮食以流质、半流质为宜，行活检的患者应进温凉饮食。

（2）咽喉部护理：检查后少数患者出现咽痛、咽喉部异物感，嘱患者不要用力咳嗽，以免损伤咽喉部黏膜。

（3）腹部护理：若患者出现腹痛、腹胀，多为术中注入胃内的气体进入小肠所致，可进行腹部按摩，促进排气。

（4）并发症观察与护理：检查后数天内应密切观察患者有无消化道穿孔、出血、感染等并发症，一旦发现及时报告医师进行处理。

四、结肠镜检查术

知识点 21：结肠镜检查术的概述	副高：掌握　正高：掌握

结肠镜检查是诊断和治疗大肠疾病的安全、有效、可靠、简便的方法之一，不但可明确钡剂灌肠 X 线检查未能明确的病变，而且能取活检做病理学检查，并对某些大肠疾病进行治疗。广泛开展此项检查可提高早期大肠癌的发现率，还能对癌前病变和大肠息肉及时治疗。

知识点 22：结肠镜检查术的适应证	副高：掌握　正高：掌握

（1）原因不明的慢性腹泻、便血及下腹疼痛，疑有结肠、直肠、末端回肠病变者。

（2）钡剂灌肠有可疑病变需进一步明确诊断者。

（3）炎性肠病的诊断与随访。

（4）结肠癌术前诊断、术后随访，息肉摘取术后随访观察。

（5）需做止血及结肠息肉摘除等治疗者。

（6）大肠肿瘤的普查。

知识点23：结肠镜检查术的禁忌证　　　　　　副高：掌握　正高：掌握

（1）严重心肺功能不全、休克及精神疾病患者。

（2）急性弥漫性腹膜炎、腹腔脏器穿孔、多次腹腔手术、腹内广泛粘连及大量腹水者。

（3）肛门、直肠严重狭窄者。

（4）急性重度结肠炎，如急性细菌性痢疾、急性重度溃疡性结肠炎及憩室炎等。

（5）月经期及妊娠期女性、极度虚弱者。

知识点24：结肠镜检查术的护理评估　　　　　　副高：掌握　正高：掌握

（1）评估患者的心、肝、肺、肾功能。

（2）评估患者是否有消化道穿孔或可疑穿孔、急性弥漫性腹膜炎、肠梗阻或可疑肠梗阻、中毒性巨结肠、肛门或直肠严重狭窄等禁忌证。

知识点25：结肠镜检查术操作前准备　　　　　　副高：掌握　正高：掌握

（1）患者准备：询问病史和体格检查，以排除检查禁忌证。向患者介绍检查的目的、方法、如何配合及可能出现的不适等，使患者消除紧张情绪，取得合作。合理饮食是良好肠道准备的基础，一般检查前2天进少渣饮食，检查前8小时内禁食，进行息肉治疗时，应询问有无使用抗凝药物，如阿司匹林等。

（2）肠道准备：肠道准备的好坏直接关系到结肠镜检查的效果及并发症的发生情况。肠道清洁的方法很多，常用的有口服甘露醇法、口服主要含氯化钠的清肠液或口服主要含磷酸缓冲液的清肠液、番泻叶等，但均要注意保证足够的饮水。检查前应了解患者排便情况，如术前最后一次排便中仍有便渣，仍需继续排便，必要时可给予生理盐水等清洁灌肠。

（3）术前用药：遵医嘱术前半小时用解痉、镇痛药，以缓解肠镜检查治疗的不适。术前可使用抗胆碱能药物，减少肠蠕动，便于进镜和观察、治疗。常用药物有阿托品0.5mg肌内注射或山莨菪碱10mg肌内注射，但青光眼、前列腺肥大、心律不齐等患者禁用。术前可使用镇静、镇痛药以减少腹部手术后粘连、结肠冗长等患者检查过程中的痛苦，但应充分掌握药物不良反应，常备急救设备。

（4）用物准备：结肠镜、其他相关器械（如电凝电切治疗设备、活检钳等）、治疗巾、润滑剂等。

知识点 26：结肠镜检查术操作中的护理措施　　　副高：掌握　正高：掌握

（1）安置体位：协助患者穿上检查裤后取左侧卧位，双腿屈曲，嘱患者尽量在检查中保持身体不要摆动。

（2）协助进镜：术前先做直肠指诊，了解有无肿瘤、狭窄、痔疮、肛裂等，并扩张肛门。助手将镜前端涂上润滑剂（一般用硅油，不可用液状石蜡）后，嘱患者张口呼吸，放松肛门括约肌，以右手示指按物镜头，使镜头滑入肛门，此后按术者口令，遵照循腔进镜、配合滑进、少量注气、适当钩拉、去弯取直、防祥及解祥等插镜原则逐渐缓慢插入肠镜。

（3）术中观察：检查过程中护理人员应密切观察患者反应，如患者出现腹胀不适，可嘱其做缓慢深呼吸；如出现面色、呼吸、脉搏改变应停止插镜，同时建立静脉通路以备抢救及术中用药。

（4）术中配合：根据内镜观察到的情况协助医师摄像、取活组织行细胞学检查等。

（5）协助退镜：检查结束退镜时，再次观察病变部位，尽量抽气以减轻腹胀。

（6）整理、送检标本：清理用物，清洗消毒；及时送检标本。

知识点 27：结肠镜检查术操作后的护理　　　副高：掌握　正高：掌握

（1）一般护理：嘱患者检查后休息观察 15~30 分钟再离去，注意卧床休息。检查术后如无不适，可进普通饮食。如术中疼痛剧烈，或取活检者术后 3 天内进少渣不产气饮食。如进行息肉摘除，止血治疗者应酌情给予抗生素治疗，术后禁食 6 小时。如无异常，术后 3 天进半流质饮食。术后 2 周内避免剧烈活动，避免引起腹压增加的活动，嘱其保持大便通畅、质软，以免引起创面出血。

（2）并发症观察及处理：观察患者腹胀、腹痛及排便情况。腹胀明显者，做好解释工作，嘱患者多做蹲厕动作及腹部按摩，必要时可协助肛管排气；术中活检出血，已进行局部止血处理的，仍有再出血可能者，需加强观察大便颜色，必要时行大便隐血试验，腹痛明显或者排血便者应留院观察。如发现剧烈腹痛、腹胀、面色苍白、心率增快、血压下降、黑便等，提示肠穿孔、肠出血，应及时报告医师进行处理。

五、肝穿刺活组织检查术

知识点 28：肝穿刺活组织检查术的概述　　　副高：掌握　正高：掌握

肝穿刺活组织检查术简称肝活检，是由穿刺采取肝组织标本进行组织学检查或制成涂片做细胞学检查，以明确肝疾诊断，或了解肝病演变过程、观察治疗效果以及判断预后。

| 知识点 29：肝穿刺活组织检查术的适应证 | 副高：熟悉　正高：熟悉 |

（1）原因不明的肝大、肝功能异常者。
（2）原因不明的黄疸及门静脉高压者。
（3）协助各型肝炎诊断，判断疗效及预后。
（4）肝内胆汁淤积的鉴别诊断。
（5）肝内肿瘤的细胞学检查及进行药物治疗。

| 知识点 30：肝穿刺活组织检查术的禁忌证 | 副高：掌握　正高：掌握 |

（1）全身情况衰竭者。
（2）肝外阻塞性黄疸、肝功能严重障碍、大量腹水者。
（3）肝包虫病、肝血管瘤、肝周围化脓性感染者。
（4）严重贫血、有出血倾向者。
（5）精神障碍、烦躁等不能合作者。

| 知识点 31：肝穿刺活组织检查术的操作前评估 | 副高：掌握　正高：掌握 |

（1）评估患者病情、意识和合作程度。
（2）评估患者是否有器官衰竭、肝功能严重障碍、严重贫血、出血倾向、肝外阻塞性黄疸、腹水、肝包虫病、肝血管瘤等禁忌证。

| 知识点 32：肝穿刺活组织检查术操作前准备 | 副高：熟悉　正高：熟悉 |

（1）患者准备：询问病史和体格检查，以排除检查禁忌证。向患者介绍检查的目的、方法、如何配合及可能出现的不适等，消除患者紧张情绪。完善检查，如检测肝功能，出、凝血时间，凝血酶原时间，血型鉴定及血小板计数等。术前行胸部 X 线透视，观察有无肺气肿、胸膜增厚等。训练患者屏息呼吸法（深吸气，呼气，憋气片刻），以利术中配合。
（2）用物准备：肝穿刺包、无菌手套、12～16 号穿刺针、标本瓶（内含 95% 乙醇或 10% 甲醛固定液）、无菌注射器、纱布、沙袋、药物（2% 利多卡因、0.9% 氯化钠注射液）。

| 知识点 33：肝穿刺活组织检查术操作中的护理 | 副高：掌握　正高：掌握 |

（1）体位准备：协助患者取仰卧位，身体右侧靠近床边，右手放于枕后，嘱患者保持固定体位。
（2）确定穿刺点：一般取右侧腋中线第 8～9 肋间肝实音处穿刺。如怀疑肝癌、肝脓肿

者应在 B 超定位下进行。

（3）皮肤准备：常规消毒穿刺部位皮肤，铺无菌洞巾，由皮肤至肝包膜用2%利多卡因逐层作局部浸润麻醉。

（4）备好穿刺套针：根据穿刺目的的不同选择合适穿刺针（12 或 16 号穿刺针，活检时选较粗的穿刺针），用注射器抽取 3~5ml 生理盐水后与穿刺针连接。

（5）协助穿刺：先用穿刺锥在穿刺点皮肤上刺孔，将穿刺针沿肋骨上缘与胸壁呈垂直方向刺入0.5~1.0cm，然后将注射器内液推注0.5~1.0ml，冲出存留在穿刺针内的组织，以免针头堵塞。将注射器抽吸成负压，同时嘱患者先深吸气，然后呼气后再屏息。操作者将穿刺针迅速刺入肝内，穿刺深度不超过6cm，立即进行抽吸，吸到标本后，立即拔出。穿刺部位以无菌纱布按压5~10分钟，再以胶布固定，以多头腹带束紧12小时，压上小沙袋4小时。反复穿刺不宜超过3次。

（6）处理标本：将抽吸的肝组织标本制成玻片，或注入95%乙醇或10%甲醛固定液送检。

（7）用物处置：穿刺针、注射器等锐器须放入锐器盒，其余物品投入医疗废物专用黄色垃圾袋内。

知识点34：肝穿刺活组织检查术操作后的护理　　　　　副高：熟悉　正高：掌握

（1）体位：术后嘱患者卧床24小时并注意保暖。

（2）观察病情：穿刺后的1小时内每15分钟测1次血压，之后3小时内每30分钟测1次血压。如有脉搏细速、血压下降、面色苍白、出冷汗等内出血现象，立即通知医师紧急处理，必要时行手术止血。

（3）穿刺部位观察：注意有无切口渗血、红肿、疼痛。若穿刺部位疼痛明显，应仔细检查原因；若为一般组织创伤性疼痛，可遵医嘱给予镇痛剂；若为气胸、胸膜休克或胆汁性腹膜炎，应及时处理。

第四章 泌尿系统疾病患者的护理

第一节 概　　述

肾为成对的实质性器官，左右各一，分别位于脊柱两侧，在腹膜的后面紧贴腹后壁。肾形似蚕豆，表面光滑，呈红褐色。肾外观有上下两极、前后两面和内外两缘。肾的长轴下极略向外，上极略靠内，故两侧肾排列呈"八"字形。从肾横切面看，肾实质分外层皮质、内层髓质两部分。皮质由肾小体及肾小管曲部构成，髓质由髓袢和集合管构成。

肾脏结构与功能的基本单位，称为肾单位。每个肾脏约有 100 多万个肾单位，肾单位包括肾小体和肾小管两部分。

肾小体由肾小球和肾小囊构成。肾小球是一团球状的毛细血管网，包括入球小动脉、毛细血管丛、出球小动脉及系膜组织。系膜组织充填于毛细血管间，由系膜细胞和基质组成，起支架、调节毛细血管血流、修补基质以及清除异物和代谢产物的作用。肾小囊是由内外两层上皮细胞构成的球状小囊，又叫 Bowman 囊，它紧密地包裹着肾小球。肾小囊的内、外上皮细胞层之间有囊腔，与近曲小管相通。

肾小管包括近端小管、细段和远端小管。近、远端小管又分为曲部和直部两段，近、远端小管的直部和细段组成 U 字形的肾小管袢。远端小管最后汇入集合管。集合管汇集尿液流经肾乳头至肾盏并最终至输尿管。肾小管在其官腔侧顺基底膜侧分布着不同的转运蛋白，是水和溶质定向转运的结构和物质基础。

肾小球旁器位于肾小球的血管极，由致密斑、球旁细胞、极周细胞、球外系膜细胞构成。球旁细胞由出入球小动脉平滑肌细胞在血管极处衍化为上皮样细胞。致密斑细胞呈高柱状，由远端小管接近血管极时，紧靠肾小球一侧的上皮细胞分化而来。致密斑位于入球小动脉与出球小动脉形成的交角里，感受流经肾小管液中的钠离子浓度，并通过调节球旁颗粒细胞释放肾素，从而调节入球小动脉的血管张力，以此来调节肾小球滤过率，此过程称为管-球反馈。

（1）肾小球的滤过功能：除血细胞和大分子蛋白质外，几乎所有的血浆成分均可通过滤过膜进入肾小囊，形成与血浆几乎等渗的原尿，即肾小球滤过液。

（2）肾小管和集合管的重吸收与排泄功能

1）近曲小管：滤过 100% 的葡萄糖、氨基酸，90% HCO_3^-，约 70% 水、NaCl 被重吸收。

2）髓袢：在降支，Na^+ 由肾间质向降支腔内扩散，水向间质渗出，尿液浓缩呈高渗状态；在升支，Na^+、Cl^- 被重吸收，而水、尿素则通透性很低，尿液呈低渗状态。

3）远曲小管和集合管：尿素在抗利尿激素作用下，扩散到髓质而进入髓袢升支，水被重吸收。肾小管和集合管排泌 K^+、H^+、NH_3 等。

（3）肾的内分泌功能：分泌的激素分为血管活性激素（包括肾素、前列腺素族、激肽类等），非血管活性激素（促红细胞生成素等）。

1）肾素：主要由肾小球球旁细胞分泌，有升血压作用。

2）激肽释放酶：由近曲小管分泌，作用于髓质部的间质细胞及集合管上皮细胞，产生前列腺素，二者均扩张血管，使血压下降。

3）前列腺素（PG）：主要由髓质间质细胞分泌。PGE_2、PGA_2 能扩张肾血管，降低血压。

4）促红细胞生成素：主要由肾小球旁器产生，促进红细胞的生成。

5）1α-羟化酶：肾皮质可产生 1α-羟化酶，从而使 25-羟维生素 D_3 转化为有活性的 $1,25$-二羟维生素 D_3，从而调节钙、磷代谢。

第二节 常见症状与体征的护理

一、肾源性水肿

知识点 1：肾源性水肿的概述	副高：熟悉 正高：熟悉

肾源性水肿是指肾病变引起人体组织间隙有过多的液体积聚而导致的组织肿胀。可见于各型肾炎和肾病患者，是肾小球疾病最常见的症状。按发生机制可分为两类：①肾炎性水肿：如急、慢性肾小球肾炎引起的水肿，主要是由于肾小球滤过功能下降，而肾小管重吸收功能相对正常，导致水钠潴留而产生水肿。由于水钠潴留，血容量扩张，血压常可升高。而高血压、毛细血管通透性增加又使水肿持续和加重。②肾病性水肿：如肾病综合征引起的水肿，主要是由于长期大量蛋白尿导致低蛋白血症，血浆胶体渗透压降低，液体从血管内进入组织间隙，此外，继发性有效血容量减少可激活肾素-血管紧张素-醛固酮系统，使血管升压素分泌增多，可进一步增加水钠潴留，加重水肿。

知识点 2：肾源性水肿的辅助检查	副高：熟悉 正高：熟悉

尿液检查、肾功能及其他生化检查、影像学检查等可判断水肿的类型及原因。

知识点 3：肾源性水肿的护理评估	副高：熟悉 正高：掌握

（1）健康史：询问患者有无急性肾小球肾炎、慢性肾小球肾炎、肾病综合征、肾衰竭

等肾疾病；既往有无心脏、肝疾病及内分泌系统疾病等；有无感染、摄取钠盐过多等诱发因素。

（2）身体状况：①水肿的特点：肾炎性水肿多从眼睑、颜面部开始，重者波及全身，指压凹陷不明显。肾病性水肿一般较严重，多从下肢部位开始，水肿常呈全身性、体位性，指压凹陷明显。②伴随症状：肾炎性水肿常伴血尿、蛋白尿、管型尿及血压升高，重者可发生心力衰竭。肾病性水肿常伴蛋白尿、血尿、管型尿，重者可出现胸腔、腹腔和心包积液。

（3）心理-社会状况：水肿带来的生活不便和身体不适易使患者产生紧张和焦虑；当水肿加重尤其是出现胸腔或腹腔积液时，患者会因呼吸困难、腹胀等出现烦躁、抑郁、悲观甚至恐惧心理。

知识点4：肾源性水肿的护理诊断　　　　　　　　副高：熟悉　正高：熟悉

（1）体液过多：与肾小球滤过功能下降致水钠潴留、大量蛋白尿致血浆清蛋白浓度下降有关。

（2）有皮肤完整性受损的危险：与皮肤水肿、营养不良有关。

知识点5：肾源性水肿体液过多的护理　　　　　副高：熟练掌握　正高：熟练掌握

（1）休息与体位：严重水肿的患者应卧床休息，以增加肾血流量和尿量，减轻水肿。眼睑、面部水肿者，头部应稍抬高，可垫高枕；下肢水肿者，休息时抬高下肢；阴囊水肿者，用吊带托起阴囊；胸腔积液者，宜取半卧位。水肿减轻后，患者可起床活动，但应避免劳累。

（2）饮食护理：①限制钠盐摄入：低盐饮食，每天以2～3g为宜。避免进食含钠丰富的食物如腌制食品、罐头食品、啤酒、汽水、味精、面包等；蔬菜如海带、紫菜、菠菜、芹菜等；药物如碳酸氢钠等。指导患者用糖、醋和柠檬等增进食欲。②限制液体摄入：轻度水肿，每天尿量超过1000ml者，一般不需严格限水。严重水肿或每天尿量小于500ml者，需限制水的摄入，每天液体入量不超过前一天的尿量加上500ml。③调节蛋白质的摄入：低蛋白血症所致水肿者，若无氮质潴留，可给予1g/（kg·d）的正常量的优质蛋白。有氮质血症的水肿患者，应限制蛋白质的摄入，一般给予0.6～0.8g/（kg·d）的优质蛋白。④补充足够热量及维生素：低蛋白饮食的患者，摄入的热量不应低于126kJ/（kg·d）〔30kcal/（kg·d）〕，以免引起负氮平衡，同时注意补充各种维生素。

（3）病情观察：监测患者尿量变化，准确记录24小时出入液量；定期测量患者体重，观察各部位水肿的消长情况；观察有无急性心力衰竭和高血压脑病的表现。

（4）用药护理：长期使用利尿药应观察有无低钾血症、低钠血症、低氯性碱中毒等表现。低钾血症可表现为肌无力、腹胀、恶心、呕吐及心律失常。低钠血症可表现为肌无力、恶心、肌肉疼痛痉挛、嗜睡和意识淡漠。代谢性碱中毒表现为呼吸浅慢，手足抽搐、肌肉痉挛，烦躁和谵妄。利尿不能过快过猛，以免引起有效血容量不足，出现恶心、直立性眩晕、口干、心悸等症状。此外，呋塞米可引起耳鸣、眩晕以及听力丧失，应避免同时使用具有耳毒性的氨基糖苷类抗生素。

知识点 6：肾源性水肿的皮肤护理 　　　　　　副高：熟练掌握　正高：熟练掌握

（1）皮肤护理：水肿严重的患者应注意衣着柔软、宽松。长期卧床者，应嘱其经常变换体位，防止发生压疮；年老体弱者，可协助其翻身或用软垫支撑受压部位。水肿患者皮肤菲薄，易发生破损而感染，故需协助患者做好全身皮肤的清洁，清洗时勿过分用力，避免损伤皮肤。此外，水肿患者肌内注射时，应先将水肿皮肤推向一侧后进针，拔针后用无菌干棉球按压穿刺部位，以防进针口渗液而发生感染。严重水肿者应避免肌内注射，可采用静脉途径保证药物准确及时地输入。

（2）皮肤观察：观察皮肤有无红肿、破损和化脓等情况发生。

知识点 7：肾源性水肿的健康指导 　　　　　　　　　副高：掌握　正高：掌握

（1）告知患者出现水肿的原因，水肿与钠、水潴留的关系。

（2）教会患者根据病情合理安排每天食物的含盐量和饮水量。

（3）指导患者避免进食腌制食品、罐头食品、啤酒、汽水、味精、面包、豆腐干等含钠丰富的食物，并指导其食用无钠盐、醋和柠檬等增进食欲。

（4）教会患者通过正确测量每天出入液量、体重等评估水肿的变化。

（5）向患者详细介绍有关药物的名称、用法、剂量、作用和不良反应，并告诉患者不可擅自加量、减量和停药，尤其是糖皮质激素和环磷酰胺等免疫抑制剂。

二、肾性高血压

知识点 8：肾性高血压的概述 　　　　　　　　　　　副高：熟悉　正高：熟悉

肾性高血压主要是由于肾实质性病变和肾动脉病变引起的血压升高，在症状性高血压中称为肾性高血压。按病因可分为肾血管性和肾实质性两类。前者少见，为单侧或双侧肾动脉狭窄所致，其高血压程度较重，易进展为急进性高血压。后者多见，主要由急性或慢性肾小球肾炎、慢性肾盂肾炎、慢性肾衰竭等肾实质性疾病所引起，终末期肾疾病伴高血压者超过 90%。

知识点 9：肾性高血压的病理改变及发病机制 　　　　副高：熟悉　正高：熟悉

肾性高血压的发生主要是由于肾小球玻璃样变性、间质组织和结缔组织增生、肾小管萎缩、肾细小动脉狭窄，造成了肾既有实质性损害，也有血液供应不足；肾动脉壁的中层黏液性肌纤维增生，形成多数小动脉瘤，使肾小动脉内壁呈串珠样突出，造成肾动脉呈节段性狭窄；非特异性大动脉炎，引起肾血流灌注不足；在上述因素的综合作用下，导致高血压的发生。而高血压又会造成肾的损害，二者相互促进，会使疾病进一步发展。

肾性高血压按发生机制又可分为：容量依赖型高血压和肾素依赖型高血压两种。

（1）容量依赖型高血压：肾实质损害后，肾处理水、钠的能力减弱。当钠的摄入量超过机体的排泄能力时，就会出现水钠潴留。水钠潴留在血管内，会使血容量扩张，即可发生高血压。同时水钠潴留可使血管平滑肌细胞内水钠含量增加，血管壁增厚，弹性下降，血管阻力以及对儿茶酚胺的反应增强，这些亦可使血压升高。

（2）肾素依赖型高血压：发病机制为肾动脉狭窄，肾内灌注压降低和肾实质疾病，以及分泌肾素的细胞肿瘤，都能使球旁细胞释放大量肾素，引起血管紧张素Ⅰ活性增高，全身小动脉管壁收缩而产生高血压。肾素及血管紧张素Ⅰ又能促使醛固酮分泌增多，导致水钠潴留，使血容量进一步增加，从而加重高血压，由于肾实质损害后激肽释放酶及前列腺素的释放减少，这些舒张血管物质的减少也是高血压形成的重要因素。

知识点 10：肾性高血压的临床表现　　　　　　副高：熟悉　正高：熟悉

（1）症状：30岁前或50岁后，长期高血压突然加剧或高血压突然出现，病程短、进展快，舒张期血压增高尤为明显，伴腰背或肋腹部疼痛，药物治疗无效。

（2）体征：约半数可在上腹部、患侧腰背部或肋缘下，听到一连续的血管收缩期杂音，或伴轻度震颤。

知识点 11：肾性高血压的辅助检查　　　　　　副高：熟悉　正高：熟悉

（1）肾血管造影：显示动脉充盈缺损、狭窄的远端血管腔扩张或无血管部分。

（2）静脉肾盂造影：显示患肾较健肾小 1.5～2.0cm，形态不规则，早期显影慢而淡、后期显影较浓。

（3）经皮穿刺用导管插入下腔静脉，分别采取两侧肾静脉血做肾素测定，患肾静脉血的肾素较高。

（4）分肾功能测定：示患肾尿量少、尿钠低，肌酐或菊粉廓清率降低。

（5）超声波显示患肾较小。

（6）肾图呈现患侧曲线的血管段较低且延迟，排泄段延长。

知识点 12：肾性高血压的护理评估　　　　　　副高：熟悉　正高：掌握

（1）健康史：询问患者有无急性肾小球肾炎、慢性肾小球肾炎、慢性肾衰竭等肾实质性疾病；有无肾动脉狭窄等肾血管疾病；既往有无原发性高血压病史。

（2）身体状况：肾性高血压的程度与原发病的性质有关。急性肾小球肾炎患者，多为一过性轻、中度高血压；慢性肾小球肾炎患者，多有轻重不等的高血压，部分患者血压

（特别是舒张压）持续中等以上程度升高；个别慢性肾衰竭患者可表现为恶性高血压；肾血管性高血压患者，高血压程度较重，容易进展为急进性高血压。

（3）心理-社会状况：患者可因头痛、头晕等症状而产生焦虑、情绪低落；出现心、脑血管等严重并发症时，容易出现恐惧心理；患者预感预后不良，对治疗失去信心，可出现抑郁。

知识点 13：肾性高血压的护理诊断　　　　　　　副高：熟悉　　正高：熟悉

（1）疼痛（头痛）：与血压增高有关。
（2）潜在并发症：高血压脑病。

知识点 14：肾性高血压的一般护理　　　　　副高：熟练掌握　正高：熟练掌握

（1）根据高血压的程度，限制活动，血压在 180/110mmHg 以上的肾性高血压患者需绝对卧床休息；血压在 (140~160)/(90~100)mmHg 可适当活动，以调节自主神经功能紊乱；必要时使用镇静药缓解紧张和烦躁，提高睡眠质量，促进血压下降。

（2）防止发生意外伤害的护理：评估患者有无发生坠床的危险，嘱患者起床或体位变化时避免用力过猛、突然变换体位，床上排尿，协助如厕，加用床栏，避免坠床。

知识点 15：肾性高血压的病情观察　　　　　副高：熟练掌握　正高：熟练掌握

（1）观察高血压早期表现：头痛、头晕、颈项板紧、疲劳。

（2）观察意识变化：头痛、烦躁、眩晕、耳鸣、恶心呕吐、心悸、气促及视物模糊等表现，提示高血压危象及高血压脑病的发生。

（3）观察并发症：心绞痛，高血压脑病，脑血管病（包括脑出血、脑血栓形成、腔隙性脑梗死、短暂性脑缺血发作）。

（4）观察降压药的反应：使用降压药物前、后，以及早、中、晚睡前监测血压，对于血压波动较大、调整降压药物以及使用强效降压药物患者应给予持续血压监测，每 15~30 分钟 1 次。防止直立性低血压发生。

（5）观察肾功能：定时检测血清肌酐、尿素氮、内生肌酐清除率，了解肾功能情况，防止肾衰竭导致药物蓄积中毒致血压骤降，而危及生命。

（6）严格记录出入量，肾性高血压伴重度水肿患者应每天记录出入量和体重，评估水盐平衡、中心静脉压以及有无肺水肿等容量负荷过重的表现。

知识点 16：肾性高血压的用药护理　　　　　副高：熟练掌握　正高：熟练掌握

（1）采用较小的有效剂量，能够获得疗效且使不良反应最小。

（2）为有效防止靶器官的损害，24 小时血压稳定于目标范围内。按时服用降压药物，不要随意换药和减少药物的用量。

（3）服用降压药物期间，定时测量血压、脉搏，当血压突然升高或降低时要及时就医。

（4）口服降压药有血管紧张素转换酶抑制剂（ACEI）、血管紧张素受体阻断药（ARB）、钙通道阻滞药（CCB）、β 受体阻断药、利尿药、α 受体阻断药。每一类药物作用机制各不相同，但同一类药物作用机制基本相似，所以一般不主张同一类药物合用。

（5）服用利尿药的患者要定时复查血钾、血钠、血氯。

（6）警惕急性低血压反应。使用降压药后如有晕厥、恶心、乏力，立即平卧，采取头低足高位，增加脑部血流量。如有头晕、视物模糊、耳鸣等症状时应卧床休息。

（7）静脉持续输入降压药的患者，静脉给药速度不可过快，避免血压骤降，引起心、脑、肾灌注不足。

（8）在应用降压药物治疗过程中，应嘱其卧床休息，满足生活需要。在变化体位时动作应尽量缓慢，防止发生直立性低血压。

知识点 17：肾性高血压的饮食护理　　　　　副高：熟练掌握　　正高：熟练掌握

（1）少盐饮食：饮食应以清淡为宜，少吃咸食。摄盐过多，会使血管硬化和血压升高。世界卫生组织建议：每人每天摄盐量在 6g 以下。对于高血压患者，单纯限盐即可能使血压恢复正常；对中、重度高血压患者，限盐不仅可提高降压药物的疗效，还可使降压药物的剂量减少，从而大大减少降压药物的不良反应和药品费用。

（2）少吃甜食：甜食含糖量高，可在体内转化成脂肪，容易促进动脉硬化。

（3）少吃动物脂肪：动物脂肪含胆固醇量高，可加速动脉硬化，如肝、肾、脑、心等应少吃。

（4）肾功能正常者宜多食含钾食物：钾在体内能缓冲钠的作用。食物有黄豆、小豆、番茄、西葫芦、芹菜、鲜蘑菇及各种绿叶蔬菜；水果有橘子、苹果、香蕉、梨、猕猴桃、柿子、菠萝、核桃、西瓜等。

（5）宜多吃含优质蛋白和维生素的食物：如鱼、牛奶、瘦肉、鸡蛋、豆类及豆制品。

（6）宜多食含钙丰富的食物：高血压患者每天坚持吃高钙食物，其中 2/3 左右的患者可收到明显的降压效果。合钙的食物很多，如奶制品、豆制品、芝麻酱、虾皮、海带、骨头汤、黑木耳、核桃、沙丁鱼、鸡蛋等均含钙丰富。

知识点 18：肾性高血压的心理护理　　　　　副高：熟练掌握　　正高：熟练掌握

肾性高血压患者易出现忧虑消沉等不良情绪，精神负担重，应给予高度同情，安慰并鼓励，要善于观察了解其心理变化，通过向患者讲述疾病常识解除患者顾虑，更好地协助各种检查，配合治疗、护理。引导患者正确面对患病事实，树立长期同疾病作斗争的信心。

知识点19：肾性高血压的健康指导　　　　　　　　副高：掌握　　正高：掌握

（1）使患者了解相关高血压的知识、危险因素、非药物治疗与长期随访的重要性，坚持终身治疗的必要性，有针对性地纠正不良生活方式，如紧张、吸烟、酗酒，正确认识高血压药物的疗效和不良反应。

（2）向患者说明高血压病需坚持长期规律治疗和保健护理的重要性，将血压控制在"理想"水平的目的是防止靶器官进一步损害，使心、脑、肾得以保护。

（3）养成良好的生活习惯，情绪稳定，劳逸结合，避免熬夜，掌握放松紧张心理的调控方式。

（4）积极控制心血管病的危险因素，戒烟、戒酒，控制体重、血糖、血脂和血压。

（5）合理饮食，减少食盐、动物脂肪的摄入量，多食水果、蔬菜，减少食物中饱和脂肪酸的含量和脂肪总量，保持排便通畅。必要时服用缓泻药。

（6）适当参加体育锻炼，并注意血压变化，如有不适应及时休息；血压持续升高或出现头晕、头痛、恶心、呕吐等症状时及时就医。

三、尿异常

知识点20：尿异常的分型　　　　　　　　　　　　副高：熟悉　　正高：熟悉

尿异常包括少尿、无尿、多尿、蛋白尿、血尿、白细胞尿、脓尿、菌尿及管型尿。

（1）少尿、无尿和多尿：正常成年人每天尿量为 $1000 \sim 2000ml$。①少尿和无尿：每天尿量少于 400ml 或少于 17ml/h 称为少尿，每天尿量少于 100ml 或 12 小时无尿液排出称为无尿。原因有肾前性因素（如血容量不足）、肾性因素（如各种肾小球肾炎、肾衰竭等）和肾后性因素（如尿路梗阻）。②多尿：每天尿量超过 2500ml 称为多尿。多尿分为肾性和非肾性两类。前者见于各种原因所致的肾小管功能不全；后者多见于糖尿病、尿崩症和溶质性利尿（如应用甘露醇）等。③夜尿增多：指夜间尿量超过白天尿量或夜间尿量超过 750ml，提示肾小管浓缩功能减退。

（2）蛋白尿：每天尿蛋白含量持续超过 150mg，蛋白质定性试验呈阳性反应，称蛋白尿；若每天持续超过 $3.5g/1.73m^2$（体表面积），称大量蛋白尿。见于肾小球病变、肾小管病变、肾外疾病及功能性因素等，其中以肾小球病变引起的蛋白尿最常见。

（3）血尿：新鲜尿沉渣每高倍视野的红细胞计数超过 3 个或 1 小时尿红细胞计数超过 10 万，称为镜下血尿；尿外观呈血样或洗肉水样，称为肉眼血尿。主要见于泌尿系统疾病，如肾小球肾炎、肾盂肾炎、泌尿系统结石、结核、肿瘤等；也可由全身性疾病，如血液病和风湿病等引起。

（4）白细胞尿、脓尿和菌尿：新鲜离心尿液每高倍镜视野的白细胞计数超过 5 个，或 1 小时新鲜尿液白细胞计数超过 40 万，称为白细胞尿或脓尿。中段尿标本涂片镜检每高倍视野均可见细菌，或尿培养菌落计数超过 $10^5/ml$，称为菌尿。以上均见于泌尿系统感染。

（5）管型尿：管型是由蛋白质、细胞或其碎片在肾小管内凝集而成，正常人尿中偶见透明和颗粒管型。白细胞管型是活动性肾盂肾炎的特征，上皮细胞管型可见于急性肾小管坏死，红细胞管型见于急性肾小球肾炎，蜡样管型见于慢性肾衰竭。

知识点21：尿异常的辅助检查　　　　　　　　　　副高：熟悉　　正高：熟悉

血常规、尿常规、肾功能、血清电解质及泌尿系统影像学检查等，有助于病因诊断。

知识点22：尿异常的护理评估　　　　　　　　　　副高：熟悉　　正高：掌握

（1）健康史：询问患者有无肾前性因素导致的血容量不足；有无肾小球肾炎、尿路感染、肾衰竭、尿路梗阻等泌尿系统疾病；有无糖尿病、尿崩症等全身性疾病；是否使用溶质性利尿药，如甘露醇等；有无剧烈运动、发热及饮酒等诱因。

（2）身体状况：①少尿、无尿和多尿：少尿和无尿患者可引起高钾血症、低钠血症及代谢性酸中毒等，常伴有水肿和高血压；多尿可引起低钾血症、高钠血症及脱水等；夜尿增多时，尿比重多数较低。②蛋白尿和管型尿：可伴水肿、高血压、血尿、贫血及肾功能减退。③血尿：肉眼血尿根据出血量多少而呈不同颜色。此外，肾出血时，尿与血混合均匀，呈暗红色；膀胱或前列腺出血，尿呈鲜红色，有血凝块。④白细胞尿、脓尿和菌尿：常伴有尿频、尿急及尿痛等尿路刺激症状。

（3）心理-社会状况：尿异常尤其是少尿、无尿、肉眼血尿及尿路刺激征等，常使患者产生焦虑不安、恐惧及悲观等心理。

知识点23：尿异常的护理诊断　　　　　　　　　　副高：熟悉　　正高：熟悉

（1）体液过多：与肾小球滤过率下降和尿量减少有关。
（2）有体液不足的危险：与肾衰竭和尿量过多有关。
（3）焦虑：与血尿有关。

知识点24：少尿的护理措施　　　　　　　　　　副高：熟练掌握　　正高：熟练掌握

（1）病情观察：评估患者少尿的程度，严格准确记录尿量。
（2）存在水肿的患者应严格控制水的摄入，入量＝出量＋500ml；补液速度要慢，防止发生脑水肿和肺水肿。
（3）限制水、钠、钾盐的摄入，注意有无高血钾征象，如烦躁、无力、呼吸困难、心律失常。

（4）留置导尿管的少尿患者应用生理盐水或 1：5000 呋喃西林进行膀胱冲洗，每天 1 次，或隔天 1 次；会阴冲洗，每天 1 次，预防尿路感染。

（5）少尿伴皮肤水肿的患者按水肿护理常规进行皮肤护理。

（6）肾前性少尿患者应及时补充血容量，注意先晶体、后胶体的补液顺序，加快补液速度。

（7）肾后性少尿患者在及时解除尿路梗阻原因后，应注意观察尿液颜色，出现血尿患者，应按血尿护理常规操作。

知识点 25：多尿的护理措施　　　　　　副高：熟练掌握　正高：熟练掌握

（1）病情观察：评估患者多尿的程度，严格准确记录尿量，测量并记录生命体征，及时判断低血压的发生。

（2）根据尿量及时补充入量。

（3）监测电解质的变化，防止发生低血钾等并发症，注意有无低血钾征象，如乏力、心律失常、肠麻痹或肠梗阻等。

（4）尿路梗阻解除后引起的突然尿量增加，应控制尿液排出的速度，防止大量尿液迅速排出引起的腹压骤减，导致周围灌注不足。

知识点 26：尿异常患者体液过多的护理措施　　　副高：熟练掌握　正高：熟练掌握

除按常规护理外，应特别注意有无烦躁、四肢无力及呼吸困难等高血钾征象。

知识点 27：尿异常患者体液不足的护理措施　　　副高：熟练掌握　正高：熟练掌握

（1）一般护理：严重者应卧床休息为主，改变体位时速度宜慢。对自理能力下降的患者，应协助其生活护理。

（2）病情观察：观察生命体征的变化，准确记录 24 小时出入液量；观察有无脉压缩小、心率增快、面色苍白及出冷汗等休克的先兆表现；有无口渴、皮肤黏膜干燥、弹性减退及眼窝凹陷等脱水征象；有无血钾、血钠异常和代谢性酸中毒等征象。

（3）用药护理：原则上根据 24 小时出入液量决定补液量，根据血钾、血钠测定的结果决定液体和饮食中钠、钾的补充量。如大量补液后患者尿量不增加，肢体凹陷性水肿，脉率增快，提示心功能或肾功能受损，应及时报告医师处理。

知识点 28：尿异常患者的心理护理　　　　副高：熟练掌握　正高：熟练掌握

向患者解释血尿发生的原因、治疗和护理内容，做好心理护理，以减轻和消除患者的焦虑和不安，劝慰患者保持良好心态，积极配合治疗。

四、尿路刺激征

| 知识点 29：尿路刺激征的概述 | 副高：熟悉　正高：熟悉 |

尿路刺激征是指膀胱颈和膀胱三角区受炎症或机械性刺激而引起的尿频、尿急及尿痛，可伴有排尿不尽感和下腹坠痛。尿频是指单位时间内排尿次数增多；尿急是指一有尿意即迫不及待需要排尿，难以控制；尿痛指排尿时伴有会阴或下腹部疼痛。常见原因有尿路感染、理化因素、肿瘤及异物等对膀胱黏膜的刺激。

| 知识点 30：尿路刺激征的辅助检查 | 副高：熟悉　正高：熟悉 |

通过尿液检查了解有无白细胞尿（脓尿）、血尿和菌尿，24小时尿量有无异常，有无夜尿增多和尿比重降低。通过影像学检查了解肾大小、外形有无异常，尿路有无畸形或梗阻。

| 知识点 31：尿路刺激征的护理评估 | 副高：熟悉　正高：掌握 |

（1）健康史：询问患者有无尿路感染、前列腺增生、膀胱肿瘤、泌尿系统畸形、结石等疾病；有无留置导尿管和尿路器械检查史；有无糖尿病、妊娠、妇科炎症等；发作是否与饮水过少、性生活等因素有关。

（2）身体状况：尿路感染时，可出现尿频、尿急及尿痛，伴发热、尿浑浊、排尿不尽和下腹坠痛感；膀胱结石时，可出现尿痛伴血尿、排尿困难或尿流突然中断；膀胱肿瘤时，可出现尿频、尿急、尿痛伴血尿；前列腺增生时，可出现尿频、尿急伴排尿困难；精神因素和排尿反射异常时，常表现为白天尿频而夜间排尿次数不增加，尿急不伴尿痛。

（3）心理-社会状况：起病急，临床表现明显，患者常感到紧张、焦虑和烦躁不安；涉及外阴、性生活等方面的询问时，患者常有害羞感和精神负担。

| 知识点 32：尿路刺激征的护理诊断 | 副高：熟悉　正高：熟悉 |

排尿障碍：尿频、尿急、尿痛，与尿路感染所致的膀胱激惹状态有关。

| 知识点 33：尿路刺激征的护理措施 | 副高：熟练掌握　正高：熟练掌握 |

（1）休息与活动：急性发作期尽量卧床休息，宜取屈曲位，尽量勿站立或坐直。指导患者从事感兴趣的活动，分散患者注意力，减轻焦虑，缓解尿路刺激征。

（2）饮食护理：给予清淡、易消化及营养丰富的饮食，禁食辛辣刺激性食物。鼓励患者多饮水、勤排尿，以冲洗尿路，促进细菌和炎性分泌物的排泄。摄水量每天不应低于2000ml，保证每天尿量在1500ml以上，且每2~3小时排尿1次。避免睡前饮水量过多，以免影响休息。

（3）病情观察：观察体温变化、全身症状等；观察患者排尿的次数及尿急程度；观察尿痛的部位、性质和程度等；注意监测尿液的颜色、透明度、尿量等变化。

（4）对症护理：指导患者进行膀胱区热敷或按摩，以缓解局部肌肉痉挛，减轻疼痛。

（5）用药护理：嘱患者按疗程服用抗生素和碳酸氢钠。碳酸氢钠可碱化尿液，缓解尿路刺激征。尿路刺激征明显者，遵医嘱给予阿托品、丙胺太林（普鲁本辛）等抗胆碱能药物。

（6）皮肤护理：加强个人卫生，增加会阴清洗次数，减少肠道细菌侵入尿路而引起感染的机会。女性患者月经期间尤需注意会阴部清洁。

第三节 急性肾小球肾炎

知识点1：急性肾小球肾炎的概述 正高：熟悉

急性肾小球肾炎（AGN）简称急性肾炎，是以急性肾炎综合征为主要临床表现的一组疾病。其特点为急性起病，患者出现血尿、蛋白尿、水肿和高血压，并可伴一过性氮质血症。该病常发生在感染后，以链球菌感染后急性肾炎最为多见。

知识点2：急性肾小球肾炎的病因及发病机制 正高：熟悉

最常见的是链球菌所致的上呼吸道感染（如扁桃体炎）或皮肤感染（如脓疱疮）。其发生机制是链球菌的胞壁成分或某些分泌蛋白刺激机体形成的抗体和循环免疫复合物沉积于肾小球，因免疫反应导致双侧肾弥漫性炎症。少见的有肺炎链球菌、脑膜炎奈瑟菌、淋球菌、水痘-带状疱疹病毒、腮腺炎病毒、EB病毒等所致的感染。

知识点3：急性肾小球肾炎的病理表现 正高：熟悉

急性肾小球肾炎患者肾脏体积可增大。光镜下见弥漫性肾小球毛细血管内皮细胞及系膜细胞增生，急性期可伴有中性粒细胞和单核细胞浸润。病变严重时，毛细血管袢管腔狭窄或闭塞。肾间质水肿及灶状炎症细胞浸润。免疫病理IgG及C3呈粗颗粒状沿肾小球毛细血管壁和/或系膜区沉积。电镜见肾小球上皮细胞下有驼峰状电子致密物沉积。

知识点4：急性肾小球肾炎的临床表现 正高：掌握

多见于3~12岁的儿童，男性患病率为女性的2倍。通常于前驱感染后1~3周起病，病程平均为10天。患儿常有头痛、食欲缺乏、恶心、呕吐、疲乏无力、精神不振、心悸、气促，甚至发生抽搐。成人可无明显全身症状，或仅有食欲缺乏、疲乏无力。

（1）尿液改变：①少尿：大部分患者起病时尿量小于500ml/d，一般2周后尿量可逐渐增多，但无尿少见。②血尿：常为首发症状，几乎全部患者均有血尿，尿色呈棕色或洗肉水样，一般无尿路刺激症状。③蛋白尿：患者可伴有轻、中度蛋白尿，多预后不良。

（2）水肿：常为起病早期症状，约80%的患者有水肿。主要为肾小球滤过率下降导致水钠潴留所引起，典型表现为晨起眼睑水肿，可伴有下肢水肿，严重者可有全身性水肿、胸腔积液和腹水。

（3）高血压：有30%~80%的患者可出现一过性高血压。与水钠潴留有关，经过利尿后可恢复正常。少数患者可发生严重的高血压，甚至发生高血压脑病。

（4）肾功能异常：少数患者起病早期因尿量减少可出现一过性轻度氮质血症。

（5）并发症：①严重循环充血状态，甚至心力衰竭、肺水肿：与水钠潴留、血容量扩大有关。表现为气促、心率快、心尖部收缩期杂音、肺底啰音，重则端坐呼吸、烦躁、奔马律、心脏扩大、腹痛、肝大等。②高血压脑病：表现为剧烈头痛、频繁恶心呕吐，继之视力障碍、嗜睡或烦躁。如未能及时处理则可惊厥。③急性肾衰竭：较少见，表现为少尿、严重氮质血症、电解质紊乱（高钾、高磷、低钠血症、低钙血症）、水潴留、代谢性酸中毒等改变。

知识点5：急性肾小球肾炎的辅助检查　　　　　　　　　　　　　　　正高：熟悉

（1）尿液检查：尿蛋白（+）~（+++），镜下可见大量红细胞、颗粒及红细胞管型。

（2）抗链球菌溶血素"O"抗体（ASO）测定：阳性率为50%~80%，常提示近期有链球菌感染。常在链球菌感染后2~3周后出现，3~5周滴度达到高峰后逐渐下降。

（3）血清补体测定：有80%~95%的患者血清C3补体可出现下降，6~8周可恢复正常水平。C3测定对急性肾炎的鉴别诊断和非典型病例的诊断有重要意义。

（4）肾功能检查：可出现轻度肾小球滤过率下降和一过性氮质血症，血中尿素氮、肌酐增高。

知识点6：急性肾小球肾炎的治疗要点　　　　　　　　　　　　　　　正高：掌握

急性肾炎的治疗原则是解除患者的急性症状，预防和控制并发症，纠正异常的生理变化。同时需注意急性心力衰竭及高血压脑病等危及生命的并发症。本病为自限性疾病，约95%的患者可完全恢复。

（1）一般治疗：急性期患者应卧床休息至肉眼血尿消失、水肿消退及血压恢复正常为止。高血压、水肿及少尿明显者应限制水分，给予低盐饮食。饮食应富有营养、易消化、高蛋白质并含有多种维生素。

（2）对症治疗：轻度高血压患者经限制钠盐和卧床休息后即可缓解，严重高血压者应使用抗高血压药物，如钙通道阻滞药等。水肿严重者应使用利尿药治疗，如呋塞米等。禁止使用保钾利尿药，如螺内酯等。

（3）控制感染灶：咽拭子标本检查，如溶血性链球菌培养阳性应给予抗生素治疗。对找不到明显感染灶的患者目前大多数仍主张用青霉素（过敏者用红霉素）常规治疗 15 天。反复发作的扁桃体炎，待病情稳定后可考虑做扁桃体摘除术。

（4）透析治疗：少数患者发生急性肾衰竭且有透析指征时，应及时给予血液透析治疗，帮助患者渡过急性期。

知识点 7：急性肾小球肾炎的护理评估　　　　　　　　　　正高：掌握

（1）健康史：询问病史，发病前有无上呼吸道感染或皮肤感染史，以往有无类似疾病发生。

（2）身体状况：评估患者有无水肿及其发生发展过程；评估患者有无心悸气促、不能平卧等表现。

（3）心理-社会状况：了解患者的社会心理状态，患者及其家属对本病的了解程度及对健康的需求。患者多为儿童及青少年，对疾病认识不足，配合困难，家属往往表现急躁情绪，患者因病休学、不能参加正常活动易导致患者产生不良情绪。根据患者具体情况评估患者及其家属的情绪表现类型及原因。

知识点 8：急性肾小球肾炎的护理诊断　　　　　　　　　　正高：熟悉

（1）体液过多：与肾小球滤过率下降导致水钠潴留有关。
（2）活动无耐力：与水钠潴留、血压升高有关。
（3）有皮肤完整性受损的危险：与水肿有关。
（4）潜在并发症：心力衰竭、高血压脑病、急性肾衰竭。

知识点 9：急性肾小球肾炎的一般护理　　　　　　　　　　正高：熟练掌握

（1）休息与活动：急性期患者 2 周内绝对卧床休息，以减轻心脏负荷，改善肾血流量。部分患者需卧床休息 4~6 周，待肉眼血尿消失、水肿消退、血压恢复正常后，方可逐步活动。

（2）饮食护理：急性期应严格控制钠的摄入，一般食盐量为 1~3g/d。病情好转，水肿消退，血压恢复正常后，可由低盐饮食逐渐转为正常饮食。能量补充应以高碳水化合物为主，并辅以高维生素、适量优质蛋白质和植物不饱和脂肪酸，以提供足够的营养。应注意限制水和钾的摄入，尤其是尿量明显减少者。应根据肾功能调节蛋白质的摄入量，氮质血症时应适当减少蛋白质的摄入。

知识点 10：急性肾小球肾炎的病情观察　　　　　　　　　　正高：熟练掌握

（1）观察尿量、尿色：准确记录 24 小时出入水量，应用利尿药时每天测体重，每周留尿标本送尿常规检查 2 次。患者尿量增加，肉眼血尿消失，提示病情好转。如尿量持续减少，出现头痛、恶心、呕吐等，要警惕急性肾衰竭。

（2）观察血压的变化：在发病后 1 周左右血压升高比较多见，大多在第 2 周后随尿量增多而降至正常。若出现血压突然升高、剧烈头痛、呕吐、视物模糊等高血压脑病症状，应遵医嘱给予降压、镇静、脱水剂等处理。

（3）并发症的预防和护理：密切观察患者生命体征的变化，水肿严重者如出现烦躁不安、呼吸困难、心率增快、不能平卧、肺底湿啰音、肝大等，要立即报告医师，同时让患者半卧位并给予吸氧，遵医嘱给予利尿药，降低循环血量，减轻心脏负荷。

知识点 11：急性肾小球肾炎的用药护理　　　　　　　　　　　　**正高：熟练掌握**

应注意观察利尿药和降压药的疗效和不良反应。应用利尿药前后，注意观察体重、尿量、水肿变化并做好记录，尤其是静脉注射呋塞米后，要注意有无大量利尿、脱水和电解质紊乱现象。应用降压药时必须严密监测血压、心率和药物的不良反应。

知识点 12：急性肾小球肾炎的皮肤护理　　　　　　　　　　　　**正高：熟练掌握**

嘱患者应定时更换体位，穿着应宽松舒适，对生活不能自理者要协助其翻身及活动身体，并给予适当的按摩。应注意皮肤的清洁，避免感染。卧床休息时，应抬高下肢以促进静脉回流，减轻下肢水肿的症状。注意保护好水肿皮肤，避免损伤、烫伤皮肤。

知识点 13：急性肾小球肾炎的心理护理　　　　　　　　　　　　**正高：熟练掌握**

患者尤其是儿童患者对长期卧床会产生抵触和焦虑的反应，表现为急躁、不能配合治疗。应给予关心，解释，随时注意患者的情绪变化，给予积极的引导，尽量解决患者卧床期间所需；为患者提供良好休养环境，采取读书、听音乐等分散患者注意力的活动。

知识点 14：急性肾小球肾炎的健康指导　　　　　　　　　　　　**正高：掌握**

（1）疾病预防指导：介绍本病的发生与呼吸道感染及皮肤感染密切相关，故应生活规律，注意保暖、保持皮肤清洁，以预防上呼吸道及皮肤感染。告诉患者患感冒、咽炎、扁桃体炎和皮肤感染后，应及时就医。

（2）疾病知识指导：向患者及其家属介绍急性肾小球肾炎的病因与预后，使其了解本病为自限性疾病，预后良好，避免出现不良情绪。患者患病期间应加强休息，痊愈后可适当参加体育活动，以增强体质，但在 1~2 年内不应从事重体力劳动，避免劳累，因为急性肾炎完全康复可能需要 1~2 年。当临床症状消失后，蛋白尿、血尿等可能仍然存在，故应定期随访，监测病情。

第四节　慢性肾小球肾炎

| 知识点 1：慢性肾小球肾炎的概述 | 副高：熟悉　正高：熟悉 |

慢性肾小球肾炎（CGN）简称慢性肾炎，是由多种原因、多种病理类型形成的一组以蛋白尿、血尿、水肿、高血压为基本临床表现的肾小球疾病。本病病情迁延，起病初期常无明显症状，以后缓慢持续进行性发展，最终可导致慢性肾衰竭。本病可发生于任何年龄，以青、中年居多，男性多于女性。

| 知识点 2：慢性肾小球肾炎的病因及发病机制 | 副高：熟悉　正高：熟悉 |

慢性肾炎的病因大多不明，仅少数患者为急性链球菌感染后迁延 1 年以上所致，大部分与急性肾炎无关。导致病程慢性化、进行性肾单位破坏的机制主要是：①原发免疫介导性炎症导致持续性进行性肾实质受损。②高血压引起肾小动脉硬化性损伤。③健存肾单位代偿性肾小球毛细血管高灌注、高压力和高滤过，促使肾小球硬化。④长期大量蛋白尿导致肾小球及肾小管慢性损伤。⑤脂质代谢异常引起肾小血管和肾小球硬化。

| 知识点 3：慢性肾小球肾炎的病理表现 | 副高：熟悉　正高：熟悉 |

慢性肾炎可见于多种肾病理类型，主要为系膜增生性肾小球肾炎（包括 IgA 和非 IgA 系膜增生性肾小球肾炎）、系膜毛细血管性肾小球肾炎、膜性肾病及局灶节段性肾小球硬化等。病变进展至晚期，肾体积缩小、肾皮质变薄，所有病理类型均可进展为程度不等的肾小球硬化，相应肾单位的肾小管萎缩、肾间质纤维化。

| 知识点 4：慢性肾小球肾炎的临床表现 | 副高：掌握　正高：掌握 |

本病可发生于任何年龄，但一般以青、中年男性多见。大多起病隐袭、缓慢，起病方式和临床表现各异。基本临床表现为血尿、蛋白尿、高血压、水肿，亦可有不同程度肾功能减退，病情迁延、反复，渐进性发展为慢性肾衰竭。

（1）水肿：大多数患者均有不同程度的水肿。轻者眼睑及面部或下肢踝部出现水肿，以晨起眼睑水肿多见。

（2）高血压：大部分患者可出现不同程度的高血压，伴有头胀、头痛、失眠、记忆力减退及注意力不集中等。血压升高呈持续性或间歇性，且以舒张压升高为特点。

（3）尿异常改变：包括尿量改变和镜检异常。血尿和蛋白尿出现较早，多为轻度蛋白尿和镜下血尿。尿量一般每天 1000ml 以下，肾小管功能损害明显者夜尿增多。

（4）肾功能不全：为慢性进行性损害，患者早期肾功能正常或轻度受损，可持续数年至数十年，进展速度与不同类型有关，也与治疗情况和加速病情发展的诸多因素有关。

（5）贫血：疾病早期患者可有轻度贫血，可能与水肿导致血液稀释有关。

知识点5：慢性肾小球肾炎的辅助检查　　　　　　　　副高：熟悉　正高：熟悉

（1）尿常规检查：多数尿蛋白（+）~（+++），尿蛋白定量常为1~3g/d；尿沉渣镜检可见多形性红细胞和红细胞管型。

（2）血常规检查：早期多正常或有轻度贫血。晚期可有红细胞计数和血红蛋白下降。

（3）肾功能检查：早期肾功能正常或轻度受损，晚期内生肌酐清除率下降，血肌酐及血尿素氮增高。

（4）超声检查：晚期双肾体积缩小，皮质变薄。

知识点6：慢性肾小球肾炎的治疗要点　　　　　　　　副高：掌握　正高：掌握

慢性肾炎的治疗应以防止或延缓肾功能进行性恶化，改善或缓解临床症状以及防治严重并发症为目标。

（1）一般治疗：首先避免加重肾损害的因素，如避免劳累、治疗感染、避免或终止妊娠、停用肾毒性药物（如氨基糖苷类抗生素）等；其次，限制食物中蛋白质及磷的摄入量，低蛋白及低磷饮食可减轻肾小球内高压力、高滤过状态，延缓肾小球的硬化。

（2）对症治疗：主要是降压治疗，患者应该限盐，有明显水钠潴留的容量依赖型高血压患者选用噻嗪类利尿药。对肾素依赖型高血压患者应首选血管紧张素转换酶抑制剂（ACEI），也可用血管紧张素Ⅱ受体阻断药。ACEI除具有降压作用外，还有减少尿蛋白和延缓肾功能恶化的肾保护作用。

（3）特殊治疗：肾上腺糖皮质激素和细胞毒性药物的应用。对于病理类型较轻，肾体积尚正常，肾功能轻度受损，尿蛋白较多的患者，在无禁忌时可使用。

知识点7：慢性肾小球肾炎的护理评估　　　　　　　　副高：熟悉　正高：掌握

（1）健康史：询问患者发病前有无呼吸道感染、皮肤感染、风湿热、关节炎及急性肾炎等病史；有无感染、劳累、妊娠、应用肾毒性药物、预防接种以及高蛋白、高脂或高磷饮食等诱因；询问发病时间、起病急缓、既往有无类似病史、诊疗经过及用药情况等。

（2）身体状况：本病多数起病缓慢、隐匿，临床表现呈多样性，个体间差异较大，蛋白尿、血尿、水肿和高血压为基本表现。早期患者可无任何症状，或有乏力、疲倦、食欲缺乏、腰部疼痛；水肿时有时无，一般不严重；血压可正常或轻度升高；肾功能正常或轻度受损。病情时轻时重、迁延，肾功能逐渐恶化并出现相应的临床表现，最后进入终末期肾衰竭。部分患者血压（特别是舒张压）持续性中等以上程度升高，如血压控制不好，肾功能恶化较快，预后较差。

（3）心理-社会状况：患者常因病程迁延，长期服药，疗效不佳，药物不良反应较大，预后不良而产生焦虑、悲观和恐惧等心理。长期患病使患者的生活及工作能力下降，经济负担加重，进一步加重患者及其家属思想负担。

知识点8：慢性肾小球肾炎的护理诊断　　　　副高：熟悉　正高：熟悉

（1）体液过多：与肾小球滤过率下降导致水钠潴留等因素有关。

（2）营养失调——低于机体需要量：与低蛋白饮食、长期蛋白尿导致蛋白质丢失过多有关。

（3）有感染的危险：与皮肤水肿、营养失调所致机体抵抗力下降有关。

（4）焦虑：与疾病的反复发作、预后不良有关。

（5）潜在并发症：慢性肾衰竭。

知识点9：慢性肾小球肾炎的一般护理　　　　副高：熟练掌握　正高：熟练掌握

（1）休息与活动：卧床休息能增加肾血流量和尿量，减少蛋白尿，改善肾功能。对有明显水肿、大量蛋白尿、血尿、高血压等患者，应指导卧床休息，为患者创造一个安静、舒适的环境。对轻症者亦应增加卧床时间，避免过劳、受凉，防止呼吸道感染。指导患者根据自身情况，适当地在室内进行活动，但应注意避免劳累。

（2）饮食护理：一般情况下不必限制饮食，若肾功能减退应给予优质低蛋白低磷饮食，$0.6\sim0.8g/(kg\cdot d)$。低蛋白饮食时，适当增加碳水化合物和脂肪的比例，以满足机体生理代谢所需要的热量，避免发生负氮平衡。明显水肿、高血压者应限制水钠的摄入，每天摄盐量应少于5g。同时注意补充多种维生素及锌元素，因锌有增强食欲的作用。

知识点10：慢性肾小球肾炎的病情观察　　　　副高：熟练掌握　正高：熟练掌握

密切观察患者血压的变化；准确记录24小时出入液量，监测尿量变化，观察水肿的消长情况；定期监测体重和上臂围，有无体重减轻和上臂围缩小；监测血红蛋白浓度和血清清蛋白浓度是否降低；注意患者有无胸闷、气促、腹胀等胸、腹腔积液的征象。

知识点11：慢性肾小球肾炎的用药护理　　　　副高：熟练掌握　正高：熟练掌握

使用利尿药时应注意患者有无电解质、酸碱平衡紊乱；遵医嘱服用降压药时，嘱患者起床后稍坐几分钟，然后缓慢站起，以防直立性低血压；应用血管紧张素转换酶抑制剂控制血压时，应监测电解质，防止高血钾，并观察患者有无持续性干咳。

知识点 12：慢性肾小球肾炎的心理护理　　　　　　副高：熟练掌握　正高：熟练掌握

慢性肾小球肾炎患者患病时间长，病情常复发，治疗缺乏有效办法，故使很多患者情绪不稳定，出现焦虑、烦躁、悲观失望，甚至自暴自弃，因此给予有效的心理疏导至关重要。提供安静舒适的休息环境，保证患者睡眠充足。指导患者掌握放松技巧，如听音乐、读书、看报、练气功、缓慢深呼吸，以转移注意力，减轻焦虑情绪。

知识点 13：慢性肾小球肾炎的健康指导　　　　　　　　　副高：掌握　正高：掌握

（1）疾病知识指导：向患者及其家属介绍慢性肾小球肾炎疾病特点，使其掌握疾病的临床表现，及时发现病情的变化。讲解影响病情进展的因素如感染、劳累、接种、妊娠和应用肾毒性药物等，使患者理解避免这些因素，可延缓病情进展，维持一定的肾功能，促使其建立良好的生活方式，树立控制疾病的信心。嘱患者加强休息，以延缓肾功能减退。

（2）饮食指导：向患者解释优质低蛋白、低磷、低盐、高热量饮食的重要性，指导患者根据自己的病情选择合适的食物和量。少量多餐，注意补充维生素，多吃蔬菜，增加粗纤维食物的摄入。减少钠盐摄入，减少含钠较高的加工食品，如咸菜、火腿等，减少脂肪摄入，少吃或不吃肥肉、动物内脏等。

（3）用药指导与病情监测：介绍各类降压药的疗效、不良反应及使用时的注意事项。如告诉患者血管紧张素转换酶抑制剂可致血钾升高，以及高血钾的表现等。慢性肾炎病程长，需定期随访疾病的进展，包括肾功能、血压、水肿等的变化。

第五节　肾病综合征

知识点 1：肾病综合征的概述　　　　　　　　　　　　　　副高：熟悉　正高：熟悉

肾病综合征（NS）指由多种病因引起的、以肾小球基底膜通透性增加伴肾小球滤过率降低等肾小球病变为主的一组综合征。肾病综合征不是一独立性疾病，而是肾小球疾病中的一组症候群。肾病综合征典型表现为大量蛋白尿、低清蛋白血症、高度水肿、高脂血症。

知识点 2：肾病综合征的病因及发病机制　　　　　　　　　副高：熟悉　正高：熟悉

肾病综合征可分为原发性和继发性两大类。原发性肾病综合征指原发于肾本身的肾小球疾病，其发病机制为免疫介导性炎症所致的肾损害。引发原发性肾病综合征的肾小球疾病的主要病理类型有微小病变型肾病、系膜增生性肾小球肾炎、膜性肾病、局灶节段性肾小球硬化、系膜毛细血管性肾小球肾炎。继发性肾病综合征指继发于全身性或其他系统疾病的肾损害，如系统性红斑狼疮、糖尿病、过敏性紫癜、肾淀粉样变性病、多发性骨髓瘤等。不同年龄段常见的原发性 NS 病理类型以及继发性 NS 病因有所不同。

| 知识点3：肾病综合征的病理类型 | 副高：熟悉　正高：熟悉 |

（1）微小病变型肾病：光镜下肾小球基本正常，偶见上皮细胞肿胀，轻微的系膜细胞增生，免疫荧光无阳性发现，偶可见微量免疫球蛋白和补体 C3 的沉积。电镜下足突广泛融合消失，伴上皮细胞空泡变性，微绒毛形成，无电子致密物沉积，是小儿肾病综合征最常见的病理类型。

（2）系膜增生性肾小球肾炎：弥漫性肾小球系膜细胞增殖伴基质增多为本病特征性改变。光镜下肾小球系膜细胞增殖，每个系膜区系膜细胞在 3 个以上，系膜基质增多，重度病变系膜基质扩张压迫局部毛细血管袢，导致管腔狭窄，小动脉透明变性，部分可发展为局灶节段性肾小球硬化，可出现间质炎症细胞浸润及纤维化，肾小管萎缩，肾血管一般正常。

（3）局灶节段性肾小球硬化：光镜下可见病变呈局灶、节段分布，表现为受累节段的硬化（系膜基质增多、毛细血管闭塞、球囊粘连等），相应的肾小管萎缩、肾间质纤维化。免疫荧光显示 IgM 和 C3 在肾小球受累节段呈团块状沉积。电镜下可见肾小球上皮细胞足突广泛融合、基底膜塌陷，系膜基质增多，电子致密物沉积。

（4）膜性肾病：光镜下可见毛细血管壁增厚，肾小球基膜外上皮细胞下免疫复合物沉积，基膜上有多个细小钉突，而肾小球细胞增殖不明显，晚期病变加重，可发展成硬化及透明样变，近曲小管上皮细胞出现空泡变性。

（5）系膜毛细血管性肾小球肾炎：光镜下较常见的病理改变为系膜细胞和系膜基质弥漫重度增生，并可插入到肾小球基底膜（GBM）和内皮细胞之间，使毛细血管袢呈"双轨征"。免疫病理学检查常见 IgG 和 C3 呈颗粒状系膜区及毛细血管壁沉积。电镜下系膜区和内皮下可见电子致密物沉积。

| 知识点4：肾病综合征的临床表现 | 副高：掌握　正高：掌握 |

（1）大量蛋白尿：肾病综合征时血浆清蛋白持续降低，较大量从尿液中丢失，是本征生理和临床表现的基础。尿蛋白每天 >3.5g。

（2）低蛋白血症：肾病综合征时大量清蛋白从尿中丢失；饮食减退、蛋白质摄入不足、吸收不良或丢失，是加重低清蛋白血症的原因。血浆清蛋白低于 30g/L（贫血貌，指尖、球结膜明显）。

（3）高脂血症：高胆固醇和/或高三酰甘油血症，血清中低密度脂蛋白（LDL）、极低密度脂蛋白（VLDL）和脂蛋白（a）浓度增加，常与低蛋白血症并存。其发生机制与肝合成脂蛋白增加和脂蛋白分解减弱相关，目前，认为后者可能是高脂血症更为重要的原因。

（4）水肿：肾病综合征时低清蛋白血症、血浆胶体渗透压下降，使水分从血管腔内进入组织间隙，是造成肾病综合征水肿的基本原因。颜面及双下肢、足背、胫前水肿。

| 知识点5：肾病综合征的并发症 | 副高：掌握　正高：掌握 |

（1）感染：为肾病综合征常见的并发症，也是导致本病复发和疗效不佳的主要原因。其发生与蛋白质营养不良、免疫功能紊乱及应用糖皮质激素治疗有关。感染部位以呼吸道、泌尿道、皮肤最多见。

（2）血栓形成、栓塞：由于有效血容量减少，血液浓缩及高脂血症使血液黏稠度增加；某些蛋白质自尿中丢失，以及肝代偿性合成蛋白质增加，引起机体凝血、抗凝和纤溶系统失衡，加之强效利尿药的应用进一步加重高凝状态，易发生血管内血栓形成和栓塞，其中以肾静脉血栓形成最为多见。血栓形成和栓塞是直接影响肾病综合征治疗效果和预后的重要因素。

（3）急性肾损伤：因水肿导致有效循环血容量减少，肾血流量下降，可诱发肾前性氮质血症，经扩容、利尿治疗后多可恢复。少数可出现急性肾损伤，多见于微小病变型，表现为无明显诱因出现少尿、无尿，扩容利尿无效，其发生机制可能是肾间质高度水肿压迫肾小管及大量蛋白管型阻塞肾小管，导致肾小管腔内高压，间接引起肾小球滤过率骤减。

（4）其他：长期高脂血症易引起动脉硬化、冠心病等心血管并发症；长期大量蛋白尿可导致严重的蛋白质营养不良，儿童生长发育迟缓；金属结合蛋白及维生素D结合蛋白丢失可致体内铁、锌、铜缺乏，以及钙、磷代谢障碍。

| 知识点6：肾病综合征的辅助检查 | 副高：熟悉　正高：熟悉 |

（1）尿液检查：尿蛋白定性一般为（+++）~（++++），24小时尿蛋白定量超过3.5g，尿中可有管型、颗粒管型等。

（2）血生化测定：表现为低蛋白血症（血清清蛋白<30g/L，婴儿<25g/L），清蛋白与球蛋白比例倒置，血清蛋白电泳显示球蛋白增高；血胆固醇显著增高（儿童>5.7mmol/L，婴儿>5.1mmol/L）。

（3）血清补体测定：有助于区别单纯性肾病与肾炎性肾病，前者血清补体正常，后者则常有不同程度的低补体血症，C3持续降低。

（4）血清及尿蛋白电泳：通过检测尿中IgG成分反映尿蛋白的选择性，同时可鉴别假性大量蛋白尿和轻链蛋白尿。如果尿中γ球蛋白与清蛋白的比值小于0.1，则为选择性蛋白尿（提示为单纯性肾病），大于0.5为非选择性蛋白尿（提示为肾炎型肾病）。

（5）血清免疫学检查：检测抗核抗体、抗双链DNA抗体、抗Sm抗体、抗RNP抗体、抗组蛋白抗体、乙肝病毒标志物以及类风湿因子、循环免疫复合物等，以区别原发性与继发性肾病综合征。

（6）肾功能检查：少尿期可有暂时性轻度氮质血症，单纯性肾病肾功能多正常。如果存在不同程度的肾功能不全，出现血肌酐和尿素氮的升高，则提示肾炎型肾病。

（7）肾B超：双侧肾可正常或缩小。

（8）肾组织病理学检查：对诊断为肾炎型肾病或糖皮质激素治疗效果不佳者应及时行肾穿刺活检，进一步明确病理类型，以指导治疗方案的制订。

知识点7：肾病综合征的治疗要点　　　　　　　副高：掌握　　正高：掌握

治疗原则以抑制免疫与炎症反应为主，同时防治并发症。

（1）抑制免疫与炎症反应：为肾病综合征的主要治疗方法。常用药物有糖皮质激素、细胞毒药物（如环磷酰胺、盐酸氮芥，苯丁酸氮芥等）、环孢素及霉酚酸酯等。

（2）对症治疗：①利尿消肿：常用噻嗪类利尿药、保钾利尿药、祥利尿药、渗透性利尿药及血浆或血浆清蛋白等。②减少尿蛋白：应用血管紧张素转换酶抑制剂和血管紧张素Ⅱ受体阻断药。③降脂治疗：常用药物有羟甲戊二酰辅酶A还原酶抑制剂（他汀类）、氯贝丁酯类。

（3）防治并发症：①感染：一旦发生感染，应及时选用敏感、强效及无肾毒性的抗生素积极治疗。②血栓及栓塞：给予抗凝剂如低分子量肝素，辅以抗血小板药物如双嘧达莫或阿司匹林等。③急性肾损伤：利尿无效且达到透析指征时，进行血液透析。

（4）中医药治疗：如雷公藤总苷，有降低尿蛋白作用，可配合激素应用。

知识点8：肾病综合征的护理评估　　　　　　　副高：熟悉　　正高：掌握

（1）健康史：询问患者有无原发性肾疾病病史；有无用过激素、细胞毒药物及其他免疫抑制剂；有无感染、劳累、妊娠等诱因。

（2）身体状况：观察患者水肿的部位、程度、消长规律，皮肤状态，有无胸腔积液、腹水，有无水、电解质、酸碱平衡失衡，有无潜在感染的危险，有无循环衰竭或肾衰竭的表现，有无并发静脉血栓形成。评估全身营养状况，活动耐受力，生活自理能力及家属对疾病的认知程度及对治疗的依从性。

（3）心理-社会状况：本病病程长、易复发、部分病理类型预后较差，患者和其家属可出现焦虑、悲观、恐惧情绪。因全身水肿或长期服用糖皮质激素等药物，引起容貌及体形变化，患者会出现少言寡语、社交障碍，对事业和人生失去信心。

知识点9：肾病综合征的护理诊断　　　　　　　副高：熟悉　　正高：熟悉

（1）水肿：与大量蛋白尿、血浆胶体渗透压过低、肾血流量减少、滤过率降低有关。

（2）营养失调——低于机体需要量：与大量蛋白尿、摄入减少及吸收障碍有关。

（3）有感染的危险：与机体抵抗力下降、激素及免疫抑制剂的应用有关。

（4）有皮肤完整性受损的危险：与皮肤高度水肿有关。

（5）焦虑：与疾病、激素造成的形象改变、治疗的效果及环境改变有关。

（6）体液过多：与低蛋白血症致血浆胶体渗透压下降等有关。

（7）知识缺乏：与知识受限有关。

（8）潜在并发症：血栓形成、急性肾损伤、心脑血管并发症。

| 知识点10：肾病综合征的一般护理 | 副高：熟练掌握　正高：熟练掌握 |

（1）休息与活动：重症患者应卧床休息，直至水肿消退。眼睑水肿者枕头应稍高些，严重水肿者应经常改换体位，胸腔积液者宜半卧位，阴囊水肿者宜用托带将阴囊托起，下肢水肿者适当抬高患肢，水肿减轻后可适当活动，防止肢体血栓形成。保持室内空气新鲜。病情逐渐稳定后，可逐渐增加活动量，以利于减少并发症的发生。

（2）饮食护理：肾功能无损害者应予以正常量的优质蛋白质饮食［0.8~1.0g/（kg·d）］，肾功能不全时应根据肌酐清除率调整蛋白质的摄入量。水肿及高血压患者应予以低钠饮食（食盐量2g/d）。明显水肿者，限制进水量，24小时尿量小于1000ml者，每天摄水量为前一天尿量加500~800ml。根据血钾水平，及时补充钾制剂和富含钾食物。供给足够的热量，每天每公斤体重不少于126~147kJ（30~35kcal）；少进食富含饱和脂肪酸（动物油脂）的饮食，多食富含多聚不饱和脂肪酸（如植物油、鱼油）的饮食及富含可溶性纤维素的食物（如燕麦、豆类等），以控制高脂血症；注意维生素及铁、钙等的补充。

| 知识点11：肾病综合征的病情观察 | 副高：熟练掌握　正高：熟练掌握 |

密切观察患者的血压、水肿情况，记录24小时出入液量。一旦出现血压下降、尿量减少应警惕循环衰竭或急性肾衰竭。观察患者有无出现皮肤感染、咳嗽、咳痰、肺部湿啰音、尿路刺激征、腹膜刺激征等。观察生化营养指标、电解质情况、尿蛋白定性定量、出凝血指标等。

| 知识点12：肾病综合征的用药护理 | 副高：熟练掌握　正高：熟练掌握 |

（1）利尿药：观察药物疗效与不良反应，注意初始利尿不宜过猛，以免血容量不足；少尿者慎用渗透性利尿药；输注血浆制品不可过多或过频繁，以免损害肾功能，影响糖皮质激素的疗效。

（2）糖皮质激素与细胞毒药物：观察药物疗效与不良反应；口服糖皮质激素应在饭后服用；长期用药者应补充钙及维生素D；使用环磷酰胺（CTX）需嘱患者多饮水，以加速药物从尿中排泄。

| 知识点13：肾病综合征并发症的护理 | 副高：熟练掌握　正高：熟练掌握 |

（1）有感染的危险：监测生命体征，观察体温有无升高，有无咳嗽、咳痰、肺部湿啰音、尿路刺激征、皮肤红肿等感染征象；住院期间加强皮肤、口腔护理；预防交叉感染，保持环境卫生、空气清新，减少探视；注意会阴部的清洁，避免穿着紧身裤，适量饮水，及时

排尿。

（2）有皮肤黏膜完整性受损的危险：观察皮肤有无红肿、破损，加强皮肤护理，协助患者定期翻身，避免受压，保持皮肤清洁；头部水肿者抬高床头，下肢水肿者垫高下肢，会阴水肿者宜保持屈膝外展位；衣着柔软、宽松，选用棉质衣物，保持床单位清洁、干燥、整洁舒适。

知识点 14：肾病综合征的心理护理　　　　副高：熟练掌握　正高：熟练掌握

告知患者通过积极规律治疗，多数患者病情可得到控制并保持稳定；指导患者听轻音乐，保持良好睡眠，缓解焦虑情绪；关心体贴患者，鼓励其表达担忧的问题并予以解释和开导。

知识点 15：肾病综合征的健康指导　　　　　副高：掌握　正高：掌握

（1）生活指导：告知患者平时生活应劳逸结合，避免劳累，同时要适当锻炼身体，以免血栓形成。流感季节避免着凉、感冒，注意个人卫生，预防感染。指导患者加强营养，合理安排每天饮食，指导选择优质蛋白、高热量、低脂、高膳食纤维和低盐饮食。

（2）用药指导：向患者介绍各类药物的使用方法、注意事项及可能发生的不良反应。告知患者遵医嘱服药，症状缓解时，切不可擅自减量或停用激素。指导患者学会对疾病的自我监测，监测水肿、尿蛋白和肾功能的变化。定期随访。

第六节　肾盂肾炎

肾盂
肾炎

知识点 1：肾盂肾炎的概念　　　　　　　　　副高：熟悉　正高：熟悉

肾盂肾炎是尿路感染中的一种重要临床类型，是由细菌（极少数为真菌、病毒、原虫等）直接引起的肾盂、肾盏和肾实质的感染性炎症。本病好发于女性。临床上将本病分为急性或慢性两型。

知识点 2：肾盂肾炎的病因　　　　　　　　　副高：熟悉　正高：熟悉

肾盂肾炎为细菌直接引起的感染性肾病变，致病菌以肠道细菌最多，大肠埃希菌占60%~80%，其次依次是副大肠埃希菌、变形杆菌、葡萄球菌、粪链球菌、产碱杆菌、铜绿假单胞菌等，偶见厌氧菌、真菌、病毒和原虫感染。

知识点 3：肾盂肾炎的发病机制　　　　　　　副高：熟悉　正高：熟悉

（1）感染途径：①上行感染：最常见。②血行感染：较少见。细菌由体内慢性感染病灶（如慢性扁桃体炎、鼻窦炎、龋齿、皮肤感染等）侵入血流，到达肾引起肾盂肾炎，称为血行感染。③淋巴管感染：更少见。④直接感染：外伤或肾周器官发生感染时，该处细菌偶可直接侵入引起感染。

（2）易感因素：正常情况下，尿道口周围有细菌寄居或侵入肾，但并不引起肾盂肾炎。这与机体的自卫能力有关，主要表现：①经常性的排尿可将细菌冲出体外。②尿路黏膜分泌有机酸、IgG、IgA 和吞噬细胞的作用，男性排泄前列腺液于后尿道，均有杀菌作用。③尿液 pH 低，含有高浓度尿酸及有机酸。尿液呈低张或高张，不利于细菌生长。④尿路上皮细胞可分泌黏蛋白，涂布于尿路黏膜表面，构成防止细菌入侵的保护层。

知识点4：肾盂肾炎的临床表现	副高：掌握　正高：掌握

（1）急性肾盂肾炎：起病急，常有畏寒、高热、乏力、腰痛、全身不适等。有尿频、尿急、尿痛等膀胱刺激征，小便浑浊。体检有上输尿管点、肋腰点压痛，肾区叩击痛。急性肾盂肾炎如及时治疗，1~3 天内症状可消失，逐渐痊愈。

（2）慢性肾盂肾炎：多数因急性肾盂肾炎治疗不彻底发展而来。临床表现多不典型，有些仅有低热、易疲乏等症状，仍有肾区叩痛、肋腰点压痛等，多次尿细菌培养阳性。当炎症广泛损害肾实质时，可发生水肿、高血压，甚至引起尿毒症。

（3）并发症：①肾乳头坏死：指肾乳头及其邻近肾髓质缺血性坏死，常发生于伴有糖尿病或尿路梗阻的肾盂肾炎，为其严重并发症。②肾周围脓肿：由严重肾盂肾炎直接扩展来，致病菌多是革兰阴性杆菌，以大肠埃希菌常见，多存在糖尿病、尿路结石等不利因素，常有明显的单侧腰痛和压痛，且在向健侧弯腰时疼痛加剧。③感染性结石：结石的成分以磷酸铵镁为主，这是由于变形杆菌等所含的尿素酶，可分解尿中的尿素，使尿素呈碱性，而磷酸盐在碱性尿中的溶解度明显降低，易产生沉淀而形成磷酸铵镁和磷灰石性结石。④革兰阴性杆菌败血症：多发生于急性、严重性肾盂肾炎，主要表现为寒战、高热、剧烈腰痛或腹痛和血尿等，常引起休克。

知识点5：肾盂肾炎的辅助检查	副高：熟悉　正高：熟悉

（1）尿常规和细胞计数：镜检尿白细胞明显增多，见白细胞管型。红细胞增多，可有肉眼血尿。白细胞计数$\geq 8 \times 10^6$/L 为白细胞尿（脓尿）。尿蛋白常为阴性或微量，一般 < 2.0g/d。

（2）血常规：急性肾盂肾炎血白细胞和中性粒细胞计数增高，并有中性粒细胞核左移。血沉可增快。慢性期红细胞计数和血红蛋白可轻度降低。

（3）尿细菌学检查：临床意义为尿含菌量$\geq 10^5$/ml，即为有意义的细菌尿。膀胱穿刺尿定性培养有细菌生长也提示菌尿。

（4）尿沉渣镜检细菌：清洁中段尿的未染色的沉渣用高倍镜找细菌，如平均每视野≥ 20 个细菌，即为有意义的菌尿。

（5）影像学检查：如 B 超、腹部 X 线片、静脉肾盂造影（IVP）、排尿期膀胱输尿管反流造影、逆行性肾盂造影等，目的是了解尿路情况，及时发现有无尿路结石、梗阻、反流、畸形等导致尿路感染反复发作的因素。尿路感染急性期不宜做静脉肾盂造影，可做 B 超检查。

知识点 6：肾盂肾炎的治疗要点　　　　　　　　　副高：掌握　正高：掌握

（1）急性肾盂肾炎：首选喹诺酮类，其他可选磺胺、氨基糖苷类、头孢类。疗程通常为 2 周。

（2）慢性肾盂肾炎：多采用联合抗菌治疗，或选用敏感药物，不用氨基糖苷类药。疗程为 2~4 周。中间停药 3~5 天，开始下一组药物治疗，直至尿检正常，总疗程 2~4 个月。

知识点 7：肾盂肾炎的护理评估　　　　　　　　　副高：熟悉　正高：掌握

（1）健康史：询问疾病的起始时间、急缓和主要症状。如有无寒战、高热、全身酸痛等，有无尿频、尿急、尿痛等膀胱刺激症状，有无腰痛或肾区不适。患病后日常休息、饮食等情况。

（2）身体状况：有无生命体征异常，如体温升高、血压下降等。有无肋脊角压痛和/或叩击痛，有无脓尿和血尿等。

（3）心理-社会状况：了解患者的情绪和精神状态，有无紧张、焦虑等负性情绪。了解患者及其家属对疾病相关知识的认知程度。

知识点 8：肾盂肾炎的护理诊断　　　　　　　　　副高：熟悉　正高：熟悉

（1）疼痛（腰痛）：与肾炎致肾包膜牵拉有关。
（2）体温过高（发热）：与细菌感染有关。
（3）排尿异常（尿频、尿急、尿痛）：与膀胱炎症刺激有关。
（4）知识缺乏：缺乏疾病防治知识。

知识点 9：肾盂肾炎的护理措施　　　　　　　　　副高：熟练掌握　正高：熟练掌握

（1）饮食护理：轻症者进清淡、富营养饮食。发热、全身症状明显者，应予流质或半流质饮食，消化道症状严重者可静脉补液，同时注意口腔护理，必要时遵医嘱用止吐剂。尽量多饮水，每天入量在 2500ml 以上。

（2）保证休息和睡眠：急性发作期第 1 周应卧床休息，给患者提供安静、舒适的休息环境，尽量集中完成各项治疗、操作，避免过多干扰患者。加强生活护理，及时更换汗湿衣被。慢性肾盂肾炎一般不宜从事重体力活动。

（3）密切观察病情：监测体温变化并做好记录，高热者可用冷敷，温水、乙醇擦浴等，注意观察和记录降温效果。如高热持续不退或体温更加升高且腰痛加剧应考虑发生肾周脓肿、肾乳头坏死等并发症，应及时报告医师并协助处理。

（4）遵医嘱使用抗生素：向患者解释有关药物的作用、用法、疗程、注意事项等。口服磺胺类药物要多饮水和同服碳酸氢钠等碱化药，增强疗效、减少磺胺结晶所致结石等。

（5）尿细菌学检查的护理：向患者解释检查的意义和方法。尿细菌定量培养注意事项：①在使用抗生素之前或停用抗生素5天后留取标本。②留取标本时严格无菌操作，充分清洁外阴（男性包皮），消毒尿道口。③留取清晨第一次的中段尿（尿液在膀胱6~8小时），在1小时内送做细菌培养，或冷藏保存。④尿标本中勿混入消毒药液和/或患者的分泌物（如女性白带）等。

知识点10：肾盂肾炎的健康指导　　　　　　　副高：掌握　正高：掌握

（1）注意个人清洁卫生：尤其会阴部及肛周皮肤的清洁，特别是女性月经期、产褥期，女婴尿布卫生。不穿紧身裤，保持居室空气新鲜，不到人群密集的场所，避免受凉、感冒、劳累和剧烈活动。

（2）避免诱因：注意劳逸结合，坚持体育运动，增强机体的抵抗力。

（3）心理疏导：应保持豁达开朗的心态，树立战胜疾病的信心。

（4）饮食护理：鼓励患者进食高热量、高维生素、适量优质蛋白质和脂肪的低盐饮食。

（5）多饮水、勤排尿：是最简便而有效的预防尿路感染的措施。

（6）随访：定期门诊随访，了解尿液检查的内容、方法和注意事项。

第七节　急性肾损伤

知识点1：急性肾损伤的概述　　　　　　　副高：熟悉　正高：熟悉

急性肾损伤（AKI）是由各种原因引起的短时间内肾功能急剧减退而出现的临床综合征，表现为肾小球滤过率（GFR）下降，伴有氮质产物如肌酐、尿素氮等潴留，水、电解质和酸碱平衡紊乱，重者出现全身各系统并发症。

AKI以往称为急性肾衰竭（ARF），近年来临床研究证实轻度肾功能急性减退即可导致患者病死率明显增加，故目前趋向将急性肾衰竭改为急性肾损伤，体现了对疾病早期诊断及早期干预的重视。

知识点2：急性肾损伤的病因　　　　　　　副高：熟悉　正高：熟悉

（1）肾前性急性肾损伤：由于循环血容量减少或有效循环血容量减少，导致肾血流量及肾小球滤过率急剧降低，造成肾功能损害。常见原因：①急性血容量不足，如体液丢失、大量出血或急性胰腺炎等。②心输出量减少，如充血性心力衰竭、急性心肌梗死等严重心脏疾病。③周围血管扩张，如使用降压药物、脓毒血症、变应性休克等。④肾血管收缩，如肝肾综合征、使用环孢素等药物以及应激状态等。

（2）肾性急性肾损伤：由各种肾实质病变引起。常见的有肾小管坏死、肾小球疾病（如急性肾小球肾炎等）、肾间质疾病（如急性肾间质肾炎等）、肾血管疾病。

（3）肾后性急性肾损伤：双侧尿路梗阻或孤立肾患者单侧尿路梗阻时可发生肾后性急性肾损伤。功能性尿路梗阻主要是指神经源性膀胱等。此外，双侧肾结石、肾乳头坏死、血凝块、膀胱癌等可引起尿路腔内梗阻，而腹膜后纤维化、结肠癌、淋巴瘤等可引起尿路腔外梗阻。尿酸盐、草酸盐、阿昔洛韦、磺胺类、氨甲蝶呤及骨髓瘤轻链蛋白等可在肾小管内形成结晶，导致肾小管梗阻。

> **知识点 3：急性肾损伤的发病机制**　　　　　　　　　　副高：熟悉　正高：熟悉

急性肾小管坏死的发病机制尚未完全明了，一般认为不同病因、不同病理损害类型，有其不同的始动机制和持续发展因素。目前对于缺血所致急性肾小管坏死的发病机制，主要有以下解释。

（1）肾血流动力学改变：主要为肾血流量下降，肾内血流重新分布，表现为肾皮质灌注减少，外层髓质严重缺血。造成上述血流动力学异常的原因可能与肾素-血管紧张素系统激活、内皮细胞损伤导致收缩血管的内皮素生成增多及舒张血管的一氧化氮生成减少有关。

（2）肾小管细胞损伤：当肾小管上皮细胞因急性肾缺血或肾毒性物质损伤时，肾小管重吸收钠减少，管-球反馈增强；上皮细胞脱落，在肾小管内形成管型并阻塞肾小管管腔，肾小管内压力增高；肾小管严重受损时导致肾小球滤过液反漏至肾间质引起肾间质水肿并加重肾缺血。上述因素相互作用最终导致肾小球滤过率（GFR）进一步降低。

（3）炎症反应：肾缺血及恢复血液灌注时可引起内皮细胞损伤、缺血再灌注损伤和炎症反应，导致白细胞浸润和小管上皮细胞释放多种炎症介质，引起肾实质的进一步损伤。

> **知识点 4：急性肾损伤的病理**　　　　　　　　　　　副高：熟悉　正高：熟悉

由于病因及病变的严重程度不同，病理改变可有显著差异。肉眼见肾体积增大，质软，剖面可见髓质呈暗红色，皮质肿胀，因缺血而呈苍白色。典型的缺血性急性肾损伤光镜检查见肾小管上皮细胞片状和灶性坏死，从基底膜上脱落，肾小管管腔管型堵塞。管型由未受损或变性的上皮细胞、细胞碎片、Tamm-Horsfall 蛋白和色素组成。肾缺血者，小管基底膜常遭破坏。如基底膜完整性存在，则肾小管上皮细胞可迅速再生，否则上皮细胞不能再生。

肾毒性急性肾损伤形态学变化最明显的部位在近端肾小管的曲部和直部。肾小管上皮细胞坏死程度比缺血性急性肾损伤者轻。

知识点5：急性肾损伤的临床表现   副高：掌握   正高：掌握

急性肾小管坏死（ATN）是急性肾损伤最常见的原因。根据临床表现可分为起始期、维持期和恢复期。

（1）起始期：此期主要是肾受到缺血或中毒影响而发生损伤的过程。可表现为尿量较以往减少，但未发生明显的肾实质损伤，往往无临床表现。一般持续数小时到数天。

（2）维持期：又称少尿期。典型者可持续7～14天。此期肾小球滤过率持续在低水平，患者常出现少尿（<400ml/d或17ml/h）或无尿（<100ml/d）。但有部分患者不出现少尿，称为非少尿型急性损伤，其病情大多较轻。随着肾功能的减退，临床上均可出现一系列尿毒症表现，如食欲缺乏、恶心、呕吐、腹胀、腹泻等，严重者可出现消化道出血；因肺水肿、肺部感染等可出现不同程度的呼吸困难、胸闷、喘憋、咳嗽、胸痛等；轻度贫血及出凝血功能异常，多有出血倾向；因水、电解质、酸碱平衡紊乱，可出现代谢性酸中毒、高钾血症、低钠血症等。

（3）恢复期：又称多尿期。此期肾小管上皮细胞可进行再生、修复，肾小管完整性和肾小球滤过率逐渐恢复。尿量逐渐恢复，可表现为多尿，在不使用利尿药的情况下，每天尿量可达3～5L。多尿期通常持续1～3周，之后尿量逐渐恢复正常。肾小管上皮细胞恢复相对较慢，常需3～6个月恢复正常，部分患者可遗留不同程度的肾结构和功能缺陷。

知识点6：急性肾损伤的辅助检查   副高：熟悉   正高：熟悉

（1）尿液检查：尿液检查有助于鉴别肾前性急性肾损伤和肾实质性急性肾损伤。肾前性急性肾损伤时无蛋白尿和血尿，可见少量透明管型。急性肾小管坏死时可有少量蛋白尿，以小分子蛋白为主；尿沉渣检查可见肾小管上皮细胞、上皮细胞管型和颗粒管型及少许红、白细胞等；因肾小管重吸收功能减退，尿比重降低且较固定，多在1.015以下，尿渗透浓度 < $350mOsm/(kg \cdot H_2O)$，尿与血渗透浓度之比 <1.1，尿钠含量增高，滤过钠排泄分数（FE_{Na}）>1%。肾小球疾病引起者可出现大量蛋白尿或血尿，且以畸形红细胞为主，FE_{Na} <1%。急性间质性肾炎时可有少量蛋白尿，且以小分子蛋白为主；血尿较少，为非畸形红细胞；可有轻度白细胞尿，药物所致者可见少量嗜酸性粒细胞，当尿液嗜酸性粒细胞占总白细胞比例 >5%时，称为嗜酸性粒细胞尿；可有明显肾小管功能障碍表现，FE_{Na} >1%。肾后性急性肾损伤尿检异常多不明显，可有轻度蛋白尿、血尿，合并感染时可出现白细胞尿，FE_{Na} <1%。

（2）血液检查：可有轻度贫血，血浆尿素氮和血肌酐进行性上升，高分解代谢者上升速度较快。血清钾浓度常高于5.5mmol/L。血pH常低于7.35，碳酸氢根离子浓度低于20mmol/L。血钠、血钙浓度降低，血清磷浓度升高。

（3）肾影像学检查：多采用腹部X线片、超声、CT、磁共振等检查，有助于了解肾的大小、形态，血管及输尿管、膀胱有无梗阻，也可了解肾血流量、肾小球和肾小管的功能，使用造影剂可能加重肾损害，须慎用。

（4）肾活检：是急性肾损伤重要的鉴别诊断手段。在排除肾前性及肾后性原因后，对于没有明确致病原因（肾缺血或肾毒素）的肾性急性肾损伤，如无禁忌证，应尽早行肾活组织检查。

知识点7：急性肾损伤的治疗要点 副高：掌握 正高：掌握

急性肾损伤治疗原则是对症治疗，积极治疗原发病、纠正和预防并发症，维持内环境的平衡，保护患者渡过危险期。

（1）纠正可逆病因：如由挤压综合征所致要彻底清创，由感染所致者应积极控制感染等；对于休克、心力衰竭、急性失血等都应进行积极治疗。停用影响肾灌注或肾毒性药物。

（2）维持体液平衡：每天液体入量为前一天的液体排出量（包括尿量、大便、呕吐、引流液及创面渗出液量）再加500ml。发热的患者体重稳定，可适当增加进液量。测定体重也可判断液体的平衡情况，成人每天体重应以减少0.25~0.50kg为宜，体重不变或有增加往往提示水过多。明显水过多时应行透析治疗。

（3）纠正高钾血症：血钾浓度应控制在6mmol/L以下。少尿期应注意严格限制富含钾盐的药物或食物摄入。当血钾 >6.5mmol/L或心电图出现T波高尖等高血钾图形时应进行透析治疗。药物治疗可采用：①10%葡萄糖500ml加普通胰岛素12U静脉滴注。②10%葡萄糖酸钙10~20ml静脉注射（不少于5分钟），可拮抗钾对心肌的毒性作用。③伴代谢性酸中毒者可给予5%碳酸氢钠静脉滴注。④应用口服降钾树脂类药物或呋塞米等排钾利尿药促进尿钾排泄。

（4）纠正代谢性酸中毒：代谢性酸中毒为急性肾损伤患者最常见的酸碱平衡失调。当HCO_3^-低于15mmol/L，可根据情况选用5%碳酸氢钠100~250ml静脉点滴。透析治疗是纠正水、电解质紊乱和酸碱平衡失调最有效、最迅速的治疗措施，有条件时应及早进行。

（5）抗感染：感染是急性肾损伤常见的病因或并发症。根据感染菌株合理选用抗生素，注意避免使用肾毒性强的药物。

（6）透析疗法：是抢救急性肾损伤最有效的措施，包括血液透析、腹膜透析及连续性肾替代治疗等。

（7）恢复期治疗：急性肾损伤恢复早期肾小球滤过功能尚未完全恢复，肾小管浓缩功能仍较差，每天尿量较多，治疗重点仍为维持水、电解质和酸碱平衡，控制氮质血症，治疗原发病和防治各种并发症。已进行透析者应维持透析，直至血肌酐和尿素氮降至接近正常。后期肾功能恢复，尿量正常，一般无须特殊处理，应定期随访肾功能，避免使用肾毒性药物。

知识点8：急性肾损伤的护理评估 副高：熟悉 正高：掌握

（1）健康史：询问患者有无服用肾毒性药物或接触肾毒性物质。了解患者过去有无慢性肾疾病史及患者家族中有无肾疾病史等。

（2）身体状况：应详细询问可能会导致急性肾损伤的原因，如失血、失液等所致的血容量不足，败血症等所致的周围血管扩张而导致有效循环容量不足，病变所致的心输出量减少。

（3）心理-社会状况：急性肾损伤患者发病急剧，患者及其家属心理压力大，可有濒死感、恐惧感。

知识点9：急性肾损伤的护理诊断　　　　　　　副高：熟悉　正高：熟悉

（1）营养失调——低于机体需要量：与患者食欲下降、限制饮食、原发疾病等因素有关。

（2）有感染的危险：与机体抵抗力下降、侵入性操作有关。

（3）体液过多：与肾小球滤过功能受损有关。

（4）恐惧：与肾功能急剧恶化、病情加重有关。

（5）有皮肤完整性受损的危险：与体液过多、抵抗力下降有关。

（6）潜在并发症：水、电解质、酸碱平衡失调。

知识点10：急性肾损伤的一般护理　　　　　副高：熟练掌握　正高：熟练掌握

（1）生活护理：应绝对卧床休息以减轻肾负担，保持床铺清洁干燥，定时协助翻身，每天用热水擦浴，保持皮肤清洁。

（2）饮食护理：应给予高热量、高维生素、低盐、清淡易消化饮食。少尿期严格控制进食含钾丰富的水果、蔬菜，多尿期可给予富含钾和蛋白质的食物。康复期逐渐恢复普通饮食，并补充前段蛋白质的负氮平衡所致的营养失调。

知识点11：急性肾损伤的病情观察　　　　　副高：熟练掌握　正高：熟练掌握

（1）病情监测：每天评估患者的精神状况。注意观测患者的血压、脉搏、体温、呼吸的频率，是否有酸中毒深大呼吸（Kussmaul 呼吸）。仔细观察皮肤的颜色、水肿情况，颈静脉是否有怒张，听诊肺部是否有啰音。观察并准确记录尿量；控制液体的入量，每天的液体入量应为前一天的液体出量（包括尿、大便、呕吐、引流液及切口渗出液量）加500ml。

（2）预防感染及并发症：应协助患者进行口腔、皮肤、会阴部的清洁，静脉导管和留置导尿管等部位应定期消毒，预防感染。根据细菌培养和药物敏感试验合理选用对肾无毒性或毒性低的抗生素治疗，并按肾小球滤过率来调整药物剂量。

出现水中毒、肺水肿、脑水肿、心力衰竭等时，应严格控制水的摄入，准确记录出入量。若少尿期出现躁动不安、表情淡漠、意识模糊、肌肉软弱无力、反应迟钝、手足感觉异常、脉搏异常等，说明可能出现高钾血症，应及时与医师联系，并配合治疗。

知识点 12：急性肾损伤的用药护理　　　　副高：熟练掌握　正高：熟练掌握

应选择对肾无损害作用的抗生素，如青霉素、红霉素、氯霉素、甲硝唑等，并观察药效及不良反应。熟悉和掌握对肾有毒性药物的使用，如庆大霉素、磺胺类药物等。

知识点 13：急性肾损伤的心理护理　　　　副高：熟练掌握　正高：熟练掌握

患者可有濒死感、恐惧感，护理人员应协助患者表达对疾病的感受，了解患者对疾病的态度。在护理过程中，护理人员应向患者及其家属详细解释疾病发展过程，以降低其焦虑及不安情绪。

知识点 14：急性肾损伤的预防措施　　　　副高：熟练掌握　正高：熟练掌握

（1）任何原因的血容量不足均应及时纠正，保持每小时尿量在 30ml 以上。

（2）及时有效地处理感染与创伤，防止毒素和坏死组织进入血液，引起肾小管强烈收缩或休克。

（3）对接触毒性物质的人员，要用安全有效的防护措施。

（4）慎重使用具有潜在肾毒性的药物，如造影剂、氨基糖苷类抗生素。

（5）对有肾疾病的患者，一切治疗和护理均应注意保护肾。

（6）定期开展健康宣教，加强全民医学常识的教育，人人做到自我保护，及时就医。

知识点 15：急性肾损伤的健康指导　　　　副高：掌握　正高：掌握

（1）疾病预防指导：慎用氨基糖苷类等肾毒性抗生素。尽量避免需用大剂量造影剂的影像学检查，尤其是老年人及肾血流灌注不良者（如脱水、失血、休克）。加强劳动防护，避免接触重金属、工业毒物等。误服或误食毒物时，应立即进行洗胃或导泻，并采用有效解毒剂。

（2）疾病知识指导：恢复期患者应加强营养，增强体质，适当锻炼；注意个人清洁卫生，注意保暖，防止受凉；避免妊娠、手术、外伤。叮嘱患者定期随访，强调监测肾功能、尿量的重要性，并教会其测量和记录尿量的方法。

第八节　慢性肾衰竭

知识点 1：慢性肾衰竭的概述　　　　副高：熟悉　正高：熟悉

慢性肾衰竭（CRF）是由各种原发性肾疾病或继发于其他疾病引起的肾进行性损伤和肾

功能的逐渐恶化。当肾功能损害发展到不能维持机体的内环境平衡时，便会导致身体内毒性代谢产物的积蓄、水及电解质和酸碱平衡紊乱，而出现一系列的临床综合征。

| 知识点2：慢性肾病的概述 | 副高：熟悉　正高：熟悉 |

慢性肾病（CKD）是指各种原因引起的慢性肾结构和功能异常（肾损伤≥3个月），伴或不伴肾小球滤过率（GFR）下降，表现为肾病理学检查异常或肾损伤（血、尿成分异常或影像学检查异常）；或不明原因的 GFR 下降 [<60ml/（min·1.73m²）] 超过3个月。CKD 概念的提出强调了疾病早期识别和防治的重要性。

慢性肾病根据 GFR 的下降程度分为 1~5 期（表4-1），慢性肾衰竭为 GFR 下降至失代偿的那部分人群。

表4-1　慢性肾病的分期及治疗计划

分期	特征	GFR [ml/（min·1.73m²）]	治疗计划
1	肾损害，GFR 正常或稍高	≥90	诊断和治疗；治疗合并疾病；延缓疾病进展；减少心血管患病危险因素
2	肾损害，GFR 轻度降低	60~89	评估、减慢疾病进展
3a	GFR 轻到中度降低	45~59	评估、预防和诊断并发症
3b	GFR 中到重度降低	30~44	治疗并发症
4	GFR 重度降低	15~29	准备肾替代治疗
5	终末期肾病	<15（或透析）	肾替代治疗

| 知识点3：慢性肾衰竭的病因 | 副高：熟悉　正高：熟悉 |

（1）慢性肾小球肾炎：如 IgA 肾病、膜增殖性肾小球肾炎、局灶节段性肾小球硬化和系膜增生性肾小球肾炎等。

（2）代谢异常所致的肾损害：如糖尿病肾病、痛风性肾病及淀粉样变性肾病等。

（3）血管性肾病变：如高血压病、肾血管性高血压、肾小动脉硬化症等。

（4）遗传性肾病：如多囊肾、家族性出血性肾炎（Alport 综合征）等。

（5）感染性肾病：如慢性肾盂肾炎、肾结核等。

（6）全身系统性疾病：如狼疮肾炎、血管炎肾损害、多发性骨髓瘤等。

（7）中毒性肾病：如镇痛药性肾病、重金属中毒性肾病等。

（8）梗阻性肾病：如输尿管梗阻、反流性肾病、尿路结石等。

知识点4：慢性肾衰竭的发病机制　　　　　　　　　　　副高：熟悉　正高：熟悉

本病的发病机制尚未完全明了，主要有以下几种学说。

（1）慢性肾衰竭进行性恶化的发生机制

1）肾小球高滤过学说：各种病因引起肾单位被破坏，导致健存肾单位代偿肥大，单个健存肾单位的肾小球滤过率增高（高滤过）、血浆流量增高（高灌注）和毛细血管跨膜压增高（高压力），这种高血流动力学状态使细胞外基质（ECM）增加和系膜细胞增殖，加重肾小球进行性损伤，导致肾小球硬化和健存肾单位进一步减少。

2）矫枉失衡学说：肾小球滤过率下降引起某些物质代谢失衡，机体在纠正这些不平衡时进行了代偿性调节，但在调节过程中又导致了新的不平衡，造成了机体损害，称为矫枉失衡。例如，慢性肾衰竭时CFR下降，尿磷排出减少引起高磷低钙血症，刺激甲状旁腺激素（PTH）合成与分泌，以促进肾小管排磷增加并升高血钙，这属于机体的代偿性调节。但在肾功能严重受损时，肾小管对PTH反应下降，持续PTH增高引起继发性甲状旁腺功能亢进、转移性钙化、肾性骨病等加重机体损害。

3）肾小管高代谢学说：残余肾单位的肾小管的高代谢状态，可致氧自由基产生增多，加重细胞和组织损伤，引起肾小管萎缩、小管间质炎症、纤维化和肾单位功能丧失。

4）其他：慢性肾衰竭的发生与脂质代谢紊乱、细胞因子和生长因子介导肾损伤、尿蛋白和高蛋白饮食加速肾小球硬化等亦有密切关系。

（2）尿毒症各种症状的发生机制：尿毒症各种症状的发生与水、电解质、酸碱平衡失调，尿毒症毒素，肾的内分泌功能障碍等有关。

知识点5：慢性肾衰竭的临床表现　　　　　　　　　　　副高：掌握　正高：掌握

慢性肾衰竭起病隐匿，早期常无明显临床表现。随着肾功能的逐渐丧失，体内各种代谢平衡被破坏，除引起水、电解质代谢紊乱和酸碱平衡失调外，还可导致多器官损伤及功能障碍。

（1）水、电解质和酸碱平衡失调：可出现水肿、高钾血症、代谢性酸中毒、低钙血症、高磷血症、高镁血症等，其中代谢性酸中毒和水、钠代谢紊乱最为常见。

（2）蛋白质、糖类、脂肪和维生素代谢紊乱：主要表现为蛋白质代谢产物蓄积、低蛋白血症、糖耐量降低、低血糖、高脂血症、叶酸缺乏等。

（3）全身各系统的表现：①心血管系统：高血压和左心室肥厚、心力衰竭、心肌病变、心包积液等。②消化系统：随着病情加重，消化系统各种表现陆续出现并逐渐加重，多数患者先有食欲缺乏、胃部不适等，后发展为恶心、呕吐、腹泻，舌和口腔黏膜溃烂，甚至出现消化道出血。③呼吸系统：可表现为气促、呼吸深长、肺水肿等，合并感染可出现体温升高、咳嗽、咳痰等。④血液系统：贫血和凝血功能缺陷是常见的血液系统异常，常表现为皮肤瘀斑、鼻出血、月经过多等，甚至出现消化道出血、颅内出血。⑤神经、肌肉系统：早期表现为疲乏无力、精神萎靡、注意力不集中、记忆力减退、嗜睡等，晚期可出现昏迷，也可表现为躁狂类精神分裂症。尿毒症时可出现肌肉震颤、痉挛、肌无力和肌肉萎缩等。⑥皮肤表现：常见的有皮肤瘙痒。面部肤色常较深并萎黄，有轻度水肿感，称为尿毒症面容。⑦内分泌及代谢异常：女性患者常表现为闭经、不孕，男性患者表现为阳痿、不育等。⑧感染：尿毒症患者因免疫功能低下，易伴发感染，以肺部及泌尿系统感染多见，且不易控制，为慢性肾衰竭的主要死亡原因之一。

| 知识点6：慢性肾衰竭的辅助检查 | 副高：熟悉　正高：熟悉 |

（1）血常规检查：红细胞计数下降，血红蛋白浓度降低，白细胞计数可升高或降低。

（2）尿液检查：夜尿增多，尿渗透压下降。尿沉渣检查中可见红细胞、白细胞、颗粒管型和蜡样管型。

（3）肾功能检查：血肌酐、血尿素氮水平增高，内生肌酐清除率降低。

（4）血生化检查：血浆清蛋白降低，血钙降低，血磷增高，血钾和血钠可增高或降低，可有代谢性酸中毒等。

（5）影像学检查：B超、X线片、CT等示双肾缩小。

| 知识点7：慢性肾衰竭的治疗要点 | 副高：掌握　正高：掌握 |

（1）治疗原发病并去除使肾功能恶化的因素：积极治疗引起慢性肾衰竭的原发病，如狼疮肾炎、高血压、糖尿病肾病等。纠正某些使肾损害加重的可逆因素，如循环血容量不足、使用肾毒性药物、尿路梗阻（如结石、前列腺肥大症）、严重感染，水、电解质和酸碱平衡紊乱，严重高血压、心力衰竭等。

（2）营养治疗：限制蛋白饮食是治疗的重要环节，能够减少含氮代谢产物生成，减轻症状及相关并发症，甚至可能延缓病情进展。CKD 1~2 期患者，无论是否有糖尿病，推荐蛋白质摄入量 0.8~1.0g/（kg·d）。从 CKD 3 期起至没有进行透析治疗的患者，推荐蛋白质摄入量 0.6~0.8g/（kg·d）。血液透析及腹膜透析患者蛋白质摄入量为 1.0~1.2g/（kg·d）。在低蛋白饮食中，约50%的蛋白质应为高生物价蛋白，如蛋、瘦肉、鱼、牛奶等。如有条件，在低蛋白饮食 0.6g/（kg·d）的基础上，可同时补充适量 0.075~0.120g/（kg·d）α-酮酸制剂。

无论应用何种饮食治疗方案，都必须摄入足量热量，一般为 125.6~146.5kJ/（kg·d）[30~35kcal/（kg·d）]，此外还需注意补充维生素及叶酸等营养素以及控制钾、磷等的摄入。磷摄入量一般应 <800mg/d。

（3）纠正代谢性酸中毒：一般可通过口服碳酸氢钠 3~6g/d 纠正。如二氧化碳结合力 <15mmol/L，可采用碳酸氢钠静滴，但需注意避免输入速度过快过多，以免加重水钠潴留诱发心力衰竭。

（4）水、钠平衡失调的防治：水肿者应限制盐和水的摄入，补液不宜过多过快。有明显水肿、高血压时，可使用袢利尿药（如呋塞米 20mg，每天 2~3 次），已透析者应加强超滤。严重水钠潴留、急性左心衰竭者，应尽早透析治疗。

（5）高钾血症的防治：首先应积极预防高钾血症的发生。CKD 3 期以上的患者应适当限制钾摄入。当 GFR < 10ml/min 或血清钾水平 > 5.5mmol/L 时，则应更严格地限制钾摄入。

（6）控制高血压：严格、有效控制血压是延缓慢性肾衰竭进展的重要措施之一。可选择血管紧张素转化酶抑制药（ACEI）和血管紧张素 Ⅱ 受体阻断药（ARB）、钙通道阻滞药（CCB）、袢利尿药及 β 受体阻断药等联合应用。其中 ACEI、ARB 类药物还可有效降低肾小球内压力、减轻蛋白尿，但其可引起高钾血症和一过性血肌酐升高，故使用时需监测血清钾和肌酐水平。血压控制目标一般为 130/80mmHg 以下，CKD 5 期患者可控制在 140/90mmHg 以下。

（7）贫血的治疗：血红蛋白 < 100g/L 时可给予促红细胞生成素（EPO）治疗，常用重组人类促红细胞生成素（rhEPO），用法为每次 2000~3000U，每周 2~3 次，皮下注射。治疗靶目标为血红蛋白 110~120g/L。治疗期间，应同时静脉补充铁剂（如蔗糖铁、葡萄糖醛酸铁、右旋糖酐铁）、叶酸等造血原料。rhEPO 的应用使绝大多数尿毒症患者无须输血，仅严重贫血者予输注红细胞。

（8）钙、磷代谢失调和肾性骨营养不良：CKD 4~5 期者，应限制磷的摄入并使用磷结合剂，如进餐时口服碳酸钙 2g，每天 3 次，既可减少肠道内磷的吸收，又有利于纠正酸中毒，也可使用醋酸钙。司维拉姆、碳酸镧为不含钙的磷结合剂，能在降低血磷水平的同时不增加动脉钙化的风险。肾性骨病者血钙低、继发性甲状旁腺功能亢进明显时，可口服 $1,25-(OH)_2-D_3$（骨化三醇），同时监测血钙、磷、全段甲状旁腺激素（iPTH）浓度。未透析者 iPTH 应维持于 35~110pg/ml，透析者维持于 150~300pg/ml。

（9）防治感染：感染是导致慢性肾衰竭患者死亡的第二主要病因。平时应注意预防各种病原体感染。抗生素的选择和应用原则与一般感染相同，但剂量需要根据 GFR 水平调整。在疗效相近的情况下，应选用肾毒性最小的药物。

（10）高脂血症的治疗：非透析患者与一般高血脂患者治疗原则相同，应积极治疗，但应警惕降脂药物所致肌病。对于 50 岁以上的非透析慢性肾衰竭患者，即使血脂正常，仍可考虑服用他汀类药物预防心血管疾病。对维持透析患者，高脂血症的标准宜放宽，血胆固醇水平保持在 6.5~7.8mmol/L，血三酰甘油水平保持在 1.7~2.3mmo/L 为宜。而对于透析患者，一般不建议预防性服用他汀类药物。

（11）促进肠道清除尿毒症毒素：通过口服氧化淀粉、活性炭制剂、大黄制剂等，可促进尿毒症毒素由肠道排出，减轻氮质血症，缓解尿毒症症状，适用于未接受透析治疗的慢性肾衰竭患者。

（12）皮肤瘙痒的治疗：皮肤瘙痒者可外用炉甘石洗剂或乳化油剂涂抹，口服抗组胺药、控制高磷血症及强化透析对部分患者有效。甲状旁腺次全切除术对部分顽固性皮肤瘙痒患者有效。

（13）肾替代治疗：包括血液透析、腹膜透析和肾移植。

知识点8：慢性肾衰竭的护理评估　　　　　　　　副高：熟悉　正高：掌握

（1）健康史：询问患者有无原发性肾疾病病史，如慢性肾小球肾炎、慢性肾盂肾炎、多囊肾、泌尿系统结石或肿瘤等引起的梗阻性肾病。询问患者有无其他全身性疾病引起的肾损害，如高血压肾小动脉硬化、糖尿病肾病、狼疮肾炎及多发性骨髓瘤等。询问患者有无感染、血容量不足、肾毒性物质、心力衰竭、高蛋白饮食等诱因。

（2）身体状况：了解患者目前的主要不适与症状特点，重点询问患者的一些伴随症状与并发症等。

（3）心理-社会状况：慢性肾衰竭患者因病程漫长、预后不佳、治疗费用昂贵，尤其当需要进行长期透析或做肾移植手术时，患者及其家属心理压力大，可出现抑郁、恐惧、悲观和绝望等心理。

知识点9：慢性肾衰竭的护理诊断　　　　　　　　副高：熟悉　正高：熟悉

（1）营养失调——低于机体需要量：与消化功能紊乱、限制蛋白质摄入有关。

（2）活动无耐力：与营养失调和心功能减退有关。

（3）有皮肤完整性受损的危险：与皮肤水肿、皮肤瘙痒、有出血倾向有关。

（4）有感染的危险：与机体免疫力低下、透析等有关。

（5）潜在并发症：水、电解质、酸碱平衡失调。

知识点10：慢性肾衰竭的一般护理　　　　　　　副高：熟练掌握　正高：熟练掌握

病情较重的患者应绝对卧床休息，并提供安静舒适的休息环境，以帮助患者康复。对能起床的患者应鼓励并指导其适当活动，如散步、简单的日常活动等，但应注意避免受凉、过度劳累。对于长期卧床的患者，应指导其家属帮助进行床上活动，如按摩肌肉等，并协助进行翻身。

知识点11：慢性肾衰竭的饮食护理　　　　　　　副高：熟练掌握　正高：熟练掌握

一般是根据内生肌酐清除率和血尿素氮含量来考虑膳食中蛋白质的供应量，以减少氮质代谢产物在体内的堆积，保护残余肾单位，延缓病情进展。因此，适宜的蛋白质摄入在慢性肾衰竭的营养治疗中具有决定性作用。最低供给量为 $0.26 \sim 0.61 g/(kg \cdot d)$，其中50%以上应为优质蛋白质。慢性肾衰竭患儿为满足其生长发育的需要，蛋白质的摄入量不应低于 $1 \sim 2g/(kg \cdot d)$。

充足的能量摄入才能保证其在坚持低蛋白饮食的前提下，既能延缓肾疾病的进展，又能防止发生营养不良。由于限制了蛋白质的摄入，热量的主要来源为碳水化合物和脂肪。

如尿量不减少，一般水分不必严格限制，以利于排泄，但对于晚期尿量少于1000ml/d，有水肿或心脏负担增加的患者，应限制进液量。当出现尿量过少或无尿时，还应注意避免食用钾含量高的食物，防止饮食性高钾血症。高钾血症患者应限制钾的摄入。

知识点 12：慢性肾衰竭的病情观察　　　　副高：熟练掌握　正高：熟练掌握

监测患者的生命体征、意识状态；准确记录 24 小时出入液量，每天定时测量体重，观察有无液体量过多的表现；有无各系统症状，如高血压脑病、心力衰竭等；有无电解质代谢紊乱和代谢性酸中毒表现；有无感染的征象，如体温升高、咳嗽、咳脓性痰、尿路刺激征及血白细胞计数增高等。

知识点 13：慢性肾衰竭的用药护理　　　　副高：熟练掌握　正高：熟练掌握

当患者蛋白质摄入低于 $0.6g/(kg \cdot d)$，应补充必需氨基酸或 α-酮酸（可使非必须氨基酸转换为必需氨基酸，而且还能减少尿素生成）。以 8 种必需氨基酸配合低蛋白、高热量饮食治疗尿毒症，可使患者达到正氮平衡，并改善症状。必需氨基酸有口服和静脉制剂，成人用量为 $0.1 \sim 0.2g/kg$，能口服者以口服为宜，静脉输入时应注意输液速度。如有恶心、呕吐，应及时减慢输液速度，同时可给予止吐药。切勿在氨基酸内加入其他药物，以免引起不良反应。α-酮酸用量为 $0.1 \sim 0.2g/(kg \cdot d)$，口服。高钙血症者慎用，需定期监测血钙浓度。

知识点 14：慢性肾衰竭的心理护理　　　　副高：熟练掌握　正高：熟练掌握

绝大多数患者有多年的慢性肾病史，病情迁延不愈，症状日益加重，大部分存在抑郁与恐惧心理。耐心向患者讲解疾病的相关知识，解除患者的思想负担，使其保持良好心态，积极地接受治疗，提高生活质量。做腹膜透析和血液透析时，向患者讲清治疗的意义和注意事项，使之积极配合。

知识点 15：慢性肾衰竭的健康指导　　　　副高：掌握　正高：掌握

（1）疾病预防指导：已有肾基础病变者，注意避免加速肾功能减退的各种因素，如血容量不足、肾毒性药物的使用、劳累、感染、尿路梗阻等。

（2）疾病知识指导：向患者及其家属讲解慢性肾衰竭的基本知识，使其理解本病虽然预后较差，但只要坚持积极治疗，消除或避免加重病情的各种因素，可以延缓病情进展，提高生活质量。

（3）饮食指导：合理的营养膳食调配不仅能减少体内氮代谢产物的积聚及体内蛋白质的分解，维持氮平衡，还能在维持营养、增强机体抵抗力、延缓病情发展等方面发挥重要作用。总体的饮食原则为优质低蛋白、充足热量、低盐、低钾、低磷饮食。

（4）病情监测指导：患者准确记录每天的尿量和体重；每天定时测量血压；定期复查

血常规、肾功能、血清电解质等；如出现气促加剧、严重水肿等，需及时就诊。

（5）治疗指导：避免使用肾毒性药物；行血液透析者，应接种乙肝疫苗，并保护好动-静脉瘘管或中心静脉留置导管；行腹膜透析者保护好腹膜透析管道。

第九节　泌尿系统常用诊疗技术及护理

一、肾穿刺术

| 知识点1：肾穿刺术的概述 | 副高：熟悉　正高：掌握 |

肾穿刺术又称肾穿刺活检术，是目前临床应用较普及的肾活检方法。它是通过穿刺取适量的肾组织进行病理学检查，以确定肾病的病理类型，对协助肾实质疾病的诊断、指导治疗及判断预后有着重要意义。肾活检是一种创伤性检查，可发生损伤、出血或感染，故应做好术前和术后护理。

| 知识点2：肾穿刺术的适应证及禁忌证 | 副高：熟悉　正高：掌握 |

（1）适应证：急性肾炎综合征、肾病综合征、无症状血尿或蛋白尿者、全身性疾病累及肾者、遗传性肾病、原因不明的急性肾衰竭、肾移植术的供肾活检，以及移植肾无尿或少尿，急慢性移植肾功能减退、蛋白尿或多形性血尿。

（2）绝对禁忌证：有明显出血倾向或重度高血压者、有精神病或不配合操作者、有高危因素的孤立肾、小肾。

（3）相对禁忌证：肾有未控制的炎症或感染、肾肿瘤或动脉瘤、多囊肾或肾大囊肿、肾位置过高或游走肾、慢性肾衰竭、过度肥胖、重度腹水，以及难以控制的高血压、心力衰竭、严重贫血、低血容量、妊娠或年迈体衰。

| 知识点3：肾穿刺术的操作评估 | 副高：熟悉　正高：掌握 |

（1）评估患者的心、肝、肺、肾功能。

（2）评估患者是否有肾穿刺术的绝对禁忌证、相对禁忌证。

| 知识点4：肾穿刺术操作前准备 | 副高：熟悉　正高：掌握 |

（1）术前训练：①训练屏气：告知患者肾会随呼吸上下移动，在穿刺过程中会因呼吸影响操作导致划伤肾及出血，因此，穿刺时需要短暂屏气。练习憋气时，要平趴在床上，腹部垫一枕头，使腰部水平，胸及肩膀紧贴床面，头部直接贴在床面，双手置于头部两侧。摆好位置后缓慢地吸气（吸气时不能耸肩、抬臀），直至吸气至最大量后憋住，听从医师指

挥，然后缓慢吐气、放松，重复练习 1~2 次。②训练床上排尿排便：术后需卧床休息 24 小时。③保证大便通畅：若患者大便干燥，肾穿刺前两天应遵医嘱服用通便药。肾穿刺前两天最好素食，否则容易产气，造成 B 超显示肾不清晰，影响穿刺。

（2）术前常规准备：完善术前检查，包括血常规、凝血酶原全套，以及肝肾功能、心电图、胸片等，了解患者有无贫血、出血倾向及血肌酐、尿素氮水平，了解肾的大小、位置及活动度。避免受凉感冒，女性患者避开月经期。术前停用活血化瘀类药物，以免诱发出血。更换病员服，排空大小便。携带沙袋入穿刺手术间，以便压迫切口。为患者更换床单，备好心电监护仪、氧气装置以及吸水管、温开水、便器，同时备好贴有标签编有序号的 3 个透明塑料尿杯，术后留取前 3 次排尿标本送检。

| 知识点 5：肾穿刺术操作中配合 | 副高：熟悉　正高：掌握 |

（1）体位准备：协助患者取俯卧位，右上腹下垫枕头，以便将肾顶向背侧。

（2）穿刺准备：B 超检查肾位置，定出穿刺点及穿刺点至肾距离，穿刺点皮肤标记（穿刺点一般为右肾下极）。穿刺点皮肤用安尔碘消毒 3 次。术者戴无菌手套，铺孔巾，穿刺点用 1%~2% 利多卡因逐层麻醉，皮肤切一小口。

（3）协助穿刺：参考 B 超所测深度，穿刺针刺入肾囊达肾包膜。观察肾上下极随呼吸移动情况，当肾下极移到穿刺最佳位置时，嘱患者屏气，将针刺入肾完成取材操作，迅速拔出穿刺针，嘱患者正常呼吸。穿刺点压迫 10 分钟，敷盖纱布，捆绑腹带，送患者回病房。穿刺所得肾组织装入小瓶中低温保存送病理科。

| 知识点 6：肾穿刺术操作后护理 | 副高：熟悉　正高：掌握 |

（1）病情观察：应密切观察患者生命体征的变化，每半小时测血压、脉搏 1 次，2 小时后血压平稳，改为每 1 小时测量 1 次，4 小时后可停止测量。若患者血压波动大或偏低应测至平稳，并给予对症处理。平卧 6 小时后，若病情平稳、无肉眼血尿，24 小时后可下地活动。若患者出现肉眼血尿，应延长卧床时间至肉眼血尿消失或明显减轻。必要时静脉输入止血药或输血。如果肾穿刺后发现尿的颜色发红、腰酸、头晕等症状时，立即平躺，及时通知医师。

（2）饮食护理：肾穿刺后要少量多次喝水，最好喝白开水，以防止血块堵塞尿路。患者可正常进食，尽量少吃甜食，不喝牛奶或豆浆，以避免因卧床不能活动而导致腹部胀气。进食适量水果蔬菜，防止大便干燥，避免增加腹压而诱发出血。

（3）生活护理：肾穿刺后要留 3 次尿化验。如果尿不出来，通过听流水声、毛巾热敷下腹部促进排尿，必要时可导尿。卧床期间，嘱患者安静休息，减少躯体移动，避免引起伤口出血，同时应仔细观察切口有无渗血并加强生活护理。肾穿刺部位覆盖的纱布可以在肾穿刺后第 3 天取下。肾穿刺后 1 周内不能剧烈活动腰部，如跑步、游泳，以免出血。肾穿刺 1 周后才可以洗澡，但洗澡时不能剧烈活动腰部。

知识点7：肾穿刺术并发症的护理　　　　　　副高：熟悉　正高：掌握

（1）血尿：有60%~80%的患者会出现不同程度的镜下血尿，部分患者可出现肉眼血尿。为使少量出血尽快排出肾，应嘱患者卧床24小时并大量饮水，观察每次尿液颜色变化。血尿明显者，应延长卧床时间，并及时采用静脉止血药，必要时输血。

（2）肾周围血肿：肾活检后24小时内应绝对卧床，以避免剧烈活动可能出现的并发症。在无肉眼血尿且卧床24小时后，开始逐渐活动，切不可突然增加运动量，以避免没有完全愈合的伤口再出血。术后B超检查发现肾周围血肿的患者应延长卧床时间。

（3）腰痛及腰部不适：多数患者有轻微的同侧腰痛或腰部不适，一般持续1周。多数患者服用一般镇痛药可减轻疼痛，但合并有肾周围血肿的患者腰痛剧烈，可给予麻醉性镇痛药镇痛。

二、腹膜透析

知识点8：腹膜透析的概述　　　　　　　　　副高：熟悉　正高：掌握

腹膜透析（PD）简称腹透，是利用人体内的腹膜作为自然半透膜，将适量透析液引入腹腔并停留一段时间，使腹膜毛细血管内的血液和透析液之间进行水和溶质交换，以清除体内代谢废物，纠正水、电解质和酸碱平衡紊乱。腹膜透析的方法较多，常见的有持续性非卧床性腹膜透析（CAPD）、间歇性腹膜透析（IPD）、持续循环腹膜透析（CCPD）、夜间间歇性腹膜透析（NIPD）和自动腹膜透析（APD）等。目前以双连袋可弃式"Y"形管道系统的持续性非卧床性腹膜透析（CAPD）在临床应用最广泛，适用于绝大多数患者。

知识点9：腹膜透析的适应证及禁忌证　　　　副高：熟悉　正高：掌握

（1）适应证：同血液透析。如有下列情况更适合腹膜透析：老年人、儿童、心血管功能不稳定、反复动静脉造口失败、凝血功能障碍及明显出血倾向者。

（2）禁忌证：腹膜炎、腹膜广泛粘连、腹部大手术不足3天、全身性血管疾病、腹腔巨大肿瘤、妊娠晚期、肠梗阻、肠麻痹及不合作者。

知识点10：腹膜透析通路的准备　　　　　　副高：熟悉　正高：掌握

腹腔插管的切口选择在旁正中线上，耻骨联合上11~12cm处，长2~4cm。局部麻醉，切开皮肤，分离腹直肌到达腹膜，将壁腹膜切开；将透析用硅胶管的一端放入腹腔最低处的膀胱直肠陷凹内，缝合壁腹膜，另一端通过皮下隧道引出，接好钛接头和短管，用纱布和胶布固定好导管，腹带包扎腹部。

知识点 11：腹膜透析的操作前准备　　　　副高：熟悉　正高：掌握

（1）患者准备：①评估：评估患者的健康状况、腹膜透析通路的情况。②解释：向患者说明腹膜透析的方法、目的、意义及注意事项，取得患者的合作。③患者签署知情同意书。④告知患者腹透时取仰卧位。⑤术前用药：必要时腹腔内给肝素或抗生素。

（2）环境准备：做好保护性隔离，透析前房间以紫外线照射 30 分钟，每天 3 次；用 0.1% 含氯制剂擦拭患者的床、桌等用物，地面；注意房间通风换气。

（3）用物准备：透析液（每袋 2000ml）、蓝夹子、碘伏帽、专用秤、量杯、急救药品和器械。透析液要用干燥恒温箱干加热至 37℃。

知识点 12：腹膜透析操作中融合　　　　副高：熟悉　正高：掌握

（1）操作过程：打开透析管的包扎，乙醇消毒后与透析袋连接，抬高透析袋，使透析液在 10 分钟内流入腹腔，然后用蓝夹子夹紧管口。4~6 小时后将透析袋放在低于腹腔的位置，将腹腔内交换后的透析液引流入透析袋，更换透析袋。一般白天交换 3~4 次，夜间交换 1 次，夜间留腹 10~12 小时。

（2）透析护理：①连接各种管道前要严格消毒和无菌操作。②监测并记录患者的生命体征、体重及透析液每一次进出腹腔的时间、出入液量和颜色。③定期查肾功能、电解质及血糖，若出现异常，及时报告医师处理。

知识点 13：腹膜透析操作后的护理　　　　副高：熟悉　正高：掌握

透析完毕，封闭透析管，以无菌敷料覆盖，每周更换 2 次。给予易消化、高热量、高维生素饮食。因腹膜透析会造成大量蛋白质丢失，故蛋白质摄入控制在 $1.2~1.3g/(kg \cdot d)$ 为宜，其中 50% 以上为优质蛋白质。保护透析管及切口不发生牵拉、扭曲、挤压、碰撞。

知识点 14：腹膜透析并发症的观察与护理　　　　副高：熟悉　正高：掌握

（1）引流不畅：为常见并发症。主要为单向阻滞，即液体可进入，但流出不畅。处理方法：①鼓励患者走动，变换体位。②腹部按摩，使用泻药增强肠蠕动。③腹膜透析管内注入用生理盐水稀释的肝素或尿激酶，溶解堵塞的纤维块。④调整透析管的位置或重新置管。

（2）腹膜炎：是腹膜透析的主要并发症，多由于在操作时接触污染、腹透管出口处或皮下隧道的感染引起，临床表现为发热、腹痛、透出液混浊等。处理方法：①及时留取透出液送常规检查和细菌、真菌培养。②用 2000ml 透析液连续腹腔冲洗 3~4 次。③腹膜透析液内加入抗生素及肝素，必要时全身应用抗生素。④若治疗后感染仍无法控制，应考虑拔除透析管。

（3）腹痛：与透析液灌注或排出过快、透析管位置不合适、高张透析液、温度过低、腹膜炎等有关。处理方法：应尽量去除上述诱因，在透析液中加入1%~2%的利多卡因3~5ml，无效时减少透析次数或缩短留置时间。

（4）其他并发症：如脱水、低血压、腹腔出血、肠粘连等，遵医嘱给予相应处理。

三、血液透析

| 知识点15：血液透析的概述 | 副高：熟悉　正高：掌握 |

血液透析是将血液引出体外，经带有透析器的体外循环装置，血液与透析液借半透膜（透析膜）进行水和溶质的交换，血液中水和尿毒症毒素包括肌酐、尿素、钾和磷等进入透析液而被清除，而透析液中碱基和钙等则进入血液，从而达到清除水和血液中蓄积的毒素，维持水、电解质和酸碱平衡的目的。

| 知识点16：血液透析的适应证及禁忌证 | 副高：熟悉　正高：掌握 |

（1）适应证：急性肾损伤、慢性肾衰竭、急性药物或毒物中毒，以及严重水、电解质及酸解平衡紊乱。

（2）禁忌证：随着血液透析技术的改进，血液透析已无绝对禁忌证，只有相对禁忌证，包括休克或低血压者（收缩压<80mmHg）、严重的心肌病变导致的肺水肿及心力衰竭、严重心律失常、有严重出血倾向或脑出血、晚期恶性肿瘤、精神病及不合作者或患者本人和家属拒绝透析者。

| 知识点17：血液透析的操作评估 | 副高：熟悉　正高：掌握 |

（1）患者的一般情况：包括生命体征，有无水肿、体重增加情况，有无出血倾向。

（2）患者是否有血液透析的相对禁忌证。

| 知识点18：血液透析操作前准备 | 副高：熟悉　正高：掌握 |

（1）在开始血液透析治疗之前，护理人员应详细了解患者的病情及有关检查结果，如是否有透析指征，根据不同病情选择不同的透析器、透析液及透析方式。

（2）告知患者及其家属血液透析治疗的目的、并发症及注意事项，解除患者顾虑，同时取得患者及其家属的知情同意。

（3）做好透析准备工作，监测透析机，预冲透析管路，测量患者透析前的血压、心率、呼吸、体温。

| 知识点19：血液透析操作中的配合 | 副高：熟悉　正高：掌握 |

（1）病情监测：一般在透析前和透析结束前需要各测量体温1次，并做好记录。在监测生命体征中，血压监测尤为重要，及时发现并及时处理低血压；当患者出现高血压时、遵医嘱给药，收缩压超过200mmHg，口服降压药无效者可使用硝普钠持续静脉滴注，特别严重者应终止透析。当患者出现烦躁不安、头痛、视物模糊、嗜睡、昏迷等，多与透析失衡综合征、低血压、心律失常或心血管意外等并发症有关。

（2）血管通路的监护：上机后妥善固定穿刺针和深静脉置管，防止脱落和移位。每30~60分钟观察穿刺和置管处有无出血、肿胀，一旦发现，要立即关闭血泵，重新穿刺后继续透析。重症患者神志不清、躁动不能配合者，可派专人守护或适当约束或夹板固定，防止造成大出血。向患者做好宣教工作，说明保持肢体制动的重要性。

（3）体外循环血路的监护：引血到体外循环血路时观察管路是否有漏气、漏血现象。每30~60分钟观察血路各连接处是否衔接紧密，防止接头松脱导致大出血。当出现透析器或静脉壶血液颜色变深、有血泡沫、静脉压逐渐增高，应立即夹住动脉管路始端，用0.9%氯化钠注射液快速从泵前侧管冲洗透析器和管路，并轻轻敲打，必要时更换透析器和管路。

（4）透析液路的监测：准确配置浓缩液并充分摇匀，两人核对。正确连接A、B液管路接头。每30~60分钟检查浓缩液是否用完，管道是否漏气或扭曲，滤网是否阻塞，观察浓缩吸管是否有效吸液。正确预冲透析器和管路，按操作规程使用透析器，出现透析器漏血报警，立即将"透析治疗"状态调到"旁路"状态。漏血严重时，应废弃透析器和管路中的血液，更换透析器及管路。

| 知识点20：血液透析操作后的护理 | 副高：熟悉　正高：掌握 |

（1）一般护理：遵医嘱留取血液标本送检，以观察透析疗效。指导患者正确用药和观察药物不良反应。注意保暖，防止受凉。

（2）病情观察：下机后复测患者体重并记录，检查实际脱水量。

（3）血透的注意事项：①直接动、静脉穿刺的患者，穿刺部位应采用弹力绷带压迫30~60分钟。②深静脉留置导管患者，应保持插管部位清洁干燥，清洗皮肤时避免弄湿敷料。密切观察敷料有无渗血、渗液。切勿自行将包扎敷料的胶布撕开，避免手碰触置管处。股静脉插管的患者避免久坐，若长时间保持端坐位可使留置的导管折叠，影响透析时的血流量。③内瘘穿刺透析患者，透析完毕，穿刺部位用无菌棉球或无菌纱布团按压30~60分钟，力度以不出血为宜，避免形成血肿或渗血，影响内瘘寿命。

（4）饮食指导：血液透析可丢失一定量的蛋白质和氨基酸，同时有促进蛋白异化作用，容易造成负氮平衡。因此，患者应比保守疗法摄取更多的蛋白质，如牛奶、瘦肉、鱼等动物蛋白，蛋白质摄入量以1.2g/（kg·d）为宜。充足的热量能够抑制蛋白异化并维持理想的体重，对血液透析患者，每天摄入的热量不应低于35kcal/kg，热量的主要来源是糖和脂肪。

透析间期进水过多可引起水潴留，严重者可因循环负荷过重而死亡。原则上每天进水量 = 尿量 + 透析超滤水量/透析间隔天数 + 500ml。判断水分限制的最好指标是体重的变化，两次透析间期体重增加应控制在5%以内。限制钠、钾、磷的摄入，增加钙摄入，补充水溶性维生素。

| 知识点21：血液透析并发症护理 | 副高：熟悉　正高：掌握 |

（1）低血压：是指透析中收缩压下降≥20mmHg或平均动脉压降低≥10mmHg，同时有低血压症状。预防措施：对于容量相关因素导致的透析低血压患者，限制透析间期钠盐和水的摄入量，控制透析间期体重增长不超过5%，重新评估干体重，适当延长每次透析时间等。避免透析中进食，采用低温透析或梯度钠浓度透析液进行透析，避免应用醋酸盐透析，采用碳酸氢盐透析液进行透析。心脏因素导致者应积极治疗原发病及可能的诱因，有条件时可应用容量监测装置对患者进行透析中血容量监测，避免超滤速度过快。透析中低血压的护理：采取头低位，停止超滤，补充生理盐水100ml或20%甘露醇或清蛋白等。

（2）失衡综合征：是指发生于透析中或透析后早期，以脑电图异常及全身和神经系统表现为特征的一组病症。轻者可表现为头痛、恶心、呕吐，重者可有精神异常、癫痫样发作、昏迷，甚至死亡，是常见的透析急性并发症之一。预防措施：对首次透析的患者，应避免在短时间内快速清除大量溶质，首次透析血清尿素氮下降控制在30%~40%；对维持性透析患者，采用钠浓度曲线透析液序贯透析可降低失衡综合征的发生率。失衡综合征的护理：轻者仅需减慢血流速度，减少溶质清除，减轻血浆渗透压和pH过度变化；对伴肌肉痉挛者可同时输注高张盐水或高张葡萄糖溶液；如经上述处理仍无缓解，则提前终止透析。重者建议立即终止透析，并做出鉴别诊断，排除脑血管意外，同时输注甘露醇。透析失衡综合征引起的昏迷一般于24小时内好转。

（3）肌肉痉挛：肌肉痉挛多出现在每次透析的中后期。一旦出现应首先寻找诱因，然后根据原因采取处理措施，并在以后的透析中预防再次发作。预防措施：防止透析低血压及体重增长过多，每次透析间期体重增长不超过干体重的5%；适当提高透析液钠浓度，采用高钠透析或序贯钠浓度透析。积极纠正低镁血症、低钙血症和低钾血症等电解质紊乱，鼓励患者加强肌肉锻炼。肌肉痉挛的护理：根据诱发原因酌情采取措施，快速输注生理盐水、高张葡萄糖溶液或甘露醇溶液，对痉挛肌肉进行外力挤压按摩也有一定疗效。

（4）透析器反应：又称为首次使用综合征，但也见于透析器复用患者。表现为透析开始1小时内出现皮肤瘙痒、荨麻疹、流涕、胸痛、背痛、腹痛，严重者可出现呼吸困难，甚至休克、死亡。采用生物相容性好的透析器或者复用透析器可减少发生。透析器反应处理措施：如给予吸氧、抗组胺药物、镇痛药物等处理后可缓解，无须停止透析。如果为Ⅰ型变态反应，需立即停止透析，并使用异丙嗪、糖皮质激素、肾上腺素等药物。

第五章　血液系统疾病患者的护理

第一节　概　述

知识点1：血液系统的结构　　　　　　　　　　副高：熟悉　正高：熟悉

血液系统由血液和造血器官及组织组成。造血器官和组织包括骨髓、脾、肝、淋巴结以及分布在全身各处的淋巴组织和单核-吞噬细胞系统。胚胎早期，肝、脾为机体主要的造血器官；胚胎后期至出生后，骨髓成为主要的造血器官，但当机体需要时，如慢性溶血，已经停止造血的肝、脾可部分地恢复其造血功能，成为髓外造血的主要场所。血液组织是一种结缔组织。成人的血液约占体重的1/13，相对密度为1.050~1.060，血浆具有比较恒定的酸碱度，pH 7.35~7.45，渗透压为303.7mmol/L。血液由血浆及悬浮在其中的红细胞、白细胞、血小板三种有形细胞成分组成。造血器官是能够生成并支持造血细胞分化、发育、成熟的组织器官。造血器官生成各种血细胞的过程称为造血。造血根据阶段不同可分为胚胎期造血和出生后造血。

知识点2：造血干细胞　　　　　　　　　　　　副高：熟悉　正高：熟悉

造血干细胞（HSC）是各种血细胞和免疫细胞的起始细胞，具有不断自我更新、多向分化与增殖的能力，又称多能或全能干细胞。在一定微环境和某些因素的调节下，造血干细胞能增殖、分化为各类血细胞的祖细胞，称造血祖细胞。但由于已失去多向分化能力，只能向一个或几个血细胞系定向增殖与分化，故又称定向干细胞。造血干细胞最早起源于胚胎期第3周初的卵黄囊中的血岛，后迁移到胚胎的肝、脾和骨髓。胎儿的脐带血与胎盘血内含有较多的造血干细胞，出生后，造血干细胞主要存在于红骨髓。造血干细胞的更新和分化是决定骨髓和外周血中各细胞系比例的关键所在。当某些致病因素致使造血干细胞受损时，可导致一些血液病。

知识点3：造血微环境及造血调控因子　　　　　副高：熟悉　正高：熟悉

血细胞生成除需要HSC外，尚需正常造血微环境及正、负造血调控因子的存在。造血组织中的非造血细胞成分，包括微血管系统、神经成分、网状细胞、基质及其他结缔组织，统称为造血微环境。造血微环境可直接与造血细胞接触或释放某些因子，影响或诱导造血细胞的生成。

调控造血功能的体液因子，包括刺激各种祖细胞增殖的正调控因子，如促红细胞生成素（EPO）、集落刺激因子（CSF）及白细胞介素3（IL-3）等，同时亦有各系的负调控因子，如肿瘤坏死因子-α（TNF-α）及γ干扰素（IFN-γ）等，二者互相制约，维持体内造血功能的恒定。

| 知识点4：血液病的分类 | 副高：掌握　正高：掌握 |

（1）红细胞疾病：如各种贫血、红细胞增多症。

（2）白细胞疾病：如白细胞减少或粒细胞缺乏症、白血病、淋巴瘤、骨髓瘤。

（3）出血性疾病：①血小板减少或血小板功能异常：如各种原因引起的血小板减少症、血小板增多症、血小板无力症等。②凝血功能障碍：如血友病，遗传性酶原缺乏症，弥散性血管内凝血。③血管疾病：如过敏性紫癜，遗传性毛细血管扩张症。

（4）血栓性疾病：如静脉血栓形成，血栓闭塞性脉管炎等。

（5）其他血液病：如脾功能亢进，骨髓纤维化，骨髓增生异常综合征等。

第二节　常见症状与体征的护理

一、贫血

| 知识点1：贫血的概述 | 副高：熟悉　正高：熟悉 |

贫血是指单位容积外周血液中血红蛋白（Hb）浓度、红细胞计数（RBC）和血细胞比容（HCT）低于相同年龄、性别和地区正常值低限的一种常见的临床症状。贫血不是一种独立的疾病，各系统疾病均可引起贫血。贫血是血液病最常见的症状之一，常见于缺铁性贫血、再生障碍性贫血、溶血性贫血及各种恶性血液病等。

| 知识点2：贫血的分类 | 副高：熟悉　正高：熟悉 |

基于不同的临床特点，贫血有不同的分类。综合了解与使用贫血分类方法，既有助于对病因、病情及其预后的估计，也有助于指导临床治疗、预防与护理。

（1）按贫血的病因与发病机制分类

1）红细胞生成减少性贫血：红细胞生成主要取决于造血细胞、造血调节、造血原料。任一因素发生异常，均可导致红细胞生成减少而发生贫血，如造血干/祖细胞异常所致贫血、造血调节异常所致贫血、造血原料不足或利用障碍所致贫血。

2）红细胞破坏过多性贫血：可见于各种原因引起的溶血。

3）失血性贫血：根据失血速度分急性和慢性，根据失血量分轻、中、重度，根据失血的病因分出凝血性疾病（如特发性血小板减少性紫癜、血友病和严重肝病等）和非出凝血性疾病（如外伤、肿瘤、结核、支气管扩张、消化性溃疡、肝病、痔疮、泌尿生殖系统疾病等）。慢性失血性贫血往往合并缺铁性贫血。

（2）按血红蛋白的浓度分类：根据血红蛋白的浓度可将贫血按严重程度划分为四个等级（表5-1）。

表5-1　贫血严重程度的划分标准

贫血的严重程度	血红蛋白浓度（g/L）	临床表现
轻度	>90	症状轻微
中度	60~90	活动后感心悸、气促
重度	30~59	静息状态下仍感心悸、气促
极重度	<30	常并发贫血性心脏病

（3）按红细胞形态特点分类：根据平均红细胞体积（MCV）、平均红细胞血红蛋白浓度（MCHC），可将贫血分成三类（表5-2）。

表5-2　贫血细胞形态学分类

类型	MCV（fl）	MCHC（%）	临床类型
大细胞性贫血	>100	32~35	巨幼细胞贫血
正常细胞性贫血	80~100	32~35	再生障碍性贫血、急性失血性贫血、溶血性贫血
小细胞低色素性贫血	<80	<32	缺铁性贫血、铁粒幼细胞贫血、珠蛋白生成障碍性贫血

（4）按骨髓红系增生情况分类：分为增生性贫血（如缺铁性贫血、巨幼细胞贫血、溶血性贫血等）和增生低下性贫血（如再生障碍性贫血）。

知识点3：贫血的临床表现　　　　　　　　　副高：掌握　正高：掌握

（1）一般表现：疲乏、困倦、软弱无力是最常见和最早出现的症状。皮肤黏膜苍白是贫血的主要体征，可见甲床、口腔黏膜、睑结膜苍白。

（2）各系统表现：头痛、头晕、耳鸣、注意力不集中、易激惹、烦躁、嗜睡，严重者可出现晕厥，活动后心悸、气促；可有肢体麻木、感觉障碍；食欲缺乏、恶心、腹胀；月经失调；皮肤干燥、毛发干枯；异食癖（喜食生米、泥土、沙子）等。

知识点4：贫血的辅助检查　　　　　　　　　副高：熟悉　正高：熟悉

（1）血常规检查：血红蛋白及红细胞计数可以确定有无贫血及严重程度；血涂片检查可

判断贫血的性质与类型；网织红细胞计数可反映骨髓红系增生情况和判断贫血的治疗效果。

（2）骨髓检查：是判断贫血病因的必要检查项目，可反映骨髓细胞的增生程度、细胞成分和形态变化等。包括骨髓细胞涂片分类和骨髓活检。

（3）与贫血的发病机制相关的检查：包括缺铁性贫血的铁代谢及引起缺铁的原发病检查；巨幼细胞贫血的血清叶酸和维生素 B_{12} 水平测定及导致此类造血原料缺乏的原发病检查；失血性贫血的原因检查；溶血性贫血的红细胞膜、酶、珠蛋白、自身抗体、同种抗体、造血细胞质量异常有关的染色体、细胞调控，以及造血系统肿瘤性疾病和其他继发性贫血的原发病检查。

知识点 5：贫血的护理评估　　　　　　　　　　　　副高：熟悉　正高：掌握

（1）健康史：询问患者有无下列贫血的常见病因：①红细胞生成减少：常见于缺铁性贫血、巨幼细胞贫血、再生障碍性贫血及白血病等疾病。②红细胞破坏过多：常见于各种溶血性贫血，如遗传性球形红细胞增多症、红细胞葡萄糖-6-磷酸脱氢酶缺乏症、自身免疫性溶血性贫血及脾功能亢进症等疾病。③急慢性失血：常见于消化性溃疡出血、痔出血、功能性子宫出血等疾病。

（2）身体状况：贫血患者由于血红蛋白含量减少，血液携氧能力降低，引起全身各器官和组织缺氧与功能障碍，其临床表现与贫血发生发展的速度、贫血的严重程度、个体的代偿能力及其对缺氧的耐受性有关。

（3）心理-社会状况：由于缺血、缺氧引起的不适和乏力，影响学习、工作及社交活动，患者可产生烦躁、易激惹等心理；原发于骨髓造血功能障碍所致的贫血，由于治疗难度大、费用高及预后不良，给患者及其家属带来严重的精神和经济负担。

知识点 6：贫血的护理诊断　　　　　　　　　　　　副高：熟悉　正高：熟悉

（1）活动无耐力：与贫血导致机体组织缺氧有关。

（2）营养失调——低于机体需要量：与各种原因导致的造血物质摄入不足、消耗增加或丢失过多有关。

知识点 7：贫血的护理措施　　　　　　　　　　副高：熟练掌握　正高：熟练掌握

（1）限制患者活动以减轻组织耗氧量，轻度贫血患者可做适量的活动。中度贫血者，增加卧床休息时间，若病情允许，应鼓励患者生活自理，活动量应以不加重症状为度；指导患者在活动中进行自我监控，若活动中自测脉搏 ≥100 次/分或出现明显心悸、气促时，应停止活动；必要时，在患者活动时给予协助，防止跌倒。重度贫血者必须绝对卧床并注意保暖，缺氧症状明显，应予舒适体位（如半坐卧位），以达到减少回心血量、增加肺泡通气量的目的，从而缓解患者的呼吸困难或缺氧症状。

（2）应食高热量、高蛋白质、富含维生素和铁的饮食。儿童避免挑食，多进食如肝、肉类、蛋类，新鲜水果、蔬菜等。

（3）口服铁剂时宜饭后服用，避免药物与牙齿接触，以防牙齿变黑。注射铁剂时应深部、交替注射，以免发生硬结。

（4）因口腔炎进食困难时，应做好口腔护理。

（5）实施输血治疗时，注意预防和及时处理各种不良反应和输血并发症，仔细查对，严防输血差错。

（6）贫血患者多有免疫功能障碍，治疗中常需用免疫抑制剂治疗，机体抵抗力下降，必要时给予保护性隔离护理。

二、出血或出血倾向

知识点8：出血或出血倾向的概述　　　　副高：熟悉　正高：熟悉

出血或出血倾向是指机体止血和凝血功能障碍引起的自发性出血或轻微创伤后出血不止的一种症状。血小板计数减少及其功能异常、毛细血管脆性或通透性增加、血浆中凝血因子缺乏以及循环血液中抗凝物质增加，均可导致出血。

知识点9：出血或出血倾向的病因　　　　副高：熟悉　正高：熟悉

（1）血液系统疾病：如特发性血小板减少性紫癜、急性白血病、再生障碍性贫血、过敏性紫癜与血友病等。

（2）非血液系统疾病或某些急性传染病：如重症肝病、尿毒症、流行性脑膜炎、钩端螺旋体病、登革热及肾病综合征出血热等。

（3）其他：毒蛇咬伤、水蛭咬伤、抗凝药或溶栓药过量等。

知识点10：出血或出血倾向的临床表现　　　　副高：掌握　正高：掌握

患者多表现为自发性出血或轻度受伤后出血不止。出血部位可遍及全身，以皮肤、牙龈及鼻腔出血最为多见。此外，还可发生关节腔、肌肉和眼底出血。内脏出血多为重症，可表现为消化道出血（呕血、便血）、泌尿道出血（血尿）及女性生殖道出血（月经过多）等，严重者可发生颅内出血而导致死亡。血管脆性增加及血小板异常所致的出血多表现为皮肤黏膜瘀点、瘀斑，如过敏性紫癜、特发性血小板减少性紫癜；凝血因子缺乏引起的出血常以关节腔出血或软组织血肿为特征，如血友病。

知识点11：出血或出血倾向的辅助检查　　　　副高：熟悉　正高：熟悉

出血时间测定、凝血时间测定、血小板计数及束臂试验等检查有助于病因诊断。

知识点12：出血或出血倾向的护理评估　　　　　副高：熟悉　正高：掌握

（1）健康史：注意询问患者出血的主要表现形式，发生的急缓、主要部位与范围；有无明确的原因或诱因；有无内脏出血及其严重程度；女性患者的月经情况，有无经量过多或淋漓不尽；有无诱发颅内出血的危险因素及颅内出血的早期表现；出血的主要伴随症状与体征；个人或家族中有无相关病史或类似病史；出血后患者的心理反应等。

（2）身体状况：重点评估有无与出血相关的体征及特点。包括有无皮肤黏膜瘀点、瘀斑，其数目、大小及分布情况；有无鼻腔黏膜与牙龈出血；有无伤口渗血；关节有无肿胀、压痛、畸形及其功能障碍等。对于同时或突发主诉有头痛的患者，要注意检查瞳孔的形状、大小、对光反射是否存在，有无脑膜刺激征及其生命体征与意识状态的变化。

（3）心理-社会状况：反复出血，尤其是大出血，患者可出现焦虑及恐惧等不良心理反应。慢性出血患者，因不易根治，易产生抑郁、悲观等不良心理反应。

知识点13：出血或出血倾向的护理诊断　　　　　副高：熟悉　正高：熟悉

（1）有受伤的危险——出血：与血小板减少、凝血因子缺乏、血管壁异常有关。
（2）恐惧：与出血量大或反复出血有关。
（3）潜在并发症：颅内出血。

知识点14：出血或出血倾向的一般护理　　　　副高：熟练掌握　正高：熟练掌握

（1）休息与活动：合理安排休息与活动，避免增加出血的危险或加重出血。若出血局限于皮肤黏膜且较轻微者，无须严格限制；若血小板计数低于 50×10^9/L，应减少活动，增加卧床休息时间；严重出血或血小板计数低于 20×10^9/L者，必须绝对卧床休息，协助患者做好各种生活护理。

（2）饮食护理：鼓励患者进食高蛋白、高维生素、易消化的软食或半流质饮食，禁食过硬、粗糙及辛辣等刺激性食物。保持大便通畅，避免用力排便腹压骤增而诱发内脏出血，尤其颅内出血。便秘时可使用开塞露或缓泻剂。避免灌肠和测肛温等操作，以防刺破肠黏膜而引起出血。

知识点15：出血或出血倾向的心理护理　　　　副高：熟练掌握　正高：熟练掌握

加强与患者和其家属的沟通，及时了解其需求与忧虑，给予必要的解释与疏导。向患者介绍治疗成功的病例，增强患者战胜疾病的信心，减轻恐惧感。当患者出血突然加重时，护理人员应保持镇静，迅速报告医师并配合做好止血、救治工作。及时清除血迹，安抚患者，避免引起紧张。

> 知识点16：出血或出血倾向的预防及护理　　　　副高：熟练掌握　正高：熟练掌握

　　重点在于避免人为的损伤而导致或加重出血。保持床单位平整，被褥衣着轻软；避免肢体的碰撞或外伤；勤剪指甲，避免搔抓皮肤；保持皮肤清洁，避免水温过高和用力擦洗皮肤；用软毛牙刷刷牙，忌用牙签剔牙，以防牙龈损伤；若牙龈出血时，可用凝血酶或0.1%肾上腺素棉球、明胶海绵贴敷牙龈或局部压迫止血；忌用手挖鼻痂，用液状石蜡滴鼻软化鼻痂，以防鼻出血；若鼻出血时，可用0.1%肾上腺素或凝血酶棉球填塞鼻腔并局部冷敷，后鼻腔出血不止时可用凡士林油纱条行后鼻腔填塞术。各项护理操作动作轻柔；尽可能减少注射次数；静脉输液时，避免用力拍打及揉擦局部，压脉带结扎不宜过紧、过久，选用小针头，拔针后适当延长按压时间，防止皮下出血。高热患者禁用乙醇或温水拭浴降温。

> 知识点17：出血或出血倾向并发症的护理　　　　副高：熟练掌握　正高：熟练掌握

　　密切观察病情变化，发现颅内出血征兆时，如头痛、视物模糊等，应立即报告医师，做好抢救配合。立即去枕平卧，头偏向一侧；保持呼吸道通畅，吸氧；体温39℃以上时，头部置冰袋或戴冰帽；迅速建立两条静脉通路，遵医嘱给予脱水剂如20%甘露醇或50%葡萄糖等降低颅压，同时进行成分输血；观察并记录生命体征、意识状态、瞳孔、尿量等变化。

三、发热

> 知识点18：发热的概述　　　　　　　　　　　　副高：熟悉　正高：熟悉

　　发热是指致热原直接作用于体温调节中枢、体温中枢功能紊乱或各种原因引起的产热过多、散热减少，导致体温超过正常范围的情形。正常成年人安静状态下的口腔温度36.3~37.2℃；肛门内温度36.5~37.7℃；腋窝温度36~37℃。临床上，当腋窝温度超过37.4℃即诊断发热。发热是一种症状，本身不是疾病。

　　按体温状况发热分为：低热，37.4~38.0℃；中度热，38.1~39.0℃；高热，39.1~41.0℃；超高热：41℃以上。

> 知识点19：发热的原因　　　　　　　　　　　　副高：熟悉　正高：熟悉

　　（1）白血病、淋巴瘤、恶性组织细胞病等均可有发热症状，上述疾病引起细胞释放细胞因子所致。

　　（2）在疾病的治疗过程中，由于骨髓抑制，导致白细胞计数减少或出现粒细胞缺乏等，导致细菌、病毒、真菌等感染而发热。

| 知识点 20：发热的临床表现 | 副高：掌握　正高：掌握 |

发热是血液病常见的临床表现之一，多表现为中度热或高热。少数化疗药物可引起低热。

| 知识点 21：发热的辅助检查 | 副高：熟悉　正高：熟悉 |

（1）血常规、尿常规及 X 线检查有无异常；血培养加药物敏感试验的结果；不同感染部位分泌物、渗出物或排泄物的细菌涂片或培养加药敏试验的结果等。

（2）外周血象检查及骨髓象检查有助于血液病病因的诊断。

| 知识点 22：发热的护理评估 | 副高：熟悉　正高：掌握 |

（1）健康史：询问患者有无白血病、再生障碍性贫血、淋巴瘤及粒细胞缺乏症等病史；有无长期使用糖皮质激素及免疫抑制剂等药物；有无过度疲劳、受凉、进食不洁饮食、皮肤黏膜损伤、肛裂、感染性疾病接触史（如感冒等）、各种治疗与护理导管的放置（如导尿管、留置针）等诱发因素。

（2）身体状况：观察患者的生命体征，尤其是体温；皮肤有无红肿、溃烂，局部有无脓性分泌物；口腔黏膜有无溃疡，牙龈有无出血、溢脓；咽和扁桃体有无充血、肿大及其脓性分泌物；肺部有无啰音；腹部及输尿管行程压痛点有无压痛，肾区有无叩痛；肛周皮肤有无红肿、触痛，局部有无波动感；女性患者注意观察外阴情况等。

（3）心理-社会状况：反复发热及治疗效果不佳，常使患者产生忧郁和焦虑心理。

| 知识点 23：发热的护理诊断 | 副高：熟悉　正高：熟悉 |

体温过高：与感染、肿瘤细胞释放内源性致热因子有关。

| 知识点 24：发热的护理措施 | 副高：熟练掌握　正高：熟练掌握 |

（1）休息：卧床休息，采取舒适的体位，减少机体的消耗，必要时可吸氧。

（2）饮食护理：鼓励患者进食高蛋白、高热量、丰富维生素及易消化的食物，以补充机体的需要，增强机体抵抗力。鼓励患者多饮水，每天至少 2000ml 以上。必要时遵医嘱静脉输液，维持水和电解质平衡。对重症贫血和慢性心力衰竭患者，需限制液体输入量，并严格控制输液速度。

（3）降温：高热患者可先给予物理降温，如冰敷前额及大血管经过的部位，如颈部、腋窝和腹股沟；有出血倾向者禁用乙醇或温水拭浴，以防局部血管扩张而进一步加重出血。

必要时，遵医嘱给予药物降温。降温过程中，要密切监测患者体温与脉搏的变化，及时更换衣物，保持皮肤清洁、干燥，防受凉，并观察患者降温后的反应，避免发生虚脱。

（4）皮肤护理：患者宜穿着透气的棉质内衣，勤洗澡勤换内衣。高热患者应及时擦洗和更换汗湿的衣裤及被褥，保持皮肤清洁。长期卧床者，应每天温水擦浴，按摩受压部位，协助其翻身，预防压疮。勤剪指甲，以免抓伤皮肤。

（5）口腔护理：餐前、餐后、睡前及晨起时，可用生理盐水、1%过氧化氢、3%碳酸氢钠或复方硼酸溶液交替漱口，口腔黏膜溃疡，于漱口后可涂擦冰硼散或锡类散等；真菌感染时，可用2.5%制霉菌素液含漱或涂擦克霉唑甘油。

（6）肛周皮肤及会阴部护理：睡前及便后应洗净肛周皮肤，用1∶5000高锰酸钾溶液坐浴，每次15分钟以上，以防局部感染；女性患者每天清洗会阴两次，经期要增加清洗次数。

（7）病情观察与诊治配合：定期监测体温并记录；同时还应注意观察感染灶的症状、体征及其变化情况；协助医师做好各种检验标本的采集及送检工作；遵医嘱正确配制和输注抗生素等药物，并注意其疗效与不良反应的观察和预防。

（8）预防感染：保持室温在20~24℃，相对湿度55%~60%，经常通风换气，定期进行空气消毒，用消毒液擦拭家具和地面。谢绝探视，以防止交叉感染。外出时应根据气候变化及时调整衣着，预防呼吸道感染。若患者白细胞计数低于$1 \times 10^9/L$，中性粒细胞计数低于$0.5 \times 10^9/L$时，应实行保护性隔离。

第三节　缺铁性贫血

知识点1：缺铁性贫血的概述　　　　副高：熟悉　正高：熟悉

缺铁性贫血（IDA）是体内贮存铁缺乏，导致血红蛋白合成减少而引起的一种小细胞低色素性贫血。机体铁的缺乏可分为三个阶段：贮存铁耗尽、缺铁性红细胞生成和缺铁性贫血。缺铁性贫血是机体铁缺乏症的最终表现，也是各类贫血中最常见的一种，以生长发育期的儿童和育龄女性发病率较高。

知识点2：铁的代谢　　　　　　　　副高：熟悉　正高：熟悉

（1）铁的分布：人体内铁分两部分：其一为功能状态铁，包括血红蛋白铁（占体内铁的67%）、肌红蛋白铁（占体内铁的15%）、转铁蛋白铁（3~4mg）、乳铁蛋白、酶和辅因子结合的铁；其二为贮存铁（男性1000mg，女性300~400mg），包括铁蛋白和含铁血黄素。正常成年男性体内含铁量50~55mg/kg，女性35~40mg/kg。

（2）铁的来源和吸收：正常成人每天造血需20~25mg铁，主要来自体内衰老红细胞破坏后释放的铁，每天还需从食物中摄取铁1~2mg。食物中的铁以三价铁为主，在胃酸及还原剂的作用下还原成二价铁才易被吸收。铁的主要吸收部位在十二指肠及空肠上段。食物铁的状态（二价、三价铁）、胃肠功能（如胃酸水平等）、体内铁贮存量、骨髓造血功能及某些药物（如维生素 C）等均会影响铁的吸收。

（3）铁的转运和利用：经肠黏膜吸收入血的二价铁被铜蓝蛋白氧化成三价铁，与转铁蛋白结合成为血清铁，血清铁还原成二价铁参与血红蛋白的生成。

（4）铁的贮存及排泄：多余的铁以铁蛋白和含铁血黄素形式贮存于肝、脾、骨髓等器官的单核-吞噬细胞系统。正常人每天排铁不超过 1mg，主要由粪便排泄。育龄女性还会通过月经、妊娠、哺乳而丢失。

| 知识点 3：缺铁性贫血的病因 | 副高：熟悉　正高：熟悉 |

（1）需铁量增加而摄入量不足：婴幼儿、青少年、妊娠和哺乳期女性需铁量增加，如果饮食中缺铁则易引起缺铁性贫血。

（2）铁吸收不良：主要是胃肠功能紊乱或某些药物作用导致胃酸缺乏或胃肠黏膜吸收功能障碍，而影响铁的吸收。

（3）铁丢失过多：慢性失血是成人缺铁性贫血最多见、最重要的原因，反复多次少量失血可使体内贮存铁逐渐耗竭，如消化性溃疡出血、肠息肉、肠道肿瘤、月经过多、痔出血等。

| 知识点 4：缺铁性贫血的发病机制 | 副高：熟悉　正高：熟悉 |

（1）缺铁对铁代谢的影响：当体内贮存铁减少至不足以补偿功能状态的铁时，铁代谢指标则发生异常，包括贮铁指标（铁蛋白、含铁血黄素）减低、血清铁和转铁蛋白饱和度减低；总铁结合力和未结合铁的转铁蛋白升高；组织缺铁、红细胞内缺铁。转铁蛋白受体表达于红系造血细胞膜表面，其表达量与红细胞内 Hb 合成所需的铁代谢密切相关，当红细胞内铁缺乏时，转铁蛋白受体脱落进入血液成为血清可溶性转铁蛋白受体（sTfR）。

（2）缺铁对造血系统的影响：红细胞内缺铁，血红素合成障碍，大量原卟啉不能与铁结合成为血红素，多以游离原卟啉（FEP）形式积累在红细胞内或与锌原子结合成为锌原卟啉（ZPP），血红蛋白生成减少，从而发生红细胞细胞质少、体积小，发生小细胞低色素性贫血；严重时粒细胞、血小板的生成也受影响。

（3）缺铁对组织细胞代谢的影响：缺铁可致组织细胞内含铁酶和铁依赖酶的活性降低，进而影响患者的神经精神、行为、体力、免疫功能，影响儿童的体格生长及智力发育。此外，缺铁还可导致黏膜组织病变和外胚叶组织的营养障碍。

| 知识点 5：缺铁性贫血的临床表现 | 副高：掌握　正高：掌握 |

（1）症状：面色苍白、乏力、头晕、心悸、气促、耳鸣等。儿童、青少年发育迟缓，体力不足，易激惹、易动、兴奋、烦躁或不安，注意力不集中。缺铁原发病的表现，如消化性溃疡、肿瘤或痔疮导致的黑便、血便或腹部不适，女性月经过多，肿瘤性疾病的消瘦，血管

内溶血的血红蛋白尿等。

（2）体征：皮肤干燥、无光泽和角化，毛发干枯易脱落，指（趾）甲扁平、脆薄易裂和呈勺状（反甲）。

知识点6：缺铁性贫血的辅助检查　　　　　　　　副高：熟悉　　正高：熟悉

（1）血象：典型血象为小细胞低色素性贫血。红细胞体积较正常小，形态不一，大小不等，中心淡染区扩大。平均红细胞体积（MCV）、平均红细胞血红蛋白浓度（MCHC）值均降低。网织红细胞正常或轻度增多。白细胞、血小板计数多正常或减少。

（2）骨髓象：增生活跃或明显活跃；粒红比值减低，红细胞系明显增生，尤以中、晚幼红细胞为主，其体积小、核染色质致密、胞质少、偏蓝色、边缘不整齐，血红蛋白形成不良，呈"核老质幼"现象。成熟红细胞体积小，中心淡染区扩大，严重时可呈环状红细胞。易见嗜多色性红细胞。粒细胞系相对减少，但各阶段比例及细胞形态大致正常。巨核细胞系正常。

（3）铁代谢的生化检查：血清铁蛋白（SF）低于 $12\mu g/L$，是早期诊断贮存铁缺乏的一个常用指标；转铁蛋白饱和度（TS）降低，小于 15%；血清铁（ST）低于 $8.95\mu mol/L$；总铁结合力（TIBC）升高，大于 $64.44\mu mol/L$。骨髓涂片用亚铁氰化钾染色（普鲁士蓝反应）后，在骨髓小粒中无深蓝色的含铁血黄素颗粒；幼红细胞内铁小粒减少或消失，铁粒幼红细胞少于 15%。骨髓铁染色反映单核-吞噬细胞系统中的贮存铁，因此可作为诊断缺铁的"金标准"。

（4）红细胞内卟啉代谢：游离原卟啉（FEP）$>0.9\mu mol/L$（全血），锌原卟啉（ZPP）$0.96\mu mol/L$（全血），$FEP/Hb >4.5\mu g/L$。

（5）血清转铁蛋白受体测定：血清转铁蛋白受体（sTfR）是主要来源于幼红细胞膜表面的转铁蛋白受体，血清 sTfR 的浓度可以反映细胞对铁的需求量，是反映缺铁性红细胞生成的最佳指标。一般 sTfR 浓度 $>26.5nmol/L$（$>2.25\mu g/ml$）可诊断为缺铁。

（6）其他检查：主要是缺铁性贫血的原因或原发病诊断的相关检查。

知识点7：缺铁性贫血的治疗要点　　　　　　　　副高：掌握　　正高：掌握

（1）病因治疗：是根治缺铁性贫血的关键。如婴幼儿、青少年和妊娠期女性营养不足引起的缺铁性贫血，应增加含铁丰富的食物或铁强化食物；积极治疗原发病，如慢性胃炎、消化性溃疡、功能失调性子宫出血、子宫肌瘤等；针对对幽门螺杆菌感染者，给予有效的抗菌药物治疗。

（2）补铁治疗：铁剂治疗首选口服铁剂，常用的有硫酸亚铁、富马酸亚铁（富血铁）、多糖铁复合物（力蜚能）、琥珀酸亚铁（速力菲）等。治疗有效1周左右网织红细胞计数开始升高，10天左右达高峰，2周左右血红蛋白开始升高，1~2个月恢复正常。为进一步补足储存铁，仍需继续服铁剂3~6个月。口服铁剂胃肠道反应严重而无法耐受、消化道疾病导致铁剂吸收障碍，病情要求迅速纠正贫血（妊娠晚期、急性大出血、手术前）的患者可选用注射铁治疗。常用药物有右旋糖酐铁（科莫非），深部肌内注射或稀释后静滴。注射右旋糖酐铁有导致变应性休克的可能，所以首次应用必须做过敏试验。

知识点8：缺铁性贫血的护理评估　　　　　　　　副高：熟悉　　正高：掌握

（1）健康史：询问患者有无慢性失血，如消化性溃疡出血、胃肠道肿瘤出血、痔出血、月经过多等病史；有无慢性胃肠道疾病，如长期不明原因腹泻、慢性肠炎、克罗恩病（Crohn病）等和胃肠手术病史；有无铁的需要量增加而摄入不足的情况，对儿童、育龄女性等尚需了解其饮食习惯及饮食状况。

（2）身体状况：患者皮肤黏膜苍白的程度，有无头晕、心悸、食欲缺乏、胃肠胀气、舌炎和口腔炎、异食癖、皮肤干燥等。

（3）心理-社会状况：由于缺铁、缺氧引起的不适和活动无耐力，致使患者自觉工作能力和生活能力降低而忧虑不安，容易出现激动、焦虑和烦躁等不良心理反应。

知识点9：缺铁性贫血的护理诊断　　　　　　　　副高：熟悉　　正高：熟悉

（1）营养失调——低于机体需要量：与铁摄入不足、吸收不良、需要量增加或丢失过多有关。

（2）活动无耐力：与贫血导致组织缺氧有关。

（3）口腔黏膜受损：与贫血导致口腔炎、舌炎有关。

（4）知识缺乏：缺乏缺铁性贫血有关防治方面的知识。

（5）有感染的危险：与严重贫血引起营养缺乏和衰弱有关。

（6）潜在并发症：贫血性心脏病。

知识点10：缺铁性贫血的饮食护理措施　　　　副高：熟练掌握　　正高：熟练掌握

（1）纠正不良的饮食习惯：保持均衡饮食，避免偏食或挑食，养成良好的进食习惯。无规律、无节制、刺激性过强的饮食容易造成胃肠黏膜的损害，也不利于食物铁的吸收。定时、定量，细嚼慢咽，必要时可少量多餐；尽可能减少刺激性过强食物的摄取。

（2）增加含铁丰富食物的摄取：鼓励患者多吃含铁丰富且吸收率较高的食物（如动物肉类、肝、血，蛋黄、海带与黑木耳等）或铁强化食物。

（3）促进食物铁的吸收：不合理的饮食结构或搭配往往不利于铁的吸收，如食物中蔬菜类过多而肉类、蛋类不足，富含铁的食物与牛奶、浓茶、咖啡同服时，牛奶会改变胃内的酸性环境，浓茶与咖啡中的鞣酸可与食物铁结合而妨碍食物中铁的吸收。许多蔬菜富含铁剂，但多为高价铁（三价铁），吸收率低。因此，为增加食物铁的吸收，在提倡均衡饮食的同时，还应指导患者多吃富含维生素C的食物，也可加服维生素C。

知识点 11：缺铁性贫血的病情观察　　　　副高：熟练掌握　正高：熟练掌握

（1）关注患者的自觉症状，特别是原发病及贫血的症状和体征。

（2）关注患者饮食疗法，了解患者药物治疗的依从性，观察治疗效果及药物的不良反应。

（3）关注红细胞计数及血红蛋白浓度、网织红细胞计数；铁代谢的有关实验室检查指标的变化等。

知识点 12：缺铁性贫血的用药护理　　　　副高：熟练掌握　正高：熟练掌握

（1）口服铁剂：向患者说明服用铁剂的目的，并指导应用。①口服铁剂的常见不良反应有恶心、呕吐、胃部不适等胃肠道反应。饭后或餐中服用可减轻胃肠道反应，反应严重者宜减少剂量或从小剂量开始。②应避免铁剂与牛奶、茶、咖啡同服，还应避免同时服用抗酸药以及 H_2 受体阻断药，可服用维生素 C、乳酸或稀盐酸等酸性药物或食物。③口服液体铁剂须使用吸管，避免牙染黑。④服铁剂期间，大便会变成黑色，应做好解释，此为铁与肠内硫化氢作用而生成的黑色的硫化铁，消除患者顾虑。⑤嘱患者按剂量、按疗程服药，定期复查相关实验室检查，保证有效治疗，避免药物过量引起中毒或相关病变的发生。

（2）注射铁剂：注射铁剂的不良反应主要有注射局部红肿、硬结形成，皮肤发黑和变态反应。铁剂变态反应常表现有面色潮红、头痛、肌肉关节痛和荨麻疹，严重者可发生变态性休克。为避免或减少局部疼痛及硬结形成，注射铁剂应采用深部肌内注射法，并经常更换注射部位。首次用药需用 0.5ml 的试验剂量给予深部肌内注射，同时备好肾上腺素，作好急救准备。如果 1 小时后无变态反应即可遵医嘱给予常规剂量治疗。为了避免药液溢出引起皮肤染色，可采用以下方法：①不在皮肤暴露部位注射。②抽取药液后，更换注射针头。③采用"Z"形注射法或留空气注射法。

知识点 13：缺铁性贫血的心理护理　　　　副高：熟练掌握　正高：熟练掌握

帮助患者及其家属掌握本病的有关知识，解释缺铁性贫血是完全可以治愈的，且治愈后对身体无不良影响。说明缺铁性贫血可能出现的一些神经精神系统症状，在消除病因积极治疗后，这些症状会很快消失，以解除患者的心理障碍。

知识点 14：缺铁性贫血的健康指导　　　　副高：掌握　正高：掌握

（1）疾病知识指导：介绍缺铁性贫血的相关知识，特别是对易患人群进行预防缺铁的卫生知识教育。提高患者和其家属对疾病的认识，从而使其积极配合治疗与护理；积极防治原发病，如消化性溃疡、月经过多及钩虫病等慢性失血性疾病。

（2）饮食指导：提倡均衡饮食，荤素结合，保证足够的热量、蛋白质、维生素及相关营养素的摄入。指导患者及其家属选择含铁丰富的食物，改变不良的饮食习惯，做到不偏食、不挑食。生长发育期的青少年，月经期、妊娠期与哺乳期的女性，应增加含铁食物的补充，必要时可考虑预防性补充铁剂。

（3）病情监测指导：监测内容包括原发病的症状、贫血的一般症状及缺铁性贫血的特殊表现，静息状态下呼吸与心率变化、能否平卧、有无水肿及尿量变化等。一旦出现病情加重，应及时就医。

第四节　巨幼细胞贫血

知识点1：巨幼细胞贫血的概述　　　　　　　　　副高：熟悉　正高：熟悉

巨幼细胞贫血（MA）指由于叶酸、维生素 B_{12} 缺乏或某些药物影响核苷酸代谢，导致细胞核脱氧核糖核酸（DNA）合成障碍所引起的贫血。其中90％是由于叶酸、维生素 B_{12} 缺乏引起的。

知识点2：叶酸代谢和生理作用　　　　　　　　　副高：熟悉　正高：熟悉

叶酸由蝶啶、对氨基苯甲酸及L-谷氨酸所组成，属于水溶性B族维生素，食物中以蝶酰多聚谷氨酸的形式存在，在小肠液中被谷胺酰胺羧转肽酶分解为单谷氨酸盐而吸收；在肠绒毛上皮细胞内甲基化，以 N^5-甲基四氢叶酸（N^5-FH$_4$）形式入血。叶酸（FH$_4$）在细胞核内作为辅酶促进DNA的合成。叶酸及代谢产物由肾排出。成人每日叶酸的需要量为 $50\sim100\mu g$。

知识点3：维生素 B_{12} 的代谢及生理作用　　　　　副高：熟悉　正高：熟悉

维生素 B_{12} 又名氰钴胺，也属于水溶性B族维生素，在人体内以甲基钴胺素形式存在于血浆，以5-脱氧腺苷钴胺素形式存在于其他组织。维生素 B_{12} 在胃肠道中先与R-蛋白结合，在胰蛋白酶的催化下，与壁细胞分泌的内因子（IF）结合成复合物，在回肠末段吸收，由血中转钴蛋白Ⅱ（TCⅡ）输送至各组织，其中大部分储存于肝细胞。机体摄入的维生素 B_{12} 几乎全部从肾排出。成年人每日需要量为 $2\sim5\mu g$。

知识点4：巨幼细胞贫血的病因　　　　　　　　　副高：熟悉　正高：熟悉

（1）叶酸缺乏的原因

1）摄入减少：主要原因是食物加工不当，如烹调时间过长或温度过高，破坏大量叶酸；其次是偏食，食物中蔬菜、肉蛋类减少。

2）需要量增加：妊娠期女性每天叶酸的需要量是 $400\sim600\mu g$，生长发育的儿童及青少年以及慢性反复溶血、白血病、肿瘤、甲状腺功能亢进及慢性肾衰竭长期用血液透析治疗的患者，叶酸的需要量都会增加。

3）吸收障碍：腹泻、小肠炎症、肿瘤和手术及某些药物（如抗癫痫药物、柳氮磺吡啶、乙醇等）影响叶酸的吸收。

4）利用障碍：抗核苷酸合成药物如氨甲蝶呤、甲氧苄啶、氨苯蝶啶、氨基蝶呤和乙胺嘧啶等均可干扰叶酸的利用；一些先天性酶缺陷（甲基 FH_4 转移酶、N^5，N^{10}-甲烯基 FH_4 还原酶、FH_2 还原酶和亚氨甲基转移酶）可影响叶酸的利用。

5）叶酸排出增加：血液透析、大量饮酒可增加叶酸排出。

（2）维生素 B_{12} 缺乏的原因

1）摄入减少：完全素食者因摄入减少导致维生素 B_{12} 缺乏，正常时，每天有 $5\sim10\mu g$ 的维生素 B_{12} 随胆汁进入肠腔，胃壁分泌的内因子足够帮助重吸收胆汁中的维生素 B_{12}，故素食者一般经过 $10\sim15$ 年才会发展为维生素 B_{12} 缺乏。

2）吸收障碍：这是维生素 B_{12} 缺乏最常见的原因，可见于：①内因子缺乏，如恶性贫血、胃切除、胃黏膜萎缩等。②胃酸和胃蛋白酶缺乏。③胰蛋白酶缺乏。④肠道疾病。⑤先天性内因子缺乏或维生素 B_{12} 吸收障碍。⑥药物（如对氨基水杨酸、新霉素、二甲双胍、秋水仙碱和苯乙双胍等）影响。⑦肠道寄生虫（如阔节裂头绦虫病）或细菌大量繁殖消耗维生素 B_{12}。

3）利用障碍：先天性转钴蛋白Ⅱ（TCⅡ）缺乏引起维生素 B_{12} 输送障碍；麻醉药氧化亚氮可将钴胺氧化而抑制甲硫氨酸合成酶。

知识点5：巨幼细胞贫血的发病机制　　　　　副高：熟悉　　正高：熟悉

DNA 合成是细胞分裂与增殖的基础，叶酸作为辅酶参与 DNA 合成。四氢叶酸在脱氧尿嘧啶核苷酸（dUMP）向脱氧胸腺嘧啶核苷酸（dTMP）转化过程中为其提供一碳单位，维生素 B_{12} 作为辅酶在叶酸向细胞内转移的过程中及一碳单位循环中发挥重要作用。当叶酸和维生素 B_{12} 缺乏达到一定程度时，细胞核中的 DNA 合成速度减慢，细胞的分裂和增殖时间延长，而细胞质内的 RNA 仍继续成熟，细胞内 RNA/DNA 比值增大，造成细胞体积变大，胞核发育滞后于胞质，形成巨幼变。这种巨幼变也可发生在粒细胞和巨核细胞。巨幼变的细胞大部分在骨髓内未成熟就被破坏，又称无效造血。由于红细胞的生成速度变慢，进入血流中的成熟红细胞寿命缩短，故可引起贫血，严重者尚可造成全血细胞减少。DNA 合成障碍也累及黏膜上皮组织，造成局部组织萎缩，从而影响口腔和胃肠道功能。此外，维生素 B_{12} 缺乏还可导致相关依赖酶（主要是 L-甲基丙二酰-CoA 变位酶和甲硫氨酸合成酶）的催化反应发生障碍，神经髓鞘合成受阻及神经细胞甲基化反应受损，从而引起一系列的神经精神异常。药物干扰核苷酸合成也可引起巨幼细胞贫血。

知识点6：巨幼细胞贫血的临床表现　　　　　　　　副高：掌握　正高：掌握

（1）营养性巨幼细胞贫血：绝大多数因叶酸缺乏而致。①消化系统表现：早期胃肠道黏膜受累可引起食欲不振、恶心、腹胀、腹泻或便秘。部分患者可发生口角炎、舌炎而出现局部溃烂、疼痛；舌乳头萎缩而令舌面光滑呈"镜面样舌"或舌质绛红呈"牛肉样舌"。②血液系统表现：起病多缓慢，除贫血的一般表现以外，严重者可因全血细胞减少而出现反复感染和/或出血。少数患者可出现轻度黄疸。③神经系统表现和精神症状：可有末梢神经炎、深感觉障碍、共济失调等，主要与脊髓后、侧索和周围神经受损有关。典型表现为四肢乏力，对称性远端肢体麻木，触、痛觉迟钝或缺失；少数患者还可出现肌张力增加、腱反射亢进和锥体束征阳性等。叶酸缺乏者有易激惹、妄想等精神症状。维生素 B_{12} 缺乏者有抑郁、失眠、记忆力下降、幻觉、谵妄、妄想甚至精神错乱、人格变态等。

（2）恶性贫血：由于内因子缺乏导致维生素 B_{12} 吸收障碍，可能与自身免疫有关。好发于50~70岁。临床上除了营养性巨幼细胞贫血的表现外，较严重的神经精神症状是其主要特点。

知识点7：巨幼细胞贫血的辅助检查　　　　　　　　副高：熟悉　正高：熟悉

（1）血常规：多数患者血红蛋白 $<60g/L$ ，红细胞大小不均，以数量不等的大椭圆细胞为特征。中性粒细胞核分叶过多。网织红细胞减少或正常，也可轻度增多。血小板减少常见，严重者可呈全血细胞减少。

（2）骨髓象：骨髓增生活跃，以红系增生为主，可见各阶段巨幼红细胞。粒细胞亦出现巨型变。骨髓铁染色增多。

（3）血清叶酸和维生素 B_{12} 水平测定：血清叶酸 $<6.81nmol/L$ ，可诊断为叶酸缺乏，血清维生素 $B_{12}<74pmol/L$ ，可诊断为维生素 B_{12} 缺乏。

（4）红细胞叶酸浓度：$<227nmol/L$ ，其意义优于血清叶酸测定。

（5）其他：胃液分析、胃壁细胞抗体及内因子抗体检测、维生素 B_{12} 吸收试验（Schilling 试验），均有助于恶性贫血的临床诊断。

知识点8：巨幼细胞贫血的治疗要点　　　　　　　　副高：掌握　正高：掌握

（1）病因治疗：是巨幼细胞贫血有效治疗或根治的关键，应针对不同原因采取相应的措施，如改变不合理的饮食结构或烹调方式、彻底治疗原发病、药物引起者酌情停药。

（2）补充性药物治疗：①叶酸：叶酸缺乏者给予口服叶酸5~10mg，每天3次，直至血象完全恢复正常。因胃肠道功能紊乱而影响吸收者，可用四氢叶酸钙5~10mg，每天1次肌内注射。若伴有维生素 B_{12} 缺乏，单用叶酸治疗可加重神经系统症状，必须同时加用维生素 B_{12} 。

②维生素 B_{12}：对维生素 B_{12} 缺乏者，可给予肌内注射维生素 B_{12} 500μg，每周 2 次；若无吸收障碍者，可口服维生素 B_{12} 片剂 500μg，每天 1 次，直至血象恢复正常。若有神经系统表现者，则需维持性治疗半年到 1 年。恶性贫血患者则需终身维持治疗。

（3）其他：若患者同时存在缺铁或治疗过程中出现缺铁的表现，应及时补充铁剂。

知识点9：巨幼细胞贫血的护理评估　　　　　　　　　副高：熟悉　正高：掌握

（1）健康史：询问患者有无甲状腺功能亢进、恶性肿瘤、溶血性贫血、感染等诱因和病因。询问患者的饮食情况和生活习惯。

（2）身体状况：患者皮肤黏膜苍白的程度，有无头晕、心悸、食欲缺乏、胃肠胀气、舌炎和口腔溃疡等。

（3）心理-社会状况：评估患者及其家属对疾病的认知程度，患者有无焦虑或恐惧等心理。了解患者家庭经济状况和社会支持情况。

知识点10：巨幼细胞贫血的护理诊断　　　　　　　　　副高：熟悉　正高：熟悉

（1）活动无耐力：与贫血引起全身组织缺血、缺氧有关。

（2）营养失调——低于机体需要量：与叶酸、维生素 B_{12} 摄入不足、吸收不良、需要量增加有关。

（3）感知改变：与维生素 B_{12} 缺乏引起神经系统损害有关。

（4）口腔黏膜受损：与贫血引起舌炎、口腔溃疡有关。

（5）有感染的危险：与白细胞计数减少致免疫力下降有关。

（6）有受伤的危险：与深感觉障碍、共济失调有关。

知识点11：巨幼细胞贫血的饮食护理　　　　　　　　　副高：熟练掌握　正高：熟练掌握

（1）改变不良的饮食习惯：营养性巨幼细胞贫血形成与缺乏叶酸和维生素 B_{12} 有关，因此应多进食富含叶酸和维生素 B_{12} 的食品，如叶酸缺乏者应多吃绿叶蔬菜、水果、谷类和动物肉类等；维生素 B_{12} 缺乏者要多吃动物肉类、肝、肾、禽蛋以及海产品；婴幼儿和妊娠期女性对叶酸需要量增加，要注意及时补充。对于长期素食、偏食、挑食和酗酒者，应向患者及其家属解释这些不良的饮食习惯与疾病的关系，从而劝导其纠正。

（2）减少食物中叶酸的破坏：叶酸容易被光及热分解，因此烹调时不宜高温或时间过长，应用急火快炒，且烹煮后不宜久置。提倡凉拌或加工成蔬菜沙拉后直接食用。

（3）改善食欲：对于胃肠道症状明显或吸收不良的患者，如出现食欲缺乏、腹胀，可建议其少食多餐、细嚼慢咽，进食温凉、清淡的软食。出现口腔炎或舌炎的患者，应注意保持口腔卫生，饭前、饭后用复方硼酸含漱液（朵贝尔溶液）或生理盐水漱口，以减少感染的机会并增进食欲。

知识点 12：巨幼细胞贫血的病情观察　　　　　　副高：熟练掌握　正高：熟练掌握

观察患者的面色、皮肤和黏膜，以及自觉症状如心悸、气促、头晕等有无改善，定期监测血象以及血清叶酸、维生素 B_{12} 水平等生化指标，判断药物的疗效。

知识点 13：巨幼细胞贫血的用药护理措施　　　　副高：熟练掌握　正高：熟练掌握

遵医嘱对患者进行药物治疗，注意观察药效及不良反应。肌内注射维生素 B_{12} 偶有变态反应，应注意观察，发生变态反应时立即停药，给予抗过敏治疗。严重贫血患者在补充叶酸及维生素 B_{12} 后，血钾可大量进入新生成的红细胞，导致血清钾突然下降，特别是老年、有心血管疾患、进食量过少者，需监测电解质，遵医嘱预防性补钾和加强观察。此外，还应注意观察用药后患者的自觉症状、血象的变化，以了解药物治疗效果。一般情况下，患者食欲于有效治疗后 1~2 天开始好转；2~4 天后网织红细胞增加，1 周左右达高峰并开始出现血红蛋白上升，2 周内白细胞和血小板可恢复正常。4~6 周后血红蛋白恢复正常。半年到 1 年后，患者的神经症状得到改善。

知识点 14：巨幼细胞贫血的心理护理　　　　　　副高：熟练掌握　正高：熟练掌握

应帮助患者及其家属掌握本病的相关知识，解释巨幼细胞贫血预后良好，补充治疗或改善营养后均可恢复。但维生素 B_{12} 缺乏引起神经系统症状者通常不能完全恢复正常。恶性贫血需终身治疗。均需向患者做好解释，以解除患者的心理障碍，使其精神得到安慰。

知识点 15：巨幼细胞贫血的健康指导　　　　　　副高：掌握　正高：掌握

（1）疾病预防指导：采取科学合理的烹调方式；纠正不良饮食习惯；针对高危人群或服用抗核苷酸合成药物患者（如氨苯蝶啶、氨基蝶呤、乙胺嘧啶等），应预防性补充叶酸、维生素 B_{12}。

（2）疾病知识指导：使患者及其家属了解导致叶酸、维生素 B_{12} 缺乏的病因，介绍疾病的临床表现、治疗等相关方面的知识，使患者主动配合治疗和护理。主要从饮食、卫生习惯等方面加以指导。告诉患者合理饮食的重要性，加强个人卫生，注意保暖，增强机体抵抗力，预防损伤与感染。

（3）用药指导：向患者解释巨幼细胞贫血的治疗措施，说明坚持正规用药的重要性，指导患者按医嘱用药，定期门诊复查血象。

再生障碍性
贫血（1）

第五节　再生障碍性贫血

再生障碍性
贫血（2）

知识点1：再生障碍性贫血的概述	副高：熟悉　正高：熟悉

再生障碍性贫血（AA）简称再障，是一种可能由不同病因和机制引起的骨髓造血功能衰竭症。根据患者的病情、血象、骨髓象及预后，通常将该病分为重型再生障碍性贫血（SAA）和非重型再生障碍性贫血（NSAA）。根据病因不同可分为遗传性再障（先天性）与获得性再障（后天性）；获得性再障还可根据有无明确诱因分为原发性再障与继发性再障。

知识点2：再生障碍性贫血的病因	副高：熟悉　正高：熟悉

（1）病毒感染：各型肝炎病毒均能损伤骨髓造血，EB病毒、流感病毒、风疹病毒等也可引起再障。

（2）药物及化学物质：已知具有高度危险性的药物如抗癌药、氯霉素、合霉素、磺胺药、保泰松、苯巴比妥、阿司匹林、吲哚美辛、甲巯咪唑、抗癫痫药、卡比马唑、异烟肼等，其中以氯霉素最常见，是否引发再障多数与用药的剂量和疗程无关。化学产品中骨髓抑制毒物以苯及其衍生物为主，如油漆、塑料、染料、杀虫剂等，这类化学产品对骨髓的抑制作用与其剂量有关。

（3）物理因素：长期接触X线、γ线等可干扰DNA复制而抑制细胞的有丝分裂，使造血干细胞数量减少，骨髓微环境受到损害。

（4）其他因素：少数阵发性睡眠性血红蛋白尿、慢性肾衰竭、系统性红斑狼疮等疾病可演变成再障。再障的发病可能也与遗传有关。

知识点3：再生障碍性贫血的发病机制	副高：熟悉　正高：熟悉

（1）造血干祖细胞（HSC）缺陷：包括质与量的异常。再障患者骨髓中$CD34^+$细胞较正常人明显减少，且减少程度与病情相关。其中$CD34^+$细胞中具有自我更新及长期培养启动能力的"类原始细胞"也明显减少；再障患者造血干祖细胞集落形成能力显著降低，体外对造血生长因子反应差，免疫抑制治疗后恢复造血不完整。部分再障患者有单克隆造血证据，且可向阵发性睡眠性血红蛋白尿、骨髓增生异常综合征甚至白血病转化。

（2）造血微环境异常：再障患者骨髓活检除发现造血细胞减少外，还有骨髓"脂肪化"，静脉窦壁水肿、出血，毛细血管坏死；部分再障患者骨髓基质细胞体外培养生长情况差，分泌的各类造血调控因子明显不同于正常人；骨髓基质细胞受损的再障患者造血干细胞移植不易成功。

（3）免疫异常：再障患者外周血及骨髓淋巴细胞比例增高，T细胞亚群失衡。辅助性T

细胞 1 型 (Th1)、CD8$^+$T 细胞、CD25$^+$T 细胞和 γδTCR$^+$T 细胞比例增高。T 细胞分泌的造血负调控因子 (IFN-γ、TNF) 明显增多，髓系细胞凋亡亢进。多数患者采用免疫抑制治疗有效。

知识点 4：再生障碍性贫血的临床表现	副高：掌握　正高：掌握

主要表现为进行性贫血、出血、反复感染，但肝、脾、淋巴结多无肿大。

（1）重型再障：起病急、进展迅速，早期表现为出血与感染，随病程的延长出现进行性贫血，伴乏力、头晕及心悸等。出血部位广泛，除皮肤、黏膜外，还常有深部出血，如便血、血尿、子宫出血或颅内出血，危及生命。皮肤感染、肺部感染多见，严重者可发生败血症，病情险恶，一般常用的对症治疗不易奏效，有 1/3～1/2 重型再障患者在数月至 1 年内死亡，死亡原因为颅内出血和严重感染。

（2）非重型再障：此型较多见，起病及进展较缓慢。贫血往往是首发和主要表现。出血较轻，以皮肤、黏膜为主。除女性有子宫出血外，很少有内脏出血。感染以呼吸道多见，合并严重感染者少见。少数患者病情恶化可演变为重型再障，预后极差。

知识点 5：再生障碍性贫血的并发症	副高：掌握　正高：掌握

（1）出血：血小板计数减少所致出血常常是患者就诊的主要原因，同时也是其并发症，表现为皮肤瘀点和瘀斑、牙龈出血和鼻出血。在年轻女性可出现月经量过多和不规则阴道出血。严重内脏出血如泌尿道、消化道、呼吸道和中枢神经系统出血少见，且多在病程晚期。患者出现严重鼻出血、视物不清、头痛、恶心、呕吐，常是致命性颅内出血先兆表现。

（2）贫血：红细胞减少所致贫血常为逐渐发生，患者出现乏力、活动后心悸、气促、头晕、耳鸣等症状。患者血红蛋白浓度下降较缓慢，多为每周降低 10g/L。少数患者因对贫血适应能力较强，症状可较轻，当贫血严重时可合并贫血性心脏病。

（3）感染：白细胞计数减少所致感染为再生障碍性贫血最常见并发症。轻者可以有持续发热、体重下降、食欲缺乏，重者可出现严重系统性感染，此时因血细胞计数低使炎症不能局限，常缺乏局部炎症表现，严重者可发生败血症，感染多加重出血而导致死亡。

知识点 6：再生障碍性贫血的辅助检查	副高：熟悉　正高：熟悉

（1）血象：呈全血细胞减少，属于正细胞正色素性贫血。网织红细胞绝对值降低。

（2）骨髓象：为确诊再障的主要依据。重型再障多部位骨髓增生重度减低，红系、粒系及巨核细胞显著减少，淋巴细胞和非造血细胞比例明显增高；非重型再障多部位骨髓增生减低，可见较多脂肪滴，粒系、红系及巨核细胞减少，淋巴细胞、浆细胞及网状细胞比例增高。

（3）发病机制及其他相关检查：$CD4^+$ 细胞：$CD8^+$ 细胞比值减低，Th1：Th2 比值增高，$CD8^+T$ 细胞和 $\gamma\delta TCR^+T$ 细胞比例增高，血清 IL-2、IFN-γ、TNF 水平增高；骨髓细胞染色体核型正常，骨髓铁染色示贮铁增多，中性粒细胞碱性磷酸酶（NAP）染色强阳性；溶血检查均阴性。

知识点7：再生障碍性贫血的治疗要点	副高：掌握　正高：掌握

（1）支持疗法

1）保护措施：预防感染（注意饮食及环境卫生，SAA 保护性隔离）；避免出血（防止外伤及剧烈活动）；杜绝接触各类危险因素（包括对骨髓有损伤作用和抑制血小板功能的药物）；酌情预防性给予抗真菌治疗；必要的心理护理。

2）对症治疗：①控制感染：感染性发热，应取可疑感染部位的分泌物或尿、大便、血液等做细菌培养和药敏试验，并用广谱抗生素治疗；待细菌培养和药敏试验有结果后再换用敏感窄谱的抗生素。长期广谱抗生素治疗可诱发真菌感染和肠道菌群失调，真菌感染可用两性霉素 B 等治疗。②控制出血：用促凝血药（止血药），如酚磺乙胺（止血敏）等。合并血浆纤溶酶活性增高者可用抗纤溶药，如氨基己酸（泌尿生殖系统出血患者禁用）。女性子宫出血可肌内注射丙酸睾酮。输浓缩血小板对血小板减少引起的严重出血有效。当任意供者的血小板输注无效时，改输 HLA 配型相配的血小板。凝血因子不足（如肝炎）时，应予纠正。③纠正贫血：血红蛋白低于 60g/L 伴明显缺氧症状者，可输注浓缩红细胞。但应防止输血过多。

（2）针对不同发病机制的治疗

1）免疫抑制治疗：主要包括合理应用抗胸腺细胞球蛋白（ATG）、抗淋巴细胞球蛋白（ALG）和环孢素 A（CsA）。其中 ATG/ALG 联合 CsA 的治疗方案已成为目前再障治疗的标准疗法之一。

2）促造血治疗：①雄激素：为治疗慢性再生障碍性贫血首选药物。②造血生长因子：适用于各种类型的再障，尤其是重型再障（SAA）。单用无效，多作为辅助性药物，在免疫抑制治疗时或之后应用，有促进骨髓恢复的作用。

3）造血干细胞移植：对 40 岁以下、无感染及其他并发症、有合适供体的 SAA 患者，可首先考虑异基因造血干细胞移植。

知识点8：再生障碍性贫血的护理评估	副高：熟悉　正高：掌握

（1）健康史：询问患者近期有无感染病毒性疾病，特别是各型肝炎；是否使用过对骨髓有明显抑制作用的药物，如氯霉素、抗肿瘤药物、磺胺类药物等；详细了解患者的职业、居住和工作环境，是否长期接触苯及其衍生物（如油漆、塑料、染料等）；是否长期接触 X 线及放射性核素等。

（2）身体状况：患者出现的症状、体征等，是以贫血症状为主，还是以出血、感染症状为主；患病后是否经过治疗及其所用药物，若应用丙酸睾酮，需了解用药时间、治疗效果、用药后有无不良反应等。

（3）心理-社会状况：重型再障因起病急、病情重及预后差，常使患者产生恐惧、紧张、情绪低落，甚至绝望等；女性患者由于使用雄激素引起男性化而烦恼。骨髓移植所需的高额医疗费用，使患者和其家属产生巨大经济负担。

知识点9：再生障碍性贫血的护理诊断　　　　　　副高：熟悉　正高：熟悉

（1）活动无耐力：与再障致贫血有关。
（2）有感染的危险：与低免疫球蛋白血症、粒细胞减少有关。
（3）组织完整性受损（出血）：与血小板减少有关。
（4）自我形象紊乱：与女性患者应用雄激素有关。
（5）悲伤：与疗效差、反复住院及经济负担重有关。
（6）知识缺乏：缺乏有关再障治疗及预防感染和出血的知识。

知识点10：再生障碍性贫血的一般护理　　　副高：熟练掌握　正高：熟练掌握

（1）休息和活动：贫血症状严重时卧床休息，限制活动，避免突然改变体位后发生晕厥，加强安全护理。贫血伴心悸、气促时给予低流量吸氧。

（2）饮食护理：给予高蛋白、高热量、高维生素、易消化的食物，如瘦肉、蛋黄、鱼、乳类、新鲜蔬菜及水果等，有出血倾向者进食无渣、半流质饮食，少食带刺、骨的食物，以免刺伤，导致出血和感染。

（3）输血时要双人仔细查对，输血前15分钟内要严密观察有无输血反应；给重度贫血患者输血时速度缓慢，以免诱发心力衰竭。

知识点11：再生障碍性贫血的病情观察　　　　副高：熟练掌握　正高：熟练掌握

监测体温，若体温升高多提示有感染存在，应仔细寻找感染灶；正确采集血、尿、痰等标本做细菌培养及药敏试验，找出致病菌。观察患者面色、呼吸、脉搏、心率及心律的变化，以判断贫血的严重程度；观察患者皮肤黏膜有无新增出血点及内脏出血的表现，一旦发生意识障碍、瞳孔改变等颅内出血征象，应立即报告医师并配合抢救。

知识点12：再生障碍性贫血的用药护理　　　　副高：熟练掌握　正高：熟练掌握

（1）免疫抑制剂：①抗胸腺细胞球蛋白和抗淋巴细胞球蛋白：用药前需做过敏试验；用药过程中用糖皮质激素防治变态反应；静脉输入抗胸腺细胞球蛋白时不宜过快，每天剂量应维持静脉滴注12~16小时；密切观察治疗过程中有无超敏反应、出血加重、血清病及继发感染等。②环孢素 A：配合医师监测患者的血象、骨髓象及 T 细胞免疫等恢复情况、血药浓度及药物不良反应等，以调整用药剂量和疗程。

（2）雄激素：①常见不良反应有男性化作用，如痤疮、毛发增多、女性患者停经或男性化等，用药前应向患者说明，以消除顾虑；长期应用可损害肝，用药期间应定期检查肝功能。②丙酸睾酮为油剂，不易吸收，注射局部常可形成硬块，甚至发生无菌性坏死。故注射时取长针头做深部、缓慢、分层肌内注射，经常更换注射部位。若发现局部硬结，应及时处理，如局部理疗。

药物治疗有效者，于 1 个月左右，网织红细胞计数开始上升，随之血红蛋白升高，经 3 个月后红细胞计数开始上升，而血小板计数上升需要较长时间。因此定期监测血象，以了解血红蛋白、红细胞计数、网织红细胞计数的变化。

| 知识点 13：再生障碍性贫血的心理护理 | 副高：熟练掌握　正高：熟练掌握 |

关心和尊重患者，与患者及其家属建立相互信任的良好关系，注意观察患者的情绪反应及行为表现，鼓励其表达内心感受并给予有效的心理疏导。耐心解释病情，认真而坦诚地回答患者的询问，解释雄激素类药物应用的目的及主要不良反应，说明随药物剂量减少，不良反应会逐渐消失，以消除患者顾虑。介绍治疗成功的案例，使患者树立治疗信心，帮助患者认识到心境平和、精神乐观，有助于病情的好转。若病情允许，可适当进行户外活动，增强适应外界的能力。鼓励患者与亲人、病友多交谈，争取社会支持系统的帮助，以减少孤独感，增强康复的信心，积极配合治疗。

| 知识点 14：再生障碍性贫血的健康指导 | 副高：掌握　正高：掌握 |

（1）疾病预防指导：尽可能避免或减少接触与再障发病相关的药物和理化物质。针对危险品的职业性接触者，如油漆工/喷漆工，从事橡胶与制鞋、传统印刷与彩印、室内装修的工人等，除了要加强生产车间或工厂的室内通风之外，必须严格遵守操作规程，做好个人防护，定期体检，检查血象。使用绿色环保装修材料，若最近进行室内装修，要监测室内的甲醛水平，不宜即时入住或使用。使用农药或杀虫剂时，做好个人防护。加强锻炼，增强体质，预防病毒感染。

（2）疾病知识指导：简介疾病的可能原因、临床表现及目前的主要诊疗方法，增强患者及其家属的信心，以积极配合治疗和护理。饮食方面注意加强营养，增进食欲，避免进食对消化道黏膜有刺激性的食物。避免服用对造血系统有害的药物，如氯霉素、磺胺药、保泰松、安乃近、阿司匹林等。避免感染和加重出血。

（3）休息与活动指导：充足的睡眠与休息可减少机体的耗氧量；适当的活动可调节身心状况，提高患者的活动耐力，但过度运动会增加机体耗氧量，甚至诱发心衰。睡眠不足、情绪激动则易于诱发颅内出血。因此，必须指导患者根据病情做好休息与活动的自我调节。

（4）用药指导：主要包括免疫抑制剂、雄激素类药物与抗生素的使用。为保证药物疗效的正常发挥，减少药物不良反应，需向患者及其家属详细介绍药物的名称、用量、用法、疗程及不良反应，应叮嘱其必须在医师指导下按时、按量、按疗程用药，不可自行更改或停用药物，定期复查血象。

（5）心理指导：再障患者常可出现焦虑、抑郁甚至绝望等负性情绪，这些负性情绪可影响患者康复的信心以及配合诊疗与护理的态度和行为，从而影响疾病康复、治疗效果和预后。因此，必须使患者及其家属认识负性情绪的危害，指导患者学会自我调整，学会倾诉；家属要善于理解和支持患者，学会倾听；必要时应寻求专业人士的帮助，避免发生意外。

（6）病情监测指导：主要是贫血、出血、感染的症状体征和药物不良反应的自我监测。具体包括头晕、头痛、心悸、气促等症状，生命体征（特别是体温与脉搏）、皮肤黏膜（苍白与出血）、常见感染灶的症状（咽痛、咳嗽、咳痰、尿路刺激征、肛周疼痛等）、内脏出血（黑便与便血、血尿、阴道出血等）的表现。若有上述症状或体征出现或加重，提示有病情恶化的可能，应及时向医护人员汇报或及时就医。

第六节　过敏性紫癜

知识点1：过敏性紫癜的概述　　　　　副高：熟悉　正高：熟悉

过敏性紫癜是一种常见的血管变态反应性出血性疾病。主要表现为非血小板减少性皮肤瘀点或紫癜，可伴有腹痛、便血、关节痛、血尿及血管神经性水肿和荨麻疹等过敏表现，多为自限性。约30%的患者有复发倾向。本病多见于儿童及青少年，男性略多于女性[(1.4~2.0)∶1.0]，以春秋季发病居多。近年来过敏性紫癜的患病率有上升趋势。

知识点2：过敏性紫癜的病因　　　　　副高：熟悉　正高：熟悉

（1）感染：①细菌：主要是 β 溶血性链球菌，以呼吸道感染最为常见。②病毒：多见于发疹性病毒，如麻疹、水痘-带状疱疹、风疹病毒等。③其他：寄生虫感染，以蛔虫感染为多。

（2）食物：主要是机体对某些动物性蛋白过敏所致，如鱼、虾、蟹、蛋、鸡及乳类等。

（3）药物：①抗生素类：如青霉素、链霉素、红霉素、氯霉素以及头孢菌素类。②解热镇痛类：如水杨酸类、保泰松、吲哚美辛及奎宁类等。③其他类：如磺胺类、异烟肼、阿托品、噻嗪类利尿药等。

（4）其他：寒冷刺激、尘埃、花粉、昆虫咬伤、疫苗接种等。

知识点3：过敏性紫癜的发病机制　　　　副高：熟悉　正高：熟悉

目前认为过敏性紫癜是免疫介导的一种全身血管炎症。

（1）蛋白质及其他大分子变应原作为抗原，刺激人体产生抗体，后者与抗原结合成抗原–抗体复合物，沉积于血管内膜，激活补体，导致中性粒细胞游走、趋化及一系列炎症介质的释放，引起血管炎症反应。此种炎症反应除见于皮肤、黏膜小动脉及毛细血管外，尚可累及肠道、肾及关节腔等部位小血管。

（2）小分子变应原作为半抗原，与人体内某些蛋白质结合构成抗原，刺激机体产生抗体，此类抗体吸附于血管及其周围的肥大细胞，当上述半抗原再度进入体内时，即与肥大细胞上的抗体产生免疫反应，致肥大细胞释放一系列炎症介质，引起血管炎症反应。

知识点 4：过敏性紫癜的病理表现	副高：熟悉　　正高：熟悉

过敏性紫癜病理改变主要为全身性小血管炎。皮肤小血管周围中性粒细胞、嗜酸性粒细胞浸润，间质水肿，血管壁纤维素样坏死；肠道黏膜可因微血管血栓出血坏死；肾小球毛细血管内皮增生，局部纤维化和血栓形成，免疫荧光检查可见 IgA 为主的免疫复合物沉积。

知识点 5：过敏性紫癜的临床表现	副高：掌握　　正高：掌握

多为急性起病，发病前 1~3 周常有全身不适、低热、乏力或上呼吸道感染的前驱表现，继之出现典型的临床表现。根据受累部位及临床表现的不同，可分为下列五种类型。

（1）单纯型（紫癜型）：为最常见的类型。主要表现为皮肤紫癜，局限于四肢，尤其是下肢及臀部，躯干极少累及。紫癜常成批反复发生、对称分布，可同时伴发皮肤水肿、荨麻疹。紫癜大小不等，初呈深红色，按之不褪色，可融合成片形成瘀斑，数天内渐变成紫色、黄褐色、淡黄色，经 7~14 天逐渐消退。

（2）腹型：除皮肤紫癜外，因消化道黏膜及腹膜脏层毛细血管受累而产生一系列消化道症状及体征，如恶心、呕吐、呕血、腹泻及黏液便、血便等。其中腹痛最为常见，常为阵发性绞痛，多位于脐周、下腹或全腹，发作时可因腹肌紧张及明显压痛、肠鸣音亢进而误诊为外科急腹症。在幼儿可因肠壁水肿、蠕动增强等而致肠套叠。腹部症状、体征多与皮肤紫癜同时出现，偶可发生于紫癜之前。

（3）关节型：除皮肤紫癜外，因关节部位血管受累出现关节肿胀、疼痛、压痛及功能障碍等表现。多发生于膝、踝、肘、腕等大关节，呈游走性、反复性发作，经数天而愈，不遗留关节畸形。

（4）肾型：过敏性紫癜肾炎的病情最为严重。在皮肤紫癜的基础上，因肾小球毛细血管袢炎症反应而出现血尿、蛋白尿及管型尿，偶见水肿、高血压及肾衰竭等表现。肾损害多发生于紫癜出现后 1 周，亦可延迟出现。多在 3~4 周内恢复，少数患者因反复发作而演变为慢性肾炎或肾病综合征。

（5）混合型：皮肤紫癜合并上述两种以上临床表现。

（6）其他：少数患者还可因病变累及眼部、脑及脑膜血管而出现视神经萎缩、虹膜炎、视网膜出血及水肿，以及中枢神经系统相关症状、体征。

知识点6：过敏性紫癜的辅助检查　　　　　　　副高：熟悉　正高：熟悉

（1）血常规检查：白细胞正常或增多，中性粒细胞和嗜酸性粒细胞计数可增高；血小板计数正常。

（2）尿常规检查：肾型或混合型可有血尿、蛋白尿、管型尿。

（3）大便常规检查：合并腹型者大便隐血可阳性。

（4）血小板功能及凝血相关检查：除出血时间（BT）可能延长外，其他均正常。

（5）血清学检查：肾型及合并肾型表现的混合型，可有程度不等的肾功能受损，如血尿素氮升高、内生肌酐清除率下降等。

（6）毛细血管脆性试验：半数以上阳性，毛细血管镜可见毛细血管扩张、扭曲及渗出性炎症反应。

知识点7：过敏性紫癜的治疗要点　　　　　　　副高：掌握　正高：掌握

（1）去除致病因素：防治上呼吸道感染，驱除肠道寄生虫，避免摄入可能致敏的食物或药物。

（2）药物治疗：有荨麻疹者可用抗组胺药，腹痛的患者给予山莨菪碱解痉镇痛，消化道出血者予西咪替丁治疗。对胃肠道血管炎和重型过敏性紫癜患者给予糖皮质激素有一定疗效，可口服泼尼松 0.5~1.0mg/（kg·d），总疗程2~3周；免疫抑制剂适用于肾型患者，如硫唑嘌呤 2~3mg/（kg·d）或环磷酰胺 2~3mg/（kg·d）服用数周或数月，密切观察血象及不良反应。

知识点8：过敏性紫癜的护理评估　　　　　　　副高：熟悉　正高：掌握

（1）健康史：询问患者起病前有无细菌、病毒和寄生虫感染史；有无食用如鱼、虾、蟹、蛋、鸡、牛奶等食物；有无服用青霉素、头孢菌素类抗生素，解热镇痛药及磺胺类药物等；有无花粉、尘埃、疫苗接种及寒冷刺激等因素。

（2）身体状况：评估患者是否有发热、咽痛、乏力及食欲不振等上呼吸道感染症状；评估患者皮肤瘀点、紫癜情况；评估患者腹痛情况；评估患者是否出现关节肿胀、疼痛、压痛和功能障碍；评估患者血尿、蛋白尿、管型尿等情况；评估患者是否有视神经萎缩、虹膜炎、视网膜出血等症状。

（3）心理-社会状况：患者反复出血，易出现焦虑、恐惧等心理反应；腹型、肾型因病情严重复杂，患者易产生悲观、抑郁等心理状态。

知识点9：过敏性紫癜的护理诊断　　　　　　　副高：熟悉　正高：熟悉

（1）有受伤的危险——出血：与血管通透性加强和血管脆性增加有关。

（2）舒适改变（疼痛）：与腹型及关节型过敏性紫癜有关。

（3）有肾功能损害的危险：与肾型过敏性紫癜有关。

（4）知识缺乏：缺乏与疾病相关的知识。

（5）潜在并发症：慢性肾炎、肾病综合征。

知识点 10：过敏性紫癜的病情监测　　　　副高：熟练掌握　　正高：熟练掌握

（1）注意观察紫癜形态、分布及消长情况，穿刺检查后注意观察渗血情况。

（2）关节型过敏性紫癜注意观察关节红、肿、热、痛情况，减少关节活动。

（3）腹型过敏性紫癜注意观察血便、血便量及腹泻等，及时测量血压、脉搏，注意有无肠鸣音减弱或增强，要警惕肠穿孔的发生。出现局部包块者，特别是幼儿，要注意肠套叠。

（4）肾型过敏性紫癜注意观察尿色、尿量及尿液检查的结果，以及有无水肿、高血压等。

（5）注意观察意识状态，有异常变化时，及时通知医师。

（6）了解实验室检查结果，如血常规、尿常规等。

知识点 11：过敏性紫癜的饮食护理　　　　副高：熟练掌握　　正高：熟练掌握

嘱患者除了注意避免过敏性食物的摄入外，发作期可根据病情选择清淡、少刺激、易消化的膳食、软食或半流质饮食。若有消化道出血，应避免过热饮食，必要时须禁食。

知识点 12：过敏性紫癜的心理护理　　　　副高：熟练掌握　　正高：熟练掌握

（1）理解、关心患者，向患者及其家属介绍本病的相关知识，使患者放下心理负担，安心配合治疗和护理。

（2）治疗前向患者解释用药的重要性及可能出现的不良反应，消除顾虑，取得配合。

（3）当患者出现疼痛时要安慰患者，注意患者的情绪变化，随时予以疏导。

知识点 13：过敏性紫癜的生活护理　　　　副高：熟练掌握　　正高：熟练掌握

（1）指导患者在急性期多卧床休息，避免过早或过多的起床活动。

（2）保持皮肤的清洁与干燥，如有瘙痒禁止用手抓挠，避免损伤皮肤引起出血、感染；保持床单平整，着棉质内衣，使用温热水洗浴，禁止使用化学制剂清洁皮肤；水肿患者应定时翻身，避免压疮发生。

（3）在关节肿痛时，指导患者减少关节活动，忌冷热敷，协助患者将受累关节安置于功能位，注意保暖。

（4）患者出现腹痛时，可采用屈膝平卧位，可减轻疼痛。

（5）腹泻或血便时要加强肛周护理，每次便后及时使用温热水清洗肛周，避免出现肛周的感染。

（6）预防感冒，避免接触感染患者。

知识点 14：过敏性紫癜的用药护理　　　　　副高：熟练掌握　　正高：熟练掌握

（1）积极细心地寻找变应原，可做变应原试验。在找到变应原或可疑变应原时要及时通知医护人员，避免再次接触过敏物质。

（2）使用肾上腺糖皮质激素治疗时要告知患者用药的不良反应，如向心性肥胖、多毛、痤疮样皮疹、感染、应激性消化性溃疡等，增加患者的依从性，避免由于患者自行停药而引起复发。

（3）应用抗组胺药物时可能会引起嗜睡，指导患者休息；应用环磷酰胺时可能会引起骨髓抑制和出血性膀胱炎，指导患者多饮水，预防感染，观察尿液的颜色；使用钙剂时要预防心动过速，注意观察患者的心率变化。

（4）进行穿刺时动作要轻柔，避免长时间使用压脉带而引起出血，严格执行无菌操作预防感染。操作完毕，注意增加按压时间。

知识点 15：过敏性紫癜的健康指导　　　　　　副高：掌握　　正高：掌握

（1）疾病知识指导：向患者介绍本病的有关知识，指导患者避免接触与发病有关的食物和药物，是预防过敏性紫癜的重要措施。花粉季节，过敏体质者宜减少外出，或外出时戴口罩。对患者食用后曾发生过敏的食物，如鸡蛋、牛奶、鱼、虾、蟹及其他海产品等应绝对禁忌，过敏体质者应避免食用。指导患者参加体育锻炼，增强体质，避免上呼吸道感染。

（2）病情监测指导：教会患者加强对出血情况、伴随症状或体征的自我监测。发现新的出血病灶、明显腹痛、便血、关节疼痛、血尿等，多提示病情复发或加重，应及时就诊。

第七节　白　血　病

知识点 1：白血病的概述　　　　　　　　　　副高：熟悉　　正高：熟悉

白血病是一类起源于造血干细胞的恶性克隆性疾病，其克隆的白血病细胞失去进一步分化成熟的能力，而滞留在细胞发育的不同阶段，在骨髓和其他造血组织中异常增殖，并广泛浸润其他组织和器官，而正常造血功能受抑制。临床上以进行性贫血、持续发热或反复感染、出血和组织浸润等为主要表现，外周血中以出现幼稚细胞为特征。

知识点 2：白血病的分类　　　　　　　　　　副高：熟悉　正高：熟悉

（1）按病程和白血病细胞的成熟度分类：①急性白血病（AL）：细胞分化停滞在较早阶段，多为原始细胞及早期幼稚细胞，病情发展迅速，病程短仅数月。②慢性白血病（CL）：细胞分化停滞在较晚阶段，多为较成熟的幼稚细胞和成熟细胞，病情发展缓慢，病程长可达数年。

（2）按白细胞计数分类：①白细胞增多性白血病：多数患者白细胞计数增高，超过 $10 \times 10^9/L$。②高白细胞性白血病：白细胞计数超过 $100 \times 10^9/L$。③白细胞不增多性白血病：部分患者白细胞计数在正常水平或减少。

知识点 3：白血病的病因及发病机制　　　　　副高：熟悉　正高：熟悉

白血病的病因迄今尚未明了，实验与临床资料表明，白血病的发病与下列因素有关。

（1）生物因素：主要包括病毒感染及自身免疫功能异常。目前已经证实，成人 T 淋巴细胞白血病是由人类 T 淋巴细胞病毒 I 型引起的。病毒感染机体后，作为内源性病毒整合并潜伏在宿主细胞内，在某些理化因素作用下，即被激活表达而诱发白血病；或作为外源性病毒由外界以横向方式传播感染，直接致病。部分免疫功能异常者，如某些自身免疫性疾病患者白血病危险度会增加。

（2）放射因素：包括 X 线、γ 线等电离辐射。通常是在初次暴露的数年后发病。患病的危险与接触射线时的年龄和射线剂量有关。研究表面，大面积和大剂量照射可使骨髓抑制和机体免疫力下降，DNA 突变、断裂和重组，导致白血病发生。

（3）化学因素：接触苯及其衍生物致病作用已经肯定。抗癌药中的烷化剂可引起继发性白血病，特别在淋巴瘤或免疫系统缺陷的患者中多见。氯霉素及保泰松等亦可能诱发白血病。

（5）遗传因素：同卵双胞胎一个患白血病，另一个患病概率约 20%。唐氏综合征患者的白血病发病率达 50/10 万，比正常人群高 20 倍。此外，先天性再生障碍性贫血、先天性血管扩张红斑病及先天性丙种球蛋白缺乏症等患者的白血病发病率均较高。

（6）其他血液病：某些血液病如骨髓增生异常综合征、淋巴瘤、多发性骨髓瘤等最终可能发展为白血病。

白血病的发病机制较复杂。上述各种因素均可促发遗传基因的突变或染色体的畸变，而使白血病细胞株形成，联合人体免疫功能的缺陷，使已形成的肿瘤细胞不断增殖，最终导致白血病的发生。

一、急性白血病

| 知识点 4：急性白血病的概述 | 副高：熟悉　正高：熟悉 |

急性白血病（AL）是造血干细胞的一种恶性克隆性疾病，发病时骨髓中异常的原始细胞及幼稚细胞（白血病细胞）大量增殖蓄积于骨髓，抑制正常造血，广泛浸润肝、脾、淋巴结等髓外脏器，表现为贫血、出血、感染以及外周浸润等征象。

| 知识点 5：急性白血病的 FAB 分型 | 副高：熟悉　正高：熟悉 |

法美英分型（FAB 分型）将急性白血病分为急性淋巴细胞白血病（ALL，简称急淋）和急性非淋巴细胞白血病（ANLL，简称急非淋）或急性髓系白血病（AML）。成人以 AML 多见，儿童以 ALL 多见。

（1）AML 的 FAB 分型

1）M_0（急性髓细胞白血病微分化型）：骨髓原始细胞 >30%，无嗜天青颗粒及 Auer 小体，核仁明显，光镜下髓过氧化物酶（MPO）及苏丹黑 B 阳性细胞 <3%；在电镜下，MPO 阳性；CD33 或 CD13 等髓系抗原可呈阳性，淋系抗原通常为阴性。血小板抗原阴性。

2）M_1（急性粒细胞白血病未分化型）：原始粒细胞（Ⅰ型 + Ⅱ型，原始粒细胞质中无颗粒为Ⅰ型，出现少数颗粒为Ⅱ型）占骨髓非红系有核细胞（NEC，指不包括浆细胞、淋巴细胞、组织嗜碱性粒细胞、巨噬细胞及所有红系有核细胞的骨髓有核细胞计数）的90%以上，其中至少3%以上细胞为 MPO 阳性。

3）M_2（急性粒细胞白血病部分分化型，）：原粒细胞占骨髓 NEC 的 30%~89%，其他粒细胞≥10%，单核细胞 <20%。

4）M_3（急性早幼粒细胞白血病）：骨髓中以颗粒增多的早幼粒细胞为主，此类细胞在 NEC 中≥30%。

5）M_4（急性粒–单核细胞白血病）：骨髓中原始细胞占 NEC 的 30% 以上，各阶段粒细胞≥20%，各阶段单核细胞≥20%。

6）M_4Eo：除上述 M4 型各特点外，嗜酸性粒细胞在 NEC 中≥5%。

7）M_5（急性单核细胞白血病）：骨髓 NEC 中原始单核、幼稚单核≥30%，且原始单核、幼稚单核及单核细胞≥80%。如果原始单核细胞≥80% 为 M_{5a}，<80% 为 M_{5b}。

8）M_6（红白血病）：骨髓中幼红细胞≥50%，NEC 中原始细胞（Ⅰ型 + Ⅱ型）≥30%。

9）M_7（急性巨核细胞白血病）：骨髓中原始巨核细胞≥30%。血小板抗原阳性，血小板过氧化酶阳性。

（2）ALL 的 FAB 分型

1）L_1：原始和幼淋巴细胞以小细胞（直径≤12μm）为主。

2）L_2：原始和幼淋巴细胞以大细胞（直径 >12μm）为主。

3）L_3（Burkitt 型）：原始和幼淋巴细胞以大细胞为主，大小较一致，细胞内有明显空泡，胞质嗜碱性，染色深。

知识点6：急性白血病的临床表现　　　副高：掌握　正高：掌握

起病急缓不一。急性者可以突然高热，类似"感冒"，也可以是严重出血；缓慢者常面色苍白、皮肤紫癜、月经过多，或拔牙后出血不止就医时而被发现。

（1）贫血：部分患者因病程短，可无贫血。半数患者就诊时已有重度贫血，常为首发症状。其主要原因是骨髓中白血病细胞极度增殖与干扰，造成正常红细胞生成减少。

（2）发热：半数患者以发热为早期表现，伴有畏寒、出汗等。虽然白血病本身可以发热，但高热往往提示有继发感染。感染可以发生在机体的任何部位，以口腔炎、牙龈炎及咽峡炎最常见，肺部感染及肛周皮肤感染亦常见，严重时可导致败血症。最常见的致病菌为革兰阴性杆菌，近年来革兰阳性球菌的发病率有所上升，长期应用抗生素者也可出现真菌感染。

（3）出血：以出血为早期表现者近40%。出血可发生于全身任何部位，以皮肤瘀点、瘀斑，鼻出血、牙龈出血及女性患者月经过多较常见。眼底出血可致视力障碍，严重者发生颅内出血而致死亡。出血主要原因有血小板减少、凝血异常、白血病细胞浸润、感染细菌毒素对血管的损伤。

（4）器官和组织浸润的表现：①肝、脾和淋巴结：急性白血病有轻、中度肝、脾大，淋巴结肿大多见于急性淋巴细胞白血病。②骨骼和关节：常有胸骨下段局部压痛，可出现骨骼和关节疼痛，尤以儿童多见。③眼部：急性髓系白血病患者可在眼眶等部位形成绿色瘤。④口腔和皮肤：可有牙龈增生、肿胀；皮肤可出现蓝灰色斑丘疹，局部皮肤隆起、变硬，呈紫蓝色结节。⑤中枢神经系统白血病（CNSL）：以急性淋巴细胞白血病最常见，多见于儿童。可发生在疾病的各个时期，尤其是治疗后缓解期，这是由于化疗药物难以通过血-脑屏障，隐藏在中枢神经系统的白血病细胞不能被有效杀灭，因而引起中枢神经系统白血病，是白血病髓外复发的主要根源。临床上，轻者表现为头痛及头晕，重者可有呕吐、颈项强直、抽搐及昏迷等。⑥睾丸：出现无痛性肿大，多为一侧性，是仅次于CNSL的白血病髓外复发的根源。

知识点7：急性白血病的辅助检查　　　副高：熟悉　正高：熟悉

（1）血象：白细胞计数多在（10~50）×10^9/L，少部分<$4×10^9$/L或>$100×10^9$/L，白细胞计数过高或过低者预后较差。血涂片分类检查可见数量不等的原始和幼稚细胞，但白细胞不增多型患者的外周血很难找到原始细胞。患者常有不同程度的正细胞性贫血，可见红细胞大小不等，可找到幼红细胞。约50%的患者血小板计数<$60×10^9$/L，晚期血小板往往极度减少。

（2）骨髓象：骨髓穿刺检查是急性白血病的必查项目和确诊的主要依据，对临床分型、指导治疗和疗效判断、预后估计等意义重大。多数患者的骨髓象呈增生明显活跃或极度活跃，以有关系列的原始细胞、幼稚细胞为主，而较成熟中间阶段的细胞缺如，并残留少量的成熟细胞，形成所谓的"裂孔"现象。若原始细胞占全部骨髓有核细胞的30%以上，则可做出急性白血病的诊断。此外，正常的巨核细胞和幼红细胞减少。少数患者的骨髓呈增生低下。Auer 小体仅见于急性非淋巴细胞白血病，有独立诊断的意义。

（3）细胞化学检查：主要用于急性淋巴细胞白血病、急性粒细胞白血病及急性单核细胞白血病的诊断与鉴别诊断。常用方法有过氧化物酶染色、糖原染色、非特异性酯酶及中性粒细胞碱性磷酸酶测定等。

（4）免疫学检查：通过针对白血病细胞表达的特异性抗原的检测，分析细胞所属系列、分化程度和功能状态，以区分急性淋巴细胞白血病与急性非淋巴细胞白血病，及其各自的亚型。

（5）染色体和基因检查：急性白血病常伴有特异的染色体和基因异常改变，并与疾病的发生、发展、诊断、治疗与预后关系密切。如99%的急性早幼粒细胞白血病有 t（15;17）（q22;q21），即15号染色体上的 *PML*（早幼粒白血病基因）与17号染色体上的 *RARa*（维 A 酸受体基因）形成 *PML/RARA* 融合基因，这是 M_3 发病及使用全反式维 A 酸治疗有效的分子学基础。某些急性白血病有 *N-ras* 癌基因点突变、活化，以及抑癌基因 *p53*、*Rb* 失活。

（6）生化检查：血清尿酸浓度增高，主要与大量细胞被破坏有关，尤其在化疗期间，甚至可形成尿酸结晶而影响肾功能。

（7）凝血功能检查：患者并发弥散性血管内凝血（DIC）时可出现凝血异常。

（8）溶血酶活性测定：血清和尿溶菌酶活性增高是 M_4 和 M_5 的特殊表现之一。

（9）脑脊液检查：CNSL 患者脑脊液压力升高，脑脊液检查可见白细胞计数增加，蛋白质增多，而糖定量减少，涂片可找到白血病细胞。

知识点8：急性白血病的治疗要点　　　　　　　　　　　副高：掌握　　正高：掌握

（1）一般治疗：包括紧急处理高白细胞血症、防治感染、成分输血支持、防治高尿酸血症肾病、维持营养等。

（2）抗白血病治疗：抗白血病治疗可分为两个阶段，第一阶段是诱导缓解治疗，主要方法是联合化疗，目标是使患者迅速获得完全缓解，即患者的症状和体征消失，血象和骨髓象基本恢复正常，无髓外白血病；目前，长春新碱（VCR）和泼尼松（P）组成的 VP 方案是急性淋巴细胞白血病的基础用药。急性髓系白血病最常用的是去甲氧柔红霉素（IDA）、阿糖胞苷（A）组成的 IA 方案和柔红霉素（DNR）、阿糖胞苷（A）组成的 DA 方案。第二阶段是缓解后治疗，主要方法为化疗和造血干细胞移植。白血病病情复杂，应依据患者具体情况制订化疗方案。

二、慢性白血病

知识点9：慢性白血病的概述　　　　　　　　　　　　　　　副高：熟悉　　正高：熟悉

慢性白血病是一组起病较隐匿、病程进展缓慢、外周血和/或骨髓出现幼稚细胞增多但分化相对较好的血液系统恶性疾病。按细胞类型分为慢性粒细胞白血病（CML）、慢性淋巴细胞白血病（CLL）、慢性单核细胞白血病及毛细胞白血病等。我国以慢性粒细胞白血病多见，慢性淋巴细胞白血病较少见，慢性单核细胞白血病及毛细胞白血病罕见。

知识点10：慢性粒细胞白血病的概述　　　　　　　　　　　副高：熟悉　　正高：熟悉

慢性粒细胞白血病（CML，简称慢粒）又称慢性髓细胞性白血病，是一种发生在早期多能造血干细胞上的恶性骨髓增殖性疾病（获得性造血干细胞恶性克隆性疾病）。其特点为病程发展缓慢，外周血粒细胞显著增多且不成熟，脾明显增大。自然病程可经历慢性期、加速期和急变期，多因急性变而死亡。本病各年龄组均可发病，以中年最多见。

知识点11：慢性淋巴细胞白血病的概述　　　　　　　　　　副高：熟悉　　正高：熟悉

慢性淋巴细胞白血病（CLL，简称慢淋），是由于单克隆性小淋巴细胞凋亡受阻、存活时间延长而大量积聚在骨髓、血液、淋巴结和其他器官，最终导致正常造血功能衰竭的低度恶性疾病。慢淋绝大多数起源于B细胞，T细胞较少。本病在我国较少见，在欧美国家较常见。90%以上患者在50岁以上发病，男性略多于女性。

知识点12：慢性白血病的临床表现　　　　　　　　　　　　副高：掌握　　正高：掌握

（1）慢性粒细胞白血病：①慢性期：起病缓慢，早期常无自觉症状，随病情发展可出现乏力、低热、多汗或盗汗及体重减轻等代谢亢进的表现。多数患者可有胸骨中下段压痛。巨脾为最突出的体征，半数患者肝中度增大，浅表淋巴结多无肿大。此期可持续1~4年。②加速期：出现原因不明的高热、虚弱、体重下降，骨骼疼痛，逐渐出现贫血及出血；脾持续或进行性增大；原来治疗有效的药物无效，此期维持数月至数年。③急变期：表现与急性白血病类似，多数为急粒变，少数为急淋变或急单变。急性变预后极差，往往在几个月内死亡。

（2）慢性淋巴细胞白血病：多见于50岁以上患者，起病缓慢，多无自觉症状，淋巴结肿大常为就诊的首发表现，半数以上患者有肝、脾轻至中度增大。晚期易发生出血、贫血、感染，尤其是呼吸道感染。

知识点13：慢性粒细胞白血病的辅助检查　　　　　　　　　副高：熟悉　　正高：熟悉

（1）慢性期：①血象：可见各阶段的中性粒细胞，以中性中幼、晚幼和杆状核粒细胞为主，且数量显著增多，常高于 $20 \times 10^9/L$，疾病晚期可高达 $100 \times 10^9/L$。疾病早期血小板多在正常水平，部分患者增多；晚期血小板逐渐减少，并出现贫血。②骨髓象：骨髓增生明显或极度活跃。以粒细胞为主，粒红比例明显增高，其中中性中幼、晚幼和杆状核细胞明显增多；原始粒细胞 $<10\%$；嗜酸、嗜碱性粒细胞增多；红系细胞相对减少；巨核细胞正常或增多，晚期减少。③染色体检查：90% 以上慢性粒细胞白血病患者血细胞中出现 Ph 染色体，t（9;22）（q34;q11），即 9 号染色体长臂上 *C-ABL* 原癌基因易位至 22 号染色体长臂的断裂点集中区（BCR）形成 *BCR-ABL* 融合基因。④中性粒细胞碱性磷酸酶（NAP）：活性减低或呈阴性反应。治疗有效时 NAP 活性可以恢复，疾病复发时又下降，合并细菌性感染时可略增高。⑤血液生化：血清及尿中尿酸浓度增高，与化疗后大量白细胞破坏有关。此外，血清维生素 B_{12} 浓度及维生素 B_{12} 结合力显著增加。

（2）加速期：①外周血或骨髓原始粒细胞 $\geq 10\%$。②外周血嗜碱性粒细胞 $>20\%$。③不明原因的血小板进行性减少或增加。④除 Ph 染色体以外又出现其他染色体异常。⑤粒–单系祖细胞（CFU–GM）集簇增加而集落减少。⑥骨髓活检显示胶原纤维显著增生。

（3）急变期：①骨髓中原始粒细胞或原始淋巴细胞＋幼淋巴细胞或原始单核细胞＋幼单核细胞 $>20\%$。②外周血中原始粒细胞＋早幼粒细胞 $>30\%$。③骨髓中原始粒细胞＋早幼粒细胞 $>50\%$。④出现髓外原始细胞浸润。

知识点 14：慢性淋巴细胞白血病的辅助检查　　　　　副高：熟悉　　正高：熟悉

（1）血象：淋巴细胞持续增多，白细胞 $>10 \times 10^9/L$，淋巴细胞占 50% 以上，晚期可达 90%，以小淋巴细胞为主。晚期血红蛋白、血小板减少，发生溶血时贫血明显加重。

（2）骨髓象：骨髓有核细胞增生明显活跃。红系、粒系及巨核细胞均减少，淋巴细胞比例 $\geq 40\%$，以成熟淋巴细胞为主，可见幼稚淋巴细胞或不典型淋巴细胞，发生溶血时幼红细胞增多。

（3）免疫学检查：绝大多数患者的淋巴细胞源于 B 淋巴细胞，具有单克隆性及相应的免疫表型；20% 患者抗人球蛋白试验阳性，晚期 T 细胞功能障碍。

（4）细胞遗传学：50%~80% 的患者出现染色体异常。部分患者出现基因突变或缺失。

（5）分子生物学检查：50%~60% 的 CLL 发生免疫球蛋白重链可变区（IgHV）基因体细胞突变，无 IgHV 突变者，起源于未经抗原选择的原始 B 细胞。无 IgHV 突变的 CLL 细胞多数高表达 CD38、ZAP70，均与不良预后相关。5%~8% 的初诊 CLL 存在 p53 基因突变。

知识点 15：慢性白血病的治疗要点　　　　　　　　　副高：掌握　　正高：掌握

慢粒明确诊断后，首选伊马替尼治疗，伊马替尼需终身服用，治疗目标为 18 个月内获得完全细胞遗传学反应（至少检查 20 个有丝分裂中期相，见不到 Ph 染色体）；异基因造血干细胞移植是唯一可治愈慢粒的方法。氟达拉滨和苯丁酸氮芥是慢性淋巴细胞白血病常用的化疗药物。

三、白血病的护理

| 知识点 16：白血病的护理评估 | 副高：熟悉 正高：掌握 |

（1）健康史：详细询问患者有无反复的病毒感染史；是否接触过放射性物质或化学毒物，如苯、油漆、橡胶、染料或亚硝胺类物质；是否用过易诱发本病的药物，如氯霉素、保泰松、乙双吗啉及抗肿瘤药物等；了解患者的职业、工作环境及家族史，是否患有其他血液系统疾病。

（2）身体状况：主要评估患者的日常休息、活动量及活动耐受能力、饮食及睡眠等情况。

（3）社会-心理状况：评估时应注意患者对自己所患疾病的了解程度及心理承受能力，以往的住院经验，所获得的心理支持；家庭成员及亲友对疾病的认知，对患者的态度；家庭应对能力，家庭经济情况，以及有无医疗保障等。

| 知识点 17：白血病的护理诊断 | 副高：熟悉 正高：熟悉 |

（1）活动无耐力：与长期、大剂量化疗，白血病引起代谢增高及贫血有关。

（2）有感染的危险：与粒细胞减少、化疗使机体免疫力低下有关。

（3）预感性悲哀：与患白血病治疗效果差和感受到死亡威胁有关。

（4）营养失调——低于机体需要量：与机体代谢亢进有关。

（5）潜在并发症：中枢神经系统白血病、化疗药物不良反应、尿酸性肾病。

（6）有受伤的危险——出血：与血小板减少、白血病细胞浸润等有关。

| 知识点 18：白血病的一般护理 | 副高：熟练掌握 正高：熟练掌握 |

（1）休息与活动：病情轻或缓解期患者可适当休息；化疗及病情较重者，应绝对卧床休息；对实施保护性隔离的患者，加强生活照顾。

（2）饮食护理：给予高热量、高蛋白质、富含维生素、适量纤维素、清淡及易消化饮食，以半流质为主，少量多餐。尽可能满足患者的饮食习惯或对食物的要求，以增加食欲。避免进食高糖、高脂、产气过多和辛辣的食物；避免化疗前后 2 小时内进食；避免饭后立即平卧。

| 知识点 19：白血病的病情观察 | 副高：熟练掌握 正高：熟练掌握 |

监测白细胞计数，观察体温、脉搏、呼吸变化。询问患者有无咽部痒、痛、咳嗽，尿路刺激征等不适症状。对慢粒患者应每天测量脾的大小、质地，检查有无压痛，并做好记录。密切观察有无出血征兆，全身皮肤有无瘀点、瘀斑，大小便有无出血迹象。当血小板低于

50×10^9/L 时，嘱其卧床休息，同时告知患者如有头痛、视力改变时应及时告知医师。

知识点 20：白血病化疗不良反应的护理　　　　副高：熟练掌握　正高：熟练掌握

（1）局部反应：某些化疗药，如柔红霉素、阿霉素、长春新碱等对组织刺激性大，易引起静脉炎，药物静注速度要慢，在静脉注射后要用生理盐水冲洗静脉，以减少刺激。输注时疑有或发生外渗，应紧急处理：立即停止注入；不要拔针，原部位抽取 3~5ml 血液以除去部分药液。记录外渗的穿刺部位、面积、外渗药液的量，皮肤的颜色、温度，疼痛的性质；局部滴入生理盐水以稀释药液或应用解毒剂。可用利多卡因局部封闭，由疼痛或肿胀区域多点注射，封闭范围要大于渗漏区，环形封闭，48 小时内间断局部封闭注射 2~3 次。可涂抹 50% 硫酸镁、多磺酸黏多糖乳膏（喜疗妥软膏）。局部 24 小时冰袋间断冷敷。化疗期间，因治疗需要及为减少患者反复穿刺的痛苦以及防止药液外渗的风险，目前临床上都采用留置中心静脉导管（CVC）、外周中心静导管（PICC）、静脉输液港（PORT）。

（2）骨髓抑制：任何化疗药大剂量均可引起严重的骨髓抑制，给患者带来不良后果。多数化疗药抑制骨髓作用最强为化疗后 7~14 天，恢复时间为之后的 5~10 天。因此，化疗期间应加强预防感染及出血的措施。定期监测血常规、骨髓象，以便观察疗效及骨髓抑制的情况。

（3）消化道反应：大部分化疗药可引起恶心、呕吐、食欲缺乏等反应。化疗期间建议进食清淡、易消化和富有营养的食物，少量多餐。当患者恶心、呕吐时暂停进食，及时清除呕吐物，保持口腔清洁。必要时遵医嘱在治疗前使用镇吐药。

（4）肝肾功能损害：氨甲蝶呤、天冬酰胺酶等对肝功能有损害作用，用药期间应观察患者有无黄疸，并定期监测肝功能情况。环磷酰胺可引起出血性膀胱炎，可用美司钠（a-巯基乙基磺酸钠）预防。鼓励患者化疗期间多饮水，每天饮水量宜达 3000ml 以上，从而保证足够多的尿量，以利于尿酸和化疗药降解产物的稀释和排泄，减少对泌尿系统的化学刺激。

（5）其他：长春新碱可引起末梢神经炎、手足麻木感，停药后可逐渐消失。若发生药液外渗，禁止冰敷。柔红霉素、阿霉素、三尖杉酯碱类药物可引起心肌及心脏传导损害，应定期复查心电图。白消安长期使用可出现皮肤色素沉着、精液缺乏及停经、肺纤维化等。用药前应向患者说明，用药期间经常要复查血象，不断调整剂量。

知识点 21：白血病的口腔护理　　　　　　　　副高：熟练掌握　正高：熟练掌握

氨甲蝶呤、阿糖胞苷、羟基脲、阿霉素等可引起口腔溃疡，护理原则是减少溃疡面感染的概率，促进溃疡愈合。嘱患者不食用对口腔黏膜有刺激或可能引起创伤的食物，如辛辣、带刺的食物。对已发生口腔溃疡者，应加强口腔护理，每天两次，并教会患者学会漱口液的含漱及局部溃疡用药的方法。

| 知识点 22：白血病心脏损害的护理 | 副高：熟练掌握 正高：熟练掌握 |

柔红霉素、阿霉素和高三尖杉酯碱类药物可引起心肌及心脏传导损害，用药前后监测患者心率、心律及血压，必要时做心电图检查；输液速度要缓慢，每分钟不超过 40 滴。出现毒性反应，应立即报告医师并协助处理。

| 知识点 23：鞘内注射化疗药的护理 | 副高：熟练掌握 正高：熟练掌握 |

推注药物宜慢，注射完毕去枕平卧 4~6 小时，注意观察有无头痛、呕吐、发热等并发症。

| 知识点 24：白血病感染的预防护理 | 副高：熟练掌握 正高：熟练掌握 |

化疗药物在杀伤白血病细胞的同时，正常细胞也受到杀伤，因此在诱导缓解期间极易发生感染，当粒细胞绝对值≤0.5×10^9/L 时，发生感染的可能性更大，因此应予保护性隔离。若无层流室，应将患者置于单人病房，保证室内空气新鲜，定时空气和地面消毒，谢绝探视以避免交叉感染。加强口腔、皮肤及肛周护理。根据口腔 pH 酌情选择漱口液，每餐前后正确漱口，如口腔黏膜有溃疡时，可增加漱口次数，于饭后、睡前涂锡类散；合并真菌感染时，局部使用制霉菌素液涂擦。保持大便通畅，便后洗净肛门周围皮肤，可于睡前、便后温水或康复新坐浴；有痔疮、肛裂或肛周感染者，给予局部湿热药敷，指导患者做提肛运动，发现肛周脓肿应通知医师及时处理。若患者显示有感染征象，应立即协助医师行血液、咽部、尿液、大便和伤口分泌物的培养。一旦存在感染，遵医嘱用有效抗生素。医护人员进行治疗及护理操作时，严格执行无菌操作原则，避免各种医源性感染。

| 知识点 25：白血病的心理护理 | 副高：熟练掌握 正高：熟练掌握 |

护理人员应耐心倾听患者的诉说，鼓励患者表达内心的悲伤情感，给予同情、理解和安慰；向患者说明长期情绪低落、焦虑及抑郁等可致内环境失调，引起食欲缺乏、失眠及免疫功能下降，使病情加重，帮助患者进行自我心理调节，如采用娱乐疗法、放松疗法及转移注意力等，使患者保持积极稳定的情绪状态；向患者及其家属说明白血病虽然难治，但目前治疗方法发展快、效果好，应树立信心，同时向患者介绍已缓解的病例或组织病友进行沟通与交流；寻求患者家属、亲友及社会的支持，为患者创造一个安全、安静、舒适和愉悦宽松的环境，有利于疾病的康复。

| 知识点 26：白血病的健康指导 | 副高：掌握 正高：掌握 |

（1）生活指导：保持良好的生活方式，生活规律，保证充足的休息和营养，保持乐观

情绪。指导患者注意个人卫生，避免去人多拥挤的地方，经常检查口腔、咽部有无感染，学会自测体温。应预防和避免各种创伤。

（2）疾病知识指导：指导患者按医嘱用药，说明坚持巩固强化治疗可延长白血病的缓解期，有利于延长生存期。定期门诊复查血象，发现出血、发热及骨关节疼痛应及时就医。

第八节 淋 巴 瘤

知识点1：淋巴瘤的概述   正高：熟悉

淋巴瘤起源于淋巴结和淋巴组织，其发生大多与免疫应答过程中淋巴细胞增殖分化产生的某种免疫细胞恶变有关，是免疫系统的恶性肿瘤。淋巴瘤通常以实体瘤形式生长于淋巴组织丰富的器官中，以淋巴结、扁桃体、脾及骨髓等部位最易受累。按组织病理学改变，淋巴瘤可分成霍奇金淋巴瘤（HL）和非霍奇金淋巴瘤（NHL）两大类。

知识点2：淋巴瘤的病因及发病机制   正高：熟悉

（1）感染因素：常见的有 EB 病毒、人疱疹病毒（HHV）、人类免疫缺陷病毒（HIV）、幽门螺杆菌等。

（2）免疫功能低下：近年来，发现遗传性或获得性免疫缺陷患者伴发淋巴瘤者较多，器官移植后长期应用免疫抑制剂而发生恶性肿瘤者，其中有 1/3 为淋巴瘤。干燥综合征患者中淋巴瘤发病率比一般人群高。

（3）环境因素及职业暴露：如使用杀虫剂、除草剂、杀真菌剂等，以及长期接触溶剂、皮革、染料及放射线等都与 NHL 的发生有关。

（4）遗传因素：HL 的家庭成员中群集发生的现象已得到证实，有 HL 家族史者患 HL 危险较其他人群高，同卵双胞胎同时发生 HL 的风险比异卵双胞胎显著增高。

知识点3：淋巴瘤的病理和分型   正高：熟悉

淋巴瘤的典型淋巴结病理学特征为正常滤泡性结构、被膜周围组织、被膜及被膜下窦被大量异常淋巴细胞或组织细胞所破坏。

（1）霍奇金淋巴瘤：显微镜下的特点是在炎症细胞背景下散在肿瘤细胞，即 R-S 细胞及其变异型细胞。目前采用 2016 年 WHO 的淋巴造血系统肿瘤分类，分为结节性淋巴细胞为主型 HL 和经典 HL 两大类。结节性淋巴细胞为主型占 HL 的 5%，经典型占 95%。

（2）非霍奇金淋巴瘤：NHL 大部分为 B 细胞性，病变的淋巴结切面外观呈鱼肉样。NHL 易发生早期远处扩散。镜下正常淋巴结结构破坏，增殖或浸润的淋巴瘤细胞成分单一、排列紧密，淋巴滤泡和淋巴窦可消失。有的患者在临床确诊时已播散至全身。WHO（2016）分型方案中较常见的淋巴瘤亚型有弥漫大 B 细胞淋巴瘤（DLBCL）、边缘区淋巴瘤（MZL）、滤泡性淋巴瘤（FL）、套细胞淋巴瘤（MCL）、Burkitt淋巴瘤/白血病（BL）、血管免疫母细胞性T细胞淋巴瘤（AITL）、间变性大细胞淋巴瘤（ALCL）、外周T细胞淋巴瘤（PTCL）、蕈样肉芽肿/Sézary综合征（MF/SS）。

| 知识点4：淋巴瘤的临床表现 | 正高：掌握 |

HL多见于青年，儿童少见。NHL可见于各年龄组，随年龄的增长而发病增多，男性多于女性。进行性、无痛性的淋巴结肿大或局部肿块是淋巴瘤共同的临床表现。临床表现因病理类型、分期及侵犯部位不同而错综复杂。NHL与HL临床表现的比较见表5-3。

表5-3　NHL与HL临床表现的比较

临床表现	NHL	HL
首发症状	淋巴结肿大及压迫	淋巴结肿大，持续发热，伴盗汗、消瘦
病变范围	广泛，多有结外组织受累	局限，局部淋巴结为主
发展规律	血源性扩散	邻近浸润性、延续性扩散
骨髓受累	常见	少见
纵隔淋巴结受累	除个别分型外，少见	常见，尤其是结节硬化型
肝受累	常见	少见
脾受累	少见	常见
肠系膜淋巴结受累	常见	少见
咽淋巴环受累	可见	罕见
胃肠道受累（如腹部包块）	常见	罕见
中枢神经受累	偶见	罕见
皮肤受累	偶见，但T细胞型较多见	罕见
滑车上淋巴结受累	偶见	罕见

（1）淋巴结肿大：多以无痛性、进行性的颈部或锁骨上淋巴结肿大为首发症状，其次是腋下、腹股沟等处的淋巴结肿大，且以HL多见。肿大的淋巴结可以活动，也可相互粘连，融合成块，触诊有软骨样的感觉。咽淋巴环病变可有吞咽困难、鼻塞、鼻出血及颌下淋巴结肿大。深部淋巴结肿大可引起局部的压迫症状，如纵隔淋巴结肿大可致咳嗽、胸闷、气促、肺不张及上腔静脉压迫综合征等；腹膜后淋巴结肿大可压迫输尿管，引起肾盂积液等，以NHL较为多见。

（2）发热：热型多不规则，可呈持续高热，也可间歇低热，少数有周期热，后者约见于1/6的HL患者。30%~40%的HL患者以原因不明的持续发热为首发症状。但NHL一般在病变较广泛时才发热，且多为高热。热退时大汗淋漓可为本病的特征之一。

（3）皮肤瘙痒：是HL较特异的表现，可为HL的唯一全身症状。局灶性瘙痒发生于病变部淋巴引流的区域，全身瘙痒大多发生于纵隔或腹部有病变的患者。多见于年轻患者，特别是女性。

（4）乙醇疼痛：有17%~20%的 HL 患者在饮酒后20分钟病变局部（淋巴结）发生疼痛，即称为"乙醇疼痛"，是 HL 特有的症状。这些患者多有纵隔侵犯，且以女性为多。该症状可早于其他症状及 X 线表现，具有一定的诊断意义。当病变缓解后，乙醇疼痛即消失，复发时又重现。乙醇疼痛的发生机制不明。

（5）组织器官受累：NHL 远处扩散及结外侵犯较 HL 常见。肝受累可引起肝和肝区疼痛，少数可发生黄疸。胃肠道损害可出现食欲缺乏、腹痛、腹泻、肿块、肠梗阻和出血。肾损害表现为肾大、高血压、肾功能不全及肾病综合征。中枢神经系统病变多在疾病进展期，以累及脑膜及脊髓为主。脊髓损害以胸椎及腰椎最常见。骨髓受累，部分 NHL 在晚期会发展为急性淋巴细胞白血病。还可见肺实质浸润，胸腔积液，口、鼻、咽部等处受累。

知识点5：淋巴瘤的辅助检查　　　　　　　　　　　　　　　　　　　　　正高：熟悉

（1）血象和骨髓象：HL 常有轻或中度贫血，少数白细胞计数轻度或明显增加，伴中性粒细胞增多。约1/5患者嗜酸性粒细胞增多。骨髓被广泛浸润或发生脾功能亢进时，可有全血细胞减少。骨髓穿刺涂片阳性率仅3%，但活检法可提高至9%~22%。NHL 白细胞数多正常，伴有淋巴细胞绝对和相对增多。晚期并发急性淋巴细胞白血病时可呈现白血病样血象和骨髓象。

（2）实验室检查：血清乳酸脱氢酶升高提示预后不良。当血清碱性磷酸酶活性增强或血钙增高，提示骨骼累及。HL 广泛病变者的 β_2 微球蛋白值可高于局限病变者。NHL 累及中枢神经系统，可有脑脊液改变。

（3）影像学检查：B 超检查和放射性核素显像可显示肿大的浅表淋巴结。胸部摄片可了解纵隔增宽、肺门增大、胸腔积液及肺部病灶，胸部 CT 可确定纵隔与肺门淋巴结肿大。CT 不仅能显示腹主动脉旁淋巴结，还能显示淋巴结造影所不能检查到的脾门、肝门和肠系膜淋巴结受累情况，同时还显示肝、脾、肾受累情况。

（4）病理学检查：病理学诊断是确诊淋巴瘤病理类型的主要依据。深部淋巴结可依靠 B 超或 CT 引导下细针穿刺涂片做细胞病理形态学检查。测定淋巴瘤细胞免疫表型可以区分 B 细胞或 T 细胞。

知识点6：淋巴瘤的治疗要点　　　　　　　　　　　　　　　　　　　　　正高：掌握

以化疗为主、化疗与放疗相结合，联合应用相关生物制剂的综合治疗，是目前淋巴瘤治疗的基本策略。

（1）化学治疗：HL 早期患者可采用低毒性 ABVD 方案（阿霉素、博来霉素、长春新碱、达卡巴嗪）联合化疗，连续6~8个周期，其中在4~6个周期后复查，若达到完全缓解，则继续化疗2个周期。对于进展期患者 ABVD 仍为治疗"金标准"。NHL 不是沿淋巴结区依次转移，而是跳跃性播散，且有较多结外侵犯。这种多中心发生的倾向使 NHL 临床分期的价值和扩野照射的治疗作用不如 HL，治疗策略应以联合化疗为主。

（2）放射治疗：放射治疗有扩大及全身淋巴结照射两种。扩大照射除被累及的淋巴结及肿瘤组织外，还包括附近可能侵及的淋巴结，如病变在膈以上采用"斗篷式"（照射部位包括两侧从乳突端至锁骨上下、腋下、肺门、纵隔的淋巴结）；如病变在膈以下采用倒"Y"字式（包括从膈下淋巴结到腹主动脉旁、盆腔及腹股沟淋巴结，同时照射脾区）。扩大照射主要用于 HL Ⅰ A 和 Ⅱ A 期患者，疗效较好。NHL 对放射线敏感但易复发，但若原发病灶在扁桃体、鼻咽部或为原发于骨骼的组织细胞型，局部放疗后可以获得较满意的长期缓解。放射剂量为 30~40Gy，3~4 周为 1 疗程。

（3）生物治疗：①单克隆抗体：凡细胞免疫表型为 CD20$^+$ 的 B 细胞淋巴瘤患者，主要是 NHL 患者，均可用 CD20 单抗（利妥昔单抗，375mg/m^2）治疗。该药是一种针对 CD20 抗原的人鼠嵌合型单抗，其作用机制是通过抗体依赖细胞介导的细胞毒作用（ADCC）和补体依赖的细胞毒性（CDC）作用杀死淋巴细胞，并可诱导淋巴细胞凋亡，增加淋巴细胞对化疗药物的敏感性。联合多种化疗方案均可显著提高患者的完全缓解率及延长无病生存时间，且在造血干细胞移植前用利妥昔单抗做体内净化，可提高移植治疗的疗效。②干扰素：是一种能抑制多种血液肿瘤增殖的生物制剂。其作用机制主要是与肿瘤细胞直接结合而抑制肿瘤增殖和间接的免疫调节作用。对个别类型有部分缓解作用。③其他：胃黏膜相关淋巴样组织淋巴瘤可使用抗幽门螺杆菌治疗，部分患者用药后症状改善，甚至临床治愈。

（4）造血干细胞移植：对 55 岁以下，重要器官功能正常，缓解期短、难治、易复发的侵袭性淋巴瘤，4 个疗程 CHOP 方案（环磷酰胺、阿霉素、长春新碱和波尼松）能使淋巴结缩小超过 3/4 者，可考虑全淋巴结放疗及大剂量联合化疗后行异基因或自体造血干细胞移植，以求最大限度地杀死肿瘤细胞，从而取得较长的缓解期和无病存活期。其中大剂量化疗联合自体造血干细胞移植，已经成为上述治疗失败患者和复发性 NHL 患者的标准治疗。

（5）手术治疗：包括开腹探查及脾切除。

知识点 7：淋巴瘤的护理评估　　　　　　　　　　　　　　　　　正高：掌握

（1）健康史：询问患者的患病经过，有无颈部或锁骨上淋巴结肿大，有无发热、皮肤瘙痒等。既往有无其他疾病，饮食、睡眠情况。排便习惯有无改变，全身皮肤情况。有无家族遗传史。

（2）身体状况：有无发热、盗汗和消瘦（6 个月内体重减轻 10% 以上）、皮肤瘙痒和乏力等全身症状。患者有无无痛性浅表淋巴结肿大，以及淋巴结肿大引起的压迫症状，如咳嗽、胸闷、气促、上腔静脉压迫症等。有无结外累及情况，如肝大、肝区疼痛、脾大、腹痛、腹泻、肾肿大、肺实质浸润、脑膜脊髓浸润等表现。

（3）心理-社会状况：患者及其家属对疾病的认知程度，患者有无焦虑或恐惧等心理，了解患者家庭经济状况和社会支持情况。

知识点 8：淋巴瘤的护理诊断　　　　　　　　　　　　　　　　　　　　正高：熟悉

（1）体温过高：与疾病本身或感染有关。

（2）营养失调——低于机体需要量：与持续高热或放射治疗、化学治疗有关。

（3）有皮肤完整性受损的危险：与放射治疗引起局部皮肤损伤有关。

（4）有感染的危险：与放射治疗、化学治疗使机体免疫力低下有关。

（5）焦虑：与疾病反复发作、病程迁延或出现并发症有关。

知识点 9：淋巴瘤的一般护理　　　　　　　　　　　　　　　　　　　　正高：熟练掌握

（1）休息和活动：早期可适当活动，有发热、明显浸润症状时应卧床休息以减少消耗。

（2）高热护理：维持室温在 20~24℃、相对湿度 55%~60% 为宜，经常开窗通风。宜穿透气、棉质衣服。若有寒战应给予保暖。指导患者摄取足够的水分，防止脱水，每天至少 2000ml 以上，必要时遵医嘱静脉补液，以维持水和电解质平衡。遵医嘱给予物理降温或药物降温，患者出汗多，应及时擦干皮肤，随时更换衣物，保持皮肤和床单位清洁、干燥，防止受凉。

（3）饮食护理：鼓励进食高热量、高蛋白、富含维生素的易消化饮食以加强营养，提高机体抵抗力。指导患者注意饮食卫生，不吃生冷食物，水果削皮后食用，以防胃肠道感染。

知识点 10：淋巴瘤的病情观察　　　　　　　　　　　　　　　　　　　正高：熟练掌握

观察患者全身表现，如贫血、乏力、消瘦、盗汗、发热、皮肤瘙痒、肝脾大等。观察淋巴结肿大所累及的范围、大小。观察有无深部淋巴结肿大引起的压迫症状，如咳嗽、呼吸困难、上腔静脉压迫症，以及肾盂积液，观察有无尿量减少。观察有无骨骼浸润，警惕病理性骨折、脊髓压迫症的发生。

知识点 11：淋巴瘤的心理护理　　　　　　　　　　　　　　　　　　　正高：熟练掌握

护理人员在全面评估患者和其家属对疾病的认知程度，了解患者及其家属的心理状态，以及家庭经济状况和社会支持情况后，有针对性地对患者和其家属进行健康教育。积极协助患者取得家庭和社会的支持，以缓解焦虑、恐惧的心理。可指导患者采取放松技术，如转移注意力、听轻音乐等，放松全身，以保持乐观情绪。

知识点 12：淋巴瘤化学治疗不良反应的护理　　　　　　　　　　　　　正高：熟练掌握

（1）恶心、呕吐：少食多餐，避免进食过甜、油腻食物。饭前和饭后适当散步。告知患者用药后，如症状严重应及时通知医师。呕吐时侧卧，以防误吸。呕吐后协助患者漱口。观察呕吐物的色、质、量。遵医嘱在化学治疗前使用镇吐剂。

（2）口腔溃疡：每餐前后和临睡前清洁口腔，不使用牙刷，用棉签轻轻擦洗口腔。多饮水，吃清淡、易消化食物，忌烟、酒，忌过硬、过粗、过冷、过热及辛辣食物。溃疡局部遵医嘱用药。遵医嘱使用维生素 A、维生素 E 等保护黏膜和促进愈合的药物。

（3）尿痛、尿频、血尿：指导患者多饮水，以白开水、矿泉水为宜。遵医嘱使用泌尿系统保护剂。

（4）脱发：建议剪短头发，以便梳理。洗头动作轻柔。避免烫发。脱发严重者，可建议戴棉质的帽子或头巾。

（5）骨髓抑制：观察出血倾向，如牙龈出血、鼻出血、皮肤瘀斑、血尿及便血等；避免用牙签剔牙，使用软毛牙刷，禁吃粗糙、坚硬食物；鼻黏膜和口唇部干燥者可局部涂液状石蜡或润唇膏；静脉穿刺注射完毕时，压迫针眼 5~10 分钟，严防利器损伤皮肤。

（6）防治感染：保持病室清洁，开窗通风，减少探视；保持患者皮肤清洁，勤洗澡，及时更换内衣裤，勤理发、剃胡须；指导患者保持肛门及外生殖器清洁，每次便后用温水冲洗干净；严格执行各项无菌操作，防止医源性感染。

知识点 13：淋巴瘤放射治疗后的皮肤护理　　　　　　　　　　　　正高：熟练掌握

（1）局部皮肤的观察：评估患者放射治疗局部皮肤反应，有无发红、瘙痒、灼热感以及渗液、水疱形成等。

（2）局部皮肤护理：照射区皮肤在辐射作用下一般都有轻度损伤，对刺激的耐受性降低，易发生二次损伤，故应避免局部皮肤受到冷或热的刺激，如不要使用冰袋、热水袋或用烫水洗澡，外出时避免阳光直射，不使用刺激性的化学用品，如肥皂、乙醇、化妆品等。放射治疗期间应穿宽大、柔软的棉质或丝质内衣，洗浴毛巾要柔软，洗澡时局部皮肤应轻擦，不可用力，以减少对放射区皮肤的摩擦。保持局部皮肤的清洁干燥，防止皮肤破损。

（3）放射损伤皮肤的护理：局部皮肤有发红、瘙痒时，应及早涂油药膏以保护皮肤。如皮肤为干反应，表现为局部皮肤灼痛，可给予 0.2% 薄荷淀粉或氢化可的松软膏外涂；如为湿反应，可表现为局部皮肤刺痒、渗液、水疱，可用冰片、蛋清、氢化可的松软膏外涂，也可用硼酸软膏外敷后加压包扎 1~2 天，渗液吸收后暴露局部；如局部皮肤有溃疡坏死，应全身抗感染治疗，局部外科清创、植皮。

知识点 14：淋巴瘤的健康指导　　　　　　　　　　　　　　　　正高：掌握

（1）疾病知识指导：缓解期或全部疗程结束后，患者仍应保证充分休息、睡眠，适当参与室外锻炼，如散步、打太极拳、体操、慢跑等，以提高机体免疫力。食谱应多样化，加强营养，避免进食油腻、生冷和容易产气的食物。有口腔及咽喉部溃疡者可进牛奶、麦片粥及淡味食物。若唾液分泌减少造成口舌干燥，可饮用柠檬汁、乌梅汁等。注意个人卫生，皮肤瘙痒者避免抓搔，以免皮肤破溃。沐浴时避免水温过高，宜选用温和的沐浴液。

（2）心理指导：耐心与患者交谈，了解患者对本病的认知和对患病、未来生活的看法，给予适当的解释，鼓励患者积极接受治疗。在长期治疗过程中，患者可能会出现抑郁、悲观等负面情绪，甚至放弃治疗。家属要充分理解患者的痛苦和心情，注意言行，不要推诿、埋怨，要营造轻松的环境，以解除患者的紧张和不安，保持心情舒畅。

（3）用药指导与病情监测：向患者说明近年来由于治疗方法的改进，淋巴瘤缓解率已大大提高，应坚持定期巩固强化治疗，可延长淋巴瘤的缓解期和生存期。若有身体不适，如疲乏无力、发热、盗汗、消瘦、咳嗽、气促、腹痛、腹泻、皮肤瘙痒、口腔溃疡等，或发现肿块，应及早就诊。

第九节　血液系统常用诊疗技术及护理

一、造血干细胞移植的护理

知识点1：造血干细胞移植的概述	副高：熟悉　正高：掌握

造血干细胞移植（HSCT）是指对患者进行全身照射、化疗和免疫抑制预处理后，将正常供体或自体的造血干细胞输注给患者，使之重建正常的造血和免疫功能。

知识点2：造血干细胞移植的分类	副高：熟悉　正高：掌握

（1）按造血干细胞来源：按造血干细胞取自健康供体还是患者本身，HSCT被分为异体HSCT和自体HSCT。异体HSCT又分为异基因移植和同基因移植。

（2）按造血干细胞采集部位：按造血干细胞采集部位的不同可分为骨髓移植（BMT）、外周血干细胞移植（PBSCT）和脐血移植（CBT）。

（3）按供受者有无血缘关系：分为有血缘移植和无血缘移植。

（4）按人白细胞抗原（HLA）配型相合的程度：分为HLA相合、部分相合和单倍型相合移植。

知识点3：造血干细胞移植的适应证	副高：熟悉　正高：掌握

（1）血液系统恶性病：①急性白血病：造血干细胞移植对白血病的治疗作用是多方面的，首先可使患者接受超大剂量的化学治疗和放射治疗，又可通过移植重建造血功能及免疫功能。造血干细胞移植时间以第一次完全缓解后最佳，患者年龄控制在50岁以下。②慢性粒细胞白血病：造血干细胞移植是目前根治此病的唯一方法。移植时间在诊断后第一年的慢性期疗效最好，经移植后约80%慢性期患者长期缓解或根治。③恶性淋巴瘤：患者年龄55岁以下，重要器官功能正常，属中、高度恶性或缓解期短，治疗困难易复发的淋巴瘤患者在

全淋巴结放射治疗和大剂量联合化学治疗的基础上可考虑造血干细胞移植，以希望取得较长期缓解和无病存活期。④多发性骨髓瘤和骨髓增生异常综合征等。

（2）实体瘤：如神经母细胞瘤、乳腺癌、卵巢癌、睾丸癌、小细胞肺癌及儿童肉瘤等。

（3）造血干细胞疾病：重型再生障碍性贫血、重型珠蛋白生成障碍性贫血、镰形细胞贫血和阵发性睡眠性血红蛋白尿等。

（4）其他：重型联合免疫缺陷病、Wiskott Aldrich 综合征、先天性白细胞功能不良综合征、急性放射病。

知识点 4：造血干细胞移植前准备　　　　　　　　副高：熟悉　　正高：掌握

（1）供体准备：异体造血干细胞移植应选择供体，首选 HLA 相合同胞，次选 HLA 相合无血缘供体。采集骨髓造血干细胞者，一般在抽髓日前 14 天预先保存供者自身血，在手术中回输；采集外周血造血干细胞者，采集前需用粒细胞集落刺激因子（G-CSF）动员，皮下注射 4 天，第 5 天开始用血细胞分离机采集。

（2）无菌层流室的准备：患者入室前 4 天，采用甲醛 $40ml/m^3$、高锰酸钾 $30g/m^3$ 熏蒸，封闭 2 天后通风排气 1~2 天，再用 1% 氯己定或 0.5% 过氧乙酸擦洗全室。在患者入室前，应开窗净化 30~60 分钟，室内一切物品均须严格消毒、灭菌处理。室内不同空间采样，行空气细菌学监测，合格后方允许患者进入。

（3）患者准备

1）心理准备：向患者解释造血干细胞移植的有关知识、无菌层流室的基本环境及规章制度，以消除患者疑虑、恐惧感，使其处于接受治疗的最佳生理、心理状态。

2）身体准备：①移植前应对患者进行全面身体检查。②入室前 3 天开始服用肠道不吸收的抗生素，进食消毒饮食。③入室前 1 天，剪指（趾）甲、剃毛发（头发、腋毛、阴毛）、洁脐；入室当天清洁灌肠，沐浴后用 0.05% 氯己定药浴 30~40 分钟，再行眼、外耳道、口腔和脐部清洁后，换穿无菌衣裤后进入层流室，同时对患者皮肤进行多个部位，尤其是皱褶处的细菌培养，作为移植前对照。④移植前 1 天行颈外静脉或锁骨下静脉置管术备用。

3）患者预处理：其目的是最大限度清除基础疾病；抑制受体免疫功能以免排斥移植物。预处理主要采用全身照射、细胞毒药物和免疫抑制剂。

知识点 5：造血干细胞的采集　　　　　　　　　　副高：熟悉　　正高：掌握

（1）骨髓采集：在无菌条件下，给供体行硬膜外麻醉。自其髂前、髂后上棘等 1 个或多个部位抽取骨髓。采集量以受者（患者）的体重为依据，单个核细胞数为 $(2~4) \times 10^8/kg$。采集的骨髓经无菌不锈钢网过滤，以清除内含的血凝块，装入血袋。自体骨髓液在患者预处理前采集，采集后加入保护液放于 $4^{\circ}C$ 冰箱内保存。

（2）外周血造血干细胞采集：用血细胞分离机多次采集，采集量为患者体重单个核细胞数达 $5 \times 10^8/kg$。采集过程要注意低血压、枸橼酸盐反应、低钙综合征等并发症的预防、观察与处理。自体移植者，采集的外周血造血干细胞需低温（−196℃液氮罐）或冷冻（−80℃冰箱中）保存。

知识点6：造血干细胞的输注　　　　　　　　　　　副高：熟悉　正高：掌握

造血干细胞输注在无菌层流室进行。移植前受者准备就绪，休息1天。异基因造血干细胞在采集后当天用输血器经中心静脉插管快速静脉滴注。若供受者ABO血型不合，应将红细胞分离去除，输注时间不宜超过3个小时。输注前遵医嘱给予地塞米松5mg静脉注射，以减少输注反应。输入的造血干细胞会自动在受者骨髓中定居。因骨髓中的脂肪颗粒可以引起肺栓塞，所以骨髓血造血干细胞回输前应将装有骨髓血的采集瓶倒置30分钟，使骨髓中脂肪浮于上层；输注即将结束时，弃去浮在上层的脂肪滴（最后5~10ml）。输注过程中应观察有无输血反应和栓塞现象。外周血造血干细胞不需过滤即可输注。

知识点7：造血干细胞移植术后的一般护理　　　　　　副高：熟悉　正高：掌握

（1）防止患者损伤：协助患者的日常生活及活动，保证患者安全，必要时加床栏。

（2）提供无菌饮食：以高蛋白、高维生素、无渣、清淡、易消化饮食为宜。食物必须经蒸煮或微波炉消毒后才可食用，鼓励患者进食，增加营养。

（3）加强中心静脉插管的护理：中心静脉插管是保证治疗和维持正常营养的有效途径，对经过超大剂量的化学治疗和致死性全身照射的患者来说，维持中心静脉输液通畅，保证液体营养成分及药物准确及时地输入是必不可少的重要环节。插管处每天局部消毒换药，检查导管有无裂隙进气或接头滑脱。同时，向患者说明维持中心静脉插管的重要性，告诉患者切忌用手触摸切口表面，防止感染和空气栓塞。导管一般在迁出无菌室前3~5天拔出。

（4）维持水电解质平衡，保证热量、各种维生素、微量元素、复方氨基酸等营养成分的供给。一切药物、液体均要经中心静脉导管进入，输液时要注意调节滴速，合理安排各组液体。输乳化脂肪时，滴速控制在40~50滴/分，禁止和其他药物混输，滴入500ml不得少于3个小时。当输入抗生素、丙种球蛋白和碱性药物时，要分开单独输注。

知识点8：造血干细胞移植术后的病情观察　　　　　　副高：熟悉　正高：掌握

（1）观察有无移植后并发症，如感染、肝静脉闭塞、间质性肺炎、移植物抗宿主病。

（2）观察血象和骨髓象，移植后每天或隔天做血常规检查，通常第2周血象开始上升，第4~6周血象迅速恢复，骨髓象转为正常。

知识点9：造血干细胞移植术后感染的预防措施　　　　副高：熟悉　正高：掌握

感染是最常见的并发症之一，也是移植成败的关键。

（1）无菌环境的保持：①控制入室人员，医护人员入室前应淋浴，穿无菌衣裤、戴帽子、口罩，用快速皮肤消毒剂消毒双手，穿无菌袜套、换无菌拖鞋、穿无菌隔离衣、戴无菌手套后才可入风淋室，经风淋 3 分钟后进入层流室。②病室内桌面、墙壁、所有物品表面及地面每天用消毒液擦拭 2 次。③定期细菌监测。

（2）患者的无菌护理：①每天用 0.05% 氯己定全身擦浴 1 次，女性患者每天冲洗会阴 1 次；便后、睡前用 1% 氯己定液坐浴；女性患者月经期间增加外阴冲洗次数；②庆大霉素或卡那霉素、0.1% 利福平、阿昔洛韦眼药水交替滴眼，每天 2～3 次。③用 0.05% 氯己定或 0.05% 碘伏擦拭鼻前庭和外耳道。④每天口腔护理 3～4 次，进食前后用 0.05% 氯己定、3% 碳酸氢钠交替漱口。⑤各种食物需经微波炉消毒后食用；水果浸泡 15 分钟后削皮方可进食。

| 知识点 10：造血干细胞移植术后的用药护理 | 副高：熟悉　正高：掌握 |

环孢素和氨甲蝶呤是预防急性移植物抗宿主病的主要药物。环孢素有肝、肾毒性，部分患者可出现高血压、胃肠道反应、多毛、齿龈增生等不良反应。氨甲蝶呤可致口腔及胃肠黏膜溃疡，要定期检查肝、肾功能，监测血压和尿量，并向患者说明可能出现的不良反应，以便及早发现和更好地配合治疗。环孢素在输注时，抽取药液应准确和避免浪费，抽药时最好用 1ml 注射器，配上 12 号针头抽吸。输注时不得与其他药物混输。口服水剂型需用吸管准确抽吸后直接注入口中，温开水送服；大剂量糖皮质激素易诱发消化道出血和感染，应注意粪便颜色、体温有无升高等；若应用抗胸腺细胞球蛋白或抗淋巴细胞球蛋白，要注意观察患者有无变态反应；注射血液制品，需用 γ 线或紫外线照射后才能输注，以免带入免疫活性细胞。此外，尽量输注去白细胞的成分血液。

| 知识点 11：造血干细胞移植术后的心理护理 | 副高：熟悉　正高：掌握 |

移植后患者心理压力和精神负担均较重，常有恐惧。应鼓励、安慰和体贴患者，向其讲解造血干细胞移植的先进性和可靠性，介绍成功病例，使其坚定信心，尽可能减轻患者痛苦，增强安全感和舒适感，帮助患者渡过移植关。

| 知识点 12：造血干细胞移植术的并发症 | 副高：熟悉　正高：掌握 |

（1）感染：是最常见的并发症之一，也是移植成败的关键。移植早期（移植后数周的骨髓植入前期）是感染危险期，感染率 60%～80%，以细菌感染尤以革兰阴性杆菌感染常见，常可致败血症，真菌感染也可发生。移植中期（移植后第 2～3 个月的骨髓植入早期）主要为病毒感染，常见单纯疱疹、口腔炎、巨细胞病毒性肺炎。移植后期（移植 3 个月之后）的感染与移植物抗宿主病有关，以肺炎病毒感染多见，亦可有细菌、真菌和寄生虫感染等。

（2）移植物抗宿主病（GVHD）：是异基因造血干细胞移植成功后最严重的并发症。系植入的供者免疫活性 T 细胞与患者的白细胞或组织细胞发生免疫反应，引起受者组织损伤。

（3）间质性肺炎：是异基因骨髓移植的严重并发症。主要与感染（尤其是巨细胞病毒感染）、全身照射、GVHD 等有关。大多发生在移植后 5~15 周，起病急、进展快，表现为突发性呼吸困难、呼吸频率快、末梢发绀、低氧血症、发热和血流动力血改变。呼吸衰竭是主要的直接死亡原因。

（4）肝静脉闭塞病：指肝内小静脉阻塞伴小叶中心及窦状间隙细胞损伤，窦状间隙血流减慢而引起的综合征。临床上以肝大、黄疸、体液潴留为特征。

二、骨髓穿刺术

| 知识点 13：骨髓穿刺术的概述 | 副高：掌握　正高：掌握 |

骨髓穿刺术是采取骨髓液的一种常用诊断技术，检查内容包括细胞学、原虫和细菌学等几个方面，以协助诊断血液病、传染病和寄生虫病；可了解骨髓造血情况，作为化疗和应用免疫抑制剂的参考。骨髓移植时经骨髓穿刺采集骨髓液。

| 知识点 14：骨髓穿刺术的适应证及禁忌证 | 副高：掌握　正高：掌握 |

（1）适应证：①各种原因所致的贫血和各类型的白血病、血小板减少性紫癜、多发性骨髓瘤、转移瘤、骨髓发育异常综合征、骨髓纤维化、恶性组织细胞病等。②某些寄生虫病，如疟疾、黑热病等可检测寄生虫。③长期发热，肝、脾、淋巴结增大均可行骨髓穿刺检查，以明确诊断。④骨髓穿刺又可观察某些疾病的疗效。

（2）禁忌证：①凝血功能异常：如血友病患者。②穿刺部位感染灶：如细菌感染、局部坏疽、疖肿等，在感染灶未得到良好控制前，需避免进行骨髓穿刺，以防加重感染。③生命体征不稳：若患者生命体征不稳，处于衰竭状态时，需避免进行骨髓穿刺，以免对患者身体造成刺激，进一步影响恢复。④妊娠晚期女性：对于妊娠晚期的女性，由于进行骨髓穿刺时需麻醉，麻醉药物可能会对胎儿造成影响，所以禁忌骨髓穿刺。

| 知识点 15：骨髓穿刺术的操作方法 | 副高：掌握　正高：掌握 |

（1）穿刺部位选择：①髂前上棘：常取髂前上棘后上方 1~2cm 处作为穿刺点，此处骨面较平，容易固定，操作方便安全。②髂后上棘：位于骶椎两侧、臀部上方骨性突出部位。③胸骨柄：此处骨髓含量丰富，当上述部位穿刺失败时，可做胸骨柄穿刺，但此处骨质较薄，其后有心房及大血管，严防穿透发生危险，较少选用。④腰椎棘突：位于腰椎棘突突出处，极少选用。

（2）消毒麻醉：常规消毒皮肤，戴无菌手套，铺无菌孔巾，用 2% 利多卡因行局部皮肤、皮下及骨膜麻醉。

（3）穿刺抽吸：将骨髓穿刺针固定器固定在适当长度（髂骨穿刺约 1.5cm，肥胖者可适当放长，胸骨柄穿刺约 1.0cm），以左手拇、示指固定穿刺部位皮肤，右手持针向骨面垂直刺入（若为胸骨柄穿刺，穿刺针与骨面成 30°~40°角斜行刺入），当针尖接触骨质后则将穿刺针左右旋转，缓缓钻刺骨质，穿刺针进入骨髓腔后，拔出针芯，接上干燥的 10ml 或 20ml 注射器，用适当力量抽吸骨髓液 0.1~0.2ml 滴于载玻片上，迅速送检做有核细胞计数、形态学及细胞化学染色检查，如需做骨髓液细菌检查，再抽取 1~2ml。

（4）拔针：抽吸完毕，重新插入针芯，用无菌纱布置于针孔处，拔出穿刺针，按压 1~2 分钟后，胶布固定纱布。

| 知识点 16：骨髓穿刺术的操作前准备 | 副高：掌握　正高：掌握 |

（1）患者准备：①术前遵医嘱做血小板计数、出凝血时间测定。②向患者解释穿刺目的、意义、操作过程及注意事项，消除顾虑和恐惧，以取得患者的配合。③患者签署知情同意书。④术前清洁穿刺部位皮肤。

（2）环境准备：清洁、安静、温度适宜。

（3）用物准备：无菌骨髓穿刺包、无菌手套、治疗盘、2% 利多卡因、棉签、玻片、培养基、酒精灯、火柴、胶布等。

（4）体位准备：根据穿刺部位协助患者采取适宜的体位，胸骨、髂前上棘穿刺者取仰卧位，前者还需用枕头垫于背后，以使胸部稍突出；髂后上棘穿刺者取侧卧位；腰椎棘突穿刺则取坐位或侧卧位，尽量弯腰，头俯屈于胸前使棘突暴露。

| 知识点 17：骨髓穿刺术操作后护理 | 副高：掌握　正高：掌握 |

（1）平卧休息 4 个小时，协助患者做好各项生活护理，4 个小时后如无异常可照常活动。

（2）拔针后局部加压，血小板减少及出、凝血时间延长者至少按压 3~5 分钟，并观察穿刺部位有无出血。术后 24 个小时观察穿刺部位有无出血、血肿。

（3）穿刺后局部覆盖无菌纱布，保持局部干燥，如纱布被血液或汗液浸湿应及时更换。

（4）穿刺后 3 天内禁止沐浴，禁止抓挠穿刺处皮肤，以免污染切口。

三、静脉输液港技术

| 知识点 18：静脉输液港技术的概述 | 副高：熟悉　正高：掌握 |

植入式静脉输液港（VPA）又称植入式中心静脉导管系统（CVPAS）或全埋藏式药物输注装置（DDS），是一种可以完全植入体内的闭合静脉输液系统。静脉输液港技术主要包括位于中心静脉的导管部分及埋植于皮下的输液管。输液港经手术安置于皮下，只需使用无损伤针穿刺输液港底座，即可建立起输液通道，减少反复静脉穿刺的痛苦和难度，同时，输液港可将各种高浓度、强刺激的药物通过导管直接输送到中心静脉，依靠局部大流量、高流

速的血液迅速稀释和输送药物，防止刺激性药物对静脉的损伤，造成外周静脉炎和血管硬化等，还能有效避免液体外渗等原因导致局部组织坏死。因此，输液港可长期留置，术后不影响患者的日常生活，且并发症较经外周静脉穿刺的中心静脉导管（PICC）少。

知识点 19：静脉输液港技术的适应证　　　　　　　副高：熟悉　正高：掌握

（1）需长期输液治疗或反复输注刺激性药物，如肿瘤化疗。
（2）需长期或反复输血或血制品或采血。
（3）需长期输注高张或高黏稠度液体，如长期胃肠外营养。
（4）应用输液泵或压力输液治疗。
（5）缺乏外周静脉通路。

知识点 20：静脉输液港技术的禁忌证　　　　　　　副高：熟悉　正高：掌握

（1）穿刺局部确诊或疑似感染。
（2）已知或怀疑有菌血症或败血症。
（3）对输液港材料过敏。
（4）患者体形不适宜任意规格植入式输液港的尺寸。
（5）预定的植入部位曾经放射治疗或行外科手术。
（6）患有严重肺部阻塞性疾病。
（7）有严重出血倾向。
（8）有凝血功能障碍，上腔静脉压迫综合征者。

知识点 21：静脉输液港技术的操作评估　　　　　　副高：熟悉　正高：掌握

（1）评估患者病情、意识及合作程度。
（2）观察给药后周围皮肤有无局部红斑、水肿、溃疡、发热、疼痛等局部感染。
（3）询问上次注射后有无不适，如患者有胸部疼痛、心悸等情况则须行 X 线检查，重新评估整个装置的位置。

知识点 22：静脉输液港技术操作前准备　　　　　　副高：熟悉　正高：掌握

（1）患者准备：向患者解释，以取得合作。冬天关闭门窗，注意保暖。拉起围帘，注意患者隐私保护。
（2）用物准备：六步洗手，戴口罩，检查用物是否准备齐全。用物包括治疗车、治疗盘、无损伤蝶翼针、0.9%生理盐水 100ml、肝素稀释液（100U/ml）、聚维酮碘消毒液、乙醇棉球若干、20ml 针筒、无菌伤口敷料、无菌纱布若干、无菌手套 1 副、手消毒液、换药碗、无菌洞巾。

知识点 23：静脉输液港技术操作中的护理措施 　　　副高：熟悉　正高：掌握

（1）协助患者取平卧位，充分暴露输液港留置的部位。

（2）六步洗手后打开换药碗，戴无菌手套。

（3）消毒方法：穿刺前以注射座为圆心，先乙醇棉球后聚维酮碘，由内而外，顺时针、逆时针交替螺旋形消毒皮肤各 3 遍，消毒范围大于敷料的大小（10cm×12cm）。消毒后皮肤充分待干，铺上洞巾。

（4）用无菌方式打开的无损伤针、针筒和无菌伤口敷料放于无菌区域内，助手配合操作者抽吸肝素生理盐水稀释液及生理盐水，10ml 针筒连接无损伤针，排气并夹闭延长管。

（5）插针：触诊后，嘱患者深吸气后屏气，左手以拇指、示指、中指固定输液港体（勿过度绷紧皮肤），右手持无损伤针，斜面背对导管连接口，垂直刺入皮肤，尽量避开前次穿刺针眼，针头穿过皮肤、脂肪层，当刺入穿刺隔时有滞针感，继续进针，当针头穿刺隔后有落空感即可，回抽见有鲜血时丢弃 3ml，然后用生理盐水脉冲方式冲洗输液港，夹闭延长管并分离注射器，末端连接肝素帽或者可来福接口。

（6）无损伤蝶翼针的固定：穿刺成功后取纱布垫于无损伤针蝶翼下，避免固定时蝶翼直接接触皮肤引起不适。用无菌剪刀于静脉敷料贴的中线剪开至中心，然后将针头嵌入敷料贴的中心贴好，外面用 10cm×12cm 敷贴覆盖针头及敷料贴，就可以良好地固定针头防止污染。连续输液时每 7 天更换 1 次无损伤针，原则上每 2 天更换敷料，若发现敷料潮湿、松动应及时更换。

（7）冲管：输液进行当中一般不需要冲管。如若输注高黏滞性液体（输血、脂肪乳剂、全肠外营养液）应每 4 小时用生理盐水冲管 1 次。每天全部液体输注完毕以后，做 1 次冲管。方法：换接 20ml 生理盐水注射器，用脉冲法冲管后正压夹管，目的是利用生理盐水产生的湍流冲刷干净附于导管壁上的药物，并保持全过程正压。冲洗过程中应注意观察患者有无胸闷、胸痛、药物外渗的现象；然后换接肝素稀释液（100U/ml），脉冲法缓慢冲管后正压夹管。

（8）拔除针头：左手以拇指、示指、中指固定输液港体，让患者做深吸气后屏气，同时拔除针头；拔针后用无菌纱布局部加压止血直至局部止血完全，同时密切观察患者的呼吸、面色及插针部位皮肤情况，检查针头是否完整，并保持穿刺点 24 小时密闭。

知识点 24：静脉输液港技术操作后的护理措施 　　　副高：熟悉　正高：掌握

（1）安置患者，再次核对身份。

（2）做好患者健康教育，告知注意事项，如保持局部清洁干燥，如局部有发红、发热、疼痛、溃疡等不适时需及时告知医师，治疗间歇期每 4 周维护 1 次。

（3）处理用物，洗手、脱口罩，做好记录。

知识点25：静脉输液港技术的常见问题及处理措施　　　　副高：熟悉　正高：掌握

（1）无法回抽或冲洗注射：常规原因有导管阻塞、外接输液管被关闭、管路弯曲、无损伤针位置偏移、输液泵翻转或扭曲、导管末端异位。处理方法：药物溶栓，检查外接装置，调整无损伤针，X线或血管造影确定输液装置的完整性。

（2）无法抽回血但推注通畅：常见原因有导管末端可能贴于血管壁上；纤维血管鞘形成，包裹导管末端；导管夹闭综合征。处理方法：让患者活动上肢，适当咳嗽或改变体位；尝试药物溶栓；X线或血管造影确定输液装置的完整性。

（3）感染：常见原因有未规范无菌操作、输液管路各环节的污染。处理方法：通知医师取出静脉输液港，使用抗生素，切口换药。

知识点26：静脉输液港技术的健康指导　　　　副高：熟悉　正高：掌握

（1）切口愈合后，可洗澡，日常生活如常。
（2）埋藏输液港局部避免外力撞击。
（3）每月来导管维护门诊冲洗导管1次。
（4）静脉输液港局部皮肤出现红、肿、热、痛时应及时就医。
（5）患者随身携带一张卡片，记录植入时间、位置、医师姓名和联系电话及注意事项。

第六章　内分泌与代谢性疾病患者的护理

第一节　概　　述

知识点1：内分泌系统的概述　　　　　　　　　　　副高：熟悉　正高：熟悉

内分泌系统由人体内分泌腺及一些具有内分泌功能的器官、组织及细胞组成。其主要功能是释放激素，调节人体的生长、发育等生命现象，维持人体内环境的相对稳定性。

一、内分泌系统的结构及生理功能

知识点2：下丘脑　　　　　　　　　　　　　　　　副高：熟悉　正高：熟悉

下丘脑的神经分泌物是通过门脉流入垂体前叶的，有的激发垂体前叶的释放，称释放激素；有的抑制垂体前叶激素的释放，称抑制激素。这些激素主要包括：促甲状腺激素释放激素、促肾上腺皮质激素释放激素、促卵泡激素释放激素、促黄体生成素释放激素、生长激素释放激素、生长激素释放抑制激素、催乳素释放素、黑素细胞刺激素抑制激素及黑素细胞刺激素释放激素等。这些激素主要是对腺垂体起调节作用。

知识点3：垂体　　　　　　　　　　　　　　　　　副高：熟悉　正高：熟悉

垂体可以分为腺垂体和神经垂体两部分。腺垂体是腺体组织，而神经垂体是神经组织。腺垂体分泌生长激素、催乳素等。生长激素直接作用于组织细胞，增加细胞的体积和数量，促进人体的生长。腺垂体还分泌促甲状腺激素、促肾上腺皮质激素、促性腺激素，这些激素总称为促激素。促激素一方面调节相应腺体内激素的合成和分泌；另一方面还维持相应腺体的正常生长发育。神经垂体释放血管升压素和催产素。血管升压素具有抗利尿作用和升高血压作用。催产素具有强烈刺激子宫收缩和促进排乳作用。

知识点4：甲状腺　　　　　　　　　　　　　　　　副高：熟悉　正高：熟悉

甲状腺分泌甲状腺激素，包括甲状腺素（T_4）和三碘甲腺原氨酸（T_3）。甲状腺激素分布范围十分广泛，几乎遍及全身各个组织，作用迟缓而又持久，主要调节新陈代谢、生长、发育等基本生理过程。

知识点5：胰岛　　　　　　　　　　　　　　　　　副高：熟悉　正高：熟悉

胰岛是胰腺的内分泌腺。胰岛中的 β 细胞分泌胰岛素，α 细胞分泌胰高血糖素。胰岛素有降低血糖浓度的作用。胰高血糖素的主要功能是加速肝糖原分解，促进糖原异生作用，使血糖升高。此外，胰高血糖素还能促进脂肪的分解。

知识点6：肾上腺　　　　　　　　　　　　　　　　副高：熟悉　正高：熟悉

肾上腺分为皮质和髓质。皮质分泌的激素有盐皮质激素、糖皮质激素和性激素，统称为肾上腺皮质激素。盐皮质激素主要有保钠、保水和排钾的作用。糖皮质激素主要是调节糖类、脂肪和蛋白质的代谢，促进蛋白质分解和抑制蛋白质合成，并促使蛋白质、脂肪在肝里转变成糖原和葡萄糖；抑制体内糖的利用，使血糖升高。此外，糖皮质激素还可以增强人体的应激功能。髓质分泌的激素有肾上腺素和去甲肾上腺素。这两种激素的生理功能大致相同，都能使心脏收缩力量加强，心率加快；促进糖原分解，使血糖升高，以及使贮存的脂肪分解；促使支气管平滑肌舒张。

知识点7：性腺　　　　　　　　　　　　　　　　　副高：熟悉　正高：熟悉

性腺在男性为睾丸，女性为卵巢。睾丸分泌雄性激素，促进精子生成、男性生殖器官发育并维持其正常活动，激发和维持男性第二性征等作用。卵巢分泌雌性激素和孕激素。雌性激素能促进女性生殖器官、乳腺导管发育，激发并维持女性第二性征。孕激素能促进子宫内膜增厚和乳腺腺泡的发育。

知识点8：甲状旁腺　　　　　　　　　　　　　　　副高：熟悉　正高：熟悉

甲状旁腺分泌甲状旁腺激素，能调节体内的钙和磷的代谢：一方面使骨组织中的磷酸钙分解而释放到血内；另一方面能促进肾小管对磷的排泄，从而使血磷降低和血钙升高。

知识点9：激素　　　　　　　　　　　　　　　　　副高：熟悉　正高：熟悉

激素是由细胞分泌的有机化学物质，通过各种方式到达靶器官或组织，实现相应的信息传递或功能调控。

（1）激素的分类：根据其化学特性可分为四类：肽类激素、氨基酸类激素、胺类激素、类固醇类激素。

（2）激素的分泌方式：①内分泌：激素分泌后进入血液循环，运输至人体的各种靶组织而发挥作用。②旁分泌：激素分泌后不进入血液，仅（或主要）通过细胞外液扩散而作用于邻近细胞。③自分泌：激素直接反馈作用于自身细胞，是细胞自我调节的重要方式之一。④胞内分泌：在细胞质合成的激素直接运送至细胞核而影响靶基因的表达。⑤神经分泌：激素由神经细胞分泌，沿神经轴突运送至所支配的组织，调节靶细胞激素的合成和分泌。

（3）激素的降解与转化：激素通过血液、淋巴液和细胞外液转运到靶细胞发挥作用，并经肝、肾和靶细胞代谢降解而灭活。激素水平是否能够保持动态平衡，决定于激素的分泌、在血液中与蛋白的结合及最终降解。

二、内分泌系统的调节

知识点 10：神经系统与内分泌系统的相互调节	副高：熟悉　正高：熟悉

内分泌系统直接由下丘脑调控，下丘脑含有重要的神经核，具有神经分泌细胞的功能，可以合成释放激素和抑制激素，通过垂体门静脉系统进入腺垂体，调节腺垂体各种分泌细胞激素的合成和分泌。下丘脑视上核及室旁核分别分泌血管升压素和催产素，经过神经轴突进入神经垂体，贮存并由此向血液释放激素。通过腺垂体所分泌的激素对靶腺如肾上腺、甲状腺和性腺进行调控，亦可直接对靶器官、靶细胞进行调节。内分泌系统对中枢神经系统包括下丘脑也有直接调整其功能的作用，一个激素可作用于多个部位，而多种激素也可作用在同一器官组织，包括神经组织，发挥不同的作用。

知识点 11：内分泌系统的反馈调节	副高：熟悉　正高：熟悉

下丘脑、垂体与靶腺之间存在反馈调节，反馈调节是内分泌系统的主要调节机制，使相处较远的腺体之间相互联系，彼此配合，保持机体内环境的稳定性，并克服各种病理状态。反馈调节现象也见于内分泌腺和体液代谢物质之间，如胰岛 β 细胞的胰岛素分泌与血糖浓度之间呈正相关，血糖升高可刺激胰岛素分泌，而血糖过低可抑制胰岛素分泌。应激时，血管升压素可促使促肾上腺皮质激素、生长激素和催乳素分泌增加，而全身性疾病时则可抑制下丘脑–垂体–甲状腺系统，减少甲状腺激素的分泌，产生低 T_3、低 T_4 综合征。

知识点 12：免疫系统、内分泌系统和神经系统的相互影响	副高：熟悉　正高：熟悉

内分泌、免疫和神经三个系统之间可通过相同的肽类激素和共有的受体相互作用，形成一个完整的调节网络。神经、内分泌系统对机体免疫有调节作用，如糖皮质激素、性激素、前列腺素 E 等可抑制免疫应答，而生长激素、甲状腺激素和胰岛素能促进免疫应答。免疫系统在接受神经内分泌系统调节的同时，亦有反向调节作用。神经内分泌细胞膜上有免疫反应产物如白细胞介素、胸腺肽等细胞因子的受体，免疫系统也可通过细胞因子对神经内分泌系统的功能发生影响。

三、内分泌系统疾病

| 知识点13：内分泌系统疾病概述 | 副高：熟悉　正高：熟悉 |

　　内分泌系统疾病是指各种原因引起的内分泌腺病变。根据病理生理可分为功能亢进、功能减退和功能正常；根据其病变发生部位，可分为原发性（发生在周围靶腺）和继发性（发生在下丘脑或垂体）。内分泌腺或靶组织对激素的敏感性或应答反应降低，非内分泌组织恶性肿瘤异常地产生过多激素，或治疗过程应用激素和某些药物，均可出现内分泌疾病表现。

| 知识点14：内分泌功能亢进 | 副高：熟悉　正高：熟悉 |

　　（1）原发性功能亢进：因内分泌腺体的肿瘤增生或其他疾病引起，如垂体生长激素瘤分泌生长激素增多所致肢端肥大症，肾上腺皮质腺瘤分泌皮质醇增多所致的库欣综合征，甲状旁腺增生分泌甲状旁腺激素增多而出现的甲状旁腺功能亢进症等。

　　（2）继发性功能亢进：内分泌腺体本身无病，某种内分泌靶腺以外的因素或肿瘤分泌类似促激素的物质，如肺燕麦细胞癌分泌类促肾上腺皮质激素而致肾上腺皮质分泌过多皮质醇所致的异位促肾上腺皮质激素综合征。

| 知识点15：内分泌功能减退 | 副高：熟悉　正高：熟悉 |

　　（1）原发性功能减退：病变在分泌激素的靶腺本身，因出血、缺血、感染等破坏靶腺细胞，使激素分泌过少，造成内分泌功能减退，如慢性淋巴性甲状腺炎所致的原发性甲状腺功能减退症。

　　（2）继发性功能减退：病变在垂体，因缺少垂体促激素或生理性刺激因子而致靶腺激素分泌过少，如希恩（Sheehan）综合征所致的继发性甲状腺功能减退。

| 知识点16：激素的敏感性缺陷 | 副高：熟悉　正高：熟悉 |

　　激素的敏感性缺陷表现为对激素发生抵抗，主要有膜或核受体和/或受体后信号转导缺陷，使激素不能发挥正常作用。临床上大多表现为功能减退或正常，但血中激素水平异常升高。

四、营养和代谢

| 知识点17：营养和代谢的生理 | 副高：熟悉　正高：熟悉 |

　　（1）营养物质的供应和摄取：人体所需营养物质主要来自食物，少数可在体内合成。

这些来自外界并主要以食物形式摄入的物质就是营养素。营养素分类：①宏量营养素：包括碳水化合物、蛋白质和脂肪，是可以互相转换的能源。②微量营养素：指矿物质，包括常量元素和微量元素，是维持人体健康所必需，许多微量元素有催化作用。③维生素：分为脂溶性和水溶性。④其他膳食成分：膳食纤维、水等。食物的营养价值指食物中所含营养素和热量是否满足人体需要。而摄取这些营养物质的行为受神经、内分泌等控制，其中下丘脑起重要作用；此外，还受文化、家庭、个人经历、宗教信仰、经济以及市场供应等因素和条件的影响。

（2）营养物质的消化、吸收、代谢和排泄：食物在胃肠道经消化液、酶、激素等作用转变为氨基酸、单糖、脂肪酸、甘油，与水、盐、维生素等一起被吸收入血或经淋巴入血，到达肝和周围组织被利用，以合成物质或提供能量。机体自身的物质也随时被分解提供能量或合成新的物质。

糖、脂肪、蛋白质、水和无机元素等中间代谢一系列复杂的生化反应受基因控制，从酶、激素和神经内分泌等三个方面进行调节；同时也受代谢底物的质和量、辅因子、体液组成、离子浓度等反应环境以及中间和最终产物的质和量等因素的调节。中间代谢所产生的物质，除被机体储存或重新利用外，最后以水、二氧化碳、含氮物质或其他代谢产物的形式，经肺、肾、肠、皮肤黏膜等排出体外。

知识点18：营养病　　　　　　　　　　　　副高：熟悉　正高：熟悉

机体对各种营养物质有一定的需要量、允许量和耐受量。营养病可因一种或多种营养物质不足、过多或比例不当而引起。一般按某一营养物质的不足或过多分类，再根据发病的原因分为原发性和继发性营养失调两大类。

（1）原发性营养失调：是由于摄取营养物质不足、过多或比例不当引起。如摄取蛋白质不足可引起蛋白质缺乏症；摄取能量超过机体消耗可引起单纯性肥胖症。

（2）继发性营养失调：是由于器质性或功能性疾病所致的营养失调。常见原因有进食障碍、消化吸收障碍、物质合成障碍、机体对营养需求的改变、排泄失常等。

知识点19：代谢病　　　　　　　　　　　　副高：熟悉　正高：熟悉

代谢病指由于中间代谢某个环节障碍所致的疾病，由于原发器官疾病为主所致的代谢障碍则归入该器官疾病的范围。一般按发病机制可分为遗传性代谢病（先天性代谢缺陷）和获得性代谢病两大类。

（1）遗传性代谢病：基因突变引起蛋白质结构紊乱，特异酶催化反应消失、降低或升高，导致细胞和器官功能异常。

（2）获得性代谢病：可因环境因素引起，或遗传因素与环境因素相互作用所致。不合适的食物、药物、理化因素、创伤、感染、器官疾病、精神疾病等，是造成代谢障碍的常见原因。而肥胖和糖尿病是遗传因素与环境因素共同作用的结果。

第二节　常见症状与体征的护理

一、身体外形改变

| 知识点1：身体外形改变的概述 | 副高：熟悉　正高：熟悉 |

身体外形改变多与内分泌疾病和代谢疾病有关，包括身高、体型、毛发、面容及皮肤黏膜改变等，是一组影响患者生理和心理状态的临床征象。

| 知识点2：身体外形改变的临床表现 | 副高：掌握　正高：掌握 |

（1）身材过高与矮小：身材过高见于巨人症、肢端肥大症患者；身材矮小见于侏儒症、呆小症患者。

（2）肥胖与体重过低：①肥胖：指体重指数（BMI）≥28kg/m²，分为单纯性肥胖和继发性肥胖。前者与摄食过多或运动过少有关，并有一定的遗传倾向；后者多见于下丘脑疾病、库欣综合征、2型糖尿病（肥胖型）、甲状腺功能减退症等。②体重过低：指体重指数<18.5kg/m²，多见于1型与2型糖尿病（非肥胖型）、甲状腺功能亢进症、肾上腺皮质功能减退症等。

（3）毛发改变：皮质醇增多时由于雄性激素分泌增多，患者躯体和面部毛发增多；甲状腺功能减退时，患者可出现头发干燥、稀疏、脆弱，睫毛和眉毛脱落（尤以眉梢为甚），男性胡须生长缓慢。

（4）面容变化：甲状腺功能亢进症患者可表现为"甲状腺功能亢进面容"，如面容惊愕、眼裂增宽、眼球突出及目光炯炯等；甲状腺功能减退症患者可表现为"黏液性水肿面容"，如面色苍黄、颜面水肿、目光呆滞、反应迟钝及头发稀疏等；库欣综合征患者可表现为"满月面容"，如面圆如满月、皮肤发红，常伴痤疮等。

（5）皮肤变化：①皮肤、黏膜色素沉着：是由于表皮基底层的黑色素增多以致皮肤色泽加深。多见于肾上腺皮质疾病患者，尤以摩擦处、掌纹、乳晕及瘢痕处明显。②皮肤紫纹和痤疮：紫纹是库欣综合征的特征之一，病理性痤疮可见于库欣综合征、先天性肾上腺皮质增生症等。

| 知识点3：身体外形改变的辅助检查 | 副高：熟悉　正高：熟悉 |

（1）激素测定：通过激素测定了解垂体、甲状腺、甲状旁腺和肾上腺皮质功能有无异常，胰岛素水平是否变化。

（2）影像学检查：B超、X线、CT和MRI等检查对某些内分泌疾病有定位诊断价值。

知识点4：身体外形改变的护理评估　　　　副高：熟悉　　正高：掌握

（1）健康史：询问患者有无内分泌疾病和代谢性疾病，如侏儒症、呆小症、肢端肥大症、巨人症、库欣综合征、甲状腺功能减退症、甲状腺功能亢进症、肾上腺皮质功能减退症、内分泌腺的恶性肿瘤、糖尿病等病史；是否服用激素类药物治疗；有无不良生活方式和饮食习惯；有无家族遗传史；女性患者月经史有无异常。

（2）身体状况：包括体型、毛发，有无满月脸、皮肤紫纹、痤疮和色素沉着，有无突眼、甲状腺是否肿大等。

（3）心理-社会状况：身体外形改变影响人际交往和社交活动，患者容易产生紧张、焦虑、自卑、抑郁等心理反应。

知识点5：身体外形改变的护理诊断　　　　副高：熟悉　　正高：熟悉

身体意象紊乱：与疾病引起身体外形改变等因素有关。

知识点6：身体外形改变的护理措施　　　　副高：熟练掌握　　正高：熟练掌握

（1）提供心理支持：多与患者交谈，耐心倾听患者的诉说，建立信任的护患关系；鼓励和协助患者表达对身体外形改变的感受，关注患者自卑、焦虑及抑郁等问题，向患者提供有关疾病的资料和患有相同疾病并已治疗成功的病例，并给予耐心讲解，使其明确治疗效果及病情转归，消除紧张情绪，树立自信心。

（2）修饰指导：教会患者适当的自我修饰，以增加患者心理的舒适度和美感。例如，甲状腺功能亢进症突眼的患者外出可戴深色眼镜；肥胖、侏儒和巨人症患者应选择合体的衣着等；毛发稀疏的患者外出可戴假发、帽子等。

（3）鼓励社会交往：帮助患者接受身体外观的改变；鼓励患者加入社区中的支持团体。

（4）建立良好的家庭互动关系：鼓励家属主动与患者沟通，促进患者与家人之间的互动关系，主动参与对患者的护理，以减轻患者内心的抑郁感。

（5）改善营养状况：伴有身体外形改变的患者多有营养失调，应针对患者的具体情况，调节摄入的营养成分，制订饮食计划，以改善患者的营养状态。

二、生殖发育及性功能异常

知识点7：生殖发育及性功能异常的概述　　　　副高：熟悉　　正高：熟悉

生殖发育及性功能异常包括生殖器官发育迟缓或过早，性欲减退或丧失，女性月经紊乱、溢乳、闭经或不孕，男性勃起功能障碍或乳房发育。例如，下丘脑综合征患者可出现性欲减退或亢进，女性月经失调，男性阳痿不育；自儿童期起的腺垂体生长激素缺乏或性激素分泌不足可导致患者青春期性器官仍不发育，第二性征缺如；青春期前开始的性激素或促性腺激素分泌过早、过多则为性早熟。

知识点8：生殖发育及性功能异常的辅助检查　　　　副高：熟悉　正高：熟悉

测定性激素水平有无异常。

知识点9：生殖发育及性功能异常的护理评估　　　　副高：熟悉　正高：掌握

（1）健康史：询问患者有无引起生殖发育及性功能异常的病因，如下丘脑、腺垂体疾病、甲状腺功能亢进症、甲状腺功能减退症、库欣综合征等；有无服用导致性功能异常的药物；有无性欲改变，男性患者有无勃起功能障碍、乳房发育等；女性患者的月经、生育史是否正常。

（2）身体状况：下丘脑综合征患者可出现性欲减退或亢进，女性月经失调，男性阳痿不育；自儿童期起病的腺垂体生长激素缺乏或性激素分泌不足可导致患者青春期性器官仍不发育，第二性征缺如；青春期前开始的性激素或促性腺激素分泌过早、过多则为性早熟。

（3）心理-社会状况：性功能异常影响性生活与生育，导致患者自尊心受伤、夫妻不和等，且疾病需要长期治疗，患者易产生焦虑、自卑、抑郁、悲观等心理反应。

知识点10：生殖发育及性功能异常的护理诊断　　　　副高：熟悉　正高：熟悉

性功能障碍：与内分泌功能紊乱有关。

知识点11：生殖发育及性功能异常的护理措施　　　副高：熟练掌握　正高：熟练掌握

（1）心理疏导：提供隐蔽舒适的环境和恰当的时间，鼓励患者描述目前的性功能、性生活型态，使患者以开放的态度讨论问题。接受患者讨论性问题时所呈现的焦虑，对患者表示尊重、理解和支持。

（2）提供专业指导：给患者讲解所患疾病及用药对性功能的影响，使患者积极配合治疗；为患者提供信息咨询服务，如专业医师、心理咨询师、性咨询门诊等；鼓励患者与配偶交流彼此的感受，并一起参加性健康教育及阅读有关性教育的材料。

第三节　肥　胖　症

知识点1：肥胖症的概述　　　　　　　　　　　　　　　　　　正高：熟悉

肥胖症为多种因素相互作用引起的体内脂肪堆积过多和/或分布异常，体重超常的慢性代谢性疾病。本病作为代谢综合征的主要组分之一，常与多种疾病如 2 型糖尿病、血脂异常、高血压、冠心病、卒中和某些癌症密切相关。肥胖症分单纯性肥胖症和继发性肥胖症两大类。临床上无明显内分泌及代谢性病因所致的肥胖症，称单纯性肥胖症。若继发于某些疾病（如下丘脑－垂体的炎症、肿瘤、创伤、库欣综合征、甲状腺功能减退症、性腺功能减退症等）的肥胖症，称为继发性肥胖症，约占肥胖症的 1%。

知识点 2：肥胖症的病因及发病机制　　　　　　　　　　　正高：熟悉

肥胖症是一组异质性疾病，病因未明，被认为是包括遗传和环境因素在内的多种因素共同作用的结果。总的说来，若人体摄入的能量长期持续超过消耗的能量，使过剩的能量以脂肪形式在体内逐渐积聚，引起肥胖症。但这一能量平衡紊乱的原因尚未阐明。

（1）遗传因素：肥胖症有家族集聚倾向，但遗传基础不明，不能排除其共同饮食、生活习惯的影响。

（2）环境因素：主要包括饮食和体力活动。饮食习惯不良、饮食结构不合理引起摄入能量增多；久坐的生活方式、体育运动少、体力活动不足使能量消耗减少，导致脂肪积聚而引起肥胖症。此外，胎儿期母体营养不良、蛋白质缺乏，或低出生体重婴儿，在成年期饮食结构发生变化时，也容易发生肥胖症。

（3）神经－内分泌－代谢紊乱：体重受神经系统和内分泌系统双重调节，最终影响能量摄取和消耗的效应器官而发挥作用。①中枢神经系统：在人类下丘脑中存在着两对与摄食行为有关的神经核，即腹外侧核的饥中枢和腹内侧核的饱中枢。在生理条件下两者相互调节，相互制约处于动态平衡状态。下丘脑或边缘系统的病变、手术可引起肥胖。②内分泌代谢系统：肥胖症患者的营养物质较易进入脂肪生成途径，使三酰甘油的合成和贮存增加，动员减少。女性在产后、绝经期后或长期口服避孕药者，肥胖症增多，也提示脂肪合成代谢可能与雌激素水平有关。

（4）其他因素：①肥胖症与棕色脂肪组织（BAT）功能异常有关。β_3 肾上腺素能受体（β_3AR）基因主要在 BAT 表达，通过其产热作用和促进脂肪分解作用参与能量平衡和脂肪贮存的调节。肥胖症可能由于 β_3AR 基因突变，导致 BAT 产热功能低下，使能量消耗减少有关。②肥胖症与生长因素有关。脂肪组织块的肥大可由于脂肪细胞数量增多（增生型），脂肪细胞体积增大（肥大型）或脂肪细胞同时增多、增大（增生肥大型）而引起。幼年起病者多为增生型或增生肥大型，肥胖程度较重，且不易控制。成年起病者多为肥大型。

知识点 3：肥胖症的病理生理　　　　　　　　　　　　　　正高：熟悉

（1）脂肪细胞和脂肪组织：脂肪细胞是一种高度分化的细胞，可以贮存和释放能量，而且能分泌数十种脂肪细胞因子、激素或其他调节物，包括瘦素、抵抗素、脂联素、肿瘤坏死因子-α（TNF-α）、血浆纤溶酶原激活物抑制因子-1（PAI-1）、血管紧张素原和游离脂肪酸（FFA）等。肥胖患者脂肪细胞数量增多（增生型）、体积增大（肥大型）或数量增多体积增大（增生肥大型），伴脂肪组织炎症反应如吞噬细胞和其他免疫细胞浸润，脂肪因子分泌增多，出现胰岛素抵抗和低度的系统炎症（C反应蛋白、白介素-6、TNF-α等因子轻度升高）。

（2）"调定点"上调：长期高热量、高脂肪饮食，体重增加后，即使恢复正常饮食，也不能恢复到原体重。持续超重可引起体重调定点不可逆升高，即调定点上调。可逆性体重增加是脂肪细胞增大的结果，当引起体重增加的原因去除后，脂肪细胞缩小，体重恢复。不可逆性体重增加是脂肪细胞数目增加与体积增大的结果，体重恢复困难。

| 知识点4：肥胖症的临床表现 | 正高：掌握 |

（1）肥胖症本身症状：轻度肥胖症多无症状，仅表现为体重超重。中、重度肥胖症可引起气促、关节痛、肌肉酸痛、体力活动减少、焦虑、忧郁以及皮肤皱褶易发生皮炎、擦烂、并发化脓性或真菌感染等。此外，肥胖症还引起脂肪分布异常。按脂肪组织块的分布，通常分为两种体型。中心型肥胖者脂肪主要分布在腹腔和腰部，多见于男性，故又称为腹型、内脏型、苹果型、男性型。外周型肥胖者多见于女性，脂肪主要分布在腰部以下，如下腹部、臀部、大腿，称为梨型、女性型。中心型肥胖者发生代谢综合征的危险性较大，而外周型肥胖者减肥更为困难。

（2）肥胖症并发症症状：肥胖症还可伴随或并发高血压、糖尿病、睡眠呼吸暂停综合征、静脉血栓、胆囊疾病、高尿酸血症和痛风、骨关节病、生育功能受损等，并增加麻醉和手术的危险性。此外，肥胖症患者恶性肿瘤发病率升高，如女性子宫内膜癌、乳腺癌、胆道癌；男性结直肠癌、前列腺癌等发生率均升高。

| 知识点5：肥胖症的辅助检查 | 正高：熟悉 |

（1）体重指数（BMI）：测量身体肥胖程度，$BMI(kg/m^2) = 体重(kg)/[身高(m)]^2$。BMI是诊断肥胖症最重要的指标。$BMI \geqslant 24kg/m^2$ 为超重，$\geqslant 28kg/m^2$ 为肥胖；男性腰围$\geqslant 85cm$ 和女性腰围$\geqslant 80cm$ 为腹型肥胖。

（2）理想体重（IBW）：可测量身体肥胖程度，但主要用于计算饮食中热量和各种营养素供应量。$IBW(kg) = 身高(cm) - 105$ 或 $IBW(kg) = [身高(cm) - 100] \times 0.9（男性）$ 或 0.85（女性）。

（3）腰围（WC）：反映脂肪分布情况。腰围较腰臀比更简单可靠，是诊断腹部脂肪积聚最重要的临床指标。WHO建议男性$WC > 94cm$、女性$WC > 80cm$ 为肥胖症。中国肥胖问题工作组建议，我国成年男性$WC \geqslant 85cm$、女性$WC \geqslant 80cm$ 为腹型肥胖症。

（4）腰/臀比（WHR）：分别测量肋骨下缘至髂前上棘之间的中点的径线（腰围）与骨盆最突出点的径线（臀围），再算出其比值。正常成人WHR男性< 0.90，女性< 0.85，超过此值为中心型肥胖。

（5）CT或MRI：计算皮下脂肪厚度或内脏脂肪量，是评估体内脂肪分布最准确的方法，但不作为常规检查。

（6）其他：骨密度测量、生物电阻抗测定、双能 X 线吸收法测定体脂总量等。

知识点 6：肥胖症的治疗要点　　　　　　　　　　　　　　　　　　　正高：掌握

通过降低能量摄入，增加能量消耗达到控制体重的目的。控制体重的策略强调以行为、饮食、运动为主的综合治疗，必要时辅以药物或手术治疗。继发性肥胖应针对病因治疗。各种并发症及伴随病应给予相应的处理。

（1）医学营养治疗：是肥胖症综合治疗的基础，其核心原则是使患者能量代谢处于负平衡状态。应注意平衡膳食原则，保证蛋白质、必需脂肪酸、矿物质、维生素和膳食纤维等营养素的合理摄入及适宜的分配比例。在制订和实施营养治疗方案时，必须遵循个体化原则，并强调纠正患者的不良饮食习惯。在平衡膳食中，蛋白质、碳水化合物和脂肪提供的能量应分别占总能量的 15%~20%、60%~65% 和 25%。

（2）行为治疗：除由内科医师、心理治疗师、营养师和护理人员组成指导小组外，还应取得家庭的配合，指导患者从饮食处方开始，逐步实施，定期随访。帮助制订并指导减肥措施的执行，措施包括建立节食意识，每餐不过饱，挑选脂肪含量低的食物，教会患者自我监测并记录饮食行为。

（3）体力活动和体育运动：与医学营养治疗相结合，并长期坚持，可以预防肥胖或使肥胖患者体重减轻。运动方式和运动量应结合患者具体情况，注意循序渐进，有心血管并发症和肺功能减退的患者必须更为慎重。

（4）药物治疗：医学营养和运动治疗的主要问题是难以长期坚持，中断后往往体重迅速回升，因此对严重患者应用药物减轻体重，然后继续维持。但长期用药可能产生药物不良反应及耐药性，因而应谨慎选择药物治疗适应证，且减重药物应在医师指导下应用。目前常用的减肥药有以下几种：①奥利司他：非中枢性作用减重药，是胃肠道胰脂肪酶、胃脂肪酶抑制剂。通过减慢胃肠道中的食物脂肪水解过程，减少对脂肪的吸收，促进能量负平衡从而达到减重效果。配合平衡的低热量饮食，能使脂肪吸收减少 30%，体重降低 5%~10%，并能改善血脂谱，减轻胰岛素抵抗等。②西布曲明：中枢性作用减重药，特异性地抑制中枢对去甲肾上腺素和 5-羟色胺的再摄取，减少摄食；间接刺激中枢交感传出神经、激活棕色脂肪组织 β_2 肾上腺素受体促进产热，使体重减轻。③利莫那班：为选择性大麻素受体-1 阻滞药，作用于中枢神经系统抑制食欲，作用于脂肪组织诱导 FFA 氧化，可有效减轻体重，尚未发现明显不良反应。

（5）手术治疗：仅用于重度肥胖、减重失败而又有严重并发症，这些并发症有可能通过减重而改善者。手术方式有吸脂术、切脂术和减少食物吸收的手术（如空肠、回肠分流术、胃气囊术、小胃手术或垂直结扎等）。手术的不良后果有吸收不良、贫血、管道狭窄等。

知识点 7：肥胖症的护理评估　　　　　　　　　　　　　　　　　　正高：掌握

（1）健康史：评估患者引起肥胖的原因，开始肥胖的时间，患者的饮食习惯，日常活动量，是否有肥胖家族史。既往有无其他疾病及治疗经过。排便情况。女性患者应了解月经史、生育史。

（2）身体状况：精神意识状态、生命体征、肥胖程度、脂肪分布情况，有无睡眠呼吸暂停综合征、心血管病、糖尿病等。全身皮肤情况。

（3）心理-社会状况：患者因肥胖可引起消极心理，有的患者因减轻体重需要长期控制饮食。适当增加活动量而产生烦躁心理。需要家庭和社会的鼓励和支持。

知识点8：肥胖症的护理诊断　　　　　　　　　　　　　　正高：熟悉

（1）营养失调——高于机体需要量：与能量摄入与消耗失衡有关。
（2）活动无耐力：与肥胖导致体力下降有关。
（3）长期自尊低下：与自卑及他人对肥胖症的看法有关。
（4）身体意象紊乱：与肥胖症对身体外形的影响有关。

知识点9：肥胖症的心理护理　　　　　　　　　　　　　正高：熟练掌握

根据不同年龄、性别、肥胖程度和情绪状态与患者进行有针对性的交谈，探讨引起肥胖症的原因，给予恰当的分析、解释和指导，明确减肥的重要性，与患者一起制订合理的减肥计划，使患者能积极、主动、自觉地坚持和执行减肥计划，积极配合检查和治疗。针对患者因肥胖症引起的消极心理，指导患者利用服饰进行外表修饰，完善自我形象。

知识点10：肥胖症的饮食护理　　　　　　　　　　　　正高：熟练掌握

治疗肥胖症有效的方法是少食多动，多饮水，避免高热量饮食，重度肥胖者以低糖、低脂、低盐、高纤维素、适量蛋白质为宜，并注意改变饮食习惯，如限定只在家中餐桌进食，使用小容量的餐具，每次进食前先饮水250ml。按计划定量进食，养成细嚼慢咽的进食方式。①饮食中蛋白质保持每天每千克体重1g，并有足够的维生素和其他营养素。②有剧烈饥饿感时可给低热量的蔬菜，如芹菜、冬瓜、黄瓜、南瓜、卷心菜等，以增加饱腹感，减少糖分的吸收。③避免进食甜食、油煎食品、方便食品、快餐、零食、巧克力等，改变边看电视边吃饭的习惯。④患者体重下降幅度以每周0.5~1.0kg为宜。⑤注意观察有无因热量摄入过低引起的衰弱、抑郁、脱发，甚至心律失常的发生。

知识点11：肥胖症的运动疗法指导措施　　　　　　　　正高：熟练掌握

鼓励患者积极参加体力活动，每周至少3~4次，每次至少30分钟。选择适合患者的有大肌肉群参与的有氧运动方式，运动量要逐渐增加，避免用力过度过猛，并注意循序渐进、长期坚持，否则体重不易下降或下降后又复上升。

知识点 12：肥胖症的用药护理　　　　　　　　　　　　　　　　　正高：熟练掌握

经饮食调整、运动锻炼未能奏效时，遵医嘱指导患者短期应用减肥药或针灸治疗。目前对肥胖症患者采用药物疗法效果虽不佳，但仍能起到一定作用。因此，指导合理用药也是一个辅助疗法，常用的药物有食欲抑制药及代谢亢进剂两类。易引起心悸、激动、失眠等不良反应，对伴有心脏疾病者须慎用。

知识点 13：肥胖症的健康指导　　　　　　　　　　　　　　　　　　正高：掌握

（1）疾病预防指导：鼓励人们采取健康的生活方式，尽可能使体重维持在正常范围内，特别是有肥胖家族史的儿童，产后及绝经期女性，中年男性或病后恢复期等高危人群，尤应注意早指导、早干预。预防肥胖症应从儿童期开始，尤其是加强对学生的健康教育。

（2）疾病知识指导：向患者说明肥胖症对健康的危害，使患者了解肥胖症与心脑血管疾病、糖尿病等的密切关系。指导患者养成良好的饮食习惯，科学地安排饮食，强调减少热量摄入和限制饮酒的重要性。告知患者短暂、间断的运动达不到减重的目的，只有坚持每天运动方能奏效。在制订运动量、运动强度和类型时，应满足个体化的特点和需要。

（3）病情监测指导：指导患者每天自我监督并记录饮食和运动情况，每周监测体重及腰围。

第四节　甲状腺功能亢进症

知识点 1：甲状腺功能亢进症的概述　　　　　　　　　　副高：熟悉　正高：熟悉

甲状腺功能亢进症（简称甲亢），是各种原因引起甲状腺激素（TH）分泌过多所致的一组临床综合征。临床上以高代谢综合征（多食、消瘦、心悸等）、甲状腺肿大、眼征和自主神经系统失常为其特征性表现。各种病因引起的甲亢中，以毒性弥漫性甲状腺肿（Graves病）最多见。

知识点 2：甲状腺功能亢进症的病因及发病机制　　　　　　副高：熟悉　正高：熟悉

（1）遗传因素：本病有明显的遗传倾向，并与一定的人类白细胞抗原（HLA）类型有关。

（2）免疫因素：患者的血清中可检出甲状腺特异性抗体，即促甲状腺激素（TSH）受体抗体（TRAb）以及其他自身抗体；患者的外周血及甲状腺内 T 淋巴细胞增多，均证实本病为自身免疫性疾病，并与细胞免疫有关。

（3）环境因素：当感染、创伤、精神刺激等应激因素破坏机体免疫稳定性，使有遗传性免疫监护和调节功能缺陷者发病。

知识点 3：甲状腺毒症的临床表现　　　　　　　　　副高：掌握　　正高：掌握

（1）高代谢综合征：甲状腺激素分泌增多导致交感神经兴奋性增高和新陈代谢加速，患者常有疲乏无力、畏热多汗、皮肤潮湿、多食善饥、体重显著下降等。

（2）精神神经系统：多言好动、紧张失眠、焦虑烦躁、易激惹、注意力不集中、记忆力减退、腱反射活跃等，伸舌或双手向前平举时有细微震颤。

（3）心血管系统：心悸气促、心动过速、第一心音亢进。收缩压升高、舒张压降低，脉压增大。合并甲状腺毒症性心脏病时，出现心动过速、心律失常、心脏增大和心力衰竭。以心房颤动等房性心律失常多见，偶见房室传导阻滞。

（4）消化系统：多出现食欲亢进，肠蠕动加快，腹泻，排便次数增多。可出现肝大，肝功能异常，转氨酶升高，偶伴黄疸。

（5）肌肉与骨骼系统：主要表现为甲状腺毒症性周期性瘫痪，多见于亚洲青年男性，发病诱因包括运动、高糖饮食、饱餐、注射胰岛素等，病变主要累及下肢，常伴有低钾血症。慢性肌病者主要累及近端肌群的肩、髋部肌群，肌无力为进行性，伴肌萎缩，尿肌酸排泄量增高，还可伴发重症肌无力。甲亢也可影响骨骼脱钙而发生骨质疏松。

（6）生殖系统：女性常有月经稀少，周期延长，甚至闭经。男性可出现阳痿，偶见乳腺发育。

（7）造血系统：外周血淋巴细胞比例增加，单核细胞增加，白细胞总数减低。血小板寿命缩短，可伴发血小板减少性紫癜。

（8）皮肤、毛发及肢端表现：皮肤温暖湿润，颜面潮红。部分患者色素减退，出现毛发脱落、白癜风或斑秃。少数伴杵状指、软组织肿胀，指甲或趾甲和甲床分离，称为指端粗厚症。

知识点 4：甲状腺肿的临床表现　　　　　　　　　副高：掌握　　正高：掌握

多数患者有不同程度的甲状腺肿大，常为弥漫性、对称性肿大，质地中等（病史较久或食用含碘食物较多者可坚韧）、无压痛，随吞咽上下移动。肿大程度与甲亢病情轻重无明显关系。甲状腺血流增多，可触及震颤、闻及血管杂音，为 Graves 病的特异性体征。

知识点 5：Graves 病的眼部表现　　　　　　　　　副高：掌握　　正高：掌握

（1）单纯性突眼：病因与甲状腺毒症所致的交感神经兴奋性增高有关。表现：①轻度突眼：突眼度在 18mm 以内。②瞬目减少或凝视（Stellwag 征）：眼神炯炯发亮。③上睑挛缩，眼裂增宽（Dalrymple 征）。④上睑移动滞缓（von Graefe 征）：双眼向下看时，上眼睑不能随眼球下落，显现白色巩膜。⑤Joffroy 征：向上看时，前额皮肤不能皱起。⑥两眼内聚减退或不能（Mobius 征）：两眼看近物时，眼球辐辏不良。

（2）浸润性突眼：即 Graves 眼（眶）病，亦称甲状腺相关性眼（眶）病（TAO），与发生于眶组织的自身免疫性炎症反应有关。男性多见，单眼受累的患者占 10%~20%。由于累及的部位和程度不同，表现为眼内异物感、畏光、流泪、复视、视力减退、眼部静息或运动后疼痛等。检查可见眼球突出常不对称，突眼度超过正常值上限 3mm（中国人群突眼度女性 16mm，男性 18.6mm），眼睑肿胀，眼睑不能闭合，结膜充血水肿，眼球活动受限；严重者眼球固定，视野缩小，角膜外露而形成角膜溃疡、全眼炎，甚至失明。

<table>
<tr><td>知识点6：特殊的临床表现和类型</td><td>副高：掌握　正高：掌握</td></tr>
</table>

（1）甲状腺危象：又称甲亢危象，是甲状腺毒症急性加重的一个综合征，发生原因可能与循环内甲状腺激素水平增高有关。多发生于较重甲亢未予治疗或治疗不充分的患者。常见诱因有感染、手术、创伤、精神刺激等。临床表现：高热、大汗、心动过速（140 次/分以上）、烦躁、焦虑不安、谵妄、恶心、呕吐、腹泻，严重患者可有心衰、休克及昏迷等。

（2）甲状腺毒症性心脏病：甲状腺毒症性心脏病的心力衰竭分为两种类型。一类是心动过速和心输出量增加导致的心力衰竭，主要发生在年轻甲亢患者。此类心力衰竭非心脏泵衰竭所致，而是由于心高输出血量后失代偿引起，称为"高输出量型心力衰竭"，甲亢控制，心功能恢复。另一类是诱发和加重已有的或潜在的缺血性心脏病发生的心力衰竭，多发生在老年患者，此类心力衰竭是心脏泵衰竭。甲亢患者中 10%~15% 发生心房纤颤。甲亢患者发生心力衰竭时，30%~50% 与心房纤颤并存。

（3）T_3 型甲状腺毒症：多见于碘缺乏之地区和老年人。是由于甲状腺功能亢进时，T_3 和 T_4 比例失调，T_3 显著多于 T_4 所致。Graves 病、毒性结节性甲状腺肿和自主高功能性甲状腺结节都可以发生 T_3 型甲亢。实验室检查总甲状腺素（TT_4）、游离甲状腺素（FT_4）正常，总三碘甲状腺原氨酸（TT_3）与游离三碘甲状腺原氨酸（FT_3）增高，TSH 水平降低，甲状腺 ^{131}I 摄取率增加。

（4）淡漠型甲亢：多见于老年人，发病隐匿，高代谢综合征、眼征和甲状腺肿均不明显。全身症状较重，明显消瘦、心悸、乏力、腹泻、食欲缺乏、抑郁淡漠，有时神志模糊，甚至昏迷，可伴有心房颤动、震颤和肌病等体征。70% 的患者无甲状腺肿大。

（5）Graves 眼病：又称甲状腺相关性眼病，本病男性多见，甲亢与 Graves 眼病发生顺序：43% 两者同时发生；44% 甲亢先于 Graves 眼病发生；有 5% 的患者仅有明显突眼而无甲亢症状，TT_3、TT_4 在正常范围，称为甲状腺功能正常的 Graves 眼病。单眼受累的患者占 10%~20%。患者自诉有眼内异物感、胀痛、畏光、流泪、复视、斜视、视力下降，查体见眼睑肿胀，结膜充血水肿，眼球活动受限，严重者眼球固定。眼睑闭合不全、角膜外露而形成角膜溃疡、全眼炎，甚至失明。

（6）胫前黏液性水肿：多发生在胫骨前下 1/3 部位，也见于足背、踝关节、肩部、手背或手术瘢痕处，偶见于面部，皮损大多为对称性。早期皮肤增厚、变粗，有广泛大小不等的棕红色、红褐色或暗紫色突起不平的斑块或结节，边界清楚，直径 5~30mm，连片时更大，皮损周围的表皮稍发亮，薄而紧张，病变表面及周围可有毳毛增生、变粗、毛囊角化，可伴感觉过敏或减退，或伴痒感；后期皮肤粗厚，如橘皮或树皮样，皮损融合，有深沟，覆以灰色或黑色疣状物，下肢粗大似象皮腿。

（7）妊娠期甲状腺功能亢进症：简称妊娠甲亢，主要有以下几种特殊情况：①妊娠合并甲亢。如孕妇体重不随妊娠月份而相应增加，或四肢近端肌肉消瘦，或休息时心率在100次/分以上应怀疑甲亢。②妊娠一过性甲状腺毒症：人绒毛膜促性腺激素（hCG）与 TSH 具有相同的亚基单位，大量 hCG 刺激 TSH 受体（TSHR）而出现甲亢表现，主要发生在妊娠早期，病情较轻。③新生儿甲状腺功能亢进症：母体的促甲状腺激素受体抗体（TRAb）通过胎盘刺激胎儿的甲状腺引起新生儿甲亢。④产后 Graves 病：产后由于免疫抑制的解除，容易发生 Graves 病。

知识点7：甲状腺功能亢进症的辅助检查	副高：熟悉　正高：熟悉

（1）血清甲状腺素测定：甲亢时血清总 T_3、总 T_4 及游离 T_3、游离 T_4 水平均增高。游离 T_3、游离 T_4 是临床诊断甲亢的首选指标。

（2）促甲状腺素测定：垂体 TSH 的分泌由于 T_3、T_4 水平的增高而受到抑制，明显降低。

（3）甲状腺摄^{131}I 率：为诊断甲亢的传统方法，但不能反映病情严重程度与治疗中的病情变化，目前已被激素测定技术所替代。甲亢时^{131}I 摄取率表现为总摄取量增高，摄取高峰前移。

（4）甲状腺自身抗体测定：促甲状腺激素受体抗体（TRAb）或促甲状腺激素受体刺激性抗体（TSAb）阳性有助于 Graves 病的早期诊断、判断病情活动和复发，还可作为治疗停药的重要指标。

（5）T_3 抑制试验：先测基础摄^{131}I 率，后口服一定剂量 T_3 后再测摄^{131}I 率，甲亢时不受抑制，而单纯性甲状腺肿者受抑制。此试验可作为甲亢与单纯性甲状腺肿的鉴别诊断。

（6）彩色多普勒血流图（CDFI）：甲状腺血流的半定量测定。甲亢引起的甲状腺毒症血流信号增强呈片状分布，可以区别于甲状腺炎症破坏引起甲状腺毒症的影像，代替了甲状腺放射性核素扫描的作用。

（7）计算机体层成像（CT）和磁共振成像（MRI）：眼部 CT 和 MRI 可以排除其他原因所致的突眼，评估眼外肌受累的情况。

（8）甲状腺放射性核素扫描：对于诊断自主高功能性甲状腺结节有意义。肿瘤区浓聚大量核素，肿瘤区外甲状腺组织和对侧甲状腺无核素吸收。

知识点8：甲状腺功能亢进症的治疗要点	副高：掌握　正高：掌握

目前尚不能对 Graves 病进行病因治疗。针对甲亢有三种疗法，即抗甲状腺药物（ATD）、^{131}I 和手术治疗。ATD 的作用是抑制甲状腺合成甲状腺激素，^{131}I 和手术则是通过破

坏甲状腺组织、减少甲状腺激素的产生来达到治疗目的。

（1）甲状腺功能亢进症的治疗：①抗甲状腺药物治疗：常用药物包括硫脲类（甲硫氧嘧啶及丙硫氧嘧啶）和咪唑类（甲巯咪唑及卡比马唑）。主要适用于病情轻，甲状腺轻、中度肿大以及妊娠期女性或合并严重心、肝、肾病等不宜手术者等。②其他药物治疗：复方碘（仅用于术前准备和甲状腺危象）、β受体阻断药。③放射性^{131}I治疗。④手术治疗。

（2）甲状腺危象的防治：①抑制TH合成。②抑制TH释放。③抑制T_4转换为T_3。④降低TH浓度。⑤对症支持治疗。

（3）浸润性突眼的防治：①保护眼睛，防治角膜炎和结膜炎。适量使用利尿药减轻球后水肿。②早期选用免疫抑制剂。③应用甲状腺制剂可与抗甲状腺药物同服。④球后放射或手术治疗。⑤使用抗甲状腺药物控制高代谢综合征。

知识点9：甲状腺功能亢进症的护理评估　　　　　副高：熟悉　　正高：掌握

（1）健康史：询问患者患病的起始时间，主要症状及其特点，如有无疲乏无力、畏热、多汗、低热、多食、消瘦、急躁易激惹、排便次数增多，以及心悸、胸闷、气促等表现；有无精神刺激、感染、创伤等诱发因素存在；患病后的检查治疗经过，用药情况。了解有无家族史。女性患者应了解月经史、生育史。

（2）身体状况

1）一般状态：①生命体征：观察有无体温升高、脉搏加快、脉压增加等表现。②精神意识状态：观察患者有无兴奋易激惹、失眠不安等。③营养状况：评估患者有无消瘦、体重下降、贫血等营养状况改变。

2）皮肤、黏膜：观察皮肤是否湿润、多汗，以手掌明显。

3）眼征：观察和测量突眼度，评估有无眼球突出、眼裂增宽等表现，有无视力疲劳、畏光、复视、视力减退、视野变小。角膜有无溃疡。

4）甲状腺：了解甲状腺肿大程度，是否呈弥漫性、对称性肿大，有无震颤和血管杂音。

5）心脏、血管：有无心尖搏动位置变化、搏动增强、心率增快、心尖部收缩期杂音、心律失常等。有无周围血管征。

6）骨骼肌肉：是否有肌无力、肌萎缩和杵状指等。

（3）心理-社会状况：评估患者患病后对日常生活的影响，是否有睡眠、活动量及活动耐力的改变。甲亢患者因神经过敏、急躁易激惹，易与家人或同事发生争执，导致人际关系紧张。评估患者的心理状态，有无焦虑、恐惧、多疑等心理变化。注意患者及其家属对疾病知识的了解程度。患者所在社区的医疗保健服务情况。

知识点10：甲状腺功能亢进症的护理诊断　　　　　副高：熟悉　　正高：熟悉

（1）营养失调——低于机体需要量：与基础代谢率增高导致代谢需求大于摄入有关。

（2）活动无耐力：与蛋白质代谢呈负平衡有关。

（3）个人应对无效：与性格及情绪改变有关。

（4）自我形象紊乱：与甲状腺肿大、突眼等症状有关。

（5）潜在并发症：甲状腺危象。

知识点11：甲状腺功能亢进症的一般护理　　　　副高：熟练掌握　　正高：熟练掌握

（1）环境与休息：将患者安置在安静、整洁、通风、舒适的环境中，避免嘈杂。轻症患者可照常工作和学习，以不感疲劳为度；病情重、合并心力衰竭或严重感染者应严格卧床休息。

（2）饮食护理：给予高热量、高蛋白、高维生素及矿物质丰富的饮食，主食应足量，可增加奶类、蛋类及瘦肉类等优质蛋白，以纠正体内的负氮平衡，多摄取新鲜蔬菜和水果。避免进食辛辣等刺激性的食物，减少可增加肠蠕动及导致腹泻的高纤维类食物摄入。避免食用含碘丰富的食物，如海带、紫菜等，以免甲状腺激素合成增加。慎食卷心菜、花椰菜、甘蓝等含碘丰富的食物。每天饮水2000~3000ml以补充出汗、腹泻、呼吸加快等丢失的水分，并发心脏病者避免大量饮水，以防诱发心力衰竭。禁用对中枢神经系统有兴奋作用的浓茶、咖啡等刺激性饮料。

知识点12：甲状腺功能亢进症的病情观察　　　　副高：熟练掌握　　正高：熟练掌握

观察患者的生命体征，尤其是心率和脉压变化，测量患者清晨心率和血压，注意基础代谢率的变化，以判断甲亢的严重程度；注意各种激素的监测结果，观察不典型甲亢的表现，及时发现特殊类型的甲亢；观察有无甲状腺危象的发生，患者出现原有症状加重、体温升高、腹泻、严重乏力等，应立即报告医师并协助处理。

知识点13：甲状腺功能亢进症的眼部护理　　　　副高：熟练掌握　　正高：熟练掌握

（1）睡眠或休息时抬高头部，以减轻眼球后水肿。

（2）限制钠盐摄入，遵医嘱使用利尿药，以减轻眼部水肿。

（3）外出可戴有色眼镜或眼罩，以减少强光、灰尘等刺激。

（4）经常用眼药水湿润眼睛，睡前涂抗生素眼膏，眼睑不能闭合者用无菌纱布覆盖双眼。

（5）指导患者当眼睛有异物感、刺痛或流泪时，勿用手直接揉眼睛，可用0.5%甲基纤维素或0.5%氢化可的松溶液滴眼，以减轻症状。

知识点14：甲状腺功能亢进症治疗护理　　　　副高：熟练掌握　　正高：熟练掌握

（1）甲状腺药物治疗的护理：遵医嘱用药，不可擅自减少剂量或突然停药。服用抗甲状腺药物者每周查血象 1 次，每 2 周检测肝功能 1 次，每隔 1~2 个月做 1 次甲状腺功能测定。禁用含碘药物如胺碘酮、中药中的海藻等，不宜使用含碘造影剂。指导患者严密观察有无粒细胞减少、皮肤瘙痒、皮疹、咽痛、发热等不良反应。

（2）[131]I 治疗的护理：告知患者在治疗前和治疗后 1 个月避免服用含碘的药物和食物。应按医嘱空腹服用[131]I，服药后 2 小时内不吃固体食物，以免造成呕吐引起[131]I 的丢失；服药后 24 小时内避免咳嗽、咳痰以减少[131]I 的丢失；服药后的 2~3 天，饮水量应达到 2000~3000ml/d，以增加排尿；服药后第 1 周避免用手按压甲状腺。患者的排泄物、衣服、被褥、用具等须单独存放，待放射作用消失后再做清洁处理，以免污染环境。在处理患者的物品及排泄物时戴手套，以免造成自身伤害。

知识点 15：甲状腺危象的抢救护理　　　　　副高：熟练掌握　正高：熟练掌握

（1）**休息与吸氧**：绝对卧床休息，避免一切不良刺激，烦躁不安者，遵医嘱给适量镇静剂。呼吸困难时取半卧位，立即给氧。

（2）**用药护理**：迅速建立静脉通路，遵医嘱用药。①抑制甲状腺激素合成：首选丙硫氧嘧啶（PTU），500~1000mg 首次口服或经胃管注入；以后每次 250mg，每 4 小时口服 1 次，待症状缓解后减至一般治疗剂量。②抑制甲状腺激素释放：复方碘口服溶液每次 5 滴，每 6 小时 1 次，服用 PTU 1 小时后开始服用，一般使用 3~7 天。此外，遵医嘱应用糖皮质激素、普萘洛尔等。准备好抢救药物，如镇静剂、血管活性药物和强心剂等。

（3）**病情监测**：密切观察病情，定时测量生命体征，准确记录 24 小时出入液量，观察神志的变化。

（4）**对症护理**：高热时尽快给予物理降温，如使用冰袋、乙醇擦浴等。禁用阿司匹林，该药可与甲状腺结合球蛋白结合而释放游离甲状腺激素，加重病情。躁动不安者使用床栏保护患者安全，昏迷者加强口腔和皮肤护理。

（5）**营养支持**：维持营养与体液平衡，给予高热量、高蛋白、高维生素饮食，通过口服或静脉及时补充足量的液体。

知识点 16：甲状腺功能亢进症的心理护理　　　　副高：熟练掌握　正高：熟练掌握

协助患者表达其内心感受，观察其情绪和行为改变，提高患者及其家属对疾病的认知水平；指导患者学会进行自我心理调节，增强应对能力；告知甲亢所致突眼、甲状腺肿大等形体改变，经治疗后将会改善；鼓励患者与家人建立良好关系，以期获得良好的社会支持系统。

知识点 17：甲状腺功能亢进症的健康指导　　　　　副高：掌握　正高：掌握

（1）**疾病知识指导**：指导患者合理安排工作与休息，避免劳累。建立良好人际关系，避免精神刺激。指导患者加强营养，合理饮食，避免进食含碘丰富的食物及饮用浓茶、咖啡等兴奋性饮料。指导患者保护眼睛的方法和技巧。加强自我保护，上衣领宜宽松，避免压迫甲状腺，严禁用手挤压甲状腺，以免甲状腺激素分泌过多加重病情。有生育需要的女性患者，应告知妊娠可加重甲亢，宜治愈后再妊娠。

（2）饮食指导：避免进食含碘丰富的食物，减少高纤维素食物的摄入，避免饮用浓茶等刺激性饮料和食物，增加优质蛋白、新鲜蔬菜和水果的摄入。

（3）用药指导：告知患者遵医嘱按剂量、按疗程服药，不可随意减量和停药，服用抗甲状腺药物的前3个月，每周查血常规1次，每隔1~2个月做甲状腺功能测定。对妊娠期甲亢患者，应指导其积极避免对孕妇及胎儿造成影响的因素，选择抗甲状腺药物控制甲亢，禁用[131]I治疗，慎用普萘洛尔。产后如需继续服药者，则不宜哺乳。

（4）病情监测指导：指导患者每天清晨起床前自测脉搏，定期测量体重，脉搏减慢、体重增加是治疗有效的标志。告知患者甲状腺危象的诱因和临床表现，如出现高热、恶心、呕吐、不明原因腹泻、突眼加重等，警惕甲状腺危象的可能，应及时就诊。

第五节　甲状腺功能减退症

知识点1：甲状腺功能减退症的概述　　　　　　　　　　　　正高：熟悉

甲状腺功能减退症简称甲减，是由各种原因导致的低甲状腺激素血症或甲状腺激素抵抗而引起的全身性低代谢综合征。其病理特征是黏多糖在组织和皮肤堆积，表现为黏液性水肿。起病于胎儿或新生儿的甲减称为呆小病，又称克汀病，常伴有精神障碍和发育迟缓。起病于成人者称成年型甲减。

知识点2：甲状腺功能减退症的分类　　　　　　　　　　　　正高：熟悉

（1）根据病变发生部位分类：①原发性甲减，又称甲状腺性甲减，最常见，由甲状腺腺体本身病变引起的甲减，多数是由于自身免疫性疾病、甲状腺手术和甲亢放射性碘治疗所致。②中枢性甲减，少见，包括垂体性甲减和下丘脑性甲减，常因下丘脑和垂体肿瘤、手术、放疗，产后垂体出血坏死引起。③甲状腺激素抵抗综合征，由于甲状腺激素（TH）在外周组织不敏感，不能发挥其正常的生物效应所引起的综合征。属于常染色体显性或隐性遗传病，可有甲减或甲亢的表现。

（2）根据病变的原因分类：自身免疫性甲减、药物性甲减、甲状腺手术后甲减、[131]I治疗后甲减、特发性甲减、垂体或下丘脑肿瘤手术后甲减、先天性甲减、消耗性甲减等。

（3）根据甲状腺功能减退的严重程度分类：临床甲减和亚临床甲减。

知识点3：甲状腺功能减退症的病因及发病机制　　　　　　　正高：熟悉

（1）自身免疫损伤：最常见的是自身免疫性甲状腺炎引起TH合成和分泌减少，包括桥本甲状腺炎、萎缩性甲状腺炎、亚急性淋巴细胞性甲状腺炎和产后甲状腺炎等。

（2）甲状腺破坏：包括甲状腺次全切除、^{131}I 治疗等导致甲状腺功能减退。

（3）下丘脑和垂体病变：垂体外照射、垂体大腺瘤、颅咽管瘤及产后大出血引起的促甲状腺激素释放激素（TRH）和促甲状腺素（TSH）产生和分泌减少所致。

（4）碘过量或碘缺乏：碘过量或碘缺乏可引起具有潜在性甲状腺疾病者发生甲减，也可诱发和加重自身免疫性甲状腺炎。

（5）抗甲状腺药物使用：如锂盐、硫脲类等可抑制 TH 合成。

知识点 4：甲状腺功能减退症的临床表现 正高：掌握

多见于中年女性，本病发病隐匿，病程较长，不少患者缺乏特异性症状和体征。症状主要以代谢率减低和交感神经兴奋性下降为主。

（1）症状：典型表现为畏寒、乏力、少汗、手足肿胀感、嗜睡、记忆力减退、关节疼痛、体重增加、便秘、性欲减退，女性患者常有月经量过多或闭经，男性患者可出现勃起功能障碍。

（2）体征：典型者可出现黏液性水肿面容：表情淡漠、面色苍白，皮肤干燥发凉、粗糙脱屑、颜面和眼睑及手部皮肤水肿、毛发稀疏、眉毛外 1/3 脱落等。手脚掌皮肤可呈姜黄色。心肌黏液性水肿导致心肌收缩力减弱、心动过缓、心输出量下降，甚至导致心脏增大，称为甲减性心脏病。

（3）黏液性水肿昏迷：冬季易发，老人多见，死亡率高。可因为寒冷、感染、手术、严重躯体疾病、中断甲状腺激素替代治疗和使用麻醉、镇静剂等诱发。临床表现为嗜睡、低体温（体温 <35℃）、呼吸缓慢、心动过缓、血压下降、四肢肌肉松弛、反射减弱或消失，严重者昏迷、休克而危及患者生命。

知识点 5：甲状腺功能减退症的辅助检查 正高：熟悉

（1）甲状腺功能检查：原发性甲减血清 TSH 增高，TT_4、FT_4 均降低，血清 TT_3、FT_3 早期正常，晚期降低。

（2）血常规及生化检查：多为轻、中度贫血，血清胆固醇、三酰甘油、低密度脂蛋白常增高，高密度脂蛋白降低。血胡萝卜素增高。

（3）促甲状腺激素释放激素（TRH）兴奋试验：用于原发性甲减与中枢性甲减的鉴别。静脉注射 TRH 后，血清 TSH 不增高提示垂体病变，延迟增高为下丘脑病变，TSH 在增高的基值上进一步增高，提示原发性甲减。

（4）心功能检查：心电图示低电压、窦性心动过缓等。心肌收缩力下降，射血分数减少等。

| 知识点6：甲状腺功能减退症的治疗要点 | 正高：掌握 |

（1）替代治疗：治疗的目标是用最小剂量纠正甲减而不产生明显不良反应，使血 TSH 和 TH 水平恒定在正常范围内。甲减一般不能治愈，要用 TH 终生替代治疗。首选左甲状腺素（L-T$_4$）口服。

（2）对症治疗：有贫血者补充铁剂、叶酸、维生素 B$_{12}$ 等。胃酸低者补充稀盐酸，与 L-T$_4$ 合用才能取得疗效。

（3）亚临床甲减的处理：亚临床甲减引起的血脂异常可促进动脉粥样硬化的发生、发展，部分亚临床甲减可发展为临床甲减。目前认为患者有高胆固醇血症、血清 TSH > 10mU/L，就需要给予 L-T$_4$ 治疗。

（4）黏液性水肿昏迷的治疗：立即补充甲状腺激素。保温，给氧，保持呼吸道通畅，必要时行气管插管或气管切开。氢化可的松持续静滴，待患者清醒及血压稳定后逐渐减量。控制感染，抢救休克、昏迷。

| 知识点7：甲状腺功能减退症的护理评估 | 正高：掌握 |

（1）健康史：询问患者有无桥本甲状腺炎、萎缩性甲状腺炎、产后甲状腺炎等自身免疫性甲状腺炎病史；有无甲状腺手术、^{131}I 治疗等甲状腺破坏病史；是否服用锂盐、硫脲类、咪唑类等抗甲状腺药物；有无服用胺碘酮等药物史；有无垂体、下丘脑病变。

（2）身体状况：有无黏液性水肿面容，是否易疲劳、畏寒、体重增加、记忆力减退、精神发育迟缓、反应迟钝、嗜睡、精神抑郁、便秘、月经不调、肌肉痉挛等。有无自身免疫损伤引起自身免疫性甲状腺炎，放射性碘治疗、手术引起的甲状腺破坏，摄碘过量诱发和加重自身免疫性甲状腺炎，是否服用过锂盐、硫脲类等抗甲状腺药物。

（3）心理-社会状况：患者由于乏力、反应迟钝、记忆力减退等疾病的影响，导致社交能力降低，易产生孤独心理；出现黏液性水肿面容时常有自卑、抑郁心理。

| 知识点8：甲状腺功能减退症的护理诊断 | 正高：熟悉 |

（1）便秘：与代谢率降低及体力活动减少引起肠蠕动减慢有关。
（2）体温过低：与机体基础代谢率降低有关。
（3）有皮肤完整性受损的危险：与黏多糖在皮下堆积致黏液性水肿有关。
（4）社交障碍：与精神情绪改变造成反应迟钝、淡漠有关。
（5）活动无耐力：与甲状腺激素不足所致肌肉乏力、心功能减退、贫血有关。
（6）性功能障碍：与甲状腺激素不足所致内分泌系统、生殖系统功能低下有关。
（7）营养失调——高于机体需要量：与代谢率降低致摄入大于需求有关。
（8）潜在并发症：黏液性水肿昏迷。

> *知识点 9：甲状腺功能减退症的一般护理* 　　　　　　　　正高：熟练掌握

（1）休息与环境：保持环境安静、舒适，调节室温在 22~23℃，注意患者保暖，及时添加衣服，睡眠时加盖棉被或用热水袋保暖。冬天外出时戴手套、穿棉鞋，避免受凉。

（2）饮食护理：给予高蛋白、高维生素、低钠、低脂肪饮食，细嚼慢咽，少量多餐。桥本甲状腺炎所致甲状腺功能减退者应避免摄取含碘食物和药物，以免诱发严重黏液性水肿。嘱患者多进食粗纤维素食物，如新鲜蔬菜、水果、全麦制品，促进胃肠蠕动。指导患者每天定时排便，养成规律排便的习惯；教会患者促进排便的技巧，如适当按摩腹部；鼓励患者每天进行适度的运动等。

> *知识点 10：甲状腺功能减退症的病情观察* 　　　　　　　　正高：熟练掌握

监测生命体征变化，观察患者有无寒战、皮肤苍白、肢体冷等体温过低表现，以及有无心律不齐、心动过缓等现象，警惕黏液性水肿昏迷的发生。每天记录患者体重。注意皮肤有无发红、发绀、起水疱或破损等。若皮肤有干燥粗糙，可涂抹乳液和润肤油，以保护皮肤。

> *知识点 11：甲状腺功能减退症的用药护理* 　　　　　　　　正高：熟练掌握

左甲状腺素口服吸收缓慢，每天早晨服药 1 次即可维持较稳定的血药浓度，应遵医嘱准确给药，观察药物疗效及不良反应，如出现多食消瘦、心动过速、发热、大汗、情绪激动等情况，应及时报告医师并协助处理。对于有心脏病、高血压的患者，尤其应注意给药剂量，防止诱发和加重心脏病。

> *知识点 12：甲状腺功能减退症的心理护理* 　　　　　　　　正高：熟练掌握

安排安静及安全的环境和固定的医护人员照顾患者，鼓励家属及亲友来探视，鼓励多参加社交活动。多与患者交流，关心、体贴患者，消除其孤独、抑郁心理。介绍疾病相关知识，提高患者及其家属对疾病的认知程度，解释黏液性水肿面容的原因，使患者消除自卑心理，积极配合治疗。

> *知识点 13：黏液性水肿昏迷的抢救配合* 　　　　　　　　正高：熟练掌握

立即建立静脉通路，遵医嘱补充甲状腺激素，清醒后改口服维持治疗；保持呼吸道通畅，吸氧，必要时配合医师行气管切开、机械通气；严密监测生命体征、记录 24 小时出入液量；遵医嘱控制感染，注意保暖，配合昏迷的抢救。

知识点14：甲状腺功能减退症的健康指导 正高：掌握

（1）疾病知识指导：告知患者发病原因及注意事项，指导患者合理饮食，注意个人卫生，冬季注意保暖，减少出入公共场所，避免感染。

（2）用药指导：对需终身激素替代治疗者，耐心向患者讲解坚持激素替代治疗的必要性，不可擅自停药或随意变更剂量。指导患者定期监测血清 TSH 水平，长期替代者宜每6~12 个月检测1次，自我监测有无甲状腺激素服用过量的症状。慎用催眠、镇静、镇痛、麻醉等药物。

（3）病情监测指导：向患者及其家属讲解黏液性水肿昏迷的诱因及表现，使其学会观察病情，若出现体温过低、心动过缓、低血压、意识障碍等，应及时就医。

第六节 皮质醇增多症

知识点1：皮质醇增多症的概述 副高：熟悉 正高：熟悉

皮质醇增多症又称库欣综合征，是由各种原因引起的肾上腺皮质分泌过多的糖皮质激素，尤其是皮质醇所致，临床表现为向心性肥胖、多血质、紫纹、痤疮、高血压、糖尿病倾向、骨质疏松等。可见于任何年龄，成人多见，女性高于男性，男女之比为 1:（2~4），年龄以 20~40 岁居多，约占2/3。

知识点2：皮质醇增多症的病因 副高：熟悉 正高：熟悉

（1）垂体瘤或下丘脑–垂体功能紊乱导致腺垂体分泌过量促肾上腺皮质激素（ACTH），从而引起双侧肾上腺皮质增生，分泌过量的皮质醇，称库欣病，占皮质醇增多症的70%左右。

（2）非 ACTH 依赖性的肾上腺结节或腺瘤样增生：近年来有人注意到少数库欣综合征患者双侧肾上腺呈结节或腺瘤样增生，且并非由 ACTH 过多所致。

（3）异位 ACTH 综合征：异位 ACTH 综合征是由垂体以外的肿瘤产生 ACTH 刺激肾上腺皮质增生，从而分泌过量的皮质醇所致。最多见的是肺癌（约占50%），其次为胸腺癌和胰腺癌（约各占10%），其他还有起源于神经嵴组织的肿瘤、甲状腺髓样癌、胃肠道恶性肿瘤等。

知识点3：皮质醇增多症的临床表现 副高：掌握 正高：掌握

（1）向心性肥胖、满月脸、多血质外貌：患者面圆而呈暗红色，胸、腹、颈、背部脂肪甚厚，疾病后期因肌肉消耗，四肢显得相对瘦小；多血质与皮肤菲薄、微血管易透见有关。

（2）皮肤表现：皮肤薄，微血管脆性增加，轻微损伤可引起瘀斑。患者下腹两侧、大腿外侧等处可出现紫红色条纹。手、脚、指（趾）、肛周常出现真菌感染。异位 ACTH 综合征和较重库欣病患者皮肤色素明显加深。

（3）代谢障碍：大量皮质醇促进肝糖原异生，减少外周组织对葡萄糖的利用，拮抗胰岛素，使血糖升高，葡萄糖耐量减低，部分患者出现类固醇性糖尿病。大量皮质醇有潴钠、排钾作用，低血钾使患者乏力加重。病程较久者出现骨质疏松，患者可有明显的骨痛、脊椎压缩畸形、身材变矮，有时呈佝偻、骨折。儿童患病后，生长发育受到抑制。

（4）心血管表现：高血压多见。长期高血压可并发左心室肥大、心力衰竭和脑血管意外。患者易发生动静脉血栓，使心血管并发症发生率增加。

（5）对感染抵抗力减弱：长期皮质醇分泌增多使免疫功能减弱，患者容易发生各种感染，其中以肺部感染多见。如有化脓性细菌感染则不容易局限化，可发展成蜂窝织炎、菌血症、败血症。因皮质醇增多使发热等机体防御反应被抑制，患者感染后炎症反应往往不显著，发热不明显。

（6）性功能障碍：女性患者大多出现月经减少、不规则或停经（多伴不孕）、痤疮等。男性患者可出现性欲减退、阴茎缩小、睾丸变软等。

（7）全身肌肉及神经系统：四肢肌肉可有萎缩，常表现为肌无力，下蹲后起立困难。患者常有情绪不稳、烦躁及失眠等不同程度的精神、情绪变化，严重者精神变态。

知识点4：皮质醇增多症的辅助检查　　　　　　副高：熟悉　　正高：熟悉

（1）皮质醇测定：血浆皮质醇水平增高且昼夜节律消失，即患者早晨血浆皮质醇水平正常或轻度升高，而下午 4 时或晚上 12 时不明显低于早晨值。午夜血皮质醇若大于 $7.5\mu g/dl$，诊断库欣综合征的灵敏度和特异度大于 96%。24 小时尿 17-羟皮质类固醇大多明显高于正常。

（2）地塞米松抑制试验：①小剂量地塞米松抑制试验：各型库欣综合征均不能被小剂量地塞米松抑制。②大剂量地塞米松抑制试验：被抑制者，病变大多为垂体性；不能被抑制者，可能为原发性肾上腺皮质肿瘤或异位 ACTH 综合征。

（3）ACTH 兴奋试验：垂体性库欣病和异位 ACTH 综合征者常有反应，原发性肾上腺皮质肿瘤者多数无反应。

（4）影像学检查：肾上腺超声检查、蝶鞍区体层摄片、CT、MRI 等可协助病变部位的诊断。

知识点5：皮质醇增多症的治疗要点　　　　　　　副高：掌握　　正高：掌握

应根据不同病因进行相应治疗。

（1）库欣病：有手术、放疗、药物 3 种治疗方法，经蝶窦切除垂体微腺瘤为治疗本病的首选方法。

（2）肾上腺皮质腺瘤：手术切除可获根治，肾上腺皮质癌应尽可能早期手术治疗。

（3）不依赖 ACTH 的小结节性或大结节性双侧肾上腺增生：行双侧肾上腺切除术，术后做激素替代治疗。

（4）异位 ACTH 综合征：应治疗原发性恶性肿瘤，视具体病情行手术、放疗和化疗。如不能根治，则需用肾上腺皮质激素合成阻滞药，如米托坦（双氯苯二氯乙烷）、美替拉酮、氨鲁米特、酮康唑等。

知识点6：皮质醇增多症的护理评估　　　　　　　副高：熟悉　正高：掌握

（1）健康史：重点询问患者既往的健康状况，有无垂体瘤；有无垂体以外的肿瘤，如肾上腺皮质腺瘤、肾上腺皮质癌、肺癌、胸腺癌、胰腺癌、甲状腺髓样癌等；了解患者有无激素类药物服用史。

（2）身体状况：患者有无满月脸、多血质、向心性肥胖、皮肤紫纹、痤疮、糖尿病倾向、高血压和骨质疏松等。有无垂体瘤及垂体以外的肿瘤，如肾上腺皮质腺瘤、肾上腺皮质癌及肺癌等。

（3）心理-社会状况：患者因身体外形和功能的改变，导致自我形象紊乱，家庭和社会生活受影响，不敢面对社会，对生活失去信心，出现自卑、抑郁情绪，甚至绝望厌世和自杀倾向等。

知识点7：皮质醇增多症的护理诊断　　　　　　　副高：熟悉　正高：熟悉

（1）身体意象紊乱：与库欣综合征引起身体外观改变有关。

（2）体液过多：与皮质醇增多引起水钠潴留有关。

（3）有感染的危险：与皮质醇增多导致机体免疫力下降有关。

（4）有皮肤完整性受损的危险：与皮肤干燥、菲薄、水肿有关。

（5）潜在并发症：骨折。

知识点8：皮质醇增多症的一般护理　　　　　　　副高：熟练掌握　正高：熟练掌握

（1）休息与体位：轻度水肿患者应限制活动；重度水肿患者应严格卧床休息。平卧时可适当抬高双下肢，有利于静脉回流。避免剧烈活动，变换体位时动作轻柔，避免跌倒、碰撞，必要时使用助行器，防止意外损伤。

（2）饮食护理：宜给予高蛋白、高维生素、高钾、低糖类、低脂、低钠、低热量的食物，预防和控制水肿，鼓励患者多食用香蕉、南瓜、柑橘类等含钾高的食物。鼓励患者摄取富含钙及维生素 D 的食物，如牛奶、紫菜、虾皮、坚果等以预防骨质疏松。

（3）心理护理：找出患者不良心态的症结，及时对症疏导，使其情绪稳定，愉快接受治疗。

（4）其他：每周测量身高、体重，预防脊柱突发性压缩性骨折。

知识点9：皮质醇增多症预防感染的护理　　副高：熟练掌握　正高：熟练掌握

（1）皮肤护理：①注意个人卫生，便后洗手。鼓励患者勤洗澡，勤换衣服，勤剪指甲，保持皮肤清洁、完整，以防皮肤感染。②指导患者选择质地柔软、宽松的衣裤，避免使用松紧带和各种束带。③护理操作时应严格无菌技术。④如有外伤或皮肤感染时，不可任意用药，应由医师处理。

（2）呼吸道、口鼻腔护理：①保持呼吸道通畅，避免与呼吸道感染者接触，如肺炎、感冒、肺结核等。②指导患者保持口腔清洁，做到睡前、晨起后刷牙，饭后漱口。③重症患者，护理人员应每天给予特殊口腔护理，防治口腔疾病。

（3）泌尿系统护理：应注意会阴部的干燥、清洁，勤换内衣，女性患者经期应增加清洗的次数。如有尿潴留尽量避免插入导尿管以免感染，可采用人工诱导排尿、膀胱区热敷或按摩等方法，以上方法无效时，应在严格无菌操作下行导尿术。

知识点10：皮质醇增多症的病情观察　　副高：熟练掌握　正高：熟练掌握

观察血压、心律、心率变化，监测有无左心衰竭的表现；观察有无恶心、呕吐、腹胀、乏力及心律失常等低钾血症的表现，监测血钾和描记心电图；观察患者进食量和有无糖尿病表现，必要时做糖耐量试验或测空腹血糖；观察体温变化，定期检查血常规，注意有无感染征象；观察有无关节痛或腰背痛等情况；每天测量体重变化，记录24小时出入液量。观察精神症状与防止发生事故。患者烦躁不安、异常兴奋或抑郁状态时，要注意严加看护，防止坠床，用床栏或约束带保护患者，不宜在患者身边放置危险品，避免刺激性言行，应耐心仔细，多关心照顾。

知识点11：皮质醇增多症的用药护理　　副高：熟练掌握　正高：熟练掌握

遵医嘱应用肾上腺皮质激素合成阻滞药，注意观察疗效和不良反应。此类药物的主要不良反应是食欲缺乏、恶心、呕吐、嗜睡及乏力等。部分药物对肝损害较大，应定期做肝功能检查。水肿严重时，遵医嘱给予利尿药，观察水肿消退情况及不良反应，如出现心律失常、恶心、呕吐、腹胀等低钾症状和体征时，及时处理。

知识点12：皮质醇增多症的健康指导　　副高：掌握　正高：掌握

（1）疾病知识指导：告知患者疾病的基本知识及注意事项，指导患者做好皮肤、外阴、衣着及用具的清洁卫生，尽量减少或避免到公共场所，以预防感染；合理饮食，避免水、电解质紊乱；注意自我防护，防止外伤、骨折。定期门诊复查。

（2）用药指导与病情监测：指导患者遵医嘱用药，学会观察药物疗效和不良反应。对于手术后应用皮质激素替代治疗者，应告知药物过量及不足的症状和体征，并告诫患者随意停用激素会引起致命的肾上腺危象。如发生虚弱、发热、头晕、恶心、呕吐等应立即就诊。

第七节　原发性慢性肾上腺皮质功能减退症

知识点1：原发性慢性肾上腺皮质功能减退症的概述　　　　　　正高：熟悉

原发性慢性肾上腺皮质功能减退症又称艾迪生病（Addison 病），因多种原因导致双侧肾上腺绝大部分被破坏，引起肾上腺皮质激素分泌不足所致。继发性肾上腺皮质功能减退症主要由于下丘脑和垂体功能减退致肾上腺激素分泌不足伴血浆 ACTH 水平正常或降低。

知识点2：原发性慢性肾上腺皮质功能减退症的病因及发病机制　　　　　　正高：熟悉

（1）感染：肾上腺结核为常见病因，常先后或同时伴有其他部位结核病灶如肺、肾、肠等。结核导致肾上腺发生上皮样肉芽肿或干酪样坏死，继而出现纤维化病变、钙化。此外，肾上腺真菌感染，巨细胞病毒感染及严重败血症、艾滋病后期也可引起肾上腺皮质功能减退。

（2）自身免疫性肾上腺炎：由自身免疫导致肾上腺皮质破坏所致，表现为两侧肾上腺皮质被毁，呈纤维化；髓质一般不被毁坏。近50%的患者伴其他器官特异性自身免疫病，称为自身免疫性多内分泌腺体综合征（APS），多见于女性。单一性自身免疫性肾上腺炎多见于男性。

（3）其他病因：恶性肿瘤转移、淋巴瘤、白血病浸润、淀粉样变性、双侧肾上腺切除、放射治疗破坏、肾上腺酶系抑制药（如美替拉酮、氨鲁米特、酮康唑）或细胞毒药物（如米托坦）的长期应用、血管栓塞、肾上腺脑白质营养不良症等也可导致本病。

知识点3：原发性慢性肾上腺皮质功能减退症的临床表现　　　　　　正高：掌握

（1）软弱无力：为早期主要症状，乏力程度与病情轻重呈正比。严重时可达到无力翻身或伸手取物。也可见严重的肌肉痉挛，特别是腿部。这些肌肉病变可能与神经–肌肉终板处钠和钾平衡失调有关。

（2）消化系统症状：由于皮质醇缺乏引起胃肠道功能紊乱如食欲缺乏、恶心呕吐、腹胀腹泻，脂肪储存减少及肌肉消耗等因素可导致体重减轻，进行性较大幅度减轻预示肾上腺皮质危象可能。

（3）色素沉着：由于皮质醇缺乏，对垂体 ACTH、黑素细胞刺激素（MSH）、促脂素

（LPH）的反馈抑制作用减弱，使这些激素分泌增多，且 ACTH 及 LPH 又分别包含 α-MSH 与 β-MSH 结构，故皮肤、黏膜处色素沉着，摩擦处、掌纹、乳晕、瘢痕等处尤为明显，色素沉着是鉴别原发性和继发性肾上腺皮质功能减退的主要依据之一，色素突然加深可能预示病情恶化。

（4）心血管症状：由于对儿茶酚胺的升压反应减弱，导致血压降低，以直立性低血压最为常见。X 线示心影缩小，心电图示低电压，P-R 与 Q-T 间期延长。患者常有头晕、视物模糊、直立性晕厥。

（5）代谢障碍：患者对内、外源性胰岛素的敏感性增高，在饥饿、胃肠道功能紊乱、感染等情况下容易发生低血糖。

（6）神经系统症状：如淡漠、嗜睡甚至精神障碍。

（7）性功能紊乱：男女性患者都可有性功能减退，女性肾上腺源雄激素对维持体毛及性欲有关，因此女性患者腋毛、阴毛稀少或脱落，月经失调或闭经，性欲减退。如系自身免疫性病因，还可能有卵巢、睾丸功能过早衰竭。

（8）其他：由结核引起者常有低热、盗汗等症状，体质虚弱、消瘦更为严重。如与其他自身免疫性疾病并存，则伴有相应疾病的临床表现，如甲减表现等。对麻醉药、镇静药及降血糖药物等均极为敏感，少量即可引起昏迷。

（9）肾上腺危象：危象为本病急骤加重的表现。常发生于感染、创伤、手术、分娩、过劳、大量出汗、呕吐、腹泻、脱水或突然中断肾上腺皮质激素治疗等应激情况下。表现为恶心、呕吐、腹痛或腹泻、严重脱水、血压降低、心率快、脉细弱、精神失常、常有高热、低血糖症、低钠血症，血钾可低可高。如不及时抢救，可发展至休克、昏迷、死亡。

知识点 4：原发性慢性肾上腺皮质功能减退症的辅助检查　　　　　　正高：熟悉

（1）血常规检查：常有正细胞正色素性贫血，少数合并恶性贫血。白细胞分类计数示白细胞正常，中性粒细胞减少，淋巴细胞相对增多，嗜酸性粒细胞明显增多。

（2）血液生化检查：由于肾上腺皮质激素会影响全身代谢，所以患者可能存在血钠降低、血钾升高、空腹血糖降低，少数患者有轻度或中度血钙升高。

（3）肾上腺皮质功能检查：①血、尿皮质醇：24 小时尿 17-羟皮质类固醇、24 小时尿游离皮质醇的测定常降低。②ACTH 兴奋试验：ACTH 刺激肾上腺皮质分泌激素，可反映肾上腺皮质贮备功能。用于鉴别原发性与继发性肾上腺皮质功能不全。③血浆基础 ACTH 测定：原发性肾上腺皮质功能减退者明显增高，常超过 22pmol/L（1000pg/ml）；继发性肾上腺皮质功能减退者，ACTH 浓度降低。

（4）影像学检查：结核病患者肾上腺区 X 线摄片、CT 或 MRI 检查可示肾上腺增大及钙化阴影。其他感染、出血、转移性病变在 CT 扫描时也示肾上腺增大，而自身免疫性疾病则肾上腺不增大。

| 知识点 5：原发性慢性肾上腺皮质功能减退症的治疗要点 | 正高：掌握 |

（1）基础治疗：Addison 病需终身使用肾上腺皮质激素替代治疗。①糖皮质激素替代治疗：根据患者身高、体重、性别、年龄、体力劳动强度等，确定合适的基础量。宜模仿激素分泌周期在清晨睡醒时服全天量的 2/3，下午 4 时服余下的 1/3。于一般成人，每日剂量开始时氢化可的松 20~30mg 或可的松 25.0~37.5mg，以后可逐渐减量，氢化可的松 15~20mg 或相应量可的松。在有发热等并发症时适当加量。②钠盐及盐皮质激素：钠盐摄入要充足，每天至少 8~10g，如有腹泻、大量出汗等情况时应酌情增加，以及时补充失钠量。大部分患者在服用氢化可的松和充分摄盐下即可获满意效果。有的患者仍感头晕、乏力、血压偏低，则需加用盐皮质激素，可每天上午 8 时 1 次口服 0.05~0.10mg。如有水肿、高血压、低血钾酌情减量。

（2）病因治疗：有活动性结核者在替代治疗的同时积极给予抗结核治疗。如病因为自身免疫者应检查是否伴有其他腺体功能减退，应同时治疗。

（3）肾上腺危象治疗：此危象为内科急症，应积极抢救。主要措施：①补充液体：典型的危象患者液体损失量约达细胞外液的 1/5，故于初治的第 1~2 天内应迅速补充生理盐水每天 2000~3000ml。对于以糖皮质激素缺乏为主，脱水不甚严重者，补盐水量应适当减少，补充葡萄糖液以免发生低血糖。②糖皮质激素：立即给氢化可的松或琥珀酸氢化可的松 100mg 静脉推注，使血皮质醇浓度达到正常人在发生严重应激时的水平。以后每 6 小时 100mg 加入补液中静脉滴注，第 2~3 天可减至 300mg 分次静脉滴注。如病情好转，渐减至每天 100~200mg。③其他：防治诱因、积极治疗感染等。

（4）外科手术或其他应激时治疗：正常人在发生较严重的应激状态时，每天皮质醇分泌量可达 100~300mg，因而 Addison 病患者在发生严重应激时，每天给予氢化可的松总量不应少于 300mg。多数外科手术为短暂应激，可根据手术种类，在数天内每天递减用量，直到维持量。较轻的短暂应激，每天给予氢化可的松 100mg，以后按情况递减。

| 知识点 6：原发性慢性肾上腺皮质功能减退症的护理评估 | 正高：掌握 |

（1）健康史：评估患者的发病经过及治疗情况，有无食欲缺乏、恶心呕吐等，是否有色素沉着或者色素突然加深，有无感染、外伤等应激状态。患者饮食、睡眠情况，既往有无其他疾病及治疗经过。有无家族遗传史。

（2）身体状况：精神意识状态、生命体征，如有无淡漠或嗜睡等，有无低血压、低血糖等。全身皮肤情况，有无色素沉着。

（3）心理-社会状况：本病需要终身激素替代治疗，患者心理负担较重，家属应多给予精神安慰和支持，使患者保持乐观的情绪，积极配合治疗。

知识点7：原发性慢性肾上腺皮质功能减退症的护理诊断　　　正高：熟悉

（1）体液不足：与醛固酮分泌减少引起水钠排泄增加，胃肠功能紊乱引起恶心、呕吐、腹泻有关。

（2）营养失调——低于机体需要量：与糖皮质激素缺乏导致食欲缺乏、消化功能不良有关。

（3）活动无耐力：与皮质醇缺乏导致肌肉无力、疲乏有关。

（4）身体意象紊乱：与垂体 ACTH、MSH 分泌增多导致皮肤色素沉着有关。

（5）潜在并发症：肾上腺危象。

知识点8：原发性慢性肾上腺皮质功能减退症的一般护理　　　正高：熟练掌握

（1）活动与休息：患者应适当休息，避免劳累，活动后易疲劳的患者应减少活动量。鼓励患者进行适当的运动，如散步、慢跑等。指导患者在下床活动、改变体位时，动作宜缓慢，防止发生直立性低血压。

（2）饮食护理：饮食以高维生素、高蛋白、高钠、高热量为主。多吃水果、新鲜蔬菜。鼓励患者摄取水分每天在 3000ml 以上，避免进食含钾高的食物以免加重高血钾，诱发心律失常。指导患者摄入含盐饮料，特别是大量出汗后更要注意补充盐分。

（3）心理护理：告诉患者本病可以用替代疗法达到较好的效果，树立患者配合治疗的信心。

知识点9：原发性慢性肾上腺皮质功能减退症的病情观察　　　正高：熟练掌握

密切观察病情，记录 24 小时液体出入量，观察患者皮肤颜色、湿度及弹性，注意有无脱水情况。监测有无低血钠、高血钾、高血钙、低血糖及血清氯化物降低；监测心电图，注意有无心律失常。早期发现肾上腺危象，如患者出现虚弱无力、食欲缺乏、恶心、呕吐等，即应想到肾上腺危象的可能，及时通知医师，加强监护，提高抢救成功率。

知识点10：原发性慢性肾上腺皮质功能减退症的用药护理　　　正高：熟练掌握

要求患者按医嘱准时正确服药，切勿随便停药或减量，服药过程中如发现患者有异常反应要及时向医师报告。使用盐皮质激素的患者要密切观察患者血压、水肿、血清电解质等变化，以此为依据调整药量和电解质的摄入量。如患者有活动性结核应注意采取隔离措施。

知识点11：原发性慢性肾上腺皮质功能减退症的皮肤护理　　　正高：熟练掌握

告知患者皮肤黑是由于病变所致，皮肤的颜色会随着病情的控制而减退。适当使用增白的化妆品。给予正面的引导，鼓励患者表达对皮肤颜色改变的感受。

知识点12：原发性慢性肾上腺皮质功能减退症肾上腺危象的护理　　正高：熟练掌握

对发生肾上腺危象的患者，要让其绝对卧床休息，按医嘱迅速、及时、准确地进行静脉穿刺并保证静脉通路的畅通，正确加入各种药品，并准备好各种抢救品。积极与医师配合，主动及时测定患者血压、脉搏、呼吸等生命体征的变化，记好出入量及护理记录。按时正确抽血及留取各种标本送检。鼓励患者饮水并补充盐分，昏迷患者及脱水严重患者可插胃管进行胃肠道补液，并按昏迷常规护理。在用大剂量氢化可的松治疗过程中，应注意观察患者有无面部及全身皮肤发红，以及有无激素所致的精神症状等出现。

知识点13：原发性慢性肾上腺皮质功能减退症的健康指导　　正高：掌握

（1）疾病知识指导：指导患者避免感染、创伤、过度劳累等加重病情的因素。告诉患者外出时避免阳光直晒，以免加重皮肤黏膜色素沉着。随身携带识别卡，写明姓名、地址、家属联系方式、说明自己为肾上腺皮质功能不全者，以便发生紧急情况时能得到及时救助。

（2）用药指导与病情监测：教给患者有关疾病的知识，让其了解终身使用肾上腺皮质激素替代治疗的重要性，积极配合治疗。指导患者服药，强调要按时定量服用，切勿自行增减药量或停药，以免发生危险。指导患者观察药物疗效明显的表现，如食欲改善、体重增加、乏力缓解、色素沉着变浅等。了解药物的不良反应，指导患者将药物与食物或抑酸剂一起服用，避免单独或空腹服用，以免损伤胃黏膜。定期到医院复查，调整药物剂量。

（3）社区-家庭支持：社区护理人员应建立完善的随访制度，以了解患者的用药情况、心理状态等，做出针对性的健康指导。本病需要终身激素替代治疗，患者的心理压力较大，应鼓励家属给予心理上的安慰与支持，使患者保持情绪稳定并增加信心，配合治疗。

第八节　腺垂体功能减退症

知识点1：腺垂体功能减退症的概述　　正高：熟悉

腺垂体功能减退症是由垂体或下丘脑异常导致的一种或多种腺垂体激素减少或缺乏的一组临床综合征。病因不同，累及的激素种类和数量不同，故临床表现复杂多变，但经补充所缺乏的激素后，症状可迅速缓解。一种慢性内分泌疾病，需激素终身替代治疗。不治疗可导致垂体危象，危及生命。

知识点2：腺垂体功能减退症的病因及发病机制　　正高：熟悉

各种可损伤下丘脑、下丘脑-垂体通路以及垂体的疾病均可导致本病。常见原因如下。

（1）遗传因素：腺垂体激素合成障碍可有基因遗传缺陷，如垂体先天发育缺陷、胼胝体及前联合发生异常、漏斗部缺失；转录因子突变可见于特发性垂体单一或多激素缺乏症患者。

（2）垂体瘤：为成人腺垂体功能减退症最常见原因，腺瘤可分为功能性和无功能性。

（3）下丘脑病变：肿瘤、炎症、浸润性病变、肉芽肿等，可直接破坏下丘脑神经内分泌细胞，使释放激素分泌减少，从而减少腺垂体分泌各种促靶腺激素、生长激素和催乳素（PRL）等。

（4）垂体缺血性坏死：因前置胎盘、胎盘早剥等引起大出血、休克，使垂体大部分缺血坏死，或因弥散性血管内凝血致垂体梗死，临床称为希恩综合征。糖尿病血管病变使垂体供血障碍也可导致垂体缺血性坏死。

（5）蝶鞍区手术、放疗或创伤：垂体瘤切除可导致垂体组织损伤。术后放疗、鼻咽癌放疗也可损坏下丘脑和垂体，引起垂体功能减退。严重头部损伤可引起颅底骨折、损毁垂体柄和垂体门静脉血液供应。

（6）感染和炎症：各种感染如病毒、细菌、真菌等引起的脑炎、脑膜炎、流行性出血热、结核、梅毒或疟疾等均可引起下丘脑-垂体损伤而导致功能减退。

（7）糖皮质激素长期治疗：可抑制下丘脑促肾上腺皮质激素释放激素（CRH）-垂体ACTH，突然停用糖皮质激素后可出现医源性腺垂体功能减退，表现为肾上腺皮质功能减退。

（8）垂体卒中：垂体瘤内突然出血、瘤体突然增大，压迫正常垂体组织和邻近神经组织，呈现急症危象。

（9）其他：自身免疫性垂体炎、空泡蝶鞍、颞动脉炎、海绵窦处颈内动脉瘤等均可引起本病。

知识点 3：腺垂体功能减退症的临床表现 正高：掌握

（1）性腺功能减退：由促性腺激素（Gn）、PRL 不足所致。女性多有产后大出血、休克、昏迷病史，有产后无乳、月经稀少、闭经、性欲减退、性征退化、性器官萎缩等表现；男性则表现为性欲减退、阳痿、睾丸松软缩小等。两性均有生育能力减退或丧失，阴毛、腋毛脱落。

（2）甲状腺功能减退：由 TSH 分泌不足所致。表现与原发性甲减相同，但程度较轻，常无甲状腺肿大。

患者易疲劳、畏寒、体重增加、记忆力减退、反应迟钝、嗜睡、精神抑郁、便秘、月经不调、肌肉痉挛等。体检可见表情淡漠，面色苍白，皮肤干燥发凉、粗糙脱屑，颜面、眼睑和手皮肤水肿，声音嘶哑，毛发稀疏、眉毛外 1/3 脱落。由于高胡萝卜素血症，手脚皮肤呈姜黄色。

（3）肾上腺功能减退：由 ACTH 缺乏所致患者常有乏力、食欲缺乏、恶心、呕吐、体重减轻、血压降低、低血糖、低血钠等。由于缺乏黑素细胞刺激素，故有皮肤色素减退，面色苍白，乳晕色素浅淡。

（4）垂体功能减退性危象：简称垂体危象。在全垂体功能减退症基础上，各种应激、麻醉及镇静催眠药、降糖药应用等均可诱发垂体危象。临床可表现为高热型（体温 > 40℃）；低温型（体温 < 30℃）；低血糖型；低血压、循环虚脱型，水中毒型；混合型。各种类型可伴有相应的症状，突出表现为循环系统、消化系统和神经精神方面的症状，如高热、循环衰竭、休克、恶心、呕吐、头痛、神志不清、谵妄、抽搐、昏迷等生命垂危状态。

知识点 4：腺垂体功能减退症的辅助检查　　　　　　　　　　　　　　　正高：熟悉

（1）性腺功能测定：女性有血雌二醇水平降低，没有排卵及基础体温改变，阴道涂片未见雌激素作用的周期性改变；男性见血睾酮水平降低或正常低值，精液检查示精子数量少、形态改变、活动度差、精液量少。

（2）甲状腺功能测定：TT_4 或 FT_4 均降低，而 TT_3、FT_3 可正常或降低。

（3）肾上腺皮质功能测定：24 小时尿 17-羟皮质类固醇及游离皮质醇排量减少，血浆皮质醇浓度降低，但节律正常，葡萄糖耐量试验示血糖呈低平曲线改变。

（4）腺垂体激素测定：如 FSH、LH、TSH、ACTH、PRL、GH 等水平均有不同程度降低。

（5）垂体贮备功能测定：可做促性腺激素释放激素（GnRH）、TRH、促肾上腺皮质激素释放激素（CRH）等兴奋试验，药物刺激后相应垂体激素不升高提示垂体病变，延迟升高者则示病变在下丘脑。

（6）其他检查：可用 X 线、CT、MRI 了解病变部位、大小、性质及其对邻近组织的侵犯程度。

知识点 5：腺垂体功能减退症的治疗要点　　　　　　　　　　　　　　　正高：掌握

（1）病因治疗：本病可由多种病因引起，应针对病因治疗。肿瘤患者可通过手术、化疗或放疗等措施治疗。对于出血、休克而引起缺血性垂体坏死，关键在于预防，加强产妇围生期的监护，及时纠正产科病理状态。

（2）激素替代治疗：多采用靶腺激素替代治疗，宜经口服给药，需长期甚至终身维持治疗。治疗过程中应先补充糖皮质激素，然后再补充甲状腺激素，以防肾上腺危象发生。

（3）垂体危象的处理：①先静脉推注 50% 葡萄糖 40～60ml 以缓解低血糖，继而补充 5% 葡萄糖盐水，每 500～1000ml 中加入氢化可的松 50～100mg 静脉滴注，以解除急性肾上腺功能减退危象。②有循环衰竭者按休克原则治疗，感染败血症者应积极抗感染治疗，水中毒者应加强利尿，可给予泼尼松或氢化可的松口服。③低温与甲状腺功能减退有关，可给小剂量甲状腺激素，并采取保暖措施使患者体温逐渐回升，高热者应予降温。④禁用或慎用麻醉剂、镇静剂、催眠药或降糖药等，以防诱发昏迷。

（1）健康史：评估患者的发病时间、经过及治疗情况，既往有无损伤下丘脑-垂体通路及垂体的疾病。患者的饮食、睡眠情况，排便习惯有无改变，女性患者应了解月经史、生育史。

（2）身体状况：意识精神状态、生命体征，有无各种腺体功能减退的表现，如性腺功能减退、甲状腺功能减退、肾上腺功能减退等。

（3）心理-社会状况：患者因阴毛、腋毛及眉毛脱落，头发稀疏伴性功能减退，长期心情抑郁，羞与人交谈，而且有的患者需长期服用激素治疗，心理负担重，会产生悲观情绪。医护人员注意与患者的有效沟通，减轻患者的心理负担，保持情绪稳定。

（1）性功能障碍：与促性腺激素分泌不足所致性腺功能减退有关。
（2）身体意象紊乱：与腺体功能减退所致身体外观改变有关。
（3）活动无耐力：与肾上腺皮质功能减退、甲状腺功能减退有关。
（4）便秘：与继发性甲状腺功能减退有关。
（5）体温过低：与继发性甲状腺功能减退有关。
（6）潜在并发症：垂体危象。

（1）饮食护理：本病患者均消瘦，体质差，部分患者合并贫血，故应注意加强营养，鼓励患者进食鱼汤、牛奶、橙汁等高热量、高蛋白、高维生素易消化清淡饮食，少量多餐，尽可能多进食以补充营养的不足，增强机体免疫力，同时注意饮食卫生，避免胃肠道感染。

（2）生活指导：保持皮肤清洁，注意个人卫生，督促患者勤换衣、勤洗澡。保持口腔清洁，避免到人多拥挤的公共场所，畏寒的患者注意保暖，足部可放置 50℃的热水袋，外用毛巾包裹防止烫伤。鼓励患者活动，减少皮肤感染和皮肤完整性受损的概率；告知患者要注意休息，避免劳累、情绪激动以及各种刺激诱发垂体危象，夜间睡眠差者忌用镇静药，为提高患者的睡眠质量，鼓励患者白天适量活动，晚上睡前用热水泡脚，保持夜间房间的安静，努力为患者休息创造一个良好的环境，保障患者不靠药物入眠。

（3）心理护理：患者在患此病后，阴毛、腋毛及眉毛脱落，头发稀疏伴性功能低下，故长期心情抑郁，思想负担重，羞于与人交谈，对疾病存在恐惧心理和悲观情绪，同时认为自己给家人、医院及社会造成麻烦和经济负担。医护人员应了解患者的思想及生活情况，及时给予安慰和理解，鼓励患者说出内心的感受，树立战胜疾病的信心；护理人员注意与患者交流的方式、方法及语言技巧，充分利用暗示因素来影响患者的心境；加强语言的解释性、礼貌性。

知识点 9：腺垂体功能减退症的疾病护理　　　　　　　　　正高：熟练掌握

（1）观察病情：监测生命体征变化，观察精神、神志、语言状态、体重、乏力等，准确记录出入量。

（2）用药的护理：因患者需要长期激素替代治疗，在治疗过程中，除密切观察药物的疗效和不良反应外，还应告知患者药物不良反应的症状，同时注意精神状态的观察，精神紊乱可能与激素水平低下对脑的直接或间接作用，如低血压、低血糖、电解质紊乱等综合因素有关。常规量激素替代下发生精神障碍的可能原因是靶腺激素长期严重缺乏，高级神经系统已产生一定适应，患者对外源激素异常敏感。用药同时密切观察患者的意识情绪变化，告知患者家属激素的不良反应及注意事项，以便发现问题及时处理，防止消极行为的发生，忌用镇静药、麻醉药，慎用降糖药。

（3）皮肤的护理：患者应定时翻身，保护受压皮肤的完整性，必要时给予受压部位热敷或按摩。给患者用水时，水温较正常人稍低，室温保持在 20~28℃。

知识点 10：腺垂体功能减退症的健康指导　　　　　　　　　　正高：掌握

（1）疾病知识指导：注意避免诱因。指导患者保持情绪稳定，注意生活规律，避免过度劳累。更换体位时动作应缓慢，以免发生晕厥。冬天注意保暖。平时注意皮肤清洁，预防外伤，少到公共场所或人多之处，以防发生感染。外出时随身携带识别卡，以防意外发生。

（2）饮食指导：指导患者进食高热量、高蛋白、高维生素、易消化的饮食，少量多餐，以增强机体抵抗力；进食粗纤维食物，以预防便秘。由于肾上腺皮质功能减退使体内潴钠排钾能力下降，指导患者保证钠盐充分摄入。

（3）用药指导与病情监测：教会患者认识所服药物的名称、剂量、用法及不良反应，如糖皮质激素过量易致欣快感、失眠；服甲状腺激素应注意心率、心律、体温、体重变化。指导患者认识到随意停药的危险性，严格遵医嘱按时按量服用药物，不随意增减药物剂量。指导患者识别垂体危象的征兆，若出现感染、发热、外伤、腹泻、呕吐、头痛等情况，应立即就医。

第九节　糖　尿　病

知识点 1：糖尿病的概述　　　　　　　　　　　　副高：熟悉　　正高：熟悉

糖尿病（DM）是多种病因引起的胰岛素分泌缺陷和/或作用缺陷所致的以慢性高血糖为特征的代谢综合征，同时伴有脂肪、蛋白质、水、电解质等代谢紊乱。

> 知识点 2：糖尿病的分型　　　　　　　　　　　　副高：熟悉　　正高：熟悉

（1）胰岛素依赖型糖尿病（1 型糖尿病）：是指由于胰岛 β 细胞破坏，导致的胰岛素分泌绝对不足。分为免疫介导性和特发性。

（2）非胰岛素依赖型糖尿病（2 型糖尿病）：由于胰岛素分泌相对不足和胰岛素抵抗引起。

（3）其他特殊类型糖尿病：指病因已明确的和各种继发性糖尿病。

（4）妊娠期糖尿病：指妊娠过程中初次发现的糖尿病。一般在妊娠后期发生，分娩后大部分可恢复正常。

> 知识点 3：糖尿病的病因及发病机制　　　　　　　副高：熟悉　　正高：熟悉

不同类型的糖尿病其病因不同，即使在同一类型中也存在差异性。糖尿病的病因和发病机制较复杂，尚未完全明了。遗传因素及环境因素共同参与其发病过程。

（1）1 型糖尿病（T1DM）：绝大多数 1 型糖尿病是自身免疫性疾病，由于 β 细胞破坏，通常导致胰岛素绝对缺乏。绝大多数患者有自身免疫参与，称免疫介导性 1 型糖尿病。少数患者找不到自身免疫反应的证据，称为特发性 1 型糖尿病。

（2）2 型糖尿病（T2DM）：①遗传因素：多年来通过一系列对家族聚集发病情况、双胞胎发病情况的研究等，一致认为 T2DM 有较强的遗传倾向。T2DM 可由多基因变异引起。②环境因素：摄食过多、中心性肥胖、体力活动减少、生活方式改变、化学毒物、人口老龄化等也与糖尿病发病有关。T2DM 的发病机制与胰岛素抵抗（IR）和胰岛素相对缺乏有关。IR 是指体内周围组织对胰岛素的敏感性降低，组织对胰岛素不敏感，外周组织如肌肉、脂肪对胰岛素促进葡萄糖摄取的作用发生了抵抗。

> 知识点 4：糖尿病的病理生理　　　　　　　　　　副高：熟悉　　正高：熟悉

糖尿病的病理生理主要是由于胰岛素活性相对或绝对不足以及胰高血糖素活性相对或绝对过多引起糖、脂肪、蛋白质的代谢紊乱。

（1）糖代谢紊乱：高血糖及糖尿，高血浆渗透压，乳酸性酸中毒。

（2）脂代谢紊乱：高脂血症，高脂蛋白血症，高三酰甘油，高游离脂肪酸血症，高酮血症，甚者发生酮症酸中毒。

（3）蛋白质代谢紊乱：负氮平衡，晚期患者可有低蛋白血症，抵抗力下降，细胞免疫与体液免疫力下降。

（4）水、电解质、酸碱平衡紊乱：电解质代谢紊乱，酮症酸中毒，乳酸性酸中毒，严重脱水伴酸中毒，糖尿病肾病肾衰竭晚期呈尿毒症伴酸中毒。

（5）糖化血红蛋白异常升高。

| 知识点 5：糖尿病的临床表现 | 副高：掌握　正高：掌握 |

（1）典型症状：出现糖、蛋白质、脂肪代谢紊乱综合征，以"三多一少"（多饮、多食、多尿和体重减轻）为其特征性表现。

1）多尿、多饮：由于血糖升高引起渗透性利尿作用，患者每天尿量常在 2~3L 或以上，继而因口渴而多饮。

2）多食：因失糖、糖分未能充分利用，机体能量缺乏，食欲常亢进，易有饥饿感。

3）体重下降：由于机体不能利用葡萄糖，蛋白质和脂肪消耗增加，引起体重减轻、消瘦、疲乏。

4）其他症状：有四肢酸痛无力、麻木、腰痛、性欲减退、阳痿不育、月经失调、外阴瘙痒、精神萎靡等。

（2）体征：应评估患者的精神、神志、体重、面色、心率、心律、呼吸的变化，并注意观察视力有无减弱、有无水肿和高血压、足部有无感染或溃疡、有无肢端感觉异常、肌张力及肌力有无减弱等。

| 知识点 6：糖尿病的并发症 | 副高：熟悉　正高：熟悉 |

（1）急性并发症：①糖尿病酮症酸中毒（DKA）：是指在各种诱因影响下胰岛素严重不足，引起糖、脂肪、蛋白质及水、电解质和酸碱平衡失调，以高血糖、高血酮和代谢性酸中毒为主要表现的临床综合征。②高血糖高渗状态：是因高血糖引起的以血浆渗透压增高、严重脱水和进行性意识障碍为主要表现的临床综合征。多见于老年人，好发年龄 50 ~ 70 岁，约 2/3 的患者无糖尿病病史或仅有轻度症状。本病病情重，病死率高。③感染：糖尿病患者常反复发生疖、痈等皮肤化脓性感染，严重时可致败血症或脓毒败血症。

（2）慢性并发症：①大血管病变：糖尿病人群中动脉粥样硬化患病率高，年龄轻，进展快。主要侵犯主动脉、冠状动脉、脑动脉、肾动脉和肢体动脉，引起冠心病、缺血性或出血性脑血管病、肾动脉和肢体动脉硬化等。②微血管病变：微血管病变是糖尿病的特征性病变。糖尿病微血管病变主要累及视网膜、肾、神经和心肌组织，尤以肾病和视网膜病最为重要。糖尿病肾病临床表现为蛋白尿、水肿、高血压、肾衰竭，是 1 型糖尿病的主要死因。糖尿病视网膜病变可引起失明。③神经病变：主要累及周围神经，通常为对称性，由远至近缓慢进展，下肢较上肢重。表现为肢端感觉障碍呈手套袜子形分布，伴麻木、烧灼、针刺感等，随后有肢体疼痛，呈隐痛、刺痛等，后期累及运动神经，可引起弛缓性瘫痪和肌萎缩，以四肢远端明显。自主神经病变也较常见，表现为瞳孔改变、排汗异常、直立性低血压、心动过速、便秘、腹泻以及尿潴留、尿失禁、阳痿等。④眼部病变：除视网膜微血管病变外，糖尿病还可引起白内障、青光眼、屈光度改变、虹膜睫状体病变、黄斑病等，导致视力减退、失明。⑤糖尿病足：指由于糖尿病患者下肢远端神经异常和不同程度的周围血管病变，引起足部感染、溃疡和/或深层组织破坏。

（1）尿糖测定：尿糖阳性可为糖尿病判断提供重要线索。但尿糖阳性只是提示血糖值超过肾糖阈（约 10mmol/L），因而尿糖阴性不能排除糖尿病可能。并发肾病变时，肾糖阈升高，虽然血糖升高，但尿糖阴性。肾糖阈降低时，虽然血糖正常，尿糖可阳性。

（2）血糖测定：空腹及餐后 2 小时血糖升高是诊断糖尿病的主要依据。餐后 2 小时血糖≥11.1mmol/L 和/或空腹血糖≥7.0mmol/L 即可诊断为糖尿病。

（3）口服葡萄糖耐量试验（OGTT）：适用于可疑糖尿病而空腹或餐后血糖未达到糖尿病诊断标准者。试验于清晨进行，禁食至少 10 个小时。试验日晨空腹取血后，成人口服葡萄糖水（75g 葡萄糖粉溶于 250ml 水中），在 5 分钟内服下。服后 30 分钟、60 分钟、120 分钟和 180 分钟时取静脉血测血糖。

（4）糖化血红蛋白测定：可反映糖尿病患者近 2~3 个月内血糖总的水平，也为糖尿病患者近期病情监测的指标。

（5）血浆胰岛素和 C 肽测定：有助于了解胰岛 β 细胞储备功能。

强调早期、长期、综合、个体化治疗的原则。治疗目标不仅是纠正代谢紊乱、消除症状，还包括防止或延缓并发症，维持健康与劳动（学习）能力，保障儿童生长发育，延长寿命，降低病死率。

（1）饮食治疗：是糖尿病的一项基础治疗，必须严格执行并长期坚持。饮食治疗对 1 型糖尿病患者有利于控制高血糖、防止低血糖发生，保证未成年人的正常生长发育。对 2 型糖尿病患者有利于减轻体重，改善高血糖、高血压和脂代谢紊乱，延缓并发症的发生，减少降血糖药的使用剂量。

（2）运动治疗：适当的运动可以使糖尿病患者体重减轻，增加胰岛素敏感性，促进糖的利用，改善血糖、血脂水平。运动治疗的原则是适量、经常性和个体化。应根据患者年龄、性别、体力、病情及有无并发症等安排适宜的活动，循序渐进，并长期坚持。

（3）口服药物治疗：①磺脲类：通过作用于胰岛 β 细胞表面的受体促进胰岛素释放。②双胍类：增加肌肉等外周组织对葡萄糖的摄取和利用。③α 葡萄糖苷酶抑制剂：通过抑制小肠 α 葡萄糖苷酶来延迟各种多糖在肠道的吸收，可降低餐后高血糖，常用药物为阿卡波糖（拜糖平）。

（4）胰岛素治疗：注意低血糖反应和低血糖后的反应性高血糖。

（5）酮症酸中毒的治疗：大量补液，补充小剂量胰岛素，注意补钾，慎重补碱。

知识点9：糖尿病的护理评估　　　　　　　　　　副高：熟悉　正高：掌握

（1）健康史：评估患者的患病与治疗经过，详细询问有无糖尿病家族史、巨大胎儿史及血糖检测等；评估患者起病的时间、主要症状的特点及演变；评估患者有无糖尿病神经、血管受损的表现；评估患者起病后的血糖检测及目前用药或胰岛素使用情况等。

（2）身体状况：评估患者是否有代谢紊乱综合征。在对患者进行评估时，患者多有多食、多饮、多尿、体重减轻、伤口愈合不良、经常感染等主诉，应详细询问其生活方式、饮食习惯、食量，体重，妊娠次数。有糖尿病慢性并发症者行心血管、神经系统等检查可见异常。酮症酸中毒者呼吸深大伴脱水体征和意识改变。另外，1型糖尿病与2型糖尿病的病因不同，在进行评估时应予区别。患者还可出现皮肤瘙痒，尤其是外阴瘙痒。高血糖还可使眼房水、晶体渗透压改变，引起屈光度改变。

（3）心理-社会状况：由于本病为终身性疾病，漫长的病程及多器官、多组织结构和功能障碍对患者身心产生的压力易使患者产生焦虑、抑郁等情绪，对疾病缺乏信心，或对疾病抱无所谓的态度而不予重视，以致不能有效地应对慢性疾病。社会环境如患者的亲属、同事等对患者的反应和支持是关系到患者能否适应慢性疾病的重要影响因素，应予以评估。

知识点10：糖尿病的护理诊断　　　　　　　　　　副高：熟悉　正高：熟悉

（1）营养失调——低于（高于）机体需要量：与糖尿病患者胰岛素分泌或作用缺陷引起糖、蛋白质、脂肪代谢紊乱有关。

（2）有感染的危险：与血糖增高、脂代谢紊乱、营养不良、微循环障碍等因素有关。

（3）潜在并发症：酮症酸中毒、高血糖高渗状态。

知识点11：糖尿病的饮食护理　　　　　　　　　　副高：熟练掌握　正高：熟练掌握

护理人员应向患者介绍饮食治疗的目的、意义，并与患者和其家属共同制订护理计划，并指导患者饮食。

（1）计算理想体重：按患者性别、年龄、身高查表或用简易公式推算理想体重［理想体重（kg）=身高（cm）－105］。

（2）计算每日所需总热量：根据患者理想体重和工作性质，计算出每日总热量。成年人休息状态下，每日每千克理想体重给予热量105～125.5kJ（25～30kcal），轻体力劳动125.5～146kJ（30～35kcal），中体力劳动146～167kJ（35～40kcal），重体力劳动167kJ（40kcal）以上。儿童、妊娠期及哺乳期女性、营养不良及消耗性疾病者应酌情增加，肥胖者酌减，使体重逐渐下降至理想体重的±5%左右。

（3）糖类、蛋白质、脂肪的分配：①糖类占食物总热量的50%~60%。②肾功能正常的糖尿病患者蛋白质占10%~15%，其中优质蛋白超过50%。有显性蛋白尿的患者蛋白质摄入量应限制在每天每公斤理想体重 0.8g，但从肾小球滤过率下降起，推荐蛋白质摄入量为每天每公斤体重 0.6g。③脂肪占总热量的 30% 左右，且饱和脂肪酸不超过 7%。

（4）热量分布：在确定总热量以及糖类、脂肪、蛋白质组成后，把热量换算成食物重量，每克糖类、蛋白质均产热 16.7kJ（4kcal），每克脂肪产热 37.7kJ（9kcal），然后制订食谱。三餐热量分布大概为 1/5、2/5、2/5 或 1/3、1/3、1/3，或分成四餐为 1/7、2/7、2/7、2/7。对注射胰岛素或口服降糖药且病情有波动的患者，可每天进食 5~6 餐，从 3 次正餐中匀出 25~50g 主食作为加餐用。

（5）糖尿病患者饮食注意事项

1）定时进食：口服降血糖药物及注射胰岛素者应在用药后按时进食。

2）定量进食：饮食中的主副食数量应基本固定，要严格按照医护人员制订的食谱，避免随意增减。每餐应将计划饮食吃完，如果不能吃完全餐，须当天补足未吃完食物的热量与营养素。

3）限制甜食：提倡食用粗制米面和杂粮，忌食葡萄糖、蔗糖、蜜糖及其制品，忌食含糖分高的水果。

4）增加纤维素：含纤维素的食物包括豆类、蔬菜、粗谷物、含糖分低的水果。每日饮食中食用纤维含量以不少于 40g 为宜。

5）超重者忌吃油炸、油煎食物，炒菜宜用植物油，少食动物内脏、蟹黄、虾子、鱼子等高胆固醇食物。

6）戒烟限酒：女性每天的酒精量不超过 15g，男性不超过 25g。每周不超过 2 次。

7）每天食盐 <6g。

8）每周定期测量体重 1 次，如果体重增加 >2kg，进一步减少饮食总热量；如消瘦患者体重有所恢复，也应适当调整饮食方案，避免体重继续增加。

知识点 12：糖尿病的运动护理　　　　　　　　**副高：熟练掌握　正高：熟练掌握**

（1）运动锻炼的方式：根据年龄、性别、体力、病情及有无并发症、胰岛素治疗及饮食治疗等情况决定运动的方式和强度。最好做有氧运动，以达到重复大肌肉运动，加强心肺功能，改善循环、降低血糖的目的。例如，步行、慢跑、骑自行车、做广播操、太极拳、游泳、跳交谊舞、打乒乓球等，其中以步行为首选的锻炼方式。若有心、脑血管疾病或严重微血管病变者，应按具体情况选择运动方式。

（2）运动的注意事项

1）选择合适的时间：运动应尽量避免恶劣天气，不在酷暑及炎热的阳光下或严冬凛冽的寒风中运动。最佳运动时间是餐后 1 小时（以进食开始计时），以免空腹运动发生低血糖。如无禁忌证，每周最好进行 2 次抗阻运动。

2）达到适当的运动强度：合适的运动强度，可根据患者的具体情况而定，运动强度须逐渐增加，以不感到疲劳为度。

3）运动前后要加强血糖监测：当空腹血糖 >16.7mmol/L，应减少活动，增加休息。

4）病情变化时应及时停止运动并就诊：运动中出现饥饿感、心悸、出冷汗、头晕及四肢无力或颤抖等，表明已出现低血糖，应休息并进食；运动中出现胸闷、胸痛、视物模糊时，应就地休息，联系就诊。

5）携带卡片，结伴而行：运动时随身携带糖尿病卡片和糖果，以备急用。结伴运动，既可以调节情绪，又可相互照应。

知识点 13：使用口服用药的护理　　　　副高：熟练掌握　正高：熟练掌握

了解各类降糖、降压、降脂药物的作用、剂量、用法、不良反应和注意事项，指导患者正确服用。

（1）磺脲类药物的护理：嘱患者于早餐前半小时服用，并严密观察药物引起的低血糖反应、胃肠道反应、皮肤瘙痒、肝功能损害、血细胞减少等。还应注意水杨酸类、磺胺类、保泰松、利血平、β 受体阻断药等可增强磺脲类降糖药作用；而噻嗪类利尿药、糖皮质激素等可降低磺脲类降血糖的作用。

（2）双胍类药物的护理：餐中或餐后服药或从小剂量开始可减轻胃肠道不良反应。

（3）α-糖苷酶抑制剂类药物的护理：应与第一口淀粉类食物同时嚼服。如与胰岛素促泌剂或胰岛素合用可能出现低血糖，处理时应直接给予葡萄糖口服或静脉注射，进食淀粉类食物或蔗糖无效。

（4）噻唑烷二酮类药物的护理：密切观察有无水肿、体重增加、缺血性心血管疾病及骨折的风险等，一旦出现应立即停药。

知识点 14：使用胰岛素的护理　　　　副高：熟练掌握　正高：熟练掌握

（1）胰岛素的注射途径：包括静脉注射和皮下注射两种。注射工具有胰岛素专用注射器或胰岛素笔。有条件时可采用持续皮下胰岛素输注（俗称胰岛素泵），是指放置速效胰岛素的容器通过导管分别与针头和泵连接，针头置于腹部皮下组织，用可调程序的微型电子计算机控制胰岛素输注，模拟胰岛素的持续基础分泌（通常为每小时 0.5~2U）和进餐时的脉冲式释放，胰岛素剂量和脉冲式注射时间均可通过计算机的程序调整来控制。要求定期更换导管和注射部位以避免感染和针头堵塞。

（2）胰岛素制剂保存：保存在低于 25℃室温内 1 个月，效价不会受到影响，保存在 2~8℃时，活力可维持 2~3 年。不能冰冻保存，应避免温度过高、过低（不宜 <2℃或 >30℃）及剧烈晃动。

（3）准确用药：熟悉各种胰岛素的名称、剂型及作用特点。准确执行医嘱，按时注射。对于每毫升 40U 和 100U 两种规格的胰岛素，使用时应注意注射器与胰岛素浓度的匹配。使用胰岛素笔时要注意笔与笔芯相互匹配，每次注射前确认笔内是否有足够剂量，药液是否变质等。长、短效胰岛素混合使用时，应先抽吸短效胰岛素，再抽吸长效胰岛素，然后混匀，而不可相反，以免将长效胰岛素混入短效胰岛素而影响其速效性。目前市场上有各种比例的预混制剂，可按患者要求选用，最常用的是含30%短效和70%长效的制剂。

（4）注射部位的选择与轮换：胰岛素采用皮下注射时，宜选择皮肤疏松部位，如上臂三角肌、臀大肌、大腿前侧、腹部等。腹部吸收胰岛素最快，其次分别为上臂、大腿和臀部。如患者参加运动锻炼，不要选择在大腿、上臂等活动的部位注射胰岛素。注射部位要经常轮换，长期注射同一部位可能导致局部皮下脂肪萎缩或增生、局部硬结。尽量每天同一时间在同一部位注射，并进行腹部、上臂、大腿外侧和臀部的交替；在同一部位注射时，也需要进行交替，即与每次注射点相距1cm以上，且选择无硬结的部位；如产生硬结，可热敷，但要注意避免烫伤。

（5）胰岛素疗效的观察及护理：对采用强化胰岛素治疗或2型糖尿病应用胰岛素者应加强观察有无低血糖反应和早晨空腹血糖较高的情况，如"黎明现象"，即夜间血糖控制良好，仅于黎明一段时间出现高血糖；Somogyi现象，即在夜间曾有低血糖，在睡眠中未被察觉，继而发生低血糖后的反跳性高血糖。发现以上情况应及时报告医师，配合医师进行夜间多次血糖测定并遵医嘱调整夜间胰岛素的用量。部分1型糖尿病患者在胰岛素治疗一段时间内病情可部分或全部缓解，胰岛素用量可减少或完全停用，称"糖尿病蜜月期"，但缓解是暂时的，其持续时间自数周至数月不等，一般不超过1年。对这种患者应加强对其病情的动态观察。

（6）胰岛素的不良反应及护理：①低血糖反应：临床常见，是糖尿病致死原因之一，多发生于夜间，表现为头晕、心悸、多汗、面色苍白、强烈的饥饿感甚至昏迷。对低血糖反应患者，应及时检测血糖，根据病情可进食糖果、含糖饮料或静脉推注50%葡萄糖20～30ml。②胰岛素过敏：主要表现为注射部位瘙痒或荨麻疹样皮疹，严重变态反应少见。处理措施包括更换胰岛素制剂、使用抗组胺药和糖皮质激素以及脱敏疗法等。严重者需停止或暂时中断胰岛素治疗。③注射部位皮下脂肪萎缩或增生：采用多点、多部位皮下注射和针头一次性使用可预防其发生。④水肿：胰岛素治疗初期可因水钠潴留而发生轻度水肿，可自行缓解。⑤视物模糊：部分患者出现，多为晶状体屈光度改变，常于数周内自然恢复。

知识点15：预防感染的护理　　　　　　副高：熟练掌握　　正高：熟练掌握

（1）皮肤护理：①注意个人卫生，便后洗手。鼓励患者勤洗澡、勤换衣服、勤剪指甲，保持皮肤清洁、完整，以防皮肤化脓感染。②洗澡时水温不可过热，香皂选用中性为宜。③指导患者选择质地柔软、宽松的衣裤，避免使用松紧带和各种束带。④护理操作时应严格无菌技术。⑤如有外伤或皮肤感染时，不可任意用药，应由医师处理。⑥皮肤瘙痒的患者嘱其不要搔抓皮肤。

（2）呼吸道、口鼻腔护理：①保持呼吸道通畅，避免与呼吸道感染者接触，如肺炎、感冒、肺结核等。②指导患者保持口腔清洁，做到睡前、晨起后刷牙，饭后漱口。③重症患者，护理人员应每日给予特殊口腔护理，防治口腔疾病。

（3）泌尿道护理：应注意会阴部的干燥、清洁，勤换内衣，女性患者经期应增加清洗的次数。如有尿潴留尽量避免插入导尿管以免感染，可采用人工诱导排尿、膀胱区热敷或按摩等方法，以上方法无效时，应在严格无菌操作下行导尿术。

（4）足部护理：①保持足部清洁，指导患者勤换鞋袜。每天清洗足部1次，不超过10分钟，水温在37~40℃，可用手肘或请家人代试水温，洗完后用柔软的浅色毛巾擦干，尤其是脚趾间。②每天检查双足1次，了解足部有无感觉减退、麻木、刺痛感；观察足部皮肤有无颜色、温度改变及足部动脉搏动情况；注意检查趾甲、趾间、足底部皮肤有无胼胝、鸡眼、甲沟炎、甲癣，是否发生红肿、青紫、水疱、溃疡、坏死等。定期做足部保护性感觉的测试，及时了解足部感觉功能。②注意保暖，尤其是在冬天，穿棉袜、棉鞋且要宽松、舒适。每天穿鞋时先用手检查鞋内有无硬物，以防损伤足部皮肤。③教会患者从趾尖向上按摩足部及下肢，以达到恢复和提高足部感觉功能的目的。④对于易于干燥的脚，可使用薄薄的一层润滑油脂，如婴幼儿润肤露。⑤指导患者学会正确修剪趾甲，不要把趾甲剪得过短，不要随意修剪脚上的鸡眼或结痂。⑥如果已发生足部溃疡，应及时与医师联系，及早治疗。

知识点16：酮症酸中毒、高渗高血糖综合征的预防及护理
副高：熟练掌握　　正高：熟练掌握

（1）预防措施：定期按时监测血糖，应激状况时每天监测。遵医嘱合理用药，不可随意增减药量或停用药物。保证充足的水分摄入，特别是发生呕吐、腹泻、严重感染时。预防感染必须做好口腔及皮肤护理，保持皮肤清洁，预防压疮和继发感染，女性患者应保持外阴部的清洁。

（2）病情监测：密切观察患者的生命体征，记录24小时出入量。遵医嘱定时监测电解质、酮体和渗透压等的变化。

（3）急救配合与护理：①立即开放两条静脉通路，准确执行医嘱，确保液体和胰岛素的输入。②绝对卧床休息，给予持续低流量吸氧，注意保暖。③昏迷者按昏迷常规护理。

知识点17：低血糖的预防及护理
副高：熟练掌握　　正高：熟练掌握

（1）生活要有规律：糖尿病的饮食以及服药时间都要有一定的规律，这样才能让身体的血糖代谢以及摄入平稳，对血糖指数的影响不会产生很大的波动，对身体健康的影响才会最小。初用各种降糖药时要从小剂量开始，然后根据血糖水平逐步调整药物剂量。速效或短效胰岛素注射后应及时进餐；病情较重者，可先进餐再注射胰岛素。容易在后半夜及清晨发生低血糖的患者，晚餐适当增加主食或含蛋白质较高的食物。运动要适量：糖尿病患者的运动一定要根据自身的体质适当进行，不要运动过度，以免热量消耗太多，引发低血糖的出现。

（2）做好日常监测：糖尿病的日常监测非常重要，对了解血糖指数以及身体状况很有帮助，做好监测，以便及时调整胰岛素或降糖药用量，使血糖保持平稳状态。

（3）药量要根据医嘱。糖尿病患者的日常用药一定要在医师的指导下进行，不可盲目增减药量，避免引发血糖的忽高忽低，对身体健康产生影响。

（4）一旦确定患者发生低血糖症状，一定要及时补充体内糖分，再及时送往医院进行进一步的诊治。

知识点 18：糖尿病的健康指导　　　　　　　　　　　　　　副高：掌握　　正高：掌握

（1）介绍糖尿病防治的基本知识，指导高危人群积极预防和控制危险因素，如改变不健康的生活方式、不吸烟饮酒、少吃盐、合理膳食、积极参加适当的运动锻炼、减少体重等，均可降低 2 型糖尿病的发生率。

（2）介绍糖尿病饮食配制的具体要求和措施，指导患者自己烹调。介绍运动锻炼的方式和注意事项。指导患者平时注意个人卫生，生活规律，学会足部护理的方法。

（3）通过教育，使患者及其家属认识到糖尿病是终身疾病，治疗需持之以恒。指导家属应关心和帮助患者，协助患者遵守饮食计划，并给予精神支持和生活照顾。指导患者学会尿糖测定，以及便携式血糖计的使用，并能正确地判断检查结果，告之血糖控制的标准。使用胰岛素的患者应学会消毒方法、注射方法、胰岛素剂量计算方法和保存方法。

（4）介绍口服降糖药的不良反应和低血糖反应的症状，指导患者及其家属尽早识别病情变化及并发症的发生，如发生低血糖反应立即进食糖类食物或饮料，并休息 10~15 分钟，如低血糖反应持续发作，应及时就诊。应定期门诊复查。

（5）随身携带患者识别卡，以便患者发生病情变化时及时得到救治。

第十节　内分泌系统常用诊疗技术及护理

一、血糖仪使用法

知识点 1：血糖仪使用目的　　　　　　　　　　　　　　　副高：熟悉　　正高：掌握

（1）全面了解血糖情况。
（2）患者及时调整饮食、运动疗法、口服药物的剂量。
（3）为医师调整治疗方案提供可靠依据。
（4）让患者直观感受到饮食、运动、药物治疗对血糖的影响。

知识点 2：血糖仪使用物品　　　　　　　　　　　　　　　副高：熟悉　　正高：掌握

（1）无菌棉球罐 1 个，75% 乙醇 1 瓶，无菌棉签 1 包，污物罐 1 个，锐器盒 1 个。
（2）血糖仪 1 台，试纸 1 盒，血糖仪调型码 1 个，采血笔 1 支。

知识点 3：血糖仪使用前准备　　　　　　　　　　　　　　副高：熟悉　　正高：掌握

（1）操作者洗手、戴口罩。

（2）查对医嘱，在医嘱本相应位置打勾。

（3）检查试纸的有效期、血糖仪的电池情况。

（4）检查血糖试纸的调型码，调型码卡的4位数必须与试纸瓶签上的数字相同。

（5）插入新的调型码卡，将调型码卡留在血糖仪中，直到更换一瓶新的血糖试纸。

（6）将采血针头插入采血笔内。

（7）二人查对。

知识点4：血糖仪使用操作步骤　　　　　　　　　　　　　副高：熟悉　正高：掌握

（1）查对床号、姓名，向患者解释测血糖的目的，以取得合作。

（2）协助患者采取正确体位（平卧、侧卧、坐卧、站立均可）。

（3）选择采血部位，五指的手指两侧均可，但以示指、中指、环指多用。

（4）从血糖试纸盒内取出一条试纸，拿住试纸的手柄部位。

（5）将血糖试纸插入血糖仪的试纸插口，试纸蓝色面朝上，这时血糖仪自动开机。

（6）消毒皮肤：取75%乙醇棉签，消毒手指的一侧面。

（7）取1无菌棉球夹于左手示指与中指之间。

（8）取下针头帽。

（9）将采血笔贴紧手指的一侧采集一滴血样。

（10）将血样轻轻点于试纸点样区的边缘或上方。

（11）采血完毕，用无菌棉球按压针眼处。

（12）血糖仪的显示屏将出现四条闪烁的横线。

（13）血糖结果将出现在显示屏上并储存在血糖仪内。

（14）取出用过的试纸（血糖仪会自动关机）。

（15）整理用物，取下针头放入锐器盒。

（16）洗手。

（17）回护士站在医嘱本上签名、执行时间。

知识点5：血糖仪使用注意事项　　　　　　　　　　　　　副高：熟悉　正高：掌握

（1）75%乙醇消毒皮肤，禁忌用碘伏消毒（含碘的消毒液消毒手指后，残留的微量碘溶入到血液中，使血液变成强电解质，导电强度增加，电流增大，血糖仪显示结果升高）。

（2）每更换一瓶试纸，必须更换调型码（否则会导致错误的血糖检测结果）。

（3）从试纸筒内取出试纸后必须将血糖试纸瓶的瓶盖盖紧。

（4）采血针必须紧压手指皮肤（否则出血不充分）。

（5）采血部位应经常轮换。

（6）采样必须涂满整个点样区，如未填满，更换一条新的试纸重新检测。

（7）如出血不充分，可以轻轻按摩手指。

二、口服葡萄糖耐量试验（OGTT）

| 知识点1：口服葡萄糖耐量试验概述 | 副高：掌握　正高：掌握 |

75g OGTT 是检查人体血糖调节功能和诊断糖尿病的一种方法，正常人一次服入大量葡萄糖后，血糖浓度不超过 8.88mmol/L，且 2 小时内恢复正常（耐糖现象）。糖代谢异常时，食入大量葡萄糖后，血糖浓度可急剧升高，2 小时内不能恢复正常。

| 知识点2：口服葡萄糖耐量试验方法 | 副高：掌握　正高：掌握 |

（1）OGTT 应空腹进行，受试者空腹 8~14 小时（可饮水）。

（2）试验时间应在上午 7~9 时开始，被试者要尽量注意休息，严禁剧烈体力活动，避免应激性刺激、恶心及呕吐。

（3）空腹 0 分钟及服糖后 60 分钟、120 分钟采血，有特别需要时应延长试验时间。为排除肾的影响，每次取血后查尿糖。

（4）有面色苍白、晕厥等严重反应时，停止试验。

| 知识点3：口服葡萄糖耐量试验操作前准备 | 副高：掌握　正高：掌握 |

（1）试验前 3 天患者每天摄入的总热量，应足以维持体重和膳食中糖类含量，不应 < 150g。

（2）试验前一天晚餐后禁食，空腹过夜。

| 知识点4：口服葡萄糖耐量试验注意事项 | 副高：掌握　正高：掌握 |

（1）口服葡萄糖粉 83g（含分子结晶水）：将葡萄糖粉溶于 300ml 温开水中，于 5 分钟内喝完。

（2）试验期间患者应避免剧烈运动，不能吸烟和喝咖啡。

第七章　风湿性疾病患者的护理

第一节　概　述

知识点 1：风湿性疾病的概述　　　　　　　　　　　副高：熟悉　正高：熟悉

风湿性疾病简称风湿病，是指一组影响骨、关节及其周围软组织（如肌肉、肌腱、滑膜、滑囊、韧带和软骨等）及其他相关组织和器官的慢性疾病。风湿性疾病既可以是某一局部的病理损伤，也可以是全身性疾病。

知识点 2：风湿性疾病的分类　　　　　　　　　　　副高：熟悉　正高：熟悉

根据发病机制、病理及临床特点，风湿性疾病分类见表7-1。

表 7-1　风湿性疾病的分类和疾病名称

分类	疾病名称
弥漫性结缔组织病	类风湿关节炎、红斑狼疮、硬皮病、多肌炎、重叠综合征、血管炎等
脊柱关节病	强直性脊柱炎、反应性关节炎、炎性肠病性关节炎、银屑病关节炎、未分化脊柱关节病等
退行性变	骨关节炎（原发性、继发性）
代谢和内分泌相关的风湿病	痛风、假性痛风、马方综合征、免疫缺陷病等
感染相关的风湿病	反应性关节炎、风湿热等
肿瘤相关的风湿病	原发性（滑膜瘤、滑膜肉瘤等）；继发性（多发性骨髓瘤、转移瘤等）
神经血管疾病	神经性关节病、压迫性神经病变（周围神经受压、神经根受压等）、雷诺病等
骨及软骨病变	骨质疏松、骨软化、肥大性骨关节病、弥漫性原发性骨肥厚、骨炎等
非关节性风湿病	关节周围病变、椎间盘病变、特发性腰痛、其他疼痛综合征（如精神性风湿病）等
其他有关节症状的疾病	周期性风湿病、间歇性关节积液、药物相关的风湿综合征、慢性活动性肝炎等

| 知识点 3：风湿性疾病的临床特点 | 副高：掌握　正高：掌握 |

（1）呈发作与缓解相交替的慢性病程：病程漫长、病情反复，多次发作可造成相应脏器和局部组织的严重损害，如系统性红斑狼疮、类风湿关节炎、痛风等。

（2）异质性：即同一疾病，在不同患者的临床表现类型、症状、轻重，抗风湿药物应用耐受量及治疗反应和不良反应、预后等方面差异很大。

（3）免疫学异常或生化改变：风湿病患者常有免疫学或生化检查的异常，如类风湿关节炎患者类风湿因子（RF）多呈阳性；系统性红斑狼疮患者抗双链 DNA（dsDNA）抗体阳性；痛风患者血尿酸水平增高等，是相关疾病临床诊断、病情判断和预后估计的重要依据。

第二节　常见症状与体征的护理

一、关节损害

| 知识点 1：关节损害的概述 | 副高：熟悉　正高：熟悉 |

风湿病关节损害是指关节疼痛、肿胀、僵硬及活动受限等。关节疼痛是关节受累最常见的首发症状，也是风湿病患者就诊的主要原因。疼痛的关节均可有肿胀和压痛，多为关节腔积液或滑膜增生所致。关节僵硬常在晨起时表现最明显，故又称晨僵，即早晨起床后自觉病变关节僵硬，如胶黏着样感觉，难以达到平时关节活动范围，日间长时间静止不动也可出现此现象。早期关节活动受限主要由肿胀、疼痛引起，晚期则主要由关节骨质破坏、纤维骨质粘连和关节半脱位引起，此时，关节活动严重障碍，最终导致功能丧失。

| 知识点 2：关节损害的辅助检查 | 副高：熟悉　正高：熟悉 |

（1）自身抗体测定结果。

（2）滑液检查。

（3）关节 X 线检查：明确导致关节疼痛的原因、病变严重程度、是否处于活动期及预后等。

| 知识点 3：关节损害的护理评估 | 副高：熟悉　正高：掌握 |

（1）健康史：详细询问患者有无类风湿关节炎、强直性脊柱炎、系统性红斑狼疮、干燥综合征、骨性关节炎、风湿热及痛风等病因；发病前有无受凉、环境潮湿、感染及外伤等诱因；有无过敏史和家族史；病后对日常生活的影响，诊疗经过及用药情况等。

（2）身体状况：患者的营养状况、生命体征、关节肿胀程度，受累关节有无压痛、触痛、局部皮肤温度升高、活动受限及畸形等。

（3）心理-社会状况：由于关节损害反复发作、关节僵硬和活动受限，使患者生活、行动不便，严重者丧失劳动能力，因此易产生紧张、焦虑、恐惧、悲观等不良心理反应。

知识点4：关节损害的护理诊断　　　　　　　　副高：熟悉　正高：熟悉

（1）疼痛（慢性关节疼痛）：与局部炎性反应有关。
（2）躯体活动障碍：与关节持续疼痛有关。
（3）焦虑：与疼痛反复发作、病情迁延不愈有关。

知识点5：慢性关节疼痛的护理措施　　　　副高：熟练掌握　正高：熟练掌握

（1）一般护理：急性期关节肿胀伴体温升高、倦怠等症状时，应卧床休息，减少活动。协助患者采取舒适的体位，尽可能保持关节的功能位，必要时用石膏托、小夹板固定。为避免疼痛部位受压，可用支架支起床上盖被。休息时间过久易发生肌力减弱、关节挛缩、压疮、骨质疏松、心肺功能下降等，需根据病情调整休息时间，必要时应用适当的运动治疗。

（2）减轻疼痛：①创造适宜的环境，避免嘈杂、吵闹，或过于安静。②非药物镇痛：如松弛术、皮肤刺激疗法（冷敷、热敷、震动、加压等）和分散注意力，根据病情使用蜡疗、水疗、磁疗、超短波、红外线等物理治疗法缓解疼痛，也可按摩肌肉、活动关节，防治肌肉挛缩和关节活动障碍。③药物镇痛：常用的非甾体抗炎药如布洛芬、萘普生、阿司匹林、吲哚美辛等，告知患者遵医嘱服药的重要性及药物的不良反应。

知识点6：躯体活动障碍的护理措施　　　　副高：熟练掌握　正高：熟练掌握

（1）一般护理：根据患者活动受限程度，协助患者生活护理。
（2）对症护理：①功能锻炼：向患者及其家属讲解活动对恢复和维持关节功能的重要性，鼓励缓解期患者参与力所能及的活动，指导患者进行有规律、有针对性的功能锻炼，特别是配合日常活动的需要进行锻炼。运动的方式要循序渐进，先减轻疼痛，再增进关节活动度，再做肌力训练，最后加强耐力训练。②日常活动能力锻炼：鼓励患者生活自理，进行日常活动锻炼。

（3）病情观察：严密观察患侧肢体情况，防止肌肉萎缩；长期卧床患者要注意观察有无发热、咳嗽、咳痰及呼吸困难等，及时发现肺部感染；观察有无足下垂、压疮、便秘等；评估患者营养状况，有无摄入量不足或负氮平衡。

知识点7：焦虑的护理措施　　　　　　　　副高：熟练掌握　正高：熟练掌握

（1）心理支持：鼓励患者说出自身感受，与患者一起分析原因，并评估其焦虑程度。

在协助患者认识自身焦虑表现的同时，向患者委婉说明焦虑对身体状况可能产生的不良影响，帮助患者提高解决问题的能力，重点强调出现焦虑时应采取积极的应对措施。劝导患者家属多给予关心、理解及心理支持。介绍成功病例及治疗进展，鼓励患者树立战胜疾病的信心。

（2）采用缓解焦虑的技术：教会患者及其家属使用减轻焦虑的措施，如音乐疗法、香味疗法、放松训练、指导式想象、按摩等。

（3）病情观察及安全保护：观察患者的精神状态是否正常，发现情绪不稳定、精神障碍或意识不清者，应做好安全防护和急救准备，防止发生自伤和意外受伤等。

二、皮肤损害

知识点 8：皮肤损害的概述	副高：熟悉　正高：熟悉

皮肤损害是指可以看到或触及的皮肤异常表现，分原发和继发两类。原发损害指皮肤最先出现的损害，是皮肤病第一次表现的病理改变；继发损害是由原发损害演变而来，可因原发损害的自然发展，或因治疗、感染、搔抓而引起。

风湿病常见的皮肤损害有皮疹、红斑、水肿、溃疡及皮下结节等，多由血管炎性反应引起。

知识点 9：皮肤损害的常见原因及临床表现	副高：熟悉　正高：熟悉

（1）脱发：系统性红斑狼疮患者常见，不仅发生于头部，也可发生于眉毛、睫毛、体毛，通常为弥漫性脱发，部分患者的脱发与病情活动有关，可以恢复；部分为毛发脆性增加，失去光泽、枯黄，易折断，称为"狼疮发"，以前额部明显。

（2）"向阳性"皮疹：多见于皮肌炎，为眼眶周围暗紫红色水肿性皮肤损害，多位于上眼睑，无痛、无痒。

（3）前胸"V"部位皮疹：皮肌炎多发角化性红色小丘疹。

（4）日照性皮炎（光过敏）：常见于系统性红斑狼疮患者。皮疹发生于光照部位（暴露部位），皮疹为红色斑疹，伴灼热感、瘙痒和刺痛，与光照强度、时间相关。

（5）蝶形红斑：见于部分系统性红斑狼疮患者。皮疹最初位于面颊部，水肿性，淡红色，可有糜烂渗出和脱屑。皮疹可以逐渐扩大至鼻梁，当双侧面颊部皮疹相连时，形成类似蝴蝶样形状，故称蝶形红斑。

（6）冻疮样皮损：见于系统性红斑狼疮患者，多见于四肢末端。皮损为紫红色，结节状或丘疹，表面皮肤发亮，边界不清，愈合后可有瘢痕。

（7）手掌部皮疹：手掌及鱼际部位皮肤可见红丘疹，略高于皮肤，见于多种血管炎。

（8）皮肤或黏膜溃疡：多见于贝赫切特综合征，1~3周可缓慢消退，但可反复发作，男性多位于阴囊、阴茎，女性多位于外阴和阴道。

| 知识点 10：皮肤损害的辅助检查 | 副高：熟悉　正高：熟悉 |

（1）免疫学检查。
（2）皮肤狼疮带试验。
（3）肌活检。

| 知识点 11：皮肤损害的护理评估 | 副高：熟悉　正高：掌握 |

（1）健康史：了解皮肤损害的起始时间、演变特点；有无日光过敏、口眼干燥、胸痛等伴随症状。若疑为雷诺现象，还应注意评估其诱因、发作频率、持续时间和范围等。

（2）身体状况：观察生命体征；皮损的部位、形态、面积大小和表面情况；有无指尖和肢体的溃疡；肢体末梢的颜色和温度，皮肤有无苍白、发绀等；有无甲床瘀点或瘀斑。

（3）心理-社会状况：因皮肤损害影响容貌，患者不愿与人接触，出现敏感、多疑、抑郁、自卑和孤独等不良心理反应。

| 知识点 12：皮肤损害的护理诊断 | 副高：熟悉　正高：熟悉 |

（1）皮肤完整性受损：与血管炎性反应及应用免疫抑制剂等因素有关。
（2）组织灌注无效（外周组织）：与肢端血管痉挛、血管舒缩功能调节障碍有关。

| 知识点 13：饮食护理 | 副高：熟练掌握　正高：熟练掌握 |

鼓励患者摄入足够的蛋白质、维生素和水分，避免进食刺激性食物，忌食芹菜、无花果、烟熏食物、蘑菇等。

| 知识点 14：皮肤护理 | 副高：熟练掌握　正高：熟练掌握 |

除常规皮肤护理，预防压疮外，需注意：①保持皮肤清洁干燥，每天用温水冲洗或擦洗，避免接触刺激性物品，如碱性肥皂、化妆品、定型发胶、染发或烫发剂、农药等。②有皮疹、红斑或光敏者，外出采取遮阳措施，避免阳光直射裸露皮肤，忌日光浴。③皮疹或红斑部位避免涂用各种化妆品和护肤品，可遵医嘱局部涂药物性软膏；若局部溃疡合并感染者，遵医嘱用抗生素治疗，局部清创换药处理。④避免服用容易诱发皮肤损害的药物，如普鲁卡因胺、异烟肼和氯丙嗪等。

| 知识点 15：用药护理 | 副高：熟练掌握　正高：熟练掌握 |

（1）非甾体抗炎药：包括布洛芬、萘普生、阿司匹林等，具有抗炎、解热、镇痛作用。

最主要的不良反应是胃肠道反应，表现为消化不良、上腹痛、恶心、呕吐等，严重者可致出血性糜烂性胃炎。应指导患者在饭后服用或同时服用胃黏膜保护剂、H_2受体阻断药或抗酸药等，可减轻损害。此外长期使用可引起神经系统不良反应、肝肾毒性、抗凝作用及皮疹等，故用药期间应密切观察，监测肝肾功能。

（2）糖皮质激素：代表药物为泼尼松，有较强的抗炎、抗过敏和免疫抑制作用，长期服用可引起继发感染、股骨头无菌性坏死、库欣综合征、电解质紊乱、骨质疏松、血压升高、血糖升高、消化性溃疡、精神失常等。服药期间，应给予低盐、高蛋白、高钾、高钙饮食，补充钙剂和维生素 D，定期监测血压、血糖、尿糖变化，强调遵医嘱服药的必要性，不可自行停药或减量过快，以免引起"反跳"现象。

（3）免疫抑制剂：代表药物有环磷酰胺、霉酚酸酯、氨甲蝶呤、羟氯喹、雷公藤总苷等。环磷酰胺要注意有无胃肠道反应、脱发、骨髓抑制、感染、肝损害、性腺抑制及出血性膀胱炎等；霉酚酸酯要注意有无胃肠道反应、感染、致畸等；氨甲蝶呤要注意有无胃肠道反应、口腔黏膜溃疡、肝损害及骨髓抑制等；羟氯喹要注意有无眼底改变、胃肠道反应及神经系统症状等；雷公藤总苷要注意有无生殖系统异常、胃肠道反应、骨髓抑制及肝损害。

知识点 16：心理护理　　　　　　　　副高：熟练掌握　正高：熟练掌握

（1）建立良好的护患关系，主动关心患者，多与患者沟通，确认患者对疾病及未来生活的忧虑，并针对其忧虑进行耐心解释、疏导，向患者说明良好的心理状态对缓解疾病和改善预后的重要性。

（2）风湿病患者有皮肤完整性受损的危险，极易产生自我形象紊乱，可导致患者采取消极应付方式，如回避查看及触摸自己的身体甚至自毁行为，故心理护理极为重要，因势利导，鼓励患者采取积极乐观的方式，树立康复信念，走出思想误区。

第三节　系统性红斑狼疮

知识点 1：系统性红斑狼疮的概述　　　　　　副高：熟悉　正高：熟悉

系统性红斑狼疮（SLE）是一种自身免疫性结缔组织病，由于体内有大量致病性自身抗体和免疫复合物，造成组织损伤，临床可以出现多个系统和脏器损害的症状，以青年女性多见。

知识点 2：系统性红斑狼疮的病因　　　　　　副高：熟悉　正高：熟悉

确切原因尚不清楚，可能与遗传、性激素、环境等多种因素互相综合作用引起机体免疫调节功能紊乱有关。

（1）遗传因素：SLE 是一种多基因遗传性疾病。SLE 的遗传至少需要 4 个基因的参与。

不同基因缺陷的共同作用，导致明显的特异反应堆，产生各种病理过程和不同的临床表现。

（2）性激素：系统性红斑狼疮多见于育龄女性，更年期前阶段育龄女性与同龄男性之比为9：1，儿童及老年为3：1；睾丸发育不全的男性常发生SLE；SLE患者均有雌酮羟基化产物水平增高；妊娠可诱发本病或加重病情，特别在妊娠早期和产后6周。

（3）感染：SLE患者的血清病毒抗体效价高于健康人；SLE患者体内存在的内源性抗反转录病毒，产生大量的自身抗体，引发SLE。

（4）环境因素：①阳光：紫外线照射可诱发皮肤损害或使原有的皮损加剧，并能使某些局限性盘状红斑狼疮发展为系统型。②食物：日常饮食成分对SLE诱发有不可忽视的作用，某些含补骨脂素的食物（如芹菜、无花果等）可能增强SLE患者对紫外线的敏感性；含联胺基团（如烟熏食物、蘑菇等）的食物可诱发SLE发病；含L–刀豆素类的食物（如苜蓿类种子、其他豆菜类等）也与本病有关。

（5）药物：引起药物性狼疮的药品按化学结构可分成4类。①芳香胺类：普鲁卡因胺、磺胺嘧啶和β受体阻断药等。②肼类：肼苯达嗪和异烟肼等。③巯基化合物：青霉胺、甲状腺药物等。④苯类：苯妥英钠等抗惊厥药物等。

知识点3：系统性红斑狼疮的发病机制　　　　　　　　副高：熟悉　正高：熟悉

SLE的发病机制非常复杂，尚未完全阐明。目前认为主要是外来抗原（如病原体、药物等）引起人体B细胞活化。易感者因免疫耐受减弱，B细胞通过交叉反应与模拟外来抗原的自身抗原相结合，并将抗原呈递给T细胞，使之活化，在T细胞活化刺激下，B细胞得以产生大量不同类型的自身抗体，造成组织损伤。免疫异常主要体现在下列3个方面。

（1）致病性自身抗体的形成：这类自身抗体的特性为：①以IgG型为主，与自身抗原有很高的亲和力，如抗DNA抗体可与肾组织直接结合导致损伤。②抗血小板抗体及抗红细胞抗体导致血小板和红细胞破坏，临床出现血小板减少和溶血性贫血。③抗SSA抗体经胎盘进入胎儿心脏，引起新生儿心脏传导阻滞。④抗磷脂抗体引起抗磷脂抗体综合征（APS）（血栓形成、血小板减少、习惯性自发性流产）。⑤抗核抗体与神经精神性狼疮相关。

（2）致病性免疫复合物的形成：免疫复合物（IC）的形成及沉积是SLE发病的主要机制。免疫复合物由自身抗体和相应自身抗原相结合而成，IC能够沉积于组织造成组织的损伤。

（3）T细胞和NK细胞功能失调：T细胞功能异常导致新抗原不断产生，并刺激B细胞持续活化而产生自身抗体，使自身免疫反应持续存在。

知识点4：系统性红斑狼疮的病理　　　　　　　　　　副高：熟悉　正高：熟悉

SLE主要病理改变为炎症反应和血管异常，可以出现在身体的任何器官。中小血管因IC沉积或抗体直接侵袭而出现管壁的炎症和坏死，继发的血栓使管腔变窄，导致局部组织缺血和功能障碍。受损器官的特征性改变：①苏木紫小体（细胞核受抗体作用变性为嗜酸性团块）。②"洋葱皮样病变"，即小动脉周围有显著向心性纤维增生，明显表现于脾中央动脉，以及心瓣膜的结缔组织反复发生纤维蛋白样变性而形成赘生物。此外，心包、心肌、肺、神经系统等亦可出现上述基本病理变化。

知识点5：系统性红斑狼疮的临床表现	副高：掌握　正高：掌握

（1）全身症状：活动期患者大多有全身症状。大部分患者在病程中有各种热型的发热。此外，全身不适、乏力、食欲缺乏、体重减轻等亦常见。

（2）皮肤损害：80%患者可见皮肤损害。典型者鼻面部有蝶形红斑，表面光滑，有时可见鳞屑，病情缓解期红斑可消退，留有棕黑色色素沉着；手掌大、小鱼际，指（趾）端周围有红斑、斑丘疹及紫斑等；可见脱发。黏膜损害通常与SLE活动有关，可累及全身各处的黏膜，但多发生在口腔及唇部，可见白斑、糜烂或溃疡。

（3）关节肌肉疼痛：90%患者在病程中伴有关节痛，多为对称性、游走性，一般不引起关节畸形，最常受累的关节为近端指间关节、腕、膝及踝关节，部分患者可发生无菌性缺血性骨坏死，股骨头最常累及，其次为肱骨头、胫骨头等。少数患者可有肌痛、肌炎。

（4）内脏损害：几乎所有患者可见肾受累，表现为肾炎或肾病综合征。晚期发生肾衰竭，是SLE死亡的常见原因。大多数SLE患者可出现呼吸系统、心血管系统、消化系统、神经系统的损害，如胸膜炎、心包炎、血栓性静脉炎、急腹症、慢性贫血、眼底出血、蛛网膜下腔出血、偏瘫、昏迷等。

知识点6：系统性红斑狼疮的辅助检查	副高：熟悉　正高：熟悉

（1）一般检查：不同系统受累可出现相应的血、尿常规，肝、肾功能与影像学检查等异常。有狼疮脑病者常有脑脊液压力及蛋白含量的升高，但细胞数、氯化物和葡萄糖水平多正常。

（2）免疫学检查

1）抗核抗体谱：出现在SLE的有抗核抗体（ANA）、抗双链DNA（dsDNA）抗体、抗可提取核抗原（ENA）抗体等。

2）其他自身抗体：①抗磷脂抗体：与继发性APS有关。②抗神经元抗体：与神经精神性狼疮（NP-SLE）有关。③抗组织细胞抗体：包括抗红细胞膜抗体（与溶血性贫血有关）、抗血小板抗体（与血小板减少有关）、抗中性粒细胞胞质抗体（与白细胞减少有关）等。④其他：RF阳性等。

3）补体：目前常用的有总补体（CH50）、C3和C4的检测。补体低下，尤其是C3低下常提示SLE活动。C4低下除表示SLE活动外，尚可能是SLE易感性（C4缺乏）的表现。

4）病情活动度指标：除外上述抗dsDNA抗体和补体，以下指标变化亦提示SLE活动，包括症状反复的相应检查（新发皮疹、集落刺激因子变化、蛋白尿增多）和炎症指标升高（血沉增快、血清C反应蛋白升高、高γ球蛋白血症、RF阳性、血小板计数减少等）。

5）肾活检病理：对狼疮肾炎的诊断、治疗和预后估计均有价值，尤其对指导狼疮肾炎的治疗意义重大。

（3）X线及影像学检查：有助于早期发现器官损害。例如，神经系统磁共振、CT有助于发现和治疗脑部的梗死性或出血性病灶；胸部高分辨率CT有助于发现早期的肺间质性病变；超声心动图对心包积液、心肌、心瓣膜病变、肺动脉高压等有较高的灵敏度而有助于早期诊断。

（4）狼疮（LE）细胞：从外周血中找LE细胞。

知识点7：系统性红斑狼疮的治疗要点　　　　　　　　副高：掌握　正高：掌握

SLE目前尚不能根治，SLE患者宜早期诊断，早期治疗，且应在防治病因及一般治疗的基础上，根据病情的复杂性及严重程度而选择个体化的治疗方案。糖皮质激素加免疫抑制剂仍是主要的治疗方案。治疗原则是急性期积极用药物诱导缓解，控制病情活动；病情缓解后，给予维持性缓解治疗使其保持缓解状态，保护重要脏器功能并减少药物不良反应。

（1）一般治疗：①活动期患者卧床休息。②积极控制感染。③避免日晒。

（2）非甾体抗炎药：均为口服药，主要用于发热、关节和肌肉酸痛而无明显血液病变的轻症患者，常用的有阿司匹林、吲哚美辛、布洛芬等。

（3）抗疟药：氯喹，主治红斑狼疮的皮肤损害，若体内蓄积可影响视网膜，需要定期做眼底检查。

（4）糖皮质激素：是治疗SLE的主要药物，适用于急性暴发性狼疮、明显的脏器损害、溶血性贫血等。常用泼尼松，根据病情药物剂量可加减。待病情控制后逐渐减量，多数患者需长期服用维持量。

（5）免疫抑制剂：病情反复、重症患者等宜加用免疫抑制剂，如环磷酰胺、硫唑嘌呤等。

（6）大剂量静脉输注免疫球蛋白：是一项强有力的辅助治疗措施，适用于狼疮危象、激素或免疫治疗无效、合并全身严重感染的患者，有急救作用，可赢得抢救时间。

（7）血浆置换疗法：其原理是除去特异性自身抗体、免疫复合物、非特异性炎症介质如补体、纤维蛋白原等。

（8）中草药：雷公藤对狼疮肾炎有一定疗效。

知识点8：系统性红斑狼疮的护理评估　　　　　　　　副高：熟悉　正高：掌握

（1）健康史：询问患者有无感染、日光过敏、过度劳累、精神刺激等诱因；有无普鲁卡因胺、青霉胺、肼苯达嗪、甲基多巴等药物服用史；有无进食芹菜、无花果、蘑菇、烟熏食物等；有无家族史；育龄女性应询问有无月经紊乱，是否妊娠，有无流产史及胎儿发育异常等。

（2）身体状况：重点观察有无发热、疲乏等全身表现，以及侵犯关节和关节疼痛的部位、性质及特点等；有无面部蝶形红斑，皮疹出现时间及变化情况；有无口腔黏膜溃疡形成、有无雷诺现象等皮肤黏膜损害表现；有无水肿、高血压、心前区不适、干咳、气促、食欲缺乏、腹泻、呕吐、贫血、精神障碍等相关脏器损害表现。

（3）心理-社会状况：评估患者及其家属对疾病的认知程度、婚姻与生育状态、患者的心理状态、家庭经济状况和社会支持系统等。

知识点 9：系统性红斑狼疮的护理诊断　　　　副高：熟悉　正高：熟悉

（1）皮肤完整性受损（皮疹、面部红斑、雷诺现象）：与自身免疫反应致皮肤炎症性损伤、光敏感有关。

（2）口腔黏膜改变：与疾病本身、使用糖皮质激素和免疫抑制剂有关。

（3）疼痛（关节痛）：与自身免疫反应有关。

（4）潜在并发症：狼疮脑病、多器官功能衰竭。

知识点 10：系统性红斑狼疮的护理措施　　　副高：熟练掌握　正高：熟练掌握

（1）一般护理：对急性活动期患者应指导其卧床休息，以减少机体消耗，保护脏器功能，预防恶化；鼓励缓解期的患者逐渐增加活动量，适当参与社会活动和日常工作，做到劳逸结合。给予高蛋白、高热量、低脂肪、丰富维生素、易消化且无刺激的饮食。忌食冷冻食品和饮料，忌食芹菜、无花果、蘑菇、烟熏食物。有肾功能不全者宜低盐、优质蛋白饮食，限制水和钠盐的摄入，必要时记录 24 小时出入液量。

（2）皮肤和口腔护理：有皮疹、红斑或光敏感者，避免阳光直接照射裸露皮肤，外出时穿长袖衣、长裤，戴宽边帽子。保持皮肤清洁卫生，皮肤损伤处可用清水冲洗，30℃左右温水湿敷红斑处，每日 3 次，每次 30 分钟，可促进血液循环，有利于鳞屑脱落。避免接触刺激性物品，如染发、烫发剂，定型发胶，农药等，以减轻或避免皮肤损害。指导患者保持口腔清洁，坚持餐后用温开水或盐水漱口。

（3）心理护理：由于 SLE 可引起重要多脏器功能损害，尤其在疾病反复发作的活动期，患者感到生命受到威胁，可产生紧张、焦虑不安、恐惧心理，此时应给予安慰，耐心解答患者的各种提问，帮助患者减轻心理负担，鼓励其积极配合治疗和护理。此外疾病的迁延不愈也可使患者产生悲观情绪，护理时可与患者一起回顾已取得的进步，并制订主要的康复目标，在病情许可下鼓励患者进行自我护理，以增强信心，克服不良心理状态。

（4）病情观察：观察患者生命体征、神志等，有无发热、关节疼痛、皮疹、口腔溃疡、水肿、心前区不适、气促、腹泻、呕吐等，尽早预防和发现脏器损害，防止病情变化。对发生狼疮脑病、急性肾衰竭等按相应疾病护理。

（5）用药护理：服用非甾体抗炎药时，要指导患者宜饭后服用，以减轻胃肠道不良反应。对于长期应用激素患者，不可随意漏服、停服及自行减量，以免引起病情反跳，注意观察有无肥胖、血糖升高、高血压、容易感染、股骨头坏死、骨质疏松等不良反应。应用细胞毒药物者要及时监测血常规、肝肾功能。

（1）疾病知识指导：向患者及其家属解释本病若能及时正确治疗，病情可以长期缓解，过正常生活；嘱家属给予患者以精神支持和生活照顾，以维持其良好的心理状态；指导患者避免一切可能诱发或加重病情的因素，如日晒、妊娠、分娩、口服避孕药、手术、劳累、感冒及精神刺激等，避免接受各种预防接种。

（2）皮肤护理指导：注意个人及皮损部位清洁卫生，忌滥用外用药或化妆品，切忌挤压、搔抓皮疹或皮损部位。

（3）生活指导：病情稳定后，鼓励患者参加社会活动和日常工作。

（4）用药指导：坚持遵医嘱用药，不可擅自改变药物剂量或突然停药，向患者详细介绍药物用法、用量及可能出现的不良反应，定期复诊。

（5）生育指导：无中枢神经系统、肾或其他脏器严重损害，病情处于缓解期达半年以上者，一般能安全地妊娠，并分娩出正常胎儿。非缓解期的SLE患者易出现流产、早产和死胎，故应避孕。妊娠可诱发SLE活动，多数药物对胎儿发育存在风险，备孕阶段及妊娠期，应及时就医，遵医嘱调整用药或停药。因妊娠前3个月至妊娠期应用大多数免疫抑制剂均可能影响胎儿的生长发育，必须停用半年以上才可妊娠。目前认为羟氯喹和硫唑嘌呤对妊娠影响相对较小，羟氯喹可全程使用。病情活动伴有心、肺、肾功能不全者属妊娠禁忌。产后避免哺乳。

第四节　类风湿关节炎

类风湿关节炎（RA）是一种以侵蚀性、对称性多关节炎为主要临床表现的慢性、全身性自身免疫性疾病。临床主要表现为受累关节疼痛、肿胀以及功能下降。当炎症破坏软骨和骨质时，出现关节畸形和功能障碍。

病因不明，可能的相关因素有诱因（如寒冷、潮湿、过劳、感染及精神刺激等）、遗传因素、环境因素（如病毒、细菌等感染）。

目前一般认为RA是一种自身免疫性疾病，其发生及病程迁延是病原学和遗传学相互作用的结果。类风湿结节和类风湿血管炎是RA的重要病变。

主要发病机制为免疫功能紊乱，滑膜关节组织的某些特殊成分或体内产生的内源性物质作为自身抗原，启动特异性免疫应答，导致相应的关节炎症状。

知识点4：类风湿关节炎的病理　　　　　　　　　副高：熟悉　正高：熟悉

RA的基本病理改变是滑膜炎。急性期滑膜表现为渗出和细胞浸润。疾病早期，滑膜下层血管充血，内皮细胞肿胀，间质水肿和中性粒细胞浸润。晚期，滑膜增厚，并形成许多绒毛样突起，伸入关节腔内，亦可侵入软骨和软骨下骨质。绒毛又名血管翳，是造成关节破坏、畸形、功能障碍的病理基础。这些绒毛大部分为具有巨噬细胞样功能的A型细胞及成纤维细胞样的B型细胞。滑膜下层有大量淋巴细胞浸润，其中大部分为CD4$^+$T淋巴细胞，其次为B淋巴细胞和浆细胞。

血管炎可发生于患者关节外的任何组织，它累及中、小动脉和/或静脉，管壁有淋巴细胞浸润、纤维素沉着，内膜有增生，导致血管腔的狭窄或堵塞。类风湿结节是血管炎的一种表现，结节中心部是纤维素样坏死组织，周围有上皮细胞浸润，排列成环状，外被以肉芽组织。肉芽组织间有大量的淋巴细胞和浆细胞。常见于关节伸侧受压的皮下组织，也可见于肺、胸膜、心包、心肌等部位。

知识点5：类风湿关节炎的关节表现　　　　　　　　副高：掌握　正高：掌握

（1）晨僵：是指患者在晨起时关节部位有明显的发紧和僵硬感，持续时间多数大于1小时，活动关节后改善。95%以上的RA患者会出现此症状，是RA最为突出的早期表现之一。

（2）关节痛与压痛：是本病最早的表现，可发生于任何关节。初期可以是单一关节或游走性多关节肿痛，多呈持续性和对称性，时轻时重，伴有压痛。一般双手近端指间关节、掌指关节、腕关节最常受累。受累关节的皮肤可出现褐色色素沉着。

（3）关节肿胀：凡受累关节均可肿胀，多因关节腔内积液或关节周围软组织炎症引起，多呈对称性。关节炎性肿大而附近肌肉萎缩，关节呈梭形。

（4）关节畸形：多见于较晚期患者，因关节周围肌肉的萎缩、痉挛而使畸形更为严重。常见的关节畸形有掌指关节半脱位、手指尺侧偏斜而呈"天鹅颈"样、"纽扣花"样及关节纤维性强直（腕、肘和膝关节），以致患者日常生活多不能自理。

（5）关节功能障碍：关节肿痛和结构破坏都会引起关节功能障碍。

（6）特殊关节症状：①颈椎关节：颈椎的可活动小关节及周围腱鞘受累，表现为颈痛、活动受限，最严重的表现为寰枢椎关节半脱位而出现脊髓压迫。②肩、髋关节：其周围有较多肌腱等软组织包围，很难发现肿胀，常出现局部疼痛和活动受限，髋关节受累往往表现为臀部及下腰部疼痛。③颞颌关节：早期表现为讲话或咀嚼时疼痛加重，严重者张口受限。

知识点6：类风湿关节炎的关节外病变　　　　　　　副高：掌握　正高：掌握

关节病变虽然是RA患者的主要表现，但仍有相当比例的患者出现关节外系统受累。

（1）类风湿结节：多为类风湿因子（RF）阳性且病情严重的患者，病情控制后可缩小或消失。多发于尺骨鹰嘴下方、膝关节及跟腱附近等易受摩擦的骨突起部位。结节数量不等，大小不一，其直径可由数毫米至数厘米，质硬、无压痛，呈对称性分布。也可累及心、肺、眼等实质组织及脏器。

（2）类风湿血管炎：病程长、病情重、RF 阳性的 RA 者可出现血管炎，多伴有淋巴结病变。可出现指（趾）坏疽、梗死、皮肤破溃、紫癜、网状青斑、多发性单神经炎、巩膜炎、角膜炎、视网膜血管炎或肝脾大。

（3）器官系统受累：常见的有肺间质纤维化、胸膜炎、心包炎、贫血以及周围神经病变，出现感觉异常，或同时伴有远端肌无力、肌萎缩等。

知识点 7：类风湿关节炎的辅助检查　　　　　　副高：熟悉　　正高：熟悉

（1）血液检查：有轻至中度贫血。活动期血小板计数增高、红细胞沉降率增快、C 反应蛋白增高。

（2）免疫学检查：类风湿因子（RF）阳性。在 RA 患者血清中还发现抗核周因子及抗环瓜氨酸肽抗体等多种自身抗体，这些抗体的检测对 RA 的诊断均有一定意义。

（3）关节滑液检查：RA 患者的滑液多呈炎性特点，白细胞总数升高，中性粒细胞占绝对优势。

（4）关节 X 线检查：对 RA 的诊断、关节病变的分期、监测病变具有重要意义。临床以手指和腕关节的 X 线摄片应用最多。早期可见关节周围软组织的肿胀阴影、关节端骨质疏松（Ⅰ期）；进而关节间隙变窄（Ⅱ期）；关节面出现虫蚀样改变（Ⅲ期）；晚期可见关节半脱位和关节破坏后的纤维性和骨性强直（Ⅳ期）。

（5）关节 MRI：对早期诊断有价值。可以显示关节软组织早期病变，如滑膜水肿、骨破坏病变的前期表现骨髓水肿等。

（6）关节超声：高频超声能够清晰显示关节腔、关节滑膜、滑囊、关节腔积液、关节软骨厚度及形态等，能够反映滑膜增生情况，亦可指导关节穿刺及治疗。

（7）类风湿结节活检：其典型的病理改变有助于类风湿关节炎的诊断。

知识点 8：类风湿关节炎的治疗要点　　　　　　副高：掌握　　正高：掌握

目前临床尚缺少根治与预防的有效方法。早期诊断与早期治疗是本病治疗的关键。治疗目的是减轻关节肿痛和关节外症状，控制关节炎的发展，防止和减少关节破坏，保持受累关节的功能，促进已破坏的关节骨的修复。

治疗方法有一般治疗、药物治疗、外科手术治疗，其中药物治疗最重要。

（1）一般治疗：患者有明显关节肿痛伴发热时需要卧床休息，症状控制后应适当活动，并进行治疗性锻炼，防止肌肉萎缩、关节失用。也可通过理疗促进局部血液循环。给予高蛋白质和高维生素饮食，有助于组织代谢和修复。

（2）药物治疗：常用药物有：①非甾体抗炎药：通过抑制体内前列腺素的合成，达到消炎镇痛的目的，是本病不可缺少的对症药物，应与改变病情抗风湿药同服。②改变病情抗风湿药：常用药物有氨甲蝶呤、来氟米特、柳氮磺吡啶、羟氯喹和氯喹等。③糖皮质激素：有强大的抗炎作用，能缓解关节肿痛症状和全身炎症。④生物制剂靶向治疗：目前使用最普遍的是 TNF-α 拮抗药和 IL-6 拮抗药。⑤植物药：雷公藤总苷最为常用。

（3）手术治疗：滑膜切除术可改善关节活动功能，晚期患者可做关节成形术或人工关节置换术，以减少疼痛矫正畸形，改善关节功能。

知识点9：类风湿关节炎的护理评估	副高：熟悉　正高：掌握

（1）健康史：询问患者有无金黄色葡萄球菌、链球菌、支原体、病毒、原虫等感染病史；有无寒冷、潮湿、疲劳、感染、创伤及精神刺激等诱因；有无家族遗传史；治疗经过及用药史等。

（2）身体状况：体检时仔细观察关节肿胀程度，有无关节畸形，触诊有无压痛及类风湿结节。

（3）心理-社会状况：由于疾病反复发作，顽固性关节疼痛，疗效不佳，生活自理能力下降，严重影响工作和生活，加之缺乏家庭或社会支持，患者易产生焦虑、抑郁或悲观等不良心理反应。

知识点10：类风湿关节炎的护理诊断	副高：熟悉　正高：熟悉

（1）疼痛（关节痛）：与滑膜炎症和关节肿胀有关。
（2）自理缺陷：与关节肿痛、畸形、强直有关。
（3）有失用综合征的危险：与关节活动受限、肌肉挛缩有关。
（4）悲伤：与疾病久治不愈、关节可能致残、影响生活质量有关。

知识点11：类风湿关节炎的一般护理	副高：熟练掌握　正高：熟练掌握

（1）观察病情：了解关节疼痛的部位、患者对疼痛性质的主诉，关节肿胀和活动受限的程度，有无畸形，晨僵的程度，以判断病情及疗效。注意胸闷、心前区疼痛、腹痛、消化道出血、头痛、发热、咳嗽、呼吸困难等关节外表现，提示病情严重，应尽早给予适当的处理。

（2）休息与体位：在急性发作期、高热和内脏受累时应卧床休息，制动关节，以减少体力消耗，保护关节功能，避免脏器受损。病情改善2周后逐步增加活动量；恢复期加强关节功能锻炼，应注意保暖、防寒和防潮。

（3）饮食护理：给予高蛋白质、高维生素、营养丰富的饮食，有贫血者增加含铁食物的摄入，以提供组织修复的需要。饮食宜清淡、易消化，忌辛辣刺激性的食物。

（4）心理护理：与患者进行良好的沟通交流，介绍疾病的相关知识；鼓励患者间交流，指导患者调整心态，消除悲哀，树立生活信心；鼓励家庭、亲属的关心和支持。

知识点12：晨僵、活动障碍的护理措施　　　　　副高：熟练掌握　　正高：熟练掌握

（1）鼓励患者起床后行温水浴，或用热水浸泡感觉僵硬的关节，并活动关节，促进局部血液循环，缩短晨僵时间。

（2）夜间睡眠佩戴弹力手套保暖，可减轻晨僵程度。

（3）缓解期鼓励患者坚持每日进行关节活动锻炼，若活动后出现不适，应减少活动量或休息。从事力所能及的工作和活动，必要时提供适当的辅助工具，避免长时间不活动而致关节僵硬加重。

（4）按医嘱给予抗炎药物，早晨服用。

知识点13：关节肿胀、疼痛的护理措施　　　　　副高：熟练掌握　　正高：熟练掌握

（1）卧床休息，采用舒适体位。膝下可置一小平枕，使膝关节处于伸展位，以减轻疼痛。避免压迫患肢，对受损关节正确使用夹板。

（2）遵医嘱给予非甾体抗炎药，如阿司匹林、吲哚美辛等。此类药物可引起胃肠道反应，影响肾血流灌注，宜饭后服用，有肾损害者慎用。

（3）局部可用理疗，如热敷、热水浴、红外线等，减轻疼痛。

（4）指导患者应用放松术、分散注意力等方法缓解疼痛。

（5）必要时遵医嘱使用非麻醉性镇痛药。

知识点14：肢体活动与关节功能的维护　　　　　副高：熟练掌握　　正高：熟练掌握

（1）症状平稳后，鼓励患者尽早锻炼，肢体活动可从被动向主动活动渐进，有计划地增强活动力，防止挛缩，活动度以患者能承受为限。

（2）使患者处于自我保健最佳生理状态，也可选用理疗辅助，以增加局部血供，松弛肌肉，活络关节。

（3）对已发生关节畸形致残的患者，鼓励患者发挥健侧肢体功能，实现生活自理或参加轻工作，维持正常生活状态。

（4）对严重致残的患者，提供外科手术矫正畸形信息，指导患者做出最优选择，提高生活质量。

知识点15：肌肉萎缩的护理措施　　　　　　　　副高：熟练掌握　　正高：熟练掌握

指导患者功能锻炼，保持活动能力。

（1）急性期：指导患者保持关节的功能位，以防止关节畸形。平躺硬板床，避免枕高枕或不枕，膝下可放置一小枕，使关节处于伸展位，避免用摇床或枕头支起膝部，以免屈曲姿势造成关节挛缩而致残。足底放护足板，以避免足下垂。

（2）缓解期：指导患者每天定时做全身和局部相结合的主动活动，如转颈、挺胸、攥拳、伸腰、摆腿、摇动关节等动作，避免肌肉萎缩，关节僵硬。指导患者自我按摩，根据不同情况选择理疗方法，促进局部血液循环。必要时协助患者行走，根据需要提供适当的辅助工具，如手杖、扶车等。

（3）将常用物品放在易拿取的地方，鼓励患者自理，进行日常生活活动训练，如穿衣、清洁卫生、进食、如厕、行走等，尤其对已发生肢体残障者更为重要。

知识点 16：类风湿关节炎的用药护理　　　　副高：熟练掌握　　正高：熟练掌握

严格按医嘱给药，严密观察各种药物的不良反应，如皮疹、口腔溃疡、消化道反应、血尿常规变化、内分泌紊乱等，及时提供治疗中需要的信息，并观察其疗效。鼓励患者多饮水，促使药物代谢产物排出体外；饭后服药可减少胃肠道反应；向患者及其家属讲解药物常见的不良反应及注意事项，以协助早期发现病情变化并及时处理。服用肾上腺糖皮质激素，应定期测量血压，观察血糖、尿糖变化；强调按医嘱服药的重要性，不能自行停药或减量过快，以免引起病情"反跳"。

知识点 17：类风湿关节炎的健康指导　　　　　　副高：掌握　　正高：掌握

（1）疾病知识指导：帮助患者及其家属了解疾病的性质、病程和治疗方案。避免感染、寒冷、潮湿、过劳等各种诱因，注意保暖。强调休息和治疗性锻炼的重要性，养成良好的生活方式和习惯，在疾病缓解期每天有计划地进行锻炼，增强机体的抗病能力，保护关节功能，延缓功能损害的进程。

（2）用药指导及病情监测：遵医嘱用药，不可随意停药、换药、增减药量，坚持规则治疗，减少复发。严密观察疗效及不良反应，定期检查血、尿常规及肝、肾功能等，一旦发现严重的不良反应，应立即停药并及时就医。病情复发时及早就医，以免重要脏器受损。

第八章　传染性疾病患者的护理

第一节　概　述

| 知识点 1：传染性疾病的概述 | 副高：熟悉　正高：熟悉 |

传染性疾病是由病原微生物（病毒、立克次体、螺旋体、细菌等）和寄生虫（原虫或蠕虫）感染人体后产生的有传染性的疾病。由它们所引起的疾病均可称为感染性疾病，但感染性疾病不一定有传染性，其中有传染性的疾病才称为传染性疾病（简称传染病）。

一、感染与免疫

| 知识点 2：感染的概述 | 副高：熟悉　正高：熟悉 |

感染是病原体侵入机体后与人体相互作用、相互斗争的过程。病原体感染人体后的表现主要与病原体的致病力及人体的免疫功能有关，因而产生了感染过程的不同表现。临床上症状明显的传染病，只是感染过程的表现形式之一，并非全部。

| 知识点 3：感染过程的表现 | 副高：掌握　正高：掌握 |

（1）病原体被清除：病原体进入人体后，人体通过非特异性免疫或特异性免疫将病原体消灭或排出体外，人体不产生病理变化，也不引起任何临床表现。

（2）隐性感染：又称亚临床感染，指病原体进入人体后，仅诱导机体产生特异性免疫应答，病理变化轻微，临床上无任何症状、体征和生化改变，只有通过免疫学检查才能发现。大多数传染病以隐性感染最常见。隐性感染后可获得对该传染病的特异性免疫力，病原体被清除。少数转变为病原携带状态，成为病原携带者。

（3）显性感染：又称临床感染，指病原体进入人体后，不但引起机体发生免疫应答，而且通过病原体的致病作用或机体的变态反应，使机体发生组织损伤，导致病理改变，出现临床特有的症状、体征。少数传染病（如麻疹）以显性感染多见。显性感染后的结局各异，多数感染者机体内病原体可被完全清除，机体获得特异性免疫力，不易再受感染；也有部分感染者由于病后免疫不牢固，可再次发生感染；还有小部分感染者可成为病原携带者。

（4）病原携带状态：指病原体侵入人体后，在人体内生长繁殖并不断排出体外，而人体不出现任何疾病表现的状态，因而成为传染病流行的重要传染源。根据携带病原体种类的不同可分为带病毒者、带菌者与带虫者。按其发生在显性感染临床症状出现之前或之后，分别称为潜伏期病原携带者和恢复期病原携带者；若发生于隐性感染之后，则称为无症状病原携带者。携带病原体持续时间短于 3 个月者称为急性病原携带者；长于 3 个月者称为慢性病原携带者。

（5）潜伏性感染：病原体感染人体后，寄生在机体某些部位，由于机体的免疫功能足以使病原体局限而不引起显性感染，但又不能将病原体完全清除，病原体长期潜伏于机体内。当机体免疫功能下降时，可引起显性感染，常见于水痘、结核病、疟疾等。潜伏性感染期间，病原体一般不排出体外，故不会成为传染源，这是与病原携带状态不同之处。

知识点 4：感染过程中病原体的致病作用　　　　　　副高：熟悉　正高：熟悉

（1）侵袭力：指病原体侵入机体并在体内扩散的能力。有些病原体可直接侵入机体或借其分泌的酶类破坏机体组织，有些细菌的表面成分可抑制机体的吞噬作用而促使病原体扩散，如侵袭能力、溶组织能力、穿透能力等。

（2）毒力：包括外毒素和内毒素。外毒素通过与靶细胞的受体结合，从而进入细胞内而起作用；内毒素通过激活单核－吞噬细胞释放细胞因子而起作用。毒力因子包括侵袭能力（痢疾杆菌）、溶组织能力（溶组织阿米巴滋养体）等。

（3）数量：就同一种病原体而言，入侵的数量常与其致病能力成正比，侵入的数量越多，引起的传染性越大，潜伏期可能越短，病情也就越严重。但不同病原体引起机体出现显性感染的最少数量差别较大，如伤寒需 10 万个菌体，而痢疾仅 10 个菌体即能致病。

（4）变异：病原体在长期进化过程中，可因遗传或环境等因素而发生变异，通过抗原变异而逃避机体的特异性免疫，从而不断引起一系列代谢上的变化，其结构形态、生理特性均发生改变。

知识点 5：感染过程中机体的免疫应答作用　　　　　副高：熟悉　正高：熟悉

免疫应答可以是保护机体免受病原体入侵、破坏的保护性免疫应答，也可以是促进病理生理过程及组织损伤的变态反应。机体的免疫应答对感染过程的表现和转归起着重要的作用。病原体入侵机体后是否发病，取决于病原体的致病能力和机体免疫应答的综合作用。保护性免疫应答又分为非特异性与特异性免疫应答。变态反应都是特异性免疫应答。

（1）非特异性免疫：是机体对进入体内异物的一种清除机制，通过遗传获得，无抗原特异性，又称为先天性免疫。非特异性免疫系统在微生物或其他异物进入机体几分钟之内开始应答，因此能够起到在感染早期限制微生物在体内迅速扩散的作用。包括：①天然屏障：外部屏障，如皮肤、黏膜及其分泌物；内部屏障，如血－脑脊液屏障、胎盘屏障等。②吞噬作用：单核－吞噬细胞系统具有非特异性吞噬功能，可清除体液中的颗粒状病原体。③体液因子：包括补体、溶菌酶和各种细胞因子，可直接或通过免疫调节作用清除病原体。

（2）特异性免疫：通过对抗原识别后产生的针对该抗原的特异性免疫应答，是通过后天获得的一种主动免疫。由于不同病原体所具有的抗原绝大多数是不同的，故特异性免疫通常只针对一种传染病。感染后的免疫都是特异性免疫、主动免疫。包括由 B 淋巴细胞介导的体液免疫和由 T 淋巴细胞介导的细胞免疫。

二、传染性疾病的特征及临床特点

知识点6：有病原体	副高：熟悉　正高：熟悉

各种传染病都有特异的病原体，如伤寒的病原体是伤寒杆菌、肾综合征出血热的病原体是汉坦病毒、疟疾的病原体是疟原虫。病原体中以病毒和细菌最常见。目前并非所有传染病的病原体都已被分离出来。特定病原体的检出在确定传染病的发生和流行中起重大作用。新技术的应用有可能发现新的传染病的病原体。

知识点7：有传染性	副高：熟悉　正高：熟悉

病原体由宿主体内排出，经一定途径传染给另一个宿主，这种特性称为传染性。有传染性是传染病与其他感染性疾病的主要区别。传染病患者具有传染性的时期称为传染期，它在每一种传染病中相对恒定，可作为隔离患者的依据之一。

知识点8：有流行病学特征	副高：熟悉　正高：熟悉

传染病可在人群中造成不同程度的流行。

（1）流行性：传染病的发病率显著高于一般水平，称为流行。如流行范围超过国界或州界称为大流行。如多数患者的发病时间高度集中于一个短时间内，则为暴发流行。

（2）地方性：由于社会因素和自然因素不同，有些传染病只局限在某些地区内发病。

（3）季节性：有的传染病的发生及流行受季节的影响。

（4）外来性：指在国内或地区内原来不存在，而从国外或外地通过外来人口或物品传入的传染病，如霍乱。

知识点9：感染后免疫	副高：熟悉　正高：熟悉

人感染病原体后，均能产生针对病原体及其产物的特异性免疫，从而可阻止病原体的侵入、限制其在体内生长繁殖或中和病原体，此种免疫属于自动免疫。这种免疫可预防该病的再发生，即使发病亦可以使病原体的致病作用降低而使病情减轻。不同传染病感染后免疫持续时间的长短有很大的差异，短的可持续 1~2 年，长的可持续终身。病后免疫力低下者，可表现为复发、再感染与重复感染。蠕虫病感染后通常不产生保护性免疫，更易反复感染及重复发病。

知识点10：传染病病程发展的阶段性　　　　　　副高：熟悉　正高：熟悉

（1）潜伏期：从病原体侵入人体起，至开始出现临床症状为止的时期。通常相当于病原体在体内繁殖、转移、定位、引起组织损伤和功能改变，导致临床症状出现之前的整个过程。这一阶段是检疫工作观察、留验接触者的重要依据。

（2）前驱期：从起病至症状明显开始为止的时期。该期的临床表现通常是非特异性的，如头痛、发热、疲乏、食欲缺乏、肌肉酸痛等，为许多传染病所共有。起病急骤者，则无前驱期。多数传染病在此期已有较强传染性。

（3）症状明显期：又称发病期，不同类型传染病各自出现具有特征性症状、体征及实验室检查所见，随病程发展陆续出现的时期。症状由轻至重，由少而多，逐渐或迅速达高峰。此期又可分为上升期、极期和缓解期。此期传染性较强且易产生并发症。脊髓灰质炎、乙型脑炎等传染病，大部分患者渡过前驱期后可随即进入恢复期，临床上称为顿挫型，仅少部分患者进入症状明显期。

（4）恢复期：机体免疫力增长到一定程度，体内病理生理过程基本终止，患者症状及体征基本消失，食欲和体力逐渐恢复，血清中抗体效价亦逐渐上升到最高水平，这一阶段称为恢复期。此期间体内可能还有残余病理改变或生化改变，病原体还未完全清除，许多患者的传染性还要持续一段时间，称为慢性或病原携带者。有些传染病在恢复期后已稳定退热一段时间，由于潜伏于组织内的病原体再度繁殖至一定程度，使初发病的症状再度出现，称为复发。体温未稳定下降至正常时又出现发热，称为再燃。有些患者在恢复期结束后，机体有些功能仍未恢复而遗留较明显的异常，称为后遗症。

知识点11：传染病的临床类型　　　　　　　　　　副高：熟悉　正高：熟悉

临床分型对治疗、隔离、护理等具有指导意义。根据传染病临床过程的长短可分为急性、亚急性、慢性；根据病情轻重可分为轻型、中型、重型和极重型；发病急骤而病情严重者称暴发型；根据临床特征可分为典型与非典型，典型相当于中型或普通型，非典型则可轻可重。

知识点12：传染病常见症状与体征　　　　　　　　副高：熟悉　正高：熟悉

传染病常见症状为发热，发热的同时伴有皮疹和各种全身中毒症状，如全身不适、头痛、关节痛等中毒症状，严重者可有意识障碍，呼吸、循环衰竭等表现，也可出现单核-吞噬细胞系统充血、增殖等反应，表现为肝、脾、淋巴结增大。

三、传染病的流行过程及影响因素

知识点13：传染病流行过程的概述　　　　　　　　副高：熟悉　正高：熟悉

传染病的流行过程是指传染病在人群中发生、发展和转归的过程。流行过程的发生需要三个基本条件：传染源、传播途径和人群易感性。流行过程又受社会和自然因素的影响。

知识点14：传染病流行过程的基本条件　　　　　副高：熟悉　正高：熟悉

（1）传染源：传染源是指病原体已在体内生长繁殖并能将其排出体外的人和动物。传染源包括患者、隐性感染者、病原携带者和受感染的动物。

（2）传播途径：病原体离开传染源后，到达另一个易感者的途径，称为传播途径，传播途径有：①经空气、飞沫或尘埃等从呼吸道传播：如流行性脑脊髓膜炎、麻疹、结核病、禽流感和严重急性呼吸综合征（SARS）等。②经水、食物等从消化道传播：如霍乱、细菌性痢疾等。③接触传播：又称日常生活接触传播，与传染源直接接触而受感染的接触传播，传染源的分泌物或排泄物通过污染日常生活用具等传播疾病，如钩端螺旋体病、炭疽、血吸虫病等。其可传播消化道传染病（如痢疾）和呼吸道传染病（如白喉）。④血液、血制品、体液传播或母婴垂直传播：病原体存在于患者或病原携带者的血液或体液中，通过性交、输血或血制品等传播，如乙型和丙型病毒性肝炎、艾滋病等。⑤虫媒传播：分为生物性传播和机械性传播。前者通过如蚊子、跳蚤、白蛉、恙虫等吸血节肢动物在患病动物与人之间叮咬、吸吮血液传播疾病，如流行性乙型脑炎、疟疾；后者指媒介昆虫通过机械携带病原体，污染食物、水源，使易感者感染，如苍蝇、蟑螂传播伤寒、痢疾等。⑥土壤传播：当病原体的芽胞（如破伤风、炭疽）或幼虫（如钩虫）、虫卵（如蛔虫）污染土壤时，土壤成为这些传染病的传播途径。以上途径传播除母婴传播均属于水平传播，母婴传播属于垂直传播。

（3）人群易感性：人群易感性是指人群作为一个整体对某种传染病缺乏免疫容易感染而言。对某种传染病具有易感性的人，称为该病的易感者。人群的易感性，决定于人群中每一个人的免疫状态。

知识点15：影响传染病流行过程的因素　　　　　副高：熟悉　正高：熟悉

（1）自然因素：自然因素包括地理、气候、土壤、动植物因素。其中地理和气候因素对地方性传染病和自然疫源性疾病的流行具有明显的影响。寄生虫和虫媒传染病对自然条件的依赖性尤为明显，有较为严格的地区性和季节性。

（2）社会因素：包括人们的全部生活活动和生产活动，如居住条件、生活设施、防疫工作、劳动条件等。在全世界死亡原因中排在前几位的传染病，大都是广泛流行的疾病，呼吸道感染、腹泻病、结核病、麻疹、艾滋病和乙型肝炎。这些疾病大都是可以发生人与人之间传播的。社会因素对于传染病的发生与流行起着决定性的作用。

四、传染病管理

知识点16：法定传染病的分类及报告　　　　　　副高：掌握　正高：掌握

根据《中华人民共和国传染病防治法》和《突发公共卫生应急事件与传染病监测信息

报告》，将法定传染病分为甲、乙、丙 3 类。

（1）甲类：共 2 种，包括鼠疫、霍乱。甲类传染病为强制管理的烈性传染病，发现甲类传染病和乙类传染病中的肺炭疽、传染性非典型肺炎、脊髓灰质炎患者时，要求在发现后 2 小时内通过传染病疫情监测信息系统上报。

（2）乙类：为严格管理的传染病，包括传染性非典型肺炎（严重急性呼吸综合征）、艾滋病、病毒性肝炎、脊髓灰质炎、人感染高致病性禽流感、麻疹、肾综合征出血热、狂犬病、流行性乙型脑炎、登革热、炭疽、细菌性和阿米巴性痢疾、肺结核、伤寒和副伤寒、流行性脑脊髓膜炎、百日咳、白喉、新生儿破伤风、猩红热、布鲁菌病、淋病、梅毒、钩端螺旋体病、血吸虫病、疟疾、人感染 H7N9 禽流感。要求诊断后 24 小时内通过传染病疫情监测信息系统上报。

（3）丙类：为监测管理的传染病，包括流行性感冒（含甲型 H1N1 流感）、流行性腮腺炎、风疹、急性出血性结膜炎、麻风病、流行性和地方性斑疹伤寒、黑热病、棘球蚴病、丝虫病、除霍乱、细菌性和阿米巴性痢疾、伤寒和副伤寒以外的感染性腹泻病、手足口病。采取乙类传染病的报告、控制措施。

知识点 17：控制传染源　　　　　副高：熟练掌握　　正高：熟练掌握

（1）对患者的管理：对患者应尽量做到"五早"，即早发现、早诊断、早报告、早隔离、早治疗。

（2）对接触者的管理：接触者是指曾经和传染源发生过接触的人，可能受到感染而处于疾病的潜伏期，有可能是传染源。凡与传染源有过接触而且有可能受感染者都应接受检疫，对接触者应根据具体情况采取留验、医学观察、隔离和必要的卫生处理等检疫措施，或根据具体情况进行紧急免疫接种或药物预防。检疫期限由最后接触之日算起，至该病最长潜伏期。留验又称隔离观察，是对接触者的日常活动加以限制，并在指定场所进行观察，确诊后立即隔离治疗，主要用于甲类传染病。对集体单位的留验又称集体检疫。医学观察指对接触者的日常活动不加限制，但每天进行必要的诊察，以了解有无早期发病的征象，主要用于乙类传染病。

（3）对病原携带者的管理：应做到早期发现。在食品行业、服务行业及托幼机构工作的病原携带者需暂时调离工作岗位，久治不愈的伤寒或病毒性肝炎的病原携带者不得再从事威胁性职业，艾滋病、乙型肝炎和疟疾的病原携带者严禁献血。对病原携带者应做好登记并进行管理，指导督促其养成良好的卫生和生活习惯，定期随访观察，经 2~3 次病原学检查阴性时可予解除隔离。必要时，应调整工作岗位或隔离治疗。

（4）对疑似患者的管理：疑似患者应尽早明确诊断，甲类传染病的疑似患者必须在指定场所进行医学观察、隔离、治疗和送检病原学标本，当地卫生防疫机构应在 2 天内明确其诊断，乙类传染病的疑似患者在医疗保健机构指导下治疗或隔离治疗，并且在 2 周内明确诊断。

（5）对动物传染源的管理：应根据动物的病种和经济价值，予以隔离、治疗或杀灭。

有经济价值且非烈性传染病的动物，应分群放牧或分开饲养，并予以治疗。无经济价值或危害性大的动物（如鼠类、狂犬）应予捕杀、焚毁。做好家畜的预防接种和检疫工作。

知识点 18：切断传播途径　　　　　　　　　　　副高：熟悉　　正高：熟悉

（1）了解各种传染病的传播途径：①经呼吸道传播的传染病有麻疹、水痘、腮腺炎、流脑、白喉、百日咳等。②经消化道传播的传染病有细菌性痢疾、脊髓灰质炎、肝炎等。③经虫媒传播的传染病有流行性乙型脑炎等。

（2）采取相应预防措施：①呼吸道传染病采取房间通换气，必要时空气消毒，流行季节戴口罩。做好卫生宣教，不随地吐痰，咳嗽和打喷嚏时要用手帕捂住口鼻。②消化道传染病采取"三管两灭"（即管理水源、饮食、粪便，灭蚊蝇、蟑螂等）。

知识点 19：保护易感人群　　　　　　　　　　　副高：熟悉　　正高：熟悉

（1）增强非特异性免疫力：非特异性免疫是机体对进入体内异物的一种清除机制。在病原体及毒素的作用下，非特异性免疫又是产生特异性免疫的基础。具体措施包括加强体育锻炼、调节饮食、养成良好卫生生活习惯、改善居住条件、协调人际关系、保持心情愉快等。

（2）增强特异性免疫力：人体可通过隐性感染、显性感染或预防接种获得对该传染病的特异性免疫力，其中以预防接种起关键作用。预防接种分为人工主动免疫和人工被动免疫。人工主动免疫是指有计划地将减毒或灭活的病原体，纯化的抗原和类毒素制成菌（疫）苗接种到人体内，使人体于接种后 1~4 周产生抗体，免疫力可保持数月至数年。人工被动免疫是将制备好的含抗体的血清或抗毒素注入易感者体内，使机体迅速获得免疫力的方法。免疫持续时间仅 2~3 周。常用于治疗或对接触者的紧急预防。

知识点 20：标准预防　　　　　　　　　　　　　副高：掌握　　正高：掌握

标准预防是基于患者的血液、体液、分泌物（不包括汗液）、非完整皮肤和黏膜均可能含有感染性因子的原则，针对医院所有患者和医务人员采取的一组预防感染措施。

（1）标准预防的核心内容

1）所有的患者均被视为具有潜在感染性的患者，即认为患者的血液、体液、分泌物、排泄物均具有传染性。在接触上述物质时，无论自身黏膜与皮肤是否完整，都必须采取相应的防护措施，包括手卫生。即必须根据预期可能的暴露选用手套、隔离衣、口罩、护目镜或防护面罩，安全注射，穿戴合适的防护用品，处理患者环境中污染的物品与医疗器械。

2）采取双向防护，既要预防疾病从患者传染给医务人员，也要预防疾病从医务人员传染给患者。

3）要防止经血传播性疾病的传播，也要防止非经血传播性疾病的传播。

（2）标准预防的措施

1）洗手：洗手是预防传染病传播最经济、最有效的措施。医疗护理活动前后，应按照正确的洗手法认真洗净双手。

2）手套：当接触血液、体液、排泄物、分泌物及破损的皮肤黏膜时，应戴手套。戴手套不能代替洗手。

3）面罩、护目镜和口罩：可以减少患者的体液、血液、分泌物等液体的传染性物质飞溅到医护人员眼睛、口腔及鼻腔黏膜。

4）隔离衣：用于避免被传染性的血液、分泌物、渗出物等污染。

5）隔离室：将可能污染环境的患者安置在专用的病房，有助于维持适当的卫生或环境控制。负压隔离室能够最大限度地控制污染的范围，尤其适用于严重的呼吸道传染病。空气在排出室外或流向其他领域之前，应经高效过滤处理，患者在房内时房门应保持关闭。

6）其他预防措施：①可重复使用设备的清洁消毒。②医院日常设施、环境的清洁标准和卫生处理程序的落实。③医护人员的职业健康安全措施，如处理所有的锐器时应当特别注意，防止被刺伤，用后的针头及尖锐物品应弃于锐器盒内。

知识点 21：传染病的隔离　　　　　　　　　　副高：掌握　　正高：掌握

隔离是指将患者或病原携带者妥善地安排在指定的隔离单位，暂时与人群隔离，采用各种方法、技术，防止病原体从患者及携带者传播给他人的措施。

（1）隔离的原则

1）在标准预防的基础上，根据疾病的不同传播途径，如接触传播、呼吸道传播、消化道传播等，制订相应的隔离与预防措施。

2）一种疾病可能有多种传播途径时，应在标准预防的基础上，采取相应传播途径的隔离与预防，将多种防护措施结合应用。

3）隔离病室应有隔离标志，并限制人员的出入。黄色为呼吸道传播的隔离，粉色为飞沫传播的隔离，蓝色为接触传播的隔离。

4）传染病患者或可疑传染病患者应安置在单人隔离房间。受条件限制的医院，同种病原体感染者可安置于一室。隔离的传染病患者或疑似传染患者产生的医疗废物，应严格执行医疗废物管理条例，防止病原体扩散和传播。

5）建筑布局符合隔离要求，高危险区的科室（感染疾病科）宜相对独立，宜与普通病区和生活区分开。服务流程确保洁、污分开，防止因人员流程、物品流程交叉导致污染。

6）解除隔离原则：已满隔离期者、连续多次病原检测阴性者，确定被隔离者不再排出病原体，方可解除隔离。

（2）隔离的种类与方法

1）严密隔离：适用于霍乱、肺鼠疫、肺炭疽、SARS 等甲类或传染性极强的乙类传染病。具体措施：①患者住单间病室，同类患者可同住一室，关闭门窗，禁止陪伴和探视患者。②进入病室的医务人员戴口罩、帽子，穿隔离衣并换鞋，注意手的清洗与消毒，必要时戴手套。③患者分泌物、排泄物、污染物品、敷料等严格消毒。④室内采用单向正压通气，室内的空气及地面定期喷洒消毒液或紫外线照射。

2）接触隔离：适用于经接触传播的疾病如肠道感染、多重耐药菌感染、皮肤感染等，在标准预防的基础上，还应采用接触传播的隔离与预防。具体措施：①限制患者活动范围。②减少转运，减少对其他患者、医务人员和环境表面的污染，如需转运时，应采取有效措施。③医务人员接触隔离患者的血液、体液、分泌物、排泄物等物质时，应戴手套；离开隔离病室前和接触污染物品后，应摘除手套、洗手和/或手消毒。手上有伤口时应戴双层手套。④进入隔离病室，从事可能污染工作服的操作时，应穿隔离衣；离开病室前，脱下隔离衣，按要求悬挂，每天更换清洗与消毒；若使用一次性隔离衣，用后按医疗废物管理要求进行处置。接触甲类传染病应按要求穿脱防护服，离开病室前，脱去防护服，防护服按医疗废物管理要求进行处置。

3）飞沫隔离：适用于经飞沫传播的疾病，如百日咳、白喉、流行性感冒、病毒性腮腺炎、流行性脑脊髓膜炎等，在标准预防的基础上，还应采用飞沫传播的隔离预防。具体措施：①在遵循隔离原则的基础上，应限制患者的活动范围，减少转运。②病情允许时，应戴外科口罩，并定期更换。③患者之间、患者与探视者之间相隔距离应在1m以上，探视者应戴外科口罩。④病房加强通风，喷洒消毒液或紫外线照射。⑤应严格按照区域流程，并正确处理使用后物品。⑥与患者近距离（1m以内）接触，应戴帽子、医用防护口罩；进行可能产生喷溅的诊疗操作时，应戴护目镜或防护面罩，穿防护服；当接触患者及其血液、体液、分泌物、排泄物等物质时应戴手套。

4）呼吸道隔离：适用于经呼吸道传播的疾病，如肺结核、水痘等，在标准预防的基础上，还应采用呼吸道传播的隔离与预防。具体措施：①无条件收治时，应尽快转送至有条件收治呼吸道传染病的医疗机构，并注意转运过程中医务人员的防护。②当病情允许时，应戴外科口罩，定期更换，并限制其活动范围。③应严格进行空气消毒。④应严格按照区域流程，在不同的区域穿戴不同的防护用品，离开时按要求摘脱，并正确处理使用后物品。⑤进入确诊或可疑传染病病房时，应戴帽子、医用防护口罩；进行可能产生喷溅的诊疗操作时，应戴防护目镜或防护面罩，穿防护服，当接触患者及其血液、体液、分泌物、排泄物等物质时应戴手套。

5）消化道隔离：适用于伤寒、细菌性痢疾、甲型肝炎等通过粪－口途径传播的疾病，具体隔离方法如下：①同类患者可同住一室。②接触患者时穿隔离衣并换鞋，注意手的清洗与消毒。③患者粪便严格消毒，患者用品、餐具、便器等单独使用并定期消毒，地面喷洒消毒液。④室内防杀苍蝇和蟑螂。

知识点 22：消毒	副高：掌握　正高：掌握

消毒是切断传播途径的重要措施，通过物理、化学或生物学方法，消除或杀灭环境中病原微生物的一系列方法。

（1）消毒的种类

1）疫源地消毒：指对目前存在或曾经存在传染源的地区，对患者、带菌者、患者的排泄物、污染的物品及环境空气等进行消毒，目的在于消灭由传染源排到外界环境中的病原体。疫源地消毒包括：①终末消毒：即当患者痊愈或死亡后对其原居地进行的最后一次彻底消毒，包括对患者所处环境、所接触物品和排泄物的消毒，也包括患者出院前的自身消毒或死亡后对尸体的消毒处理。②随时消毒：对传染源的排泄物、分泌物及其污染物品进行随时的消毒。

2）预防性消毒：指虽未发现传染源，但对可能受到病原体污染的场所、物品和人体进行消毒。如对饮用水源、餐具、食物的消毒，也包括医院中对病房、手术室和医护人员手的消毒。

（2）消毒方法：常用的消毒方法包括物理消毒法和化学消毒法。

1）物理消毒法中热力灭菌法包括煮沸消毒、高压蒸汽灭菌、预真空型压力蒸汽灭菌和脉动真空压力蒸汽灭菌、巴氏消毒法和干热灭菌法，其中高压蒸汽灭菌是医院最常用的消毒灭菌法。医院也常用非电离辐射和电离辐射消毒灭菌法，如紫外线、微波、γ线等。

2）化学消毒法中常用的有含氯消毒剂、氧化消毒剂、醛类消毒剂、杂环类气体消毒剂、碘类消毒剂、醇类消毒剂及其他消毒剂。

第二节　常见症状与体征的护理

一、发热

知识点1：发热的概述　　　　　副高：熟悉　正高：熟悉

感染因素和非感染因素均可引起发热。感染性发热是传染病最常见、最突出的症状，在急性传染病中有特别重要的临床意义。

知识点2：发热程度　　　　　副高：熟悉　正高：熟悉

临床上可在口腔舌下、腋下或直肠探测体温。腋下测温需10分钟，口腔、直肠需测3分钟。以口腔温度为标准，可将发热程度分为低热、中度热、高热和超高热。37.5~38.0℃属于低热；38.1~39.0℃属于中度热；39.1~41.0℃属于高热；>41℃属于超高热。

知识点3：传染病的发热过程　　　　　副高：熟悉　正高：熟悉

（1）体温上升期：患者在病程中体温上升的时期。若体温逐渐缓慢上升，呈梯形曲线，患者可出现畏寒，见于伤寒、细菌性痢疾；若体温骤然上升至39℃以上，患者伴有寒战，见于疟疾和登革热等。

（2）极期：指体温上升至一定高度，然后持续数天至数周，如典型伤寒的极期。

（3）体温下降期：指升高的体温缓慢或骤然下降的时期。有些传染病体温缓慢下降，几天后才降至正常，如伤寒副伤寒。有些传染病体温可在1天之内降至正常，此时常伴有大量出汗，如疟疾、败血症、恙虫病等。

知识点4：热型分类　　　　　　　　　　　　　　　　副高：熟悉　正高：熟悉

（1）稽留热：表现为体温维持在39~40℃，一般持续数天甚至数周，且24小时体温变化相差不超过1℃，见于伤寒、斑疹伤寒等传染病的极期。

（2）弛张热：体温常在39℃以上，并且相对波动幅度大，发热特点为24小时体温相差超过2℃，但最低点未达正常水平，常见于败血症、伤寒缓解期、肾综合征出血热等传染病。

（3）间歇热：发热表现为24小时内体温波动于高热与正常体温之间，高热期和体温正常期交替出现，如疟疾、败血症的发热。

（4）回归热：高热持续数天后自行消退，但数天后又再出现高热，如布鲁菌病的发热。若在病程中重复多次出现发热并持续数月之久，称为波状热。

（5）不规则热：体温曲线无一定规律的热型，如流感和败血症等。

知识点5：发热的辅助检查　　　　　　　　　　　　副高：熟悉　正高：熟悉

对感染性发热的患者进行血常规检查、大便常规检查和病原学检查非常重要。结合病史还可以进行脑脊液检查、血清学检查，必要时进行活体组织病理学检查、X线检查、B超检查、CT检查等。

知识点6：发热患者的护理评估　　　　　　　　　　副高：熟悉　正高：掌握

（1）健康史：注意患者发病的地区、季节、接触史等流行病学特点。重点观察发热时间、起病急缓、热型的特点、持续时间、伴随症状及热退情况。发热是否伴有皮疹、黄疸、腹泻、食欲缺乏、恶心、呕吐、头痛、肌肉酸痛甚至谵妄、抽搐等其他伴随症状，不同的伴随症状有助于诊断和鉴别诊断。

（2）身体状况：进行全面的体格检查，评估患者的生命体征。重点检查患者的面容是否潮红，观察皮肤的颜色、弹性，有无伤口、焦痂、溃疡，有无皮疹，全身浅表淋巴结及肝脾有无增大，其他重要脏器如心、肺、肾、中枢神经系统的检查是否异常，有无抽搐和惊厥。

知识点7：发热患者的护理诊断　　　　　　　　　　副高：熟悉　正高：熟悉

体温过高：与病原体感染后释放内、外源性致热原作用于体温中枢，导致体温中枢功能紊乱有关。

知识点8：发热患者的护理措施 　　　　　副高：熟练掌握　正高：熟练掌握

（1）严密监测病情变化：严密监测患者生命体征，重点观察体温变化。注意发热的过程、热型、持续时间、伴随症状。实施物理或化学措施降温后，评价降温的效果，观察降温过程中患者有无虚脱等不适表现。

（2）采取有效降温措施：通常采用物理降温方法，如用冰帽、冰袋冷敷头部或大动脉走行处，可有效降低头部温度，适用于中枢神经系统传染性疾病；对高热、烦躁的患者可用25%~50%的乙醇擦浴；对高热伴寒战、四肢肢端厥冷的患者采用32~35℃的温水擦浴；冷（温）盐水灌肠适用于中毒性痢疾患者；高热惊厥患者可遵医嘱采用冬眠疗法或亚冬眠疗法。降温时应注意：①冷敷时，避免长时间冰敷同一部位，以防局部冻伤。②注意周围循环情况，如脉搏细速、面色苍白、四肢厥冷的患者，禁用冷敷和乙醇降温。③全身发疹或有出血倾向的患者禁忌乙醇擦浴。④应用药物降温时，注意不可在短时间内将体温降得过低，以免大汗导致虚脱。⑤应用冬眠疗法降温前，应先补充血容量，用药过程中避免搬动患者，观察生命体征，特别是血压的变化，并保持呼吸道通畅。

（3）加强基础护理：发热患者应注意休息，高热患者应绝对卧床休息，以减少耗氧量。保持病室适宜的温湿度，定期通风换气，保持室内空气清新和流通。

（4）补充营养和水分：应保证足够的热量和液体的摄入。可给予高热量、高蛋白、高维生素、易消化的流质或半流质食物，保证2000ml/d液体的摄入，以维持水、电解质的平衡。必要时遵医嘱静脉输液，以补充水分。

（5）口腔、皮肤护理：发热患者易并发口腔感染，应指导并协助患者在餐前、餐后、睡前漱口。病情严重或昏迷患者，给予特殊口腔护理。高热患者大量出汗后，应及时用温水擦拭，更换浸湿的床单、被褥和衣裤，以保持皮肤的清洁、干燥，使患者舒适，防止皮肤继发感染。病情严重或昏迷的患者，应协助改变体位，防止压疮。

二、皮疹

知识点9：发疹的概述 　　　　　　　　　　副高：熟悉　正高：熟悉

许多传染病在发热的同时还伴有发疹，称为发疹性传染病。发疹时可出现皮疹，分为外疹和内疹（又称黏膜疹）两大类。皮疹出现的时间、分布、出疹的先后顺序、形态等对发疹性传染病的诊断和鉴别诊断起重要作用。

知识点10：皮疹的形态 　　　　　　　　　　副高：熟悉　正高：熟悉

（1）充血疹：斑疹是不凸出于皮肤的红色皮疹，多见于斑疹伤寒、猩红热；丘疹为凸出于皮肤的红色皮疹，见于麻疹，伤寒的玫瑰疹也属于丘疹。斑疹和丘疹均为充血疹，压之褪色，两者同时存在时即为斑丘疹，见于麻疹、风疹、伤寒等疾病。

（2）出血疹：压之不褪色，表现为瘀点和瘀斑，见于败血症、登革热、流行性脑脊髓膜炎、肾综合征出血热等传染病。

（3）疱疹：凸出皮肤表面，皮疹内含有液体，见于水痘、单纯疱疹等病毒性传染病。疱疹液呈脓性称为脓疱。

（4）荨麻疹：结节状凸出于皮肤表面的皮疹，多见于病毒性肝炎、血清病等。

| 知识点11：发疹的辅助检查 | 副高：熟悉　正高：熟悉 |

（1）血、尿、大便常规检查。
（2）病原学检测，注意血清学检查中抗原、抗体的检测结果。

| 知识点12：发疹的护理评估 | 副高：熟悉　正高：掌握 |

（1）健康史：仔细询问皮疹出现的时间、顺序、部位、形态、持续时间、进展情况，观察有无伴随发热、乏力、食欲缺乏、恶心、呕吐等不适症状。发疹后患者的自觉症状变化情况，观察有无继发感染及其他局部红肿、瘙痒等伴随症状。

（2）身体状况：评估患者的生命体征、神志及全身情况。注意全身皮肤黏膜有无红肿，浅表淋巴结有无肿大，心、肺、腹部查体情况有无异常。观察患者体温的变化，观察皮疹的形态、大小有无变化，有无融合或出现溃疡、合并感染，发疹的进展及消退情况。观察皮疹消退后脱屑、脱皮、结痂、色素沉着等变化。

| 知识点13：发疹的护理诊断 | 副高：熟悉　正高：熟悉 |

（1）皮肤完整性受损：与病原体和/或其代谢产物引起皮肤、黏膜损伤，毛细血管炎症有关。

（2）舒适的改变：与皮损、刺痛、瘙痒等有关。

（3）知识缺乏：缺乏护理相关知识。

| 知识点14：发疹的护理措施 | 副高：熟练掌握　正高：熟练掌握 |

（1）观察发疹情况：注意发疹的进展情况和消退情况，皮疹消退后有无脱屑、脱皮、结痂、色素沉着等变化。

（2）环境和休息：患者应卧床休息，保持环境安静整洁，空气清新，定期空气消毒、每天通风，避免强光刺激及对流风直吹。减少探陪人员。

（3）局部皮肤护理：保持局部皮肤清洁干燥，每天用温水清洗皮肤，禁用肥皂水和乙醇擦洗。翻身时动作轻柔，避免拖、拉、扯、拽等动作，以免损伤皮肤。患者的指甲剪短，婴幼儿可包裹手部，避免抓破皮肤。脱皮不完全时，可用消毒剪刀修剪，不可用手撕扯，以免加重损伤，导致出血、感染。局部皮肤瘙痒较重者，可用炉甘石洗剂、5%碳酸氢钠涂搽患处。对出现大面积瘀斑、坏死的皮肤，局部用海绵垫、气垫圈加以保护，防止大小便浸渍，避免发生溃疡和继发感染。瘀斑破溃后，用无菌生理盐水清洗局部，辅以红外线灯照射，还可涂抗生素软膏，再覆盖无菌敷料。皮肤结痂后让其自行脱落，不要强行撕脱，翘起的痂皮可用消毒剪刀剪去。疹退后若皮肤干燥可涂以液体石蜡润滑皮肤。

（4）口腔黏膜疹的护理：每天常规用温水或复方硼酸含漱液（朵贝尔液）漱口。进食后用清水漱口，以保持口腔清洁、黏膜湿润。出现溃疡者，用3%过氧化氢溶液清洗口腔后，涂以冰硼散。

（5）眼部护理：观察有无结膜充血、水肿，可用4%硼酸水或生理盐水清洗眼睛，滴0.25%氯霉素眼药水或抗生素眼膏以防继发感染。

第三节　病毒性肝炎

知识点1：病毒性肝炎的概述　　　　　　　　　　　　　　副高：熟悉　　正高：熟悉

病毒性肝炎是由多种肝炎病毒引起的，以肝损害为主要表现的一组全身性传染病，具有传染性强、传播途径复杂、流行广泛、发病率较高等特点。目前按病原学明确分类的有5种：甲型肝炎病毒（HAV）、乙型肝炎病毒（HBV）、丙型肝炎病毒（HCV）、丁型肝炎病毒（HDV）和戊型肝炎病毒（HEV）。其中甲型和戊型肝炎主要表现为急性肝炎，一般不转为慢性，乙型、丙型和丁型肝炎主要表现为慢性肝炎，并可发展为肝硬化和肝细胞癌。各型病毒性肝炎的临床表现相似，以疲乏、食欲缺乏、厌油、肝功能异常为主，部分患者出现黄疸。

知识点2：甲型病毒性肝炎的病原学　　　　　　　　　　　副高：熟悉　　正高：熟悉

甲型肝炎病毒（HAV）属于嗜肝RNA病毒属仅有的一种，直径27~32mm，无包膜，呈球形，由32个壳粒组成20面体对称核衣壳，内含单股线形正链RNA，全基因约含7500个核苷酸。形态与其他小核糖核酸病毒一样。

HAV抵抗力较强，耐酸碱，能耐受60℃30分钟、室温1周。在干粪中25℃能存活30天。在贝壳类动物、污水、淡水、海水、泥土中能存活数月。60℃12小时部分灭活；煮沸5分钟全部灭活。紫外线（1.1W，0.9cm深）1分钟，3%甲醛25℃5分钟均可灭活。70%乙醇25℃3分钟可部分灭活。

知识点3：乙型病毒性肝炎的病原学　　　　　　　　　　　副高：熟悉　　正高：熟悉

乙型肝炎病毒（HBV）属嗜肝DNA病毒，有包膜，病毒颗粒为直径42nm的圆球形。

在病毒感染者的外周血中还有直径 22nm 的圆形和管形颗粒。这种颗粒为乙型肝炎病毒表面抗原（HBsAg），没有核酸，无传染性。

乙型肝炎病毒对外界环境抵抗力较强，能耐受 60℃ 4 小时及一般浓度的消毒剂。高压灭菌法或 100℃ 加热 10 分钟可使 HBV 灭活失去感染性，乙型肝炎病毒对过氧乙酸、漂白粉溶液、次氯酸钠、环氧乙烷等化学试剂较敏感。

知识点4：丙型病毒性肝炎的病原学	副高：熟悉　正高：熟悉

丙型肝炎病毒（HCV）属于黄病毒科丙型肝炎病毒属。外有脂质的外壳、囊膜和棘突结构，内有由核心蛋白及核酸组成的核衣壳。HCV 为球形颗粒，直径 30~60nm，HCV 基因组为单组正链 RNA，编码区包括结构区和非结构区，结构区分为核心区和包膜区。HCV 是多变异的病毒，是 5 种肝炎病毒中最易发生变异的一种。在同一患者血中的 HCV 相隔数月即可出现变异。HCV 抵抗力较强，耐热，但对一般消毒剂尤其是氯仿敏感，如 10% 氯仿可杀灭 HCV，煮沸、紫外线等亦可使 HCV 灭活。

知识点5：丁型病毒性肝炎的病原学	副高：熟悉　正高：熟悉

丁型肝炎病毒（HDV）是一种缺陷 RNA 病毒，必须有 HBV 或其他嗜肝 DNA 病毒（如土拨鼠肝炎病毒）的辅助才能复制、表达抗原及引起肝损害。但在细胞核内的 HDV-RNA 则无须 HBV 的辅助而能自行复制。HDV 定位于肝细胞核和细胞质内，在血液中由乙型肝炎病毒表面抗原（HBsAg）所包被，形成 35~37nm 颗粒。HDV 呈球形，基因组由一条单股环状闭合负链 RNA 组成，内含 1780 个核苷酸。HDV 可与 HBV 同时感染人体，也可以在 HBV 感染的基础上引起重叠感染。当 HBV 感染结束时，HDV 感染亦随之而结束。

知识点6：戊型病毒性肝炎的病原学	副高：熟悉　正高：熟悉

戊型肝炎病毒（HEV）属萼状病毒科，呈球状，无包膜，基因组为单股正链 RNA。HEV 主要在肝细胞内复制，通过胆汁排出，并持续存在至谷丙转氨酶（ALT）恢复正常。戊型肝炎病毒对外界抵抗力不强，加热灭活病毒比较容易。

知识点7：病毒性肝炎的传染源	副高：熟悉　正高：熟悉

（1）甲型和戊型病毒性肝炎（甲肝、戊肝）：传染源为急性患者及亚临床感染者，患者在潜伏期末至发病后 10 天传染性较强，主要通过粪便排出病毒。

（2）乙型病毒性肝炎（乙肝）：主要传染源是急、慢性患者和病毒携带者，其次是慢性肝炎合并肝硬化或肝癌的 HBsAg 阳性的患者，特别以慢性病毒携带者和症状较轻的慢性肝炎患者作为传染源有更重要的临床意义。乙型肝炎病毒 E 抗原（HBeAg）阳性或 HBV DNA

阳性者传染性较强。

（3）丙型病毒性肝炎（丙肝）：丙肝的传染源与乙肝相似，是急、慢性丙肝患者和病毒携带者，抗 HCV 阳性，特别是伴有 HCV RNA 阳性者，一般都具有传染性。

（4）丁型病毒性肝炎（丁肝）：丁肝的传染源是丙型肝炎病毒抗原阳性的各种临床类型的乙肝患者和乙肝病毒携带者。

| 知识点 8：病毒性肝炎的传播途径 | 副高：熟悉　正高：熟悉 |

根据传播途径可将病毒性肝炎分为两类，一类主要是经肠道传播，包括甲肝和戊肝；另一类主要经血液传播，包括乙肝、丙肝、丁肝。

（1）甲型和戊型病毒性肝炎：主要通过污染的手、水、食物和食具等经粪-口途径传播，散发病例以日常生活接触为主要传播方式，水源或食物被严重污染可导致暴发流行。

（2）乙型病毒性肝炎：主要通过血液和血制品传播。可通过血液、体液传播，输入污染的血液、血浆、清蛋白和凝血因子等血制品，或使用不洁的注射器、针头、采血器械、针灸针、剃须刀等，或经血液透析、体外循环、内镜检查、牙科治疗等医疗性措施均可感染乙肝病毒。乙肝病毒也可通过性接触传播。乙肝病毒也存在于唾液、尿液等体液中，如牙龈炎、消化性溃疡等病损，在日常生活接触中可经消化道传播。乙肝也可发生母婴垂直传播，主要经胎盘、产道分娩、哺乳和喂养等方式传播。

（3）丙型病毒性肝炎：丙肝主要经血源传播，尤以输入血液及血制品后感染率高；长期血液透析、静脉内滥用毒品、使用污染注射器、针灸、文眉、文身等都可导致丙肝传播。丙肝也可因性接触和母婴传播，但不是主要传播途径。

（4）丁型病毒性肝炎：丁肝的传播方式类似乙型病毒性肝炎，主要经过血液传播。

| 知识点 9：病毒性肝炎的人群易感性 | 副高：熟悉　正高：熟悉 |

（1）甲型病毒性肝炎：HAV 阴性者均易感。6 个月以下婴儿从母体获得了抗-HAV IgG 而不易感染，6 个月以后抗体逐渐消失而成为易感者。在我国，初次接触 HAV 的儿童最为易感，故以学龄前儿童发病率最高，其次为青年人。成人甲型病毒性肝炎抗体阳性率达 80%，感染后免疫力可持续终身。

（2）乙型病毒性肝炎：HBsAg 阴性者均易感。婴幼儿期是获得 HBV 感染最危险的时期。HBsAg 阳性母亲的新生儿、同住者中有 HBsAg 阳性者、反复输血或血制品者、多个性伴侣者、血液透析患者、静脉药瘾者及接触血液的医务工作者、职业献血员等均是感染 HBV 的高危人群。随着年龄增长，经隐性感染获得免疫力的比例增加。感染或接种疫苗后出现抗-HBs 抗体者具有免疫力。

（3）丙型病毒性肝炎：各个年龄组均普遍易感。目前检测到的抗 HCV 抗体并非保护性抗体。

（4）丁型病毒性肝炎：人类对 HDV 普遍易感，感染有混合感染和重叠感染两种形式。

前者指 HBV 和 HDV 同时感染，感染对象是正常人群或未受 HBV 感染的人群；后者指在 HBV 感染基础上感染 HDV，感染对象是已经感染 HBV 的人群，这类人群对 HDV 的易感性更强。

（5）戊型病毒性肝炎：人群对 HEV 普遍易感，感染后能产生一定的免疫力，但是不持久，故幼年感染后至成年仍可发生感染。

知识点 10：病毒性肝炎的发病机制　　　　　副高：熟悉　正高：熟悉

（1）甲型病毒性肝炎：HAV 侵入后引起短暂的病毒血症，继而侵入肝，在肝细胞内增殖，病毒由胆道进入肠腔，最后由粪便排出。病毒增殖并不直接引起细胞病变，肝细胞损伤机制可能是通过免疫介导引起，如细胞毒性 T 细胞攻击感染病毒的肝细胞。

（2）乙型病毒性肝炎：目前认为，HBV 并不直接引起明显的肝细胞损伤，肝细胞损伤主要由病毒诱发的免疫反应引起，即机体的免疫反应在清除 HBV 的过程中造成肝细胞损伤，而乙型病毒性肝炎的慢性化则可能与免疫耐受有关。此外，还可能与感染者年龄、遗传因素有关，儿童期感染或某些 HLA 基因型易出现慢性肝炎。

（3）丙型病毒性肝炎：HCV 引起肝细胞损伤的机制与 HCV 的直接致病作用及免疫损伤有关。HCV 的直接致病作用可能是急性丙型病毒性肝炎中肝细胞损伤的主要原因，而慢性丙型病毒性肝炎则以免疫损伤为主。HCV 感染后易慢性化，可能机制：①HCV 易变异，从而逃避机体免疫。②HCV 在血中的水平很低，容易产生免疫耐受。③HCV 具有泛嗜性，不易清除。④免疫细胞可被 HCV 感染，导致免疫紊乱。

（4）丁型病毒性肝炎：丁肝的发病可能是病毒的直接作用所致，但最近大量研究表明丁肝的发病可能也与宿主的免疫反应有关。HBV 合并 HDV 急性感染，是暴发性肝炎的发生原因之一。HDV 重叠慢性 HBV 感染，可促使乙肝慢性活动或重型化。

（5）戊型病毒性肝炎：HEV 进入人体后，从潜伏期后半段开始，HEV 开始在胆汁中出现，并持续至起病后 1 周左右。引起肝损害的原因可能主要由免疫应答介导。

知识点 11：病毒性肝炎的病理生理　　　　　副高：熟悉　正高：熟悉

（1）黄疸：主要由于胆小管壁上的肝细胞坏死，导致管壁破裂，胆汁反流入血窦。肿胀的干细胞压迫胆小管，胆小管内胆栓形成、炎症细胞压迫肝内小胆管等可导致淤胆。肝细胞膜通透性增加及胆红素的摄取、结合、排泄等功能障碍都可引起黄疸。

（2）肝性脑病：血氨及其他毒性物质的淤积、血浆支链氨基酸/芳香族氨基酸的比值降低，以及其他诱发因素，如利尿药引起低钾、低钠血症；消化道大出血；高蛋白饮食；感染、镇静药、大量放腹水等。

（3）出血：干细胞坏死导致多种凝血因子缺乏、血小板减少，重型肝炎时 DIC 导致凝血因子和血小板消耗等因素可引起出血。

（4）急性肾功能不全：由于内毒素血症、肾血管收缩、肾缺血、有效血容量下降等因素导致肾小球滤过和肾血流量降低而引起。

（5）肝肺综合征：慢性病毒性肝炎患者可出现气促、呼吸困难、肺水肿、间质性肺炎、盘状肺不张、胸腔积液和低氧血症。其主要问题是出现低氧血症和高动力循环症。患者的动脉血氧分压（PaO_2）常低于 10.6kPa，临床上可出现胸闷、气促、胸痛、发绀、头晕等症状，严重者可致晕厥与昏迷。

（6）腹水：主要见于肝衰竭和失代偿期肝硬化。早期主要与钠潴留有关，后期与门脉高压、低蛋白血症及肝淋巴液生成增多有关。

知识点 12：病毒性肝炎的潜伏期	副高：掌握　正高：掌握

不同类型病毒引起的肝炎潜伏期不同，甲型病毒性肝炎 2~6 周，平均 4 周；乙型病毒性肝炎 1~6 个月，平均 3 个月；丙型病毒性肝炎 2 周至 6 个月，平均 40 天；丁型病毒性肝炎 4~20 周；戊型病毒性肝炎 2~9 周，平均 6 周。

知识点 13：急性肝炎的临床表现	副高：熟悉　正高：熟悉

包括急性黄疸型肝炎和急性无黄疸型肝炎。各型病毒均可引起，甲型、戊型不转为慢性，甲型和戊型肝炎主要表现为急性肝炎。乙型、丙型、丁型病毒性肝炎除了表现为急性肝炎外，慢性肝炎更常见。

（1）急性黄疸型肝炎：①黄疸前期：急性起病，疲倦乏力为最常见症状，可有畏寒、发热；常有食欲缺乏、厌油、恶心、呕吐、腹痛、腹胀、腹泻、肠鸣音亢进等消化道症状；部分乙型病毒性肝炎患者可出现荨麻疹、斑丘疹、血管神经性水肿和关节痛等。于本期末小便颜色加深，继而巩膜及皮肤先后出现黄染。本期持续 1~21 天，一般 5~7 天。②黄疸期：尿黄加深，巩膜和皮肤出现黄疸，1~3 周内黄疸达高峰。部分患者可有一过性便色变浅、皮肤瘙痒、心动过缓等梗阻性黄疸表现。肝大，质软、边缘锐利，有压痛及叩痛。部分患者有轻度脾大。肝功能检查示 ALT 和胆红素升高，尿胆红素阳性，本期持续 2~6 周。③恢复期：症状逐渐消失，黄疸消退，肝、脾回缩，肝功能逐渐恢复正常，本期平均持续 4 周。

（2）急性无黄疸型肝炎：较急性黄疸型肝炎多见。仅表现为乏力、食欲缺乏、腹胀、肝区痛等症状，症状轻且无特征性，不易诊断，常成为重要的传染源。病程大多在 3 个月内。乙型、丙型、丁型无黄疸型肝炎患者易转为慢性。

知识点 14：慢性肝炎的临床表现	副高：熟悉　正高：熟悉

肝炎病毒感染后，症状迁延或反复发作，病程超过 6 个月即可诊断为慢性肝炎。慢性肝炎仅见于乙、丙、丁 3 型病毒性肝炎。根据肝功能损害程度，慢性肝炎可分为如下几种。

（1）轻度慢性肝炎：急性肝炎迁延半年以上，反复出现疲乏、头晕、消化道症状、肝区不适、肝大、压痛，也可有轻度脾大。少数患者可有低热。肝功能显示血清转氨酶反复或持续升高。肝活检仅有轻度肝炎病理学改变，也可有轻度纤维组织增生，病程迁延可达数年。病情虽有波动，但总的趋势是逐渐好转以至痊愈。只有少数转为中度慢性肝炎（轻型慢性活动性肝炎）。

（2）中度慢性肝炎：病程超过半年，各项症状（消化道症状如食欲缺乏、恶心、呕吐、腹胀、腹泻等；神经症状如乏力、萎靡、头晕、失眠及肝区痛等）明显，肝大，质地中等以上，可伴有蜘蛛痣、肝掌、毛细血管扩张或肝病面容，进行性脾大，肝功能持续异常，尤其是血浆蛋白改变，肝纤维化指标升高，或伴有肝外器官损害，自身抗体持续升高等特征。肝活检有轻型慢性活动性肝炎的病理改变。

（3）重度慢性肝炎：除上述临床表现外，还具有早期肝硬化的肝活检病理学改变与临床上代偿期肝硬化的表现。

知识点 15：重型肝炎（肝衰竭）的特征性表现 　　　　副高：熟悉　正高：熟悉

（1）极度乏力。

（2）消化道症状进行性加重，尤常出现频繁恶心、呕吐及呃逆。

（3）黄疸迅速进行性加深，血清胆红素每天上升 > 17.1μmol/L，数天内可达 171μmol/L 以上。

（4）出血倾向，初为针刺部位不易止血，大片瘀斑，后期消化道等可有自发出血。

（5）可出现肝性脑病表现。早期可出现计算能力下降、定向障碍、精神行为异常、烦躁不安、嗜睡和扑翼样震颤等，晚期可发生昏迷，深反射消失。

（6）腹胀明显，后期出现腹水。

（7）肝浊音界缩小。

（8）酶–胆分离，胆红素进行升高，而 ALT 逐渐降低甚至正常。

（9）凝血酶原时间（PT）明显延长，凝血酶原活动度 <40% 。

知识点 16：肝衰竭的分型 　　　　副高：熟悉　正高：熟悉

（1）急性肝衰竭：又称暴发性肝炎，起病较急，早期即出现肝衰竭的临床表现。尤其是病后 2 周内出现精神症状（按V度分，肝性脑病Ⅱ度以上）、肝进行性缩小、肝臭等。黄疸急剧加深、消化道症状明显加重。凝血酶原活动度低于 40% 而排除其他原因者。

（2）亚急性肝衰竭：又称急性肝坏死，起病较急，急性黄疸型肝炎起病 15 天~26 周内出现Ⅱ度以上肝性脑病者。肝性脑病多出现在疾病的后期，黄疸迅速上升，消化道症状加重，重度腹胀或腹水，肝无明显缩小。晚期可有难治性并发症，如脑水肿、消化道大出血、严重感染、电解质紊乱及酸碱平衡失调。此型病程较长，常超过 3 周至数月，易发展成为慢性肝炎或肝硬化。

（3）慢加急性肝衰竭：在慢性肝病基础上出现的急性肝功能失代偿。

（4）慢性肝衰竭：在慢性肝炎或肝炎后肝硬化基础上，肝功能进行性减退导致的以腹水或门静脉高压、凝血功能障碍和肝性脑病等为主要表现的慢性肝功能失代偿。此型主要以同时具有慢性肝病的症状、体征和实验室检查改变及肝衰竭的临床表现为特点。

知识点 17：淤胆型肝炎的分型　　　　　　　　副高：熟悉　　正高：熟悉

淤胆型肝炎亦称毛细胆管型肝炎，以肝内淤胆为主要表现的一种特殊临床类型。急性淤胆型肝炎起病类似急性黄疸型肝炎，但黄疸深且持续 3 周以上、消化道症状轻，同时伴大便颜色变浅或灰白色、皮肤瘙痒等肝内梗阻性黄疸表现。大多数患者可顺利恢复。在慢性肝炎或肝硬化基础上发生上述表现者称为慢性淤胆型肝炎，预后较差。

知识点 18：病毒性肝炎的肝功能检查　　　　　　副高：熟悉　　正高：熟悉

（1）血清酶测定：①血清丙氨酸氨基转移酶（ALT）：在肝功能检测中最为常用。ALT 在急性黄疸型肝炎常明显升高；慢性肝炎时可持续或反复升高；重型肝炎时因大量肝细胞坏死，随黄疸迅速加深反而下降，出现酶-胆分离现象。ALT 升高时，天冬氨酸氨基转移酶（AST）也升高。其他血清酶类，如 ALP、γ-谷氨酰转肽酶（γ-GT）在肝炎时也可升高。②血清天冬氨酸氨基转移酶（AST）：AST 主要存在于肝细胞线粒体内。因此，如果 AST 明显升高，提示肝细胞损伤较严重。③γ-GT 和碱性磷酸酶（ALP）：两者均是反映胆汁淤积的指标。

（2）胆红素测定：①血清胆红素：血清总胆红素水平可反映肝细胞损伤程度。结合胆红素（DB）的比例对判断黄疸性质有一定参考价值。②尿胆红素和尿胆原：黄疸型肝炎时尿胆红素可阳性；急性黄疸型肝炎高峰期或淤胆型肝炎及胆道梗阻时，尿胆原可阴性。

（3）蛋白代谢功能检查：肝是蛋白代谢的重要器官，除了 γ-球蛋白外，所有蛋白质均由肝细胞合成。蛋白质含量的变化，蛋白间比值的改变，可提示肝功能损伤的程度。常检测的蛋白为血清蛋白、总蛋白、球蛋白。

（4）凝血酶原测定：凝血酶原主要由肝合成，肝病时凝血酶原时间长短与肝损害程度成正比。凝血酶原活动度 <40% 或凝血酶原时间比正常对照延长 1 倍以上时提示肝损害严重。

知识点 19：甲型肝炎病毒标志物检测　　　　　　副高：熟悉　　正高：熟悉

（1）抗 HAV-IgM：发病初期即可测出，1~2 个月后效价和阳性率逐渐下降，3~4 个月大部分消失；阳性则可诊断为甲型病毒性肝炎（应注意类风湿因子引起假阳性），阴性可排除甲型病毒性肝炎。用于甲型病毒性肝炎患者或隐性感染者的早期诊断。

（2）抗 HAV-IgG：感染后 3~12 周出现，6 个月时达高度，可终身存在；是判断人群 HAV 自然感染强度和甲肝疫苗人群免疫效果的主要指标，主要用于流行病学研究。如抗体效价恢复期较急性期增高 >4 倍，可诊断为 HAV 近期感染。

（3）HAV–RNA：RT–PCR 检测血或大便中 HAV RNA 阳性率低，临床已很少采用。

知识点 20：乙型肝炎病毒标志物检测　　　　　　　　　副高：熟悉　正高：熟悉

（1）HBsAg 与抗 HBs 抗体：①HBsAg 阳性见于 HBV 感染者。HBV 感染后 3 周血中首先出现 HBsAg。急性 HBV 感染可以表现为自限性，但慢性 HBV 感染者 HBsAg 阳性可持续多年。HBsAg 阴性并不能完全排除 HBV 的现症感染，因为可能有 S 基因突变株存在。②抗 HBs 抗体阳性主要见于预防接种乙型肝炎疫苗后或过去感染 HBV 并产生免疫力的恢复者。

（2）HBeAg 与抗 HBe 抗体：①HBeAg 一般只出现在 HBsAg 阳性的血清中。②抗 HBe 抗体在 HBeAg 消失后出现。

（3）乙型肝炎病毒核心抗原（HBcAg）与抗 HBc 抗体：①HBcAg 主要存在于受感染的肝细胞核内，也存在于血液中 Dane 颗粒的核心部分。如检测到 HBcAg，表明 HBV 有复制，因检测难度较大，故较少用于临床常规检测。②抗 HBc 抗体出现于 HBsAg 出现后的 3~5 周。当 HBsAg 已消失，抗 HBs 抗体尚未出现，只检出抗 HBc 抗体，此阶段称为窗口期。抗 HBc IgM 存在于急性期或慢性乙型病毒性肝炎急性发作期；抗 HBc IgG 是过去感染的标志，可保持多年。

（4）HBV DNA：位于 HBV 的核心部分，是反映 HBV 感染最直接、最特异和最灵敏的指标。阳性提示 HBV 的存在、复制，传染性强。HBV DNA 定量检测有助于抗病毒治疗患者的选择及判断疗效。

知识点 21：丙型肝炎病毒标志物检测　　　　　　　　　副高：熟悉　正高：熟悉

（1）抗 HCV–IgM：HCA 感染早期出现；对急性肝炎早期诊断及预后判断、慢性肝炎的活动性、药物疗效判定等均有价值。

（2）抗 HCV–IgG：HCV 感染后，经较长"窗口期"后出现；HCV 感染的指标，不能判断病毒感染的阶段，无保护性。

（3）HCV RNA：HCV 感染早期出现；血清中 HCV RNA 量与 HCV 在肝内的表达量一致，有助于 HCV 感染的早期诊断，可作为抗病毒药物疗效评价的指标。

知识点 22：丁型肝炎病毒标志物检测　　　　　　　　　副高：熟悉　正高：熟悉

（1）丁型肝炎病毒抗原（HDVAg）：发病第 1~2 周阳性率 100%，持续时间短；HDV 感染早期及慢性期。

（2）抗 HDV–IgM：继 HDVAg 出现，持续时间较短；急性丁型肝炎早期诊断的指标之一，若持续阳性则预示感染趋于慢性化。

（3）抗 HDV 抗体：发病后 9~17 周，且出现时间短暂；是慢性 HDV 感染的标志。

（4）HDV RNA：HDV 在肝细胞复制并释放入血时阳性；病毒复制的标志物。

知识点23：戊型肝炎病毒标志物检测　　　　　副高：熟悉　正高：熟悉

（1）抗HEV-IgM：出现和消失均较早，8个月后全部消失；可作为HEV急性感染的诊断指标。

（2）抗HEV抗体：感染后的2周出现，一般感染后6~12个月自动消失；HEV急性感染的一项辅助指标。

（3）HEV RNA：感染早期出现。①早期诊断HEV感染。②对抗体检测结果进行确证。③判断患者排病毒期限。④分子流行病学研究。

知识点24：肝活体组织检查　　　　　副高：熟悉　正高：熟悉

肝病理学检查对肝炎尤其是慢性肝炎的诊断及治疗具有重要诊断价值，不仅可观察肝细微变化，还可通过免疫组织化学染色、原位杂交等检测肝组织内病毒标志物以及治疗效果等。但肝活检属于有创检查，应用尚不普及。

知识点25：其他实验室检查　　　　　副高：熟悉　正高：熟悉

（1）血常规检查：急性肝炎初期白细胞总数正常或略高，黄疸期白细胞总数正常或稍低，淋巴细胞相对增多，偶可见异型淋巴细胞。重型肝炎时白细胞计数可升高，红细胞计数及血红蛋白可下降。肝炎肝硬化伴脾功能亢进者可有血小板、红细胞、白细胞减少的"三少"现象。

（2）尿常规检查：尿胆红素和尿胆原的检测有助于黄疸的鉴别诊断。肝细胞性黄疸时两者均阳性，溶血性黄疸以尿胆原为主，梗阻性黄疸以尿胆红素为主。

（3）超声检查：超声有助于鉴别梗阻性黄疸、脂肪肝及肝内占位性病变。对肝硬化有较高的诊断价值，能反映肝表面变化，门静脉、脾静脉直径，脾大小，胆囊异常变化，腹水等。在重型肝炎中可动态观察肝大小变化等。

知识点26：病毒性肝炎的治疗原则　　　　　副高：掌握　正高：掌握

病毒性肝炎目前尚缺乏理想、可靠的治疗方法。治疗原则以适当休息、合理营养为主，辅以适当药物，避免饮酒、过劳和使用损害肝药物。各类型肝炎的治疗根据发病的特点，侧重点有所不同。

知识点27：急性肝炎的治疗要点　　　　　副高：熟悉　正高：熟悉

急性肝炎多为自限性疾病。如无特殊并发症，应以休息、营养等一般治疗为主，避免滥用药物。但由于急性丙型病毒性肝炎的大多数患者都会发展为慢性感染，因此急性期就主张抗病毒治疗。常用的对症药物如下。

（1）降黄疸药物：茵栀黄冲剂、丹参、熊去氧胆酸（优思弗）、腺苷蛋氨酸（思美泰）等。

（2）降酶药物：主要为肝细胞膜稳定剂，有降低 ALT 的作用，如水飞蓟宾类、甘草酸类（甘利欣）、联苯双酯等。

（3）其他：主要为改善食欲缺乏、腹胀、恶心等症状的药物，如维生素 B_6、胃复安等。

知识点 28：慢性肝炎的治疗要点　　　　　　　　　副高：熟悉　正高：熟悉

（1）一般治疗：采取动静结合的疗养措施，进食适量蛋白质，避免摄入高热量及含糖量高的饮食。

（2）综合治疗：综合治疗的总体目标是最大限度地长期抑制或消除肝炎病毒，减轻肝细胞炎症坏死及肝纤维化，延缓和阻止疾病进展，减少和防止肝失代偿、肝硬化、原发性肝癌及其并发症的发生，从而改善患者的生活质量和延长存活时间。①抗病毒治疗：α 干扰素主要有普通 α 干扰素、聚乙二醇 α 干扰素；核苷类药物主要包括拉米呋定、阿德福韦酯、替比呋定、恩替卡韦、替诺福韦等。②免疫调节治疗：特异性免疫增强剂可使用特异性免疫核糖核酸，非特异性免疫增强剂可选用转移因子、胸腺素或胸腺肽等。③抗肝纤维化：近来发现促肝细胞生长素有减少纤维化的作用；冬虫夏草、菌丝、丹参等对本病有一定疗效。④护肝治疗：根据血清清蛋白水平定期输注入血清蛋白和血浆。也可使用山豆根注射液、香菇多糖注射液等。

（3）对症治疗：针对临床症状使用非特异性护肝药，包括维生素类（B 族、C、E、K等）、还原性谷胱甘肽、葡醛内酯、三磷酸腺苷等；降酶药包括甘草甜素、垂盆草等；退黄药如苦黄、腺苷蛋氨酸、天冬氨酸钾镁等。

知识点 29：肝衰竭的治疗要点　　　　　　　　　　副高：熟悉　正高：熟悉

以支持、对症治疗为基础的综合治疗，促进肝细胞再生，预防和治疗并发症，有条件时可采用人工肝支持系统，争取行肝移植。

（1）一般支持疗法：患者应绝对卧床休息，实施重症监护，密切观察病情，防止院内感染。尽可能减少膳食中的蛋白质，以控制肠内氨的来源。可补充足量维生素，输注清蛋白、新鲜血浆或免疫球蛋白。注意维持水、电解质及酸碱平衡和热量供应。

（2）促进肝细胞再生：使用肝细胞生长因子等。

（3）并发症治疗

1）肝性脑病：①氨中毒的防治：静脉滴注精氨酸、天冬氨酸、鸟氨酸。口服乳果糖，以酸化肠腔，减少氨吸收及保持大便通畅。②维持氨基酸比例、减少或拮抗假性神经递质：可用支链氨基酸。③治疗脑水肿：快速滴注 20% 甘露醇和呋塞米（速尿）脱水治疗。

④GABA/BE 复合受体阻断药：氟马西尼。⑤低蛋白、低脂饮食。

2）出血：使用止血药物，也可输入新鲜血、血小板或凝血因子等。

3）继发感染：根据药敏试验及临床经验选用抗生素。

4）肝肾综合征：避免肾损害药物及血容量不足等诱因，目前尚无有效治疗方法。

（4）其他治疗：有条件时可行人工肝治疗、肝移植。

知识点30：病毒性肝炎的护理评估 副高：熟悉 正高：掌握

（1）健康史：①病史：询问患者的热程、发热程度及体温变化规律；有无食欲缺乏、体重减轻、恶心、呕吐；皮肤黄疸持续的时间、是否进行性加重、有无皮肤瘙痒、瘙痒部位及程度；有无出血的表现；患者神志及精神状态的变化等。②流行病学资料：询问当地有无肝炎流行；有无与肝炎患者密切接触；个人饮食及饮水卫生情况；有无注射、输血及使用血制品的历史；是否进行过肝炎疫苗接种等。

（2）身体状况：①生命征：注意发热及体温变化情况；有无神志及精神状态的改变，注意扑翼样震颤。②黄染：注意有无巩膜和皮肤黄染、皮肤有无搔抓痕迹或破损、有无肝掌和蜘蛛痣。③肝脾：肝脾大小，肝区有无压痛及叩痛，有无腹水。④出血：有无出血表现，如牙龈出血、鼻出血和消化道出血等。

（3）心理-社会状况：患者对肝炎一般知识的了解情况、对预后的认识、对所出现的各种症状的心理反应及表现；患者对患肝炎后住院隔离的认识，有无被歧视、孤独感，是否有意回避他人；患病后对工作、学习、家庭造成影响，家庭经济情况；社会支持系统对肝炎的认识及对患者的关心程度；患者的应对能力等。

知识点31：病毒性肝炎的护理诊断 副高：熟悉 正高：熟悉

（1）活动无耐力：与肝功能受损、能量代谢障碍有关。

（2）营养失调——低于机体需要量：与食欲缺乏、呕吐、腹泻、消化和吸收功能障碍有关。

（3）焦虑：与隔离治疗、久治不愈、担心预后等有关。

（4）有皮肤完整性受损的危险：与胆盐刺激皮肤神经末梢引起搔抓、组织受压有关。

（5）有继发性感染的危险：与患者机体抵抗力下降、长期应用抗生素易合并院内交叉感染有关。

（6）知识缺乏：缺乏肝炎防治和护理知识。

（7）潜在并发症：肝性脑病、出血、感染、肝肾综合征。

知识点32：病毒性肝炎的隔离措施 副高：熟练掌握 正高：熟练掌握

甲型、戊型病毒性肝炎进行消化道隔离3~4周。乙型、丙型、丁型病毒性肝炎要实行血液、体液隔离；乙型、丁型病毒性肝炎急性期应隔离到 HBsAg 转阴，恢复期仍不转阴者，按 HBsAg 携带者处理；丙型病毒性肝炎急性期隔离至病情稳定；HBsAg 携带者需要随诊，可以工作，但禁止献血，不应从事托幼、餐饮工作。住院期间，患者餐具应专用；使用一次性注射器，使用的体温表、听诊器等医疗器械要用含氯消毒剂或过氧乙酸消毒；排泄物要用含氯消毒剂消毒后再倾倒。医护人员应做好自我防护，一旦出现针刺伤，立即挤出伤口的血，流水冲洗，立即注射高效价的免疫球蛋白，并定期检查。

知识点 33：病毒性肝炎休息与活动　　　副高：熟练掌握　正高：熟练掌握

急性肝炎、慢性肝炎活动期、肝衰竭患者应绝对卧床休息，减少体力消耗，减轻肝的生理负担，促进身体的恢复。在急性肝炎恢复期可开始进行适量的活动，以不感到疲劳为原则，主要采取散步等活动。慢性肝炎静止期的患者，可从事力所能及的轻工作。

知识点 34：病毒性肝炎的饮食护理　　　副高：熟练掌握　正高：熟练掌握

（1）合理饮食的重要性：向患者及其家属解释肝是营养代谢的重要器官。合理的饮食可以改善患者的营养状况，促进肝细胞再生和修复，有利于肝功能恢复。

（2）饮食原则

1）肝炎急性期：患者常有食欲不振、厌油、恶心、呕吐等症状，此时不宜强调"高营养"或强迫进食，宜进食清淡、易消化、富含维生素的流质。如进食量太少，不能满足生理需要，可遵医嘱静脉补充葡萄糖、脂肪乳和维生素。

2）黄疸消退期：食欲好转后，可逐渐增加饮食，少食多餐，避免暴饮暴食。注意调节饮食的色、香、味，保证营养摄入。慢性期患者饮食原则：卧床或休息者能量摄入以 84～105kJ/（kg·d）为宜，恢复期以 126～147kJ/（kg·d）为宜。蛋白质 1.5～2.0g/（kg·d），以牛奶、瘦猪肉、鱼等优质蛋白为主；碳水化合物 300～400g/d，以保证足够热量；脂肪 50～60g/d，多选用植物油；多食新鲜水果、蔬菜等含维生素丰富的食物。

3）重型肝炎：重型肝炎患者由于肝严重受损，糖代谢异常，经常发生低血糖，除了静脉内补充高张糖溶液外，饮食上应增加糖的摄入，特别是夜间，睡前可以饮用蜂蜜水、巧克力等，可以有效防止夜间低血糖的发生。

4）各型肝炎患者的饮食禁忌：不宜长期摄入高糖高热量饮食，尤其有糖尿病倾向和肥胖者，以防诱发糖尿病和脂肪肝。腹胀者减少产气食品（牛奶、豆制品）的摄入。各型肝炎患者均应禁饮酒，乙醇中的杂醇油的亚硝胺可使脂肪变性和致癌。酸菜等腌制食品中含有较多的亚硝酸盐，易引起肝功能损害。

知识点 35：病毒性肝炎的病情观察　　　副高：熟练掌握　正高：熟练掌握

（1）观察患者的食欲，有无恶心、呕吐、反酸等症状，观察消化道症状与饮食的关系，及时对饮食进行调整。如果患者消化道症状较重，特别是伴有中毒性肠麻痹所致的进行性腹胀，则提示病情重。

（2）观察肝区疼痛的部位、性质，腹痛和腹胀的程度。

（3）慢性重型肝炎患者观察腹水情况，腹水量较大时，测量尿量和腹围。

（4）急性黄疸型肝炎及高黄疸患者定时测量脉搏或心率，观察有无心动过缓表现。

（5）胆红素较高患者观察尿液和大便颜色。

（6）慢性肝炎患者应观察有无气促、胸闷、胸痛、呼吸困难等，以早期发现间质性肺炎、盘状肺不张、胸腔积液和低氧血症等肝肺综合征。

（7）观察有无饥饿感、四肢无力，以及交感神经兴奋而发生的面色苍白、心悸、出冷汗，甚至烦躁不安、意识不清、大汗淋漓等低血糖反应。特别要加强夜间巡视。有低血糖倾向者告知患者可在两餐之间，特别是睡前饮用一杯蜂蜜水，在随手可以取到处备一些甜食，防止低血糖发生。当发生低血糖时，及时静脉注射葡萄糖或口服补糖，或进食一些甜食纠正症状。

知识点36：病毒性肝炎的用药护理　　　　　副高：熟练掌握　　正高：熟练掌握

慢性肝炎抗病毒治疗者，应注意所用药物的给药方法、剂量，并密切观察各种药物的不良反应。向患者及其家属解释干扰素治疗的目的、注意事项和不良反应。

（1）注射干扰素2~4小时可出现发热、头痛、全身乏力等"流感样综合征"，随着治疗次数增加，反应会逐渐减轻，注意多饮水，卧床休息。

（2）干扰素有骨髓抑制作用，嘱患者定期复查血象。

（3）干扰素使用过程中还可能出现恶心、呕吐、食欲缺乏、ALT升高、脱发、甲状腺功能减退等，一般不需停药。

（4）大剂量皮下注射会出现局部疼痛、红斑，一般2~3天可自行消失。用药时可适当增加溶剂量，并缓慢推注，可减轻局部不良反应。患者使用拉米夫定时一定要遵医嘱停药，防止停药反跳，并注意观察骨髓抑制等不良反应。用药时及停药后均应加强随访观察，每3~6个月复查HBV DNA、HBeAg、ALT、AST等。妊娠期女性禁用干扰素，用药期间及治疗结束后至少6个月应避孕。

知识点37：病毒性肝炎的皮肤护理　　　　　副高：熟练掌握　　正高：熟练掌握

保持患者皮肤的清洁，每天可用温水清洗或擦洗，不用有刺激性的肥皂或化妆品。穿棉质宽松内衣裤，勤换洗，并保持床铺的清洁、干燥，可减轻患者的皮肤瘙痒。皮肤瘙痒严重者遵医嘱给予局部或口服的止痒药物。嘱患者修剪指甲，用棉布包裹手指，以免抓破皮肤致出血和感染。

知识点 38：病毒性肝炎的心理护理　　　　　　　副高：熟练掌握　正高：熟练掌握

急性肝炎患者由于起病急、病情重，慢性肝炎患者因久治不愈，均易产生紧张、焦虑、悲观等不良情绪，使大脑皮质高度紧张，进一步加重乏力等不适，对肝恢复极为不利，故应多与患者沟通，告知患者所患肝炎的类型、传播途径、隔离期、隔离措施、消毒方法及其亲属如何进行预防等，指导患者保持豁达、乐观心情，增强战胜疾病的信心。

知识点 39：病毒性肝炎并发症的护理　　　　　　副高：熟练掌握　正高：熟练掌握

（1）肝性脑病：肝性脑病是重型肝炎的严重并发症，要注意观察患者的神经症状改变，早期发现肝性脑病的前驱期症状，及时向医师汇报。对昏迷的患者观察昏迷程度，定时观察生命体征、瞳孔大小、对光反射等，并保持呼吸道通畅，采取措施减少肠道有毒物质的产生和吸收，注意保持大便通畅，并口服乳果糖或者给予 30% 食醋灌肠，以保持肠道酸性环境。如有躁动不安者加用床栏保护，防止坠床而发生意外。

（2）出血：观察出血表现，如局部穿刺后出血难止，皮肤瘀点、瘀斑，牙龈出血、鼻出血、呕血、便血等。应密切观察生命体征，注意出血程度，做到早期发现，及时处理。监测凝血酶原时间，血小板计数、血型、血红蛋白，必要时配血备用。嘱患者注意避免碰撞、损伤，不要用手挖鼻、用牙签剔牙，不用硬牙刷刷牙，以免诱发出血。

（3）继发感染：常见感染的部位是口腔、肺部、腹腔、肠道及皮肤等，可出现相应的症状及体征。应根据情况采取相应的预防感染措施。

（4）肝肾综合征：肝肾综合征是重症肝炎患者死亡的重要原因之一。患者腹围的大小变化直接反映腹水的严重程度，每天清晨进食前在同一时间内测定腹围的大小，可及时发现腹水变化情况，为治疗提供依据。严格记录 24 小时出入量，保持水、电解质的平衡，以免盲目输入液体而加重腹水。观察肾功能，及时了解尿常规、血尿素氮、肌酐及血清钾、钠、氯等检测结果，发现异常及时报告医师。对有消化道出血、大量利尿、大量及多次放腹水、严重感染等患者需加强观察，因上述情况易诱发肾衰竭。

知识点 40：病毒性肝炎的预防措施　　　　　　　副高：熟练掌握　正高：熟练掌握

（1）控制传染源：对病毒性肝炎急性期患者要进行隔离管理。对甲肝、戊肝患者的大便要加强管理。乙肝、丙肝、丁肝患者的分泌物、排泄物、血液污染物要进行严格消毒处理。

（2）切断传播途径：搞好环境卫生和个人卫生，养成良好的卫生习惯，不用他人饮食、洗漱用具，不喝生水，不吃未洗净的蔬菜、水果，饭前便后要洗手，防止病从口入。提倡使用一次性医疗器械。加强血源的监测与管理。

（3）保护易感人群：易感者可接种甲肝疫苗和乙肝疫苗，注射人血丙种球蛋白和乙肝免疫球蛋白。新生儿在接种乙肝疫苗的同时，可联合注射乙肝免疫球蛋白提高保护率。目前丙肝尚无疫苗可预防，戊肝疫苗还在研制阶段。

知识点 41：病毒性肝炎的健康指导　　　　　　　　　　副高：掌握　　正高：掌握

（1）消毒隔离指导：指导慢性肝炎患者在家里采取相应的隔离措施，如不共用剃须刀等洗漱用品，患者的血液污染床单和衣物应浸泡在漂白剂里 30 分钟后再洗。HBsAg、HBeAg、HBV-DNA、抗 HCV 抗体和 HCV RNA 阳性者应禁止献血和从事托幼、餐饮业工作。母亲 HBsAg 阳性者，新生儿应在出生后立即接种乙肝疫苗，并联合使用高效价乙型肝炎免疫球蛋白（HBV-Ig）。

（2）休息和活动指导：肝功能不正常时应卧床休息，肝功能基本正常后，可适当增加活动，以不感觉疲劳为原则。育龄女性在疾病的活动期最好不妊娠，以利肝恢复。症状消失，肝功能正常 3 个月以上者，可恢复原工作。平时生活应规律，劳逸结合。

（3）饮食指导：患者宜进食高蛋白、富含维生素并能提供足够热量的食物。绝对禁酒。

（4）用药指导：遵照医嘱用药，所有用药必须在医师指导下服用，并保证按时服药，忌滥用药物，以免增加肝负担，阻碍疾病恢复。

（5）随访指导：患者出院后应定期到门诊复查肝功能、B 超和病毒复制指标等。

（6）心理指导：正确对待疾病，避免焦虑、愤怒等不良情绪。

第四节　流行性乙型脑炎

知识点 1：流行性乙型脑炎的概述　　　　　　　　　　　　　　　正高：熟悉

流行性乙型脑炎（epidemic encephalitis B）简称乙脑，又称日本脑炎，是由乙型脑炎病毒引起的以脑实质炎症为主要病变的中枢神经系统急性传染病。临床特征为高热、意识障碍、抽搐、病理反射及脑膜刺激征，严重者可有呼吸衰竭。病死率高，重症患者可留有后遗症。

知识点 2：流行性乙型脑炎的病原学　　　　　　　　　　　　　　正高：熟悉

乙型脑炎病毒，简称乙脑病毒，属虫媒病毒乙组的黄病毒科，是一种嗜神经病毒，呈球形，直径 20~30nm。核心含单股 RNA，有衣壳。脂蛋白囊膜表面有血凝素刺突，能凝集鸡、鹅、羊等动物红细胞，抗原性稳定，但近年有报告以具有中和作用的单克隆抗体（McAb）检测 15 株国内的乙脑病毒时，可将其分为 4 个抗原组。人和动物感染本病毒后，均产生补体结合抗体、中和抗体和血凝抑制抗体。乙脑病毒在外界环境中抵抗力不强，对乙醚、甲醛及一般消毒剂敏感，56℃30 分钟或 100℃2 分钟即可灭活，但耐受低温和干燥，冷冻干燥法在 4℃冰箱中可保存数年。

知识点3：流行性乙型脑炎的流行病学　　　　　　　　　　　正高：熟悉

（1）传染源：乙脑是人畜共患的自然疫源性疾病，人与动物（如猪、牛、羊、鸡、鸭、鹅等）都可以是本病的传染源。其中猪是最主要的传染源和中间宿主。人被乙脑病毒感染后，出现短暂的病毒血症，病毒数量少，故人不是本病的主要传染源。

（2）传播途径：主要通过蚊虫叮咬而传播，三带喙库蚊为主要传播媒介。蚊感染后可携带病毒越冬或经卵传代，成为乙脑病毒的长期贮存宿主。病毒通常在蚊-猪-蚊等动物间循环。

（3）人群易感性：普遍易感，以隐性感染最为常见，感染后可获得持久免疫力。

（4）流行特征：我国的河南、江西和云南为高流行区，呈高度散发。本病具有严格的季节性，主要集中于7、8、9三个月，与气温、雨量和蚊虫滋生有关。多为10岁以下（尤其是2~6岁）儿童发病。本病呈散发性，家庭成员中罕见同时发病者。

知识点4：流行性乙型脑炎的发病机制　　　　　　　　　　　正高：熟悉

感染后蚊叮咬人和动物时，病毒即侵入机体，在单核-吞噬细胞内繁殖，继而进入血液循环引发病毒血症。病毒若不侵入中枢神经系统，则呈隐性感染或轻型感染。仅在少数情况下，如机体防御力减弱或病毒量多、毒力强时，则病毒经过血-脑脊液屏障进入中枢神经系统，引发脑炎。乙脑的病变范围较广，脑及脊髓均可受累，尤以大脑皮质、间脑和中脑最为严重。

知识点5：流行性乙型脑炎的病理改变　　　　　　　　　　　正高：熟悉

（1）神经细胞变性、肿胀与坏死：严重者可形成大小不等的镂空筛状软化灶，对本病的诊断具有一定的特征性。

（2）炎症细胞浸润和胶质细胞增殖：灶状炎症细胞浸润以淋巴细胞、单核细胞和浆细胞为主，常聚集在血管周围形成所谓"血管套"。胶质细胞增殖，小胶质细胞增殖明显，形成小胶质细胞结节，多位于小血管旁或坏死的神经细胞附近。胶质细胞、中性粒细胞侵入神经细胞内，形成"噬神经细胞现象"。

（3）血管病变：脑实质和脑膜血管高度扩张、充血，血管周围间隙增宽，大量浆液性渗出，脑组织水肿。小血管内皮细胞肿胀、坏死脱落，产生附壁血栓及血管周围坏死、出血。

知识点6：流行性乙型脑炎的临床表现　　　　　　　　　　　正高：掌握

潜伏期4~21天，一般为10~14天。典型的临床经过分为4期。

（1）初期：起病急，体温在 1~2 天内升至 39~40℃，伴头痛、恶心和呕吐，多有一定程度嗜睡或精神倦怠。可有颈部强直及抽搐，此期持续 1~3 天。

（2）极期：病程 4~10 天，初期症状逐渐加重，此期主要表现为脑实质受损的症状，包括：①高热：体温持续上升，可高达 40℃ 以上，热程通常持续 7~10 天，轻者 3~4 天，重者可达 3 周。发热越高，热程越长，病情越重。②意识障碍：有明显的意识障碍，如嗜睡、昏睡、昏迷等。嗜睡含有早期诊疗意义，昏迷为意识障碍最严重阶段。昏迷越早、越深、越长，病情越重。常持续 1 周，重者可长达 4 周。③惊厥或抽搐：患者先出现面部、眼肌、口唇的小抽搐，随后呈肢体阵挛性抽搐，可为单肢或双肢，重者出现全身抽搐或强直性痉挛，持续数分钟至数十分钟，均伴有意识障碍。是病情严重表现，多见于病程第 2~5 天。因为高热、脑实质炎症及脑水肿等所引发抽搐。频繁抽搐可加重缺氧和脑实质损伤，导致呼吸衰竭。④呼吸衰竭：多发生在重症患者，是本病主要致残原因。主要为中枢性呼吸衰竭。由于脑实质炎症、脑水肿、脑疝、高颅压和低血钠脑病所致，其中以脑实质病变为主要原因。表现为：呼吸节律不规则及幅度不均，可为双吸气、叹息样呼吸、潮式呼吸、呼吸暂停和下颌呼吸等，最后呼吸停止。此外，可因并发肺炎或脊髓受侵犯而出现周围性呼吸衰竭。⑤高颅压：患者颅压增高，表现为剧烈头痛、呕吐、血压升高和脉搏变慢、四肢肌张力增高、瞳孔时大时小、视盘水肿等。⑥神经系统症状和体征：神经系统症状多在病程 10 天内出现，是乙脑患者最危险的时期，可发现脑膜刺激征、瞳孔对光反射迟钝、消失或瞳孔散大，腹壁及提睾反射消失，深反射亢进，病理性锥体束征如巴宾斯基征等可呈阳性。

（3）恢复期：此期体温逐渐下降，精神神经症状逐渐好转，一般于 2 周左右可完全恢复。重症患者可有恢复期症状，如神志迟钝、痴呆、失语、吞咽困难、颜面瘫痪、四肢强直性痉挛或扭转痉挛等，少数患者也可有软瘫。经积极治疗多于半年内恢复。

（4）后遗症期：少数重症患者半年后仍有精神神经症状，称为后遗症。主要有意识障碍、痴呆、失语及肢体瘫痪、癫痫等。如予积极治疗可有不同程度的恢复，癫痫后遗症可持续终生。

临床上根据发热、意识障碍、抽搐程度、病程长短、有无后遗症等病情轻重不同，把乙脑分为轻型、中型、重型及极重型（表8-1）。

表8-1 流行性乙型脑炎各型的特点

型别	体温（℃）	神智	抽搐	呼吸衰竭	瘫痪	后遗症	病程（天）
轻型	38~39	清晰	无	无	无	无	5~7
中型	39~40	昏睡、浅昏迷	偶有	可有	无	无	7~10
重型	40~41	昏迷	反复	可有	可有	部分	>14
极重型	>41	深昏迷	频发	常有	常有	大部分	不定

（5）并发症：①支气管肺炎：多见于重型患者，在咳嗽及吞咽反射减弱或消失及昏迷患者，呼吸道分泌物不易咳出或应用人工呼吸机后易发生肺炎。呼吸道分泌物不能顺利排出时可引起肺不张。②口腔感染：不注意口腔卫生及不进行口腔护理的患者可发生口腔溃疡。

③其他感染：金黄色葡萄球菌所致败血症和肠炎，大肠埃希菌所致泌尿系统感染等。④压疮：较长时间卧床的患者，如不注意经常变换体位，易在枕骨后及腰骶椎部位发生压疮。⑤其他：重型患者可因应激溃疡而发生上消化道大出血。

知识点7：流行性乙型脑炎的辅助检查　　　　　　　　　　正高：熟悉

（1）血常规检查：白细胞计数增高，一般为（10~20）×10^9/L，中性粒细胞占80%以上，有别于大多数病毒感染。

（2）脑脊液检查：压力增高，外观无色透明或微浊，白细胞计数轻度增加，一般为（50~500）×10^6/L，分类早期中性粒细胞稍多，蛋白轻度增高，糖正常或偏高，氯化物正常。

（3）血清学检查：①特异性IgM抗体测定：病后3~4天血清中可出现特异性IgM抗体，2周时达高峰，是目前早期诊断本病的最常用方法。②血凝抑制试验：血凝抑制抗体在病后4~5天出现，2周达到高峰，抗体水平可维持1年以上，主要用于临床诊断或流行病学调查。③补体结合试验：此抗体出现时间较晚，主要用于回顾性诊断或流行病学调查。

（4）病原学检查：①病毒分离：从病程的第一周内死亡者的脑组织中可分离出乙脑病毒。脑脊液和血中不易分离到病毒。②病毒核酸检测：用于研究工作。

知识点8：流行性乙型脑炎的治疗要点　　　　　　　　　　正高：掌握

目前尚无特效抗病毒药，可试用α干扰素。治疗主要为对症措施。处理好高热、惊厥和呼吸衰竭等是乙脑患者抢救成功的关键。

（1）对症治疗：对高热患者采用物理降温和药物降温，必要时或高热伴抽搐者采用亚冬眠疗法；对惊厥或抽搐者及时去除病因和镇静止痉，镇静剂首选地西泮；呼吸衰竭患者的主要治疗措施包括保持呼吸道通畅，吸氧，中枢性呼吸衰竭可用呼吸兴奋剂，选用血管扩张剂改善脑内微循环、解痉以及兴奋呼吸中枢，应用脱水剂减轻和消除脑水肿。

（2）恢复期和后遗症期处理：针灸、理疗、按摩、高压氧治疗及康复训练。

知识点9：流行性乙型脑炎的护理评估　　　　　　　　　　正高：掌握

（1）健康史：询问是否接触过病畜、病禽或类似患者，有无被蚊虫叮咬，有无到过疫区，是否接种过疫苗、发病是否在夏秋季等。

（2）身体状况：评估患者身体症状。

（3）心理-社会状况：患者因起病突然、症状明显、担心病情恶化而出现紧张、焦虑不安、急躁等不良情绪，疾病后期可因出现功能障碍或后遗症而产生抑郁、消极、悲观情绪。

知识点 10：流行性乙型脑炎的护理诊断　　　　　　正高：熟悉

（1）体温过高：与病毒血症及脑部炎症有关。
（2）意识障碍：与中枢神经系统、脑实质损害，抽搐、惊厥有关。
（3）有受伤的危险：与惊厥、抽搐发作有关。
（4）有皮肤完整性受损的危险：与昏迷、长期卧床有关。
（5）气体交换受损：与呼吸衰竭有关。
（6）躯体活动障碍：与意识障碍、感觉运动缺失、瘫痪、长期卧床有关。
（7）潜在并发症：呼吸衰竭、惊厥、继发感染。

知识点 11：流行性乙型脑炎的一般护理　　　　　正高：熟练掌握

（1）休息与活动：患者应卧床休息，保持病室环境安静，光线柔和，避免声音和强光刺激，室温控制在30℃以下。意识障碍者需专人看护，做好生活护理及皮肤、眼、鼻、口腔的清洁护理，防止压疮形成。有计划地集中安排各种检查、治疗和护理操作，减少对患者的刺激，以免诱发惊厥或抽搐。

（2）饮食护理：早期鼓励患者多进食清淡易消化的流质饮食，有吞咽困难或昏迷不能进食者给予鼻饲或按医嘱静脉补充营养和水分；恢复期患者应逐步增加高营养、高热量的饮食。

知识点 12：流行性乙型脑炎的病情观察　　　　　正高：熟练掌握

严密监测生命体征，尤其是呼吸的变化；观察有无意识障碍及其他精神神经症状和体征；有无惊厥或抽搐发作；有无高颅压和脑疝的先兆；记录出入液量。一旦发现病情变化，立即报告医师，积极配合处理。

知识点 13：流行性乙型脑炎的对症护理　　　　　正高：熟练掌握

（1）高热：体温39℃以上者以物理降温为主，可采用戴冰帽、冰袋冷敷、温水或乙醇擦浴、冷盐水灌肠等措施，如效果不佳可遵医嘱采用药物降温或亚冬眠疗法。高热伴有四肢厥冷者提示有周围循环不良，禁用冷敷和乙醇擦浴。

（2）惊厥或抽搐：将患者置于仰卧位，头偏向一侧，松解衣服和领口，保持呼吸道通畅。取下义齿，用缠有纱布的压舌板或开口器置于患者上下臼齿之间，以防舌咬伤，必要时用舌钳将舌拉出。如有痰液阻塞，及时吸痰。注意患者安全，防止坠床等意外发生，必要时用床栏或约束带约束。

（3）呼吸衰竭：保持呼吸道通畅，鼓励并协助患者翻身、拍背；痰液黏稠者给予超声雾化吸入，必要时吸痰；吸氧，氧流量4~5L/min，以改善脑缺氧。如经以上处理无效，需进行气管插管、气管切开或应用人工呼吸机的患者，应向家属说明治疗目的及步骤，以减轻其焦虑或恐惧，并给予相应护理。

知识点14：流行性乙型脑炎的用药护理　　　　　　　　　　　　　　正高：熟练掌握

遵医嘱使用镇静止痉药、呼吸兴奋剂、脱水剂等药物，注意观察药物疗效和不良反应。使用镇静止痉药物时，严格掌握药物剂量和用药间隔时间，注意观察患者的呼吸和意识状态；大剂量呼吸兴奋剂可诱发惊厥，应遵医嘱严格掌握药物剂量；甘露醇应在30分钟内快速静脉滴入或注入，监测患者的心功能状况。

知识点15：流行性乙型脑炎的心理护理　　　　　　　　　　　　　　正高：熟练掌握

向患者和家属解释疾病相关知识，尽量避免各种不良刺激，对有功能障碍或后遗症者，帮助患者适应环境，给予患者关心和照顾，鼓励患者积极配合治疗，同时引导其家属和亲友给患者心理支持和帮助，积极协助患者取得社会支持。

知识点16：流行性乙型脑炎的健康指导　　　　　　　　　　　　　　正高：掌握

（1）疾病预防指导：加强对家畜管理，尤其幼猪，猪是乙脑传播的主要中间宿主，搞好牲畜饲养场所的环境卫生。在流行季节前对猪进行疫苗接种，能有效控制乙脑在人群中的流行。加强宣传，大力开展防蚊、灭蚊工作，消灭蚊虫滋生地。灭蚊是预防乙脑和控制本病流行的一项根本措施。灭蚊应贯彻"灭早、灭小、灭了"的原则。喷药灭蚊能起到有效作用。流行季节使用驱蚊剂、蚊帐等防止蚊虫叮咬。

（2）保护易感人群：预防接种是保护易感人群的有效措施。目前我国采用地鼠肾灭活疫苗进行预防接种，初种2次，间隔1~2周。接种后第二年加强1次，连续3次加强后不必再注射，可获得持久免疫。6~12个月婴儿，每次0.25ml，1~6岁儿童每次0.5ml；7~12岁每次1.0ml。对初次进入流行区的人员可按初种方法接种2次，接种后保护率达85%~98%。

（3）疾病知识指导：宣传乙脑的疾病知识和防治知识，使群众认识乙脑的临床特征。恢复期患者仍有瘫痪、失语、痴呆等神经精神症状者，应鼓励患者坚持康复训练和治疗，教会家属切实可行的护理措施及康复疗法，如针灸、按摩、语言训练等，使残疾减到最低程度。

第五节　流行性脑脊髓膜炎

知识点1：流行性脑脊髓膜炎的概述　　　　　　　　　副高：熟悉　正高：熟悉

流行性脑脊髓膜炎（简称流脑）是由脑膜炎双球菌所致的化脓性脑膜炎症。临床特征为发热、头痛、呕吐，皮肤黏膜瘀点、瘀斑及颈项强直等。脑脊液呈化脓性改变。经空气传播，多见于冬春季节，儿童发病率高。积极治疗后预后良好，多能治愈。

知识点2：流行性脑脊髓膜炎的病原学　　　　副高：熟悉　正高：熟悉

病原菌为脑膜炎双球菌，属奈瑟菌属。革兰阴性，呈肾形或豆形，具有多糖荚膜。多数凹面相对成双排列。该菌仅存在于人体，多数存在于中性粒细胞中，裂解时能产生毒力较强的内毒素，是致病的重要因素。内毒素作用于小血管和毛细血管，引起坏死、出血，出现皮肤瘀点、瘀斑和微循环障碍，严重败血症时大量内毒素释放可造成弥散性血管内凝血（DIC）及中毒性休克。本菌属专性需氧菌，在含血液、血清卵黄液的培养基上及5%~10%的二氧化碳、37℃和pH 7.4~7.6的条件下生长最佳。在体外能产生自溶酶而易自溶，故采集标本后应立即接种于培养基上孵育。本菌对外界抵抗力弱，对干燥、寒冷、高温、日光、紫外线及一般消毒剂和常用抗生素均敏感，温度低于30℃或高于50℃时皆易死亡。

荚膜多糖为脑膜炎奈瑟菌特异性抗原，根据菌体表面荚膜多糖抗原可分为A、B、C、D、X、Y、Z、29E、W135、H、I、K、L共13个血清群，其中以A、B、C三群最常见。常见菌群中C群致病力最强，B群次之，A群最弱。

知识点3：流行性脑脊髓膜炎的流行病学　　　　副高：熟悉　正高：熟悉

（1）传染源：急性期患者和鼻咽部带菌者是本病的传染源。患者从潜伏期末开始至发病后10天内具有传染性，典型患者因发病卧床，与人群接触少，作为传染源的重要性相应小。鼻咽部带菌人群是主要传染源。

（2）传播途径：主要经飞沫传播。空气不流通处2m以内的接触者均有被感染的危险。密切接触如同睡、怀抱、喂奶、接吻等，对2岁以下婴幼儿传播有重要意义。

（3）人群易感性：普遍易感，但以15岁以下儿童为多，6个月至14岁儿童发病率最高，新生儿发病年龄从2~3个月开始。本病隐性感染率高，15~20岁有70%~80%的人均已获得抗体。病后第2次患病者极少。但由于疫苗的广泛使用，近年来成人的发病率逐渐上升，并已占主导地位。来自农村的青年，如新入伍到城市的新兵和到城市务工的民工等，在流脑流行时易发病。有低丙球蛋白血症和补体系统缺乏者，更易感染和发病。

（4）流行特征：多在冬春季节，11~12月上升，3~4月达高峰，5月下降。20世纪80年代以前一般每3~5年小流行1次，7~10年大流行1次，由于疫苗的普遍接种，目前此规律已不明显。易感者感染后，有60%~70%成为带菌者，30%为上呼吸道感染型和出血点型，仅1%表现为化脓性脑膜炎。

知识点4：流行性脑脊髓膜炎的发病机制　　　　副高：熟悉　正高：熟悉

病原菌经鼻咽部进入血液，仅有少数发展为败血症。败血症期细菌常侵犯皮肤血管引起栓塞、坏死、出血而出现瘀点、瘀斑，内脏可有不同程度的出血。继而细菌通过血–脑屏障侵犯脑脊髓膜，形成化脓性脑脊髓膜炎。其他脏器偶尔发生化脓性病灶，如肺炎、化脓性关节炎、心内膜炎等。细菌内毒素可引起急性微循环障碍，诱发弥散性血管内凝血，导致严重瘀斑、出血和休克。内毒素可引起脑血管痉挛，继而血管通透性增加，血浆深处形成脑水肿、颅压增高而产生惊厥、昏迷等症状，并可形成小脑扁桃体疝和颞叶钩回疝，出现瞳孔改变、呼吸衰竭等症状。

知识点 5：流行性脑脊髓膜炎的临床表现　　　　副高：掌握　正高：掌握

潜伏期 1~7 天，一般 2~3 天。按病情轻重及病程分为普通型、轻型、暴发型和慢性败血症型。

（1）普通型：①上呼吸道炎症期：鼻咽部炎症充血而无明显症状，少数可有咽痛及发热，一般持续 1~2 天。②败血症期：骤起寒战、高热，伴头痛、恶心、呕吐、全身不适等，结膜充血。可在发病后 24~48 小时出现皮肤黏膜瘀点、瘀斑，开始为鲜红色，后为紫色，严重者瘀斑迅速扩大，其中央因血栓形成而坏死，以四肢较多；1~2 天发展为脑膜炎。③脑膜炎期：脑膜炎症状可与败血症同时出现，有时出现稍晚，多数于发病后 24 小时左右较明显。持续高热，全身瘀点、瘀斑，剧烈头痛、频繁呕吐及脑膜刺激征。血压可升高而脉搏缓慢，重者有谵妄、神志障碍及抽搐。通常在 2~3 天后进入恢复期。幼儿脑膜刺激征可不明显，仅有不安、高声尖叫、双眼发直、拒乳、呕吐、腹泻、发热、易受惊等。流行末期，有些仅表现低热、吐奶、烦躁不安等不典型症状。④恢复期：体温逐渐下降，皮肤瘀斑、瘀点消失，症状好转，体征消退。

（2）轻型：在流行期间，可有发热、头痛及脑膜刺激征，皮肤可有散在瘀点，亦可有阳性血培养及脑脊液改变，但无意识障碍，可在 1~2 周自愈。

（3）暴发型：起病急骤，病势凶险，如不及时抢救，常于 24 小时内死亡。①败血症休克型：循环衰竭特征为本型的突出特征，如面色苍白、唇指发绀、四肢湿冷、皮肤黏膜瘀点或瘀斑，且迅速扩大融合成片，伴中央坏死，脉搏细数，血压下降，体温不升等。②脑膜脑炎型：突发高热，剧烈头痛及频繁呕吐，意识障碍加重，并进入昏迷，锥体束征阳性，血压上升，瞳孔忽大忽小，双侧不等，可出现枕骨大孔疝、小脑幕切迹疝等。③混合型：兼有上述两种表现，同时或先后出现。

（4）慢性败血症型：此型极少见，长达数月的不规则发热，反复发生的瘀点、瘀斑或皮疹，游走性关节痛，少数有脾大。多次病原培养可获阳性结果。

知识点 6：流行性脑脊髓膜炎的辅助检查　　　　副高：熟悉　正高：熟悉

（1）血常规检查：白细胞计数明显增高，多在 20×10^9/L 以上，中性粒细胞占 80%~90%，可出现中毒颗粒和空泡，并发 DIC 时血小板计数显著下降。

（2）脑脊液检查：早期仅有腰穿压力升高，外观正常。若临床上表现为脑膜炎，则脑脊液压力明显升高，外观变混浊如米汤样或呈脓样，白细胞数升高超过 $1000 \times 10^6/L$，以中性粒细胞为主，蛋白质含量显著增高，糖含量明显减少，有时完全测不出，氯化物降低。若临床有脑膜炎症状及体征，而早期脑脊液检查正常，则应于 12~24 小时后复检脑脊液。

（3）细菌学检查：是确诊的重要方法。①涂片：皮肤瘀点或脑脊液沉淀物涂片染色镜检，可见革兰阴性球菌，有早期诊断价值。脑脊液沉淀物的阳性率可达 60%~80%，脑脊液标本不宜搁置太久，否则病原菌易自溶而影响检出。②细菌培养：取血液、皮肤瘀点刺出液或脑脊液检测，但阳性率较低，但血培养对普通型流脑败血症期、爆发型流脑败血症休克型及慢性脑膜炎球菌败血症诊断仍有重要意义。抗生素治疗前进行标本采集并及时送检可提高阳性率，并宜多次采血送验。培养阳性者应进行抗菌药物敏感试验。

（4）免疫学检查：是近年来开展的快速诊断方法。脑脊液中抗原的检测有利于早期诊断，灵敏度高，特异度强，适用于已用抗生素治疗而细菌学检查阴性者。目前临床常用的抗原检测方法有对流免疫电泳、乳胶凝集、反向间接血凝试验、菌体协同凝集试验、放射免疫法、酶联免疫吸附试验等。

知识点7：流行性脑脊髓膜炎的治疗要点 　　　　　　副高：掌握　正高：掌握

（1）对症治疗：降温、镇静、糖皮质激素、解热镇痛药、地西泮、苯巴比妥钠、水合氯醛、复方氯丙嗪等。

（2）病原治疗：大剂量青霉素、氯霉素、氨苄西林、头孢噻肟或头孢曲松等。

（3）败血症休克型流脑的治疗：①纠正休克：扩充血容量、纠正酸中毒、血管活性药物。②肾上腺皮质激素治疗：地塞米松、氢化可的松。③DIC 治疗：肝素、输血和/或血浆。④保护心脏：毛花苷 C、毒毛花苷 K。⑤抗内毒素治疗。⑥血浆置换。

（4）脑膜脑炎型流脑的治疗：①降颅压治疗：20% 甘露醇、50% 葡萄糖等。②肾上腺皮质激素治疗：地塞米松。③亚冬眠治疗：氯丙嗪和异丙嗪注射，并辅以冰袋降温。④呼吸衰竭治疗：吸氧、脱水治疗、呼吸兴奋药、应用呼吸机。

（5）混合型治疗：根据患者休克和颅压的程度，采取边脱边补、快脱慢补、慢脱快补的处理原则。如以休克为主，尽快补充血容量，同时脱水；如颅压增高突出，先用脱水药，兼顾抗休克；两者均较重时，补液同时进行脱水。治疗应根据病情变化而调整。

知识点8：流行性脑脊髓膜炎的护理评估 　　　　　　副高：熟悉　正高：掌握

（1）健康史：询问当地是否有类似患者，是否接触过类似患者，是否接种过疫苗，发病是否在冬春季等。

（2）身体状况：评估患者有无发热、头痛、呕吐，皮肤黏膜瘀点、瘀斑及颈项强直。

（3）心理-社会状况：患者因症状明显、担心病情恶化而出现紧张、焦虑、急躁、恐惧等不良情绪。评估患者及家属对疾病的认知程度，对住院及隔离治疗的认识，患者的家庭成员组成及其对患者的关怀程度等。

知识点9：流行性脑脊髓膜炎的护理诊断　　　　副高：熟悉　正高：熟悉

（1）体温过高：与脑膜炎双球菌感染导致败血症有关。

（2）组织灌注无效：与内毒素导致微循环障碍有关。

（3）有皮肤完整性受损的危险：与意识障碍、内毒素损伤皮肤小血管有关。

（4）营养失调——低于机体需要量：与高热、呕吐导致丢失过多，昏迷导致营养摄入不足有关。

（5）有受伤的危险：与意识障碍、惊厥有关。

（6）潜在并发症：惊厥、脑疝、呼吸衰竭。

知识点10：流行性脑脊髓膜炎的隔离措施　　　　副高：熟练掌握　正高：熟练掌握

呼吸道隔离。隔离至症状消失后3天，但不少于发病后10天，或至抗生素治疗后24小时。

知识点11：流行性脑脊髓膜炎的一般护理　　　　副高：熟练掌握　正高：熟练掌握

（1）患者应绝对卧床休息。

（2）鼓励患者进食。食欲缺乏者，可从流食逐渐过渡至半流质、软食、正常饮食。

（3）降低体温，将体温控制在38.5℃以下。①物理降温，可用冰袋头部冰敷。高热而又四肢冰凉者，禁用冰水和乙醇擦浴等急剧降温，以免引起寒战反应或虚脱，可用温水（比体温低2℃）擦浴10分钟，然后用毛巾擦干，适用于周围循环较差的患者。②针刺降温：可选用曲池、合谷穴或加大椎、风府穴。③药物降温：用药之前应测量血压，观察血容量是否充足。用药过程定时测量体温、脉搏和血压，尽量少搬动患者。

（4）卧床患者定时翻身、叩背，促进排痰，做好肺部并发症和压疮的预防。

（5）口腔护理。能刷牙者常规刷牙，不能刷牙者给予口腔护理。可用复方硼酸溶液含漱或口腔护理。

（6）皮肤护理：①观察皮肤瘀点、瘀斑的发展情况，如大小、部位、进展。②大面积的皮肤黏膜瘀斑应严加保护，尽量避免受压、摩擦，以防皮肤破损，必要时可予以包扎。③局部应避免穿刺。④如伴瘙痒者应剪短患者指甲，避免抓破皮肤，引起感染。⑤昏迷患者应定时翻身、拍背，翻身时避免推、拉、拽等动作，防止擦伤皮肤。定时热敷并按摩受压部位，以防压疮发生，也可用气垫、空心圈等加以保护。⑥床褥保持清洁、平整，内衣裤应柔软、宽松、勤换洗，防止大小便后浸渍。

（7）采集病原学检查的标本后，应保温并及时送检。

（8）腰椎穿刺后，患者应平卧6~8小时，不要抬头起身，以免发生脑疝。

知识点 12：流行性脑脊髓膜炎的病情观察　　　　副高：熟练掌握　正高：熟练掌握

（1）根据病情，定时测量体温、脉搏、呼吸、血压。

（2）观察呼吸的节律和状态，皮肤黏膜有无瘀点或瘀斑、皮肤损害的程度，有无头痛，头痛的部位、性质和程度，有无呕吐，呕吐性质及呕吐物性状，意识障碍及其进展情况，瞳孔大小及对光反射，有无肌张力增高、抽搐，四肢温度及末梢循环情况等。

知识点 13：流行性脑脊髓膜炎的抽搐或惊厥护理

副高：熟练掌握　正高：熟练掌握

（1）观察惊厥的先兆：两眼呆视、烦躁不安、惊跳、小群肌肉颤动、肢体肌张力增高及感觉过敏等，尽快通知医师采取措施，防止惊厥发作。

（2）保持病室安静，光线柔和。有计划地安排各种治疗、检查、护理操作等，操作轻柔，减少对患者的刺激，避免诱发抽搐或惊厥。

（3）惊厥时的护理：①患者取仰卧位，头偏向一侧，松开领口、裤带，取下义齿、眼镜等。②用纱布包裹的压舌板或开口器置于患者上下臼齿之间，防止舌咬伤；如有舌后坠堵塞呼吸道者，应立即用舌钳拉出。③及时清除口咽分泌物，保持呼吸道通畅。④吸氧，氧流量 4~5L/min，以改善脑缺氧。⑤高热时立即头部、腋下和腹股沟等处置放冰袋，快速降温。⑥使用抗惊厥药物时观察其不良反应，主要观察有无呼吸抑制。如使用异戊巴比妥钠时应观察呼吸，如果出现呼吸减慢则立即停止注射。⑦观察抽搐和痉挛的部位、程度。⑧病床应加床栏，以防患者坠床，必要时用约束带。

知识点 14：流行性脑脊髓膜炎脑水肿、脑疝的护理

副高：熟练掌握　正高：熟练掌握

（1）定时测量脉搏、血压、呼吸，特别是呼吸的速率、状态，如深浅及形式、有无用力呼吸和缺氧症状。观察意识障碍情况。

（2）保持患者安静，给予头高足低体位，头部抬高 15°~30°，且保持正位，以保证颈静脉血流的通畅回流。

（3）可给予头部降温，以免加重脑实质细胞的损伤。高热者予以湿毛巾冷敷或冰袋降温。

（4）保持呼吸道通畅，头部可稍向后仰，意识障碍患者呕吐时头偏向一侧，防止误吸。及时吸出气管内分泌物、误咽呕吐物。

（5）氧疗时准确记录给氧的方式、面罩的类型、氧流量，观察氧疗效果。

（6）准确记录出入量，定时记录尿量。

（7）应用药物脱水治疗时，治疗后 15 分钟开始记录尿量。不能自行排尿者，应留置导

尿管观察尿量。同时观察有无心力衰竭发生。

（8）各项治疗护理尽量1次完成，避免过多搬动患者；翻身和搬运时保护好头部和保持平卧体位，忌头部来回摇晃，以免发生脑疝。

（9）意识障碍的患者应有专人看护，可以使用床栏、约束带等，防止坠床等意外的发生。

| 知识点15：流行性脑脊髓膜炎呼吸衰竭的护理 | 副高：熟练掌握　正高：熟练掌握 |

（1）观察呼吸频率、节律及幅度，有无双吸气、叹息样呼吸等。

（2）观察有无缺氧症状，如观察皮肤、黏膜有无发绀等。

（3）保证呼吸道通畅，及时清除分泌物。①头部可稍向后仰，保持气道通畅。②稀释痰液：每天用生理盐水超声雾化2次，清醒者鼓励多饮水。③辅助排痰：鼓励患者有效咳嗽与呼吸，定时翻身叩背，不能咳痰者可用导管吸痰。

（4）给予氧疗，根据情况调节吸入氧浓度，使 $SaO_2 \geq 90\%$，注意观察氧疗效果。

（5）如有昏迷或反复惊厥，呼吸道分泌物堵塞而致发绀，肺部呼吸音减弱或消失，反复吸痰无效等表现，应及早做好气管插管或气管切开术准备。

| 知识点16：流行性脑脊髓膜炎休克的护理 | 副高：熟练掌握　正高：熟练掌握 |

（1）定时测量脉搏、血压。

（2）观察四肢温度、皮肤和黏膜颜色及有无瘀点或瘀斑。

（3）建立有效的静脉通路，保证液体的输入。根据血压、中心静脉压和尿量等情况调整输液速度。一般休克纠正前输液需要量较大，速度也较快。待休克纠正后应立即减少，以免引起肺水肿。

（4）应采取头、足均抬高体位与平卧体位交替使用，以利于静脉回流和保证正常呼吸。

（5）观察尿量，每小时1次。

（6）适当保暖。但不宜在体表加温及用热水袋。因体表加温将使皮肤血管扩张，减少了重要脏器的血液供应，对休克的治疗不利。

（7）给氧：可面罩给氧，必要时应插入气管导管并以呼吸机辅助呼吸，使动脉氧分压维持在 $80 \sim 120mmHg$。

（8）使用东莨菪碱、山莨菪碱、阿托品等药物时，观察面色、指甲是否变红，四肢是否转暖，血压是否回升，有无尿潴留，防止尿潴留影响尿量判断。

（9）肝素治疗时观察有无出血症状，并准备好硫酸鱼精蛋白。

| 知识点17：流行性脑脊髓膜炎的健康指导 | 副高：掌握　正高：掌握 |

（1）疾病预防指导：积极开展多种形式的卫生宣传教育。在流行期前有计划地开展群众

性卫生运动，搞好环境和个人卫生，注意室内通风换气，勤晒衣被和儿童玩具，可以达到预防传播的目的。流行季节外出戴口罩，注意尽量避免到人多拥挤的公共场所和探望流脑患者。

（2）保护易感人群：流行季节前对流行区 6 个月至 15 岁的易感人群应用脑膜炎球菌多糖体菌苗进行预防接种（剂量为 0.5ml 皮下注射 1 次），可明显降低发病率。流脑流行单位的密切接触者及家庭内密切接触的儿童可用药物预防，如复方磺胺甲噁唑，成人每天 2g，儿童 50~100mg/（kg·d），连用 3 天，并医学观察 7 天。

（3）疾病知识指导：讲解流脑的临床过程及预后等，教育患者及时就诊，按呼吸道隔离。隔离至症状消失后 3 天，隔离期一般不少于 7 天，以防疫情扩散。对于少数颅神经损害、肢体运动障碍、失语、癫痫等神经系统后遗症患者，应指导患者和其家属坚持切实可行的功能锻炼、按摩等，提高患者自我管理能力，以提高患者的生活质量。

第六节　肾综合征出血热

知识点 1：肾综合征出血热的概述　　　　　　副高：熟悉　正高：熟悉

肾综合征出血热（HFRS）既往也称流行性出血热，本病是由汉坦病毒引起的自然疫源性传染病，鼠是主要传染源。其临床特征是急性起病，发热、充血、出血、低血压休克和肾损害。典型临床经过分为发热期、低血压休克期、少尿期、多尿期和恢复期。

知识点 2：肾综合征出血热的病原学　　　　　副高：熟悉　正高：熟悉

汉坦病毒属于布尼亚病毒科，为负性单链 RNA 病毒，呈球形或卵圆形，有双层包膜，外膜上有微突，其核蛋白有较强的免疫原性和稳定的抗原决定簇。直径 78~210nm。根据抗原结构的差异，汉坦病毒至少分为 20 个以上的血清型。该病毒对酸（pH 3）和丙酮、氯仿、乙醚、乙醇敏感。一般消毒剂如甲酚皂液（来苏儿）、苯扎溴铵等也能灭活病毒。病毒对热的抵抗力较弱，56~60℃ 1 小时、100℃ 1 分钟可灭活病毒。紫外线照射（50cm、30 分钟）也可灭活病毒。

知识点 3：肾综合征出血热的流行病学　　　　副高：熟悉　正高：熟悉

（1）传染源：鼠类是主要传染源。我国山西、河南及城市疫区以褐家鼠为主，农村疫区以黑线姬鼠为主，林区则以大林姬鼠为主。近年来已在猫、狗、猪、兔、臭虫等动物体内检出本病毒或抗原。由于患者早期的血和尿中携带汉坦病毒，有个别患者接触后感染，但人不是主要传染源。

（2）传播途径：①呼吸道传播：鼠类感染后其唾液、尿和粪便开始有病毒排出，尿排毒时间可长达 1 年以上。排泄物可污染尘埃，人经呼吸道吸入后可引起发病。②消化道传播：摄入被鼠排泄物污染的食物或水而感染。③接触传播：被鼠咬伤或经皮肤伤口接触带病毒的鼠类血液或排泄物可致感染。④母婴传播：孕妇感染本病后，病毒可经胎盘感染胎儿。⑤虫媒传播：寄生于鼠身上的革螨通过叮咬吸血可在鼠间传播，也是鼠-人传播本病的途径之一。

（3）易感性：人类普遍易感。多见于青壮年，儿童发病者少。病后可获得持久免疫力，2次患病者罕见。

（4）流行特征：有一定的地区性，但可扩展而产生新疫区。病例多呈散发性，也有局部地区暴发。国内疫区有河湖低洼地、林间湿草地和水网稻田等处。感染与人群的活动、职业等有一定关系。我国流行季节有双峰和单峰两种类型。双峰型指夏季（5~6月份）有一小峰，秋冬季（10~12月份）有一流行高峰。单峰型只有秋冬季1个高峰。野鼠型以秋冬季为多，家鼠型以春季为多。除季节性流行外，一年四季均可散发。野鼠型和家鼠型肾综合征出血热均有流行周期性，数年出现1次流行高峰。

| 知识点4：肾综合征出血热的发病机制 | 副高：熟悉　正高：熟悉 |

汉坦病毒进入人体后随血流侵入血管内皮细胞、骨髓、肝、脾、肺、肾及淋巴结等组织，进一步增殖后再释放入血引起病毒血症。由于病毒感染和感染后引起的免疫反应导致器官功能损害。由于肾综合征出血热病毒对人体呈泛嗜性感染，因而能引起多器官损害。上述因素导致休克、出血和急性肾功能不全。

| 知识点5：肾综合征出血热的病理改变 | 副高：熟悉　正高：熟悉 |

本病以小血管和肾病变最明显。其基本病变是全身小血管和毛细血管（包括小动脉、小静脉、毛细血管）广泛受损，血管内皮细胞受损后出现渗透性增加，血管内成分渗透到血管外，导致人体发生充血和水肿，血管有效循环血量不足，会导致休克，当肾灌注不足时便会产生肾损伤。

（1）血管病变：全身小血管节段性或不对称性收缩和扩张，纤维样坏死和崩解；毛细血管扩张和充血，腔内有微血栓形成；血管内皮细胞肿胀，管壁肿胀疏松，严重者有坏死和崩溃。

（2）脏器病变：发现汉坦病毒进入人体后，病毒载量越高病情会越严重，不同病毒亚型引起的病情轻重不同，而且属于全身炎症反应，各器官均会受到损伤。①肾：切片可见水肿、苍白、出血和缺血坏死区，镜检见肾小球充血，基膜增厚，肾小管变性、坏死、受压变窄、闭塞，间质充血、水肿。②心脏：可见出血，心肌纤维有不同程度的变性、坏死。③垂体：肿大，前叶显著充血、出血和凝固性坏死。④脑实质水肿和出血，神经细胞变性，胶质细胞增生。⑤肝大，肝细胞变性坏死并融合成片。

| 知识点6：肾综合征出血热的临床表现 | 副高：掌握　正高：掌握 |

潜伏期4~46天，一般为2周。临床表现错综复杂，变化多端。

（1）典型病例临床表现：①发热期：起病急骤，畏寒、发热、头痛、腰痛、眼眶痛等。

体温急剧上升，一般在 39~40℃，弛张热多见，少数为稽留热或不规则热。颜面及眼眶区明显充血，似酒醉貌。上胸部潮红，球结膜水肿、充血，有出血点或出血斑，软腭、腋下可见散在针头大小出血点，有时呈条索状或抓痕样。肾损害，如尿蛋白阳性，镜检可见管型，本期持续 5~6 天。②低血压期：一般于病程第 4~6 天出现，也可出现于发热期。轻者血压略有波动，持续时间短。重者血压骤然下降，甚至不能测出。休克时（除晚期者外）患者的皮肤一般潮红、温暖，多汗、口渴，呕吐加重，尿量减少。可有烦躁不安、谵妄、撮空等，重者狂躁、精神错乱等。持续 1~3 天。③少尿期：多出现于病程第 5~8 天。胃肠道症状、神经系统症状和出血显著。血压大多升高，脉压增大。尿量明显减少，甚至发生尿闭。少数患者无明显少尿而存在氮质血症，病情严重者可出现尿毒症、酸中毒、高血钾等，甚至高血容量综合征，并引起心力衰竭、肺水肿。持续 1~4 天。④多尿期：多出现于病程第 9~14 天。出现多尿和夜尿症。每天可排出 3000~6000ml 低比重尿液，甚至可达 10 000ml 以上。全身症状明显好转。由于尿液大量排出，可出现水和电解质紊乱，特别是低血钾。一般持续数天至数周。⑤恢复期：一般在病情第 4 周开始恢复。

（2）并发症：①高血容量综合征：极易发展为急性心力衰竭和急性肺水肿。②急性充血性心力衰竭、肺水肿与成人呼吸窘迫综合征。③腔道大出血。④继发感染：呼吸道、消化道、泌尿道和全身性继发感染。

知识点 7：肾综合征出血热的辅助检查　　　　副高：熟悉　　正高：熟悉

（1）血常规检查：白细胞计数于 1~3 天内偏低或正常，病后第 3 天逐渐升高，一般为 $(15~30) \times 10^9/L$，少数患者可达 $(50~100) \times 10^9/L$，并可见异型淋巴细胞。

（2）尿常规检查：尿蛋白于病后第 2 天出现，变化迅速，第 4~6 天达高峰，部分患者可有血尿，尿液检查可见红细胞、白细胞及各种管型，尿中膜状物。

（3）血生化检查：血尿素氮（BUN）和肌酐（Cr）于病后 3~4 天增高，至多尿初期达高峰，以后逐渐下降。发热期血气分析以呼吸性碱中毒多见，休克期及少尿期以代谢性酸中毒为主。血钾在发热期、休克期处于低水平，少尿期升高，多尿期又降低，但也有少尿期低血钾的情况。

（4）凝血功能检查：发热期开始血小板减少，部分患者出凝血时间延长；出现 DIC 者，优球蛋白溶解时间缩短，凝血酶及凝血酶原时间延长，血浆鱼精蛋白副凝固试验阳性。

（5）免疫学检查：特异性抗原检查常用免疫荧光或酶联免疫吸附试验（ELISA），早期患者的血清及周围血中性粒细胞、单核细胞、淋巴细胞和/或尿沉渣细胞可查到汉坦病毒抗原或病毒 RNA。特异性抗体检查：包括血清 IgM 和 IgG 抗体。IgM 于潜伏期末阳性，发热后期达高峰，有助于早期临床诊断。

知识点 8：肾综合征出血热的治疗要点　　　　副高：掌握　　正高：掌握

（1）发热期治疗：①肾上腺皮质激素治疗：氢化可的松、地塞米松。②抗病毒和免疫疗法：利巴韦林、干扰素、胸腺素、左旋咪唑、转移因子。③中医药治疗：丹参、黄芪等。

（2）低血压期治疗：扩充血容量。在补足血容量基础上选择适宜的血管活性药物如多巴胺。心功能不全者可用毒毛花苷 K 或毛花苷 C。

（3）少尿期治疗：①限制液量。②急性肾衰竭：利尿可用呋塞米和利尿酸钠、甘露醇等；透析疗法。③出血期治疗：止血药物，输血，手术治疗。④继发感染治疗：抗生素，选择对肾无毒性或毒性低的抗菌药物。

（4）多尿期治疗：补充液体，纠正水电解质紊乱。

（5）恢复期治疗：休息至出院后 1~3 个月。补充营养，逐渐恢复活动与工作，定期复查肾功能和垂体功能。

知识点 9：肾综合征出血热的护理评估   副高：熟悉   正高：掌握

（1）健康史：询问当地有无肾综合征出血热患者；是否与肾综合征出血热患者有密切接触。

（2）心理-社会状况：患者及其亲属对肾综合征出血热的认知程度、心理状态，对住院及隔离治疗的认识，患者的家庭成员组成及其对患者的关怀程度等。

知识点 10：肾综合征出血热的护理诊断   副高：熟悉   正高：熟悉

（1）体温过高：与汉坦病毒感染有关。

（2）疼痛：与汉坦病毒感染有关。

（3）皮肤完整性受损：与血管壁损伤造成出血有关。

（4）潜在并发症：出血、肾功能不全、电解质紊乱、酸中毒。

知识点 11：肾综合征出血热的护理措施   副高：熟练掌握   正高：熟练掌握

（1）休息：早期应绝对卧床休息，忌随意搬动患者，以免加重组织脏器的出血。恢复期患者仍要注意休息，逐渐增加活动量。

（2）加强病情观察：密切监测生命体征及意识状态的变化，观察皮肤瘀斑的分布、大小等，有无呕血、便血、腹水及肺水肿等表现。严格记录 24 小时出入量，注意尿量、颜色、性状及尿蛋白的变化；监测血尿素氮、肌酐变化。电解质及酸碱平衡的监测及凝血功能的检查等。

（3）饮食护理：给予清淡可口、易消化、高热量、富含维生素的流质或半流质饮食，少食多餐。有出血倾向者，膳食应无渣，以免诱发消化道出血。不能进食者，静脉补充足够营养。

（4）高热护理：降温以冰敷为主，但注意不能用乙醇擦浴，以免加重皮肤的充血。出汗禁用强烈解热药，以免大量出汗诱发低血压性休克。

（5）皮肤及黏膜的护理：保持床铺干燥平整；帮助患者保持舒适体位，用软垫适当衬垫，及时更换体位。做好口腔护理，保持口腔黏膜的清洁，及时清除口腔分泌物及痰液。保持会阴部清洁，留置导尿管者应做好无菌操作，定时冲洗膀胱。

（6）心理护理：帮助患者及其亲属建立良好的心理状态，树立战胜疾病的信心。

知识点 12：肾综合征出血热的健康指导　　副高：掌握　正高：掌握

（1）开展预防肾综合征出血热的卫生宣教工作，尤以防鼠、灭鼠是预防本病的关键，野外作业、疫区工作应加强个人防护，疫苗接种可获得较好的预防效果。

（2）进行疾病的发生、预后及康复等的知识教育，介绍发病后配合临床治疗、护理的方法。

（3）临床恢复后，肾功能恢复需较长时间，故患者出院后仍应休息 1~3 个月。

第七节　细菌性痢疾

知识点 1：细菌性痢疾的概述　　副高：熟悉　正高：熟悉

细菌性痢疾简称菌痢，是由痢疾杆菌（志贺菌属）引起的肠道传染病，又称志贺菌病。本病以直肠、乙状结肠的炎症与溃疡为主要病变，以腹痛、腹泻、里急后重和黏液脓血便为主要表现，可伴有发热及全身毒血症状。临床表现轻重不一，轻者仅有腹痛、腹泻，严重者可有感染性休克和/或中毒性脑病，预后凶险。慢性者病情迁延，治疗困难。细菌性痢疾潜伏期为 1~2 天。潜伏期长短和临床症状的轻重主要取决于患者的年龄、抵抗力、感染细菌的数量、菌群毒力的不同。根据病程长短和临床表现分为急性和慢性两型。

知识点 2：细菌性痢疾的病原学　　副高：熟悉　正高：熟悉

志贺菌属于肠杆菌科志贺菌属，为革兰阴性杆菌，无鞭毛及荚膜，有菌毛，在 37℃ 培养基上生长良好。志贺菌的抗原有菌体（O）抗原、表面（K）抗原和菌毛抗原。按其抗原结构和生化反应的不同，目前分为 4 个血清群（A 群痢疾志贺菌、B 群福氏志贺菌、C 群鲍氏志贺菌、D 群宋内志贺菌）共 47 个血清型或亚型，我国以福氏和宋内志贺菌占优势。痢疾志贺菌的毒力最强，可引起严重症状。痢疾杆菌在体外生存力较强，温度越低存活时间越长，如在潮湿土壤中生存 34 天，在瓜果、蔬菜及污染物上可生存 1~2 周。但对理化因素的抵抗力较低，日光直接照射 30 分钟，60℃10 分钟，煮沸 2 分钟即被杀死，对各种化学消毒剂均敏感。

知识点 3：细菌性痢疾的流行病学　　副高：熟悉　正高：熟悉

（1）传染源：主要为急性、慢性菌痢患者及带菌者。急性菌痢患者早期排菌量大、传染性强；而非典型患者、慢性患者及无症状带菌者由于症状不典型而易被忽略、误诊或漏诊，流行病学意义更大。

（2）传播途径：经消化道传播。志贺菌随患者粪便排出后，主要通过污染食物、水、生活用品，经口传播；亦可通过苍蝇污染食物而传播。健康人的手接触患者或带菌者的生活用具，亦可导致经口感染，此种以污染手为媒介的传播是散发病例的主要传播途径。食物或水源被污染可引起食物型暴发流行或水型暴发流行。

（3）人群易感性：人群普遍易感。但有两个发病高峰年龄段，即学龄前儿童和青壮年。病后可获得一定的免疫力，但短暂而不稳定，且不同菌群、血清型之间无交叉保护性免疫，故易反复感染。

（4）流行特征：菌痢主要集中在温带和亚热带发展中国家，多见于卫生条件差的区域。在我国总体看发病率有逐年下降的趋势，各地区全年均有发生，但以夏秋季多发，与苍蝇活动、夏季饮食习惯、机体抵抗力等因素有关。

知识点4：细菌性痢疾的发病机制　　　　　　　　副高：熟悉　正高：熟悉

本病发病机制为痢疾杆菌侵入人体后，主要在乙状结肠与直肠黏膜上皮细胞和固有层中繁殖，引起肠黏膜的炎症反应和固有层小血管循环障碍，出现坏死、溃疡，发生腹痛、腹泻及脓血便。痢疾杆菌可释放内、外毒素，内毒素不但可引起全身毒血症，而且可致血管活性物质增加，引起急性微循环障碍，导致血栓形成和DIC发生，使重要脏器功能衰竭；外毒素可导致肠黏膜坏死，可能与水样腹泻及神经系统症状有关。

知识点5：急性菌痢的临床表现　　　　　　　　　副高：掌握　正高：掌握

根据毒血症状及肠道症状轻重分为4型。

（1）普通型（典型）：起病急，高热伴畏寒、寒战，体温可高达39℃，伴头痛、乏力、食欲缺乏等全身不适；肠道症状表现为早期恶心、呕吐，继而出现阵发性腹痛、腹泻和里急后重。排便次数增多，每天十次至数十次，量少，开始为稀便，1~2天，后转变为黏液脓血便，常持续1~2周后缓解或自愈。常伴肠鸣音亢进左下腹压痛。

（2）轻型（非典型）：全身症状轻微，可无发热或仅有低热，病程短，3~7天可痊愈；肠道症状较轻，排便次数小于10次/天，粪便糊状或稀便，可无脓血。腹痛、左下腹压痛、里急后重均轻微。

（3）重型：多见于老年、体弱、营养不良患者，急起发热，腹泻每天30次以上，为稀水脓血便，偶尔排出片状假膜，甚至大便失禁，腹痛、里急后重明显。后期可出现严重腹胀及中毒性肠麻痹，常伴呕吐，脱水，严重者可引起外周循环衰竭。严重时出现感染性休克，心、肾功能不全。

（4）中毒型：多见于2~7岁体质较好的儿童。起病急骤，突然发热，体温高达40℃以上，惊厥，并有感染性休克表现病势凶险，可迅速发生循环和呼吸衰竭。肠道症状通常较轻，可无腹泻和脓血便。根据其主要临床表现，可分为 3 型：①休克型（周围循环衰竭型）：较多见，以感染性休克为主要表现。患者面色苍白、四肢厥冷、甲床苍白，皮肤出现花斑、发绀，心率快、脉细速，血压正常或稍低，甚至测不出，尿量减少，可伴不同程度的意识障碍及心、肾功能不全等症状。②脑型（呼吸衰竭型）：最为严重。突出表现为剧烈头痛、频繁呕吐等中枢神经系统症状，表现为脑膜炎，颅压增高，甚至脑疝，严重者出现中枢性呼吸衰竭。③混合型：预后最为凶险。常先出现惊厥，未能及时抢救则迅速发展为呼吸衰竭和循环衰竭。

| 知识点 6：慢性菌痢的临床表现 | 副高：掌握　正高：掌握 |

病程反复发作或迁延不愈达 2 个月以上称慢性菌痢。多与急性期治疗不及时或不彻底、或经正规治疗但菌株产生耐药、机体抵抗力低下、患慢性胃肠道疾病或感染的菌型为福氏菌等有关。

（1）慢性迁延期：最为多见。急性菌痢发作后，迁延不愈，常有腹痛，长期腹泻或腹泻与便秘交替、稀黏液便或脓血便。常有左下腹压痛，可扪及增粗的乙状结肠。长期腹泻会导致营养不良、贫血、乏力等。

（2）急性发作型：半年内有痢疾史，常因进食生冷食物或受凉、过度劳累等因素诱发，出现腹痛、腹泻及脓血便，发热常不明显。

（3）慢性隐匿型：较少见。1 年内有痢疾史，而无临床症状。大便培养可检出志贺菌。

| 知识点 7：细菌性痢疾的辅助检查 | 副高：熟悉　正高：熟悉 |

（1）血常规检查：急性期白细胞总数增高，多在（10~20）×10^9/L，以中性粒细胞计数增高为主。慢性菌痢可有轻度贫血。

（2）大便常规：外观多为黏液脓血便，常无粪质，量少。镜检可见白细胞（≥15 个/高倍视野）、脓细胞和少量红细胞，如发现巨噬细胞更有助于诊断。

（3）细菌培养：大便培养出痢疾杆菌有助于菌痢的确诊及抗菌药物的选用。采集大便培养标本宜在抗生素治疗前、早期、多次、连续采集新鲜大便中脓血、黏液部分，可提高阳性检出率。

（4）免疫学检查：与细菌培养比较具有早期快速诊断的优点。

| 知识点 8：细菌性痢疾的治疗要点 | 副高：掌握　正高：掌握 |

（1）急性菌痢：治疗措施包括一般治疗、抗菌治疗和对症治疗。一般治疗主要包括消化道隔离至临床症状消失，大便培养连续 2 次阴性。毒血症状重者必须卧床休息。饮食以流质食物为主，忌食生冷、油腻及刺激性食物。抗生素治疗的疗程一般为 3~5 天。首选药物为喹诺酮类药物，首选环丙沙星，其他喹诺酮类药物也可选用。其他 WHO 推荐的二线用药

如匹美西林、头孢曲松、阿奇霉素等，只有在志贺菌菌株对环丙沙星耐药时才考虑应用。

（2）中毒型菌痢：应采取综合性抢救措施，力争早期治疗。主要措施包括降温止惊、迅速纠正休克及防治脑水肿等对症治疗和抗菌治疗。

（3）慢性菌痢：可采取全身和局部治疗相结合的原则，采取一般治疗、病原治疗和对症治疗措施。病原治疗应根据病原菌药敏结果，通常联合应用2种不同类型的药物，疗程需适当延长，必要时可给予多个疗程，也可保留灌肠。

知识点9：细菌性痢疾的护理评估　　　　　　副高：熟悉　　正高：掌握

（1）健康史：询问患者的饮食情况和个人卫生习惯，尤其是发病前有无不洁饮食史或与菌痢患者接触史，以及居住地或旅居处的卫生状况。

（2）身体状况：有无头痛、乏力、食欲缺乏等全身不适，有无出现严重腹胀及中毒性肠麻痹等症状。

（3）心理–社会状况：患者因发热、头痛、全身毒血症状及腹痛、腹泻和里急后重等症状，或担心疾病迁延不愈转为慢性等，常出现心情烦躁、焦虑等不良情绪。

知识点10：细菌性痢疾的护理诊断　　　　　　副高：熟悉　　正高：熟悉

（1）体温过高：与痢疾杆菌内毒素激活细胞释放内源性致热原，作用于体温中枢导致体温升高有关。

（2）腹泻：与肠道炎症、广泛浅表性溃疡形成导致肠蠕动增强、肠痉挛有关。

（3）组织灌注无效：与中毒型菌痢导致微循环障碍有关。

（4）疼痛（腹痛）：与细胞毒素作用于肠壁自主神经，导致肠痉挛有关。

（5）有体液不足的危险：与高热、腹泻、摄入不足有关。

（6）潜在并发症：惊厥、脑疝、中枢性呼吸衰竭。

知识点11：细菌性痢疾的一般护理　　　　　　副高：熟练掌握　　正高：熟练掌握

（1）休息与体位：实施接触隔离措施，防止经消化道和生活接触途径的传播，隔离至临床症状消失、大便培养连续2次阴性为止。对大便、呕吐物及污染物进行严格消毒。急性期患者应卧床休息，慢性期以休养为主，中毒型菌痢患者应绝对卧床休息，专人监护，安置患者平卧或休克体位（头部和下肢均抬高30°），注意保暖。小儿去枕平卧，头偏向一侧。因抬高头部有利于膈肌活动，增加肺活量，使呼吸运动更接近于生理状态。抬高下肢，促进静脉回流，以增加循环血量。

（2）饮食护理：严重腹泻伴呕吐时暂禁食，遵医嘱静脉补充营养。待病情缓解能进食后，给予易消化、高蛋白、高维生素、清淡流质或半流质饮食，避免生冷、多渣、油腻或刺激性食物。少量多餐，可饮糖盐水。病情好转后可由流质、半流质饮食逐渐过渡到正常饮食。

知识点 12：细菌性痢疾的病情观察　　　　副高：熟练掌握　正高：熟练掌握

密切观察排便次数、大便量和性状，注意有无脱水征象，记录 24 小时出入液量；监测患者生命体征、神志、尿量、瞳孔反射等；观察患者有无休克征象、脑水肿及脑疝表现，一旦出现，应立即报告医师并配合抢救。

知识点 13：细菌性痢疾的对症护理　　　　副高：熟练掌握　正高：熟练掌握

腹痛剧烈者可用热水袋热敷以缓解肠痉挛，或遵医嘱使用阿托品或颠茄制剂。伴里急后重者嘱患者排便时不要过度用力，以免脱肛；发生脱肛时可戴橡胶手套按摩，助其回纳；每次便后清洗肛周皮肤，并涂润滑剂以减少对肛周皮肤的刺激。每天用 1∶5000 高锰酸钾溶液坐浴，防止糜烂、感染。发热时除采取常规降温措施外，可用 2% 冷（温）盐水低压力灌肠，以达到降温和清除肠内积物的目的。惊厥者应注意安全，防止跌伤或舌咬伤，并保持病室安静，避免声光刺激。急性期禁用止泻剂。慢性菌痢可采用药物保留灌肠治疗。

知识点 14：细菌性痢疾的用药护理　　　　副高：熟练掌握　正高：熟练掌握

遵医嘱给予有效抗菌药物。应用喹诺酮类药物时观察有无头痛、腹痛、腹泻、呕吐、皮疹、胃肠道反应、肾毒性、变态反应及粒细胞减少等不良反应。使用阿托品类药物时观察有无口干、心动过速、尿潴留及视物模糊等。早期禁用止泻药，以使毒素排出。

知识点 15：细菌性痢疾的心理护理　　　　副高：熟练掌握　正高：熟练掌握

向患者解释腹痛、腹泻、里急后重等发生的原因，介绍主要治疗措施及效果，以消除其焦虑心理。

知识点 16：细菌性痢疾的健康指导　　　　副高：掌握　正高：掌握

（1）切断传播途径：做好"三管一灭"，即做好饮水、食品、粪便的卫生管理及防蝇灭蝇工作，改善环境卫生条件。严格执行食品卫生管理法及有关制度，从事饮食业、儿童机构工作人员定期健康检查，发现慢性带菌者应暂时调换工种，接受治疗。养成良好的个人卫生习惯，餐前便后洗手，不饮生水，禁食不洁食物，把住"病从口入"关。

（2）保护易感人群：在痢疾流行期间，易感者可口服多价痢疾减毒活菌苗，提高机体免疫力。

（3）疾病知识指导：菌痢患者应及时隔离、治疗，应向患者其及家属说明粪便消毒对于传染源控制的重要性。遵医嘱按时、按量、按疗程坚持服药，争取急性期彻底治愈，以防转变为慢性菌痢。慢性菌痢患者可因进食生冷食物、暴饮暴食、过度紧张和劳累、受凉、情绪波动等诱发急性发作，应注意避免诱发因素。

第八节　狂　犬　病

| 知识点1：狂犬病的概述 | 副高：熟悉　正高：熟悉 |

狂犬病又称恐水症，是由狂犬病毒引起一种侵犯中枢神经系统为主的急性人兽共患传染病。临床表现为特有的恐水、怕风、恐惧不安、咽肌痉挛、进行性瘫痪等。迄今为止，一旦发病，病死率达100%。

| 知识点2：狂犬病的病原学 | 副高：熟悉　正高：熟悉 |

狂犬病毒属弹状病毒科拉沙病毒属，病毒中心为单股负链RNA，外面为核衣壳和含脂蛋白及糖蛋白的包膜。包膜上的糖蛋白具有免疫原性，诱生中和抗体，且具有血凝集性。病毒易被紫外线、苯扎溴铵（新洁尔灭）、碘酒、高锰酸钾、乙醇、甲醇等灭活，加热100℃2分钟可灭活。

| 知识点3：狂犬病的流行病学 | 副高：熟悉　正高：熟悉 |

（1）传染源：本病的主要传染源是携带狂犬病毒的病犬，占80%~90%。其次是猫、猪、牛及马等家畜和兽类。许多食肉野生动物如狐、獾、浣熊等亦可引起人狂犬病发生。理论上，病毒可从感染者的分泌物如唾液中进入带伤口的皮肤黏膜，故有人传人的可能性。

（2）传播途径：主要通过咬伤、抓伤、舔触的皮肤、黏膜侵入。实验室或蝙蝠群居洞穴中的含病毒气溶胶可经呼吸道传播。少数可通过对病犬宰杀、剥皮等受感染。病毒通过咬伤传播是非咬伤传播的50倍以上。

（3）人群易感性：普遍易感。动物饲养者、兽医、动物实验员和勘探者是本病的高危人群。下列因素可使发病率增加：①咬伤部位的神经血管分布丰富，如头面部、颈部及手部。②咬伤程度严重，伤口深大者发病率高。③伤口未及时清创。④咬伤后未及时全程注射狂犬疫苗。⑤被咬者的免疫功能低下。

| 知识点4：狂犬病的发病机制 | 副高：熟悉　正高：熟悉 |

本病发病机制为病毒自皮肤或黏膜破损处侵入人体后，对神经组织有强大的亲和力。由于迷走、舌咽及舌下颅神经核受损，导致吞咽肌及呼吸肌痉挛，出现恐水、吞咽和呼吸困难等症状。交感神经受累时可出现唾液分泌和出汗增多。迷走神经节、交感神经节和心脏神经节受损时引起心血管功能紊乱，可致猝死。

知识点 5：狂犬病的病理变化　　　　　　　　　　副高：熟悉　正高：熟悉

本病的病理变化主要为急性弥漫性脑脊髓炎，脑膜多正常。脑实质和脊髓充血、水肿及微小出血。脊髓病变以下段较明显，是因病毒沿受伤部位转入神经，经背根节、脊髓入脑，故咬伤部位相应的背根节、脊髓段病变常很严重。大脑基底面海马、脑干及小脑损害也较明显。其特征性病变是神经细胞胞质内可见 1 至数个圆形或卵圆形、直径 $3\sim10\mu m$ 嗜酸性包涵体，即内基小体，为病毒集落，最常见于海马以及小脑浦肯野细胞中，染色后呈樱桃红色，具有诊断意义。

知识点 6：狂犬病的临床表现　　　　　　　　　　副高：掌握　正高：掌握

潜伏期长短不一，大多在 3 个月内发病，潜伏期可长达 10 年以上，潜伏期长短与年龄、伤口部位、深浅、入侵病毒的数量和毒力等因素相关。典型临床经过分为 3 期，病程一般不超过 6 天。

（1）前驱期：持续 2~4 天。起病时可有低热、倦怠、头痛、恶心、全身不适等类感冒症状，继而出现恐惧不安、烦躁失眠，对声、光、风等刺激有喉头紧缩感。最有意义的早期症状为愈合伤口处及其相应的神经支配区有痒、痛、麻及蚁走感等异样感觉，发生于 50%~80% 的患者。

（2）兴奋期：1~3 天。主要表现为高度兴奋、极度恐怖表情、发作性咽肌痉挛、恐水、怕风、怕光、怕声等。其中，恐水为本病的特征，典型者不敢饮水、闻水声、见水及提及水，严重发作时可有全身肌肉阵发性抽搐或呼吸肌痉挛致呼吸困难、发绀。另外，患者体温常升高至 38~40℃，甚至超过 40℃，有大汗淋漓、大量流涎、心率加快、血压上升等交感神经功能亢进及不能吞咽的表现。发作过程中，患者神志清楚，极为痛苦。

（3）麻痹期：一般为 6~18 小时。肌肉痉挛停止，全身弛缓性瘫痪，逐渐进入昏迷状态，最后因呼吸、循环衰竭而死亡。

知识点 7：狂犬病的辅助检查　　　　　　　　　　副高：熟悉　正高：熟悉

（1）血常规检查：白细胞总数增多，中性粒细胞占 80% 以上。

（2）脑脊液检查：细胞数及蛋白质稍增高，糖及氯化物正常。脑脊液压力稍增高。

（3）病毒分离：患者的唾液、脑脊液、泪液、颈背部皮肤活检组织接种于鼠脑，分离到病毒，可明确诊断。但操作较复杂且需 1 周才有结果，对早期临床诊断意义不大。

（4）内基小体检查：取狂犬病动物及患者死后的脑组织做切片染色，镜检在神经细胞内找到内基小体可确诊，阳性率为 70%~80%。

（5）免疫学检查：用 ELISA 法检测脑组织涂片、唾液或尿沉渣中的病毒抗原，仅需数小时，阳性率约为 40%。血液或脑脊液中和抗体检测，对未接种疫苗者有诊断价值。

（6）核酸检测：RT-PCR可用于检测狂犬病毒RNA，灵敏度高，对血清学阳性但未能分离到病毒者，有助于诊断。

（7）抗体检查：存活1周以上者做血清中和试验或补体结合试验检测抗体，效价上升者有诊断意义。

| 知识点8：狂犬病的治疗要点 | 副高：掌握　正高：掌握 |

目前无特效疗法，发病后以对症支持等综合治疗为主。如单室严格隔离患者，防止唾液污染；及时正确处理伤口；尽量保持患者安静，减少风、光、声等刺激；狂躁时用镇静剂；加强监护治疗，保持呼吸道通畅，吸氧，必要时行人工呼吸机辅助呼吸；维持内环境平衡，防治脑水肿；应用抗病毒药物治疗等。

| 知识点9：狂犬病的护理评估 | 副高：熟悉　正高：掌握 |

（1）健康史：询问患者是否接触过病犬，有无被病犬或其他动物咬伤史；如有咬伤史应询问是否及时正确处理伤口和有无接种过疫苗等情况，询问患者有无出现恐水、怕风或恐惧不安等表现。

（2）身体状况：有无愈合伤口及其相应的神经支配区有痒、痛、麻及蚁走感等异样感觉，有无高度兴奋、极度恐怖表情、发作性咽肌痉挛、恐水、怕风、怕光、怕声等，有无全身弛缓性瘫痪等全身症状。

（3）心理-社会状况：患者常因症状明显、病情发展迅速、预后极差而出现紧张、恐惧、濒死感等心理反应。

| 知识点10：狂犬病的护理诊断 | 副高：熟悉　正高：熟悉 |

（1）皮肤完整性受损：与病犬、病猫等动物咬伤或抓伤有关。

（2）有受伤的危险：与患者兴奋、狂躁、出现幻觉等精神异常有关。

（3）有窒息的危险：与病毒损害中枢神经系统导致呼吸肌痉挛有关。

（4）营养失调——低于机体需要量：与吞咽困难、不能进食饮水有关。

（5）恐惧：与疾病引起死亡的威胁有关。

（6）体液不足：与发热、恐水、多汗及唾液分泌过多导致脱水有关。

| 知识点11：狂犬病的一般护理 | 副高：熟练掌握　正高：熟练掌握 |

（1）休息与环境：患者应卧床休息并实施严密接触隔离，将患者安置于安静、避光的单人房间，由专人护理，保持患者安静，减少风、光、声等刺激。躁动、惊恐或出现幻觉的患者，应加床栏保护或适当约束，防止坠床或外伤。

（2）饮食护理：有恐水及吞咽困难者应禁食禁饮，在痉挛发作的间歇期或应用镇静剂后可鼻饲高热量流质饮食，必要时遵医嘱给予静脉输液，保证每天摄入量及维持水电解质平衡，准确记录出入液量。

知识点 12：狂犬病的病情观察　　　　副高：熟练掌握　正高：熟练掌握

观察患者生命体征、意识状态的变化；发作时有无幻觉和精神异常，有无呼吸肌痉挛等严重并发症；密切观察病情进展，定时记录神志、面色及生命体征，尤其应注意呼吸频率及节律的变化；注意观察有无水、电解质、酸碱平衡紊乱。

知识点 13：狂犬病的对症护理　　　　副高：熟练掌握　正高：熟练掌握

（1）伤口护理：咬伤后尽快用 20% 肥皂水或 0.1% 苯扎溴铵（两者不能合用）反复冲洗伤口至少 30 分钟，尽量除去狗涎和挤出污血，再用生理盐水反复冲洗后，局部用 75% 乙醇和 2% 碘酊反复消毒。伤口较深者，要进行清创，挤出血液，除去狗涎，用注射器插入伤口进行灌注、清洗，伤口不宜缝合或包扎，以利排血引流。在伤口底部和周围行抗狂犬病免疫球蛋白或抗狂犬病毒免疫血清局部浸润注射，皮试阳性者要进行脱敏疗法。另外，凡被咬伤、抓伤或皮肤破损处被带病毒的唾液沾染者，均需进行疫苗接种。接种时间为咬伤后第 0、3、7、14、30 天各肌内注射 1 次，每次 2ml；严重咬伤者，疫苗应加至全程 10 针，即咬伤后第 0、1、2、3、4、5、10、14、30、90 天各注射 1 针。

（2）惊厥或抽搐：对狂躁、恐怖、激动或幻视、幻听患者应加床栏保护或适当约束，防止坠床或外伤。在使用镇静剂后有计划地集中进行医疗、护理操作，程序要简化，动作要轻快。避免一切不必要的刺激，尤其是与水有关的刺激，如病房内避免放置盛水容器，避免让患者闻及水声，避免提及"水"字，适当遮蔽输液装置等。

（3）呼吸肌痉挛：及时清除唾液及口鼻分泌物，保持呼吸道通畅，遵医嘱给予氧气吸入和镇静止痉剂，备好各种急救药品及器械。若有严重呼吸衰竭、不能自主呼吸者，应配合医师行气管插管、气管切开或使用人工呼吸机辅助呼吸，并做好相应的护理。

知识点 14：狂犬病的用药护理　　　　副高：熟练掌握　正高：熟练掌握

使用苯巴比妥等镇静药物时，应注意观察患者有无呼吸抑制。

知识点 15：狂犬病的心理护理　　　　副高：熟练掌握　正高：熟练掌握

护理人员应向患者和家属解释疾病相关知识，多方安慰患者，语言严谨，满足患者的身心需要，尽量减少患者独处，以减轻其恐惧心理，护理人员还要稳定家属情绪，嘱咐家属不要刺激患者，以利于治疗顺利进行。

| 知识点16：狂犬病的健康指导 | 副高：掌握　正高：掌握 |

（1）疾病预防指导：严格犬的管理，捕杀野犬、狂犬、狂猫及其他狂兽，并应立即焚毁或深埋。对家犬应进行登记与预防接种。进口动物必须检疫。在暴露前及暴露后的主动、被动免疫是预防狂犬病发病最有效的措施。

（2）保护易感人群：高危人群如接触狂犬病的工作人员、兽医、山洞探险者、动物管理人员，应进行暴露前的疫苗接种，每次2ml肌内注射，共3次，于0、7、21天进行，2~3年加强注射1次。若被犬、猫（尤其野犬、野猫）等动物咬伤或抓伤，及时、有效地处理伤口，应进行全程预防接种。接种期间应戒酒，多休息。

（3）疾病知识指导：向患者和其家属讲解本病的病因，恐水、怕风、怕声的特点，减少对患者的刺激。

第九节　艾　滋　病

| 知识点1：艾滋病的概述 | 副高：熟悉　正高：熟悉 |

艾滋病即获得性免疫缺陷综合征（AIDS），是人体感染人类免疫缺陷病毒（HIV）后，机体免疫功能不断遭到HIV破坏，使人体对威胁生命的各种病原体丧失了抵抗能力，从而发生多种感染或肿瘤，最后导致死亡的一种严重传染病。人体感染HIV后终身携带。HIV在人体内的潜伏期长短不一，在发展成艾滋病患者以前，外表看上去正常，可以没有任何症状地生活和工作很多年。一旦进入艾滋病期，病死率高，几乎无救治成功的病例。

| 知识点2：艾滋病的病原学 | 副高：熟悉　正高：熟悉 |

HIV为单链RAN病毒，属于反转录病毒科。根据HIV基因的差异，可将HIV分为HIV-1型和HIV-2型，HIV-2与HIV-1的结构蛋白有差异，尤其膜蛋白差异较大，HIV-2不同株别亦有差异存在，两者均可引起艾滋病。HIV属于慢病毒属，为圆形或椭圆形，直径为90~140nm，由核心和包膜两部分组成。核心包括两条正链RNA、反转录酶、整合酶和蛋白酶等。核心蛋白p24、蛋白p6及p9等将上述成分包裹其中，膜与核心之间的基质由基质蛋白p17组成。病毒的最外层为类脂包膜，嵌有外膜糖蛋白gp120和跨膜糖蛋白gp41及多种宿主蛋白。本病毒既有嗜淋巴细胞性又有嗜神经性，主要感染CD_4^+ T淋巴细胞，也能感染单核-吞噬细胞等。

HIV的抵抗力不强，对热及化学消毒剂敏感，对紫外线抵抗力较强。

| 知识点3：艾滋病的流行病学 | 副高：熟悉　正高：熟悉 |

（1）传染源：患者及无症状病毒携带者是本病传染源，特别是后者更具危险性。

（2）传播途径：①性接触传播：为本病的主要传播途径。②血液传播：输注含病毒的血液或成分血、血制品，药瘾者共用针头或注射器，介入性医疗操作均可受感染。③母婴传播：感染 HIV 的孕妇可通过胎盘、分娩过程及产后血性分泌物和哺乳传给婴儿。④其他：移植病毒携带者的器官或人工授精。被污染的针头刺伤或破损皮肤受污染而感染。

（3）易感人群：人群普遍易感，但多发生于青壮年。高危人群：①同性恋或性乱交者。②静脉药瘾者。③血友病患者及血制品使用者。④HIV 感染母亲所生婴儿。

| 知识点4：艾滋病的发病机制 | 副高：熟悉　正高：熟悉 |

据目前的研究，可能与以下机制有关。

（1）HIV 感染引起的免疫反应，使 HIV 感染者长期处于无症状状态。

（2）HIV 对 CD_4^+T 细胞（包括辅助性 T 细胞、单核细胞及巨噬细胞等）有特殊的亲嗜性。T 细胞感染 HIV 后引起的免疫抑制，导致 T 细胞数量减少，当 CD_4^+T 细胞数量减少至 $0.2 \times 10^9/L$ 以下时，则易发生机会性感染或肿瘤。单核-吞噬细胞感染 HIV 后，成为 HIV 贮存仓库，并在携带病毒通过血-脑脊液屏障到达中枢神经系统的过程中起了重要作用。HIV 还可能感染 B 细胞，使体液免疫出现异常，从而出现对抗原刺激的抗体反应异常及自身免疫现象。

（3）机体感染 HIV 后，在 HIV 复制过程中会产生大量的变异株，HIV 变异株能逃避特异的体液及细胞免疫的攻击。此外，在感染过程中变异株的毒力也在由低毒力向高毒力转变，由此可能影响疾病的进程及严重性。

（4）HIV 感染中协同因子的作用。HIV 感染常潜伏多年而不发展成 AIDS，却可能在某个时候病情迅速进展，可能与机体受到某些因素的刺激，如毒品、巨细胞病毒、EB 病毒或其他病毒感染等有关。此外，遗传、行为、环境因素也可能影响发展成 AIDS 的速度。

（5）HIV 感染后的免疫应答。HIV 感染初期，机体免疫应答可部分清除或抑制 HIV，$CD4^+T$ 淋巴细胞内病毒复制呈相对静止状态，机体免疫功能未明显受损，在血清抗 HIV 阳转后仍保持长期无症状状态。随着感染持续存在，HIV 基因不断发生变异使 HIV 能逃避机体的免疫攻击，抗原毒力变异使 HIV 复制加快，并不断产生新的变异株，最终使 $CD4^+T$ 淋巴细胞数量减少而逐渐耗竭，免疫系统功能丧失。

| 知识点5：艾滋病的病理变化 | 副高：熟悉　正高：熟悉 |

病理变化呈多样性、非特异性病变。

（1）机会性感染：由于严重免疫缺陷，组织中病原体繁殖多，感染所致炎症反应往往轻而不典型。常见机会性感染包括肺孢子菌肺炎、弓形虫病、白念珠菌病、分枝杆菌病、巨细胞病毒感染等。

（2）免疫器官病变：包括淋巴结病变、脾病变、骨髓病变及胸腺病变。淋巴结病变又有反应性病变如滤泡增殖性淋巴结肿及肿瘤性病变。脾大是艾滋病患者常见的临床症状，艾滋病脾的显著病变是淋巴细胞高度耗竭，仅有少量白髓，甚至白髓完全消失。骨髓病变早期表现为细胞增殖，以粒细胞系和巨核细胞增殖为主；晚期，骨髓细胞减少。胸腺病变可见萎缩、退行性和炎性病变。

（3）中枢神经系统病变：神经胶质细胞灶性坏死，血管周围炎性浸润，脱髓鞘改变。

（4）恶性肿瘤：卡波西肉瘤是艾滋病患者最常见的肿瘤。

| 知识点6：艾滋病的临床表现 | 副高：掌握　正高：掌握 |

潜伏期2~10年。

（1）急性感染期：通常发生在接触病毒后1周到10天，表现为类似感冒或单核细胞增多症的感染症状。出现发热、肌肉关节酸痛、咽喉炎、淋巴结肿大等全身症状，部分患者可出现皮疹、恶心或呕吐、腹泻、脑膜炎或外周神经病变等。经过对症处理甚至未经治疗，2~3周后可以恢复正常。

（2）无症状感染期：临床上没有任何症状，但血清中能检出HIV和HIV抗体，具有传染性。此期可持续2~10年或更长。

（3）持续性全身淋巴结肿大综合征：主要表现为除腹股沟淋巴结以外，全身其他部位两处或两处以上淋巴结肿大。淋巴结肿大直径在1cm以上，质地柔韧，无压痛，无粘连能自由活动。一般持续肿大3个月以上，部分患者肿大1年后逐步消散，也有再次肿大者。

（4）典型艾滋病期：①体质性疾病：即发热、乏力、畏食、体重下降、慢性腹泻和易感冒等症状。除全身淋巴结肿大外，可有肝脾大。②神经系统症状：约有60%艾滋病患者可表现为亚急性脑炎、脊髓炎和神经炎。③机会性感染：由于严重的细胞免疫缺陷而出现多种条件致病性微生物感染，其中以肺孢子菌肺炎最为常见，且是引起艾滋病患者的主要死亡原因。④肿瘤：最多见为卡波西肉瘤及淋巴瘤。

| 知识点7：艾滋病的辅助检查 | 副高：熟悉　正高：熟悉 |

（1）血常规检查及尿常规检查：白细胞、血红蛋白、红细胞及血小板均可有不同程度减少。尿蛋白常阳性。

（2）免疫学检查：①CD_4^+T淋巴细胞检测：HIV特异性侵犯CD_4^+T淋巴细胞，CD_4^+T淋巴细胞进行性减少，CD_4^+/CD_8^+比例倒置。②其他：链激酶、植物血凝素等皮试常阴性。免疫球蛋白、β_2微球蛋白可升高。

（3）血生化检查：可有血清转氨酶升高及肾功能异常等。

（4）其他检查：X线检查有助于了解肺并发肺孢子菌、真菌、结核杆菌感染及卡波西肉瘤等情况。痰、支气管分泌物或肺活检可找到肺孢子菌包囊、滋养体或真菌孢子。大便涂片可查见隐孢子虫。隐球菌脑膜炎者脑脊液可查见隐球菌。弓形虫、肝炎病毒及巨细胞病毒感染可以ELISA法检测相应的抗原或抗体。血或分泌物培养可确诊继发细菌感染。组织活检可确诊卡波西肉瘤或淋巴瘤等。

知识点8：艾滋病的治疗要点　　　　　　　　副高：掌握　正高：掌握

（1）一般治疗：HIV感染者可保持正常的工作和生活，但应进行病原治疗，并密切监测病情变化。

（2）抗病毒治疗：①核苷类反转录酶抑制剂：包括齐多夫定（AZT）、双脱氧胞苷（DDC）、双脱氧肌苷（DDI）和拉米夫定（3-TC）。此类药物能选择性与HIV反转录酶结合，并掺入病毒DNA链中，使DNA链中止，起到抑制HIV复制和转录的作用。②非核苷类反转录酶抑制剂：有依法韦轮（EFV）、奈韦拉平（NVP）等。③蛋白酶抑制剂：包括沙奎那韦（SAQ）、英地那韦（IDV）和利托那韦等。这类药物均作用于蛋白酶，使病毒复制过程中所需的成熟蛋白不能形成，使体内病毒数量明显下降、CD_4^+T淋巴细胞有所提高，降低病死率。

（3）并发症治疗：①肺孢子菌肺炎：可用喷他脒或复方磺胺甲噁唑（SMZ）。②念珠菌病：应用氟康唑或两性霉素B。③肺结核和肺外结核：可用异烟肼、利福平等。④隐孢子虫病和脑弓形虫病：可用螺旋霉素或克林霉素。

（4）支持治疗：加强营养支持治疗，明显消瘦者可给予乙酸甲地孕酮改善食欲。

（5）预防性治疗：①结核菌素试验阳性者用异烟肼治疗1个月。②CD_4^+T淋巴细胞低于$0.2 \times 10^9/L$者可用戊烷脒或甲氧苄啶（TMP）-SMZ预防肺孢子菌肺炎。③针刺或实验室意外感染者，2小时内用齐多夫定等治疗，疗程4~6周。HIV感染的孕妇产前3个月起服AZT，产后新生儿72小时内一次性口服NVP，可降低母婴传播。

（6）免疫治疗：可用白介素-2、胸腺素等，改善患者免疫功能。

知识点9：艾滋病的护理评估　　　　　　　　副高：熟悉　正高：掌握

（1）健康史：①询问患者有无与艾滋病患者或无症状病毒携带者的密切接触史；有无性紊乱史。②有无输血、血制品史；有无血友病病史；有无器官移植及血液透析史等。③有无间歇或持续性发热史。④有无体重持续下降。⑤有无慢性咳嗽、反复腹泻或头痛症状，持续多长时间。有无反复出现带状疱疹的表现。

（2）身体状况：①有无发热、意识状态改变，有无脑膜刺激征及病理反射等。②全身淋巴结有无增大，淋巴结增大的部位、大小、质地。③皮肤黏膜有无浸润斑或结节；有无带状疱疹。④口咽部有无毛状白斑。⑤皮肤有无浅褐色的斑块或结节。

（3）心理-社会状况：①由于人们对本病的恐惧心理和特殊的流行病学特征，患者往往受到他人的回避，甚至歧视，加之本病无特效治疗及预后不良，极易产生恐惧、孤独、焦虑、悲伤、失落感、罪恶感甚至自杀念头。②患者及其亲属对艾滋病的认知程度、心理状态，对住院患者及隔离治疗的认识，患者的家庭成员对患者的关怀程度等。

知识点 10：艾滋病的护理诊断　　　　　　　　副高：熟悉　正高：熟悉

（1）腹泻：与机会性感染有关。

（2）体温过高：与 HIV 感染或机会性感染有关。

（3）组织完整性受损：与局部组织长期受压或机会性感染和卡波西肉瘤有关。

（4）活动无耐力：与长期发热、消耗过多、体质虚弱等有关。

（5）有传播感染的危险：与传播途径有关。

（6）营养失调——低于机体需要量：与长期发热、腹泻致消耗过多、食欲缺乏、进食减少、热量摄入不足有关。

（7）社交孤立：与实施强制性管理或缺乏社会支持及易被他人歧视有关。

（8）恐惧与绝望：与艾滋病预后不良、疾病折磨及担心受歧视有关。

（9）潜在并发症：各种机会性感染。

（10）知识缺乏：缺乏艾滋病的防治知识。

知识点 11：艾滋病的一般护理　　　　　　　副高：熟练掌握　正高：熟练掌握

（1）隔离：对 HIV 感染者和艾滋病患者均无须隔离。如患者出现明显腹泻，有可能污染环境时应予以接触隔离措施。艾滋病期患者因免疫缺陷，应实施保护性隔离措施。

（2）休息与活动：急性感染期和艾滋病期应卧床休息，以减轻症状；无症状感染期，可以正常工作，但应避免劳累。

（3）饮食护理：给予高热量、高蛋白、高维生素、易消化饮食，以保证营养供给，增强机体抵抗力。若有呕吐，在饭前 30 分钟给镇吐药。若有腹泻，能进食者应给予少渣、少纤维素的流质或半流质，多饮水或果汁、肉汁等，忌食生冷及刺激性食物。不能进食、吞咽困难者给予鼻饲，必要时遵医嘱静脉补充所需营养和水分。

（4）个人卫生：加强口腔护理和皮肤清洁，以防继发感染，减轻口腔、外阴真菌、病毒等感染引起的不适。长期腹泻者要注意肛周皮肤的护理，便后用温水清洗局部，再用吸水性好的软布或纸巾吸干，可涂抹润肤油保护皮肤。

知识点 12：艾滋病的病情观察　　　　　　　副高：熟练掌握　正高：熟练掌握

密切观察发热的程度，观察有无疲乏、消瘦、盗汗等，注意有无肺部、胃肠道、中枢神经系统及皮肤黏膜等感染的表现；监测各系统症状体征的变化；观察有无各种严重的机会性感染和恶性肿瘤等并发症的发生，一旦发现，立即报告医师，积极配合处理。

知识点 13：艾滋病的对症护理　　　　　　　副高：熟练掌握　正高：熟练掌握

针对患者出现的各种症状，如发热、咳嗽、呼吸困难、呕吐、腹泻等进行对症护理。长期卧床者应定时翻身，防止压疮发生。

知识点14：艾滋病的用药护理 　　　　　副高：熟练掌握　　正高：熟练掌握

观察抗病毒药物的疗效和不良反应，注意有无头痛、恶心、呕吐、腹泻等不良反应，有无骨髓抑制、肝肾损害，有无糖、脂肪代谢异常等。尤其是要注意严重的骨髓抑制作用，用药期间应定期检查血象，以防出现中性粒细胞和血小板减少，中性粒细胞计数低于 0.5×10^9/L 时应报告医师。此外，长期用药应注意有无耐药发生，停药或换药有无反跳现象。

知识点15：艾滋病的心理护理 　　　　　副高：熟练掌握　　正高：熟练掌握

多与患者进行有效沟通，了解并分析患者的心理特点，针对患者的心理问题进行疏导，满足患者的合理需求，解除患者的孤独、恐惧感，使患者正视现实，建立自尊和自信，积极融入社会；与患者家属、亲友等进行沟通，教育他们不歧视患者，尊重患者人格，理解、鼓励、关怀和同情患者，帮助患者获得更多的家庭及社会支持资源。

知识点16：医务人员发生艾滋病病毒职业暴露后的处理 　　　副高：熟悉　　正高：熟悉

（1）紧急局部处理措施：①用肥皂液和流动水清洗污染的皮肤，用生理盐水反复冲洗黏膜。②如有伤口，应当在伤口旁端轻轻挤压，尽可能挤出损伤处的血液，再用肥皂液和流动水冲洗伤口；禁止进行伤口的局部挤压。局部冲洗后，应用消毒液，如75%乙醇或0.5%碘伏进行消毒，并包扎伤口；暴露的黏膜，应当反复用生理盐水冲洗干净。

（2）暴露级别评估：艾滋病病毒职业暴露级别分为三级。

1）一级暴露：①暴露源为体液、血液或者含有体液、血液的医疗器械、物品。②暴露类型为暴露源沾染了有损伤的皮肤或者黏膜，暴露量小且暴露时间较短。

2）二级暴露：①暴露源为体液、血液或者含有体液、血液的医疗器械、物品。②暴露类型为暴露源沾染了有损伤的皮肤或者黏膜，暴露量大且暴露时间较长；或者暴露类型为暴露源刺伤或者割伤皮肤，但损伤程度较轻，为表皮擦伤或者针刺伤。

3）三级暴露：①暴露源为体液、血液或者含有体液、血液的医疗器械、物品。②暴露类型为暴露源刺伤或者割伤皮肤，但损伤程度较重，为深部伤口或者割伤物有明显可见的血液。

（3）预防性用药方案：分为基本用药程序和强化用药程序。基本用药程序为两种反转录酶抑制剂，使用常规治疗剂量，连续使用28天。强化用药程序是在基本用药程序的基础上，同时增加一种蛋白酶抑制剂，使用常规治疗剂量，连续使用28天。预防性用药应当在发生艾滋病病毒职业暴露后尽早开始，最好在4小时内实施，最迟不得超过24小时；即使超过24小时，也应当实施预防性用药。

（4）随访和咨询：在暴露后的第4周、第8周、第12周及6个月时对艾滋病病毒抗体进行检测，对服用药物的毒性进行监控和处理，观察和记录艾滋病病毒感染的早期症状等。

（1）指导患者和家属正确认识疾病和防止传播。

（2）嘱咐患者严格遵医嘱服药。不能随意增减和终止任何药物。若因严重的药物不良反应而无法继续服药时，应及时向医护人员反映。

（3）指导患者自我护理措施，包括合理营养、个人卫生、劳逸结合、皮肤护理、口腔护理、避免感染等。

（4）交待患者定期复查。指导患者和家属及时发现病情变化和及时就诊。

第九章　神经系统疾病患者的护理

第一节　概　　述

神经系统由周围神经系统和中枢神经系统两大部分组成，周围神经系统由 12 对颅神经和 31 对脊神经组成，中枢神经系统由脑和脊髓组成，其中脑又分为大脑、间脑、脑干和小脑。周围神经系统主管传递神经冲动，中枢神经系统主管分析综合体内外环境传来的信息。按神经系统功能的不同，又可分为躯体神经系统和自主神经系统，前者主要功能是调整人体适应外界环境变化，后者具有稳定内环境的功能。

神经系统疾病是指神经系统与骨骼肌由于血管性病变、感染、变性、肿瘤、外伤、中毒、免疫障碍、遗传因素、先天发育异常、营养缺陷和代谢障碍等所致的疾病。

颅神经的主要解剖及生理功能见表 9-1。

表 9-1　颅神经的主要解剖及生理功能

颅神经	性质	进出颅部位	连接脑部位	功能
嗅神经（Ⅰ）	感受性	筛孔	端脑	传导嗅觉
视神经（Ⅱ）	感受性	视神经孔	间脑	传导视觉
动眼神经（Ⅲ）	运动性	眶上裂	中脑	支配上睑提肌、上直肌、下直肌
滑车神经（Ⅳ）	运动性	眶上裂	中脑	支配上斜肌
三叉神经（Ⅴ）	混合性	眶上裂（眼支）圆孔（上颌支）卵圆孔（下颌支）	脑桥	传导面部、鼻腔及口腔黏膜感觉，支配咀嚼肌
展神经（Ⅵ）	运动性	眶上裂	脑桥	支配外直肌
面神经（Ⅶ）	混合性	内耳门-茎乳孔	脑桥	支配面部表情肌、泪腺、唾液腺，传导舌前 2/3 的味觉及外耳道感觉
前庭蜗神经（Ⅷ）	感受性	内耳门	脑桥	传导听觉及平衡觉

续　表

颅神经	性质	进出颅部位	连接脑部位	功能
舌咽神经（Ⅸ）	混合性	颈静脉孔	延髓	传导舌后1/3味觉及咽部感觉 支配咽肌、腮腺
迷走神经（Ⅹ）	混合性	颈静脉孔	延髓	支配咽喉肌和胸腹内脏运动
副神经（Ⅺ）	运动性	颈静脉孔	延髓	支配胸锁乳突肌和斜方肌
舌下神经（Ⅻ）	运动性	舌下神经管	延髓	支配舌肌

知识点3：脊神经的主要解剖及生理功能　　　　　　　　副高：熟悉　正高：熟悉

脊神经是与脊髓相连的周围神经，分布在躯干、腹侧面和四肢的肌肉中，主管颈部以下的感觉和运动。脊神经由脊髓发出，主要支配身体和四肢的感觉、运动和反射。共有31对，其中颈神经8对、胸神经12对、腰神经5对、骶神经5对、尾神经1对。每对脊神经由后根（感觉根）和前根（运动根）所组成。脊神经前根支配相应肌肉，其中颈4~胸1前根结合成为臂丛，主要支配上臂、前臂和手部肌肉；腰2~骶2组成腰骶丛，其主要功能为支配下肢肌肉。临床根据不同部位的感觉障碍水平，判断脊髓病变的平面，这对定位诊断具有重要意义。

知识点4：大脑的主要解剖及生理功能　　　　　　　　　副高：熟悉　正高：熟悉

大脑由大脑半球、基底核和侧脑室组成。大脑表面为大脑皮质所覆盖，皮质表面有脑沟和脑回，大脑半球分为额叶、颞叶、顶叶、枕叶、岛叶和边缘系统。

（1）额叶：位于中央沟前方，外侧沟之上。额叶受损时主要引起随意运动、言语和精神活动方面的障碍。

（2）颞叶：位于大脑外侧沟下方，顶枕线前方。颞叶的内侧面与精神、行为、内脏功能有关，刺激或破坏性病灶可出现精神与行为异常。

（3）顶叶：位于中央沟之后，顶枕线之前和外侧沟延长线上方。中央后回系皮质感觉中枢，主管对侧躯体感觉。

（4）枕叶：位于顶枕沟和枕前切迹连结的后方。枕叶内侧面有一较深的沟，称为矩状沟。围绕矩状沟的皮质为视觉中枢，故枕叶损害主要出现视觉障碍。

（5）岛叶：岛叶又称脑岛，呈三角形岛状，位于外侧沟深面，被额、顶、颞叶所掩盖。岛叶的功能与内脏感觉和运动有关，岛叶损害多引起内脏运动和感觉的障碍。

（6）边缘系统：位于大脑半球内侧面接近脑干和胼胝体的较古老皮质以及一些皮质下

结构，包括边缘叶、杏仁核、丘脑前核、乳头体核以及丘脑下部等，它与网状结构、大脑皮质有着广泛联系，参与高级神经、精神和内脏活动。

知识点 5：间脑的主要解剖及生理功能 　　　　副高：熟悉　正高：熟悉

间脑位于大脑半球与中脑之间，是脑干与大脑半球连接的中继站，左、右间脑之间为第三脑室。间脑可分为背侧丘脑（又称丘脑）、上丘脑、后丘脑、底丘脑和下丘脑。背侧丘脑为两个卵圆形的灰质团块，左右各一个，具有与内脏活动有关的功能，是躯体和内脏感觉冲动的整合中枢，是躯体感觉通路的最后一级中继站。上丘脑主要结构为松果体，松果体是一内分泌腺。后丘脑包括内侧膝状体和外侧膝状体，是听觉、视觉传导通路中最后一个中继站，接受听觉、视觉纤维的传入，并发出纤维到达大脑皮质听觉、视觉中枢。底丘脑为中脑和间脑的过渡地区。下丘脑位于间脑腹侧、丘脑下沟的下方，与垂体相接。下丘脑对体重、体温、代谢、饮食、内分泌、生殖、睡眠和觉醒的生理调节起重要作用，同时也与人的行为和情绪有关。

知识点 6：小脑的主要解剖及生理功能 　　　　副高：熟悉　正高：熟悉

小脑位于后颅窝，由小脑半球和小脑蚓部组成。其功能为调节肌张力、维持身体平衡，控制姿势步态和协调随意运动。

知识点 7：脑干的主要解剖及生理功能 　　　　副高：熟悉　正高：熟悉

脑干位于大脑下方，脊髓和间脑之间，是中枢神经系统的较小部分，呈不规则的柱状。脑干自下而上由延髓、脑桥和中脑组成。中脑向上与间脑相接，延髓下端与脊髓相连，脑桥介于中间，由脑桥臂与背侧的小脑半球相连接。第Ⅲ至第Ⅻ对颅神经核均位于脑干内。脑干是生命中枢，脑干网状结构能保持正常睡眠与觉醒。

知识点 8：脊髓的主要解剖及生理功能 　　　　副高：熟悉　正高：熟悉

脊髓是中枢神经的低级部分，为四肢和躯干的初级反射中枢，呈椭圆形条索状，位于椎管内，为脑干向下延伸部分。其上端于枕骨大孔水平与脑干相连接，下端以圆锥终止于腰 1 椎体下缘，并以终丝固定在骶管盲端。脊髓由含有神经细胞的灰质和含上、下行传导束的白质组成。脊髓共发出 31 对脊神经，主要分布到四肢和躯干。脊髓和脑的各级中枢之间存在广泛的联系，脊髓的正常活动总是在大脑的控制下进行的。脊髓的主要功能为传导功能和反射功能。

第二节　常见症状与体征的护理

一、头痛

| 知识点1：头痛的概述 | 副高：熟悉　正高：熟悉 |

头痛为临床常见的症状，通常指局限于头颅上半部，包括眉弓、耳轮上缘和枕外隆凸连线以上部位的疼痛。各种原因刺激颅内外的疼痛敏感结构都可引起头痛。颅内的血管、神经和脑膜以及颅外的骨膜、血管、头皮、颈肌、韧带等均属头痛的敏感结构。这些敏感结构受挤压、牵拉、移位、炎症、血管的扩张与痉挛、肌肉的紧张性收缩等刺激均可引起头痛。

| 知识点2：头痛的分型 | 副高：熟悉　正高：熟悉 |

（1）偏头痛：偏头痛是临床最常见的原发性头痛，是一种常见的慢性神经血管性疾患，主要是由颅内外血管收缩与舒张功能障碍引起，其特征为发作性、多为偏侧、中重度、搏动样头痛，一般持续4~72小时，可伴恶心、呕吐，声、光刺激或日常活动均可加重头痛，安静休息、睡眠后或服用镇痛药物后头痛可缓解，但常反复发作，多有偏头痛家族史。多起病于儿童和青春期。

（2）高颅压性头痛：颅内肿瘤、血肿、脓肿、囊肿等占位性病变可使颅压增高，刺激、挤压颅内血管、神经及脑膜等疼痛敏感结构而出现头痛，头痛常为持续性的整个头部胀痛，阵发性加剧，伴恶心、呕吐，典型者可呈喷射性呕吐。常可见眼底视盘水肿，腰穿脑脊液测压可以确诊。

（3）颅外局部因素所致头痛：此种头痛可以是急性发作，也可为慢性持续性头痛。常见的局部因素：①眼源性头痛：由青光眼、虹膜炎、视神经炎、眶内肿瘤、屈光不正等眼部疾患引起头痛。常位于眼眶周围及前额，一旦眼部疾病治愈，头痛也将会得到缓解。②耳源性头痛：急性中耳炎、外耳道的疖肿、乳突炎等耳源性疾病都会引起头痛。多表现为单侧颞部持续性或搏动性头痛，常伴有乳突的压痛。③鼻源性头痛：由鼻窦炎症引起前额头痛，多伴有发热、鼻腔脓性分泌物等。④牙源性头痛：见于龋齿。⑤神经性疼痛：见于三叉神经痛、枕大神经。

（4）紧张性头痛：紧张性头痛亦称神经性或精神性头痛，无固定部位，多表现为持续性闷痛、胀痛，常伴有心悸、失眠、多梦、多虑、紧张等症状，约占头痛患者的40%，是临床常见的慢性头痛。

（5）丛集性头痛：是一种原发性的三叉自主神经性头痛，反复发作、短暂的单侧剧烈头痛为特征，疼痛通常剧烈难忍，发作常具有周期性，分为年周期节律和日周期节律，头痛多固定在每天的某些时刻发作，多在夜间，尤其是入睡后1~2小时。疼痛部位通常固定于一侧眼眶及其周围，可放射至鼻、颊、上颚、齿，甚至整个半侧头部。头痛发作较为规律，缓解期症状完全缓解，缓解期一般数月甚至数年。

（6）低颅压性头痛：是指侧卧位脑脊液压力低于 $60mmH_2O$ 导致的头痛，常见于双侧枕部或额部，表现以体位性头痛、恶心、呕吐等为主，可伴有眩晕、精神障碍、复视、自主神经症状等。患者常在直立 15~30 分钟内出现头痛或头痛明显加剧，卧位后头痛缓解或消失。临床比较少见，因其症状类似高颅压及蛛网膜下腔出血，故易误诊。

（7）药物过度使用性头痛：多见于 30 岁以上的女性患者，常有慢性头痛史，频繁使用头痛急性对症药物，多伴有焦虑、抑郁等情绪障碍或药物滥用的家族史。

知识点 3：头痛的临床表现　　　　　　　　　　　　　　副高：掌握　正高：掌握

（1）头痛部位、性质与程度：颅外因素所致的头痛，如眼源性、鼻源性及耳源性头痛，多位于病灶附近，较为表浅和局限；颅内肿瘤头痛多为全头部的胀痛，阵发性加剧；偏头痛多为一侧、发作性、搏动性剧痛；三叉神经痛常呈阵发性电击样短促的剧痛，沿三叉神经分布区放射；高血压引起的头痛多在额部或全头部，呈搏动性。

（2）头痛规律：新近发生的与以往不同的头痛，很可能为严重疾病的信号，如突发的剧烈头痛，可见于蛛网膜下腔出血、脑出血；晨间加剧且进行性加重的头痛，常见于颅内占位性病变；规律的晨间头痛可见于鼻窦炎；长时间阅读后头痛，常见于眼源性疾病；周期性反复发作的头痛，常见于偏头痛；病程长、波动性与易变性明显为特点的头痛，常见于神经症头痛。

（3）伴随症状：剧烈头痛伴喷射状呕吐，常见于颅压增高；伴高热，常见于颅内感染；伴眩晕见于小脑肿瘤、椎-基底动脉供血不足；伴脑膜刺激征，见于脑膜炎与蛛网膜下腔出血；伴癫痫发作，见于脑寄生虫囊肿及脑肿瘤等。

知识点 4：头痛的辅助检查　　　　　　　　　　　　　　副高：熟悉　正高：熟悉

（1）脑脊液检查有无压力增高，是否为无色透明脑脊液，有无炎性改变。

（2）CT 或 MRI 检查有无颅内病灶。

（3）脑血管造影等有助于病因诊断。

知识点 5：头痛的护理评估　　　　　　　　　　　　　　副高：熟悉　正高：掌握

（1）健康史：询问患者有无下列病史：①颅内疾病：颅内感染、血管病变、占位性病变及颅脑外伤等。②头颅邻近器官或组织疾病：五官、颈椎、颈肌病变。③全身性疾病病史：发热性疾病、高血压、缺氧、中毒及尿毒症等。④其他：神经症及癔症。另外，还应询问患者的性别、年龄、职业、服药史及家族史等。

（2）身体状况：检查意识是否清楚，瞳孔是否等大等圆、对光反射是否灵敏；体温、脉搏、呼吸、血压是否正常；面部表情是否痛苦，精神状态如何；注意头部是否有外伤伤痕，眼睑是否下垂，有无脑膜刺激征等。

（3）心理-社会状况：了解头痛对日常生活、工作和社交的影响，患者是否因长期反复头痛而出现恐惧、抑郁或焦虑心理。如大部分偏头痛患者有家族史，紧张性头痛患者多为慢性病程，常伴失眠、焦虑或抑郁症状。

知识点6：头痛的护理诊断   副高：熟悉   正高：熟悉

疼痛（头痛）：与颅内外血管舒缩功能障碍或脑部器质性病变等有关。

知识点7：头痛的护理措施   副高：熟练掌握   正高：熟练掌握

（1）避免诱因：告知患者可能诱发或加重头痛的因素，如情绪紧张、进食某些食物、饮酒、月经来潮、用力性动作、长时间劳累等；要合理地安排好工作与休息的时间，注意劳逸结合，每天要保持一个良好的心情，在精神上要消除紧张、焦虑、烦闷的情绪。饮食上以清淡为主。保持环境安静、舒适、光线柔和。

（2）指导减轻头痛的方法：如指导患者缓慢深呼吸，听轻音乐、生物反馈治疗、引导式想象，冷、热敷以及理疗、按摩、指压镇痛法等。

（3）心理疏导：要理解、同情长期反复发作的头痛患者的痛苦，耐心解释、适当诱导，解除其思想顾虑，训练身心放松，鼓励患者树立信心，积极配合治疗。

（4）用药护理：告知镇痛药物的作用与不良反应，让患者了解药物依赖性或成瘾性的特点，如大量使用镇痛药，滥用麦角胺咖啡因可致药物依赖。指导患者遵医嘱正确服药。

二、意识障碍

知识点8：意识障碍的概述   副高：熟悉   正高：熟悉

意识是指机体对自身和周围环境的刺激所做出应答反应的能力。意识的内容为高级神经活动，包括定向力、感知力、注意力、记忆力、思维、情感和行为等。意识障碍是指人对外界环境刺激缺乏反应的一种精神状态。任何病因引起的大脑皮质、皮质下结构、脑干网状上行激活系统等部位的损害或功能抑制，均可出现意识障碍。引起意识障碍的常见原因有颅内疾病、全身感染性疾病、心血管疾病、代谢性疾病及中毒性疾病等。

知识点9：意识障碍的临床表现   副高：掌握   正高：掌握

意识障碍可表现为觉醒度下降和意识内容变化，临床常通过患者的言语反应、对针刺的痛觉反应、瞳孔对光反射、吞咽反射、角膜反射等来判断意识障碍的程度。意识障碍实际是一种症状而非单一疾病，众多疾病皆可出现意识障碍的症状，具体来说患者可表现为嗜睡、昏睡、昏迷、意识模糊和谵妄等。

| 知识点 10：以觉醒度改变为主的意识障碍 | 副高：熟悉　正高：熟悉 |

从嗜睡到昏睡到昏迷，呈逐渐加重。

（1）嗜睡：是意识障碍的早期表现，表现为睡眠时间过度延长，但能被唤醒，醒后意识基本正常，停止刺激后患者又继续入睡。

（2）昏睡：是较嗜睡重的意识障碍，患者处于沉睡状态，较强的刺激才能唤醒，可做含糊、简单而不完全的答话，停止刺激后很快入睡。

（3）浅昏迷：意识完全丧失，可有较少的无意识自发动作。对周围事物及声、光刺激全无反应，对强烈的疼痛刺激可有回避动作及痛苦表情，但不能觉醒。吞咽反射、咳嗽反射、角膜反射及瞳孔对光反射存在，生命体征无明显改变。

（4）中昏迷：对外界正常刺激均无反应，自发动作少。对强刺激的防御反射、角膜反射及瞳孔对光反射减弱，大小便潴留或失禁，生命体征发生变化。

（5）深昏迷：对外界任何刺激均无反应，全身肌肉松弛，无任何自主运动，眼球固定，瞳孔散大，各种反射消失，大小便多失禁。生命体征明显变化，如呼吸不规则、血压下降等。

| 知识点 11：以意识内容改变为主的意识障碍 | 副高：熟悉　正高：熟悉 |

（1）意识模糊：表现为注意力减退，情感反应淡漠，定向力障碍，活动减少，语言缺乏连贯性，对外界刺激可有反应，但低于正常水平。

（2）谵妄：是一种急性的脑高级功能障碍，患者对周围环境的认知及反应能力均有下降，表现为认知、注意力、定向与记忆功能受损，思维推理迟钝，语言功能障碍，错觉、幻觉，睡眠觉醒周期紊乱等，还可表现为紧张、恐惧和兴奋不安，甚至可有冲动和攻击行为。

| 知识点 12：特殊类型的意识障碍 | 副高：熟悉　正高：熟悉 |

（1）去皮质综合征：双侧大脑皮质广泛损害而导致的皮质功能丧失。患者貌似清醒但对外界刺激无反应，意识丧失，但睡眠和觉醒周期存在，能无意识地睁眼、闭眼或转动眼球，但眼球不能随光线或物品转动。存在角膜反射甚至吞咽动作等原始反射，但无自发动作，大小便失禁。压眶刺激时双上肢屈曲、双下肢伸直。常见于缺氧性脑病、脑炎、中毒和严重颅脑外伤。

（2）无动性缄默症：又称睁眼昏迷。为脑干上部和丘脑的网状激活系统损害所致，而大脑半球及其传导通路无损害。患者可以注视周围环境及人，貌似觉醒，但缄默不语，不能活动。四肢肌张力低，腱反射消失，肌肉松弛，大小便失禁，无锥体束征。对任何刺激无意识反应，存在睡眠觉醒周期，见于脑干梗死。

（3）植物状态：指大脑半球严重受损而脑干功能相对保留的一种状态。患者对自身和外界的认知功能完全丧失，呼之不应，不能与外界交流，有自发或反射性睁眼，偶可发现视物追踪，可有无意义哭笑，存在吮吸、咀嚼和吞咽等原始反射，有觉醒睡眠周期，大小便失禁。颅脑外伤后植物状态12个月以上，其他原因持续3个月以上称持续植物状态。

知识点 13：意识障碍的辅助检查	副高：熟悉　正高：熟悉

（1）脑电图检查可明确脑功能状况。

（2）血常规、血糖、血脂、电解质有无异常发现。

（3）头颅 CT 和 MRI 检查可明确病因。

知识点 14：意识障碍的护理评估	副高：熟悉　正高：掌握

（1）健康史：详细了解患者的发病方式及过程；既往健康状况，如有无高血压、心脏病、内分泌及代谢疾病病史，有无受凉、感染、外伤或急性中毒，有无癫痫病史；评估患者的家庭背景，家属的精神状态、心理承受能力、对患者的关心程度及对预后的期望。

（2）身体状况：检查瞳孔是否等大等圆，对光反射是否灵敏；观察生命体征变化，尤其注意有无呼吸节律与频率的改变；评估有无肢体瘫痪、头颅外伤；耳、鼻、结膜有无出血或渗液；皮肤有无破损、发绀、出血、水肿、多汗；脑膜刺激征是否阳性。

知识点 15：意识障碍的护理诊断	副高：熟悉　正高：熟悉

（1）有受伤的危险：与脑组织受损导致的意识障碍有关。

（2）清理呼吸道无效：与意识障碍所致咳嗽、吞咽反射减弱或消失有关。

（3）有误吸的危险：与意识障碍所致咳嗽、吞咽反射减弱或消失有关。

（4）口腔黏膜改变：与无能力护理自己口腔及唾液减少有关。

（5）二便失禁：与意识障碍所致排尿失控有关。

（6）营养失调——低于机体需要量：与意识障碍不能正常进食有关。

（7）有皮肤完整性受损的危险：与意识障碍所致自主运动消失、排便与排尿失禁有关。

知识点 16：意识障碍护理措施	副高：熟练掌握　正高：熟练掌握

（1）日常生活护理：卧气垫床或按摩床，保持床单位整洁、干燥，减少对皮肤的机械性刺激，定时给予翻身、拍背，按摩骨凸受压处，预防压疮；做好大小便的护理，保持外阴部皮肤清洁，预防尿路感染；注意口腔卫生，确保口腔无异物，不能经口进食者应每天口腔护理2~3次，防止口腔感染；谵妄躁动者加床栏，必要时做适当的约束，防止坠床和自伤、伤人；慎用热水袋，防止烫伤。一旦生命体征稳定且神志清醒，应尽早帮助患者主动运动，循序渐进。

（2）饮食护理：给予高维生素、高热量饮食，保证足够的营养供给，补充足够的水分；遵医嘱鼻饲流质者应定时喂食，保证足够的营养供给；进食时到进食后 30 分钟抬高床头，防止食物反流。

（3）保持呼吸道通畅：平卧头侧位或侧卧位，开放气道，取下活动性义齿，及时清除口鼻分泌物和吸痰，防止舌根后坠、窒息、误吸或肺部感染。

（4）病情监测：严密监测并记录生命体征及意识、瞳孔变化。观察有无恶心、呕吐及呕吐物的性状与量。观察皮肤弹性及有无脱水现象。准确记录出入水量，观察有无消化道出血和脑疝的早期表现。

三、言语障碍

知识点 17：言语障碍的概述	副高：熟悉　正高：熟悉

言语障碍一般包括失语症和构音障碍。失语症是由于脑损害所致的言语交流能力障碍；构音障碍则是因为神经肌肉的器质性病变，造成发声器官的肌无力及运动不协调所致，是语言形成障碍。

知识点 18：失语症	副高：熟悉　正高：熟悉

失语症是指在意识清楚，发声和构音没有障碍的情况下，大脑皮质语言功能区病变引起的语言交流能力障碍，是优势大脑半球损害的重要症状之一。患者通常神志清楚、意识正常、无明显智能障碍，既无视觉、听觉缺损，也无口、咽、喉等发声器官的功能异常，但出现讲话、听理解、复述、命名、阅读、书写等方面的障碍，可严重影响日常生活。根据对患者自发语言、听语理解、口语复述、匹配命名、阅读及书写能力的观察和检查，可将失语症分为以下几种类型。

（1）Broca 失语：以往称运动性失语或表达性失语，口语表达障碍为其最突出的临床特点。系优势半球额下回后部（Broca 区）受损所致。谈话非流利型、讲话费力、找词困难，或者只能讲一两个简单的字，且不流畅，常用错词，或仅能发出个别的语言。对别人的语言能理解；对书写的词语、句子也能理解，但读出来有困难，也不能流利地诵诗、唱歌；多伴有右上肢的轻瘫。

（2）Wernicke 失语：以往称感觉性失语或听觉性失语。口语理解严重障碍为其突出特点。系优势半球颞上回后部（Wernicke 区）病变引起。患者发声清晰，语言流畅，语量增多，发声和语调正常，但言语混乱而割裂，缺乏实质词或有意义的词句，难以理解，答非所问；听觉正常，却不能理解别人和自己所说的话。在用词方面有错误，严重时说出的话，别人完全听不懂。多同时存在视野缺损。

（3）传导性失语：复述障碍较自发谈话和听理解障碍重，两者损害不成比例，为其最大特点。病变位于优势半球缘上回皮质或深部白质内的弓状纤维。患者口语清晰，能自发讲出语意完整、语法结构正常的句子，且听理解正常；但不能复述出在自发谈话时较易说出的词、句子或以错语复述，多为语音错语，自发谈话常因找词困难并有较多的语音错语出现犹豫、中断。命名及朗读中出现明显的语音错语，伴不同程度的书写障碍。

（4）命名性失语：命名性失语又称遗忘性失语。系优势半球颞中回及颞下回后部病变所致。患者常忘记常用词，不能说出物体的名称及人名，但可说出该物体的用途及如何使用，当别人提示物件的名称时，患者能辨别是否正确。自发谈话为流利型、缺实质词，赘话和空话多。听理解、复述、阅读和书写障碍都较轻。

（5）完全性失语：又称混合性失语，其特点为所有语言功能均有明显障碍。多见于优势侧大脑半球较大范围病变。口语表达障碍明显，多表现为刻板性语言；听理解、口语表达、复述、命名、阅读和书写均严重障碍，预后差。常伴有偏瘫、偏身感觉障碍。

（6）失写：系书写不能，为优势半球额中回后部病变引起。患者无手部肌肉瘫痪，常伴有其他语言障碍，轻者书写缓慢，偶有错字或漏字，重者不能抄写和听写，写的字也不对。可分为流利型失写和非流利型失写。单纯的失写较少见，多伴有运动性或感觉性失语。

（7）失读：由优势半球顶叶角回病变引起。患者尽管无失明，但由于对视觉性符号丧失认知能力，故不识文字、词句、图画。分枕叶失读、额叶失读、顶叶失读。失读和失写常同时存在，因此患者不能阅读，不能自发书写，也不能抄写。

知识点 19：构音障碍	副高：熟悉　正高：熟悉

构音障碍为发音含糊不清而用词正确，与发音清楚用词不正确的失语不同，是一种纯言语障碍，表现为发声困难，发音不清，声音、音调及语速异常。构音障碍由以下病变引起：下运动神经元病变如面瘫可产生唇音障碍；迷走神经和舌下神经的周围性或核性麻痹时发音不清楚、无力、带有鼻音；上运动神经元疾病如急性脑卒中所致一侧皮质脑干束病变只引起暂时的构音障碍；脑性瘫痪、两侧大脑半球病变，如脑卒中、多发性硬化、各种原因所致的假性球麻痹等引起双侧皮质脑干束损害时，均产生构音不清；肌肉本身病变如肌营养不良中的面肌麻痹影响发音；重症肌无力侵犯咽喉部肌肉时可引起构音障碍；锥体外系疾病和小脑病变由于肌张力增高，亦出现构音障碍。

知识点 20：言语障碍的辅助检查	副高：熟悉　正高：熟悉

（1）头部 CT、MRI 检查及肌电图检查有无异常。

（2）新斯的明试验是否为阳性反应等。

知识点 21：言语障碍的护理评估	副高：熟悉　正高：掌握

（1）健康史：询问患者的年龄、职业、文化程度、出生地、生长地等；发病前的言语能力，有无注意力、记忆力和计算力障碍。有无导致大脑皮质语言功能区的疾病，如脑卒中、颅脑损伤、脑肿瘤和颅内感染等。有无与发声有关的神经或肌肉受损的疾病，如脑卒

中、帕金森病、重症肌无力、吉兰-巴雷综合征、多发性硬化、肌营养不良、锥体外系疾病及小脑病变等。

（2）身体状况：主要通过与患者交谈，让其阅读、书写及采用标准化的量表来评估患者言语障碍的程度、类型和残存能力。注意检查患者有无听觉和视觉缺损；是右利手还是左利手，能否自动书写或听写、抄写；能否按照检查者指令执行有目的的动作；能否对话、看图说话、跟读、物体命名、唱歌、解释单词或成语的意义等。评估口、咽、喉等发声器官有无肌肉瘫痪及共济运动障碍，有无面部表情改变、流涎或口腔滞留食物。

（3）心理-社会状况：由于患者与医护人员、家人等的沟通受到影响，患者会出现烦躁情绪，或者产生孤独感、自卑感，甚至有抑郁症状出现。

知识点 22：言语障碍的护理诊断　　　　副高：熟悉　正高：熟悉

（1）语言沟通障碍：与大脑语言中枢病变或发声器官的神经肌肉受损有关。
（2）社交障碍：言语障碍导致影响正常社交。
（3）知识缺乏：言语障碍导致知识储备有限。

知识点 23：言语障碍的心理护理　　　　副高：熟练掌握　正高：熟练掌握

患者常因无法表达自己的需要和感情而烦躁、自卑，护理人员应耐心解释言语障碍的原因，关心、体贴、尊重患者，避免挫伤其自尊心；鼓励克服羞怯心理，勇敢表达，当患者进行尝试和获得成功时给予肯定和表扬；鼓励家属、朋友多与患者交流，并耐心、缓慢、清楚地解释每一个问题，直至患者理解、满意；营造一种和谐的亲情氛围和轻松、安静的语言交流环境。

知识点 24：言语障碍的有效沟通　　　　副高：熟练掌握　正高：熟练掌握

鼓励患者采取多种方式向医护人员或家属表达自己的需要，可借助卡片、笔、本、图片、表情或手势等提供简单而有效的双向沟通方式。与患者沟通时说话速度要慢，一次尽量只问一个问题，应给予足够的时间做出反应，并多观察患者的反应；听力障碍的患者可利用实物图片法进行简单的交流，文字书写适用于有一定文化素质、无书写障碍的患者。

知识点 25：言语障碍的言语功能康复训练　　副高：熟练掌握　正高：熟练掌握

评估患者言语障碍的性质、程度，制订个体化的言语功能康复计划。训练过程中遵循由易到难的原则，内容由浅入深、由少到多。

（1）失语症训练：应按照失语症类型及程度选择训练课题，训练开始时间越早越好，训练时间以每次 30 分钟，每天一次为宜。训练方式包括一对一训练、自主训练、小组训练、家庭训练。主要进行听理解训练、语言表达训练和书写训练。①听理解训练：常采用 Schuell 刺激疗法，多途径、反复刺激，提高患者的反应性，最大程度促进失语症患者言语功能的恢复。如进行语音辨识、听词指图、句子听理解、执行口头指令等。②语言表达训练：让患者复述常用词、进行简单句表达、描述情景及日常生活话题交谈等。③书写训练：听写词、书写简单句子、书写复杂句子及短文等。

（2）构音障碍的训练：①呼吸训练：呼气控制是正确发音的基础，首先进行延长呼气时间训练，使呼气时间尽量延长至 10 秒；其次是呼出气流控制训练，在呼气时做多次气流的强弱调整。通过呼吸训练建立规则可控制的呼吸，为发音训练打下基础。②发音器官的肌群运动训练：包括呼吸运动、颊部运动、舌的运动、唇的运动、软腭的运动等，可通过面对镜子进行嘴部运动训练肌肉，如张口、闭口、下颌前伸、左右侧移、噘唇、闭唇、鼓腮，以及舌头左右摆动、环形"清扫"、缩唇、叩齿、伸舌、卷舌、鼓腮、吹气等动作进行。③发音训练：发音练习原则是先元音后辅音；先张口音后唇音；先单音节后多音节；当患者已经能够准确的发音后，可进行完整字、词的训练。

四、感觉障碍

知识点 26：感觉障碍的概述	副高：熟悉　正高：熟悉

感觉障碍是指机体对各种形式的刺激（如痛、温度、触、压、位置、振动等）感知缺失、感知减退或异常的一组综合征。常见于脑实质及脑脊髓膜的急慢性感染、脑血管疾病、脑或脊髓外伤及脑肿瘤等。感觉分为特殊感觉（如视觉、听觉、嗅觉和味觉）和一般感觉。一般感觉由浅感觉（如痛觉、温度觉及触觉）、深感觉（如运动觉、位置觉和振动觉）和复合感觉（如实体感觉、图形觉、两点辨别觉和定位觉等）组成。

知识点 27：感觉障碍的临床表现	副高：掌握　正高：掌握

临床上根据病变的性质，将感觉障碍分为抑制性症状和刺激性症状。

（1）抑制性症状：感觉传导通路被破坏或功能受抑制而出现的感觉减退或感觉缺失。分为完全性感觉缺失（同一部位各种感觉均缺失）和分离性感觉障碍（同一部位痛温觉缺失、触觉存在）。

（2）刺激性症状：感觉传导通路受刺激或兴奋性增高时出现的症状。包括：①感觉过敏：轻微刺激引起强烈感觉。②感觉倒错：非疼痛性刺激引发疼痛，热觉刺激引起冷觉感。③感觉过度：感觉刺激阈增高，达到阈值时，经过一段时间可产生一种定位不明确的、强烈的不适感，持续一段时间才消失。④感觉异常：无外界刺激情况下出现异常自发性感觉，如麻木感、沉重感、痒感、蚁走感、针刺感及电击感等。⑤疼痛：包括局部性疼痛、放射性疼痛、扩散性疼痛、烧灼性神经痛及牵涉性疼痛。

知识点28：感觉障碍的定位 副高：掌握 正高：掌握

由于病变部位不同，感觉障碍的表现特点各异。

（1）多发性末梢型感觉障碍：呈手套、袜套形分布的感觉障碍。温度觉、触觉减退，见于多发性周围神经病。

（2）节段型感觉障碍：脊髓某些节段的神经根病变可产生受累节段的感觉缺失。脊髓空洞症导致的节段性痛觉缺失、触觉存在，称为分离性感觉障碍。

（3）传导束型感觉障碍：感觉传导束损害时出现受损以下部位的感觉障碍，按其性质可分为：①感觉缺失：内囊病变的偏身感觉缺失或减退，脊髓横贯性损害的截瘫型或四瘫型感觉缺失或减退。②感觉分离：脊髓半切综合征。

（4）内囊型感觉障碍：引起对侧偏身感觉障碍伴对侧偏瘫、同向偏盲（即患侧眼鼻侧视野与健侧眼颞侧视野缺损）。

（5）皮质型感觉障碍：中央后回及旁中央小叶附近为大脑皮质的感觉中枢，受损时有两个特点：①出现病灶对侧的精细感觉障碍：如实体觉、图形觉、两点辨别觉、定位觉障碍，而痛、温觉障碍轻。②部分皮质感觉区域损害：可出现对侧一个上肢或一个下肢分布的感觉缺失或减退，称为单肢感觉减退或缺失。如为刺激性病灶，则出现局限性感觉性癫痫（发作性感觉异常）。

（6）交叉型感觉障碍：脑干病变为交叉型感觉障碍，如延髓外侧或脑桥病变时，常出现病变同侧的面部和对侧肢体的感觉缺失或减退。

（7）丘脑型感觉障碍：丘脑损害时出现对侧偏身（包括面部）完全性感觉缺失或减退。其特点是深感觉和触觉障碍重于痛、温觉，远端重于近端，并常伴发患侧肢体的自发性疼痛（丘脑痛），多见于脑血管病。

知识点29：感觉障碍的辅助检查 副高：熟悉 正高：熟悉

脑脊液检查、诱发电位、头颅 CT 或 MRI 等检查有助于病因诊断。

知识点30：感觉障碍的护理评估 副高：熟悉 正高：掌握

（1）健康史：评估患者意识状态与精神状况，观察有无认知、情感或意识行为方面的异常；有无智能障碍，有无疲劳或注意力不集中；了解感觉障碍出现的时间、发展的过程、传播的方式、加重或缓解的诱因，是否有麻木感、冷热感、潮湿感、重压感、针刺感、震动感或自发疼痛；还应注意患者是否因感觉异常而烦闷、忧虑或失眠。

（2）身体状况：宜在环境安静、患者意识清醒及情绪稳定的情况下评估，注意感觉障碍的性质、部位、范围和双侧是否对称等。

1）浅感觉检查：①痛觉。②触觉。③温度觉。

2）深感觉检查：①运动觉。②位置觉。③振动觉。

3）复合感觉检查：①定位觉。②图形觉。③两点辨别觉。④实体觉。

4）全身评估：评估患者感觉障碍的部位、类型、范围及性质；检查有无肢体运动障碍及类型，肌力情况如何；观察患者的全身情况及伴随症状，注意相应区域的皮肤颜色、毛发分布，有无烫伤或外伤瘢痕、皮疹、出汗等。如肢体末梢型感觉障碍为周围性神经病，部分肢体或躯干分布区域受累提示一个神经或神经根损害，半球病变可伴失语和视野缺损，脑干病变可伴构音障碍、眩晕和共济失调等。

（3）心理-社会状况：患者常因感觉异常而烦闷、忧虑或失眠，易产生焦虑、恐惧情绪。由于感觉障碍患者受损伤的危险性增加，加重了患者及其家属的心理负担。

| 知识点31：感觉障碍的护理诊断 | 副高：熟悉　正高：熟悉 |

感知觉紊乱：与脑、脊髓病变，周围神经受损有关。

| 知识点32：感觉障碍的护理措施 | 副高：熟练掌握　正高：熟练掌握 |

（1）日常生活护理：保持床单位整洁、干燥、无渣屑，防止感觉障碍的身体部位受压或机械性刺激。在洗发、擦身、沐浴时，注意水温度的调节，肢体保暖需用热水袋时，水温不宜超过50℃，防止烫伤，且每30分钟查看、更换1次部位，对感觉过敏的患者尽量避免不必要的高温或过冷刺激。

（2）心理护理：感觉障碍常常使患者缺乏正确的判断而产生紧张、恐惧心理或烦躁情绪，严重影响患者的运动能力和兴趣，应关心、体贴患者，主动协助日常生活活动；多与患者沟通，取得患者信任，使其正确面对，消除紧张感，积极配合治疗和训练。

（3）感觉训练：感觉训练包括在运动训练中，应建立感觉-运动训练一体化的概念。可进行肢体的拍打、按摩、理疗、针灸、被动运动和各种冷、热、电的刺激。每天用温水（40~50℃）擦洗感觉障碍的身体部位，以促进血液循环，刺激感觉恢复；被动活动关节时反复适度地挤压关节、牵拉肌肉、韧带，让患者注视患肢并认真体会其位置、方向及运动感觉，让患者闭目寻找停滞在不同位置的患肢的不同部位，多次重复直至找准，可促进患者本体感觉的恢复。上肢运动感觉功能的训练可使用木钉盘，如使用砂纸、棉布、毛织物、铁皮等缠绕在木钉外侧，当患者抓木钉时，通过各种材料对患者肢体末梢的感觉刺激，提高中枢神经的感知能力。还可以通过患侧上肢的负重训练，改善上肢的感觉和运动功能。

（4）全身或局部按摩：按摩可以促进血液和淋巴液回流，对患侧肢体有一种感觉刺激作用，并能防止或减少局部水肿，有利于机体的康复；在按摩的同时可配合穴位按压以增加疗效。按摩切不可用粗暴的手法，动作要轻柔、缓慢、有节律，按摩的顺序应从肢体的远端到近端，以利于血液循环。

（5）确保安全：对深感觉障碍的患者，在活动过程中应注意保证患者的安全，如病床要低，室内、走廊、卫生间都要有扶手，光线要充足，预防跌倒及外伤的发生。

五、运动障碍

运动障碍是指运动系统的任何部分功能受损而引起的骨骼肌活动异常，可分为瘫痪、不自主运动及共济失调等。

（1）瘫痪：是肢体因肌力下降或丧失而导致的运动障碍。

1）按病变部位和瘫痪性质分为上运动神经元瘫痪和下运动神经元瘫痪。运动系统由两级运动神经元所组成。第一级运动神经元位于大脑皮质中央前回，第二级运动神经元位于脑干颅神经核和脊髓前角。上运动神经元瘫痪（又称硬瘫、痉挛性瘫痪）是指二级运动神经元以上部位的传导束或一级运动神经元病变所引起的瘫痪；下运动神经元瘫痪（又称软瘫、弛缓性瘫痪）是指二级运动神经元和该神经元发出的神经纤维病变所引起的瘫痪。上、下运动神经元瘫痪的鉴别见表9-2。

表9-2　上、下运动神经元瘫痪的鉴别

体征	上运动神经元瘫痪	下运动神经元瘫痪
瘫痪分布	整个肢体为主	肌群为主
肌张力	增高，呈痉挛性瘫痪	减低，呈弛缓性瘫痪
腱反射	增强	减低或消失
病理反射	阳性	阴性
肌萎缩	无或轻度失用性萎缩	明显
肌束颤动	无	有
皮肤营养障碍	多无	常有
肌电图	神经传导正常，无失神经电位	神经传导异常，有失神经电位

2）按瘫痪的分布分为：①单瘫：指单个肢体的运动不能或运动无力，病变部位在大脑半球或脊髓前角细胞、周围神经或肌肉等。②偏瘫：一侧面部和肢体瘫痪，常见于一侧大脑半球病变，如内囊出血及脑梗死等。③交叉性瘫痪：病变侧颅神经麻痹和对侧肢体瘫痪，常见于一侧脑干肿瘤、炎症及血管性病变。④截瘫：双下肢瘫痪，常见于脊髓胸腰段的炎症、外伤和肿瘤等引起的脊髓横贯性损害。⑤四肢瘫痪：四肢不能运动或肌力减退，见于高颈段脊髓病变和周围神经病变等。

3）瘫痪的程度：常用肌力测定来判断瘫痪的程度，肌力可分为6级。①0级：肌肉无任何收缩（完全瘫痪）。②1级：肌肉可轻微收缩，但不能产生动作。③2级：肢体仅能做水平运动，但不能克服地心引力，即不能抬起。④3级：肢体能抵抗重力离开床面，但不能抵抗阻力。⑤4级：肢体能做抗阻力动作，未达到正常。⑥5级：肌力正常。

（2）不自主运动：指患者在意识清醒的情况下，出现不受主观控制的、无目的的异常运动。表现为震颤、舞蹈样运动、手足徐动症、扭转痉挛、偏身投掷动作及抽动症等。

（3）共济失调：指由小脑、前庭及本体感觉功能障碍导致的运动笨拙和不协调，引起机体平衡、姿势和步态异常。包括小脑性共济失调、大脑性共济失调、感觉性共济失调及前庭性共济失调。

| 知识点35：运动障碍的辅助检查 | 副高：熟悉　正高：熟悉 |

（1）CT、MRI：可了解中枢神经系统有无病灶。

（2）肌电图检查：可了解脊髓前角细胞、神经传导速度及肌肉有无异常。

（3）血液生化检查：可检测血清铜蓝蛋白、抗"O"抗体、红细胞沉降率、肌酶谱、血清钾有无异常。

（4）神经肌肉活检：可鉴别各种肌病和周围神经病。

| 知识点36：运动障碍的护理评估 | 副高：熟悉　正高：掌握 |

（1）健康史：询问患者有无脑实质及脑脊髓膜的急慢性感染、脑外伤、脑血管病变、脑肿瘤、脑先天畸形或神经脱髓鞘等病史。询问患者有无药物或毒物中毒史。

（2）身体状况：检查四肢的营养、肌力、肌张力情况，了解有无肌肉萎缩及关节活动受限；检查腱反射是否亢进、减退或消失，有无病理反射；了解患者能否在床上向两侧翻身或坐起；了解患者步行的姿势、速度、节律和步幅，步行时身体各部位的运动及重心移动情况；了解步行时是否需要支持，有无病理步态；观察有无进食、构音、呼吸的异常以及抽搐和不自主运动等。

（3）心理-社会状况：患者因瘫痪、不随意运动及共济失调导致生活不能自理，易产生急躁、焦虑、抑郁、烦恼、自卑及悲观等心理。

| 知识点37：运动障碍的护理诊断 | 副高：熟悉　正高：熟悉 |

（1）躯体活动障碍：与大脑、小脑、脊髓病变及神经肌肉受损、肢体瘫痪或运动协调能力异常有关。

（2）有失用综合征的危险：与肢体瘫痪、僵硬、长期卧床/体位不当或异常运动模式有关。

| 知识点38：躯体活动障碍的护理措施 | 副高：熟练掌握　正高：熟练掌握 |

（1）生活护理：保持床单位整洁、干燥，减少对皮肤的机械性刺激。瘫痪患者卧气垫

床或按摩床，对骶尾部、足跟等部位予以减压保护。帮助卧床患者采取合理卧位，在保证患者生命体征稳定前提下，每2~3小时协助翻身一次，按摩关节和骨隆凸部位。截瘫患者宜卧于有活板开孔（放置便器）的木板床，以免皮肤被便器擦伤。协助患者完成洗漱、进食、大小便、沐浴、穿脱衣服等日常活动。鼓励患者合理饮食，养成定时排便的习惯，指导患者学会使用便器，便器置入与取出要动作轻柔，以免损伤皮肤。做好口腔护理，预防肺部及泌尿系统感染等并发症。

（2）安全护理：防止患者坠床或跌倒，病床高度适中，要有保护性床栏；呼叫器及经常使用的物品应置于患者伸手可及处；走廊、厕所要装有扶手，地面平整、干燥、防滑；患者活动时穿防滑鞋，衣着应宽松；上肢肌力下降的患者不要自行打开水或用热水瓶倒水，防止烫伤；行走不稳者可选用如三角杖等合适的辅助工具，并有人陪伴防止受伤。

（3）运动训练的护理：根据患者病情、瘫痪程度选择合适的运动方式与运动强度，急性期主要以局部按摩和被动运动为主，一般按从健侧到患侧、从肢体近端到远端的顺序进行，重点进行上肢的伸展、下肢的屈伸活动。训练过程中应分步骤解释动作顺序与配合要求，观察患者的一般情况，注意重要体征、皮温、皮肤颜色以及有无局部疼痛不适；应注意保护或辅助，并逐渐增加活动量。

（4）心理护理：加强与患者沟通交流，以和蔼的态度、热情主动的服务关心患者，赢得患者的信赖。指导患者克服焦躁、悲观情绪，使之适应角色的变化。在满足患者基本需要的同时，用典型康复病例鼓励患者树立信心，持之以恒地配合治疗及功能训练。

知识点39：有失用综合征的危险　　　副高：熟练掌握　　正高：熟练掌握

（1）重视患侧刺激和保护：通常患侧的体表感觉、视觉和听觉减退，有必要加强刺激。家具的布置应尽可能地使患侧接受更多的刺激，如帮助患者洗漱、进食、测血压、脉搏等所有护理工作都应在患侧进行；家属与患者交谈时也应握住患侧手，避免偏瘫患者的头转向健侧，以致忽略患侧身体和患侧空间。避免患肢的损伤，尽量不在患肢静脉输液，慎用热水袋热敷。

（2）正确变换体位：正确的体位摆放可以减轻患肢的痉挛、水肿，增加舒适感。①床上卧位：床应放平，床头不宜过高，尽量避免半卧位，仰卧时身体与床边保持平行，而不是斜卧。②定时翻身：翻身主要是躯干的旋转，能刺激全身的反应与活动，是抑制痉挛和减少患侧受压最具治疗意义的活动。患侧卧位是所有体位中最重要的体位，应给予正确引导，如指导患者肩关节向前伸展并外旋，肘关节伸展，前臂旋前，手掌向上放在最高处，患腿伸展、膝关节轻度屈曲等；仰卧位因为受颈牵张性反射和迷路反射的影响，异常反射活动增强，应尽可能少用。不同的体位均应用数个不同大小和形状的软枕给以支持。③避免不舒适的体位：避免被褥过重或太紧；患手应张开，手中不应放任何物品，以避免使之处于抗重力的体位；也不应在足部放置坚硬的物体以试图避免足跖屈畸形，因硬物压在足底部可增加不必要的伸肌模式的反射活动。④鼓励患者尽早坐起：坐位时其上肢应始终放置于前面桌子上，可在臂下垫一软枕以帮助上举；轮椅活动时，应在轮椅上放一桌板，保证手不悬垂在一边。

（3）指导选择性运动：选择性运动有助于缓解痉挛和改善已形成的异常运动模式，教会患者正常的运动方法。①十指交叉握手的自我辅助运动（Bobath 握手）：教会患者如何放松上肢和肩胛的痉挛，保持关节的被动上举，避免手的僵硬收缩，同时也使躯干活动受到刺激，对称性运动和负重得到改善。应鼓励患者每天多次练习，即使静脉输液，也应小心地继续上举其患肢，以充分保持肩关节无痛范围的活动。②桥式运动（选择性伸髋）：训练用患腿负重，抬高和放下臀部，为患者行走做准备，以防止患者行走中膝关节锁住（膝过伸位）。③关节被动运动：进行每个关节的各方位的被动运动，可维持关节活动度，预防关节僵硬和肢体挛缩畸形。

（4）综合康复治疗：根据病情指导患者合理选用针灸、理疗、推拿、按摩等辅助治疗。

第三节　短暂性脑缺血发作

知识点 1：短暂性脑缺血发作的概述　　　　　　　　　　　副高：熟悉

短暂性脑缺血发作（TIA）是由颅内动脉病变致脑动脉一过性供血不足引起的脑组织或视网膜短暂性、局灶性功能障碍。其发病与高血压、动脉粥样硬化、糖尿病、血液成分改变及血流动力学变化等多种因素有关。

知识点 2：短暂性脑缺血发作的病因及发病机制　　　　　　副高：熟悉

（1）微栓塞学说：发现微栓子的来源部位，即入颅动脉存在粥样硬化斑块及附壁血栓；脑动脉血流具有方向性造成反复出现同一部位 TIA。

（2）脑动脉痉挛学说：脑动脉硬化、管腔狭窄，血流经过时产生的漩涡刺激动脉壁使动脉痉挛，造成短时的缺血。

（3）颈椎学说：椎动脉硬化及横突孔周围骨质增生直接压迫椎动脉，突然过度活动颈部使椎动脉扭曲和受压，出现椎 – 基底动脉系统的 TIA；增生的骨质直接刺激颈交感干造成椎 – 基底动脉痉挛。

（4）脑血流动力学障碍学说：在脑动脉粥样硬化、管腔狭窄的基础上，血压突然下降，脑分水岭区的灌注压下降，出现相应的脑缺血表现。

（5）心脏病变学说：心脏产生的栓子不断进入脑动脉导致阻塞或心功能减退导致脑动脉的供血不足。引起 TIA 最常见的心脏病有心瓣膜病、心律失常、心肌梗死等。

（6）血液成分异常学说：红细胞增多症、血小板增多症、骨髓增生性疾病、白血病、服用避孕药、使用雌激素、产后、手术后等。

（7）脑动脉壁异常学说：动脉粥样硬化病变、系统性红斑狼疮、脑动脉纤维肌发育不良、烟雾病及动脉炎等。

知识点3：短暂性脑缺血发作的临床表现 副高：掌握

（1）一般特点：TIA 好发于中老年人（50~70 岁），男性多于女性。发病突然，持续时间短暂，一般 10~15 分钟，多在 1 小时内，最长不超过 24 小时，恢复完全，不遗留后遗症状；反复发作，每次发作时的临床表现基本相似。临床上将 TIA 分为颈内动脉系统和椎-基底动脉系统两大类。

（2）颈内动脉系统 TIA：常表现为病变侧单眼一过性黑矇或失明，对侧偏身感觉障碍，对侧单肢无力或单瘫、偏瘫。优势半球受损时可出现失语，非优势半球受损可出现空间定向障碍。

（3）椎-基底动脉系统 TIA：常见的症状是眩晕、恶心和呕吐，还可出现共济失调、平衡障碍、眼球运动异常、复视、吞咽困难、构音障碍、交叉性感觉障碍、交叉性瘫痪等。

知识点4：短暂性脑缺血发作的辅助检查 副高：熟悉

（1）血生化：高血脂、高血糖。
（2）脑 CT、MRI 检查：一般无明显异常，发作期间可发现片状缺血性改变。
（3）数字减影血管造影（DSA）或磁共振血管成像（MRA）：可有脑动脉粥样硬化斑块、溃疡及狭窄。
（4）颈动脉超声：可见颈动脉狭窄或动脉粥样硬化斑块。
（5）心电图：冠状动脉供血不足。

知识点5：短暂性脑缺血发作的治疗要点 副高：掌握

治疗目的是消除病因，减少及预防复发，保护脑功能。
（1）病因治疗：是预防 TIA 复发的关键。应积极进行病因治疗，如控制血压、纠正心律失常、纠正血液成分异常如血脂、血糖等。颈动脉有明显动脉粥样硬化斑块、狭窄（大于 70%）影响脑内供血者，可行局部介入治疗或内膜剥离术等。

（2）药物治疗：①抗血小板聚集剂可减少微栓子发生，降低 TIA 的复发。常用药物有阿司匹林、双嘧达莫、噻氯吡啶等。②临床上对心房颤动、频繁发作 TIA 或椎-基底动脉 TIA 患者可考虑选用抗凝治疗，如肝素、华法林等。使用此类药物时应动态监测凝血功能，根据结果调整用药剂量。③中医药治疗，常用的有川芎、丹参、红花等药物。④给予钙通道阻滞药，如尼莫地平等，可防止脑血管痉挛，增加血流量和改善微循环；如患者血纤维蛋白原明显增高，可考虑应用降纤酶治疗。

（3）手术和介入治疗：常用方法有颈动脉内膜切除术（CEA）和动脉血管成形术（PTA）。对于单侧的重度颈动脉狭窄（>70%），或经药物治疗无效者可考虑行 CEA 或 PTA治疗。

知识点6：短暂性脑缺血发作的护理评估   副高：熟悉

（1）健康史：询问患者有无动脉粥样硬化、高血压、心脏病、糖尿病、高脂血症、颈椎病及严重贫血等病史。询问患者发病前有无血压明显升高、急性血压过低、急剧的头部转动和颈部伸屈及严重脱水等血流动力学改变的情况。

（2）身体状况：发作时可有对侧单肢无力或轻度偏瘫，感觉异常或减退，发作后可恢复正常。

（3）心理-社会状况：因突然发病或反复发作，常使患者产生紧张、焦虑和恐惧；部分患者因缺乏相关知识而麻痹大意。

知识点7：短暂性脑缺血发作的护理诊断   副高：熟悉

（1）知识缺乏：与缺乏本病防治知识有关。

（2）潜在并发症：脑梗死等。

（3）有受伤的危险：与突发眩晕、一过性失明、共济失调有关。

知识点8：短暂性脑缺血发作的护理措施   副高：熟练掌握

（1）安全护理：指导患者发作时卧床休息，枕头以15°~20°为宜，以免影响头部的血液供应。仰头或头部转动时应缓慢且转动幅度不宜太大，频繁发作者避免重体力劳动，沐浴和外出应有家人陪伴，以防发生跌倒和外伤。

（2）饮食护理：指导患者进食低盐、低脂、低胆固醇、充足蛋白质和丰富维生素饮食，多吃蔬菜水果，戒烟酒，忌刺激性及辛辣食物，避免暴饮暴食。

（3）病情观察：密切观察生命体征、意识状况等，对频繁发作的患者，应注意观察和记录每次发作的持续时间、间隔时间和伴随症状；观察患者肢体无力或麻木等症状有无减轻或加重，有无头晕、头痛或其他脑功能受损的表现，警惕脑梗死的发生。

（4）用药护理：遵医嘱正确服药，告知患者药物的不良反应及用药注意事项，如抗凝治疗时应密切观察有无出血倾向；使用抗血小板聚集药如阿司匹林宜饭后服，减少胃肠刺激，注意有无上消化道出血征象；应用噻氯吡啶者，应定期检查血常规，以及时发现白细胞和血小板减少。

（5）心理护理：鼓励患者，保持良好情绪，增强信心，积极配合治疗和护理。

知识点9：短暂性脑缺血发作的健康指导   副高：掌握

（1）积极治疗基础病如动脉粥样硬化、高脂血症、高血糖、高血压、颈椎病。有针对性地采取措施，尽量减少危险因素的损害。血压控制不可太低，以免影响脑组织供血供氧。

（2）做好出院指导，特别是预防再次发作的相关知识，最重要的是向患者宣讲 TIA 发作时的各种临床表现，一旦有症状应立即就诊。

（3）指导患者正确遵医嘱规律服药，不得擅自增减药物，并注意观察药物的不良反应。当发现皮肤有出血点、牙龈出血等，及时就诊。服用抗凝血药物及抗血小板聚集药物，定期复查凝血酶原时间的国际标准化比值（PT/INR）。

（4）合理饮食，低盐、低脂、高纤维饮食，增加植物蛋白、单纯不饱和脂肪酸的摄入，多食水果和蔬菜，戒除烟酒等不良嗜好。

（5）适当运动，活动中避免劳累，选择适宜运动方式，坐起、转身要慢，防止摔伤。

（6）定期到医院复查，复查血压、血脂、血糖情况，医师根据检查情况调整药物剂量。

第四节　重症肌无力

知识点 1：重症肌无力的概述　　　　　　　　　　　　　　正高：熟悉

重症肌无力（MG）是乙酰胆碱受体抗体（AChR-Ab）介导的，细胞免疫依赖及补体参与的神经-肌肉接头处传递障碍的自身免疫性疾病。临床特征为部分或全身骨骼肌易于疲劳，具有活动后加重、休息后减轻和晨轻暮重等特点。

知识点 2：重症肌无力的病因及发病机制　　　　　　　　　正高：熟悉

目前普遍认为神经-肌肉接头突触后膜乙酰胆碱受体数目减少和功能丧失，可能是该病患者发生肌无力的原因。本病的发病诱因有感染、精神创伤、过度疲劳、妊娠、分娩等，这些因素也可使病情加重甚至诱发重症肌无力危象。

重症肌无力是一种主要累及神经-肌肉接头突触后膜 AChR 的自身免疫性疾病，主要由 AChR-Ab 介导，在细胞免疫和补体参与下，突触后膜的 AChR 被大量破坏，不能产生足够的终极电位，导致突触后膜传递功能障碍，当连续的神经冲动到来时，不能产生引起神经肌纤维收缩的动作电位，从而临床上表现为易疲劳的肌无力。

知识点 3：重症肌无力的临床表现　　　　　　　　　　　　正高：掌握

任何年龄均可发病，20~40 岁发病者以女性多见，40 岁以后发病者以男性居多，且多合并胸腺瘤。少数患者有家族史。

（1）起病形式：多数起病隐匿，病情进展缓慢。整个病程有波动，缓解与复发交替，晚期患者休息后不能完全恢复，但重症肌无力不是持续进行性加重疾病。

（2）受累肌肉的分布：全身骨骼肌均可受累，以颅神经支配的肌肉更易受累。首发症状常为一侧或双侧眼外肌麻痹，如上睑下垂、斜视或复视。重者眼球运动明显受限，甚至眼球固定，但瞳孔括约肌不受累。若累及面部肌肉和口咽肌则出现表情淡漠、苦笑面容；连续咀嚼无力、进食时间长；说话带鼻音、饮水呛咳、吞咽困难。若胸锁乳突肌和斜方肌受累则颈软、抬头困难、转颈耸肩无力。四肢肌肉受累以近端为重，表现为抬臂、梳头、上楼梯困难，腱反射通常不受影响，感觉正常。

（3）受累骨骼肌病态疲劳：肌肉连续收缩后出现严重肌无力甚至瘫痪，经短暂休息后可见症状减轻或暂时好转。肌无力症状易波动，多于下午或傍晚劳累后加重，晨起和休息后减轻，有"晨轻暮重"的现象。

（4）胆碱酯酶抑制药治疗有效，这是重症肌无力一个重要的临床特征。

（5）常见的三种危象：①肌无力危象：累及呼吸肌出现咳嗽无力和呼吸困难，称为肌无力危象，是本病死亡的主要原因。口咽肌和呼吸肌无力者易发生危象，可由感染、手术、精神紧张、全身疾病等所诱发，心肌偶可受累，可引起突然死亡。注射腾喜龙后症状减轻有助于诊断。②胆碱能危象：由于抗胆碱酯酶药物过量引起，患者肌无力加重，出现肌束颤动及毒蕈碱样反应，可伴有苍白、多汗、恶心、呕吐、流涎、腹痛和瞳孔缩小等。③反拗危象：由于对抗胆碱酯酶药物不敏感，腾喜龙试验无反应。

知识点4：重症肌无力的临床分型   正高：掌握

（1）成年型（Osserman 分型）

Ⅰ型：只有眼肌的症状和体征。表现为上睑下垂和复视。

Ⅱa型：轻度全身肌无力，发作慢，常累及眼肌，逐渐影响骨髓肌及延髓肌。无呼吸困难，对药物反应差。活动受限，病死率极低。

Ⅱb型：中度全身肌无力，累及延髓肌，呼吸尚好，对药物反应差。活动受限，病死率低。

Ⅲ型：急性暴发性发作，早期累及呼吸肌，延髓和骨髓肌受损严重，胸腺瘤发现率最高。活动受限，药物疗效差，但病死率较低。

Ⅳ型：后期严重的全身型重症肌无力。对药物反应差，预后不佳。

Ⅴ型：较早伴有明显的肌萎缩表现。

（2）儿童型：多数患者仅限于眼外肌麻痹，交替出现双眼睑下垂。少数患者累及全身骨骼肌。

（3）少年型：14 岁后至 18 岁前起病，多为单纯眼外肌麻痹，部分伴吞咽困难及四肢无力。

知识点5：重症肌无力的辅助检查   正高：熟悉

（1）疲劳试验（Jolly 试验）：嘱患者用力眨眼 30 次后，眼裂明显变小；或持续上视出现上睑下垂；或两臂持续平举后出现上臂下垂，休息后恢复则为阳性。

（2）抗胆碱酯酶药物试验：①新斯的明试验：新斯的明 0.5~1.5mg 肌内注射，20 分钟后症状明显减轻者为阳性，可持续 2 小时，可同时注射阿托品 0.5mg 以对抗新斯的明的毒蕈碱样反应（瞳孔缩小、心动过缓、流涎、多汗、腹痛、腹泻、呕吐等）。②腾喜龙试验：腾喜龙 10mg 用注射用水稀释至 1ml，静脉注射 2mg，观察 20 秒，如无出汗、唾液增多等不良反应，再给予 8mg，1 分钟内症状如好转为阳性，持续 10 分钟后恢复原状。

（3）重复神经电刺激：为常用的具有确诊价值的检查方法。应在停用新斯的明 12~18 小时后进行，否则可出现假阳性。典型改变为低频（2~3Hz）和高频（10Hz 以上）重复刺激尺神经、面神经和腋神经等运动神经时，出现动作电位波幅第 5 波比第 1 波递减 10% 以上（低频刺激）或 30% 以上（高频刺激）时为阳性。80% 的患者低频刺激为阳性，且与病情轻重相关。

（4）AChR 抗体滴度测定：对重症肌无力的诊断具有特征性意义。80% 以上重症肌无力患者的血清中 AChR 抗体浓度明显升高，但眼肌型患者的 AChR 抗体升高不明显，且抗体滴度与临床症状的严重程度不呈比例。

（5）胸腺 CT、MRI 或 X 线体层扫描：可发现胸腺增生和肥大。

知识点6：重症肌无力的治疗要点　　　　　　　　　　正高：掌握

（1）抗胆碱酯酶药物：有新斯的明、溴吡斯的明等药物。

（2）病因治疗：①肾上腺皮质类固醇类：主要有泼尼松、甲泼尼龙等。②免疫抑制药：主要有硫唑嘌呤、环磷酰胺等。③血浆置换。④免疫球蛋白。⑤手术疗法：适合于胸腺瘤患者。

（3）危象的处理：危象是重症肌无力患者最危急的状态，一旦发生危象，出现呼吸机麻痹，应立即气管插管或气管切开，机械通气，并依危象的不同类型采取相应处理方法：①肌无力危象：为最常见的危象，往往由于抗胆碱酯酶药量不足引起。如注射腾喜龙或新斯的明后症状减轻，则应加大抗胆碱酯酶药的剂量。②胆碱能危象：由于抗胆碱酯酶药物过量引起，患者肌无力加重，出现肌束颤动及毒蕈碱样反应。可静脉注射腾喜龙 2mg，如症状加重，则应立即停用抗胆碱酯酶药物，待药物排出后重新调整剂量。③反拗危象：由于对抗胆碱酯酶药物不敏感，腾喜龙试验无反应，此时应停止抗胆碱酯酶药而用输液维持。过一段时间后如抗胆碱酯酶药物有效时再重新调整剂量，也可改用其他治疗方法。

知识点7：重症肌无力的护理评估　　　　　　　　　　正高：掌握

（1）一般情况：年龄、性别、职业、婚姻状况、健康史、心理、自理能力等。

（2）身体评估：患者肌肉受累情况。①眼外肌受累：一侧或两侧眼睑下垂、复视、斜视等。②面部表情肌和咀嚼肌受累：闭眼不紧，患者面无表情，常常见到苦笑面容，称为"面具样面容"，不能鼓腮吹气，吃东西时咀嚼无力，尤其是进干食时更为严重。③四肢肌群受累：上肢受累时，两臂上举无力，梳头、刷牙、穿衣困难；下肢受累时，上、下楼梯两腿无力发软，抬不起来，易跌倒，蹲下后起立困难，行走困难等。④延髓肌（包括吞咽肌）受累：吐字不清，言语不利，伸舌不出和运动不灵，以至于食物在口腔内搅拌困难；讲话声音会随讲话时间延长逐渐变小。严重时，患者仅有唇动听不到声音，食物吞咽困难，喝水呛咳。⑤颈肌受累：颈项酸软，抬头困难，将头部靠在墙上或垂下休息后有好转。⑥呼吸肌群受累：早期表现为用力活动后气促，严重时静坐、休息也觉得气促、胸闷、呼吸困难、口唇发绀，甚至危及生命。

| 知识点 8：重症肌无力的护理诊断 | 正高：熟悉 |

（1）营养失调——低于机体需要量：与咀嚼无力，吞咽困难所致进食量减少有关。

（2）恐惧：与呼吸机麻痹和气管切开有关。

（3）潜在并发症：呼吸衰竭、吸入性肺炎。

| 知识点 9：重症肌无力的一般护理 | 正高：熟练掌握 |

（1）生活护理：①指导患者充分休息，避免疲劳。平时活动宜选择清晨、休息后或肌无力症状较轻时进行，且应自我调节活动量，以省力和不感疲劳为原则。②评估患者日常生活活动的能力，肌无力症状明显时，应协助做好洗漱、进食、穿衣、个人卫生等生活护理，保持口腔清洁，防止外伤和皮肤并发症。③各类物品要放置稳妥，将患者经常使用的物品放在易拿取的地方，以减少体力消耗。④备好呼叫器，方便患者有事时随时呼叫。

（2）环境护理：①提供温、湿度适宜的住院环境。②地面保持干燥，防止患者跌倒。

（3）饮食护理：①了解患者的吞咽和进食情况，记录患者的进食量，有呛咳、吞咽困难时可以考虑保留鼻饲，保证患者的营养供应。②给患者创造安静的就餐环境，减少环境影响患者进食的不利因素。③给予高蛋白、高维生素、高能量，富含钾、钙的软食或半流食，避免干硬或粗糙食物。④进餐时尽量取坐位，抬头并稍向前倾，卧床患者应将床头抬高。进餐前充分休息或在服药后 15～30 分钟产生药效时进餐。⑤进餐过程中因咀嚼肌无力，患者往往会感到疲劳，很难连续咀嚼，应让患者适当休息后再进食。⑥鼓励患者少量慢咽，给患者充足的进食时间，不要催促和打扰患者进食。

（4）心理护理：①耐心倾听，鼓励患者说出自己的感受和顾虑，不催促、打断患者的表达，为构音障碍的患者准备纸、笔、画板等交流工具，指导患者用文字形式和肢体语言表达自己的需求。②详细告知本病的病因、临床过程、治疗效果、注意事项以及负性情绪与预后的关系，使患者积极配合治疗和护理，树立治疗信心。

| 知识点 10：重症肌无力危象的预防及护理 | 正高：熟练掌握 |

（1）病情观察：观察患者生命体征变化，严密监测呼吸情况及血氧饱和度的改变，随时听取患者的主诉。观察有无呼吸困难加重、发绀、咳嗽无力、腹痛、瞳孔变化、出汗、唾液或喉头分泌物增多等现象，如发现患者出现呼吸急促、胸闷、气喘等症状应提高警惕，立即通知医师，进行紧急的对症处理。避免感染、外伤、疲劳和过度紧张等诱发肌

无力危象的因素。

（2）症状护理：肌无力危象发作时，应卧床休息，保持镇静和安静，保持室内空气通畅和新鲜，鼓励患者咳嗽和深呼吸，抬高床头，及时吸痰，清除口腔和鼻腔分泌物，保持呼吸道通畅，遵医嘱给予氧气吸入。备好新斯的明、人工呼吸机等抢救药品和器材，肌无力危象时，即刻肌内注射新斯的明 1mg，必要时可重复，症状改善后可改为口服，必要时配合行气管插管、气管切开和人工辅助呼吸。

（3）用药护理：告知患者常用药物的服用方法、不良反应与用药注意事项，避免因用药不当而诱发肌无力危象和胆碱能危象。①抗胆碱酯酶药物：从小剂量开始，以保证最佳效果和维持进食能力为度。应严格掌握用药剂量和时间，以防用药不足或用药过量导致的肌无力危象或胆碱能危象。如出现恶心、呕吐、腹痛、腹泻、出汗、流涎等胆碱能危象时，停用一切抗胆碱脂酶药物，同时肌内注射或静脉注射阿托品 0.5~2.0mg，每 15~30 分钟重复一次。患者发生感染等应激情况时，需遵医嘱增加药物用量。反拗危象时，停用抗胆碱脂酶药物，使运动终板乙酰胆碱受体功能得到恢复，至少 72 小时后，再从小剂量开始使用抗胆碱脂酶药物。如一时危象性质不明，可暂停抗胆碱脂酶药物，试用泼尼松口服。②糖皮质激素：多从大剂量开始。患者在用药早期（2 周内）可能会出现病情加重，甚至发生危象，应严密观察呼吸变化，并做好气管切开和使用人工呼吸机的准备。长期服药者，要注意有无消化道出血、骨质疏松、股骨头坏死等并发症，可采取抗溃疡治疗、补充钙剂等，定期检测血压、血糖和电解质。③免疫抑制剂：定期检查血象，并注意肝、肾功能的变化，若出现血白细胞减少、血小板减少、胃肠道反应、出血性膀胱炎等应停药。加强对患者的保护性隔离，减少医源性感染。④注意用药禁忌：避免应用可能使肌无力症状加重甚至诱发危象的药物，包括阻滞神经-肌肉传递的药物，如麻醉剂、镇静镇痛剂、肌肉松弛剂（如氨酰胆碱、氯化琥珀胆碱）、抗心律失常药及某些抗生素（氨基糖苷类抗生素）、奎宁、普鲁卡因胺、普萘洛尔、氯丙嗪等。

知识点 11：重症肌无力的健康指导　　　　　　　　　　　　　　　　正高：掌握

（1）用药指导：本病病程长，常需长期服药治疗，告知患者常用药物的服用方法、不良反应与服药注意事项，避免因服药不当而诱发肌无力危象和胆碱能危象。

（2）活动与休息指导：患者应建立健康的生活方式，生活有规律，保证充分休息和充足睡眠；根据季节、气候及时增减衣服，尽量少去公共场所，预防受凉、呼吸道感染。

（3）预防并发症的指导：①预防误吸或窒息：指导患者掌握正确的进食方法，当咽喉、软腭和舌部肌群受累出现吞咽困难、饮水呛咳时，不能强行服药和进食，以免导致窒息或吸入性肺炎。②预防营养失调：发现患者摄入明显减少、体重减轻或消瘦、精神不振、皮肤弹性减退等营养低下表现时，及时去医院就诊。③预防危象：遵医嘱正确服用抗胆碱酯酶药，避免漏服、自行停服或更改药量，防止因用药不足或过量导致危象发生；避免使用影响神经-肌肉接头传递的药物及肌肉松弛药，以免使肌无力加剧或加重病情；育龄女性应避免妊娠、人工流产，防止诱发危象。

第五节　脑　梗　死

知识点 1：脑梗死的概述　　　　　　　　　　　　　　　　　　　　副高：熟悉

脑梗死（CI）又称缺血性脑卒中（CIS），是指脑血液供应障碍导致局限性脑组织缺血、缺氧性坏死，出现相应神经功能缺损。脑梗死约占全部脑血管疾病的 70%。据脑梗死的发病机制和临床表现，可将脑梗死分为脑血栓形成、脑栓塞和腔隙性脑梗死，其中以脑血栓形成最为常见，约占全部脑梗死的 60%。

知识点 2：脑梗死的病因及发病机制　　　　　　　　　　　　　　　副高：熟悉

（1）脑血栓形成：脑血栓形成最常见的病因是脑动脉粥样硬化，高血压病、糖尿病和高脂血症可加速动脉粥样硬化的进程。其次为脑动脉炎（如结缔组织病、细菌、病毒、螺旋体感染等），其他少见原因包括红细胞增多症、血液高凝状态等。

（2）脑栓塞：脑栓塞的栓子来源可分为心源性、非心源性和来源不明性 3 种。心源性多见于风湿性心脏病二尖瓣狭窄合并心房颤动，心肌梗死或心肌病时心内膜病变形成的附壁血栓脱落形成的栓子，以及心脏手术、心脏导管也可发生脑栓塞；非心源性的栓子有动脉粥样硬化斑块脱落、脂肪栓子、空气栓子、感染性脓栓、虫卵栓子、癌性栓子、异物栓子等。

（3）腔隙性脑梗死：腔隙性脑梗死的主要病因为高血压导致小动脉及微小动脉壁脂质透明变性，管腔闭塞产生腔隙性病变。

知识点 3：脑梗死的临床表现　　　　　　　　　　　　　　　　　　副高：掌握

（1）脑血栓形成：多见于有动脉粥样硬化的中老年人，且多伴有高血压、冠心病或糖尿病。常在安静休息时或睡眠中发病，部分患者可有前驱症状，如头晕、头痛等。临床上主要表现为局灶性神经功能缺损的症状和体征，可出现对侧偏瘫、偏身感觉障碍和同向性偏盲（称为"三偏征"），也可出现失语、共济失调、眩晕、恶心、呕吐、复视、吞咽困难等。多数患者意识清楚，在发生大面积脑梗死或基底动脉血栓时，可出现意识障碍，甚至有脑疝形成，最终导致死亡。

（2）脑栓塞：可发生于任何年龄，风湿性心脏病引起者以中青年居多，冠心病及大动脉病变引起者多为中老年人。通常发病无明显诱因，安静与活动时均可发病。起病急，进展快，在数秒或很短的时间内症状达高峰，表现为局限性抽搐、偏盲、偏瘫、偏身感觉障碍、失语等，意识障碍常较轻且很快恢复。严重者可突然昏迷、全身抽搐，可因脑水肿或颅内出血发生脑疝而死亡。

（3）腔隙性脑梗死：多见于中老年人，半数以上患者有高血压病史。出现偏瘫或偏身感觉障碍等局灶症状。一般无头痛，也无意识障碍。

（4）并发症：肺部及泌尿系感染、压疮、营养障碍、上消化道出血、癫痫、深静脉血栓形成、心力衰竭、脑疝。

知识点4：脑梗死的辅助检查　　　　　　　　　　　　　　　　　　　　　副高：熟悉

（1）血液检查：血常规、血生化（包括血脂、血糖、肾功能、电解质）、血流动力学、凝血功能。这些检查有助于发现脑梗死的危险因素。

（2）影像学检查：①CT检查：是最常用的检查，发病后24小时内一般无影像学改变（超早期阶段，发病6小时内，可有一些轻微改变），但可除外脑出血，24小时以后脑梗死区出现低密度灶。2周左右梗死病灶（由于水肿减轻，吞噬细胞浸润）与周围正常组织等密度，难以分辨，称为模糊效应。②MRI检查：梗死后数小时，即可显示T1低信号、T2高信号的病变区域。可以早期显示缺血组织的大小、部位，甚至可以显示皮质下、脑干和小脑的小梗死灶。③血管造影（CTA、MRA、DSA）：可以发现血管狭窄、闭塞及其他血管病变，可以为脑卒中的血管内治疗提供依据。其中DSA是脑血管病变检查的"金标准"，缺点为有创、费用高、技术要求高，临床不作为常规检查项目。

（3）经颅多普勒超声检查（TCD）：对评估颅内外血管狭窄或闭塞、血管痉挛、侧支循环建立程度有帮助。

（4）放射性核素检查：可显示有无脑局部的血流灌注异常。

（5）心电图检查：作为确定心肌梗死和心律失常的依据。超声心电图检查可证实是否存在心源性栓子，颈动脉超声检查可评价颈动脉管腔狭窄程度及动脉粥样硬化斑块情况，对证实颈动脉源性栓塞有一定意义。

知识点5：脑梗死的治疗要点　　　　　　　　　　　　　　　　　　　　　副高：掌握

（1）脑血栓形成：急性期治疗原则为超早期、个体化及整体化治疗。急性期治疗以溶栓治疗为主，结合抗血小板聚集、抗凝及脑细胞保护，酌情进行防治脑水肿、调整血压、降低颅压等对症治疗；必要时紧急进行血管内取栓、颈动脉血管成形和支架植入术（CAS）等血管内治疗。溶栓治疗应在发病后6小时内进行，尽快恢复缺血区的血液供应。急性期患者血压应维持于较平时稍高水平，以保证脑部灌注，病后24~48小时血压过高（收缩压>200mmHg、舒张压>110mmHg）时，首选对脑血管影响较小的药物。恢复期治疗原则为促进神经功能恢复。

（2）脑栓塞：原则上与脑血栓形成相同。积极治疗原发病，消除栓子来源，防止复发，是防治脑栓塞的重要环节。感染性栓塞应用抗生素，禁用溶栓抗凝治疗；脂肪栓塞采用肝素、5%碳酸氢钠及脂溶剂；心律失常者予以纠正；空气栓塞者指导患者头低左侧卧位，进行高压氧舱治疗。

知识点6：脑梗死的护理评估　　　　　　　　　　　副高：熟悉

（1）健康史：了解患者有无动脉粥样硬化、高血压、高脂血症、糖尿病及短暂性脑缺血发作病史；有无风湿性心脏瓣膜病、感染性心内膜炎及心肌梗死等病史；有无心脏手术、长骨骨折、血管内介入治疗等病史；发病前有无脱水、大出血、心力衰竭及心律失常等诱因；是否长期摄入高钠、高脂饮食，有无烟酒嗜好；有无脑卒中家族史。

（2）身体状况：了解患者发病的时间、急缓及发病时所处状态，有无头晕、肢体麻木等前驱症状。是否存在肢体瘫痪、失语、感觉和吞咽障碍等局灶定位症状和体征，有无剧烈头痛、喷射性呕吐、意识障碍等全脑症状和体征及其严重程度。

（3）心理-社会状况：发病后患者由于瘫痪、生活自理缺陷影响工作及生活；家庭、社会支持不足，影响患者的心理状况，常出现自卑、消极或急躁心理。

知识点7：脑梗死的护理诊断　　　　　　　　　　　副高：熟悉

（1）躯体活动障碍：与脑细胞或锥体束缺血、软化及坏死导致偏瘫有关。

（2）语言沟通障碍：与语言中枢损害有关。

（3）吞咽障碍：与意识不清或延髓麻痹有关。

（4）有失用综合征的危险：与意识障碍、偏瘫所致长期卧床有关。

（5）焦虑：与肢体瘫痪、感觉障碍、语言沟通困难等影响工作和生活，或家庭照顾不周及社会支持差有关。

（6）生活自理缺陷：与患者出现肢体瘫痪、生活不能自理有关。

（7）营养失调——低于机体需要量：与昏迷或吞咽困难而不能进食，致营养缺乏有关。

（8）潜在并发症：压疮、肺部感染、出血、深静脉血栓形成、上消化道出血、脑疝等。

知识点8：脑梗死的一般护理　　　　　　　　　　　副高：熟练掌握

急性期患者卧床休息，取平卧位，保持肢体良好位置，抑制患肢痉挛。遵医嘱给予氧气吸入。头部禁用冷敷，以免脑血管收缩导致血流缓慢，而使脑血流量减少。为患者提供低盐、低糖、低脂、丰富维生素及足量纤维素的无刺激性饮食，防止误吸发生。保持大便通畅。病情稳定后指导并协助患者用健肢穿脱衣服、洗漱、进食及大小便等生活自理活动。

知识点9：脑梗死的病情观察　　　　　　　　　　　副高：熟练掌握

密切观察神志、瞳孔、生命体征、临床表现、肌力的变化，维持生命体征稳定，保持呼吸道通畅。如患者原有症状加重或出现新的症状和体征，考虑是否为脑缺血加重或合并颅内出血，应及时报告医师并积极配合处理。观察有无呕吐咖啡色样液体，警惕消化道应激性溃疡。

知识点 10：脑梗死的对症护理   副高：熟练掌握

（1）偏瘫、感觉障碍：注意保持瘫痪肢体功能位，防止关节变形，及早开始肢体功能锻炼，避免损伤并给予其他相应护理。

（2）吞咽障碍：①观察患者能否自口腔进食，饮水有无呛咳，了解患者进食不同稠度食物的吞咽情况，进食量及速度。②鼓励能吞咽的患者自行进食，选择营养丰富易消化的食物，将食物调成糊状使其易于形成食团便于吞咽，避免粗糙、干硬及辛辣的刺激性食物，少量多餐。③进食时患者取坐位或健侧卧位，将食物送至口腔健侧的舌根部，以利于吞咽；吞咽困难患者避免使用吸水管；进食后应保持坐位 30~60 分钟。④床旁备齐吸引装置，一旦发生误吸应立即清除口鼻分泌物和呕吐物，保持呼吸道通畅。⑤不能进食的患者，遵医嘱鼻饲，告知患者或家属鼻饲饮食的原则、方法及注意事项。

知识点 11：脑梗死的用药护理   副高：熟练掌握

（1）溶栓抗凝药物：严格掌握用药剂量，用药前后监测出凝血时间、凝血酶原时间；密切观察患者意识、血压变化，有无牙龈出血、黑便等出血征象。如患者原有症状加重，或出现严重头痛、恶心呕吐、血压增高、脉搏减慢等，应考虑继发颅内出血，应立即报告医师，遵医嘱立即停用溶栓和抗凝药物，积极协助头颅 CT 检查。

（2）低分子量右旋糖酐：用药前做皮试，部分患者用后可出现发热、皮疹甚至变应性休克等，应密切观察。

（3）脱水剂：20% 甘露醇快速静脉滴注，记录 24 小时出入液量，定期复查尿常规、肾功能及电解质。肾功能不全者可改用呋塞米静脉推注，注意监测电解质。

（4）钙通道阻滞药：可有头部胀痛、颜面部发红、血压下降等不良反应，应调整输液速度，监测血压变化。

知识点 12：脑梗死的康复护理   副高：熟练掌握

告知患者及其家属早期康复的重要性、训练内容与开始时间，早期康复有助于抑制和减轻肢体痉挛姿势的出现与发展，能预防并发症、促进康复、减轻致残程度和提高生活质量。一般认为，缺血性脑卒中患者只要意识清楚，生命体征平稳，病情不再发展，48 小时即可进行康复训练。指导患者进行瘫痪肢体的被动运动与主动运动，运动量由小渐大，时间由短到长，床上与床下相结合，健侧与患侧相结合。重视患侧刺激，避免忽略患侧身体和患侧空间，所有护理工作如洗漱、进食、测生命体征等在患侧进行，家属与患者交谈时也应握住患侧手，尽量不在患肢静脉输液。卧床患者肢体保持功能位，逐步提高肌力，保持关节功能，并辅以理疗、按摩、针灸，促进肢体功能早日康复。

知识点13：脑梗死的心理护理　　　　　　　　　　　　　副高：熟练掌握

向患者解释病情，帮助患者正视现实，说明积极配合治疗和护理有助于病情恢复和改善预后；鼓励患者主动获取维持健康的知识，积极参与生活自理；充分利用家庭和社会的力量关心患者，消除患者思想顾虑，树立战胜疾病的信心。

知识点14：脑梗死的健康指导　　　　　　　　　　　　　　　副高：掌握

（1）疾病知识指导：向患者和其家属介绍本病的基本知识，告知本病的早期症状及就诊时机，说明积极治疗原发病、去除诱因是防止脑梗死的重要环节。教会患者康复训练的基本方法，通过感觉、运动及言语功能等训练，促进神经功能恢复，重视心理康复，逐步达到职业康复和社会康复。遵医嘱正确服用降压、降糖和降血脂药物，定期复查，若出现头晕、肢体麻木等脑梗死前驱症状或短暂性脑缺血发作表现，应及时就诊。

（2）生活方式指导：指导患者选择低盐、低脂、充足蛋白质和丰富维生素的饮食，多食新鲜蔬菜、水果、豆类及鱼类，少吃甜食，限制动物油和钠盐摄入，忌辛辣油炸食品，戒烟限酒。生活起居要有规律，平时保持适量体力活动。告知老年人晨醒后不要急于起床，最好安静平卧10分钟后缓慢起床，改变体位动作要慢，转头不宜过猛，洗澡时间不要过长、水温不要过高，以防发生直立性低血压。

第六节　脑　出　血

知识点1：脑出血的概述　　　　　　　　　　　　　　　　　副高：熟悉

脑出血（ICH）是指原发性非外伤性脑实质内出血。急性期病死率为30%~40%，是急性脑血管病中病死率最高的。在脑出血中，大脑半球出血约占80%，脑干和小脑出血约占20%。

知识点2：脑出血的病因及发病机制　　　　　　　　　　　　副高：熟悉

（1）病因：最常见的病因是高血压合并细小动脉硬化，其他还有脑动静脉畸形、动脉瘤、血液病（如白血病、再生障碍性贫血等）、脑淀粉样血管病变、脑动脉炎、抗凝或溶栓治疗等。

（2）发病机制：脑内动脉壁薄弱，中层肌细胞和外层结缔组织较少，无外弹力层。长期高血压可使脑细、小动脉发生玻璃样变性及纤维素性坏死，管壁弹性减弱，当情绪激动、用力过度等使血压骤然升高时，血管易破裂出血。在血流冲击下，弹性减弱的病变血管壁向外膨出形成微小动脉瘤，当血压剧烈波动时，微小动脉瘤破裂导致出血。高血压可致远端血管痉挛，引起小血管缺血、缺氧、坏死而发生出血。高血压脑出血的发病部位以基底核区多见。

知识点3：脑出血的临床表现 副高：掌握

发病前多无先兆，少数有头晕、头痛、肢体麻木和口齿不清等前驱症状。多在情绪激动和活动时突然起病，常于数分钟至数小时内病情发展至高峰。发病后血压常明显升高，出现剧烈头痛，伴呕吐、偏瘫、失语、意识障碍及大小便失禁。呼吸深沉带有鼾音，重者呈潮式呼吸或不规则呼吸，临床表现因出血量及出血部位不同而异。

（1）基底节区出血：是最常见的脑出血。因病变累及内囊，患者出现典型"三偏综合征"，即病灶对侧偏瘫、偏身感觉减退和双眼对侧同向偏盲。如果出血累及优势半球常伴失语；累及下丘脑可伴持续高热、消化道出血等。出血量较大时，临床表现重，可并发脑疝，甚至死亡。

（2）脑桥出血：小量出血无意识障碍，表现为交叉性瘫痪，头和双眼转向非出血侧，呈"凝视瘫肢"状。大量出血迅速波及两侧脑桥后，患者立即昏迷，出现两侧面部和肢体瘫痪，两侧瞳孔缩小呈"针尖样"（脑桥出血的特征性表现）、中枢性高热、呼吸衰竭，多数在24~48小时内死亡。

（3）小脑出血：少量出血常表现为一侧后枕部头痛、眩晕及呕吐，患侧肢体共济失调等，无肢体瘫痪。出血量较多者发病后12~24小时内出现昏迷、双侧瞳孔缩小如针尖样、呼吸不规则等脑干受压征象，形成枕骨大孔疝而死亡。

（4）脑室出血：表现为突然头痛、呕吐，立即昏迷或昏迷加深；双侧瞳孔缩小，四肢肌张力增高，病理反射阳性，早期出现去大脑强直，脑膜刺激征阳性；常出现丘脑下部受损的症状和体征，如应激性溃疡、消化道出血、中枢性高热、血糖增高、尿崩症等。如出血量少，仅部分脑室出血，表现酷似蛛网膜下腔出血，患者意识清楚或仅有轻度障碍，预后良好。

（5）脑叶出血：以顶叶出血多见，依次为颞叶、枕叶、额叶，40%为跨叶出血。①顶叶出血：偏瘫较轻，而偏身感觉障碍较重；对侧下象限盲；优势半球出血可出现混合性失语。②颞叶出血：对侧中枢性面舌瘫；对侧肢体瘫痪以上肢为主；对侧上象限盲；优势半球出血可出现感觉性失语或混合性失语；可有颞叶癫痫、幻嗅、幻视。③枕叶出血：对侧同向性偏盲，可有一过性黑矇和视物变形；多无肢体瘫痪。④额叶出血：前额痛、呕吐、痛性发作、对侧偏瘫、精神障碍，优势半球出血表现运动性失语。

知识点4：脑出血的辅助检查 副高：熟悉

（1）血液检查：包括血常规、尿常规、血液生化、凝血功能等，可出现外周血白细胞计数升高，血糖、尿素氮暂时性升高。

（2）脑 CT 或 MRI 检查：可早期发现脑出血的部位、范围，并据此估计出血量。

（3）脑脊液检查：脑脊液压力常增高，多为血性脑脊液。脑出血患者一般不宜进行腰椎穿刺检查，以免诱发脑疝形成。

（4）数字减影脑血管造影（DSA）：可显示脑血管的位置、形态及分布等，有助于脑动脉瘤、脑血管畸形的诊断。

知识点5：脑出血的治疗要点　　　　　　　　　　　　　　　　　副高：掌握

治疗原则为脱水降颅压、减轻脑水肿、调整血压、防止继续出血、加强护理、防治并发症、促进神经功能恢复。

（1）一般处理：一般应卧床休息2~4周，保持安静，避免情绪激动和血压升高。严密观察生命体征，注意瞳孔和意识改变，保持呼吸道通畅，预防感染，保持水电解质和营养平衡。

（2）降低颅压，减轻脑水肿：常用20%甘露醇125~250ml，快速静脉滴注，30分钟内滴完，每6~8小时一次；利尿药如呋塞米，可与甘露醇交替使用。用药过程中应注意监测肾功能和水电解质平衡。还可根据病情选用甘油果糖和人血清蛋白等。

（3）调整血压：一般来说，当血压≥200/110mmHg时，在降颅压的同时可慎重降血压治疗，使血压维持在略高于发病前水平或180/105mmHg左右，不能过快降低血压，以保持脑灌注压。

（4）亚低温疗法：能够减轻脑水肿，减少自由基生成，促进神经功能恢复，改善患者预后，安全有效。

（5）并发症的防治：主要防治肺部感染、上消化道出血、水电解质紊乱、中枢性高热、痫性发作、下肢深静脉血栓形成等。

（6）手术治疗：主要目的是清除脑内血肿，降低颅压，挽救生命，尽可能早期减少脑内血肿对周围组织的压迫，降低残疾率。一般当患者病情危重颅压过高、内科保守治疗效果不佳时，应及时进行手术治疗。

（7）康复治疗：早期将患者置于功能位。危险期过后，若病情允许，应尽早进行肢体功能、语言障碍及心理康复治疗。

知识点6：脑出血的护理评估　　　　　　　　　　　　　　　　　副高：熟悉

（1）健康史：询问患者既往有无高血压、动脉粥样硬化、先天性动脉瘤、颅内血管畸形及血液病等病史；有无家族史；是否进行降压、抗凝等治疗，目前用药情况及治疗效果；发病前有无情绪激动、精神紧张、酗酒、用力活动及排便等诱发因素；了解患者的性格特点、生活习惯和饮食结构等。

（2）身体状况：重点观察患者生命体征如血压、脉搏、呼吸、体温有无异常，有无意识障碍及其程度，检查瞳孔大小及对光反射有无异常，有无肢体瘫痪及其分布、性质与程度，有无失语及其类型。

（3）心理-社会状况：患者面对运动障碍、感觉障碍及言语障碍等残酷现实，而又不能表达自己的情感，常会出现情绪沮丧、悲观失望心理；家庭环境及经济状况欠佳，家属对患者的关心、支持程度差，患者会产生苦闷、急躁心理，对自己的生活能力和生存价值丧失信心。

知识点 7：脑出血的护理诊断 副高：熟悉

（1）有受伤的危险：与脑出血导致脑功能损害、意识障碍有关。
（2）自理缺陷：与脑出血所致偏瘫、共济失调或医源性限制（绝对卧床）有关。
（3）有失用综合征的危险：与脑出血致意识障碍、运动障碍或长期卧床有关。
（4）意识障碍：与脑出血、脑水肿有关。
（5）语言沟通障碍：与语言中枢功能受损有关。
（6）营养失调——低于机体需要量：与昏迷无法进食致营养缺乏有关。
（7）有皮肤完整性受损的危险：与长期卧床、肢体瘫痪、营养不良有关。
（8）潜在并发症：脑疝、消化道出血、压疮、肺部感染等。

知识点 8：脑出血的一般护理 副高：熟练掌握

（1）休息与安全：急性期应绝对卧床休息 2~4 周，抬高床头 15°~30°，以减轻脑水肿。取侧卧位，防止呕吐物引起误吸。保持环境安静，严格限制探视，谵妄、躁动者加床栏，适当约束。

（2）饮食护理：给予高蛋白、高维生素、清淡、易消化、营养丰富的流质或半流质饮食，补充足够水分。昏迷或有吞咽障碍者可鼻饲以保证营养供给。

（3）生活护理：①做好口腔清洁，每天协助口腔护理 2~3 次。②做好皮肤护理，预防压疮，每天床上擦浴 1~2 次；每 2~3 小时协助更换体位 1 次，注意在发病后 24~48 小时变换体位时应尽量减少头部的摆动幅度，以防加重出血；保持床单位整洁、干燥，有条件者可使用气垫床或自动减压床。③协助床上大小便，尿失禁者做好接尿处理。④有肢体瘫痪者，协助做好良肢位的摆放，并指导和协助肢体进行主、被动运动，预防关节僵硬和肢体挛缩畸形。

知识点 9：脑出血的病情观察 副高：熟练掌握

密切观察并记录患者的生命体征、意识状态、瞳孔变化，及时判断患者有无病情加重及并发症的发生。若患者出现剧烈头痛、喷射性呕吐、血压升高、脉搏洪大、呼吸不规则、意识障碍进行性加重及两侧瞳孔不等大等情况，常为脑疝先兆表现。若患者出现呕血、黑便或从胃管抽出咖啡色液体，伴面色苍白、呼吸急促、皮肤湿冷、血压下降和少尿等，应考虑上消化道出血和出血性休克。

知识点 10：脑出血的用药护理　　　　　　　　　　　　副高：熟练掌握

遵医嘱正确使用各类药物，掌握药物的不良反应及注意事项。快速给予脱水药物，20%甘露醇 250ml 应在 15~30 分钟内滴完，注意防止药液外渗，注意尿量与电解质的变化。血压过高适当应用降压药，应密切观察血压变化，防止血压降得过快、过低。

知识点 11：脑出血的对症护理及康复护理　　　　　　　副高：熟练掌握

（1）对症护理：对头痛、意识障碍、语言障碍、感觉障碍及运动障碍等给予相应的护理。

（2）康复护理：脑出血者，只要生命体征平稳，病情稳定后，宜尽早进行康复训练，包括肢体功能和语言功能康复等。

知识点 12：脑出血的心理护理　　　　　　　　　　　　副高：熟练掌握

随时向患者通报疾病好转的消息，请康复效果理想的患者介绍康复成功经验；鼓励患者做自己力所能及的事情，减少患者的依赖性；指导家属充分理解患者，给予各方面的支持，从而纠正患者心理障碍，树立战胜疾病的信心。

知识点 13：脑疝的护理　　　　　　　　　　　　　　　副高：熟练掌握

（1）诱因预防：避免用力排便、烦躁、剧烈咳嗽、快速输液、脱水剂滴注速度过慢等诱发因素。

（2）病情观察：严密观察患者有无脑疝先兆表现，一旦出现立即报告医师。

（3）配合抢救：保持呼吸道通畅，防止舌根后坠和窒息，及时清除呕吐物和口鼻分泌物，迅速给予高流量吸氧。迅速建立静脉通路，遵医嘱快速给予脱水、降颅压药物，如静脉滴注 20% 甘露醇或静脉注射呋塞米等。备好气管切开包、脑室穿刺引流包、监护仪、呼吸机和抢救药物。

知识点 14：脑出血的健康指导　　　　　　　　　　　　副高：掌握

（1）疾病知识指导：向患者和其家属介绍脑出血的基本知识，明确积极治疗原发病对防止再次发病的重要性；尽量避免情绪激动及血压骤升骤降等诱发因素；指导患者注意病情，每天定时测血压，定期随诊，发现血压异常波动，或有头痛、头晕及其他不适及时就诊。

（2）康复训练指导：向患者和其家属说明康复训练越早进行，疗效越好，强调坚持长期康复训练的重要性，并介绍和指导康复训练的具体方法，使患者尽可能恢复生活自理能力。

（3）生活指导：指导患者建立健康的生活方式，戒烟酒，保持大便通畅，保证睡眠充足，适当运动，避免过度劳累。

第七节　蛛网膜下腔出血

知识点1：蛛网膜下腔出血的概述　　　　　　　　　　　　　副高：熟悉

蛛网膜下腔出血（SAH）是多种病因致脑底部或脑表面血管破裂，血液流入蛛网膜下腔引起的一种临床综合征，又称原发性蛛网膜下腔出血。脑实质和脑室出血、硬膜外或硬膜下血管破裂，血液流入蛛网膜下腔者，称为继发性蛛网膜下腔出血。SAH约占急性脑卒中的10%，年发病率为（6~20)/10万。

知识点2：蛛网膜下腔出血的病因及发病机制　　　　　　　　副高：熟悉

（1）病因：蛛网膜下腔出血最常见的病因为颅内动脉瘤破裂，其次是脑血管畸形、高血压性动脉硬化、动脉炎、脑底异常血管网、结缔组织病、血液病、抗凝治疗并发症等。

（2）发病机制：动脉瘤好发于基底动脉环前部。由于该处动脉壁弹力层和肌层发育异常或受损，随年龄增长，高血压、动脉壁粥样硬化和血涡流冲击等因素的影响，动脉壁弹性减弱，管壁薄弱处逐渐向外膨出形成动脉瘤。在诱因的作用下，如吸烟、过量饮酒、情绪激动、重体力劳动等因血压突然升高，脑底部或脑表面血管发生破裂，血液流入蛛网膜下腔，可引起颅压突然升高，甚至诱发脑疝而死亡。

知识点3：蛛网膜下腔出血的临床表现　　　　　　　　　　　副高：掌握

（1）剧烈头痛与呕吐：突发头部剧烈胀痛或炸裂样痛，位于前额、枕部或全头部，难以忍受，常伴恶心、喷射状呕吐。

（2）意识障碍和精神症状：多数患者无意识障碍，但可有烦躁不安。危重者可有谵妄，不同程度的意识不清及至昏迷，少数可出现癫痫发作和精神症状。

（3）脑膜刺激征：表现为颈项强直、克尼格（Kernig）征（是指患者仰卧，先屈髋及膝成直角，再将小腿上抬。由于屈肌痉挛，因而伸膝受限而小于130°并有疼痛及阻力，是神经科常用的一种检查方法）和布鲁津斯基（Brudzinski）征阳性（神经科常用检查手段之一。患者去枕仰卧，双下肢自然伸直放松，检查者一手托起患者枕部并做屈颈动作，另一手按于其胸前，双髋与膝关节同时不自主屈曲则为阳性）。

（4）其他临床症状：如低热、腰背腿痛等。亦可见轻偏瘫、视力障碍，第Ⅲ、Ⅴ、Ⅵ、

Ⅶ对颅神经麻痹，视网膜片状出血和视盘水肿等。此外还可并发上消化道出血和呼吸道感染等。

（5）并发症：再出血、脑血管痉挛、急性或亚急性脑积液、脑疝、癫痫、低钠血症。

知识点4：蛛网膜下腔出血的辅助检查　　　　　　　　　　　　　副高：熟悉

（1）头颅CT：是诊断蛛网膜下腔出血的首选方法，可显示蛛网膜下腔内高密度影。

（2）腰椎穿刺：CT检查已确诊者，腰椎穿刺不作为临床常规检查。但小量出血或距起病时间较长，CT检查无阳性发现，临床疑为蛛网膜下腔出血且病情允许时，可考虑腰椎穿刺检查。脑脊液压力增高，呈均匀血性。

（3）数字减影全脑血管造影：有助于发现颅内动脉瘤和血管畸形，是确诊病因最有价值的检查方法。可清晰显示动脉瘤的位置、大小、与载瘤动脉的关系、有无血管痉挛等。宜在发病3天内或3周后进行，以避开脑血管痉挛和再出血的高峰期。

（4）头颅MRI：主要用于病后1~2周，CT不能提供蛛网膜下腔出血证据时采用，可检出脑干小动静脉畸形。

（5）其他检查：血常规、凝血功能和肝功能等检查有助于发现其他出血原因。

知识点5：蛛网膜下腔出血的治疗要点　　　　　　　　　　　　　副高：掌握

治疗原则为防治再出血、降低颅压、防治继发性脑血管痉挛、减少并发症、去除病因和预防复发。

（1）一般处理：绝对卧床休息4~6周，尽量避免一切可能引起患者血压和颅压增高的因素。对头痛和烦躁不安者可适当使用镇痛镇静药，保证患者休息。

（2）降低颅压：常用甘露醇、呋塞米、甘油果糖等，也可酌情选用清蛋白。

（3）防治再出血：可用抗纤维蛋白溶解剂，以防止动脉瘤周围血块溶解引起再出血。常用的有6-氨基己酸、氨甲苯酸等。

（4）防治脑血管痉挛：一旦发生，尤其是后期的脑血管痉挛很难逆转，所以重在预防。维持血容量和血压，应用钙通道阻滞药如尼莫地平（尼莫通）等。

（5）手术治疗：根据病情，可采用动脉瘤颈夹闭术、动脉瘤切除术和动脉瘤栓塞术等。对于颅内动静脉畸形可采用手术切除、血管内介入栓塞或γ刀治疗等。

知识点6：蛛网膜下腔出血的护理评估　　　　　　　　　　　　　副高：熟悉

（1）健康史：询问患者有无先天性动脉瘤、颅内血管畸形和高血压及动脉粥样硬化等病史；有无血液病、糖尿病、颅内肿瘤及抗凝治疗史；了解发病前有无突然用力、情绪激动、用力排便及酗酒等诱发因素；了解患者过去有无类似发作及诊治情况。

（2）身体状况：起病急骤，多有剧烈运动、情绪激动、用力排便等诱因。典型表现是突发异常剧烈的全头痛，可持续数天不变，2 周后缓慢减轻，头痛再发常提示再次出血。可伴有呕吐、面色苍白、出冷汗，半数患者有不同程度的意识障碍。可出现脑膜刺激征，表现为颈项强直、克尼格征及布鲁津斯基征阳性，是蛛网膜下腔出血最具有特征性的体征。少数患者可有短暂性或持久的局限性神经体征，如偏瘫、偏盲或失语。严重颅压增高的患者可出现脑疝。

（3）心理-社会状况：因剧烈头痛、呕吐可使患者焦虑、紧张，甚至恐惧。因担心肢体瘫痪、失语等生活不便，给家人和社会带来负担而出现自卑心理。

知识点 7：蛛网膜下腔出血的护理诊断　　　　　　　　　　副高：熟悉

（1）疼痛（头痛）：与脑血管破裂、脑动脉痉挛、颅压增高有关。
（2）自理缺陷：与长期卧床（医源性限制）有关。
（3）恐惧：与突然发病及损伤性检查、治疗有关。
（4）潜在并发症：再出血。

知识点 8：蛛网膜下腔出血的一般护理　　　　　　　　副高：熟练掌握

（1）休息与安全：急性期应绝对卧床休息 4～6 周，抬高床头 15°～30°，以减轻脑水肿。取侧卧位，防止呕吐物引起误吸。保持环境安静，严格限制探视，谵妄、躁动者加床栏，适当约束。发病 24～48 小时内避免搬动，必须搬动时应保持患者身体的长轴在一条直线上，以免牵动头部，避免各种刺激，避免咳嗽和用力排便。

（2）饮食护理：给予高蛋白、高维生素、清淡、易消化、营养丰富的流质或半流质饮食，补充足够水分。昏迷或有吞咽障碍者可鼻饲以保证营养供给。

（3）生活护理：定时翻身、拍背，变换体位时尽量减少头部摆动幅度，以免加重出血。保持床单位整洁、干燥，协助做好口腔护理、皮肤护理和大小便护理，保持肢体功能位置。

知识点 9：蛛网膜下腔出血防止再出血的护理　　　　　副高：熟练掌握

（1）保持环境安静、舒适，光线稍暗。避免各种刺激，限制探视，使患者情绪稳定。
（2）给予高纤维素、有营养的饮食，保持大便通畅，避免过度用力排便。
（3）避免引起颅压增高的因素，如运动、用力排便、咳嗽、喷嚏、情绪激动和劳累等。对剧烈头痛和躁动不安者，可应用镇痛剂、镇静剂，指导患者使用放松技术，如听轻音乐、缓慢深呼吸及引导式想象等方法减轻疼痛。
（4）密切观察病情，SAH 再出血发生率较高，如患者再次出现剧烈头痛、呕吐、昏迷、脑膜刺激征等，应及时通知医师并协助抢救治疗。

知识点10：蛛网膜下腔出血的用药护理 副高：熟练掌握

使用甘露醇等脱水剂快速静脉滴注，应注意防止药液外渗，注意尿量与电解质的变化。使用尼莫地平等缓解脑血管痉挛的药物时，可能出现皮肤发红、多汗、心动过缓或过速、胃肠不适等反应，应控制输液速度，密切观察有无不良反应发生。

知识点11：蛛网膜下腔出血的心理护理 副高：熟练掌握

告知患者和其家属疾病的过程与预后，使患者和其家属了解数字减影血管造影（DSA）检查的目的等相关知识。医护人员应关心体贴患者，引导患者自我控制情绪，避免过分喜悦、愤怒、悲伤、焦虑、恐惧、惊吓等不良刺激，保持乐观和稳定的情绪。

知识点12：蛛网膜下腔出血的健康指导 副高：掌握

（1）饮食指导：指导患者选择低盐、低脂、充足蛋白质和丰富维生素的饮食，戒烟酒，控制食物热量。

（2）疾病知识指导：向患者和其家属介绍本病知识，指导患者避免使血压骤然升高的各种因素，如保持情绪稳定和心态平衡；保证充足睡眠，适当运动；避免体力和脑力的过度劳累和突然用力；保持大便通畅，避免用力排便。告知患者再出血的表现，发现再出血征象及时就诊。女性患者在1~2年内应避孕。

（3）检查指导：告知患者脑血管造影的相关知识，指导患者积极配合检查。

第八节　癫　痫

知识点1：癫痫的概述 副高：熟悉

癫痫是由不同病因引起的脑部神经元高度同步化异常放电的临床综合征，具有突然发生、反复发作的特点。由于异常放电神经元的位置不同以及异常放电波及的范围差异，患者可出现感觉、运动、意识、精神、行为、自主神经功能障碍。临床上每次发作或每种发作的过程称为痫性发作，癫痫患者可同时有几种痫性发作形式。

知识点2：癫痫的病因及发病机制 副高：熟悉

（1）病因：引起癫痫的病因非常复杂，根据病因可将癫痫分为以下2种。

1）症状性癫痫：由各种明确的中枢神经系统结构或功能异常所致，如颅脑外伤、颅内感染、脑肿瘤、脑血管病、一氧化碳中毒、高热惊厥、遗传代谢性疾病等。

2）特发性癫痫：病因不明，有学者认为与遗传因素有较密切的关系。一般在儿童或青年期首次发病，具有特征性临床及脑电图表现。

（2）影响癫痫发作的因素：年龄、遗传因素、睡眠、月经、妊娠、电解质紊乱和代谢异常均可影响神经元放电阈值，导致癫痫发作，疲劳、饥饿、睡眠缺乏、便秘、饮酒、感情冲动及一过性代谢紊乱都可以诱发癫痫。

（3）发病机制：癫痫的发病机制十分复杂，迄今尚未阐明。但有一个共同特点，即大脑神经元的异常持续兴奋性增高和过度的同步性放电。其原因主要与离子通道、神经递质及神经胶质细胞的改变有关。①离子通道功能异常：离子通道是体内可兴奋性组织兴奋性调节的基础，其编码基因突变可影响离子通道功能，从而导致某些遗传性疾病的发生。②神经递质异常：癫痫性放电与神经递质关系极为密切，正常情况下兴奋性与抑制性神经递质保持平衡状态，神经元膜稳定。当兴奋性神经递质过多或抑制性递质过少，都能使兴奋与抑制间失衡，使膜不稳定并产生癫痫性放电。③神经胶质细胞异常：神经元微环境的电解质平衡是维持神经元正常兴奋性的基础。神经胶质细胞对维持神经元的生存环境起着重要作用。当星形胶质细胞对谷氨酸或 γ 氨基丁酸的摄取能力发生改变时可导致癫痫发作。

知识点 3：癫痫的临床表现　　　　　　　　　　　　　　　　　　副高：掌握

癫痫的表现极为多样，并都具有短暂性、刻板性、间歇性、反复发作的特征。可分为癫痫发作和癫痫综合征两方面。

（1）癫痫发作：癫痫每次发作及每种发作的短暂过程称为痫性发作。痫性发作可表现为不同程度的运动、感觉、意识、行为、自主神经障碍，或兼而有之。

1）部分性发作：为痫性发作最常见的类型，发作起始症状和脑电图特点均提示起于一侧脑结构，也可以扩散至两侧。可分为：①单纯部分性发作，又可分为部分性运动性发作、体觉性发作或特殊感觉性发作、自主神经性发作和精神性发作等。部分性运动性发作时局部肢体的抽搐大多见于一侧口角、眼睑、手指或足趾，也可涉及整个一侧面部和一个肢体的远端。如局部抽搐持续数小时或数天，则称为持续性部分性癫痫。②复杂部分性发作，伴有意识障碍，表现为遗忘症、自动症、精神运动性发作等。③部分性发作继发为全面性强直-阵挛发作。

2）全面性发作：最初的症状学和脑电图提示发作起源于双侧脑部，多在发作初期就有意识丧失。①全面性强直-阵挛发作：意识丧失、双侧强直后出现阵挛为此类型的主要临床特征。发作前可有瞬间疲乏、麻木、恐惧或无意识动作等先兆表现。早期出现意识丧失、跌倒在地，其后的发作经过可分为 3 期：强直期、阵挛期、惊厥后期。②失神发作：分为典型失神发作和非典型失神发作。③强直发作：多见于弥漫性脑损害的儿童，睡眠中发作较多。表现为与强直-阵挛发作中强直期相似的全身骨骼肌强直性收缩，常伴有面色苍白或潮红、瞳孔散大等自主神经症状，发作时处于站立位者可突然倒地。发作持续数秒至数十秒。④阵挛发作：几乎都发生于婴幼儿。特征为重复阵挛性抽动伴意识丧失，之前无强直期，持续1 分钟至数分钟。⑤肌阵挛发作：可见于任何年龄，常见于预后较好的特发性癫痫患者。表现为快速、短暂、触电样肌肉收缩，可遍及全身或限于某个肌群、某个肢体，常成簇发生，声、光刺激可诱发。⑥失张力发作：是姿势性张力丧失所致。部分或全身肌肉张力突然降低导致垂颈、张口、肢体下垂和跌倒。持续数秒至1分钟。

3）癫痫持续状态：患者出现全面性强直－阵挛发作持续5分钟以上即考虑癫痫持续状态。

4）难治性癫痫：是指频繁的癫痫发作至少每月4次以上，适当的抗癫痫药物正规治疗，其药物浓度在有效范围以内，至少观察2年仍不能控制，并且影响日常生活，除外进行性中枢神经系统疾病或颅内占位性病变者。

（2）癫痫综合征

1）与部位有关的癫痫：①特发性癫痫：发病与年龄有关，多为儿童期癫痫，如伴中央－颞部棘波的良性儿童癫痫、伴有枕区放电的良性儿童癫痫、原发性阅读性癫痫。②症状性癫痫：病灶部位不同可致不同类型的发作，如颞叶癫痫、额叶癫痫、枕叶癫痫、顶叶癫痫、持续性部分性癫痫、特殊促发方式的癫痫综合征。③隐源性癫痫：从癫痫发作类型、临床特征、常见部位推测其是继发性癫痫，但病因不明。

2）全面性癫痫和癫痫综合征：①特发性癫痫：发病与年龄有关，多在儿童、青少年期发病，如良性婴儿肌阵挛癫痫、儿童期失神癫痫、青少年期失神癫痫、青少年肌阵挛癫痫、觉醒时全面强直－阵挛性癫痫。②隐源性或症状性：推测其是症状性，但病史及现有检测手段未能发现病因，如 West 综合征、Lennox-Gastaut 综合征、肌阵挛－失张力发作性癫痫、伴有肌阵挛失神发作的癫痫。

知识点4：癫痫的辅助检查　　　　　　　　　　　　　　　　　　副高：熟悉

（1）一般检查：血常规、血糖、血寄生虫（如肺吸虫、血吸虫、囊虫等）检查，可了解有无贫血、低血糖和脑寄生虫病。

（2）脑电图：是诊断癫痫重要的辅助检查方法。脑电图记录可见棘波、尖波、棘－慢综合波以及暴发活动等癫痫波。脑电图正常不能否定癫痫诊断。

（3）神经影像学检查：包括 CT、MR、脑血管造影等，可确定脑结构异常或疾病，有助于癫痫分类及病因诊断。

知识点5：癫痫的治疗要点　　　　　　　　　　　　　　　　　　副高：掌握

癫痫治疗以药物治疗为主，控制发作或最大限度地减少发作次数，保证患者的生活质量。发作间歇期除病因治疗外，应根据发作类型选择相应药物，苯妥英钠对全面性强直－阵挛发作、部分性发作有效；卡马西平是部分性发作、继发性全面性强直－阵挛发作的首选药；苯巴比妥是小儿癫痫的首选药；丙戊酸是全面性强直－阵挛发作、典型失神发作的首选药；乙琥胺仅用于单纯失神发作。托吡酯、拉莫三嗪、加巴喷丁等新型抗癫痫药物可作为难治性癫痫的单一用药或与传统药物联合应用。癫痫持续状态制止发作首选地西泮。

知识点6：癫痫的护理评估　　　　　　　　　　　　　　副高：熟悉

（1）健康史：询问患者有无脑部先天性疾病、颅脑外伤、颅内感染、脑血管病及脑缺氧等病史；有无儿童期的高热惊厥、中毒（如一氧化碳、药物、食物及金属类中毒）及营养代谢障碍性疾病；是否存在睡眠不足、饥饿、过饱、疲劳、饮酒、便秘、精神刺激、强烈的声光刺激及一过性代谢紊乱等诱发因素；了解首次癫痫发作的时间、诱因及表现，发作频度、诊治经过及用药情况等；有无癫痫发作的家族史；女性患者应了解癫痫发作与月经有无关系。

（2）身体状况：评估患者发作时的表现，如发作的诱因、场所、发作时间、发作先兆、持续时间，有无意识丧失、抽搐、大小便失禁、咬破舌头和外伤等，发作后有无头痛、乏力、恶心、呕吐等。检查患者的一般情况及神经系统状况，结合发作时的临床表现和辅助检查，判断癫痫的发作类型、病因分类等。

（3）心理-社会状况：癫痫反复发作影响生活与工作，使患者产生紧张、焦虑、抑郁心理。因癫痫发作时出现抽搐、跌伤、尿失禁等有碍患者自身形象的表现，常使患者自尊心受挫而产生自卑感。

知识点7：癫痫的护理诊断　　　　　　　　　　　　　　副高：熟悉

（1）有窒息的危险：与癫痫发作时意识障碍、喉头痉挛及气道分泌物增多有关。
（2）有受伤的危险：与癫痫发作时肌肉抽搐和意识障碍有关。
（3）自尊紊乱：与抽搐发作时难堪的形象、大小便失禁等有关。
（4）知识缺乏：缺乏长期、正确服药的知识及疾病知识。
（5）气体交换受损：与癫痫持续状态、喉头痉挛所致呼吸困难或肺部感染有关。
（6）潜在并发症：脑水肿、酸中毒、水电解质紊乱。

知识点8：癫痫的一般护理　　　　　　　　　　　　　副高：熟练掌握

（1）保持呼吸道通畅：应立即安置患者头低侧卧位或平卧位头偏向一侧，松开衣领、衣扣和腰带，取下活动性义齿，及时清除口鼻腔分泌物；放置压舌板，必要时用舌钳将舌拖出，防止舌后坠阻塞呼吸道；及时吸氧，床边备好吸引器、气管切开包等。

（2）避免受伤：患者有发作先兆时，应立即安置患者平卧，或发作时陪伴者迅速将患者抱住缓慢就地平放；将手边的柔软物垫在患者头下，移去患者身边的危险物品；将牙垫或厚纱布垫在上下磨牙间，以防咬伤舌、口唇及颊部，但不可强行塞入；抽搐发作时，适度扶住患者的手脚，以防自伤及碰伤，切不可用力按压肢体，以免造成骨折、肌肉撕裂及关节脱位。保持室内安静、光线柔和，躁动的患者，应由专人守护，放置保护性床栏，必要时使用约束带。

知识点9：癫痫的病情观察　　　　　　　　　　　　　副高：熟练掌握

严密观察生命体征、神志及瞳孔变化，注意患者发作过程中有无心率加快、血压升高、呼吸减慢或暂停、瞳孔散大、牙关紧闭及大小便失禁等；观察并记录发作持续时间、频率和发作类型；观察患者意识恢复的时间，在意识恢复过程中有无头痛、疲乏及行为异常。

知识点10：癫痫的用药护理　　　　　　　　　　　　副高：熟练掌握

指导患者遵医嘱正确服药，强调按医嘱服药的重要性，不可随意增减剂量或撤换药物，间断不规则服药不利于癫痫控制，易导致癫痫持续状态发生。多数抗癫痫药物有胃肠道反应，宜分次餐后口服；苯妥英钠可出现胃肠道反应、牙龈增生、共济失调、粒细胞减少等，卡马西平可出现眩晕、共济失调、白细胞减少、骨髓抑制等；丙戊酸钠可引起食欲缺乏、恶心、呕吐、血小板减少、肝功能损害等。多数抗癫痫的药物均对血液、肝功能、肾功能有损害，服药前应做血、尿常规和肝肾功能检查。

知识点11：癫痫持续状态的护理　　　　　　　　　　副高：熟练掌握

（1）安全护理：保持呼吸道通畅，经常吸痰，给予高流量吸氧，必要时行气管插管或气管切开；保持病室安静，避免刺激，做好安全护理，避免患者受伤。

（2）控制发作：迅速建立静脉通路，遵医嘱缓慢静脉注射地西泮，若15分钟后再发可重复给药，或于12小时内缓慢静脉滴注地西泮。如出现呼吸变浅、昏迷加深、血压下降，立即报告医师，遵医嘱停药。

（3）病情监测：严密观察生命体征、意识状态及瞳孔等变化，做好患者呼吸、血压、心电、脑电的监测；观察抽搐发作持续的时间与频率；定时进行动脉血气分析及血液生化检查，及时发现病情变化，配合医师做好相应处理。

知识点12：癫痫的心理护理　　　　　　　　　　　　副高：熟练掌握

帮助患者及其家属正视患病事实，帮助其正确认识疾病，指导其避免诱发因素。护理人员态度应诚恳，并且让患者感受到被尊重，帮助患者重新建立自尊与自信。注意要让患者了解良好的情绪和心理状态对癫痫治疗的重要性。

知识点13：癫痫的健康指导　　　　　　　　　　　　　副高：掌握

（1）疾病知识指导：向患者和其家属介绍疾病及治疗的相关知识和自我护理的方法。患者应充分休息，环境安静适宜，养成良好的生活规律和饮食习惯，劳逸结合。给予清淡饮食，少量多餐，避免辛辣刺激性食物，戒烟酒。告知患者避免过度劳累、睡眠不足、饮酒、便秘、情绪激动等诱发因素。

（2）用药指导与病情监测：告知患者严格遵医嘱坚持长期有规律用药，避免突然停药、减药、漏服药及自行换药。告知患者定期复查，首次服药后5~7天查抗癫痫药物的血药浓度，每3个月至半年复查1次；每月检查血常规和每3个月检查肝、肾功能，以动态观察抗癫痫药物的血药浓度和药物不良反应。当患者癫痫发作频繁或症状控制不理想，或出现发热、皮疹时应及时就诊。

（3）安全与婚育：告知患者外出时随身携带写有姓名、年龄、病史、住址、家人联系方式的个人资料，以备发作时及时联系与处理。在病情未得到良好控制时，室外活动或外出就诊时应有家属陪伴，佩戴安全帽。患者不应从事攀高、游泳、驾驶等在发作时有可能危及自身和他人生命安全及加重癫痫发作的工作。特发性癫痫且有家族史的女性患者，婚后不宜生育，双方均有癫痫，或一方有癫痫，另一方有家族史者不宜结婚。

第九节 多发性神经病

知识点1：多发性神经病的概述　　　　　　　　副高：熟悉　正高：熟悉

多发性神经病是肢体远端多发性神经损害，主要表现为四肢对称性末梢型感觉障碍、下运动神经元瘫痪和/或自主神经障碍的临床综合征。亦称多发性神经炎、周围神经炎或末梢神经炎。

知识点2：多发性神经病的病因、发病机制及病理变化　　　副高：熟悉　正高：熟悉

无论是周围神经的轴索变性、神经元病或节段性脱髓鞘，只要累及全身，特别是四肢的周围神经，都表现为多发性神经病。本病可由多种原因引起，常见于药物、化学品、重金属及酒精中毒，营养缺乏或代谢障碍性疾病，自身免疫性疾病以及癌性感觉神经元病等。

（1）感染：①周围神经的直接感染：如麻风、带状疱疹。②伴发或继发于各种急性和慢性感染：如流行性感冒、麻疹、水痘、腮腺炎、猩红热、传染性单核细胞增多症、钩端螺旋体病、疟疾、布氏杆菌病、AIDS等。③细菌分泌的毒素对周围神经有特殊的亲和力：如白喉、破伤风、菌痢等。

（2）代谢及内分泌障碍：糖尿病、尿毒症、血卟啉病、淀粉样变性、痛风、甲状腺功能减退、肢端肥大症，各种原因引起的恶病质。

（3）营养障碍：B族维生素缺乏、慢性酒精中毒、妊娠、胃肠道的慢性疾病及手术后。

（4）化学因素：药物、化学品、重金属。

（5）感染后或变态反应：吉兰-巴雷综合征、血清注射或疫苗接种后、注射神经节苷脂等。

（6）结缔组织疾病：如红斑狼疮、结节性多动脉炎、硬皮病、巨细胞性动脉炎、类风

湿关节炎、结节病、干燥综合征等。

（7）遗传：遗传性共济失调性周围神经病、进行性肥大性多发性神经病、遗传性感觉性神经根神经病等。

（8）其他：原因不明、癌瘤性、动脉粥样硬化性、慢性、进行性、复发性或多发性神经病。

多发性神经病的病理改变主要是周围神经的节段性脱髓鞘和轴突变性或两者兼有，少数患者可伴有神经肌肉连接点的改变。

| 知识点3：多发性神经病的临床表现 | 副高：掌握　正高：掌握 |

（1）感觉障碍：受累肢体远端感觉异常，如针刺、蚁走感、烧灼感、触痛等。与此同时或稍后出现肢体远端对称性深浅感觉减退或缺失，呈或长或短的手套-袜子样分布。

（2）运动障碍：肢体远端对称性无力，轻重不等，可有轻瘫甚至全瘫。肌张力低下，腱反射减弱或消失。肌肉萎缩，在上肢以骨间肌、蚓状肌、鱼际肌；下肢以胫前肌、腓骨肌明显。可出现垂腕与垂足。后期可出现肌肉萎缩、肢体挛缩及畸形。

（3）自主神经障碍：肢体末端皮肤对称性菲薄、光亮或脱屑、变冷、苍白或发绀，汗多或无汗，指（趾）甲粗糙、松脆，甚至溃烂。

上述症状通常同时出现，呈四肢远端对称性分布，由远端向近端扩展。

| 知识点4：多发性神经病的辅助检查 | 副高：熟悉　正高：熟悉 |

（1）实验室检查：除个别患者可有脑脊液蛋白含量轻度增高外，一般均正常。

（2）肌电图：可见神经源性改变，不同神经传导速度检查可见不同程度的传导阻滞。

（3）神经组织活检：可有不同程度的髓鞘脱失或轴突变性。

| 知识点5：多发性神经病的治疗要点 | 副高：掌握　正高：掌握 |

（1）病因治疗：积极查找病因，对不同的病因采取不同的治疗。例如，中毒所致（如农药中毒）应采取措施阻止毒物继续进入人体内，加速排泄和使用解毒剂等；药物引起者应立即停药；重金属和化学中毒应立即脱离中毒环境；急性中毒应快速补液，促进排尿、排汗和通便等；营养缺乏和代谢性障碍所致者应积极治疗原发病，如糖尿病控制血糖、尿毒症采用透析治疗等；酒精中毒者应戒酒。

（2）综合治疗：急性期应卧床休息，特别是病变累及心肌者（如维生素 B_1 缺乏及白喉性多发性神经病）。各种原因所致的多发性神经病均可使用大剂量 B 族维生素（如维生素 B_1、B_6、B_{12} 等）、神经生长因子等，严重患者可并用辅酶 A、ATP 等。疼痛严重者可使用各种镇痛剂，如卡马西平或苯妥英钠等，效果较好，恢复期采用针灸、理疗、按摩及康复治疗。

知识点6：多发性神经病的护理评估　　　　　　　　副高：熟悉　正高：掌握

（1）健康史：是否接触过药物、化学品、重金属及乙醇等，有无周围神经的直接感染（如麻风、带状疱疹）或其他急慢性感染，是否有营养缺乏或代谢障碍性疾病、自身免疫性疾病、癌性感觉神经元病等。

（2）身体状况：评估受累肢体远端的运动、感觉障碍程度及分布范围，有无肌肉萎缩、肢体挛缩及畸形，有无自主神经功能紊乱的表现。

（3）心理-社会状况：了解患者及其家属对疾病的认知程度，是否对患者的生活有影响，有无引起恐惧、焦虑、悲观、抑郁等，了解患者家庭经济状况和社会支持情况。

知识点7：多发性神经病的护理诊断　　　　　　　　副高：熟悉　正高：熟悉

（1）自理缺陷：与周围神经损害所致肢体远端下运动神经元瘫痪和感觉异常有关。

（2）感知觉紊乱（末梢型感觉障碍）：与周围神经损害有关。

知识点8：多发性神经病的生活护理　　　　　　　副高：熟练掌握　正高：熟练掌握

（1）满足患者的生活所需，给予进食、穿衣、洗漱、大小便及个人卫生等生活上照顾。

（2）做好口腔护理，以增进患者舒适感。

（3）做好皮肤护理，勤换衣服、被褥，勤洗澡，保持皮肤清洁，指导涂抹防裂油膏，预防压疮发生。

知识点9：多发性神经病的饮食护理　　　　　　　副高：熟练掌握　正高：熟练掌握

给予高蛋白、高热量、高维生素、清淡、易消化的饮食，多吃新鲜水果、蔬菜，补充足够的B族维生素。对于营养缺乏者要保证各种营养物质的充分和均衡供给；对于烟酒嗜好尤其是长期大量酗酒、吸烟者要规劝其戒酒、戒烟。

知识点10：多发性神经病的环境护理　　　　　　　副高：熟练掌握　正高：熟练掌握

（1）床铺要有保护性床栏，防止患者坠床。

（2）走廊、厕所要装有扶手，以方便患者起坐、扶行。

（3）地面要保持平整干燥，去除门槛，防潮湿。

知识点11：多发性神经病的心理护理　　　　　　　副高：熟练掌握　正高：熟练掌握

（1）给患者提供有关疾病、治疗及预后的可靠信息。

（2）关心、尊重患者，多与患者交谈，鼓励患者表达自己的感受，指导患者克服焦虑、悲观情绪，适应患者角色。

（3）鼓励患者正确对待康复过程中遇到的困难，增强患者自我照顾能力与自信心。

| 知识点 12：多发性神经病的康复护理 | 副高：熟练掌握　正高：熟练掌握 |

（1）指导患者进行肢体的主动和被动运动，并辅以针灸、理疗、按摩，防止肌肉萎缩和关节挛缩，促进知觉恢复。

（2）鼓励患者在能够承受的活动范围内坚持日常生活活动锻炼，并为其提供宽敞的活动环境和必要的辅助设施。

（3）避免高温或过冷刺激，谨慎使用热水袋或冰袋，防止烫伤或冻伤。

| 知识点 13：多发性神经病的健康指导 | 副高：掌握　正高：掌握 |

（1）疾病预防指导：生活有规律；合理饮食，均衡营养，戒烟限酒，尤其是怀疑慢性酒精中毒者应戒酒；预防感冒；避免药物和食物中毒；保持平衡心态；积极治疗原发病。

（2）疾病知识指导：告知患者及其家属疾病相关知识与自我护理方法，帮助患者分析寻找病因和不利于恢复的因素，每天坚持适度的运动和肢体功能锻炼，防止跌倒、坠床、外伤、烫伤和肢体挛缩畸形；每晚睡前用温水泡脚，以促进血液循环和感觉恢复，增进睡眠；糖尿病周围神经病者应特别注意保护足部，预防糖尿病足；有直立性低血压者起坐、站立时动作要慢，注意做好安全防护；定期门诊复查，当感觉和运动障碍症状加重或出现外伤、感染、尿潴留或尿失禁时立即就诊。

第十节　急性炎性脱髓鞘性多发性神经病

| 知识点 1：急性炎性脱髓鞘性多发性神经病的概述 | 副高：熟悉　正高：熟悉 |

急性炎性脱髓鞘性多发性神经病（AIDP）又称吉兰-巴雷综合征（GBS），为急性或亚急性起病的大多可恢复的多发性脊神经根（可伴颅神经）受累的一组疾病。主要病理改变为周围神经广泛炎症性节段性脱髓鞘和小血管周围淋巴细胞及巨噬细胞的炎症反应。

| 知识点 2：急性炎性脱髓鞘性多发性神经病的病因及发病机制 | |
| 副高：熟悉　正高：熟悉 |

病因与发病机制尚未完全阐明，目前认为本病可能是与病毒感染有关的一种自身免疫性疾病。部分患者患病前 1~4 周有上呼吸道、肠道感染史或疫苗接种史。由于病原体（病毒、细菌）的某些组分与周围神经髓鞘的某些组分相似，机体免疫系统发生识别错误，产生自

身免疫性 T 淋巴细胞和自身抗体，对周围神经组分进行免疫攻击，导致周围神经脱髓鞘。

知识点 3：急性炎性脱髓鞘性多发性神经病的临床表现　　副高：掌握　正高：掌握

（1）运动障碍：首发症状常为四肢对称性迟缓性无力，自远端向近端发展或自近端向远端加重，常由双下肢开始，逐渐累及躯干肌、颅神经，多于数天至 2 周达高峰。严重患者可累及肋间肌和膈肌导致呼吸麻痹，危及生命。瘫痪为弛缓性，四肢腱反射减低或消失。早期肌肉萎缩不明显，后期肢体远端可出现肌萎缩。

（2）感觉障碍：表现为肢体远端感觉异常，如烧灼感、麻木、刺痛等感觉缺失或呈手套、袜套样感觉减退。感觉障碍可先于运动障碍出现，但比运动障碍轻。部分患者也可无感觉障碍。

（3）颅神经损害：以双侧面神经麻痹最常见，其次为舌咽和迷走神经麻痹，表现为面瘫、声音嘶哑、吞咽困难。

（4）自主神经功能障碍：表现为出汗增多、皮肤潮红、手足肿胀、营养障碍、心律失常、直立性低血压、排便排尿障碍等。

（5）并发症：常见并发症为肺部感染、肺不张，少数有心肌炎和心力衰竭。

知识点 4：急性炎性脱髓鞘性多发性神经病的辅助检查　　副高：熟悉　正高：熟悉

（1）脑脊液检查：典型改变是脑脊液蛋白质含量增高而细胞数正常，称蛋白-细胞分离现象，为本病的特征性表现。蛋白常在发病后 1~2 周开始升高，4~6 周达最高峰。

（2）肌电图检查：早期可见 F 波或 H 反射延迟或消失，神经传导速度减慢，远端潜伏期延长，动作电位波幅正常或轻度异常。

（3）腓肠神经活检：作为辅助诊断方法，活检可见脱髓鞘和炎症细胞浸润。

知识点 5：急性炎性脱髓鞘性多发性神经病的治疗要点　　副高：掌握　正高：掌握

（1）辅助呼吸：呼吸肌麻痹是本病的主要危险，呼吸肌麻痹的抢救成功与否是增加本病的治愈率、降低病死率的关键，而呼吸机的正确使用是成功抢救呼吸肌麻痹的保证。因此，应严密观察病情，对有呼吸困难者及时进行气管插管、气管切开和人工辅助呼吸。

（2）病因治疗

1）血浆置换（PE）：由于体液免疫系统的作用，周围神经脱髓鞘时，患者血液中存在与发病有关的抗体、补体及细胞因子等，采用血浆置换疗法可直接去除血浆中的致病因子，减轻临床症状，还可缩短使用呼吸机的时间，从而减少并发症。一般每次交换以 40ml/kg 体重或 1~1.5 倍血浆容量计算，每周做 2~4 次。

2）免疫球蛋白：应用大剂量的免疫球蛋白静滴治疗急性患者，可获得与血浆置换治疗相接近的效果，而且安全。成人剂量 0.4g/（kg·d），连用 5 天。

3）糖皮质激素：近年来的临床研究发现激素的效果不佳，目前已不主张应用，但慢性患者对激素仍有良好的反应。一般用地塞米松 10mg/d，静滴，1 个疗程为 7~10 天。

（3）其他治疗：考虑有胃肠道空肠弯曲菌感染者，可用大环内酯类药物治疗。可选用 B 族维生素（维生素 B_1、B_{12}、B_6 等）营养神经。病情稳定后可早期进行正规的神经功能康复锻炼，包括肢体主动或被动运动，并配合理疗、针灸及按摩等。

知识点 6：急性炎性脱髓鞘性多发性神经病的护理评估　　　副高：熟悉　正高：掌握

（1）健康史：询问患者发病前 1~4 周有无上呼吸道或消化道感染病史，或有无免疫接种史，有无咳嗽、咽痛、发热、腹痛、腹泻等。

（2）身体状况：检查呼吸、脉搏、血压等生命体征，尤其注意观察有无呼吸困难。检查双侧肢体的运动、感觉障碍程度及分布范围，有无颅神经损害如面瘫、声音嘶哑、吞咽困难、饮水呛咳等，有无自主神经功能紊乱的表现，如多汗、皮肤潮红、直立性低血压等。评估营养状况，注意实验室及其他检查结果，如脑脊液检查、肌电图检查等是否异常。

（3）心理-社会状况：了解患者对疾病的认知程度以及疾病是否对患者的生活如睡眠有影响，有无引起恐惧、焦虑、悲观、抑郁等，了解患者家庭经济状况和社会支持情况。

知识点 7：急性炎性脱髓鞘性多发性神经病的护理诊断　　　副高：熟悉　正高：熟悉

（1）低效性呼吸型态：与周围神经损害、呼吸肌麻痹有关。
（2）清理呼吸道无效：与呼吸肌麻痹、咳嗽反射消失、咳嗽无力有关。
（3）躯体移动障碍：与四肢肌肉弛缓性瘫痪有关。
（4）吞咽困难：与颅神经受损致延髓麻痹、咀嚼肌无力、呼吸模式改变等因素有关。
（5）恐惧：与四肢瘫痪、呼吸困难有关。
（6）潜在并发症：深静脉血栓形成、肺部感染、营养失调、压疮等。

知识点 8：急性炎性脱髓鞘性多发性神经病的生活护理
　　　副高：熟练掌握　正高：熟练掌握

急性期需卧床休息，重症患者应在重症监护病房治疗；抬高床头，有利于呼吸。给予高热量、高蛋白、高维生素、易消化饮食。进食时和进食后 30 分钟宜取坐位，以免误吸；吞咽困难者予以鼻饲流质饮食，以保证患者足够营养摄入。保持口腔清洁及呼吸道通畅，定时翻身拍背，及时清除呼吸道分泌物。指导或帮助患者进行生活自理活动，对自主神经功能紊乱导致大小便失禁者，要及时更换尿垫，保持会阴部清洁、干燥。对便秘患者应增加饮食中纤维素含量，按摩腹部，必要时给予缓泻剂。

知识点9：急性炎性脱髓鞘性多发性神经病的病情观察

副高：熟练掌握　正高：熟练掌握

密切观察患者的生命体征，尤其是呼吸的变化，持续给氧。床边常规备吸引器、气管切开包等抢救用物，以利随时抢救。一旦发现咳嗽无力、呼吸浅快、发绀，动脉血氧分压低于70mmHg时宜及早使用呼吸机，并做好呼吸机护理。遵医嘱定时检查肺功能和血气分析。注意瘫痪有无进展、感觉有无缺失、有无出现吞咽困难等，如有异常应及时报告医师处理。

知识点10：急性炎性脱髓鞘性多发性神经病的用药护理

副高：熟练掌握　正高：熟练掌握

遵医嘱正确用药，注意药物的作用、不良反应。应用免疫球蛋白注射液时，应询问是否有过敏史，静脉输液速度不宜过快；应用糖皮质激素时，应密切观察有无应激性溃疡；安眠、镇静药可抑制呼吸，应避免使用。

知识点11：急性炎性脱髓鞘性多发性神经病肢体瘫痪的护理

副高：熟练掌握　正高：熟练掌握

采取保护性措施，床旁设床栏，防坠床；走廊、厕所装扶手；地面保持干燥，防湿、防滑，并清除活动范围内的障碍物；保持皮肤和床单位清洁干燥，床褥柔软、平整，经常更换体位，防止压疮；瘫痪肢体应保持功能位，鼓励并指导患者进行康复训练，防止肌肉萎缩。

知识点12：急性炎性脱髓鞘性多发性神经病的心理护理

副高：熟练掌握　正高：熟练掌握

主动关心患者，及时了解患者的心理状况，并给予细心照料，介绍有关疾病知识，告知本病经积极治疗和康复锻炼，绝大多数可以恢复，消除患者的不良情绪。

知识点13：急性炎性脱髓鞘性多发性神经病的健康指导　　副高：掌握　正高：掌握

（1）疾病知识指导：指导患者及其家属了解本病的病因、进展、常见并发症及预后；保持情绪稳定和健康心态；加强营养，增强体质和机体抵抗力，注意休息和保暖，避免淋雨、受凉、疲劳和精神创伤，预防感冒，防止复发。

（2）康复指导：加强肢体功能锻炼和日常生活活动训练，减少并发症，促进恢复。肢体被动和主动运动均应保持关节的最大活动度；运动锻炼过程中应有家人陪同，防止跌倒、受伤。本病恢复过程长，需要数周或数月，家属应理解和关心患者，督促患者坚持运动锻炼。

（3）病情监测指导：按医嘱使用药物，告知消化道出血、营养失调、压疮、下肢静脉血栓形成的表现以及预防窒息的方法，当患者出现胃部不适、腹痛、柏油样便，肢体肿胀疼痛，以及咳嗽、咳痰、发热、外伤等情况时立即就诊。

（4）育龄女性应避免妊娠、人工流产等。

（5）就医时要随身携带病历，了解目前用药及剂量，以便抢救时参考。

第十一节　神经系统常用诊疗技术及护理

一、腰椎穿刺术

知识点1：腰椎穿刺术的概述	副高：掌握　正高：掌握

腰椎穿刺术简称腰穿，是通过穿刺第3~4腰椎或第4~5腰椎间隙进入蛛网膜下腔，放出脑脊液的技术，通过检查脑脊液压力、成分，以协助中枢神经系统疾病的病因诊断，有时也用于鞘内注射药物进行治疗。

知识点2：腰椎穿刺术的目的	副高：掌握　正高：掌握

（1）诊断性穿刺：①检查脑脊液的成分，了解脑脊液常规、生化、细胞学、免疫学变化以及病原学证据。②测定脑脊液的压力，了解颅压高低。③了解椎管有无梗阻。

（2）治疗性穿刺：①引流血性脑脊液。②放除脑脊液，降低颅压。③鞘内注射药物治疗炎症或肿瘤。

知识点3：腰椎穿刺术的适应证	副高：掌握　正高：掌握

（1）诊断性穿刺

1）脑血管病的诊断与鉴别诊断：观察颅压高低，脑脊液是否为血性，以鉴别病变为出血性或缺血性，帮助确定治疗方案，如脑溢血、脑梗死、蛛网膜下腔出血等。

2）中枢神经系统炎症疾病的诊断与鉴别诊断：包括化脓性脑膜炎、结核性脑膜炎、病毒性脑膜炎、霉菌性脑膜炎、乙型脑炎等，可通过脑脊液检查加以确诊，并追踪治疗结果。

3）脑肿瘤：脑脊液压力增高，细胞数增加，蛋白含量增多有助诊断，且脑和脊髓的转移癌可能从中找到癌细胞。

4）脊髓病变：通过脑脊液动力学改变及常规、生化等检查，了解脊髓病变的性质，鉴别出血、肿瘤或炎症。

5）脑脊液循环障碍：可通过穿刺注入示踪剂，再行核医学检查，以确定吸收障碍、脑脊液鼻漏等循环障碍的部位。

（2）治疗性穿刺

1）缓解症状和促进恢复：通过腰穿引流出颅内出血性疾病、炎症性病变和颅脑手术后的炎性或血性脑脊液。

2）鞘内注射药物：如注入抗菌药物可以控制颅内感染，注入地塞米松和α-糜蛋白酶可以减轻蛛网膜粘连等。

知识点4：腰椎穿刺术的禁忌证　　　　副高：掌握　正高：掌握

（1）穿刺部位皮肤和软组织有局灶性感染或有脊柱结核者，穿刺有可能将细菌带入中枢神经系统。

（2）颅内占位性病变伴有明显高颅压或已有脑疝迹象，特别是疑有颅后窝占位性病变者，腰椎穿刺能促使或加重脑疝形成，引起呼吸骤停或死亡。

（3）开放性颅脑损伤或有脑脊液漏者。

（4）高颈段脊髓肿物或脊髓外伤的急性期。

（5）明显出血倾向或病情危重不宜搬动。

知识点5：腰椎穿刺术的操作评估　　　　副高：掌握　正高：掌握

（1）评估患者的文化水平、合作程度以及有无腰椎穿刺史。

（2）评估患者是否有颅压增高、颅后窝肿瘤、脊柱结核、脊柱压迫症。

（3）评估穿刺部位皮肤是否有化脓性感染。

（4）评估患者是否有出血倾向。

知识点6：腰椎穿刺术的操作前准备　　　　副高：掌握　正高：掌握

（1）**患者准备**：了解病史，核对检查结果，指导患者了解腰椎穿刺的目的、特殊体位、过程与注意事项，消除患者的紧张、恐惧心理，征得患者和其家属的签字同意。指导患者排空大小便，在床上静卧15~30分钟。有躁动不安和不能合作者，可使用镇静剂或基础麻醉下进行，需有专人辅助。

（2）**用物准备**：检查腰椎穿刺用物是否准备齐全。用物包括无菌腰椎穿刺包、无菌手套、2%利多卡因、无菌试管、所需急救药物、氧气等。

知识点7：腰椎穿刺术的操作中配合　　　　副高：掌握　正高：掌握

（1）**体位准备**：协助患者取弯腰侧卧位（多左侧卧位），脊背尽量靠近床沿，头向胸部屈曲，两手抱膝紧贴腹部，使躯干呈弓形，腰部尽量后凸使椎间隙增大，便于穿刺。

（2）**协助穿刺**：一般选择腰椎第3~4或第4~5椎间隙为穿刺点，即两侧髂嵴最高点连线与脊柱中线相交点为第4腰椎棘突的标志，其上为第3~4椎间隙，其下为第4~5椎间隙。常规消毒皮肤后，用2%利多卡因自皮肤到椎间韧带做局部麻醉。当术者进针时协助患者保持腰椎穿刺正确体位，防止乱动，以免发生断针及软组织损伤和手术视野被污染。穿刺针沿腰椎间隙垂直进针，推进4~6cm（儿童2~3cm）深度时可感到阻力突然消失，表明针尖已进入脊髓腔。此时可将针芯慢慢退出，即可见脑脊液流出。针芯不能完全拔出，以防脑脊液迅速流出，造成脑疝。穿刺过程中随时注意患者面色、呼吸、脉搏等变化，询问患者有无不适感，如有异常立即报告医师做出处理。

（3）协助测压：协助穿刺者接紧测压管后让患者放松身体，缓慢伸直头及下肢，脑脊液在压力管内上升到一定高度就不再继续上升，此时的压力即为初值。正常压力成人为80~180mmH$_2$O（0.78~1.77kPa），超过200mmH$_2$O（1.96kPa）为颅压增高，低于80mmH$_2$O（0.78kPa）为颅压降低。如怀疑椎管梗阻，可协助术者做脑脊液动力学检查。

（4）留取标本：撤去测压管，协助医师留取所需脑脊液标本2~5ml；如需做培养时，应用无菌操作法留标本，并及时送检。术毕，穿刺点稍加压止血，覆盖消毒纱布并用胶布妥善固定。

知识点8：腰椎穿刺术的操作后护理	副高：掌握　正高：掌握

（1）体位护理：嘱患者去枕平卧4~6小时，不可抬高头部，可适当转动身体，以防发生穿刺后反应，如头痛、恶心、呕吐、眩晕等。

（2）穿刺部位护理：保持穿刺部位的纱布清洁干燥，观察有无渗液、渗血，嘱患者24小时内不宜洗澡。

（3）并发症观察及处理：观察患者有无头痛、腰背痛、脑疝及感染等穿刺后并发症。穿刺后头痛最常见，多发生在穿刺后1~7天，可能为脑脊液量放出较多或持续脑脊液外漏所致的颅压降低。可给予多饮水，并延长卧床休息时间至24小时，或遵医嘱静脉滴注生理盐水等。在颅压增高时，当腰椎穿刺放液过多过快时，可在穿刺当时或术后数小时内发生脑疝，故应严加注意和预防。如一旦出现脑疝，应立即进行静脉加压滴注20%甘露醇脱水降颅压等急救处理。

二、脑室穿刺和持续引流术

知识点9：脑室穿刺和持续引流术的概述	副高：熟悉　正高：掌握

脑室穿刺和持续引流术是对某些颅压增高患者进行急救和诊断的措施之一。通过穿刺放出脑脊液以抢救脑危象和脑疝；同时有效地减轻肿瘤液、炎性液、血性液对脑室的刺激，缓解症状，为继续抢救和治疗赢得时间。

知识点10：脑室穿刺和持续引流术的目的	副高：熟悉　正高：掌握

（1）在紧急状况下，迅速降低因脑室系统的阻塞（积血、积液）和各种原因所致急性

颅压增高甚至脑疝者的颅压，以抢救生命。

（2）监测颅压，可直接、客观、及时地反映颅压变化情况。

（3）引流血性或炎性脑脊液，以促进患者康复。

知识点 11：脑室穿刺和持续引流术的适应证　　　　副高：熟悉　　正高：掌握

（1）肿瘤和其他颅内病变因脑积液引起严重颅压增高的患者，病情危重甚至发生脑疝或昏迷时。

（2）自发性或外伤性脑室内出血，或脑内血肿破入脑室系统。

（3）向脑室内注入阳性造影剂或气体做脑室造影。

（4）引流炎性脑脊液，或向脑室内注入抗生素治疗室管膜炎。

（5）向脑室内注入靛胭脂 1ml 或酚磺肽 1ml，鉴别交通性或梗阻性脑积液。

（6）做脑脊液分流手术，放置各种分流管。

（7）抽取脑室液用做生化和细胞学检查等。

（8）开颅术中降低颅压改善手术环境和开颅术后解除反应性的高颅压。

知识点 12：脑室穿刺和持续引流术的禁忌证　　　　副高：熟悉　　正高：掌握

（1）硬脑膜下积脓或脑脓肿。

（2）脑血管畸形。

（3）严重高颅压且视力低于 0.1 等。

（4）弥漫性脑肿胀或脑水肿、脑室受压缩小患者。

知识点 13：脑室穿刺和持续引流术的操作方法　　　　副高：熟悉　　正高：掌握

脑室穿刺和持续引流的方法有额入法（穿刺侧脑室前角）、枕入法（穿刺侧脑室三角区）、侧入法（穿刺侧脑室下角或三角区）和经眶穿刺法（穿刺侧脑室前角底部），小儿采用经前囟侧角脑室穿刺，一般不置管。

床旁经额侧脑室穿刺法（额入法）具体损伤如下。

（1）剃光头发。

（2）仰卧位，选定穿刺点（前额部，发际上 2cm，矢状线旁开 2cm），头皮常规消毒，2% 利多卡因局麻。

（3）颅骨钻孔，用脑室穿刺针穿刺，穿刺方向与矢状线平行，针尖对准两侧外耳道连线，一般进针 3~5cm 可进入侧脑室前角，见脑脊液流出时，表明穿刺成功，则置管做脑脊液持续引流或颅压监测。

知识点 14：脑室穿刺和持续引流术的术前护理　　　　副高：熟悉　正高：掌握

（1）患者准备：评估患者的文化水平、合作程度以及是否进行过脑室穿刺，指导患者及其家属了解脑室穿刺和持续引流的目的、方法和术中、术后可能出现的意外与并发症，消除思想顾虑，征得家属的签字同意与患者的积极配合；躁动患者遵医嘱使用镇静剂。

（2）用物准备：消毒剂、麻醉剂、颅骨钻、脑室穿刺引流包、无菌引流袋、硅胶导管及抢救药品等，按需要备颅压监测装置。

知识点 15：脑室穿刺和持续引流术的术中配合及术后护理　　副高：熟悉　正高：掌握

（1）术中协助患者保持安静，减少头部活动，维持正确体位；对于烦躁不安、有精神症状及小儿患者必要时使用约束带加以固定，防止自行拔除引流管而发生意外。

（2）严密观察神志、瞳孔及生命体征变化，尤其注意呼吸改变。

（3）术后接引流袋于床头，引流管应悬挂固定在高于侧脑室 10~15cm 处或遵医嘱，不可随意移动引流袋的高度，位置过高影响脑脊液引流，使颅压增高，过低时脑脊液流失，导致颅压降低。

（4）注意引流速度：一般应缓慢引流脑脊液，使颅压平缓降低，必要时适当挂高引流袋，以减慢引流速度，避免放液过快所致脑室内出血、硬膜外或硬膜下血肿、瘤卒中（肿瘤内出血）或诱发小脑幕上疝；但在抢救脑疝、脑危象的紧急情况下，可先快速放些脑脊液，再接引流管，缓慢引流脑室液。

（5）注意观察引流脑脊液的性质与量：正常脑脊液无色透明，无沉淀，术后 1~2 天内可稍带血性，以后转为橙色。如术后出现血性脑脊液或原有的血性脑脊液颜色加深，提示有脑室内继续出血，应及时报告医师行止血处理；如果脑脊液浑浊，呈毛玻璃状或有絮状物，提示发生感染；引流脑脊液量多时，应注意遵医嘱及时补充水、电解质。

（6）保持穿刺部位敷料干燥：患者头部保持清洁，铺无菌巾，每天更换，头部周围勿放置杂物。引流处伤口敷料和引流袋应每天更换，污染时随时更换；保持引流系统的密闭性，防止逆行感染。

（7）保持引流管通畅（看引流管内的液面波动是否与脉搏波动一致），防止引流管受压、扭曲、折叠或阻塞，尤其是在搬运患者或帮患者翻身时，注意防止引流管牵拉、滑脱。如果发现引流管不通畅，应及时通知医师处理，严禁用生理盐水冲洗，可在无菌操作下用空针抽吸，以免造成脑室感染。

（8）及时拔除引流管：脑室持续引流一般不超过 1 周，拔管前需夹闭引流管 24 小时，观察患者病情是否稳定，有无不良反应，脑脊液流出量减少后再拔出引流管。

（9）拔管后应加压包扎伤口处，指导患者卧床休息和减少头部活动，注意穿刺伤口有无渗血和脑脊液漏出，严密观察生命体征变化，发现异常及时报告医师做相应处理。

三、高压氧舱治疗

知识点 16：高压氧舱治疗的概述　　　　　　副高：熟悉　　正高：掌握

高压氧舱治疗是让患者在密闭的加压装置中吸入高压力（2~3 个大气压）、高浓度的氧，使其大量溶解于血液和组织，从而提高血氧张力、增加血氧含量、收缩血管和加速侧支循环形成，以降低颅压，减轻脑水肿，改善脑缺氧，促进觉醒反应和神经功能的恢复。

知识点 17：高压氧舱治疗的适应证　　　　　　副高：熟悉　　正高：掌握

（1）各种急、慢性缺氧性疾病，如一氧化碳中毒、缺血性脑血管病。

（2）脑炎、中毒性脑病。

（3）神经性聋。

（4）多发性硬化、脊髓及周围神经损伤、老年期痴呆。

知识点 18：高压氧舱治疗的禁忌证　　　　　　副高：熟悉　　正高：掌握

（1）恶性肿瘤，尤其是已发生转移的患者。

（2）出血性疾病，如颅内血肿、椎管或其他部位有活动性出血可能者。

（3）颅内病变诊断不明者。

（4）严重高血压（>160/95mmHg），心功能不全。

（5）原因不明的高热、急性上呼吸道感染、急慢性鼻窦炎、中耳炎或咽鼓管通气不良。

（6）肺部感染、肺气肿、活动性肺结核。

（7）女性月经期或妊娠期，有氧中毒或不能耐受高压氧者。

知识点 19：高压氧舱治疗的操作前准备　　　　　　副高：熟悉　　正高：掌握

（1）患者准备：①评估：评估患者的文化程度、心理状态及对高压氧舱治疗的了解程度；评估患者的病情，及时发现有无入舱治疗的禁忌证等。②解释：向患者及其家属解释高压氧舱治疗的目的、过程及治疗环境，以及治疗过程中的正常反应，以消除患者的紧张情绪。③患者签署知情同意书。④患者指导：指导患者掌握调节中耳气压的具体方法，如捏鼻鼓气法、咀嚼法、吞咽法等；向患者介绍舱内通讯系统的使用方法，教会患者正确使用吸氧面罩；指导患者遵守氧舱医疗安全规则，严禁携带易燃易爆物品（如火柴、打火机、乙醇、油脂、万花油、清凉油、汽油、爆竹、电动玩具、发火玩具等）进入舱内；指导患者入舱前更换纯棉衣物、洗净油脂类化妆品；手表、钢笔、保温杯等物品也不宜带入；勿饱食、饥饿、酗酒，不宜饮碳酸饮料，排空大小便，餐后 1~2 小时进舱；指导患者严禁扭动舱内仪表、阀门等设备。⑤术前用药：首次进舱治疗的患者及陪舱人员进舱前用 1% 麻黄碱滴鼻。

（2）用物准备：备齐各种检查、医疗、护理所需的器具和药品，舱内常备药品应定期检查、更换，防止过期失效；检查有关阀门、仪表、通信、照明、供气、供氧、通风等系统运转是否正常；严格执行舱内消毒隔离制度，及时清洁、消毒舱体，防止空气污染和交叉感染；调好舱内温度，冬天 18~22℃，夏天 24~28℃，相对湿度不超过 75%。

知识点 20：高压氧舱治疗的操作中配合　　　　副高：熟悉　正高：掌握

（1）加压过程的护理：①准备完备，关闭舱门，通知舱内人员做好相应准备。控制加压速度，开始加压时速度要慢。边加压边询问患者有无耳痛或不适，如耳痛明显应减慢加压速度或暂停加压，向鼻内滴 1% 麻黄碱，疼痛消除后可继续加压，若无效，应减压出舱。②加压时关闭各种引流管，观察、调整密封式水封瓶，防止液体倒流入体腔。③密切观察血压、脉搏、呼吸变化。如出现血压升高、心率和呼吸减慢系正常加压反应，不必做特殊处理。如发现患者烦躁不安、颜面或口周肌肉抽搐、出冷汗或突然干咳气促、四肢麻木、头晕、视物模糊、恶心、无力等，可能为氧中毒，应立即报告医师，并摘除面罩，停止吸氧，改吸舱内空气，必要时终止治疗、减压出舱。

（2）稳压过程的护理：①加压达预定治疗压力并保持不变，称为稳压。在此期间舱内压力波动范围不应超过 0.005MPa。②指导患者戴好面罩吸氧，并观察患者佩戴面罩及吸氧的方法是否正确，指导患者在安静和休息状态下吸氧，吸氧时不做深呼吸。③随时观察患者有无氧中毒症状，及时做好处理。④空气加压舱供氧压力一般为稳压压力 +0.4MPa，供氧量一般为 10~15L/min，注意通风换气，使舱内氧浓度控制在 25% 以下，二氧化碳浓度低于 1.5%。

（3）减压过程的护理：①通知舱内人员"开始减压"，开始速度宜慢，边减压边通风，防止舱内起雾。②减压过程中严格执行减压方案，不得随意缩短减压时间。③指导患者自主呼吸，绝对不能屏气，否则会导致肺组织撕裂，造成严重的肺气压伤。④输液应采用开放式，因为减压时莫菲滴管内的气体发生膨胀，导致瓶内压力升高，气体有进入静脉造成气体栓塞的危险。⑤各种引流管都要开放，气管插管的气囊在减压前应打开。⑥减压时气体膨胀吸热，舱内温度急剧下降，应注意保暖。如达到雾点时，舱内会出现雾气，这是正常物理现象，应适当通风，控制减压速度，可减少或避免这种现象发生。⑦减压过程中由于中耳鼓室及鼻旁窦腔中的气体膨胀，患者可能出现耳部胀感；胃肠道气体膨胀、胃肠蠕动加快，部分患者出现便意、腹胀等现象，均不需特殊处理。

知识点 21：高压氧舱治疗的操作后护理　　　　副高：熟悉　正高：掌握

（1）记录：记录治疗时间以及患者在治疗中的状态。

（2）安置患者：送患者回病房，嘱其注意休息。危重、昏迷患者出舱后应通知主管医师接管。

（3）出舱后观察：应询问患者有无皮肤瘙痒、关节疼痛等不适，观察患者有无肺气压伤、氧中毒、减压病等并发症，昏迷患者有无脑水肿加重、肺水肿、伤口渗血、出血等表现，发现异常及时报告医师并协助处理。

第十章 理化因素所致疾病患者的护理

第一节 有机磷杀虫剂中毒

知识点1：有机磷杀虫剂中毒的概述 正高：熟悉

有机磷杀虫剂对人畜的毒性主要是对乙酰胆碱酯酶的抑制，使乙酰胆碱不能水解而蓄积，从而使胆碱能神经受到持续冲动，出现先兴奋后衰竭的一系列毒蕈碱样、烟碱样和中枢神经系统等症状；重者可因昏迷和呼吸衰竭而死亡。

知识点2：有机磷杀虫剂中毒的病因及发病机制 正高：熟悉

（1）病因：①生产性中毒：在生产过程中生产者的手套破损或衣服、口罩被污染；也可因生产设备密闭不严，化学物泄漏，或在事故抢修过程中，杀虫剂污染手和皮肤或吸入呼吸道所致。②生活性中毒：误服、自杀、他杀或食用被杀虫剂污染的食物均可引起中毒。③使用性中毒：在使用过程中施药人员喷洒杀虫剂时，药液污染皮肤以及吸入空气中的杀虫剂所致；配药浓度过高或手直接接触杀虫剂原液也可引起中毒。

（2）中毒机制：有机磷类属脂溶性物质，可经消化道、皮肤黏膜及呼吸道被机体所吸收。吸收后6~12小时血中浓度达到最高值。有机磷在体内主要经历分解和氧化两种过程，氧化产物毒性增强，而分解产物毒性降低。中毒机制：有机磷进入体内，其磷原子迅速与乙酰胆碱酯酶的丝氨酸上的氧原子形成共价键结合，同时酯键断裂，磷酰基与胆碱酯酶结合，形成稳定的磷酰化胆碱酯酶，抑制胆碱酯酶活性，导致乙酰胆碱大量蓄积，从而引起一系列以乙酰胆碱为传导递质的神经，包括交感和副交感神经过度兴奋的临床表现。

知识点3：全身中毒损害的临床表现 正高：掌握

急性中毒发病时间与杀虫剂毒性大小、剂量及侵入途径密切相关。一般经皮肤吸收，症状常在接触2~6小时内出现。自呼吸道吸入和口服者症状发生较快，可在10分钟至2小时内出现症状。通常发病越早，病情越重。临床分为三级。①轻度中毒：有头晕、头痛、恶心、呕吐、多汗、胸闷、视物模糊、无力、瞳孔缩小。②中度中毒：除上述症状外，还有肌纤维颤动、瞳孔明显缩小、轻度呼吸困难、流涎、腹痛、腹泻、步态蹒跚，意识清楚。③重度中毒：除上述表现外，出现昏迷、肺水肿、呼吸肌麻痹、脑水肿。

（1）毒蕈碱样症状：出现最早，主要是副交感神经末梢兴奋所致，表现为腺体分泌增加及平滑肌痉挛。消化道和呼吸道症状比较突出，如恶心、呕吐、腹痛、腹泻、流涎、支气管痉挛及分泌物增多、胸闷、咳嗽、呼吸困难、发绀等。严重时发生肺水肿。还可引起大小便失禁、心率减慢、瞳孔缩小、视物模糊、流泪、流涕及流涎，严重者口吐白沫、大汗淋漓。

（2）烟碱样症状：主要是横纹肌运动神经兴奋，表现为肌纤维颤动，常先自小肌群如眼睑、面部、舌肌开始，逐渐发展至四肢、全身肌肉抽搐，患者常有全身紧缩或压迫感，后期出现肌力减退和瘫痪，如发生呼吸肌麻痹可诱发呼吸衰竭。

（3）中枢神经系统症状：早期可有头晕、头痛、倦怠无力，逐渐出现烦躁不安、谵妄、抽搐及昏迷。严重时可发生呼吸中枢衰竭或脑水肿而死亡。

急性中毒多无后遗症，在急性严重中毒症状消失后 2～3 周，极少数患者可发生迟发性神经病，主要表现为下肢瘫痪、四肢肌肉萎缩等症状。

急性中毒症状缓解后，迟发性神经病发生前，多在急性中毒后 24～96 小时突然发生死亡，称"中间型综合征"。死亡前可先有颈、上肢和呼吸肌麻痹。累及颅神经者，出现上睑下垂、眼外展障碍和面瘫。

知识点 4：局部中毒损害的临床表现　　　　　　　　　　　　　　　　　正高：掌握

对硫磷、内吸磷、美曲膦酯（敌百虫）、敌敌畏接触皮肤后可引起变应性皮炎，皮肤可红肿、出现水疱和剥脱性皮炎。眼内溅入有机磷农药可引起结膜充血和瞳孔缩小。

知识点 5：有机磷杀虫剂中毒的辅助检查　　　　　　　　　　　　　　　正高：熟悉

（1）全血胆碱酯酶测定：是诊断有机磷杀虫剂中毒、中毒程度轻重、疗效判断和预后估计的重要指标。以正常人血胆碱酯酶活力值为 100%，急性中毒者，胆碱酯酶活力值在 70%～50% 为轻度中毒；50%～30% 为中度中毒；30% 以下为重度中毒。

（2）尿中有机磷代谢产物测定：对硫磷和甲基对硫磷在体内氧化分解生成对硝基酚由尿中排出，而美曲膦酯中毒时在尿中出现三氯乙醇，均可反映毒物吸收，有助于有机磷杀虫剂中毒的诊断。

知识点 6：有机磷杀虫剂中毒的治疗要点　　　　　　　　　　　　　　　正高：掌握

（1）迅速清除毒物：立即脱离现场、脱去污染衣物，用肥皂水反复清洗污染皮肤、头发和指甲缝隙部位，禁用热水或乙醇擦洗，以防皮肤血管扩张促进毒物吸收。

口服中毒者用清水、2% 碳酸氢钠（美曲膦酯忌用）或 1：5000 高锰酸钾溶液（对硫磷忌用）反复洗胃，直至洗清无大蒜气味为止，然后再给硫酸镁导泻。

（2）抗毒药物的使用：①抗胆碱药：最常用药物为阿托品。阿托品能阻断乙酰胆碱对副交感神经和中枢神经系统毒蕈碱受体的作用，对减轻、消除毒蕈碱样症状和对抗呼吸中枢抑制有效，但对烟碱样症状和胆碱酯酶活力恢复无效。阿托品用量根据中毒程度而定。轻度中毒可皮下注射阿托品 1~2mg，每 1~2 小时一次；中、重度（包括昏迷）中毒可静脉给药。②胆碱酯酶复能剂：常用有解磷定、氯磷定和双复磷。此类药物能夺取磷酰化胆碱酯酶中的磷酸基团，使胆碱酯酶恢复活性，解除烟碱样症状。

解磷定和氯磷定对内吸磷、对硫磷、甲拌磷等中毒疗效好，双复磷对敌敌畏、美曲膦酯中毒疗效较好。此类药物必须注意早期给药、重复给药。中、重度中毒时，阿托品与胆碱酯酶复能剂宜合用，两者有协同效果，此时阿托品用量酌减。

（3）对症治疗：有机磷中毒的死因主要为呼吸衰竭，其原因是肺水肿、呼吸肌麻痹或呼吸中枢抑制所致，故维持呼吸功能极其重要。①及时给氧、吸痰、保持呼吸道通畅，必要时气管插管、气管切开或应用人工呼吸机。②防治感染，早期使用抗生素。③输液加速毒物排出，纠正水、电解质、酸碱失衡，注意防止诱发肺水肿。④危重患者胆碱酯酶活力严重抑制，可输新鲜血或换血疗法。

知识点 7：有机磷杀虫剂中毒的护理评估　　　　　　　　正高：掌握

（1）了解患者中毒的原因，如在制作和包装过程中，手套破损或衣服和口罩污染或者生产设备密闭不严等导致药物污染手、皮肤或吸入呼吸道引起中毒；施药人员喷洒农药时污染皮肤或吸入空气中杀虫剂导致中毒；生活中由于误服、故意吞服或饮用被杀虫剂污染的水源或食入污染食品等中毒。了解患者有无变应性皮炎、皮肤水疱或剥脱性皮炎。有无胸闷、气促、恶心、呕吐、腹痛、腹泻，有无大小便失禁，有无头晕、头痛、烦躁不安等。

（2）身体状况：生命体征有无异常，有无头晕、头痛、共济失调、烦躁不安、谵妄、抽搐、严重昏迷。眼部有无结膜充血和瞳孔缩小，有无大汗、流泪和流涎等，有无肌纤维颤动、全身肌肉强直性痉挛等。

（3）心理-社会状况：评估有机磷杀虫剂中毒患者有无紧张、恐惧等情绪，对故意吞服有机磷杀虫剂的自伤患者评估其心理状态，了解自伤原因，做好心理疏导。评估患者及家属对有机磷杀虫剂中毒的认知程度和对相关疾病知识的了解程度。

知识点 8：有机磷杀虫剂中毒的护理诊断　　　　　　　　正高：熟悉

（1）急性意识障碍：与有机磷毒物累及中枢神经系统有关。

（2）气体交换受损：与呼吸道腺体分泌过多、支气管痉挛及肺水肿有关。

（3）低效型呼吸型态：与有机磷杀虫剂致肺水肿、呼吸肌麻痹、呼吸中枢受抑制有关。

（4）组织灌注量不足：与严重呕吐、腹泻体液丢失过多有关。

（5）有自伤的危险：与曾有自伤史有关。

（6）知识缺乏：缺乏对有机磷杀虫剂毒性认识及防护知识。

知识点9：有机磷杀虫剂中毒的护理措施   正高：熟练掌握

（1）病情观察：定时测量生命体征，观察神志状态、瞳孔大小及肺部啰音、尿量及呼吸困难、发绀情况，全血胆碱酯酶活力测定结果，以便及时了解治疗、护理效果，写出病情报告。

（2）清除未吸收毒物的护理：洗胃后若保留胃管，注意洗出液体有无蒜臭味，以决定胃保留时间。喷洒农药中毒者除脱去衣物，用肥皂清洗皮肤外，注意指甲缝隙、头发是否清洗过，若未做需再补做，否则可引起病情反复。

（3）保持呼吸道的通畅：昏迷者肩部要垫高，以保持颈部伸展，或头偏一侧，防止舌后坠，定时吸痰。松解紧身内衣，减少呼吸运动的障碍，一旦出现呼吸肌麻痹，应及时报告医师准备人工呼吸机。

（4）吸氧：根据呼吸困难程度调节氧气流量，并给予持续吸氧。

（5）药物治疗的护理：遵医嘱给予阿托品及胆碱酯酶复能药，用药过程中要注意其不良反应，区分阿托品化、阿托品中毒的表现，怀疑阿托品中毒时应提醒医师，做好给药及药物反应的记录。

（6）预防感染：对昏迷患者要做好口腔、皮肤清洁，定时翻身的护理。吸痰时要注意吸痰管一次性操作，定期消毒吸痰管，避免交叉感染。

知识点10：有机磷杀虫剂中毒的健康指导   正高：掌握

（1）普及预防有机磷杀虫剂中毒的有关知识：向生产者、使用者特别是农民要广泛宣传各类有机磷杀虫剂都可通过皮肤、呼吸道、胃肠道吸收进入体内而中毒。喷洒农药时应遵守操作规程，加强个人防护。农药盛具要专用，严禁装食品、牲口饲料等。

有机磷肥生产厂，生产设备应经常进行检修，防止外溢有机磷化合物。工人应定期体检，测定全血胆碱酯酶活力。

（2）患者出院时应向家属交代，患者需要在家休息2~3周，按时服药不可单独外出，以防发生迟发性神经病。一般无后遗症。

（3）因自杀致中毒者出院时，患者要学会如何应对应激，并争取社会支持。

第二节 急性一氧化碳中毒

知识点1：急性一氧化碳中毒的概述   正高：熟悉

在生产和生活中，含碳物质燃烧不完全，可产生一氧化碳。吸入过量一氧化碳可致全身组织缺氧，最终发生脑水肿和中毒性脑病，常产生神经系统严重损伤，甚至造成死亡。

知识点2：急性一氧化碳中毒的病因及发病机制　　　　　　　　正高：熟悉

（1）病因：分职业性中毒如煤气、炼钢、炼焦、烧窑等生产过程中煤气管道漏气；生活性中毒如家庭室内使用煤炉取暖及煤气加热淋浴器通风不良均可造成一氧化碳（CO）中毒。

（2）发病机制：CO 经呼吸道进入血液，与红细胞内血红蛋白结合形成碳氧血红蛋白。由于 CO 与血红蛋白的亲和力比氧大 240 倍，同时碳氧血红蛋白的解离较氧合血红蛋白的解离速度慢 3600 倍，易造成碳氧血红蛋白在体内的蓄积。碳氧血红蛋白不能携氧，从而导致组织和细胞的缺氧。此外，CO 还可抑制细胞色素氧化酶，影响细胞呼吸和氧化过程。CO 中毒时，脑、心对缺氧最敏感，常最先受损。脑内小血管迅速麻痹、扩张。脑内三磷酸腺苷在无氧代谢下迅速耗尽，钠泵运转障碍：钠离子蓄积于细胞内而诱发脑水肿。缺氧使血管内皮细胞发生肿胀而造成脑血管循环障碍。血管通透性增加，脑细胞间质水肿。脑血管循环障碍可发生脑血栓形成、脑皮质和基底节局灶性缺血性坏死以及广泛的脱髓鞘病变，致使少数患者发生迟发性脑病。缺氧使脑内酸性代谢产物增多，心肌缺氧使心肌损伤并出现心律失常。

知识点3：急性一氧化碳中毒的临床表现　　　　　　　　　　　正高：掌握

根据临床症状严重程度及血液中碳氧血红蛋白的含量，将急性 CO 中毒分为轻、中、重三度。

（1）轻度中毒：患者可出现搏动性剧烈头痛、头晕、恶心、呕吐、无力、嗜睡、心悸、耳鸣、意识模糊等。如及时脱离中毒环境，吸入新鲜空气，症状可迅速消失。

（2）中度中毒：除上述症状加重外，常出现浅昏迷，患者面色潮红、口唇呈樱桃红色、脉快、多汗。如能及时脱离中毒环境，经积极抢救，于数小时后可清醒，一般无明显的并发症。

（3）重度中毒：患者出现深昏迷、抽搐、呼吸困难、呼吸浅而快、面色苍白、四肢湿冷、全身大汗、血压下降。最后可因脑水肿、呼吸循环衰竭而危及生命。并发症发生率高。

（4）迟发性脑病：急性 CO 中毒患者在清醒后，经过 2~60 天的"假愈期"，可出现迟发性脑病症状，如幻听、幻视、忧郁、烦躁等精神症状，痴呆、震颤麻痹、肢体瘫痪、失明、失语或继发性癫痫等。

知识点4：急性一氧化碳中毒的辅助检查　　　　　　　　　　　正高：熟悉

（1）血液碳氧血红蛋白测定：是重要的诊断和分度指标，但注意采血后及时送检，否则数小时后碳氧血红蛋白会逐渐消失。结果判定：轻度中毒时为 10%~20%，中度中毒时可高于 30%，重度中毒时可高于 50%。

（2）脑电图检查：可见弥漫性低波幅慢波，与缺氧性脑病进展相平行。

（3）头部 CT 检查：脑水肿时可见脑部有病理性密度减低区。

知识点5：急性一氧化碳中毒的治疗要点 正高：掌握

（1）立即脱离中毒环境：将患者转移到空气新鲜处，注意保暖，保持呼吸道通畅。

（2）纠正缺氧：吸入氧气可加速碳氧血红蛋白解离，促进一氧化碳排出。轻、中度中毒患者可用面罩或鼻导管高流量吸氧（5~10L/min）；重度中毒患者给予高压氧舱治疗，增加血液中溶解氧，提高动脉血氧分压，迅速纠正组织缺氧。

（3）对症治疗：①防治脑水肿：严重中毒后 24~48 小时是脑水肿发展的高峰，应及时用 20% 甘露醇静脉滴注，也可应用呋塞米（速尿）、肾上腺皮质激素降低颅压、减轻脑水肿。②控制高热和惊厥：采用物理降温，必要时可用冬眠药物。有频繁抽搐者，首选地西泮（安定）静注。③促进脑细胞代谢：常用药物有三磷酸腺苷、细胞色素 C、辅酶 A 和大剂量维生素 C、B 族维生素等。④防治并发症及迟发性脑病：昏迷期间保持呼吸道通畅，预防肺炎和压疮。

知识点6：急性一氧化碳中毒的护理评估 正高：掌握

（1）健康史：询问患者吸入一氧化碳的时间，有无头痛、头晕、恶心、呕吐、心悸和四肢无力等，有无胸闷、气促、呼吸困难等。询问患者中毒前的健康状况，如有无心、脑血管病及中毒时体力活动等。

（2）身体状况：患者生命体征有无异常，观察患者精神状态，注意神志变化。有无脑水肿、肺水肿、呼吸衰竭、上消化道出血、休克和严重的心肌损害、心律失常等。

（3）心理-社会状况：一氧化碳中毒是急症，应详细评估患者对疾病知识的了解程度，中毒后有无焦虑、恐惧等情绪，家庭成员对一氧化碳中毒的认知程度和态度等。

知识点7：急性一氧化碳中毒的护理诊断 正高：熟悉

（1）疼痛：与一氧化碳引起脑缺氧有关。

（2）急性意识障碍：与一氧化碳中毒有关。

（3）潜在并发症：迟发性脑病。

（4）知识缺乏：缺乏对一氧化碳毒性的认识。

知识点8：急性一氧化碳中毒的护理措施 正高：熟练掌握

（1）昏迷者要防止舌后坠，使颈部伸展，保持呼吸道通畅。应迅速用鼻导管给高浓度氧（60%），流量 8~10L/min，有条件可用高压氧舱治疗。呼吸停止者应做人工呼吸，必要时做气管切开。

（2）惊厥者用镇静药如地西泮等，注意口内放置开口器或压舌板，严防舌咬伤。高热者给予物理降温。

（3）鼻饲营养应进高热量、高维生素饮食。做好口腔、皮肤护理，定时翻身拍背，以防压疮和肺部感染。

（4）清醒后仍要休息2周，并向患者及其家属解释可能发生迟发性脑病及其病因，使之主动配合。

| 知识点9：急性一氧化碳中毒的健康指导 | 正高：掌握 |

（1）加强预防一氧化碳中毒的宣传。居室用火炉要装烟囱，保持室内通风。

（2）厂矿要认真执行安全操作规程，煤气管道要维修，应有专人负责矿井空气中一氧化碳浓度的检测和报警，进入高浓度一氧化碳的环境，要戴好一氧化碳防毒面具，系好安全带。我国规定车间空气中一氧化碳最高容许浓度为 $30mg/m^3$。

附录一　高级卫生专业技术资格考试大纲
（内科护理专业——副高级）

一、专业知识

（一）本专业知识

1. 熟悉内科学专业理论。
2. 掌握常见疾病的临床表现，主要护理诊断及相关护理措施。
3. 熟练掌握整体护理理论，熟悉内科常见疾病的护理程序。

（二）相关专业知识

1. 熟悉内科疾病有关的健康评估、护理学基础、护理心理学等相关的理论知识。
2. 熟悉生理学、病理学、药理学等的相关知识。
3. 熟悉诊断学相关理论知识、内科常用诊疗技术原理及临床应用。

护理学
总论

二、学科新进展

1. 熟悉本专业国内外护理现状及发展趋势，运用现代护理理念对内科患者实施整体护理，掌握内科常见病急诊处理和配合抢救。
2. 熟悉专科护理新技术的技能、诊疗技术及护理的新进展。
3. 熟悉专科护理的新理论、新技术的新进展。
4. 了解相关学科的进展。

三、专业实践能力

1. 掌握内科常见疾病的护理措施。
2. 熟练运用护理程序，对内科常见疾病（见本专业病种）的患者进行整体护理。
3. 掌握内科常见急症、危重症疾病的处理措施及护理。
4. 掌握内科疾病常见并发症的临床表现、预防及护理，并能进行健康教育。
5. 熟悉内科疾病常用药物的药理作用及不良反应的监测及护理。
6. 熟悉和掌握常见内科护理技术操作和内科诊疗技术的配合与护理。如掌握各类标本的采集方法、结核菌素纯蛋白衍生物（PPD）试验、呼吸功能锻炼、有效咳嗽及排痰、体位引流、胸腔穿刺术的配合、纤维支气管镜检查及机械通气的护理；熟悉人工心脏起搏、心脏电复律的护理、心脑血管病介入性诊疗技术的护理；掌握胃酸分泌功能检查、肝穿刺活组织检查术、十二指肠引流术、纤维胃十二指肠镜检查术、纤维结肠镜检查术的配合与护理；熟悉肾穿刺术、腹膜透析和血液透析的配合及护理；掌握骨髓穿刺、化疗的护理；熟悉成分输血、造血干细胞移植、骨髓移植的护理；掌握尿糖测定、血糖仪的使用方法、口服葡萄糖耐量试验（OGTT）、腰椎穿刺术的护理；熟悉脑室引流、高压氧治疗、CT、磁共振检查的护理配合。

附：本专业常见疾病

1. 急性上呼吸道感染
2. 慢性支气管炎
3. 阻塞性肺气肿
4. 慢性肺源性心脏病
5. 支气管哮喘
6. 支气管扩张症
7. 肺炎
8. 肺结核
9. 肺癌
10. 自发性气胸
11. 呼吸衰竭和急性呼吸窘迫综合征
12. 慢性心力衰竭
13. 急性心力衰竭
14. 心律失常
15. 冠心病
16. 高血压
17. 心脏瓣膜病
18. 感染性心内膜炎
19. 病毒性心肌炎
20. 心肌病
21. 缩窄性心包炎
22. 胃炎
23. 消化性溃疡
24. 胃癌
25. 溃疡性结肠炎
26. 肝硬化
27. 原发性肝癌
28. 肝性脑病
29. 急性胰腺炎
30. 结核性腹膜炎
31. 上消化道大量出血
32. 慢性肾小球肾炎
33. 肾病综合征
34. 肾盂肾炎
35. 急性肾衰竭
36. 慢性肾衰竭
37. 缺铁性贫血
38. 巨幼细胞贫血
39. 再生障碍性贫血
40. 过敏性紫癜
41. 急性白血病
42. 慢性白血病
43. 甲状腺功能亢进症
44. 皮质醇增多症
45. 糖尿病
46. 系统性红斑狼疮
47. 类风湿关节炎
48. 病毒性肝炎
49. 流行性脑脊髓膜炎
50. 流行性出血热
51. 痢疾
52. 狂犬病
53. 艾滋病
54. 多发性神经病
55. 急性炎性脱髓鞘性多发性神经病
56. 短暂性脑缺血发作
57. 脑梗死
58. 脑出血
59. 蛛网膜下腔出血
60. 癫痫

附录二　高级卫生专业技术资格考试大纲
（内科护理专业——正高级）

一、专业知识

（一）专业知识

1. 掌握内科学专业理论。
2. 掌握常见的疾病的临床表现，主要护理诊断及相关护理措施。
3. 熟练掌握整体护理理论，掌握内科常见疾病的护理程序。

（二）相关专业知识

1. 掌握内科疾病有关的健康评估、护理学基础、护理心理学等相关的理论知识。
2. 掌握生理学、病理学、药理学等的相关知识。
3. 熟悉诊断学相关理论知识、内科常用诊疗技术原理及临床应用。

护理学
总论

二、学科新进展

1. 掌握本专业国内外护理现状及发展趋势，运用现代护理理念对内科患者实施整体护理，掌握内科常见病急诊处理和配合抢救。
2. 掌握专科护理新技术的技能、诊疗技术及护理的新进展。
3. 掌握专科护理的新理论、新技术的新进展。
4. 了解相关学科的进展。

三、专业实践能力

1. 掌握内科常见疾病的护理措施。
2. 熟练运用护理程序，对内科常见疾病（见本专业病种）的患者进行整体护理。
3. 掌握内科常见急症、危重症疾病的处理措施及护理。
4. 掌握内科疾病常见并发症的临床表现、预防及护理，并能进行健康教育。
5. 掌握内科疾病常用药物的药理作用及不良反应的监测及护理。
6. 掌握常见内科护理技术操作和内科诊疗技术的配合与护理。如各类标本的采集方法、结核菌素纯蛋白衍生物（PPD）试验、呼吸功能锻炼、有效咳嗽及排痰、体位引流、胸腔穿刺术的配合、纤维支气管镜检查及机械通气的护理；掌握人工心脏起搏、心脏电复律的护理、心脑血管病介入性诊疗技术的护理；掌握胃酸分泌功能检查、肝穿刺活组织检查术、十二指肠引流术、纤维胃十二指肠镜检查术、纤维结肠镜检查术的配合与护理；掌握肾穿刺术、腹膜透析和血液透析的配合及护理；掌握骨髓穿刺、化疗、成分输血、造血干细胞移植、骨髓移植的护理；掌握尿糖测定、血糖仪的使用方法、口服葡萄糖耐量试验（OGTT）、腰椎穿刺术、脑室引流、高压氧治疗、CT、磁共振检查的护理配合。

附：本专业常见疾病

1. 急性上呼吸道感染
2. 慢性支气管炎
3. 阻塞性肺气肿
4. 慢性肺源性心脏病
5. 支气管哮喘
6. 支气管扩张症
7. 肺炎
8. 肺结核
9. 肺癌
10. 自发性气胸
11. 呼吸衰竭和急性呼吸窘迫综合征
12. 慢性心力衰竭
13. 急性心力衰竭
14. 心律失常
15. 冠心病
16. 高血压
17. 心脏瓣膜病
18. 感染性心内膜炎
19. 病毒性心肌炎
20. 心肌病
21. 急性心包炎
22. 缩窄性心包炎
23. 胃炎
24. 消化性溃疡
25. 胃癌
26. 肠结核
27. 溃疡性结肠炎
28. 肝硬化
29. 原发性肝癌
30. 肝性脑病
31. 急性胰腺炎
32. 结核性腹膜炎
33. 上消化道大量出血
34. 急性肾小球肾炎
35. 慢性肾小球肾炎
36. 肾病综合征
37. 肾盂肾炎
38. 急性肾功能衰竭
39. 慢性肾功能衰竭
40. 缺铁性贫血
41. 巨幼细胞贫血
42. 再生障碍性贫血
43. 过敏性紫癜
44. 急性白血病
45. 慢性白血病
46. 淋巴瘤
47. 肥胖症
48. 甲状腺功能亢进症
49. 甲状腺功能减退症
50. 皮质醇增多症
51. 原发性慢性肾上腺皮质功能减退症
52. 腺垂体功能减退症
53. 糖尿病
54. 系统性红斑狼疮
55. 类风湿关节炎
56. 有机磷杀虫剂中毒、急性一氧化碳中毒
57. 病毒性肝炎
58. 流行性乙型脑炎
59. 流行性脑脊髓膜炎
60. 流行性出血热
61. 痢疾
62. 狂犬病
63. 艾滋病

64. 多发性神经病
65. 急性炎性脱髓鞘性多发性神经病
66. 短暂性脑缺血发作
67. 重症肌无力
68. 脑梗死
69. 脑出血
70. 蛛网膜下腔出血
71. 帕金森病
72. 癫痫

附录三　全国高级卫生专业技术资格考试介绍

为进一步深化卫生专业技术职称改革工作，不断完善卫生专业技术职务聘任制，根据中共中央组织部、人事部、卫生部《关于深化卫生事业单位人事制度改革的实施意见》（人发〔2000〕31 号）文件精神和国家有关职称改革的规定，人事部下发《加强卫生专业技术职务评聘工作的通知》（人发〔2000〕114 号），高级专业技术资格采取考试和评审结合的办法取得。

一、考试形式和题型

全部采用人机对话形式，考试时间为 2 小时（卫生管理知识单独加试时间为 1 小时）。考试题型为单选题、多选题和案例分析题 3 种，试卷总分为 100 分。

二、考试总分数及分数线

总分数 450~500 分，没有合格分数线，排名前 60% 为合格。其中的 40% 为优秀。

三、考试效用

评审卫生高级专业技术资格的考试，是申报评审卫生高级专业技术资格的必经程序，作为评审卫生高级专业技术资格的重要参考依据之一，考试成绩当年有效。

四、人机对话考试题型说明

副高：单选题、多选题和案例分析题 3 种题型。
正高：多选题和案例分析题 2 种题型。
以实际考试题型为准。

五、考试报名条件

（一）正高申报条件

1. 取得大学本科以上学历后，受聘副高职务 5 年以上。
2. 大学普通班毕业以后，受聘副高职务 7 年以上。

（二）副高申报条件

1. 获得博士学位后，受聘中级技术职务 2 年以上。
2. 取得大学本科以上学历后，受聘中级职务 5 年以上。
3. 大学普通班毕业后，受聘中级职务 5 年以上。
4. 大学专科毕业后，取得本科以上学历（专业一致或接近专业），受聘中级职务 7 年以上。

5. 大专毕业，受聘中级职务 5 年以上。

6. 中专毕业，受聘中级职务 7 年以上。

7. 护理专业中专毕业，从事临床护理工作 25 年以上，取得护理专业的专科以上学历，受聘中级职务 5 年以上，可申报副主任护师任职资格。